Angewandte Lymphologie

Manuel E. Cornely · Wolfgang Ch. Marsch · Erich Brenner
(Hrsg.)

Angewandte Lymphologie

Grundlagen – Alltag – Perspektiven

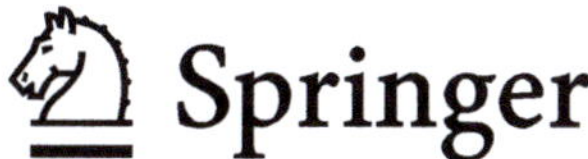

Hrsg.
Manuel E. Cornely
Hautarztpraxis
Düsseldorf, Deutschland

Wolfgang Ch. Marsch
Halle (Saale), Deutschland
Berlin, Deutschland

Erich Brenner
Medizinische Universität Innsbruck
Innsbruck, Österreich

ISBN 978-3-662-61451-8 ISBN 978-3-662-61452-5 (eBook)
https://doi.org/10.1007/978-3-662-61452-5

Die Deutsche Nationalbibliothek verzeichnet diese Publikation in der DeutschenNationalbibliografie; detaillierte bibliografische Daten sind im Internet über ► http://dnb.d-nb.de abrufbar.

Planung/Lektorat: Katrin Lenhart
Springer ist ein Imprint der eingetragenen Gesellschaft Springer-Verlag GmbH, DE und ist ein Teil von Springer Nature.
Die Anschrift der Gesellschaft ist: Heidelberger Platz 3, 14197 Berlin, Germany

Danksagung

Ich hätte dieses Buch nicht ohne die Wegbegleitung und die großartige, mannigfaltige Unterstützung meines geschätzten Lehrers und verehrten Mentors Herr Professor Wolfgang Marsch aus Halle an der Saale, meiner Freunde Herrn Professor Erich Brenner aus Innsbruck und Herrn Professor Chieh-Han John Tzou aus Wien zusammenstellen und schreiben können.

Meinen Co-Editoren und ich verdanken dieses großartige Werk zu Lymphologie allen Damen und Herrn Autoren, ohne sie wäre alles nichts. Sie sind das Rückgrat des Buches und waren mehr als einmal die Inspirierenden.

Den Kolleginnen, Kollegen und Mitarbeiterinnen in meinen beiden dermatologischen Praxen in Düsseldorf und Köln, meinen Patientinnen – die zu Diagnostik und Therapie seit 25 Jahren zu mir in die Praxen und in die Fachklinik für Operative Lymphologie CG Lympha in Köln kommen – und hier in der Klinik im Besonderen meinem Freund und Kollegen Herrn Dr. Matthias Gensior gilt ebenso mein tiefempfundener Dank.

Dass die Herrn Prof. Peter Mortimer und Dr. Christian Schuchhardt sich trotz ihrer internationalen Verpflichtungen sehr viel Zeit genommen haben, um dieses als „Vademecum Lymphologicum" konzipierten Werk intellektuell und schriftstellerisch zu unterstützen, ist mir eine Ehre. Ich bin Ihnen beiden zu besonderem Dank verpflichtet.

Den Mitarbeitern des Springer Verlags, Frau Katrin Lenhart, Herrn Axel Treiber und Frau Roopashree Polepalli ist mein Dank für die viele Gespräche und die Bewältigung von Problemen der Manuskripterstellung bis zur Realisierung des Buchs geschuldet, sie alle haben große Geduld mit mir gehabt.

Ein ganz besonderer Dank gilt jedoch meiner Frau Dr. phil. Simi Larisch. Sie hat sich als Graphikerin und Designerin nicht nur allen Abbildungen intensiv und kritisch gewidmet *(und ich weiß, dass manche Quellen nicht so veredelt werden konnten, wie es nötig gewesen wäre, um vor ihrem kritischen Blick Gefallen zu finden)*, sie hat das Titelbild des Covers entworfen, Ideen zur besonderen Form des Buches mit mir überlegt und darüber hinaus auf viele gemeinsame Stunden verzichten müssen, mir Mut zugesprochen, wenn ich zweifelte, ob alles vollständig gelingen wird. In den Jahren der Entwicklung des Werks von der Idee bis zur Realisierung hat sie mir den Rücken für die Erarbeitung jederzeit freigehalten und mich uneingeschränkt unterstützt. Ihr ist das Gelingen des Ganzen wesentlich geschuldet. Liebe Simi, herzlichen Dank für all das und noch viel mehr.

Köln
im August 2023

Manuel E. Cornely

Prolog

Mit was beschäftigt sich die Lymphologie?
Diese Disziplin ist der Angiologie (Perfusion, Hypertonie) sehr ähnlich, aber sicher stärker fachübergreifend. Das Lymphgefäßsystem ist bei Wirbeltieren mit Bluthochdrucksystem ein obligates Drainagesystem für Wasser, Proteine und andere Produkte des durchströmten Gewebes. Aber es fungiert auch als ein Transfersystem für migratorische Zellen, insbesondere Lymphozyten, Makrophagen und aus der Epidermis stammende Antigen-präsentierende Langerhans-Zellen mit Ziel auf integrierte Lymphknoten. Also, es steht ziemlich ganzheitlich im Dienst von Gewebe-Homöostase und dem binären (angeborenen und adaptativen) Immunsystem. Logisch, dass man wegen der engen Verknüpfung von anatomischen Strukturen des interstitiellen Gewebes und des unidirektionalen Lymphgefäßsystems und deren Funktion bei der Lymphbildung, der Lymphabsorption und des intravasalen Lymphtransports die Disziplin als „Funktionelle Lymphologie" denkt und anwendet.

Weshalb nun ein weiteres Werk über „Lymphologie"?
Der aktuelle Bezug ist Lee, Rockson und Bergan „Lymphedema" (auch im Springer Verlag, auf Englisch), ein „concise compendium" mit knapp 1000 Seiten von fast enzyklopädischem Anspruch, 2018 schon in 2. Auflage. Es entspricht formal einem deutschen „Handbuch" alter Zeiten, angelsächsisch einem „Textbook". Wir wollten es eine Nummer kleiner, ein „Vademecum Lymphologicum" mit Beiträgen, die bewusst aus der deutschsprachigen komplexen (multi-disziplinären) lymphologischen Community generiert sind. Alle Autoren waren schnell in der Fertigung ihrer Beiträge, da sie aus der täglich angewandten Lymphologie berichten: „time, tact, truth and training" bei der Behandlung der Patienten sind ihnen ebenso bekannt wie das „aim and scope" in ihrem Alltag als Wissenschaftler und als Ärzte.

Ziel ist, einen Wegbegleiter in der gelegentlich wie eine Terra incognita erscheinenden Lymphologie für Ärzte verschiedener Disziplinen und für Lymphtherapeuten zu schaffen, für bereits „Eingeweihte" (Adepten), aber auch für Novizen.

„Wie wir wurden, was wir sind!"
Das sollten wir uns ein wenig innehaltend fragen, in Analogie zum gleichlautenden Titel und Leseziel des rezenten Buchs des renommierten Berliner Historikers Heinrich August Winkler.

Die Entdeckung eines one-way-Lymphgefäßsystems neben dem Blutkreislauf (William Harvey, GB) wird nach Herophilos (um 300 v. Chr.) und Gasparo Aselli (1622 Mailand) insbesondere dem schottischen Chirurgen John Hunter der „Georgian Era" zugeschrieben (Schuchhardt et al. 2003; Moore 2006). Ernst Kromayer, der Nestor des Fachs Dermatologie und Venerologie an der Universität Halle (Saale), vermittelte bereits 1891 die Sichtweise einer funktionellen Lymphologie und verwies auf die enge strukturelle Verknüpfung initialer Lymphgefäße mit dem elastischen Fasersystem der Dermis.

Die Lymphologie als Ödemforschung setzte später mit dem Nephrologen Imre Rusznyák und seinem Schüler Michael Földi in Ungarn ein. Sie ist dort auch sowohl konsequent morphologisch als auch klinisch fortgeführt worden (Kubik, Daróczy, Szolnoky).

Frühe umfassende Werke widmeten sich der allgemeinen und pathologischen Anatomie sowie der Physiologie des Lymphgefäßsystems beim Menschen und deckten das gesammelte Wissen bis etwa 1960 ab (Drinker & Field 1933; Kampmeier 1969).

Die Tradition der Wissensvermittlung in Medizin und Naturwissenschaft schuf seit dem 1. Weltkrieg das über viele Jahrzehnte fortgeschriebene Format umfänglicher Handbuchreihen (inklusive Ergänzungswerke) für diverse Disziplinen. Das Lymphgefäßsystem wurde schließlich 1972 im Handbuch für Allgemeine Pathologie (Springer Verlag) auf über 600 Seiten facettenreich zweisprachig abgehandelt (Altmann HW, Büchner F, & Cottier H et al. 1972). Darin finden sich Beiträge ungarischer personaler Provenienz von Michael Földi (Physiologie und Pathophysiologie) sowie Gian Töndury und Stefan Kubik (Ontogenese des lymphatischen Systems). Die Ultrastruktur des Lymphgefäßsystems wurde von Lee Virn Leak abgehandelt, fand später fokussiert auf die initiale Gefäßstrecke eine ausführliche monographische Darstellung durch Judit Daróczy (Budapest).

Erste Lehrbücher der Allgemeinen und Speziellen Lymphologie wurden erst lange nach dem Zweiten Weltkrieg geschrieben: Rusznyák & Földi (HU/HU), Földi & Casley-Smith (HU/AU), Weissleder & Schuchhardt (DE), Hutzschenreuter (DE), Földi M, Földi E & Kubik (DE/CH), Clodius (CH), Földi, Klüken (DE) & Collard (B) sowie von den renommierten Freunden aus den Alpenrepubliken Bollinger & Partsch (CH/AT). Monographien für den spezifischen Therapeuten (ärztlich und physiotherapeutisch) kamen hinzu: Brunner (CH), Wittlinger (AT), Herpertz (DE), Kasseroller & Brenner (AT), Pritschow, Schuchhardt & Gültig (DE), Gültig, Miller & Zöltzer (DE). Aber auch ein Buch zum lymphologischen Top-Thema Lymphödem wurde für die interessierte Öffentlichkeit unlängst im United Kingdom kreiert (Mortimer & Levine). Eine bebilderte Anleitung zur Manuellen Lymphdrainage ist eine bi-nationale Koproduktion (Tomson & Schuchhardt (CH/DE).

Die frühe experimentelle Lymphologie ist mit dem Namen Olszewski (PL) verbunden, die operative rekonstruktive Lymphologie mit dem von Baumeister (DE), die wegweisende Weiterentwicklung der Anastomosentechnik zur Verbindung von Vene (!) und Lymphgefäß mit dem von Yamada (JP).

Eine weitere Person gilt es zu nennen und in ihrer komplexen Wirkung zu würdigen: den Dermatologen Terence J Ryan in Oxford, der seit Jahrzehnten ergebnisreiche Grundlagenforschung mit alltäglicher lymphologischer Schulung, gar in Zentral-Afrika und Indien verbindet (Ryan 1989 und 2010). Schon früh lenkte er den Blick auf eine eher vernachlässigte Etage des Körpermantels, das subkutane Fettgewebe (Ryan 1995). 2007 erhielt er explizit für seine wissenschaftlichen Leistungen in der Lymphologie die Ehrendoktorwürde der Medizinischen Fakultät der Martin-Luther-Universität Halle-Wittenberg.

In summa sind das über viele Jahrzehnte multidisziplinäre fruchtbare und wahrhaft europäische Leistungen in Klinik, Praxis und Forschungslaboren. Das unterstreicht nochmals die skurrile medizinhistorische Initiation einer physikalisch-therapeutischen Lymphologie: Emil Vodder, ein promovierter dänischer Philologe, in Brüssel lebend, hatte am Strand der Côte d'Azur beim Anblick bleicher „lymphatischer" Kinder aus England die Eingebung, man könne mit einer sanften Massage am Hals Abhilfe schaffen. Seine Ideen des Jahres 1935, vorgetragen auf dem Congrès de santé et beauté in Paris 1936, gelangten durch einen persönlichen Hinweis aus der nicht-ärztlichen Physiotherapie an Johannes Asdonk, einen praktischen Arzt vom Niederrhein. Asdonk begründete und leitete zunächst allein, später zusammen mit dem kongenialen Michael Földi eine lymphtherapeutische Klinik im Schwarzwald und folgend die weitverbreitete und noch heute aktive Schule zur theoretischen und praktischen Vermittlung der Manuellen Lymphdrainage (ML). Asdonks und Földis beruflichen Wege trennten sich, der Fokus Schwarzwald für lymphologische Fachkliniken blieb. In Österreich entstanden zwei qualifizierte Ableger der Vodderschen Therapie: Die Walchseeklinik wurde direkt von Emil Vodder und seinem Therapeuten Günther Wittlinger gegründet, die Lymphklinik Wolfsberg in Kärnten von Walter Döller und Christian Ure geht auf eine Zusammenarbeit mit Földi zurück. Der badische Genius loci erinnert an das frühere Sanatorienwesen, erst auf die Tuberkulose, dann die Sarkoidose gerichtet, später den Alkoholismus und Burnout sowie die kardiologische, orthopädische und onkologische Rehabilitation in nunmehr spezifischen „Fachkliniken". Da gelangt uns Thomas Mann mit seinem Roman „Der Zauberberg" (1924) in den Sinn: Die Beschreibung der Lymphbildung („Aber die Lymphe, die ist ja erst der Saft des Saftes, die Essenz …") sowie der Struktur und Funktion des menschlichen Lymphgefäßsystems im Kapitel „Humaniora" aus dem Munde des ärztlichen Leiters, des Hofrats Behrens, ist heute noch ziemlich richtig. Der Wissenszuwachs in den folgenden, nunmehr fast 100 Jahren ist an einer spektakulär umfassenden rezenten, fast monographischen Übersicht gut ableitbar (Breslin et al. 2018).

Eines sollte noch betont werden: Wie durch die Sternstunde („finest hour") am Niederrhein in der frühen Nachkriegszeit inspiriert, entwickelte sich eine frühe ärztliche Kooperation mit nicht-ärztlichen Medizinalberufen. Die „Gesellschaft für Manuelle Lymphdrainage nach Dr. Vodder und lymphologische Therapien" (GfMLV) wurde 1967 in Essen gegründet. Zu den Gründungsmitgliedern zählten unter anderem Vodder, Asdonk und Wittlinger. Auch die „Deutsche Gesellschaft für Lymphologie" (DGL) nahm seit der Gründung 1976, anders als die 1985 in Wien gegründete „Gesellschaft Deutschsprachiger Lymphologen" (GDL), nicht nur Ärzte, sondern auch Physio-Lymph-Therapeuten als Mitglieder auf, heute im Bestand 350 Ärzte und 650 Therapeuten. Die DGL wurde 2023 mit der Deutschen Gesellschaft für Phlebologie zur DGPL fusioniert. Deutschland als föderaler Staat („Flickenteppich") bietet mit „diffus verteilten" ca. 60.000 in Manueller Lymphdrainage (ML) ausgebildete Physiotherapeuten zwar eine anscheinend gute flächendeckende Versorgung, jedoch beschäftigen sich wohl nur 4000 „echte Lymphtherapeuten" schwerpunktmäßig mit ambulanter Manueller Lymphdrainage. Darauf fußen schließlich ambulante und stationäre lymphologische Angebote der Rehabilitationsmedizin, die inzwischen im Leistungsangebot gesetzlicher und privater Krankenkassen in Deutschland verankert sind. Das gilt heute ebenso in Österreich, der Schweiz, Frankreich, Italien und Kanada.

Die Ausbildung der Physiotherapeuten ist jedoch verbesserungswürdig. Während in diversen Ländern der Direktzugang von Patienten*innen zu physiotherapeutischen Leistungen seit Jahrzehnten Usus ist, bemüht man sich in Deutschland erst seit 2001, mit der Etablierung der ersten Studiengänge, in diesem Punkt zu den Ländern mit Direktzugang aufzuschließen. Die Akademisierung eröffnet die Gelegenheit, im Bereich der Physiotherapie wissenschaftlich zu forschen. Die Forschung und deren Interpretation ermöglichen den Studierenden herkömmliche Techniken kritisch zu hinterfragen und neue Therapieansätze auf Basis der Evidenzlage zu entwickeln. Voraussetzung ist in allen Ländern, die Patient*innen den Direktzugang zur Therapie ermöglichen, eine Ausbildung der Therapeut*innen nach einer Hochschulzugangsberechtigung sowie ein abgeschlossenes Studium. In Deutschland jedoch bestehen derzeit neben der klassischen dreijährigen Fachschulausbildung drei weiter unterschiedliche Studiensysteme: das primärqualifizierende Studium, das ausbildungsintegrierende/ duale sowie das berufsbegleitende Studienmodell. Im Unterschied zur reinen Fachschulausbildung liegt der Schwerpunkt der Studiengänge in der Ausbildung zum sog. reflektierten Praktiker. Die Komplexe Physikalische Entstauungstherapie ist und bleibt somit vorerst leider nur eine Weiterbildung, welche für Physiotherapeuten*innen optional ist und welche ohne eine erlernte Reflexionsfähigkeit den komplexen Krankheitsbildern der Ödembetroffenen nur bedingt gerecht wird.

Was ebenso mangelt, ist die Weiterbildung der Ärzte in der Lymphologie, ist doch diese fächerübergreifende Disziplin nach wie vor nicht Gegenstand der akademischen Ausbildung. 1997 wurde auf Initiative von Manuel Cornely der Berufsverband der Lymphologen (BVL) in Düsseldorf gegründet. Der BVL versteht sich als Transmissionsriemen zwischen den wissenschaftlichen lymphologischen Fachgesellschaften und den lymphologisch tätigen Ärzten. Seine vornehmste Aufgabe ist, das exklusiv für Ärzte von Erich Brenner (A) und Renato Kasseroller (A) entwickelte Curriculum „Convent C" zur Weiterbildung anzubieten. In den ersten Jahren erhielten mehr als 300 Ärzte auf der Basis dieses Curriculum ihre lymphologische Grundausbildung. Sie ist für Ärzte und Ärztinnen im Bereich der Bundesärztekammer ankündigungsfähig. In Österreich wurde dieses Curriculum in die Facharzt-Ausbildung der Physikalischen Medizin und Rehabilitation übernommen, in Deutschland misslang eine Aufnahme in den universitären Kanon der Medizinerausbildung. So findet eine Weiterbildung in Lymphologie weiterhin nun nebenberuflich statt. Es dauerte nicht lange, dass auch von therapeutischer Seite eine lymphologische Ausbildung der Ärzte erwünscht war: Der Therapeut Oliver Gültig stellt seit 2000 über seine Firma „Lymphologic" ebenfalls ein Curriculum zur Verfügung. Ärzte unterschiedlicher Fachrichtungen können, so wie beim Berufsverband, an drei Wochenenden eine lymphologische Zusatzausbildung erlangen. Als dritte Institution bietet auf Initiative von Gerd Lulay seit 2017 die Akademie für medizinische Fortbildung der Ärztekammer Westfalen-Lippe die curriculare Fortbildung „Lymphologie für Ärzte und Ärztinnen" zur Diagnostik und Therapie von Lympherkrankungen gemäß eines eigene Curriculums an. Sie ist allerdings nur für Ärzte und Ärztinnen in Westfalen-Lippe als Zusatzbezeichung „Lymphologie" ankündigungsfähig. Bislang nutzten ca. 1500 Ärzte und Ärztinnen diese drei Möglichkeiten der lymphologischen Weiterbildung in Deutschland.

Nötig wäre jedoch, schon den Medizinstudenten solcherlei Ausbildung flächendeckend im Pflichtunterricht an der Universität anzubieten. Dort gibt es allerdings zur Zeit nur gestalterische akademische Spielräume, die in der Dermatologie in Halle und der Anatomie in Innsbruck über mehrere Jahrzehnte im medizinischen Pflichtunterricht (Hauptvorlesung, Praktikum), bei Prüfungen und Dissertationsarbeiten zur Implementierung und Darstellung der Lymphologie ausgiebig genutzt wurden. Drei ausführliche Weiterbildungsartikel in der deutschen Dermatologie und Venerologie sind Ausdruck dieser Bemühungen um eine curriculare Vertiefung (Marsch 2005; Cornely 2006; Cornely 2023).

Daß es ist nicht so bleiben möge, dazu soll das vorliegende Buch „Angewandte Lymphologie" mit dem Untertitel „Grundlage, Alltag und Perspektiven" den Weg bereiten. Es ist als Wegbegleiter („Vademecum Lymphologicum") konzipiert, um als Organ der kritischen Reflektionen der fachlichen Vergewisserung für Fortgeschrittene („Eingeweihte") und Newcomer („Novizen") zu dienen.

Was ist das Besondere an der Lymphologie?
Eine Entität steht im Mittelpunkt dieser klinischen Spezialität: Das Lymphödem als Merkmal der passageren oder chronischen Funktionseinschränkung des drainierenden Lymphgefäßsystems. Das chronische Lymphödem wird in der Häufigkeit allgemein unterschätzt und reduziert die Lebensqualität Betroffener zumeist erheblich. Der sog. therapeutische Goldstandard ist fast 100 Jahre nach dem bahnbrechenden Ansatz von Emil Vodder und den verfeinernden Impulsen zweier Ärzte aus Deutschland und Ungarn immer noch die Manuelle Lymphdrainage kombiniert mit anschließender mehrschichtiger Kompressionsbandagierung, damit therapeutisch eine Domäne der manuellen und medizinisch-physikalischen Therapie. Während sich eine begründete Pharmakotherapie in dieser Zeit dagegen nicht etabliert hat und nunmehr nach der Einführung molekularer Diagnostik eine zunehmend bessere Chance zu Realisierung bekommt, hat schon seit den frühen 90er Jahren neben dem therapeutischen Standard der komplexen Entstauungstherapie das Pflänzchen der operativen Lymphologie sein Wachstum begonnen: Rüdiger H. Baumeister transplantierte Lymphgefäße, Yukio Yamada anastomosierte Venen und Lymphgefäße, Corinne Becker transplantierte vaskularisierte Lymphknoten-Pakete, Hakan Brorson resezierte bei sekundären Lymphödemen das Subkutangewebe während Manuel Cornely die operativen Methode für das „Lipödem" entwickelte.

Dieser mutige operative Schritt zur „resektiven Fettgewebschirurgie" bei hereditär determinierter Vermehrung (Lipohyperplasie), aber auch bei primärem und sekundärem Lymphödem und die enormen raschen Erfahrungen der Liposuktion unter Tumeszenz- Lokalanästhesie (derzeit bis zu 1500 Eingriffe pro Jahr allein in der Kölner Fachklinik für Operative Lymphologie GC-Lympha) ließen die bis dato „Lipödem" genannte Entität mit schmerzhafter anlagebedingter Fettvermehrung ins operative Tätigkeitsfeld rücken. Das „Lipödem": Schmerz ja, Ödem wohl nicht (mehr). Folglich, weshalb nicht eine frühe gewebereduzierende (resektive) lymphgefäßschonende Maßnahme mit den Zielen der Schmerzbeseitigung, der konsekutiven Entpflichtung von weiterer konservativer Therapie, einer verbesserten Ästhetik und der Gewinnung einer neuen, besseren schmerzlosen Lebensqualität? 1997 leitete Manuel Cornely diesen Paradigmenwechsel in der Therapie der lymphologischen Erkrankung ein.

Nochmals die kardinale Frage: Weshalb nicht frühe gewebereduzierende (resektive) Maßnahme mit den Zielen der Schmerzbeseitigung und verbesserten Ästhetik? Subkutanes Fettgewebe und Lymphgefäßsystem, diese Dimensionen aus der chirurgischer Sicht werden betont ausführlicher als andere thematische Abschnitte des Buchs dargestellt werden.

Wenn auch die Entwicklung der operativen Methoden vorwärtsschreitet, stellen diese bisher noch keine Firstline Therapie in der Lymphologie dar. Nach einem langen forscherisch relativ ruhigen Jahrhundert geht die moderne Lymphologie des 21. Jahrhunderts neue Wege in der Therapie, die hoffnungsfroh stimmen lassen: Zellen und Zytokine, der interstitielle Raum, insbesondere von parenchymatösen Organen (z. B. Leber und Lunge) spielen eine immer größere wissenschaftlich erhellte Bedeutung in der Bildung und Zusammensetzung der Lymphe und in der Steuerung der chronisch entzündlichen Prozesse bei chronischer Lymphostase. Möglicherweise ist hier der entscheidende therapeutische Durchbruch in den nächsten Jahren zu erwarten.

Wie nun aber das Buch lesen?

Wie liest man nun diesen Wegbegleiter, um im Alltag davon einen besonderen Nutzen zu haben? Das Buch kann als gedankliche Tagesbegleitung und rasche Orientierung durch Textsegmente, die durch Fragen überschrieben und eingeleitet sind, gelesen werden.

Es ist in 17 Abschnitte mit insgesamt 53 Kapitel geordnet. Jedes Kapitel beginnt mit einem orientierenden „Editor’s Tip“ aus dem lymphologischen Alltag. Hier nun ein kursorischer Gang durch die Kapitelfolge:

Die ► Kap. 1–11 bilden die Allgemeine Lymphologie ab:

- Morphologie (Anatomie inkl. Topographische Anatomie). ► Kap. 1 und 2
- Pathophysiologie (Ödematologie). ► Kap. 3
- Klinische lymphologisch orientierte Untersuchung. Ergründung von Diagnose(n). ► Kap. 4
- Apparative Diagnostik. ► Kap. 5–9
- Invasive Diagnostik. ► Kap. 10–11

Diese Seiten ließen sich gerade für „Novizen“ als erstes curriculares Segment „en bloc“ lesen und erarbeiten, dienen dem Er-Lernen der lymphologischen Grundlagen von Anatomie, Pathophysiologie sowie einfachen und apparativ gestützten Untersuchungstechniken. Dazu dienen frequente didaktische, optisch herausgehobene „KeyNotes“, an den Kapitelenden auch als „Was ist lymphologisch wichtig zu wissen?“ pointiert. Besonders dieses Segment ist natürlich für sich alleine genommen auch ein Repetitorium für die avancierten „Adepten“.

Die folgenden Kapitel eignen sich für ein selektives, auch inzidentell angeregtes Lesen. Zunächst fokussiert eine Spezielle Lymphologie auf die Organe, die im klinischen lymphologischen Alltag am häufigsten betroffen sind: die Haut, die Brustdrüse der Frau, der Mund-Kiefer-Gesichtsbereich, aber auch die seltenen Gefäß-Malformationen. Die weiteren Kapitel präsentieren vertiefte Einblicke in wichtige lymphologische klinische Alltagsprobleme. Das gilt besonders für das zwar charakteristische, aber auch durch klinische Varianten leicht übersehene Erysipel als prototypische bakterielle Weichgewebeinfektion mit hoher lymphologischer Bedeutung. Pilzinfektionen von Haut und deren Anhangsgebilden (z. B. Fußnägel) sind ohnehin in der Allgemeinbevölkerung häufig, sollten im Rahmen einer klinischen Untersuchung nicht vernachlässigt werden.

- Spezielle Klinik. ► Kap. 12–18
- Die numerisch häufigen Krankheitsbilder. ► Kap. 19–24
- Infektbedingte Komplikationen. ► Kap. 25–27

Die Kapitel über Therapien umfassen bewährte, teils apparativ unterstützte konservative Maßnahmen und die operative Lymphologie, die über die autologen Lymphgefäßtransplantationen hinaus nunmehr weitere Indikationen erschlossen hat. Dabei ist das subkutane Fettgewebe zu einem Zielgebiet beim chronischem Lymphödem und der anlagebedingten symptomatischen Lipohyperplasie geworden. Was dabei (noch) „lymphologisch" ist, soll sachgerecht und gelassen dargestellt und für einen weiteren Diskurs angeboten werden.

- Ernährung. ► Kap. 28–29
- Konservative (nicht-invasive) Therapie. ► Kap. 30–36
- Operative (Invasive) und interventionelle radiologische Therapie. ► Kap. 37–45

Die ► Kap. 46 bis 53 beenden das „Vademecum" mit Beiträgen zur praktischen Lymphologie im ambulanten und klinischen Alltag, zur Sozialmedizin und einem Ausblick in die lymphologische Zukunft:

- Verordnung, Richtlinien, Abrechnung. ► Kap. 46–48
- ICD Klassifizierung, Versicherungsmedizin und Gutachterwesen. ► Kap. 49–50
- Patientenzentrierte Fragen zu Übungen und Ernährung. ► Kap. 51–52
- Perspektiven in der Lymphologie. ► Kap. 53

Welche Besonderheiten („didaktische Schmankerl") haben wir uns einfallen lassen?

Wir haben zwei jahrzehntelang erfahrene Lymphologen als kommentierende Experten ins Team geholt. Den britischen Dermatologen Peter Sidney Mortimer (als Oxforder Schüler des lymphologischen „Leuchtturms" Terence J Ryan) und den onkologisch orientierten Internisten Christian Schuchhardt aus Südbaden. Wir haben Professor Mortimer über 20 Fragen im BBC-Stil („Hardtalk", asking tough questions!) gestellt, auch um andere Sichten und Widersprüche erkennbar und den Grundtext erfrischender zu machen. Wir haben alles in Englisch belassen, um die landestypische Prägnanz und Lakonie unmittelbar spürbar zu machen. Herr Dr. Schuchhardt ist immer noch, selbst in anderen europäischen Ländern, in Sachen lymphologischer Schulung tätig. Er ist ebenfalls ein Meister der knappen pointierten Diktion, auf dessen begleitende Kommentare wir nicht verzichten wollten.

Auch einige Alt-Meister der klinischen Lymphologie lassen wir mit „kernigen Aussagen" von so manchen, noch analogen Fortbildungen und Tagungen als Zwischenrufer dabei sein.

Nach drei Jahren intensiver kooperierender Arbeit mit den immerhin 34 Damen und Herren Autoren, die mit ihrem ungebremsten Enthusiasmus zum Gelingen dieses Werks wesentlich beigetragen haben und denen wir hier noch einmal unseren tiefempfundenen Dank versichern, erfreuen wir uns an der Übergabe des Buchs „Angewandte Lymphologie" an die multidisziplinäre und somit breite lymphologische Öffentlichkeit.

Wolfgang Ch. Marsch
Erich Brenner
Manuel E. Cornely

Literatur

Altmann HW, Büchner F, Cottier H et al. (1972) Handbuch der Allgemeinen Pathologie. 3. Bd, 6.Teil. Lymphgefäß-System. Lymph vessel system. Springer, Berlin

Bollinger A, Partsch H (Hrsg.) (1984) Initiale Lymphstrombahn. Georg Thieme, Stuttgart

Brenner, E., Gansel, R., Kasseroller, R., 2001. Convent C – Curriculum für die lymphologische Weiterbildung. Journal für Lymphologie 1:6–28.
Breslin JW, Ying Yang, Scallan JP, Sweat RS, Adderley SP, Murfee WL (2018) Lymphatic vessel network structure and physiology. Compr Physiol 9:207–299. ► https://doi.org/10.1002/cphy.c180015
Brunner U (1969) Das Lymphödem der unteren Extremität. Aktuelle Probleme in der Angiologie, Bd. 5. Huber, Bern
Clodius L (1977) Lymphedema. Georg Thieme Publ. Stuttgart
Cornely M (2006) Lymphologie. J Dtsch Dermatol Ges 4:564–578
Cornely M (2023) Surgical lymphology. Therapy option for lymphoedema and lipohyperplasia dolorosa. J Dtsch Dermatol Ges 21(2):147-168. doi: ► https://doi.org/10.1111/ddg.14974
Daróczy J (1988) The dermal lymphatic capillaries. Springer, New York
Drinker CK, Field ME (1933) Lymphatics, lymph and tissue fluid: Williams & Wilkins
Földi M, Casley-Smith JR (1983) Lymphangiology. Schattauer, Stuttgart
Földi M, Földi E, Kubik S (2010) Lehrbuch Lymphologie für Ärzte, Physiotherapeuten und Masseure/med. Bademeister. 7. Aufl. Urban & Fischer, München
Földi M, Klüken N, Collard M (1974) Praxis der Lymphgefäß- und Venenerkrankungen. Gustav Fischer, Stuttgart
Gültig O, Miller A, Zöltzer H (2015) Leitfaden Lymphologie. Elsevier, Urban & Fischer, München
Herpertz U (2004) Ödeme und Lymphdrainage. Diagnose und Therapie von Ödemkrankheiten. 2. Aufl. Schattauer, Stuttgart
Hutzschenreuter P, Einfeldt H, Besser S (1991) Lymphologie für die Praxis. Hippokrates, Stuttgart
Kampmeier OF (1969) Evolution and comparative morphology of the lymphatic system. Thomas, Springfield
Kasseroller R, Brenner E (1996) Kompendium der Lymphangiologie Manuelle Lymphdrainage – Kompression –Bewegungstherapie. Georg Thieme Verlag KG, Stuttgart
Kromayer E (1891) Lymphbahnen und Lymphcirculation der Haut. Monatsh Prakt Dermatol 13:359–364
Lee BB, Rockson SG, Bergan J (2018) Lymphedema. A concise compendium of theory and practice. 2nd edition. Springer, Cham
Mann T (1924) Der Zauberberg. Roman. Fischer, Berlin
Marsch WC (2005) Lymphgefäßsystem und Haut. Orthologie, Klinik und Pathologie. Hautarzt 56:277–295
Moore W (2006) The knife man. Blood, body-snatching and the birth of modern surgery. Bantam Books, London
Mortimer PS, Levine G (2017) Let 's talk lymphoedema. The essential guide to everything you need to know. Elliott and Thompson, London
Pritschow H, Schuchhardt C (2018) Das Lymphödem und die Komplexe Physikalische Entstauungstherapie: ein Handbuch für die Praxis in Wort und Bild. Wirtschafts- und Praxisverlag, Köln
Rusznyák I, Földi M, Szabó G (1967) Lymphatics and lymph circulation. Pergamon, Oxford
Ryan TJ (1989) Structure and function of lymphatics. J Investig Dermatol 93 [Suppl]:185–245
Ryan TJ (1995) Lymphatics and adipose tissue. Clin Dermatol 13:493–498
Ryan TJ (2010) Wound and lymphoedema management. World Health Organization Press, Geneva
Sabin FR (1913) The origin and development of the lymphatic system. Johns Hopkins Press, Baltimore
Schuchhardt C, Wittlinger H, Rabe H (2003) Eine kleine Geschichte der Lymphologie. Viavital, Köln
Tomson D, Schuchhardt C (2010) Lymphatic drainage. Theory, basic and applied techniques & decongestive physiotherapy. Edi-ermes, Milano. [auch auf Italienisch und Französisch]
Weissleder W, Schuchhardt C (2015) Erkrankungen des Lymphgefäßsystems. 6. Aufl. Viavital, Köln
Winkler HA (2020) Wie wir wurden, was wir sind. Eine kurze Geschichte der Deutschen. Beck, München
Wittlinger H, Wittlinger D, Wittlinger A, Wittlinger M (2018) Dr. Vodder's manual lymph drainage: a practical guide. Georg Thieme Verlag
Yamada Y (1969) The studies on lymphatic venous anastomosis in lymphedema. Nagoya J Med Sci 32(1):1–21

Inhaltsverzeichnis

I Grundlagen

II Allgemeine Klinik

III Diagnostische Methoden

V Spezielle Klinik

IX Ernährung und Lymphologie

XII Intensive Behandlungen

XIII Operative Behandlungen

XIV Interventionelle Radiologie

XV Sozialmedizin

XVI Appendices

Serviceteil

Herausgeber- und Autorenverzeichnis

Über die Herausgeber

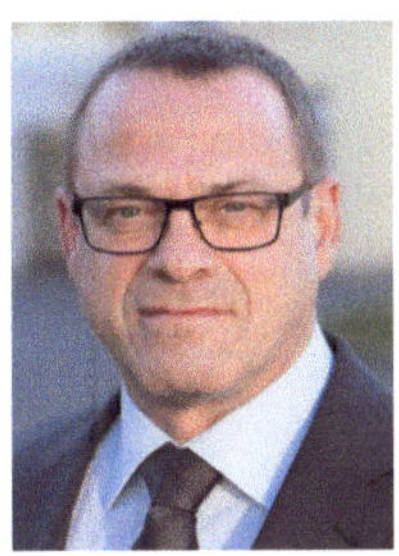

Prof. hon. (Univ. Puebla) Dr. Manuel E. Cornely

Manuel Eugen Cornely wurde 1957 in Köln geboren, wuchs dort auf und bestand 1978 sein Abitur in Kerpen. An der Universität zu Köln nahm er 1978 das Studium der Philosophie und der Medizin auf.

Er absolvierte im April 1987 die Staatsexamina in Philosophie, Germanistik und Pädagogik. Sein philosophischer Lehrer war der politischen Philosoph Prof. Dr. phil. Ernst Vollrath, der sich seit Anfang der 1970er Jahre hauptsächlich mit den Werken Hannah Arendts auseinandersetzte und auf dieser Grundlage eine Theorie des Politischen entwickelte. Bei ihm legte Cornely eine Staatsexamensarbeit mit dem Thema: „Medizin und Politik. Zur gemeinsamen Methode im 17. Jahrhundert" erfolgreich vor.

1991 erhielt er die ärztliche Approbation. Seine berufliche Tätigkeit begann am St.-Katharinen-Hospital in Frechen als Stationsarzt mit dem Schwerpunkt Septische Chirurgie und Wundheilung. 1992 folgte die Weiterbildung zum Facharzt für Dermatologie und Venerologie bei seinen medizinischen Lehrern Prof. Dr. med. Dieter Lübbe und Prof. Dr. med. Wolfgang Marsch an der Klinik und Poliklinik für Hautkrankheiten der Martin-Luther-Universität in Halle (Saale).

Er wurde 1995 in Köln promoviert. Seine medizinhistorische Dissertation über den Begründer des Lehrstuhls Inneren Medizin I an der Kölner Universität verfasste er bei Frau Prof. Dr. med. Dr. phil. Marielene Putscher unter dem Titel „Friedrich Moritz, Arzt und Lehrer. Der Nachlass in Halle."

1997 erlangte er die Anerkennungen zum Facharzt für Dermatologie und Venerologie und die Zusatzbezeichnung Phlebologie. Er ließ sich in Düsseldorf und später zusätzlich in Köln in eigener Praxis als Hautarzt mit dem Schwerpunkt „Konservative und operative Lymphologie" nieder. Seine mehrjährige lymphologische Lehr- und Beratungstätigkeit an der Benemérita Universidad Autónoma de Puebla (BUAP) in Mexiko führte 2006 zur Verleihung der Honorarprofessur.

Schon 1997 entwickelte er die „Lymphologische Liposculptur nach Cornely" für die operative Behandlung der Lipohyperplasia dolorosa (LiDo) sowie sekundärer und primärer Lymphödeme.

Er gründete 1997 den Berufsverband der Lymphologen e. V (BVL) zur Förderung der ärztlichen Ausbildung in der Lymphologie und war als Gründungspräsident und Präsident bis 2008 für die Etablierung der ärztlichen Weiterbildung nach dem Programm „Curriculum Lymphologische Weiterbildung" Convent C (BVL) verantwortlich. 2001 stand er als Vizepräsident der Vereinigung Kölner Hautärzte, 2005 als Generalsekretär der Deutsche Gesellschaft für Dermatochirurgie und

Ästhetik e. V (DGDA), 2009 als Sonderreferent für Lymphologie des Berufsverbandes deutscher Dermatologen (BVDD) zur Verfügung.

2013 baute er die Fachklinik für operative Lymphologie CG LYMPHA GmbH in Köln auf, deren Ärztlicher Direktor er bis heute ist.

2017 folgte überdies die Gründung des lymphologischen Forschungsinstituts LY.SEARCH, in dem er als Scientific Director tätig ist. Aktuell engagiert er sich in der LIPLEG – Studie, in der „QST-LiDo Studie" zur Erforschung des Phänomens Schmerz bei Lipohyperplasia dolorosa – hierbei im Besonderen für die PVTH-Score Validierung –, in der „HDBA-LiDo Studie" zur Entwicklung eines Therapiealgorithmus bei Koinzidenz von Obesitas und LiDo und im Entwurf eines spezifischen Dokumentationstools, das als „LF PST" Questionnaire international web-basiert unentgeltlich von LY.SEARCH zur Erfassung der Klinik und Lebensqualität der Lipohyperplasia dolorosa Patientinnen zur Verfügung gestellt wird.

Er spricht regelmäßig auf nationalen wie internationalen Fachtagungen, fördert den interdisziplinären Informationsaustausch renommierter Fachärzte und Wissenschaftler zu Themen der Lymphologie und veranstaltet seit 2017 alljährlich das „Plenum Lymphologicum" im Hotel Dreesen, Bonn-Bad Godesberg.

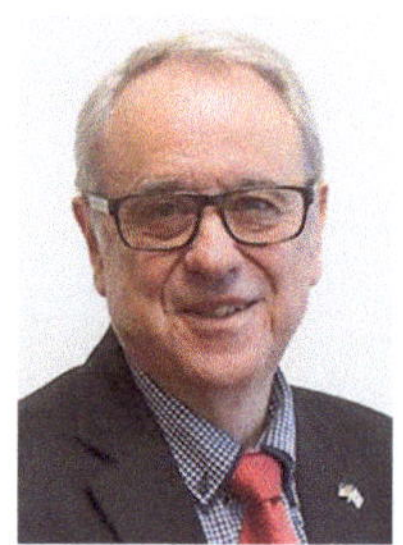

Prof. Dr. Wolfgang Christian Marsch,

Wolfgang Christian Marsch wurde in 1949 in Halle (Saale) geboren, wuchs in West-Berlin auf und bestand 1968 das Abitur im Georg-Herwegh-Gymnasium in Berlin-Hermsdorf. Er nahm zum Sommersemester 1968 mit dem Berufswunsch Biochemiker ein Chemie-Studium an der Christian-Albrechts-Universität Kiel auf, wechselte zum 2. Semester ins Fach Medizin. Nach dem dortigen Physikum studierte er den klinischen Abschnitt an der Universität des Saarlandes in Homburg (Saar) sowie an der Freien Universität Berlin (dortiges Staatsexamen 1975). Es folgten Medizinalassistentenzeiten in Berlin und an der Medizinischen Hochschule Hannover.

Er wurde 1976 im Fach Pathologie mit einer Arbeit zu allgemein-pathologischen Aspekten bei Chronischer lymphatischer Leukämie, Morbus Waldenström und Plasmozytom an der Freien Universität (FU) Berlin promoviert.

1976–1985 Universitätsklinik und Poliklinik für Dermatologie und Venerologie, Asthma-Poliklinik der FU Berlin im Rudolf-Virchow-Krankenhaus bei Prof. Dr. Günter Stüttgen und Prof. Dr. Friedrich Nürnberger. Anerkennungen zum Facharzt für Dermatologie und Venerologie und von Zusatzbezeichnungen Allergologie sowie Dermatopathologie folgten. 1984 Habilitation mit dem Thema: „Morphologie des Blut- und Lymphgefäßsystems bei Hautkrankheiten. Eine licht- und elektronenmikroskopische Untersuchung". Methodischer Forschungsschwerpunkt war die „Ultrastruktur der Haut", u. a. derartige Erstbeschreibung von Lymphthrombosen.

1985–1993 Leitender Oberarzt am Zentrum für Dermatologie und Venerologie der J.W. Goethe-Universität Frankfurt am Main. Dort Annahme einer C3-Professur für 6 Jahre. Ab November 1993 Berufung als C4-Professur und Ernennung zum Klinikdirektor der Universitätsklinik und Poliklinik für Dermatologie und Venerologie an der Martin-Luther-Universität Halle-Wittenberg in Halle. 2011 Zuerkennung des erstmalig vergebenen Lehrpreises der Medizinischen Fakultät durch Beschluß von Studentinnen und Studenten. Daselbst Pensionierung 2015. Danach 3 Jahre ärztliche Tätigkeit als Dermatohistologe in der „Pathodiagnostik Berlin" bei Prof. Dr. Dr.h.c. Harald Stein und nunmehr in Berlin-Wilmersdorf im „Institut für Pathologie und Dermatohistologie" bei Frau Dr. Irina Waigandt.

Für seine „herausragende Verdienste in den Bereichen der Medizin und der Forschung" verlieh ihm der Bundespräsident Dr. F.-W. Steinmeier im August 2021 auf Vorschlag des Ministerpräsidenten des Landes Sachsen-Anhalt Dr. R. Haseloff das Verdienstkreuz am Bande des Verdienstordens der Bundesrepublik Deutschland.

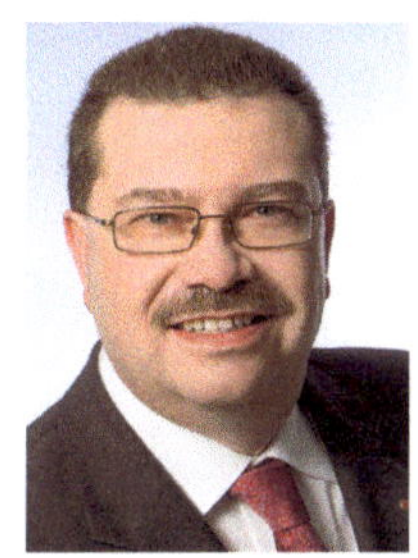

Ao.Univ.Prof. Dr. Erich Brenner, MME

Erich Brenner wurde 1965 in Salzburg geboren und absolvierte dort auch seine Schulbildung.

Nach der Reifeprüfung wechselte Brenner 1983 nach Innsbruck zum Medizinstudium an die Leopold-Franzens-Universität. Er schloss sein Medizinstudium im Juni 1990 mit einer anatomischen Dissertation „Zur Morphologie des Os cuneiforme mediale" ab. Anfang Oktober 1990 trat er eine Stelle als Arzt in Facharztausbildung am Institut für Anatomie der Innsbrucker Universität an und beendete 1996 seine Ausbildung zum Facharzt für Anatomie. Im März 2002 erhielt er einen „Master of Medical Education" an der Universität Bern, Schweiz, mit der Masterarbeit „Curriculum lymphologische Weiterbildung". Die Habilitation für Anatomie erreichte Brenner im Oktober 2003 an der Leopold-Franzens-Universität Innsbruck mit der Habilitationsschrift „Morphologische Untersuchungen am Fuß unter spezieller Berücksichtigung des Hallux valgus".

Seit 2004 ist Brenner außerordentlicher Universitätsprofessor für Anatomie an der nunmehrigen Medizinischen Universität Innsbruck. Von November 2013 bis September 2017 leitete er als Professor und Direktor die Sektion für klinisch-funktionelle Anatomie des Departments für Anatomie, Histologie und Embryologie.

Die wesentlichen Forschungsschwerpunkte von Brenner betreffen die funktionelle Anatomie des Bewegungsapparates und die Morphologie und Funktion der Blut- und Lymphgefäße. Darüber hinaus beschäftigt er sich im Bereich der medizinische Aus-und Weiterbildung mit der Entwicklung und Evaluation von medizinischen Curricula und dem medizinischen Prüfungswesen.

Brenner ist Autor von mehr als 160 Original- und Übersichtsarbeiten sowie mehr als 25 Kapiteln und Büchern.

Im Jahr 2009 erhielt Brenner den Peregrini-Förderungspreis der Österreichischen Gesellschaft für Phlebologie und dermatologische Angiologie für die Publikation „Venous valves and major superficial tribuatary veins near the saphenofemoral junction" (J Vasc Surg 2009 49:1562–1569).

Brenner ist Hauptschriftführer der Zeitschrift „Lymphologie in Forschung und Praxis", sowie Co-Editor der Zeitschriften „Annals of Anatomy" und „European Journal of Anatomy".

Brenner ist Mitglied in folgenden Gesellschaften (Auswahl): American Association for the Advancement of Sciences, American Association of Clinical Anatomists, Anatomische Gesellschaft, Trans-European Paedagogic Aanatomical Research Group (Vice-President), New York Academy of Sciences, Deutsche Gesellschaft für Phlebologie, Gesellschaft für Manuelle Lymphdrainage nach Dr. Vodder (Präsident).

Autorenverzeichnis

Hans Bender
Röntgeninstitut Düsseldorf, Düsseldorf, Deutschland

Hans-Peter Berlien
Elisabeth-Klinik Berlin, Berlin, Deutschland

Erich Brenner
Institut für Klinisch-Funktionelle Anatomie, Medizinische Universität Innsbruck, Innsbruck, Österreich

Eric Breuer
Theranova - Praxis für Physiotherapie und Osteopathische Techniken, Köln, Deutschland

T. Ivo Chao
Universitätsmedizin Göttingen, Göttingen, Deutschland

Manuel E. Cornely
LY.SEARCH, Köln, Deutschland

Oliver A. Cornely
Universitätsklinikum Köln, Köln, Deutschland

Manon Czedik-Eysenberg
Plastische und Rekonstruktive Chirurgie, Abteilung für Chirurgie, Krankenhaus Göttlicher Heiland, Wien, Österreich

Gabriele Faerber
Zentrum für Gefäßmedizin, Hamburg, Deutschland

René Hägerling
Institut für Medizinische Genetik und Humangenetik, Charité – Universitätsmedizin Berlin, Berlin, Deutschland

Melina Heinemann
Universitätsklinikum Hamburg-Eppendorf, Hamburg, Deutschland

Nina Hüttinger
Privatklinik Döbling, Wien, Österreich; Krankenhaus Göttlicher Heiland, Wien, Österreich

Christoph Lenzen
Praxisklinik Maximilianeum, Bonn, Deutschland

Gemma Levine
London, United Kingdom

Wolfgang Marsch
Halle (Saale), Deutschland

Markward Marshall
Facharzt für Innere Medizin, Rottach-Egern, Deutschland

Stefan Meng
Institut für Radiologie, Ultraschall, Hanusch Krankenhaus, Wien, Österreich; Zentrum für Anatomie und Zellbiologie, Medizinische Universität Wien, Wien, Österreich

Evangelia Michou-Madel
Fachärztin f. Frauenheilkunde und Geburtshilfe, Heiligenhaus, Deutschland

Peter Mortimer
St.George's, University of London and Kings College, London, United Kingdom

Claus Christian Pieper
Universitätsklinikum Bonn, Bonn, Deutschland

Christoph Ploenes
Schön-Klinik Düsseldorf, Düsseldorf, Deutschland

Helmut Rogge
Privatpraxis Onkologie/Lymphologie, Kiel, Deutschland

Franz Schingale
Lympho Opt Klinik, Hohenstadt, Deutschland

Klaus Schrader
Gefäßpraxis Hochfranken, Hof, Deutschland

Christian Schuchhardt
Freiburg, Deutschland

Claudia Schumacher
St. Elisabeth-Klinik Köln-Hohenlind, Köln, Deutschland

Katharina Schürings
MVZ Dr. Cornely, Düsseldorf, Deutschland

Marc Schürings
St. Remigius Krankenhaus Opladen, Leverkusen, Deutschland

Johannes Steinbacher
Plastische und Rekonstruktive Chirurgie, Krankenhaus Göttlicher Heiland, Wien, Österreich

Markus Stücker
Ruhr-Universität Bochum, Bochum, Deutschland

Hans-Jürgen Tietz
mycoclinik, Berlin, Deutschland

Chieh-Han John Tzou
Göttlicher Heiland Krankenhaus, Wien, Österreich; TZOU MEDICAL, Wien, Österreich; Rudolfinerhaus Privatklinik, Wien, Österreich

Christian Ure
LKH Wolfsberg -Lymphklinik Wolfsberg, Wolfsberg, Österreich

Beate West-Leuer
Akademie für Psychoanalyse und Psychosomatik Düsseldorf, Neuss, Deutschland

Jörg Wilting
Universitätsmedizin Göttingen, Göttingen, Deutschland

Grundlagen

Inhaltsverzeichnis

Weshalb hat der Mensch Lymphgefäße?

Erich Brenner

Inhaltsverzeichnis

M. E. Cornely et al. (Hrsg.), *Angewandte Lymphologie*,
https://doi.org/10.1007/978-3-662-61452-5_1

1

Editor's Tip

Lymphgefäße dienen dazu, die aus den (Blut-)Kapillaren filtrierte Flüssigkeit aus dem Extrazellularraum aufzunehmen und nach der Lymphknotenpassage wieder dem Blutkreislauf in den „Venenwinkeln" zuzuführen. Die netzartig angeordneten initialen Lymphgefäße nehmen die interstitielle Flüssigkeit auf; über Präkollektoren und weiter Kollektoren wird die Lymphe aktiv nach zentral transportiert. In den Verlauf der Lymphgefäße sind mehrere Lymphknotenstationen eingebaut. Neben der immunologischen Funktion haben diese Lymphknoten auch die Aufgabe, einen „kolloidosmotischen Gleichgewichtsdruck" von durchschnittlich 60 % des Plasmas einzustellen.

Alle Zellen im Inneren eines Menschen „schwimmen" in einer sie umgebenden Flüssigkeit. Mit dieser Flüssigkeit werden alle benötigten Nährstoffe, der Sauerstoff, oder auch die unterschiedlichsten Botenstoffe an die einzelnen Zellen herangebracht und alle Produkte, das Kohlendioxid, aber auch die Abfallstoffe dieser Zellen wieder abtransportiert. Diesen Raum, in dem diese Zellen „schwimmen", und die sie umgebende Flüssigkeit nennt man das Interstitium (▶ Kap. 2).

Die Flüssigkeit mit all ihren Bestandteilen, welche die Zellen umfließt (die sogenannte interstitielle Flüssigkeit), wird aus den Kapillaren des Blutgefäßsystems filtriert. Nachdem sie das Interstitium durchquert hat und der Austausch mit den Zellen stattgefunden hat, wird die interstitielle Flüssigkeit in die initialen Lymphgefäße aufgenommen und über diese wieder dem Blutkreislauf zugeführt. Das lymphatische System ist insgesamt an der Aufrechterhaltung des Körperflüssigkeitsgleichgewichts, beim Immunzelltransport (insbesondere beim Transport dendritischer Zellen aus den peripheren Geweben zu den Lymphknoten) und an der Lipidabsorption aus dem Darm über die Lymphgefäße in den Darmzotten beteiligt. Dabei passiert die Lymphe mehrere Lymphknotenstationen, in denen einerseits ein Teil der Lymphe bereits wieder in das Blutgefäßsystem aufgenommen wird und andererseits eine immunologische Überwachung der mit der Lymphe transportierten Antigene und Zellen stattfindet. Über die großen Lymphstämme wird die (verbleibende) Lymphe zuletzt in den beiden zervikalen Venenwinkeln in das venöse System eingeleitet (◘ Abb. 1.1).

1.1 Welche Bestandteile hat das Lymphgefäßsystem?

1.1.1 Lymphgefäße

Der Begriff „Lymphgefäße" stellt im Deutschen selbst schon ein Lehnwort dar, der eigentliche deutsche Begriff sind die Saugadern, im Gegensatz zu den Schlagadern (Arterien) und den Blutadern (Venen). Die

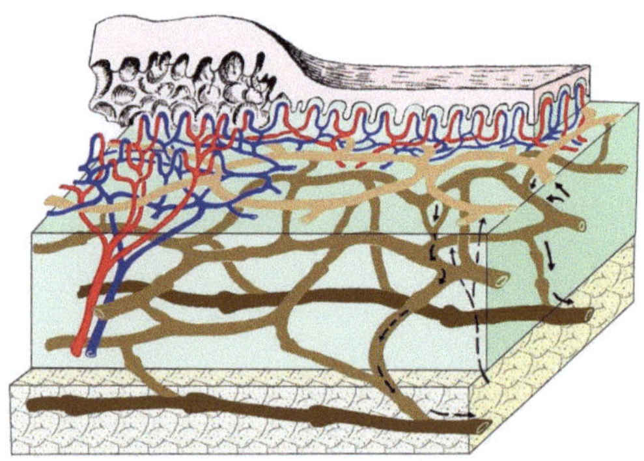

◘ **Abb. 1.1 Schema der Lymphgefäße der Haut nach S Kubik.** Die initialen Lymphgefäße (beige) bilden hier ein zweidimensionales Netzwerk in der Cutis (grün), knapp unter der Epidermis (rosa), aus dem Präkollektoren (hellbraun) in die Tiefe absteigen und in Kollektoren (dunkelbraun) im subkutanen Fettgewebe (gelb) münden. Die Maschenweite des initialen Lymphgefäßnetzwerks ist deutlich weiter als jenes der Blutgefäße.

Lymphgefäße unterscheiden sich sowohl in ihrem Aufbau als auch ihrer Funktion wesentlich von den Gefäßen des Blutkreislaufs.

1.1.2 Initiale Lymphgefäße

Der Begriff „initiales Lymphgefäß“ wurde von Casley-Smith (1972) als Ersatz für den bis dahin (und leider auch heute noch) verwendeten Begriff der Lymphkapillare gefordert und steht im Widerspruch zur offiziellen anatomischen Nomenklatur, die von *Vasa lymphocapillaria* spricht (Federative Committee on Anatomical Terminology (FCAT) 1998), aber damit ebenfalls einen deutlichen Unterschied zu den Kapillaren des Blutgefäßsystems *(vas capillare)* macht.

John R. (* 1936) und **Judith R. Casley-Smith** waren wegweisende Lymphologen aus Adelaide, Australien. Sie gründeten 1982 die Lymphoedema Association of Australia. John R. Casley-Smith starb 1997; Judith Casley-Smith arbeitete weiter, bis sie 2003 wegen Krankheit in den Ruhestand trat.

Die Casley-Smiths lernten sich im Medizinstudium kennen und wurden Partner bei der Erforschung des Lymphsystems, der Entwicklung wirksamer Behandlungen für Lymphödeme und der Sensibilisierung für Lymphödeme. Ihre Veröffentlichungen erstreckten sich über vier Jahrzehnte, beginnend mit Johns wegweisender Arbeit, die er zusammen mit seinem Mentor Sir Howard Florey an der Dunn School in Oxford über die Struktur der anfänglichen Lymphgefäße im Jahr 1960 verfasste. Nach seiner Rückkehr nach Australien gründete er das Henry Thomas Labor für Mikrovaskuläre Forschung, dass er 30 Jahre lang leitete.

Initiale Lymphgefäße besitzen eine Wand aus Lymphendothelzellen und einen dichten, aber unvollständigen Faserfilz, der die Basalmembran der Blutkapillaren ersetzt; damit ist die Ähnlichkeit mit den Blutkapillaren schon zu Ende.

Während in den Blutkapillaren die Endothelzellen untereinander dicht geschlossen das Lumen umgeben, sind die „eichblattartig“ geformten Lymphendothelzellen nur stellenweise fest miteinander verbunden, sodass sich zwischen den Lymphendothelzellen offene Verbindungen zwischen dem Interstitium und dem Lumen der initialen Lymphgefäße ausbilden, wobei sich im Normalfall die Lymphendothelzellen dachziegelartig überlappen (◘ Abb. 1.2).

Der die Basalmembran ersetzende Faserfilz der initialen Lymphgefäße besteht, ebenfalls im Gegensatz zu den Blutkapillaren, aus im Wesentlichen elastischen Fasern (Gerli et al. 1990). Dieser elastische

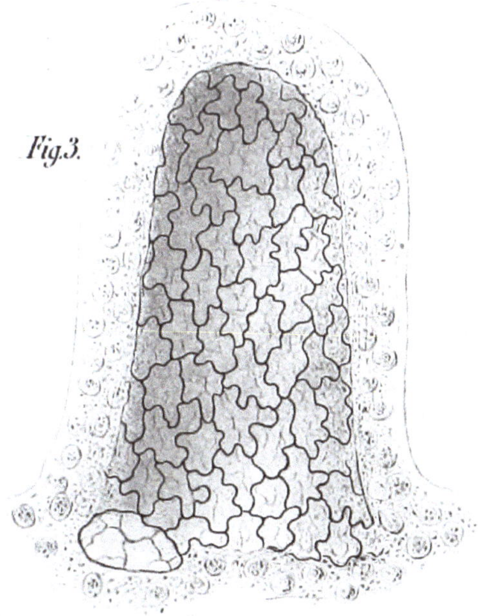

◘ **Abb. 1.2 Darmzotte aus dem Ileum des Kalbes**. Mit Silbernitratlösung injiziert; sie zeigt das den Zentralraum auskleidende Epithel. (Figur 3 aus: His 1863)

Apparat umhüllt die initialen Lymphgefäße und bedingt deren extreme Dehnbarkeit, ersichtlich unter anderem daran, dass die Lymphendothelzellen bei stark gedehnten initialen Lymphgefäßen so weit auseinanderweichen können, dass zwischen den Lymphendothelzellen große Freiflächen entstehen, in denen das innerste Fasergerüst der Basalmembran dieses Faserfilzes sichtbar wird (Castenholz 1987; Wenzel-Hora et al. 1987). Zudem sind die initialen Lymphgefäße mit dem umgebenden interstitiellen Bindegewebe durch Ankerfilamente vernetzt (◘ Abb. 1.3). Diese sind an den Lymphendothelzellen oft in noppenartigen Protrusionen verankert.

Anton Castenholz (* 25. April 1930 in Bonn; † 5. Dezember 1998) war ein österreichisch-deutscher Mediziner und Morphologie. Er studierte Medizin in Bonn und Innsbruck. Im August 1957 promovierte Castenholz zum Dr. med. Nach einer kurzen Zeit als Medizinal-Assistent an der Mainzer Ersten Medizinischen Klinik und Erlangung der ärztlichen Approbation wandte er sich der Grundlagenforschung zu. Von 1964 bis 1975 arbeitete er am Anatomischen Institut in Marburg/Lahn, wo er sich auch habilitierte (1969) und ab 1971 die Abteilung für Experimentelle Morphologie am Anatomischen Institut leitete. Im April 1975 wurde Castenholz zum Professor für Humanbiologie an die Gesamthochschule Kassel berufen. Sein wohl wesentlichstes Verdienst waren die umfangreichen Untersuchungen des Lymphgefäßsystems mittels Elektronenmikroskopie, die er erstmals 1984 in Zürich vorstellte. In der 1990ern gelang es Castenholz erstmals, die dynamischen Prozesse in initialen Lymphgefäßen mittels Fluoreszenz-Mikroskopie darzustellen.

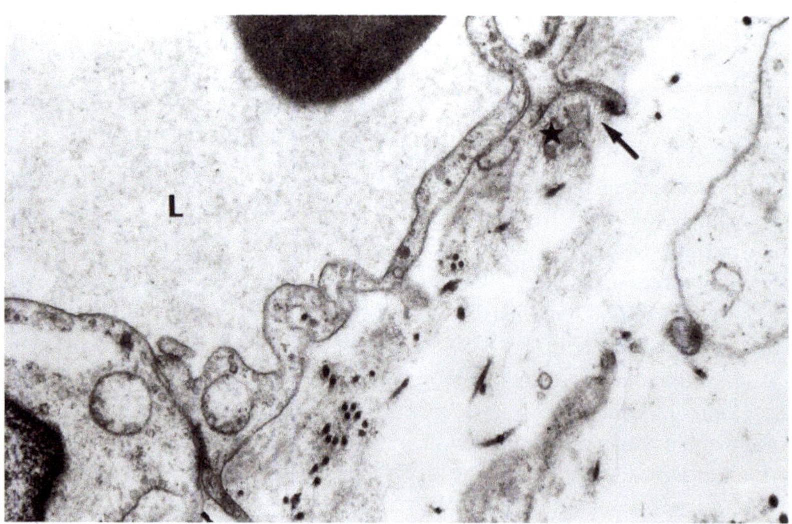

◘ **Abb. 1.3** **Elektronenmikroskopie: Lymphkapillare des oberen Koriums.** An abluminaler Fläche einer Lymphendothelzelle keine Basallamina, aber noppenartige Protrusion (Pfeil) mit Kontakt zu nahen elastischen Fasern (*) mittels feiner Filamente, Kapillarlumen (L). (aus: Marsch 2005)

KeyNote

Besonderheiten des initialen Lymphgefäßes
- das Endothel hat interendotheliale Lücken („Open junctions")
- die Endothelzellen sind in der Aufsicht eichenlaubartig konfiguriert
- die initialen Lymphgefäße besitzen keine klassische Basalmembran wie eine Blutkapillare, sondern einen – teilweise – unvollständigen Faserfilz
- die Endothelzellen sind über feine Ankerfilamente mit den Fasern der extrazellulären Matrix strukturell und damit auch funktionell verbunden

1.1.3 Lymphgefäßnetzwerk

Initiale Lymphgefäße kommen in bzw. um nahezu allen Organen vor; Ausnahmen bilden nach derzeitigem Stand des Wissens das zentrale Nervensystem, Knochen, Zähne, Hornhaut und Augenlinse (Brenner 2014). Die initialen Lymphgefäße bilden dabei zumeist zwei- oder dreidimensionale Netzwerke aus. Diese Netze finden sich überall, wo die Oberfläche der Organe einigermaßen glatt ist und an allen Stellen, wo die initialen Lymphgefäße in der Tiefe der Organe vorkommen (Teichmann 1861) (Abb. 1.4). An Stellen, wo sich auf der Oberfläche Papillen, wie in manchen Bereichen der Haut

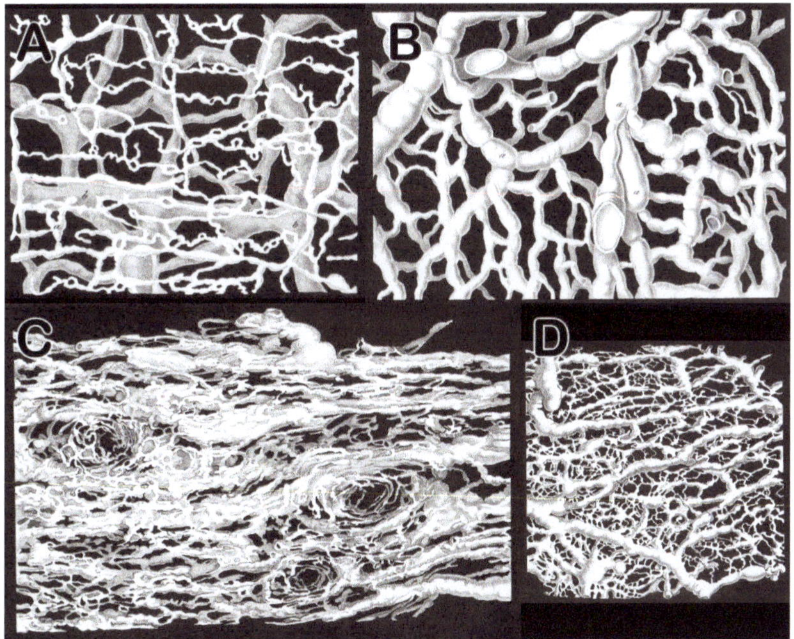

Abb. 1.4 **Abbildungen zum Lymphgefäßsystem der Haut.** Texte der Legenden aus dem Original übernommen. A: Tafel 6 Fig. 3. Lymphgefässcapillaren der Cutis des Menschen aus dem inneren Rande der Fusssohle, *a a* äussere Schicht, *b b* innere Schicht. Vergr. 30. B: Tafel 1 Fig. 4. Uebergang der Saugadercapillaren in die mit Klappen versehenen Stämme. Aus dem Scrotum des erwachsenen Menschen. *a a* Anfänge der Stämme. Vergr. 20. Der besseren Uebersicht wegen sind nur die grössten Stämmchen der Capillaren aufgenommen. C: Tafel 7 Fig. 1. Lymphgefässcapillaren der Cutis. Aus dem Scrotum des Menschen, von der äusseren Fläche betrachtet. Die drei Lücken im Gefässnetz, *a a a*, sind Stellen, wie die Haare von den Lymphgefässen umgeben sind. Verg. 30. D: Tafel 7 Fig. 2. Lymphgefässcapillaren der Haut vom Scrotum des Menschen, von der Innenfläche betrachtet. Die Haut ist hier gespannt. Man sieht die Uebergänge der Capillaren in die grösseren Stämme. Vergr. 20. (aus: Teichmann 1861)

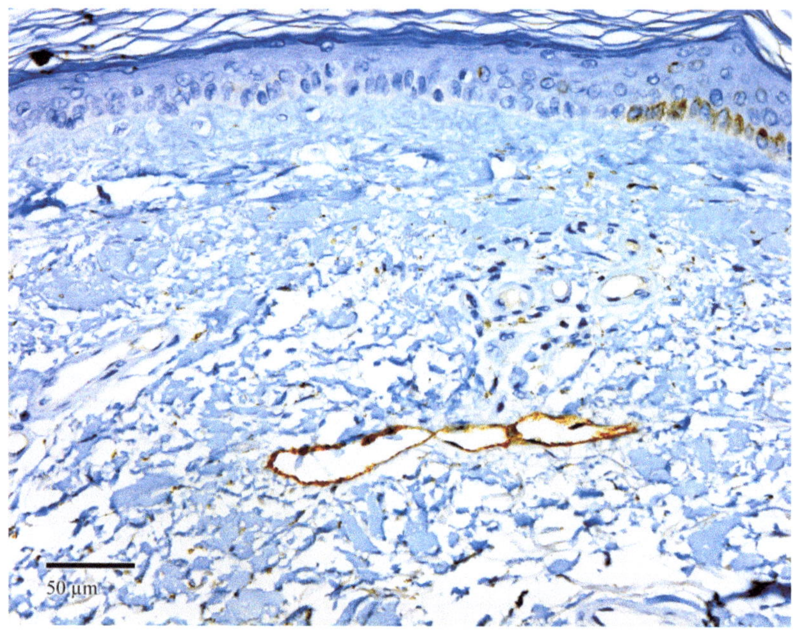

Abb. 1.5 Initiales Lymphgefäß des oberflächlichen kutanen Netzwerks. 77-jähriger Mann. Rechter Unterschenkel medial. Immunhistochemische Darstellung (D2-40). (aus: Ramoser 2011)

(Finger-/Zehenbeere) oder der Zunge, oder Zotten finden, beginnen die initialen Lymphgefäße mit blind beginnenden, tubulären Strukturen (Teichmann 1861). Diese stellen einerseits aussprossende neue initiale Lymphgefäße dar (Kuprianov 1969) oder andererseits die zentral in den Darmzotten liegende (peripheren) absorbierende Lymphgefäße, *Vasa lymphatica absorbentes* (Azzali 1990). Diese initialen Lymphgefäßnetzwerke sind im Wesentlichen klappenlos und erlauben so einen Flüssigkeitsstrom in alle Richtungen (Abb. 1.5).

KeyNote

Die initialen Lymphgefäßnetzwerke der Haut dienen auch als periphere Verbindung zwischen verschiedenen Lymphterritorien und werden bei der Manuellen Lymphdrainage genutzt, die Lymphe von einem blockierten Territorium in ein anders funktionstüchtiges Territorium umzuleiten.

1.1.4 Präkollektoren

Aus den initialen Lymphgefäßnetzwerken entwickeln sich die sogenannten Präkollektoren. Diese Präkollektoren unterscheiden sich von den initialen Lymphgefäßen durch das Auftreten von Klappen und eine – rudimentäre – Muskelschicht aus glatten Muskelzellen; sie besitzen somit eine Tunica intima und eine Tunica media. Die Klappen der Lymphgefäße sind – wie die Venenklappen – von der Tunica intima gebildete wandständige Taschenklappen. Durch diese Taschenklappen ist der Flüssigkeitsstrom nur mehr in eine Richtung möglich; nur bei sehr starker Dehnung, die den Klappenapparat überdehnt, ist eine Strömungsumkehr möglich. Dennoch liegt die Dehnbarkeit der Präkollektoren deutlich unter jener der initialen Lymphgefäße, bedingt durch die Muskelschicht. Auch Präkollektoren sind zur Flüssigkeitsaufnahme aus dem Interstitium in der Lage (Abb. 1.6).

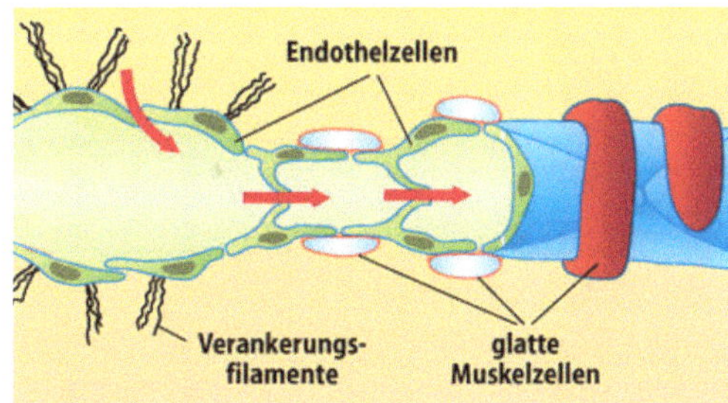

■ **Abb. 1.6 Initiales Lymphgefäß (links) und Präkollektor (rechts).** (Modifiziert nach ■ Abb. 28.18 aus: Brandes, Busse 2010)

1.1.5 Kollektoren

Entlang eines Präkollektors nimmt die Zahl der glatten Muskelzellen nach zentralwärts zu und wenn eine einheitliche durchgehende Muskelschicht ausgebildet ist, wird der Präkollektor als Kollektor bezeichnet (■ Abb. 1.7). Da nun die Muskelschicht geschlossen ist, verlieren Kollektoren die Fähigkeit, Flüssigkeit aus dem Interstitium aufzunehmen und sind – im Vergleich zu Präkollektoren – weniger dehnbar. In dieser Muskelschichte sind die einzelnen glatten Muskelzellen spiralig und in mehreren Lagen gegenläufig angeordnet (Horstmann 1952), im Bereich der Klappen finden sich wenige, überwiegend längs gerichtete glatte Muskelzellen, die die beiden aneinandergrenzenden Lymphangien verbinden (Bridenbaugh et al. 2013).

KeyNote

Weder Präkollektoren noch Kollektoren lassen sich aufgrund ihres Durchmessers definieren; es geht einzig um die Ausprägung der Muskelschicht. Sowohl aufgrund der Dehnbarkeit als auch der per se vorhandenen großen regionalen Variabilität kann der Durchmesser von Präkollektoren und Kollektoren nicht sinnvollerweise angegeben werden.

1.1.6 Lymphstämme

Sehr große Kollektoren bilden die nahezu venenähnlich aufgebauten Lymphstämme (■ Abb. 1.8). Die beiden größten Lymphstämme, der *Ductus lymphaticus*

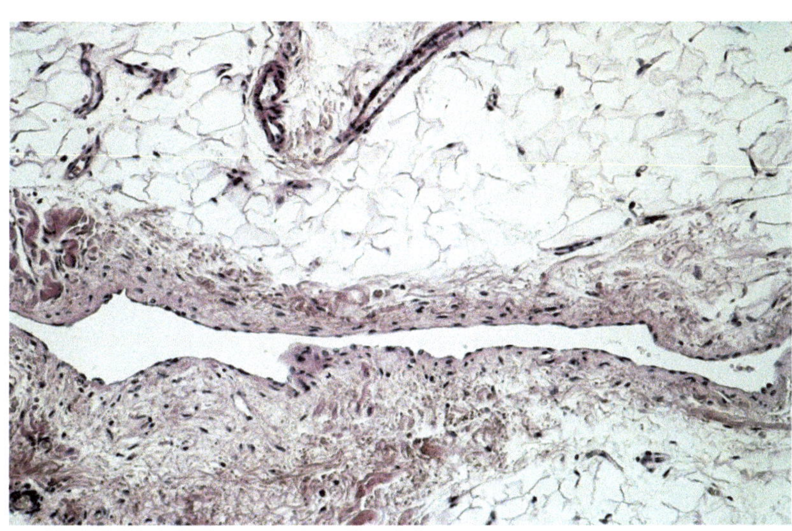

■ **Abb. 1.7 Lymphkollektor in Subcutis-Septum**. H&E. (aus: **Marsch** 1984)

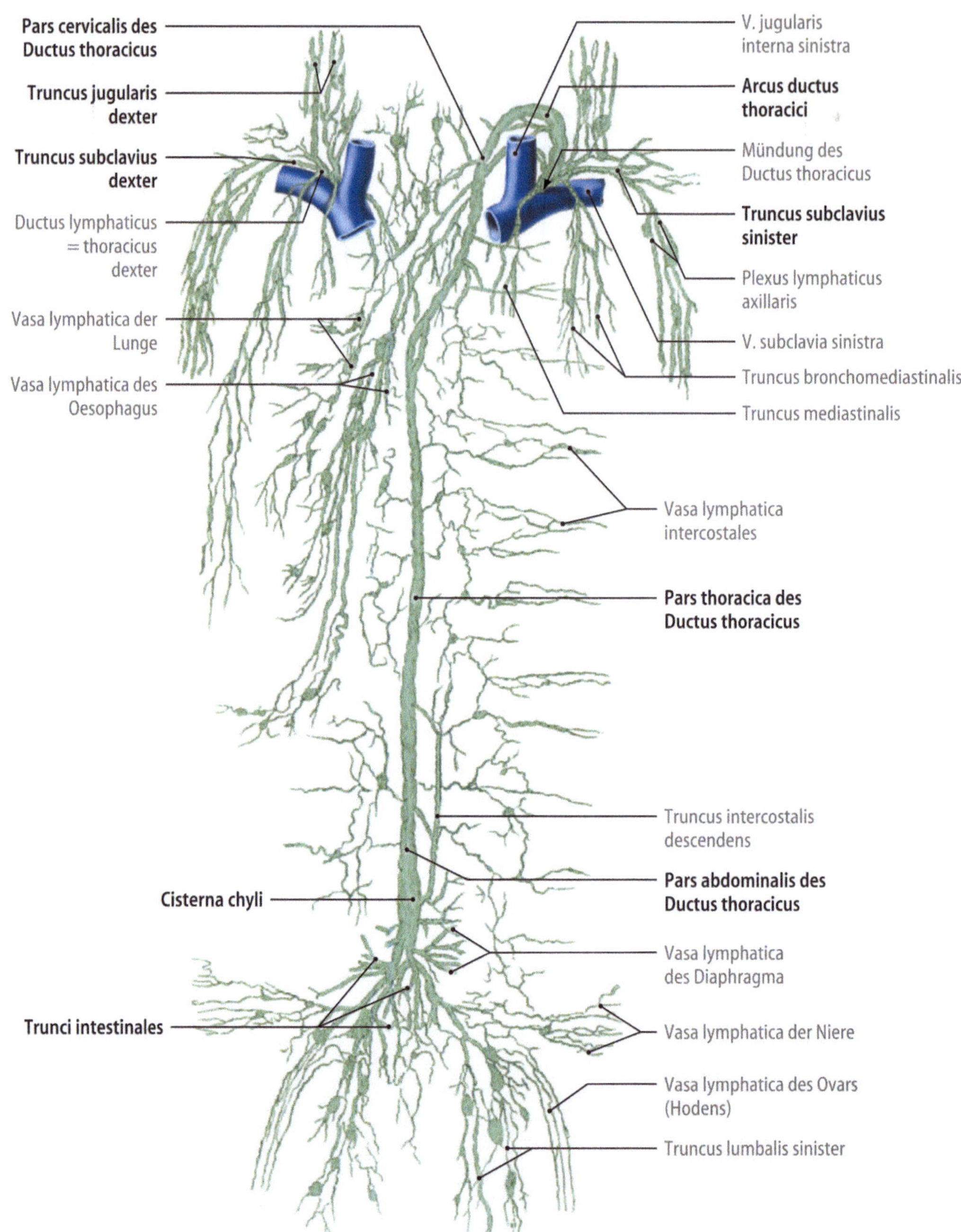

Abb. 1.8 **Übersicht über die Hauptlymphstämme**. (aus: Tillmann 2016)

dexter und der *Ductus thoracicus*, münden in den jeweiligen Venenwinkel zwischen *V. subclavia* und *V. jugularis interna*, aus der dadurch die jeweilige *V. brachiocephalica* entsteht. Im therapeutisch-klinischen Sprachgebrauch wird der Venenwinkel auch als „Terminus" bezeichnet.

Das größte Lymphgefäß des menschlichen Körpers ist der *Ductus thoracicus*, der Brustmilchgang. Über den *Ductus thoracicus* wird die Lymphe aus dem unteren und linken oberen Stamm, den beiden unteren Extremitäten und der linken oberen Extremität gesammelt und in den linken Venenwinkel abgeleitet (Kasseroller und Brenner 2015).

Der *Ductus thoracicus* beginnt mit der *Cisterna chyli* auf Höhe des zweiten Lendenwirbels, zwischen Aorta und *V. cava inferior*. Dort vereinigen sich die beiden *Trunci lumbales* und der *Truncus intestinalis*. Der *Ductus thoracicus* zieht an der rechten hinteren Seite der Aorta aufwärts und tritt mit der Aorta durch den *Hiatus aorticus* in den Brustraum. Im hinteren Mediastinum zieht der *Ductus thoracicus* weiter aufwärts, wobei er seine Lage **rechts** hinter der Aorta dicht an der Wirbelsäule beibehält. Auf Höhe der mittleren Brustwirbelsäule weicht der *Ductus thoracicus* nach **links** ab und gelangt so hinter die Aorta und die Speiseröhre. In seiner Endstrecke überkreuzt der *Ductus thoracicus* den *Truncus sympathicus sinister*, die *A. vertebralis sinister*, den vorderen Treppenmuskel (*M. scalenus anterior*) und den *N. phrenicus*. Er liegt aber hinter dem *N. cardiacus superior* und schlingt sich von hinten um den *N. vagus*, die *A. carotis communis sinistra* und die *V. jugularis interna sinistra*, um schlussendlich von seitlich-oben in den linken Venenwinkel einzumünden. Knapp vor der Einmündung nimmt er in der Regel die Lymphstämme von linker Kopfseite und linker oberer Extremität auf (Kasseroller und Brenner 2015).

Der *Ductus lymphaticus dexter* hat den spiegelbildlichen Verlauf und mündet demnach in den rechten Venenwinkel. Sein Beginn liegt im Brustkorb knapp kranial des Wechsels des *Ductus thoracicus* von der rechten auf die linke Seite. Knapp vor der Einmündung nimmt er in der Regel die Lymphstämme von rechter Kopfseite und rechter oberer Extremität auf.

1.2 Wie funktioniert das Lymphgefäßsystem?

1.2.1 Lymphangion

Die funktionellen Einheiten von Präkollektoren und Kollektoren stellen die Lymphangien dar. Ein Lymphangion besteht aus dem jeweiligen Klappenapparat und dem in Flussrichtung anschließenden Teil des Lymphgefäßes bis zum nächsten Klappenapparat (◘ Abb. 1.9). Durch die gegenläufige spiralige Anordnung der glatten Muskelzellen ist ein Lymphangion in der Lage, sich sowohl im Durchmesser zur verengern als auch sich in der Länge zu verkürzen. Lymphangien wirken daher in erster Linie wie Pumpen, wenn sie aktiv gegen einen Druckgradienten die Lymphe transportieren; sie können aber auch als reine Leitungsrohre dienen, wenn sie Lymphe passiv einem sinkenden Druckgradienten

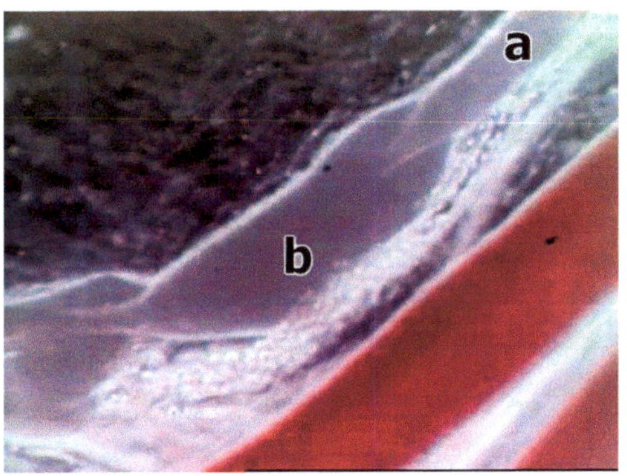

◘ **Abb. 1.9** **Lymphangien**. Kontrahiertes **(a)** und dilatiertes **(b)** Lymphangion. (Modifiziert nach einem Standbild aus: Horstmann (1977) Lymphgefäße: Funktion der Taschenklappen. Institut für den Wissenschaftlichen Film (IWF), Göttingen, Germany)

entlang weitertransportieren (Quick et al. 2007). Diese Dualität hat natürlich auch Auswirkungen auf die klinische Behandlung verschiedener Arten von Ödemen, da die Strategie zur Optimierung des Lymphflusses davon abhängen kann, ob es für Lymphangien am vorteilhaftesten ist, als Pumpen oder Leitungen zu fungieren.

Durch Zunahme der intravasalen Flüssigkeitsmenge steigt der Druck auf die Gefäßwand. Dies führt zur Erhöhung des transmuralen Drucks, bei (radialer) Aufdehnung kontrahieren sich die Lymphangien häufiger und ihr Transportvolumen steigt (Schad 2007). Eine Dehnung in Längsrichtung erhöht sich hingegen nur die Kontraktionsamplitude, nicht aber die Kontraktionsfrequenz (McHale und Roddie 1976). Bei einem normalen axialen Druckgradienten erhöht die Kontraktion des Lymphangion den Lymphfluss. Die Menge der gepumpten Flüssigkeit hängt in diesem Fall – wie beim Herzen – von der Vorlast, der Nachlast, der Kontraktilität und der Kontraktionsfrequenz ab (Venugopal et al. 2007). Bei einem Ödem oder äußerer Kompression kann sich dieser Druckgradient jedoch umkehren und die Lymphe kann dann passiv diesem Druckgradienten entlang fließen. In solchen Fällen werden die Klappen während des gesamten Kontraktionszyklus aufgedrückt. Das Gefäß wirkt somit als ein passives Leitungsrohr, und die Kontraktion bewirkt, dass der Widerstand gegen den passiven Fluss erhöht und der Lymphfluss gehemmt wird, anstatt ihn zu fördern (Quick et al. 2007). Weitere vasokonstriktorische Maßnahmen, wie entsprechende Medikamente, senken dann den Lymphfluss noch weiter. Zu diesen autochtonen Kontraktionen der Lymphangien werden zudem durch die sympathische Innervation der Lymphgefäße beeinflusst; diese ist jedoch deutlich geringer als bei Blutgefäßen und zumeist auf größere Lymphstämme beschränkt. Die Lymphangiomotorik wird dabei durch α-Rezeptoren stimuliert und durch β-Rezeptoren gehemmt (Schad 2007).

Die Schrittmacherfunktion der Lymphangien wird dabei von zwei Mechanismen gesteuert, einerseits durch eine Ca^{2+}-Freisetzung aus intrazellulären Ca^{2+}-Speichern, und andererseits auch durch eine Zellmembran-Schrittmacheruhr mit spannungsabhängigen T-Typ Ca^{2+}-Kanälen (van Helden 2014). Selbst wenn sich Lymphangien mit der gleichen Frequenz kontrahieren (synchron), kontrahieren sie sich selten gleichzeitig; die Depolarisationswelle wandert mit etwa 4–8 mm/s von Lymphangion zu Lymphangion (Venugopal et al. 2007). Dabei ist es für das transportierte Lymphvolumen offenbar relativ egal, ob diese Depolarisationswelle – und damit die Kontraktionswelle – antegrad oder retrograd verläuft und ob es überhaupt eine Koordination zwischen den einzelnen Lymphangien gibt. Die Effizienz des Pumpens wird durch eine lange Refraktärperiode und eine Lymphangion-Kontraktion maximiert, die beginnt, wenn die Kontraktion des unmittelbar stromaufwärts gelegenen Lymphangion ihren Höhepunkt erreicht. Einzelne Klappen in einer Kette von Lymphangien können dabei offen bleiben, während die Lymphangien auf beiden Seiten der offenen Klappe weiterhin Kontraktionen ausführen (Bertram et al. 2016).

Die Lymphangiomotorik wird zudem von einer Vielzahl vasoaktiver Substanzen beeinflusst; so erhöhen Substanz P, Bradykinin, Serotonin, Prostaglandin F2a, Noradrenalin, Histamin, oder Dopamin die Kontraktionsamplitude und/oder -häufigkeit (Schad 2007). Eine gegenteilige Wirkung haben u. a. Vasoaktives intestinales Peptid, atrialer natriuretischer Faktor, Adenosin-Triphosphat, (cyklisches) Adenosin-Monophosphat, Calcitonin Gene-Related Peptid, Wasserstoffperoxid, Sauerstoffradikale sowie ein niedriges pH (Schad 2007).

Was können Lymphendothelzellen? Jene Endothelzellen, die die Lymphgefäße auskleiden, unterscheiden sich grundlegend von den Endothelzellen der Blutgefäße. Dies beginnt bereits mit ihrer bereits weiter oben beschriebenen Form und der Beziehung zu benachbarten Lymphendothelzellen.

Lymphendothelzellen besitzen zudem ganz spezifische (Oberflächen-)Marker. Dazu zählen Prox1 (Prospero homeobox protein 1), VEGFR-3 (Vascular endothelial growth factor receptor-3), LYVE-1 (lymphatic vessel endothelial hyaluronic acid receptor 1) und Podoplanin.

Prox1 wird von mehreren Zelltypen wie Leberzellen und vielen Stammzellen exprimiert, ist jedoch im vaskulären Kompartiment weitgehend für lymphatische Endothelzellen spezifisch. Prox1 ist der Schlüsseltranskriptionsfaktor für die frühen Schritte der Differenzierung von Lymphendothelzellen aus den Embryonalvenen und bleibt für die lymphatische Identität erforderlich. Die Überexpression von Prox1 in Blutendothelzellen modifiziert ihre Expressionsmuster so, dass sie den Lymphendothelzellen ähnelt, einschließlich der Hochregulierung des für VEGFR-3 codierenden Gens (Jha et al. 2018).

Menschen – und andere Primaten – besitzen neben der langen Spleiß-Isoform (VEGFR-3l) zusätzlich eine kurze Isoform (VEGFR-3s). **VEGFR-3** bindet VEGF-C (Vascular endothelial growth factor C). Dabei wirkt ein von den Lymphendothelzellen sezernierter Ko-Faktor, Neuropilin-2 (NRP2), der den Wachstumsfaktor/Rezeptor-Komplex stabilisiert. VEGF-C ist der primäre Ligand, der VEGFR-3 aktiviert. Davon hängt das Aussprossen von Endothelzellen aus den Embryonalvenen entscheidend ab; die Abwesenheit von VEGF-C führt zum Versagen der Lymphsackbildung und zum Embryonaltod. Auch im heterozygoten Zustand führt VEGF-C-Mangel neonatal zu schweren Komplikationen aufgrund einer unzureichenden Ausbildung mesenterialer Lymphgefäße und resultiert in einem chylösen Aszites. Mutationen im humanen VEGFC-Gen sind zwar selten, jedoch für einige Formen des erblichen Lymphödems verantwortlich (Jha et al. 2018).

Neben Lymphendothelzellen wird das Oberflächen-Glykoprotein **LYVE-1** auch auf Leber-Blutendothelzellen und auf bestimmten Makrophagen exprimiert, es ist jedoch im Allgemeinen ein nützlicher Marker zur Identifizierung initialer Lymphgefäße. Die Expression von LYVE-1 ist bei lymphatischen Präkollektoren vermindert und bei Kollektoren nicht vorhanden. LYVE-1 ist ein Rezeptor für Hyaluronsäure und wirkt beim Eintritt dendritischer Zellen in die Lymphgefäße (Jha et al. 2018).

Podoplanin, ein weiteres Oberflächen-Glykoprotein, wird häufig beim immunhistochemischen Nachweis von Lymphgefäßen mittels D-240, einem monoklonalem Antikörper, eingesetzt.

Podoplanin ist für die frühen Schritte der lymphatischen Entwicklung nicht erforderlich und fehlt z. B. auch bei den ersten Lymphendothelzellen, die aus den Kardinalvenen migrieren. Vielmehr scheint Podoplanin eine spätere Rolle bei der Strukturierung des Lymphgefäßsystems und der Trennung von Blutgefäßen zu spielen (Jha et al. 2018).

Das **Angiopoietin/TIE**-System ist eine weitere wichtige Signalkomponente, die das Verhalten von Endothelzellen sowohl in der Angiogenese als auch in der Lymphangiogenese steuert. Wie die VEGF-Rezeptoren ist die Expression des TIE-Rezeptors mit Ausnahme einiger hämatopoetischer Zellen hauptsächlich auf Endothelzellen beschränkt. Für TIE1 wurde kein Ligand identifiziert, und es wird daher als Orphan-Rezeptor angesehen. TIE2, der Rezeptor für alle bekannten Angiopoietine, trägt wesentlich zur Ausbildung wohlgeformter Lymphgefäße, insbesondere Präkollektoren und Kollektoren bei. Ein Ausfall von TIE1 ist bereits embryonal tödlich und zeigt lymphatische Anomalien, die zu einem Ödem führen, das aus einer gestörten Lymphsackbildung resultiert, Defekten bei der Umgestaltung von Lymphgefäßen, Kollektorenbildung und Klappenmorphogenese (Jha et al. 2018).

1.3 Wie werden Lymphgefäße gebildet?

Die Expression von SOX18 und COUP-TFII induziert – zumindest in Mäusen – in den Embryonalvenen die Expression von Prox1 in einer Untergruppe der venösen Endothelzellen. Prox1-exprimierende venöse Endothelzellen sind somit eigentlich schon differenzierte Lymphendothelzellen (Wilting et al. 2002) und wandern aufgrund von VEGFR-3-vermittelten VEGF-C-Signalen aus. Diese ursprünglichen Lymphendothelzellen setzen sich zu den frühesten Lymphstrukturen („Lymphsäcke") zusammen, die reifen und sich zu einem hierarchischen lymphatischen Gefäßnetz mit initialen Lymphgefäßen und Kollektoren formieren. Allerdings sind nicht alle Teile des Lymphnetzwerks venöser Herkunft: Lange Zeit glaubte man, dass sich Lymphgefäße ausschließlich aus den von Venen abgeleiteten lymphatischen Strukturen entwickeln („sprossende" Lymphangiogenese) (Jha et al. 2018). Es gibt jedoch deutliche Hinweise darauf, dass z. B. das mesenteriale lymphatische Netzwerk aus sich differenzierenden, nicht-venösen Vorläufern (Lymphvaskulogenese) entsteht (Stanczuk et al. 2015). In der Haut scheinen sowohl Sprossungs- als auch Differenzierungsmechanismen zur Lymphvaskularisation beizutragen (Martinez-Corral et al. 2015).

1.4 Spielen Lymphgefäße bei der Wundheilung eine Rolle?

1.4.1 Lymphgefäße und Wundheilung

Die Regeneration von Lymphgefäßen erfolgt nach den gleichen Mechanismen wie diejenige von Blutkapillaren und -gefäßen, wobei das Lymphgefäßwachstum dabei durch das Blutkapillarwachstum stimuliert wird (Magari und Asano 1978). Die einsprießenden initialen Lymphgefäße lassen sich von den zunächst noch primitiven Blutkapillaren infolge der anfänglich fehlenden Basalmembran auch transelektronenmikroskopisch kaum vor der vierten Woche differenzieren. Darüber hinaus sind in den neu gebildeten Lymphbahnen keine Klappen vorhanden, weswegen der Lymphstrom anfänglich umkehrbar ist.

Die ersten initialen Lymphgefäße wachsen sowohl bei Schnittwunden als auch bei Laserwunden später in das Wundbett ein als die Blutkapillaren. Durch die Folgen der CO_2- und Nd:YAG-Laserinzision ist das Auftreten erster Lymphgefäße nicht nur verspätet, die Dichte des sich bildenden Lymphgefäßnetzes bleibt bei beiden Lasertypen im Wundheilungsverlauf über mehr als 60 Tage vermindert. Das spärlicher ausgebildete initiale Lymphgefäßnetz ist wahrscheinlich darauf zurückzuführen, dass das subepitheliale Narbengewebe nach Laserinzision kräftiger ausgebildet ist als nach Skalpellinzision. (Werner 2002) Noch dramatischer ist die Situation bei Narben nach Bestrahlung; diese Narben können von neusprossenden Lymphgefäßen kaum durchdrungen werden. Durch strahlenbedingte Fibrosierung und Obliteration einzelner Lymphgefäße werden andere Teile des Gefäßnetzes plexiform erweitert; zudem fehlen nach einer Strahlentherapie die elastischen Ankerfilamente an manchen Stellen nahezu vollständig (Mann et al. 1981).

Nach Untersuchungen von Eloesser (1923) zum Lymphgefäßverhalten im experimentell erzeugten Narbengewebe kommt es innerhalb des Narbengewebes zu einer relativen Lymphgefäßstenose, die den die Narbe kreuzenden Lymphfluss über zumindest vier Monate deutlich reduziert. Tourani et al. (2013) konnten zeigen, dass die Lymphgefäße durch eine Narbe rarifiziert oder sogar obliteriert werden.

1.5 Wozu sind Lymphknoten da?

Lymphknoten *(Nodi lymphoidei)* sind in den Verlauf der Lymphgefäße „eingebaut". Ein Lymphknoten erhält üblicherweise Zufluss von mehreren Lymphgefäßen und von ihm gehen ein oder zwei Lymphgefäße ab. Lymphknoten haben in der Regel drei wesentliche Aufgaben:

- Lymphflüssigkeit in das venöse System zu resorbieren und
- dem Immunsystem als wichtige Kontrollstation für Krankheitserreger und andere Antigene zu dienen.
- Kontrolle und Regulierung des kolloidosmotischen Drucks durch Reaktion auf die Proteinkonzentration

1.5.1 Grundsätzlicher Aufbau und Funktion

Lymphknoten besitzen eine straffe Bindegewebskapsel, die zahlreiche Dehnungs- und Schmerzrezeptoren enthält. Sie sind zumeist in reichlich Fettgewebe eingelagert. Der Innenraum wird durch unvollständige Septen bzw. Trabekel in zum hilusnahen Mark offene Läppchen unterteilt und ist mit retikulärem Bindegewebe ausgefüllt, dessen Hohlräume insgesamt als *Sinus lymphaticus* bezeichnet werden (Willard-Mack 2006). Dieser wird in die unter der Kapsel liegenden Randsinus, die im Bereich des Marks hilusnahe befindlichen Marksinus und den dazwischenliegenden Intermediärsinus untergliedert. Ein einzelnes Läppchen stellt die grundlegende anatomische und funktionelle Einheit dar und somit den einfachsten möglichen Lymphknoten. Die Läppchen sind durch ihre Blutgefäßwurzeln im Hilus verankert, ansonsten sind sie durch die Randsinus von der Kapsel getrennt. Zwischen Kapsel und Trabekel der Läppchen, der Rinde, finden sich überwiegend naive oder aktivierte B-Lymphozyten, die dann sekundäre Lymphfollikel *(Folliculi lymphatici)* mit parafollikulären T-Zellen und zentralem Keimzentrum mit follikulären dendritischen Zellen bilden. Sie dienen der Differenzierung und Vermehrung der Antikörperproduzierenden B-Lymphozyten. Innerhalb der kortikalen B-Zone liegen die parakortikale T-Zone mit ihren hochendothelialen Venulen und interdigitierenden Zellen, an das sich in Richtung Hilum das nahezu Lymphozyten-freie Mark anschließt. Der Parakortex besteht aus tiefen kortikalen Einheiten. Jedes Läppchen besitzt eine einzelne tiefe kortikale Einheit, wobei die tiefen kortikalen Einheiten mehrerer Läppchen fusionieren können. Im Mark finden sich sogenannte Markstränge, die aus strangförmig angeordneten Retikulumzellen bestehen und kurzlebige Plasmazellen und Makrophagen, die eine wichtige Rolle bei der antigenabhängigen Affinitätsreifung der B-Lymphozyten spielen, beinhalten (◘ Abb. 1.10).

Die Lymphe aus dem jeweiligen Einzugsgebiet des Lymphknotens tritt über zuführende Lymphgefäße *(Vasa lymphatica afferentia)* durch die Kapsel in die einzelnen Läppchen ein und durchströmt primär das Sinussystem, wobei jedes Vas afferens die Lymphe aus einem unterschiedlichen Drainagegebiet sammelt (Willard-Mack 2006; Sainte-Marie 2010). Ein geringer Teil sickert in das lymphatische Gewebe ein und regt bei Vorhandensein von Antigenen die Differenzierung von Lymphozyten an. Am Hilum wird die modifizierte Lymphe über ein oder auch zwei abführende Lymphgefäße *(Vasa lymphatica efferentes)* abgeleitet, und fließt häufig noch durch weitere Lymphknoten.

Im Rahmen der immunologische Funktion zeigen die Antigen-präsentierenden Zellen den Lymphozyten ihre „eingesammelten" Antigene; reaktive Lymphozyten durchlaufen eine klonale Expansion, um neue Lymphozyten und Plasmazellen zu erzeugen, und die resultierenden Plasmazel-

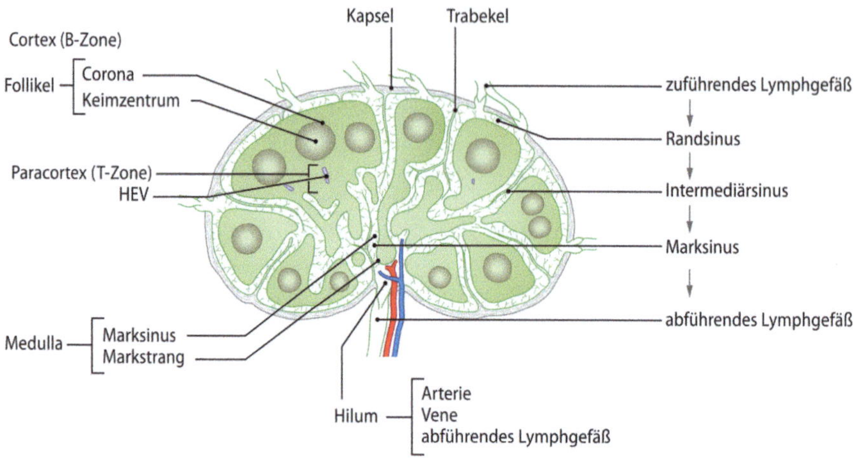

Abb. 1.10 **Aufbau und Struktur des Lymphknotens**. (aus: Westermann 2010)

len sezernieren Antikörper in die Lymphe (Willard-Mack 2006).

Lymphknoten modifizieren die Lymphproteinkonzentration und den kolloidosmotischen Druck der durchströmenden Lymphe. Liegt der kolloidosmotische Druck unter dem „kolloidosmotischen Gleichgewichtsdruck" von durchschnittlich 60 % des Plasmas, wird Flüssigkeit aus der Lymphe resorbiert und die Lymphe dadurch konzentriert; liegt er darüber, wird die Lymphe hingegen verdünnt (Adair et al. 1982). Dieser Konzentrations-Verdünnungsmechanismus wird mit abnehmender Perfusionsrate zunehmend stärker. Die Proteinkonzentration der Lymphe aus den Extremitäten liegt vor dem regionalen Lymphknoten mit ca. 25 % der Plasmakonzentration deutlich unter dem „kolloidosmotischen Gleichgewichtsdruck", somit wird im Lymphknoten ca. 50 % der Flüssigkeit resorbiert (Quin und Shannon 1975). Die Proteinkonzentration der Lymphe aus dem Fuß liegt nach anderen Angaben bei knapp 7 %, die der Lymphe aus dem Oberschenkel bei etwa 25 % der Plasmaproteinkonzentration (Ganong und Auerswald 2013).

1.5.2 Lymphknotengruppen

Die Zahl der Lymphknoten variiert im Menschen in weiten Bereichen und liegt zwischen 400 und 800 Lymphknoten. Der Grund für diese große Streubreite liegt darin, dass Lymphknoten in Gruppen, Stationen oder Ketten organisiert sind. Eine Lymphknotenstation kann – individuell völlig unterschiedlich – aus einem oder auch mehreren Lymphknoten bestehen; so wurden in der Achselhöhle zwischen fünf und fünfzig Lymphknoten gezählt.

KeyNote

Die Entfernung eines Lymphknotens, etwa bei einer Sentinel-Lymphnode Exhairese, kann durchaus dramatisch unterschiedliche Auswirkungen haben. Sind nur ein oder zwei Lymphknoten an dieser Station vorhanden, so wird der Lymphfluss und auch die Reabsorption der Flüssigkeit ins Blut natürlich wesentlich stärker reduziert werden, als wenn sich an dieser Station zehn Lymphknoten die Arbeit teilen.

1.6 Topografische Anatomie: Weshalb ist deren Kenntnis für die Klinik wichtig?

1.6.1 Lymphabfluss der Haut: Tributargebiete – Lymphterritorien

KeyNote

Die Tributargebiete sind durch die lymphologischen Wasserscheiden getrennt. Jedes Tributargebiet besteht aus mehreren Territorien und dieses wieder aus unterschiedlich großen Arealen.

Der Lymphfluss aus der Haut wird in drei Tributargebiete je Seite eingeteilt: ein juguläres, ein axilläres sowie ein inguinales Tributargebiet (Kasseroller und Brenner 2015). Diese Tributargebiete werden durch die sogenannten großen „lymphologischen Wasserscheiden" voneinander getrennt (Abb. 1.11). Diese Wasserscheiden sind dadurch charakterisiert, dass im Regelfall keine Lymphkollektoren und -stämme darüber hinwegziehen; einzig das intradermal liegende Netzwerk initialer Lymphgefäße stellt eine Verbindung zwischen den einzelnen Tributargebieten dar (Kubik 1988a).

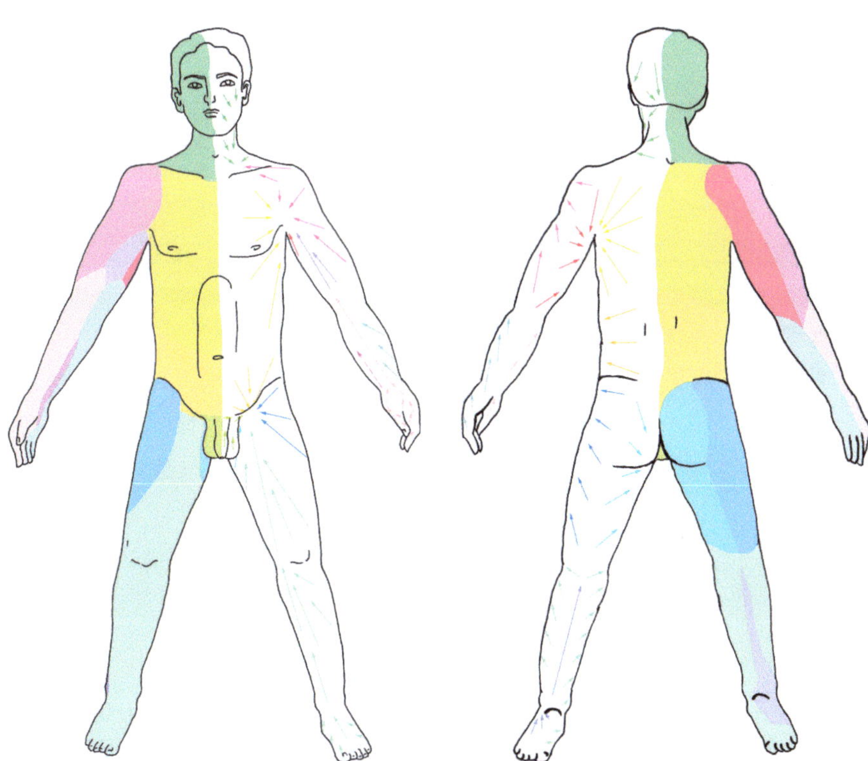

Abb. 1.11 Lymphterritorien. Die rechte Körperseite zeigt die drei Tributargebiete (mit den dazugehörigen Territorien), die linke Körperseite die wesentlichen Abflussrichtungen. Das juguläre Territorium drainiert die Lymphe aus Kopf und Hals in den jeweiligen Venenwinkel („Terminus"), das axilläre Tributargebiet aus der oberen Gliedmaße, Thorax und Oberbauch in die Axilla, das inguinale Tributargebiet aus der unteren Gliedmaße, Becken und Unterbauch in die Leiste. (Nach Abb. 5.1 aus: Kasseroller, Brenner 2015)

1.6.2 Grundsätzlicher Struktur des Lymphabflusses der Haut

Die initialen Lymphgefäße der Haut liegen in der Dermis (*Corium*) und bilden in ihrer Gesamtheit ein dreidimensionales Netzwerk. Die unmittelbare Außenfläche im *Stratum papillare*, die oberflächliche Schichte, ist ein zweidimensionales polygonales Netz aus initialen Lymphgefäßen mit einer ungefähren Maschenweite von 400–600 µm (Kubik und Manestar 1985), variiert aber je nach Lokalisation stark (◘ Abb. 1.1 und 1.12). So finden sich die engsten Maschen in der Gesichtshaut (50–100 µm) und der Haut um die Brustwarze (100–200 µm), während die größten Maschenweiten (bis über 1000 µm) in der Haut der Hüfte zu finden sind (Kubik 1988b). Das Kaliber dieser initialen Lymphgefäße beträgt etwa 10–30 µm; natürlich können bei stärkerer Füllung und damit Dehnung auch deutlich größere Durchmesser von bis zu 110 µm auftreten. Die oftmals beschriebenen und gezeichneten blind beginnenden, fingerförmigen Fortsätze aus den Papillen sind in der Regel nicht vorhanden und finden sich bestenfalls nur in Hautgebieten mit (sehr) hohen Coriumpapillen (Teichmann 1861; Yamao 1932) oder in den Darmzotten (◘ Abb. 1.2).

Aus diesem oberflächlichen Netz initaler Lymphgefäße entsteht im *Stratum reticulare* ein tiefes, dreidimensionales Netz, das zunehmend aus Präkollektoren aufgebaut ist, deren Kaliber auf bis zu 100 µm zunimmt (◘ Abb. 1.1). Sie leiten einerseits die Lymphe aus dem oberflächlichen Netzwerk in die subkutanen Kollektoren und schützen andererseits durch ihre Klappen das oberflächliche Netz vor retrograder Füllung (Kubik 1988a). Am oberen Stamm und – größtenteils – der oberen Extremität kann dieses tiefe Netz zudem nochmals zweigeteilt sein (Ramoser 2011).

Senkrecht und segmental angeordnete Präkollektoren und – in der Tiefe – Kollektoren sammeln die Lymphe aus einem annähernd runden Hautareal von 1,5–4 cm Durchmesser. Die einzelnen epifaszialen Kollektoren sammeln die Lymphe aus mehreren zumeist longitudinal nebeneinander liegenden Hautarealen und bilden damit die Hautzonen. Die Hautzonen aller Kol-

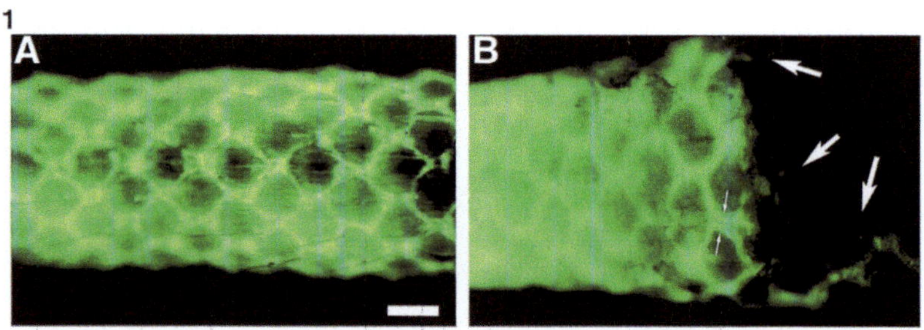

◘ **Abb. 1.12** **Fluoreszenz-Mikrolymphografie des Nacktmausschwanzes.** Nach der Injektion von 5 µl FITC-Dextran (Mr 2000.000; 25 %ige Lösung) an der distalen Spitze. Die Richtung des Lymphflusses ist von links nach rechts. Balken, 400 µm. A, typisches kontinuierliches Netzwerk, 22 min nach der Injektion. B, der gleiche Schwanz, 28 Tage nach Injektion einer FSaII-Zellsuspension (1,5 × 106 Zellen in 10 µl phosphatgepufferter Kochsalzlösung). Das Netzwerk färbte sich in der Haut oberhalb des Tumorbereichs nicht an (rechte Seite der Mikroaufnahme); die Fluoreszenzfärbung zeigt, dass die umgebenden Lymphkapillaren funktionsfähig bleiben. Gefäße an der Tumorgrenze erscheinen erweitert und möglicherweise undicht und diskontinuierlich. Große Pfeile weisen auf abgeschwächte Gefäße möglicherweise innerhalb des Tumors hin. Kleine Pfeile zeigen den vergrößerten scheinbaren Durchmesser aufgrund der Anschoppung und/oder Abflachung des initialen Lymphgefäßes an. (aus: Leu et al. 2000)

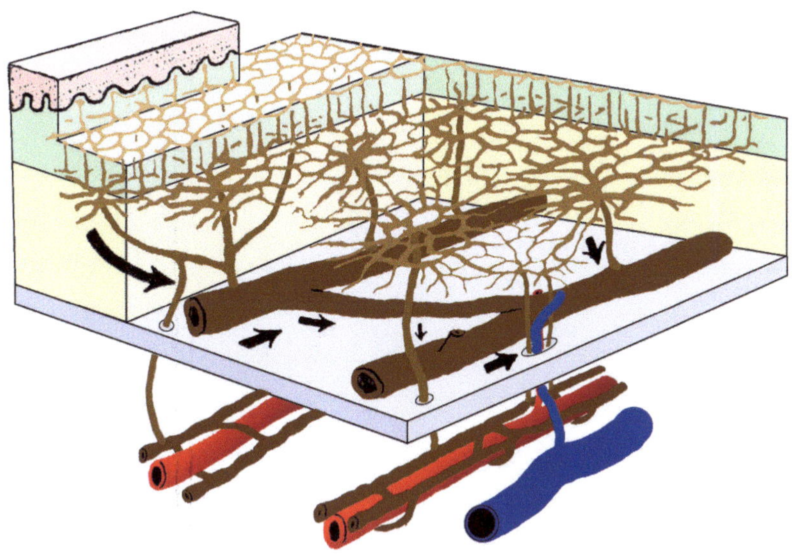

◘ Abb. 1.13 **Kutane Lymphdrainage.** Aus dem subepidermalen initialen Lymphgefäßnetz (beige) bilden sich die baumartig strukturierten Abflüsse aus Präkollektoren und kleinen Kollektoren (hellbraun), die in der Folge in die epifaszialen großen Kollektoren (dunkelbraun) münden; ein kleiner Teil durchbricht direkt die Faszie (lila) und mündet in die Arterien-begleitenden tiefen Kollektoren. (modifiziert nach Kubik 1999)

lektoren eines Lymphgefäßbündels bilden wiederum ein Territorium. Alle Territorien, die in die jugularen, axillären oder inguinalen Lymphknoten drainieren, bilden das entsprechende Tributargebiet.

Zu dem Abfluss über auf den Faszien liegenden Kollektoren finden sich kleinere, direkte Verbindungen zum tiefen Lymphsystem (◘ Abb. 1.13). Diese Verbindungen erfolgen zumeist durch je Faszienöffnungen, durch die auch die Perforans-Venen hindurchtreten. Damit besteht hier beim Durchtritt ein Bündel an Gefäßen, eine – zumeist prominente – Perforans-Vene, eine deutlich kleinere Perforans-Arterie sowie das verbindende Lymphgefäß (Gonder 2004).

1.6.3 Lymphabfluss aus Kopf und Hals

An der **Kopfhaut** können ein **frontales, ein parietales und ein okzipitales Territorium** unterschieden werden (◘ Abb. 1.14). Diese Territorien stimmen nicht streng mit den vaskulären Versorgungsgebieten überein.

1.6.3.1 Frontales Territorium

Aus dem frontalen Territorium ziehen zwei bis drei Kollektoren um den M. orbicularis oculi zu den präaurikulären Lymphknoten (Lnn. praeauriculares), seltener zu den infraaurikulären Lymphknoten (Lnn. infraauriculares) oder den tiefen Parotislymphknoten (Lnn. parotidei profundi). Darüber hinaus erreichen zwei bis fünf hintere Kollektoren direkt die präaurikulären Lymphknoten.

1.6.3.2 Parietales Territorium

Die Lymphgefäße aus dem parietalen Territorium ziehen um das Tuber parietale herum und sammeln sich hinter dem Ohr in zwei bis fünf Kollektoren; ein Teil endet in den präaurikulären Lymphknoten, der größere Teil zieht jedoch – direkt – zu den Lnn. jugulares interni oder den Lnn. infraauriculares.

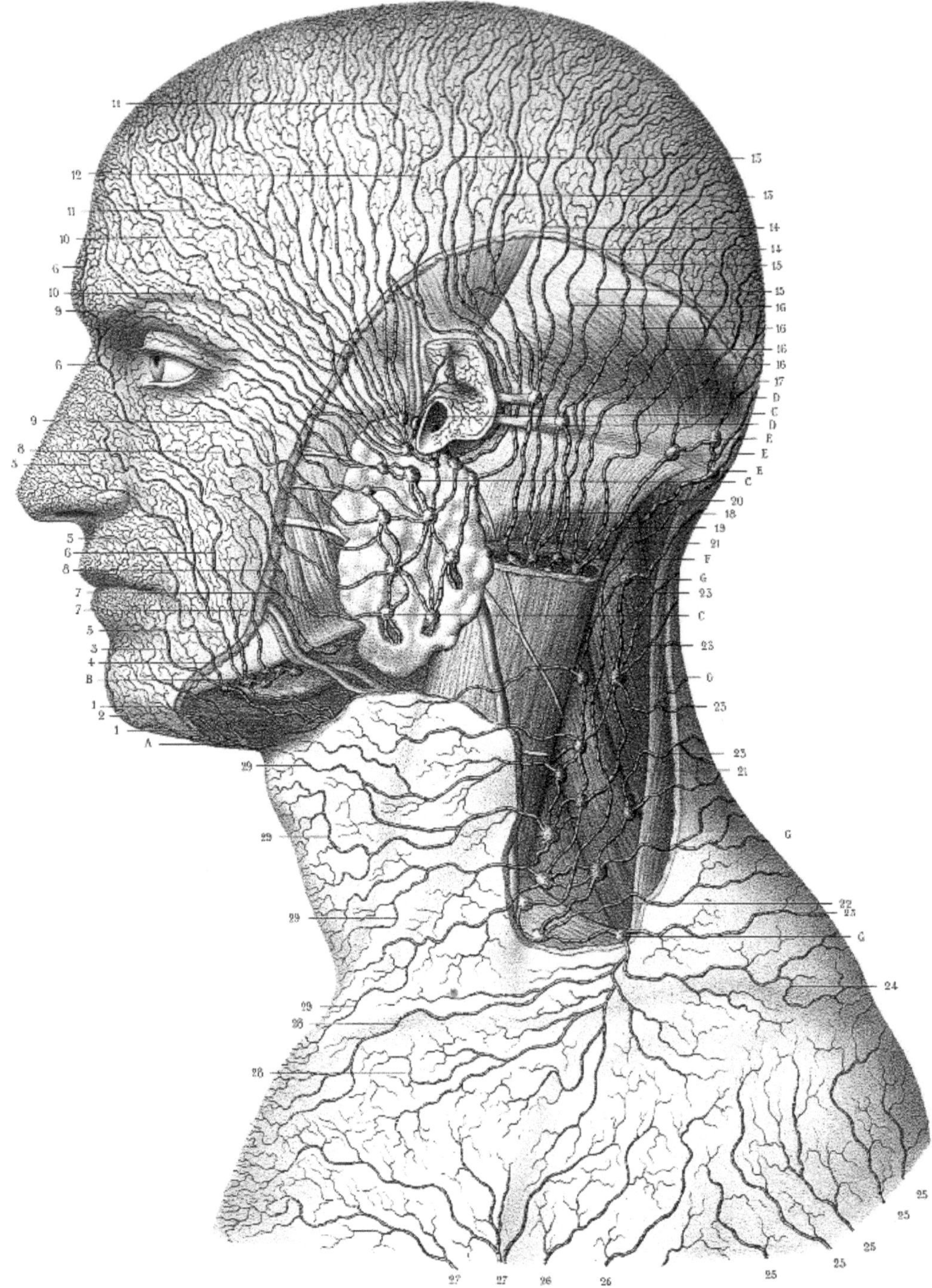

Abb. 1.14 **Lymphabfluss aus Kopf und Hals**. (*Planche XIV* aus: Sappey 1874)

1.6.3.3 Okzipitales Territorium

Das okzipitale Territorium kann in eine mediale und eine laterale Gruppe unterteilt werden; die Lymphkollektoren der medialen Gruppe enden in den Lnn. occipitales, jene der lateralen Gruppe erreichen die Lnn. cervicales laterales profundi (Werner 2002).

1.6.3.4 Faziales Territorium

Der Lymphabfluss aus der **Gesichtsregion** ist deutlich komplexer (◘ Abb. 1.14). Die Lymphgefäße aus der Kinnregion und der Nase sammeln die Lymphe aus Haut, Muskulatur, sowie Perichondrium und Periost dieser Regionen. Demgegenüber sammeln die Lymphgefäße aus Lippen, Wange und Augenlidern auch die Lymphe der Schleimhaut (Werner 2002).

Der Lymphabfluss der Augenlider erfolgt über kutane und über konjunktivale Lymphgefäße. Diese Kollektoren sind im Bereich der *Glandulae tarsales* über Perforans-Gefäße eng miteinander verbunden, welche die Tarsalplatte durchbohren und den Lymphfluss vom tiefen kutanen in das konjuktivale System richten. Aus der Haut des Oberlides und den lateralen zwei Dritteln des Unterlides sowie den entsprechenden Abschnitten der Konjunktiva stammen etwa sechs bis sieben Kollektoren. Sie ziehen entlang der *A. transversa faciei* und drainieren in die präaurikulären Lymphknoten. Einzelne Lymphgefäße aus dem Unterlid drainieren auch in die infraaurikulären Lymphknoten. Die Drainage des medialen Drittels des Unterlides und dem entsprechenden Abschnitt der Konjunktiva erfolgt über Lymphgefäße, die der *A. facialis* folgend die submandibulären Lymphknoten *(Lnn. submandibulares)* erreichen. Diesem Abfluss schließen sich auch die fünf bis acht Kollektoren der Nase an. Die Nasenwurzel selbst kann über einen Kollektor entlang des Oberlides zur den *Lnn. parotidei* drainiert werden. Die Lymphgefäße der Haut der Oberlippe enden ebenfalls in den submandibulären Lymphknoten; in seltenen Fällen findet sich auch ein Kollektor zu den *Lnn. infraauriculares* oder den submentalen Lymphknoten (*Lnn. submentales*) (Werner 2002).

Der Lymphabfluss der Wange erfolgt über Lymphkollektoren, die der *A. facialis* folgen und die submandibulären Lymphknoten erreichen. Dies gilt ebenfalls für den Lymphabfluss aus der lateralen Kinnregion, wohingegen die mediale Kinnregion in die submentalen Lymphknoten drainiert wird. Hier finden sich zahlreiche Anastomosen mit der Gegenseite, sodass der Abfluss bilateral erfolgen kann (Werner 2002).

An der Unterlippe finden sich für Haut und Schleimhaut ein oberflächliches und ein tiefes Drainagegebiet mit mindestens je zwei Kollektoren. Die Kollektoren des mittleren Drittels der Unterlippe ziehen zu den submentalen Lymphknoten, jene des lateralen Drittels ziehen zu den submandibulären Lymphknoten. Diese Drainagegebiete können nicht scharf voneinander abgegrenzt werden (Werner 2002).

Der Lymphabfluss der Ohrmuschel erreicht die *Lnn. infraauriculares* (Lobulus, Antitragus, untere Koncha), die *Lnn. praeauriculares* und die Lnn. *parotidei profundi* (Tragus, vordere Koncha, Helix, Fossa triangularis), sowie die *Lnn. retroauriculares*, *infraauriculares* und *jugulares interni* (hintere Helix, hintere Koncha, Antihelix) (Werner 2002).

1.6.3.5 Nuchales Territorium

Die Lymphe der **Nackenregion** fließt zumeist – ohne Zwischenschaltung oberflächlicher Okzipitalkymphknoten – direkt in die sogenannte Akzessoriuskette ab. Aus den kaudalen Abschnitten perforieren Lymphkollektoren zudem den *M. trapezius* und enden in den *Lnn. subtrapezoidei cervicales* (Werner 2002).

1.6.3.6 Zervikale Territorien

Die Lymphe aus der **seitlichen Halsregion** wird in die Akzessoriuskette, die Jugularis-interna-Kette und in die supraklavikulären Lymphknoten drainiert.

Der Lymphabfluss der **medianen Halsregion** kann in einen suprahyalen und einen infrahyalen (oder prälaryngealen) Bereich unterteilt werden. Aus dem suprahyalen Bereich (Regiones submentales et submandibulares) ziehen die Lymphkollektoren in die *Lnn. submentales*, *submandibulares* und *infraauriculares*; aus dem infrahyalen Bereich ziehen die Lymphkollektoren zu den *Lnn. jugulares anteriores* und die *Lnn. jugulares interni.*

Das Ziel des Lymphabflusses aus Kopf und Hals unterscheidet sich nach der Seite: die Lymphe der linken Kopf- und Halsseite drainiert letztendlich in den linken Venenwinkel, die rechte Seite drainiert in den rechten Venenwinkel.

1.7 Lymphabfluss aus dem Stamm

Der Lymphabfluss aus dem Stamm teilt sich auf das axilläre und das inguinale Tributargebiet auf (◘ Abb. 1.11 und 1.15). Die Grenze zwischen diesen beiden Tributargebieten stellt die sogenannte horizontale Wasserscheide dar. Diese verläuft an der dorsalen Seite annähernd entlang der zehnten Rippe und zieht dann vom Unterrand des Rippenbogens leicht schräg nach vorne-unten in Richtung Nabel.

1.7.1 Thorakales Territorium

Der Lymphabfluss oberhalb der horizontalen Wasserscheide zielt mit den *Vasa lymphatica thoracodorsalia*, *thoracica laterales* et *thoracoepigastrica* grundsätzlich fächerförmig auf die axillären Lymphknoten, im Speziellen die pektoralen und subskapulären Lymphknoten (*Lnn. pectorales* und *subscapulares*). Eine Ausnahme stellt hier der Lymphabfluss der eigentlichen Brust dar. Mehrere lymphatische Geflechte treten aus dem Parenchym der Brust und der periareolaren Region aus und fließen in die regionalen Lymphknoten ab, von denen die Mehrzahl in der Axilla liegt. Der größte Teil der Lymphe aus jeder Brust fließt in die ipsilateralen Achselknoten entlang einer Kette ab, die an den vorderen Achselknoten (*Lnn. pectorales*) beginnt und in die zentralen und apikalen Lymphknotengruppen (*Lnn. centrales* und *apicales*) übergeht. Eine weitere Drainage findet in die subskapularen und interpektoralen Knotengruppen (*Lnn. subscapulares* und *interpectorales*) statt. Ein kleiner Teil drainiert nach medial hin ab und auch nach unten in die Rektusscheide. Dieser mediale Abfluss der Brust begleitet die perforierenden Äste der Vasa thoracia interna und erreicht die internen thorakalen Knotengruppen im Thorax und weiter die mediastinalen Lymphknoten.

Die axillären Lymphknoten dienen nicht ausschließlich der vorderen, seitlichen und teilweise der hinteren Rumpfwand oberhalb der horizontalen Wasserscheide, sondern auch des Armes und des Schultergürtels. Die Zahl der Lymphknoten schwankt – nach der Literatur – zwischen 8 und 50 Knoten. Nach ihrer topografischen Lage können sie in die *Lnn. axillares laterales*, *subscapulares*, *pectorales*, *centrales* und *apicales* (auch als *Lnn. infraclaviculares* bezeichnet) eingeteilt werden. Die efferenten Gefäße der axillären Lymphknoten ziehen zumeist zu den supraklavikulären Lymphknoten. Aus den apikalen Lymphknoten entspringt jedoch auch der Truncus subclavius, der rechts in den Ductus lymphaticus dexter, links meist direkt in einen der Venenstämme bzw. in den Venenwinkel einmündet.

1.7.2 Abdominales Territorium

Die Kollektoren unterhalb der horizontalen Wasserscheide ziehen fächerförmig auf die oberflächlichen Leistenlymphknoten (*Lnn. inguinales superficiales*) zu, wobei die Kollektoren aus den dorsalen Regionen zuerst annähernd parallel zum Beckenkamm verlaufen und erst ventral über die Leisten-

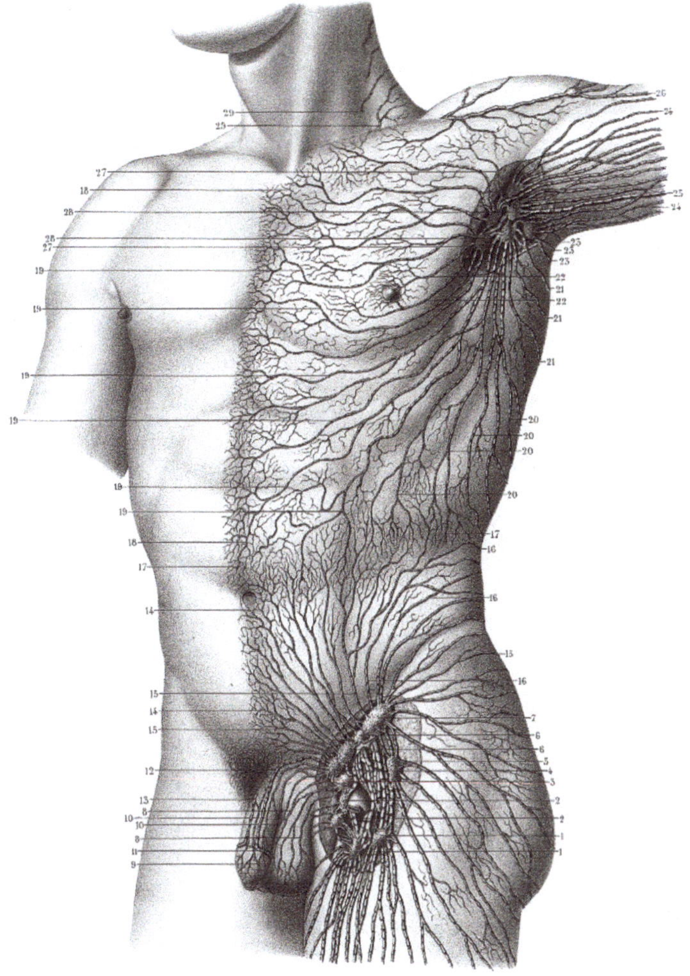

Abb. 1.15 **Lymphabflüsse aus dem Stamm**. Ventral (*Planche XI* aus: Sappey 1874)

beuge ziehen. Die oberflächlichen Leistenlymphknoten nehmen zudem den Lymphabfluss des äußeren Genitales auf. Eine Besonderheit stellt hier auch der Lymphabfluss von Teilen des Uterus dar, der neben den Abflüssen – über das *Lig. suspensorium ovarii* – zu den paraaortalen Lymphknoten, über das *Lig. latum uteri* zu den Lymphknoten an der Aufteilung der A. iliaca communis, auch entlang des *Lig. teres uteri* durch den Leistenkanal nach außen die *Lnn. inguinales superficiales* erreicht.

Die *Lnn. inguinales superficiales* lassen sich in einen Tractus horizontalis *(Nn. lymphatici inguinales superficiales superiores)* und einen Tractus verticalis *(Nn. lymphatici inguinales superficiales inferiores)* unterteilen. Der Tractus horizontalis drainiert dabei hauptsächlich die Hüft-, Gesäß- und Genitalregion, der Tractus verticalis das Bein (Kasseroller und Brenner 2015).

Von den oberflächlichen Leistenlymphknoten erfolgt der weitere Lymphabfluss zu den tiefen Leistenlymphknoten *(Lnn. inguinales profundi)*, weiter entlang der *A. iliaca externa, A. iliaca communis* und als *Truncus lymphaticus lumbalis* entlang der Aorta

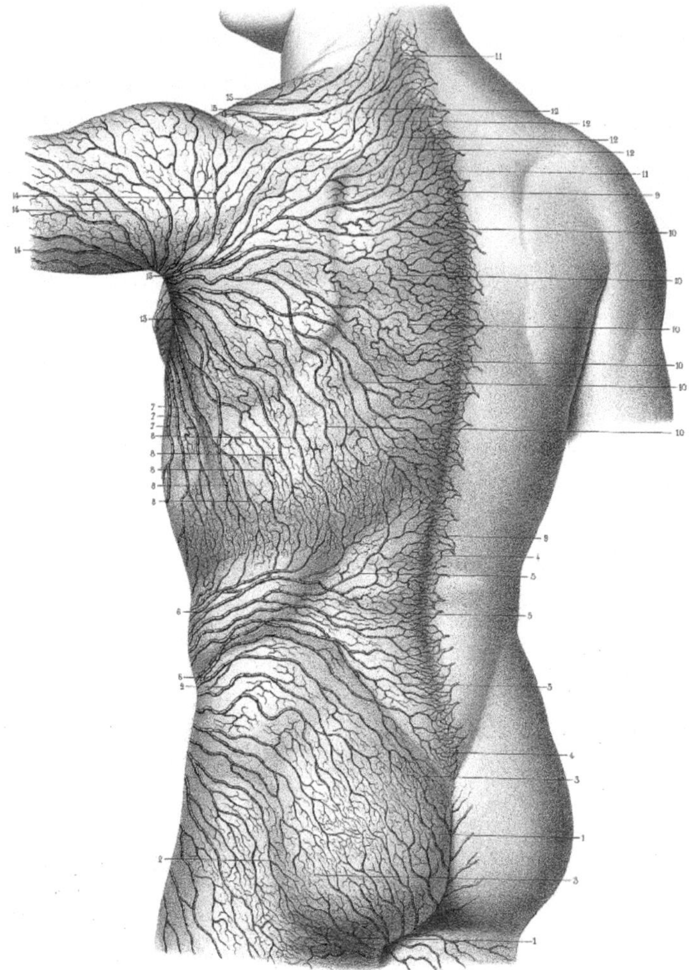

Abb. 1.15 **Lymphabflüsse aus dem Stamm.** Dorsal (*Planches X* aus: Sappey 1874)

zur *Cisterna chyli*, wo sich die beiden Seiten vereinigen. Von leitet der *Ductus thoracicus* die Lymphe – üblicherweise – in den linken Venenwinkel.

1.8 Lymphabfluss aus der Oberen Gliedmaße

Die Obere Gliedmaße kann in sechs Territorien eingeteilt werden, drei an Hand und Unterarm, sowie drei weitere am Oberarm (Abb. 1.11 und 1.16).

1.8.1 Unterarm-Territorien

An den Fingern lassen sich jeweils insgesamt sechs Areale, drei radiale und drei ulnare, unterscheiden, die symmetrisch angeordnet sind. Das Fingerendglied besitzt auf beiden Seiten ein eigenes Areal, für die übrigen beiden Fingerglieder findet sich beiderseits zusätzlich je ein gemeinsames dorsales und ein palmares Areal. Die Hauptkollektoren dieser Areale vereinigen sich spätestens auf Höhe des Fingergrundgelenks und finden Anschluss an das dorsale

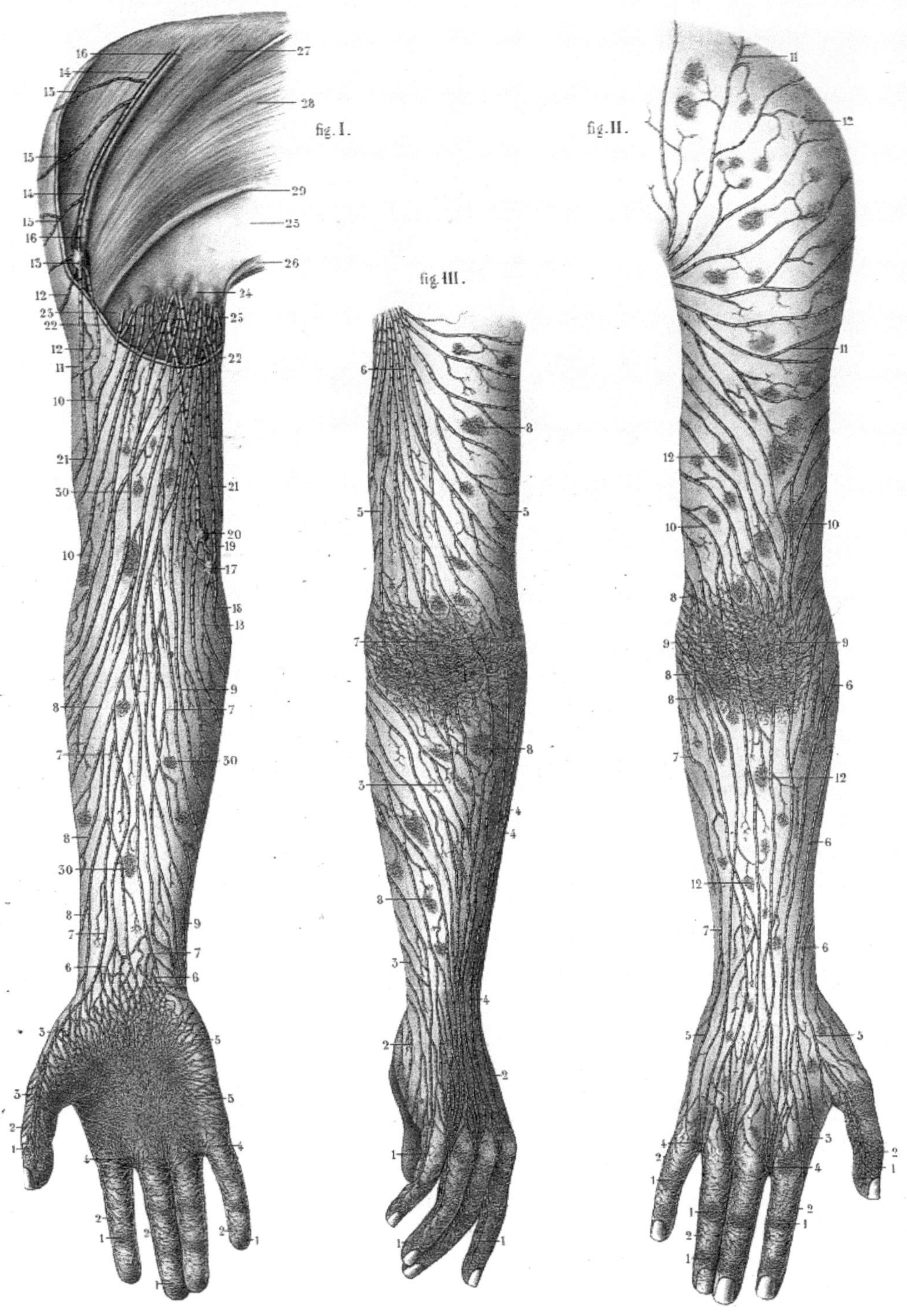

Abb. 1.16 **Lymphabfluss aus der oberen Gliedmaße**. (*Planche III* aus: Sappey 1874)

Koriumnetz. Sie nehmen dabei auch die angrenzenden Areale der Handfläche im Interdigitalbereich auf. Wichtig ist hier auch, dass die Lymphe der Interphalangealgelenke ausschließlich in das oberflächliche System abgeleitet wird. Die übrigen Gelenke drainieren teils in das oberflächliche, vor allem dorsal, teils in das tiefe System. Außerdem nimmt das oberflächliche System auch die Lymphe aus den dorsalen Sehnenscheiden auf. Auch der Daumen- und Kleinfingerballen drainieren in das dorsale Koriumnetz. Einzig ein relativ kleines Areal im Bereich der Handwurzel drainiert ausschließlich an der Palmarseite und bildet die Grundlage des medianen Unterarmterritoriums (Kasseroller und Brenner 2015).

Das dorsale Koriumnetz ist äußerst dicht und zeigt relativ kleinlumige Lymphgefäße. Der Mittelfinger markiert die Grenze zwischen radialem und ulnarem Unterarmterritorium. Im Bereich der Handwurzel bilden sich daraus jeweils deutliche Kollektorenbündel. Zwischen den beiden Abflussgebieten bestehen nur einige wenige Verbindungen. Die Gefäße ziehen im weiteren Verlauf am Unterarm an der jeweiligen Seite an die Vorderseite, spätestens auf Höhe des Ellbogens liegen dann alle Gefäße an der Vorderseite. Die Kollektoren des medianen Unterarmterritorium werden dabei in die beiden anderen Bündel aufgenommen. Mit mehr oder minder starker Vernetzung gelangen die Kollektoren der Bündel in weiterer Folge über das mediale Oberarmbündel entlang des *Sulcus bicipitalis medialis* nach proximal bis zu den Achsellymphknoten. Nur in das ulnare Bündel können bereits im Ellbogenbereich oberflächliche Lymphknoten eingeschaltet sein; sie sind nach Kubik (1999) in etwa 70 % der Fälle vorhanden. Diese Kollektoren erreichen über den *Hiatus basilicus,* der Durchtrittsstelle der medial gelegenen *V. basilica* durch die oberflächliche Körperfaszie, unter die Faszie, anastomosieren aber im Regelfall nicht mit dem tiefen System (Kasseroller und Brenner 2015).

1.8.2 Oberarm-Territorien

Am Oberarm finden sich neben einem medialen Oberarmterritorium ein dorsolaterales Oberarm- und Schulterterritorium sowie ein dorsomediales Oberarmterritorium. Die Kollektoren aus dem dosolateralen Oberarm- und Schulterterritorium, das dorsolaterale Bündel, ziehen entlang der *V. cephalica* und enden teils in den supraklavikulären Lymphknoten, teils – durch die *Fascia clavipectoralis* – in den apikalen Lymphknoten. Es besitzt keine – oder nur wenige und wenn nur distal gelegene – Anastomosen zu den anderen Oberarmbündeln. Der mögliche direkte Abfluss in die supraklavikulären Lymphknoten stellt die einzige Möglichkeit zur Umgehung der axillären Lymphknoten dar. Die ein bis zwei Kollektoren des dorsomediales Territoriums schließen sich dem medialen Oberarmbündel an, wodurch sie nur schwer abzugrenzen sind (Kasseroller und Brenner 2015).

Im Bereich des Trigonum clavipectorale können sich ein bis drei *Lnn. deltoideopectorales* befinden, die dann in das dorsolaterale Oberarmbündel eingeschaltet sind.

Das Ziel des Lymphabflusses der Oberen Gliedmaße unterscheidet sich nach der Seite: die Lymphe der linken Oberen Gliedmaße drainiert letztendlich in den linken Venenwinkel, die rechte Seite drainiert in den rechten Venenwinkel.

1.9 Lymphabfluss aus der Unteren Gliedmaße

1.9.1 Unterschenkel-Territorien

Wie an der Oberen Gliedmaße, lassen sich am Fuß an einer Zehe jeweils insgesamt sechs Areale unterscheiden – drei tibiale und drei fibulare –, die symmetrisch angeordnet sind. Das Zehenendglied besitzt auf beiden Seiten ein eigenes Areal, für die übrigen Zehenglieder findet sich beiderseits je ein dorsales und ein plantares Areal. Das plantare und das distale Areal stehen dabei in enger Verbindung, während die Verbindungen zum dorsalen Areal eher schwach ausgebildet sind. Die Hauptkollektoren dieser Areale vereinigen sich spätestens auf Höhe des Zehengrundgelenks und finden Anschluss an das Koriumnetz am Fußrücken. Sie nehmen dabei im Zwischenzehenbereich auch die angrenzenden Areale der Fußsohle auf. Wichtig ist auch, dass die Lymphe der Interphalangealgelenke ausschließlich in das oberflächliche System abgeleitet wird. Die übrigen Gelenke drainieren teils in das oberflächliche, vor allem dorsal, teils in das tiefe System. Weiterhin nimmt das oberflächliche System auch die Lymphe aus den dorsalen Sehnenscheiden auf (Kasseroller und Brenner 2015).

Die Fußsohle besitzt ein relativ einheitliches und dichtes Koriumnetz und zeigt relativ kleinlumige Lymphgefäße. Die Drainage erfolgt um den medialen und lateralen Fußrand herum in das dorsale Netzwerk. Einzig ein relativ kleines Territorium im Bereich des Außenknöchels drainiert davon unabhängig und bildet den Ausgangspunkt für das dorsolaterale Kollektorenbündel des Unterschenkels. Das dorsale Koriumnetz ist deutlich schwächer ausgebildet. Die Kollektoren des Fußrückens lassen sich grundsätzlich in ein mediales, medianes und ein laterales Territorium unterteilen, die jedoch zahlreiche Anastomosen aufweisen. Dabei sammelt das mediale Bündel die Lymphe der medialen Fußseite, das laterale Bündel entsprechend die laterale Fußseite, ausgenommen den Bereich des Außenknöchels, und das mediane Bündel die Zehen und die distale Fußsohle (Kasseroller und Brenner 2015).

Vom Fußrücken ziehen die Kollektoren als ventromediales Bündel medial der Tibiavorderkante nach proximal (■ Abb. 1.11 und 1.17). Im Bereich des Unterschenkels, aber auch am Oberschenkel ist dieses Bündel sehr breit, auf Höhe des Knies jedoch eingeengt; die Zahl der Kollektoren ist jedoch stets gleich! Das Knie passieren die Kollektoren überwiegend an der dorsomedialen Seite hinter dem medialen Femurkondyl und gelangen in der Folge über das Trigonum femorale zu den inguinalen Lymphknoten. Dabei biegen auch die meisten lateral liegenden Kollektoren noch unterhalb des Knies zum medialen Teil um.

Die dorsale und laterale Seite des Oberschenkels weisen relativ wenige Kollektoren auf. Diese bilden jeweils kein einheitliches Bündel, sondern sind größtenteils fächerförmig angeordnet. Das dorsolaterale Bündel des Unterschenkels, beginnend von der Außenknöchelregion, gelangt hingegen bereits in der Kniekehle in der Regel durch die Faszie zu den *Lnn. popliteales* des tiefen Systems. Die Lymphgefäße unterkreuzen dabei im Wesentlichen die Venen, nur am Fußrücken und um die *V. saphena magna* überkreuzen die Lymphgefäße die Venen (Kasseroller und Brenner 2015).

Das gesamte Bein besitzt vier Territorien. Das ventromediale Territorium des ventromedialen Bündels erstreckt sich vom Fuß über den größten Teil des Unterschenkels und einen schmalen Streifen an der ventromedialen Seite des Oberschenkels zu den oberflächlichen inguinalen Lymphknoten. Gerade in diesem Territorium können nach Varizenoperationen Lymphzysten und -fisteln auftreten, wobei der gefährdetste Bereich der Fußrücken und die Tibiavorderkante ist (Öhlbauer et al. 2000). Das dorsolaterale Bündel des Unterschenkels bildet ein eigenes Territorium, das einen kleinen Teil der lateralen Fußsohle, die Außenknöchelregion und einen schmalen Streifen an der dorsalen Seite des Unterschenkels umfasst. Am Oberschenkel finden sich zudem noch das mediale und das laterale Territorium. Ebenfalls in die oberflächlichen inguinalen Lymphknoten drainiert die Genitalregion (Kasseroller und Brenner 2015).

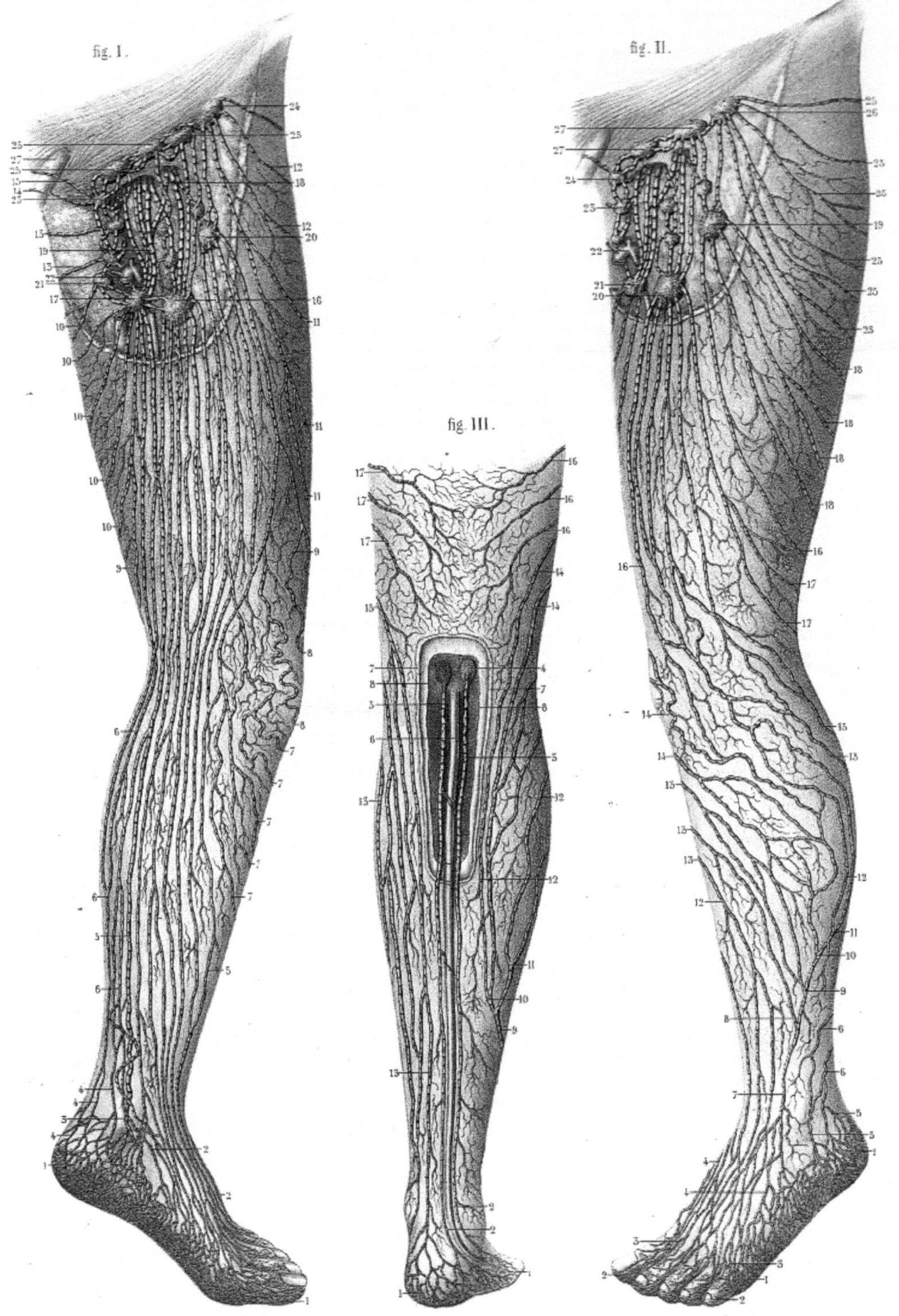

Abb. 1.17 Lymphabfluss des Beines. (*Planche V* aus: Sappey 1874)

KeyNote

Das Ziel des Lymphabflusses der Unteren Gliedmaße unterscheidet sich im Gegensatz zu den anderen Bereichen nicht nach der Seite; alle Lymphstämme der unteren Extremität enden schlussendlich in der *Cistera chyli*, daraus entspringt der *Ductus thoracicus*, der wiederum üblicherweise in den linken Venenwinkel einmündet.

Literatur

Adair TH, Moffatt DS, Paulsen AW, Guyton AC (1982) Quantitation of changes in lymph protein concentration during lymph node transit. Am J Physiol 243(3):H351-359. ▶ https://doi.org/10.1152/ajpheart.1982.243.3.H351

Azzali G (1990) The passage of macrophages and lymphocytes from the interstitium across the lymphatic endothelium of rat lacteals. Cell Tissue Res 262(1):191–193. ▶ https://doi.org/10.1007/Bf00327761

Bertram CD, Macaskill C, Davis MJ, Moore JE Jr (2016) Consequences of intravascular lymphatic valve properties: a study of contraction timing in a multi-lymphangion model. Am J Physiol Heart Circ Physiol 310(7):H847-860. ▶ https://doi.org/10.1152/ajpheart.00669.2015

Brandes R, Busse R (2010) Kreislauf. In: Schmidt RF, Lang F, Heckmann M (Hrsg) Physiologie des Menschen, 31st ed. Berlin, Springer, Heidelberg, S 572–626

Brenner E (2014) Initiale Lymphgefäße – mythen und Wahrheiten. LymphForsch 18(1):31–40

Bridenbaugh EA, Nizamutdinova IT, Jupiter D, Nagai T, Thangaswamy S, Chatterjee V, Gashev AA (2013) Lymphatic muscle cells in rat mesenteric lymphatic vessels of various ages. Lymphat Res Biol 11(1):35–42. ▶ https://doi.org/10.1089/lrb.2012.0025

Casley-Smith JR (1972) The role of the endothelial intercellular junctions in the functioning of the initial lymphatics. Angiologica 9(2):106–131. ▶ https://doi.org/10.1159/000157923

Castenholz A (1987) Structural and functional properties of initial lymphatics in the rat tongue: scanning electron microscopic findings. Lymphology 20(3):112–125

Eloesser L (1923) Obstruction to the lymph channels by scar. J Amer Med Assoc 81(22):1867–1870. ▶ https://doi.org/10.1001/jama.1923.02650220037009

Federative Committee on Anatomical Terminology (FCAT) (Hrsg) (1998) Terminologia anatomica. Thieme, Stuttgart

Ganong WF, Auerswald W (2013) Medizinische Physiologie: Kurzgefaßtes Lehrbuch der Physiologie des Menschen für Studierende der Medizin und Ärzte. Springer, Berlin

Gerli R, Ibba L, Fruschelli C (1990) A fibrillar elastic apparatus around human lymph capillaries. Anat Embryol (Berl) 181(3):281–286. ▶ https://doi.org/10.1007/BF00174621

Gonder S (2004) Morphologische Grundlagen der Akupunkturpunkte – eine verbesserte histologische Darstellungsmöglichkeit durch die Innsbrucker Lymphgefäßfärbung. doctoral, Medizinische Universität Innsbruck, Innsbruck

His W (1863) Über das Epithel der Lymphgefäßwurzeln und über die v. Recklinghausen'schen Saftcanälchen. Z wiss Zool 13:455–473

Horstmann E (1952) Über die funktionelle Struktur der mesenterialen Lymphgefäße. Morphol Jahrb 91:483–510

Horstmann E (1977) Lymphgefäße: Funktion der Taschenklappen. Institut für den Wissenschaftlichen Film (IWF), Göttingen, Germany

Jha SK, Rauniyar K, Jeltsch M (2018) Key molecules in lymphatic development, function, and identification. Ann Anat 219:25–34. ▶ https://doi.org/10.1016/j.aanat.2018.05.003

Kasseroller R, Brenner E (2015) Kompendium der Lymphangiologie. Manuelle Lymphdrainage – Kompression – Bewegungstherapie. 5. Aufl. Georg Thieme, Stuttgart. ▶ https://doi.org/10.1055/b-002-101355

Kubik S (1988a) Allgemeine Organisation des Lymphgefäßsystems der Haut. Oedem Jahresband:83–88

Kubik S (1988b) Initial lymphatics in different skin regions. Progress in Lymphology XI:17–19

Kubik S (1999) Das oberflächliche Lymphsystem. In: Földi M, Kubik S (Hrsg) Lehrbuch der Lymphologie für Mediziner und Physiotherapeuten, 4. Aufl. Springer, Stuttgart, S 95–101

Kubik S, Manestar M (1985) Anatomy of the lymph capillaries and precollectors of the skin. In: The initial lymphatics, new methods and findings. Thieme, Stuttgart, S 66–74

Kuprianov VV (1969) Some features of the initial lymphatic vessels in their interrelation with blood capillaries. Acta Anat (Basel) 73(1):69–80. ▶ https://doi.org/10.1159/000143283

Leu AJ, Berk DA, Lymboussaki A, Alitalo K, Jain RK (2000) Absence of functional lymphatics within a murine sarcoma: A molecular and functional evaluation Cancer Research 60:4324–4327

Magari S, Asano S (1978) Regeneration of the deep cervical lymphatics-light and electron microscopic observations. Lymphology 11(2):57–61

1

Mann W, Beck C, Freudenberg N, Leupe M (1981) Der Bestrahlungseffekt auf die Lymphkapillaren des Kehlkopfes. HNO 29:381–387

Marsch WC (1984) Morphologie des Blut- und Lymphgefäss-Systems bei Hautkrankheiten. Eine licht- und elektronenmikroskopische Untersuchung. Freie Universität Berlin, Berlin

Marsch WC (2005) Lymphgefäßsystem und Haut – Orthologie, Klinik und Pathologie. Hautarzt 56(3):277–293; quiz 294–275. ► https://doi.org/10.1007/s00105-005-0912-y

Martinez-Corral I, Ulvmar MH, Stanczuk L, Tatin F, Kizhatil K, John SW, Alitalo K, Ortega S, Makinen T (2015) Nonvenous origin of dermal lymphatic vasculature. Circ Res 116(10):1649–1654. ► https://doi.org/10.1161/CIRCRESAHA.116.306170

McHale NG, Roddie IC (1976) The effect of transmural pressure on pumping activity in isolated bovine lymphatic vessels. J Physiol 261(2):255–269

Öhlbauer M, Mildner A, Brenner E, Hilbe G (2000) Lymphzysten und Fisteln nach Varizenoperationen (Lymphocysts and lymphatic fistulae following varicose vein surgery). LymphForsch 4(1):11–14

Quick CM, Venugopal AM, Gashev AA, Zawieja DC, Stewart RH (2007) Intrinsic pump-conduit behavior of lymphangions. Am J Physiol-Regul, Integr Comp Physiol 292(4):R1510

Quin JW, Shannon AD (1975) The effect of anaesthesia and surgery on lymph flow, protein and leucocyte concentration in lymph of the sheep. Lymphology 8(4):126–135

Ramoser K (2011) Lymphgefäßnetze der Haut in verschiedenen Körperregionen. Medizinische Universität Innsbruck, Innsbruck

Sainte-Marie G (2010) The lymph node revisited: development, morphology, functioning, and role in triggering primary immune responses. Anat Rec (Hoboken) 293(2):320–337. ► https://doi.org/10.1002/ar.21051

Sappey PC (1874) Anatomie, physiologie, pathologie des vaisseaux lymphatiques considérés chez l'homme et les vertébrés. A Delahaye, Paris

Schad H (2007) Innervation der Lymphgefäße und neuronale Regulation des Lymphtransports. LymphForsch 11(1):14–24

Stanczuk L, Martinez-Corral I, Ulvmar MH, Zhang Y, Lavina B, Fruttiger M, Adams RH, Saur D, Betsholtz C, Ortega S, Alitalo K, Graupera M, Makinen T (2015) cKit lineage hemogenic endothelium-derived cells contribute to mesenteric lymphatic vessels. Cell Rep 10(10):1708–1721. ► https://doi.org/10.1016/j.celrep.2015.02.026

Teichmann LK (1861) Das Saugadersystem vom anatomischen Standpunkte. Engelmann, Leipzig

Tillmann BN (2016) Allgemeine Anatomie. In: Atlas der Anatomie des Menschen: mit Muskeltabellen. 2nd edn. Springer, Berlin,Heidelberg, S 1–18. ► https://doi.org/10.1007/978-3-662-49288-8_1.

Tourani SS, Taylor GI, Ashton MW (2013) Anatomy of the superficial lymphatics of the abdominal wall and the upper thigh and its implications in lymphatic microsurgery. J Plast Reconstr Aesthet Surg 66(10):1390–1395. ► https://doi.org/10.1016/j.bjps.2013.05.030

van Helden DF (2014) The lymphangion: a not so ‚primitive' heart. J Physiol 592(24):5353–5354. ► https://doi.org/10.1113/jphysiol.2014.286039

Venugopal AM, Stewart RH, Laine GA, Dongaonkar RM, Quick CM (2007) Lymphangion coordination minimally affects mean flow in lymphatic vessels. Am J Physiol Heart Circ Physiol 293(2):H1183-1189. ► https://doi.org/10.1152/ajpheart.01340.2006

Wenzel-Hora BI, Berens v. Rautenfeld D, Partsch H (1987) Scanning electron microscopy of the initial lymphatics of the skin after use of the indirect application technique with glutaraldehyde and MERCOX as compared to clinical findings, Part 2. The effects on the opening apparatus of the initial lymphatics. Lymphology 20(3):134–144

Werner JA (2002) Embryologie und Anatomie. In: Werner JA (Hrsg) Lymphknotenerkrankungen im Kopf-Hals-Bereich: onkologie und Differenzialdiagnostik, vol ben. Springer, Berlin, S 3–42. ► https://doi.org/10.1007/978-3-642-55923-5_2

Westermann J (2010) Organe des Abwehrsystems. In: Zilles K, Tillmann B (Hrsg) Anatomie. Springer, Berlin, Heidelberg, S 355–375. ► https://doi.org/10.1007/978-3-540-69483-0_7

Willard-Mack CL (2006) Normal structure, function, and histology of lymph nodes. Toxicol Pathol 34(5):409–424. ► https://doi.org/10.1080/01926230600867727

Wilting J, Papoutsi M, Christ B, Nicolaides KH, von Kaisenberg CS, Borges J, Stark GB, Alitalo K, Tomarev SI, Niemeyer C, Rossler J (2002) The transcription factor Prox1 is a marker for lymphatic endothelial cells in normal and diseased human tissues. FASEB J: Official Pub Federation Am Soc Exp Bio 16(10):1271–1273. ► https://doi.org/10.1096/fj.01-1010fje

Yamao O (1932) Feinere Verteilung der Lymphgefässe in der Haut des Menschen. Folia Anat Japon 10:505–513

Das Interstitium

Erich Brenner

Inhaltsverzeichnis

M. E. Cornely et al. (Hrsg.), *Angewandte Lymphologie*,
https://doi.org/10.1007/978-3-662-61452-5_2

Editor's Tip

Das Interstitium beschreibt den Extrazellularraum. Es enthält Zellen, Fasern, amorphe Substanzen und freie Flüssigkeitsräume. Die Zellen können in fixe, dem Gewebe entsprechende Zellen, und freie Zellen, die im Wesentlichen zum unspezifischen und spezifischen Immunsystem gehören, eingeteilt werden. Die Fasern setzten sich überwiegend aus kollagenen und elastischen Fasern zusammen. Die amorphen Substanzen werden im Wesentlichen von Hyaluronsäure und den daraus abgeleiteten Glykosaminoglykanen gebildet; diese sind in der Lage, große Mengen an Wasser als Gel zu binden. Zwischen all diesen Bestandteilen des Extrazellularraums bleiben schmale, miteinander vernetzte Räume, in denen Flüssigkeit, also Wasser und die darin gelösten Bestandteile, als Sol frei fließen können.

2.1 Was ist zwischen den Zellen?

Immer wieder finden Entdeckungen statt … und Wiederentdeckungen. Im Jahr 2018 berichteten amerikanische Forscherinnen und Forscher über die „Struktur und Verteilung eines unerkannten Interstitiums in menschlichen Geweben" (Benias et al. 2018)); sie schreiben: *„Zusammenfassend beschreiben wir die Anatomie und Histologie eines bisher nicht erkannten, aber weit verbreiteten, makroskopischen, flüssigkeitsgefüllten Raums innerhalb und zwischen Geweben, eine neuartige Erweiterung und die Spezifizierung des Konzepts des menschlichen Interstitiums."* Und weiter: *„Wir berichten hier über die Existenz eines neuen interstitiellen (d. h. prä-lymphatischen) Raums, der durch ein komplexes Gitter dicker Kollagenbündel definiert wird. […] Als ein Ergebnis wird eine umfassende Revision der Makro- und Mikroanatomie des menschlichen Interstitiums vorgeschlagen."*

Hundert und mehr Jahre der Forschung also umsonst?

2.2 Wie ist das Interstitium aufgebaut?

Das Interstitium („das, was dazwischen steht", auch Stroma genannt) ist jenes Zwischengewebe, das parenchymatöse Organe durchzieht und gliedert. Dieses Interstitium besteht grundsätzlich aus Binde- und Stützgewebe, je nach Beanspruchung einmal im Sinne eines lockeren Bindegewebes, das dann auch oft den bezeichnenden Namen „interstitielles Bindegewebe" besitzt, manchmal jedoch durchaus aus straffem Bindegewebe. Es dient zudem als Leitstruktur für Blut- und Lymphgefäße sowie Nerven. Die Zellen des Interstitiums sind für das Bindegewebe typisch, nicht aber für das jeweilige Organ; es finden sich im Wesentlichen an

- fixen Zellen
  - Fibrozyten und
  - Fibroblasten und an
- freien Zellen alle möglichen Formen wie etwa
  - Makrophagen,
  - Lymphozyten, und anderen.

Der Zellzwischenraum (◘ Abb. 2.1), die extrazelluläre Matrix, setzt sich aus unterschiedlichen Strukturproteinen, im Wesentlichen

- Fasern (Kollagene, Elastin, u. a.),
- „Gelbildnern", also
  - Glykosaminoglykanen und
  - Proteoglykanen sowie
- freier Flüssigkeit

zusammen (Badylak 2002).

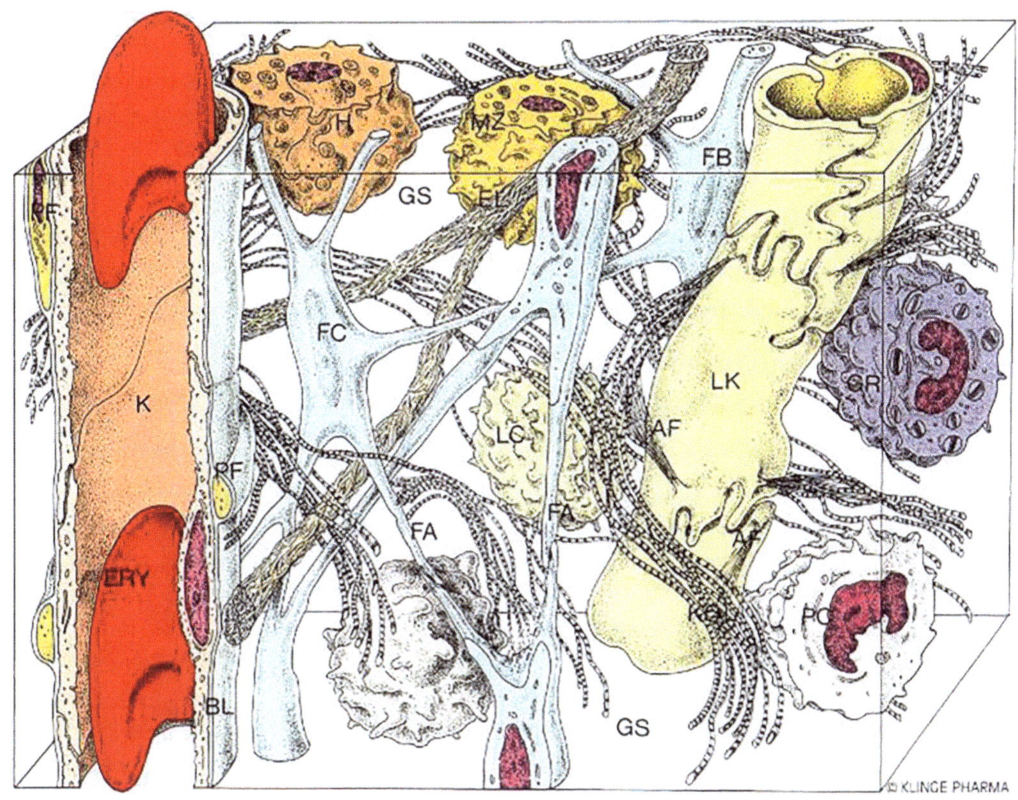

Abb. 2.1 Extrazellulärraum. AF: Ankerfilamente; BL: Basallamina; EL: elastische Faser; ERY: Erythrozyt;FA: Ausläufer von FC & FB; FB: Fibroblast; FC: Fibrozyt; GR: Granulozyt; GS:Grundsubstanz; H: Makrophage; K: Blutkapillare; KF: kollagene Fasern; LC:Leukozyt; LK: initiales Lymphgefäß; MZ: Gewebsmastzelle; PC: Plasmazelle;PF: Perizytenfortsatz. (aus: Hammersen F, Fischer H, Bräuer H 1985)

KeyNote

Zwischen Zellen und extrazellulären Matrix herrscht stets eine wechselseitige Interaktion.
Die extrazelluläre Matrix ist nicht statisch, sondern befindet sich im Fließgleichgewicht.

Die Komponenten der extrazellulären Matrix werden stetig von Zellen synthetisiert und sezerniert, teilweise erst extrazellulär über weitere Bindungen fixiert und schließlich extrazellulär oder nach Endozytose intrazellulär wieder abgebaut.

Darüber hinaus wird durch die Bindung an bestimmte Komponenten der extrazellulären Matrix durch Zellrezeptoren die Expression von Genen in den Zellen reguliert.

Zelladhäsion, Zellmigration, Zellproliferation sowie der Aufbau, Umbau und Abbau von Gewebe resultieren damit ebenso aus der wechselseitigen Beeinflussung zwischen extrazellulärer Matrix und Zellen (Badylak 2002; Wiig et al. 2008).

2

2.2.1 Struktur der extrazelluären Matrix

Die extrazelluläre Matrix besteht, neben den Strukturproteinen, größtenteils aus Proteoglykanen, an denen das meiste Gewebswasser adsorbiert ist (Gel-Phase).

Das Wasser (Abb. 2.2), das tatsächlich in den Geweben frei ist (Sol-Phase), ist bemerkenswert wenig, außer natürlich bei Ödemen.

Es scheint in sogenannten Gewebekanälen, früher auch „Saftspalten“, vorhanden zu sein. Diese sind ziemlich eng (ca. 100 nm) und spärlich (ca. 1/µm^2) und relativ kurz. Während die meisten dieser Kanäle eine ‚feine Zirkulation‘ bilden, gehen einige Kanäle mehr oder weniger direkt zu den initialen Lymphgefäßen; diese werden dann oft als „Prelymphatics“, prälymphatische Kanäle, bezeichnet (Casley-Smith 1980).

Nach Applikation eines Fluoreszenz-Farbstoffes kann ein typisches Permeationsmuster beobachtet werden (Hauck et al. 1979). Die extravaskuläre Fluoreszenz ist dabei durch ein (feines) Netzwerk von fluoreszierenden linearen „Filamenten“ markiert. Das gleiche extravaskuläre Netzwerk kann auch unter Verwendung der unvollständigen Dunkelfeld-Transillumination gezeigt werden, wobei auch ein System von kleinen Gewebekanälen beobachtet werden kann, das mit den initialen Lymphgefäßen in Verbindung steht (Hauck et al. 1979).

Das (gesunde) Fettgewebe besitzt üblicherweise nur wenig Extrazellularraum (< 10 % des Gesamtvolumens), drainierende initiale Lymphgefäße sind nicht oder kaum zu finden (Ryan 1995).

Diese prälymphatischen Kanäle sind nun keine Neuentdeckung, wie dies von Benias et al. (2018) suggeriert wird. Schon von Recklinghausen (1862) beschrieb diese ‚Saftcanälchen‘ ausführlich; eigentlich so nebenbei gelang von Recklinghausen in diesem Buch die vermutlich erste Darstellung der Form der Lymphendothelzellen initialer Lymphgefäße. Kurze Zeit später wurden solche ‚Saftbahnen‘ auch in der menschlichen Haut (Key und Retzius 1876) und im hyalinen Knorpel (Budge 1877, 1879) nachgewiesen.

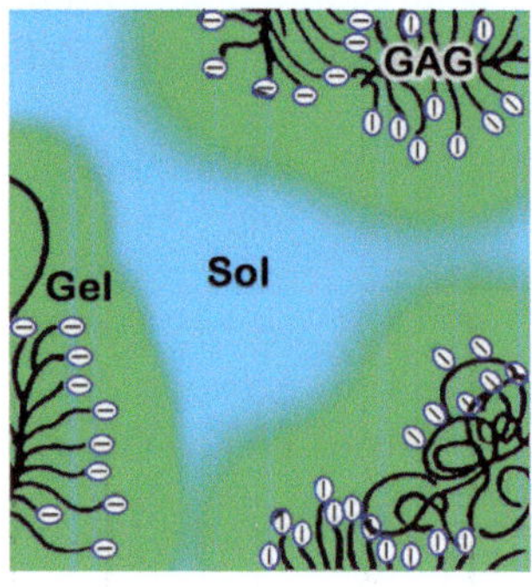

Abb. 2.2 **Interstitium**. Sol und Gel

Friedrich Daniel von Recklinghausen (* 2. Dezember 1833 in Gütersloh; † 25. August 1910 in Straßburg) war ein deutscher Pathologe. Von 1852 bis 1855 studierte er Medizin an der Rheinischen Friedrich-Wilhelms-Universität. Er wechselte an die Julius-Maximilians-Universität Würzburg und die Friedrich-Wilhelms-Universität zu Berlin. Am 28. August 1855 wurde er erst 22-jährig zum Doktor der Medizin promoviert. 1856 trat er als Einjährig-Freiwilliger Arzt in die Preußische Armee. Von 1858 bis 1864 war Recklinghausen als Assistent am Pathologischen Institut in Berlin tätig und stellte dort als einer der ersten Schüler Rudolf Virchows unter dessen Leitung spezielle pathologisch-anatomische Studien an. 1862 zeigte er, dass Bindegewebsräume durch Lymphgefäße drainiert werden und darin amöboide Zellen (Gewebsmakrophagen) vorkommen, die er korrekt den Leukozyten zuordnete. 1865 folgte er dem ersten Ruf als o. Professor für Pathologische Anatomie an die Albertus-Universität Königsberg. In

Königsberg lernte er seine spätere Frau Marie Jacobson (1846–1918) kennen. Ab dem Wintersemester 1865/1866 bis zum Sommersemester 1872 war von Recklinghausen Professor an der Universität Würzburg. Am 20. April 1872 wechselte Friedrich Daniel von Recklinghausen an die neu gegründete Kaiser-Wilhelm-Universität im Reichsland Elsaß-Lothringen, wo er 1906 emeritiert wurde.

2.2.2 Wie kann man sich nun das Vorhandensein solcher prälymphatischer Kanäle vorstellen?

Die extrazelluläre Matrix des (interstitiellen) Bindegewebes wird von kollagenen (und elastischen) Fasern strukturiert, diese bilden ein *„nach alle drei Dimensionen ausgedehntes Gerüst fester Substanzbalken"* (His 1863).

Der von diesen Substanzbalken freigelassene Raum bildet die Kammern, in welche die sogenannte amorphe Grundsubstanz, die wiederum größtenteils aus hydratisierten Proteoglykanen besteht, eingelagert ist. Diese Moleküle sind so groß, dass sie – im hydratisierten Zustand, also als Gel – die einzelnen Kammern nicht verlassen können, füllen sie aber aus sterischen, also räumlichen sowie aus ladungstechnischen Gründen – die Proteoglykane stoßen sich als Polyanionen extrem ab – nicht vollkommen aus (Wiig und Swartz 2012).

Im verbliebenen Raum liegt das Wasser in seiner Sol-Phase, also flüssig, vor und bildet diese Gewebekanälchen bzw. prälymphatischen Kanäle.

Wilhelm His (* 9. Juli 1831 in Basel; † 1. Mai 1904 in Leipzig) war ein schweizerisch-deutscher Anatom. His studierte Medizin in Basel, Berlin, Würzburg, Prag und Wien. 1854 wurde er promoviert, 1856 habilitierte er sich in Basel. 1857 wurde er mit 26 Jahren ordentlicher Professor für Anatomie und Physiologie in Basel. 1872 folgte er einem Ruf an die Universität Leipzig als Ordinarius für Anatomie, wo er bis 1875 maßgeblich an der Errichtung des Anatomischen Institutes, das als vorbildhaft in ganz Europa galt, beteiligt ist. Er war einer der bedeutendsten Neuroanatomen seiner Zeit und Mitbegründer der Embryologie. His entwickelte die Wachsplattentechnik, mit der man dreidimensionale Rekonstruktionen von Embryonen herstellen konnte. Er war ein Pionier auf dem Gebiet der Gewebeschneidetechnik und entwickelte das Mikrotom weiter.

Die jeweilige Zusammensetzung der extrazellulären Matrix ist eine Funktion der Lokalisation innerhalb des Organs oder Gewebes, dem Lebensalter und den physiologischen Anforderungen des spezifischen Organs oder Gewebes. Insgesamt dient die extrazelluläre Matrix der mechanischen Festigkeit, darüber hinaus aber auch als Bindungsstelle(n) für oberflächenständige Zellrezeptoren und als Reservoir für Signalfaktoren.

Diese Signalfaktoren regulieren so unterschiedliche Prozesse wie Angio- bzw. Vaskulogenese, Zellmigration, -proliferation und -orientierung, Entzündung, Immunantwort und Wundheilung (Brenner 2009).

KeyNote

Die jeweilige Zusammensetzung der extrazellulären Matrix ist eine Funktion der Lokalisation innerhalb des Organs oder Gewebes, dem Lebensalter und den physiologischen Anforderungen des spezifischen Organs oder Gewebes.

2

Beim Lymphödem nehmen die Kanäle in Größe und Anzahl sehr stark zu, wie sie bei anderen Ödemen auftreten; Tatsächlich erhöht sich die hydraulische Leitfähigkeit, also die Durchlässigkeit für Wasser, um bis zu 100.000 Mal (Casley-Smith 1980)!

2.3 Wer sind die Gelbildner?

2.3.1 Glykosaminoglykane

Glykosaminoglykane sind linear aufgebaute Moleküle aus sich immer wiederholenden Disaccharid-Einheiten. Die einzelnen Disaccharid-Einheiten bestehen aus jeweils einer Uronsäure (meist Glukuronsäure, gelegentlich auch Iduronsäure) und einem 1–3-glykosidisch gebundenen Aminozucker, etwa N-Acetylglucosamin. Die Disaccharid-Einheiten untereinander sind 1–4-glykosidisch verbunden.(Jackson et al. 1991; Lindahl und Hook 1978).

Glykosaminoglykane sind Bestandteile vieler biologischer Makromoleküle, etwa in großer Zahl kovalent an ein Protein gebunden in Form der Proteoglykane. Sie bilden den amorphen Anteil vieler Binde- und Stützgewebe und besitzen die Fähigkeit, Wasser in großer Menge zu binden und dadurch ein Gel zu bilden.

Das wohl bekannteste „Glykosaminoglykan" ist Hyaluronan, wobei der Singular hier eigentlich fehl am Platze ist, da das Hyaluronan in extrem unterschiedlicher Größe vorkommt. Die Disaccharid-Einheiten des Hyaluronan bestehen aus Glucuronyl-β-(1–3)-N-Acetylglucosamin, wobei wenige hundert bis zu 100.000 Einheiten aufeinander folgen können. Hyaluronan ist als einziges Glykosaminoglykan nicht an ein Proteinzentralfilament gebunden.

KeyNote

Ein Hyaluronanmolekül kann durch Hydratisierung eine bis zu 10.000 mal größere Raumbeanspruchung besitzen als das Volumen des Moleküls selbst, sodass sich schon bei niedrigen Konzentrationen ein viskoses Gel bildet.

Das Hyaluronan wird laufend neu von den Fibroblasten aus D-Glucose synthetisiert. (Dicker et al. 2014; Fraser et al. 1997; Laurent und Fraser 1992; Lee und Spicer 2000; Rugheimer 2008; Vigetti et al. 2014).

Die Wasserbindung dient auch dazu, dass dieses nicht unbeschränkt der Schwerkraft folgt. Wäre das Wasser nicht an derartige Gel-Bildner gebunden, würde es der Schwerkraft folgend sehr rasch an die jeweils tiefsten Stellen des Körpers absinken, wie dies etwa bei den Ödemen aufgrund von Herzinsuffizienz der Fall ist (geschwollene Füße beim Stehen bzw. Sitzen).

Die Glykosaminoglykane der Proteoglykane sind Heparansulfat, Chondroitinsulfat, Dermatansulfat und Keratansulfat.

Die Disaccharid-Einheiten der Heparansulfate bestehen aus D-Glucosamin kombiniert mit D-Glucuronsäure oder L-Iduronsäure. Wie alle Glykosaminoglykane besitzen die Heparansulfate viele negative Ladungen (sind also Polyanionen) und liegen deshalb in Lösung hydratisiert vor. Zudem gehen sie häufig nicht-kovalente, das heißt relativ schwache Verbindungen mit dem Hyaluronan ein. (Iozzo 1998).

Chondroitinsulfat wird im Wesentlichen von den Chondroblasten gebildet und seine Untereinheiten bestehen aus D-Glucuronsäure und N-Acetylgalactosamin. Eine Chondroitin-Kette kann aus über 100 Disaccharideinheiten bestehen, welche unterschiedlich stark an den Positionen C6 und/oder C4 des N-Acetylgalactosamins sulfatiert sein können.

Epimerisiert die Glucuronsäure am C5 zur Iduronsäure, spricht man von Dermatansulfaten.

KeyNote

Proteoglykane mit hohem Chondroitinsulfat-Anteil stellen zusammen mit Kollagen wesentliche Bestandteile der extrazellulären Matrix dar. Sie bewirken die strukturelle Integrität des Gewebes.

Typische Vertreter sind Aggrecan, Versican, Brevican und Neurocan. Als Bestandteil von Aggrecan bildet Chondroitinsulfat einen Großteil der Knorpelmasse. Die eng gepackten, stark geladenen Sulfatgruppen führen zu elektrostatischer Abstoßung der einzelnen Ketten, welche einen Großteil des Widerstands der Knorpel gegen Kompression bedingt. (Fine und Couchman 1988).

Die Disaccharideinheiten von Keratansulfat bestehen aus D-Galaktose und N-Acetylglucosamin. Beide Zucker können eine Sulfatierung am C6-Atom aufweisen. Keratansulfat ist im Wesentlichen in Knorpel, Haut, Hornhaut und Bandscheiben vorhanden (Lundqvist und Schmidtchen 2001).

2.3.2 Proteoglykane

Proteoglykane bilden große Komplexe, sowohl zu anderen Proteoglykanen als auch zu Hyaluronan, sowie zu den Faserproteinen wie Kollagen. Sie sind außerdem an der Bindung von Kationen beteiligt und regulieren die Bewegung von Molekülen durch die Matrix. Der Kohlenhydratanteil der Proteoglykane liegt bei etwa 95 % der molaren Masse. Charakteristisch für die sehr heterogene Familie der Proteoglykane sind die am Proteinzentralfilament (core-Protein) über eine charakteristische Kohlenhydratbindungssequenz kovalent gebundenen polyanionischen Glykosaminoglykan-Ketten.

Die bis zu 300 nm langen Keratansulfat- und Chondroitinsulfat-Ketten sind glycosidisch mit dem Kernprotein verbunden via Oligosaccharide, welche kovalent mit Seitenketten-Sauerstoffatomen von Serin- oder Threoninresten verbunden sind.

Im Weiteren bilden sich noch größere Moleküle. An ein zentrales Hyaluronan von mehr als 1 µm Länge sind bis zu 100 Proteinzentralfilamente gebunden, die wiederum je ca. 50 Keratansulfat-Ketten (mit bis zu 250 Dissaccharid-Einheiten) und ca. 100 Chondroitinsulfat-Ketten (mit bis zu 1000 Disaccharid-Einheiten) binden. Die nicht kovalente Wechselwirkung zwischen dem Proteinzentralfilament und dem Hyaluronan wird von einem kleinen Protein (Bindeprotein, link-Protein) vermittelt. Ebenfalls möglich ist die Bildung noch größerer Makromoleküle, riesigen Komplexen mit relativen Molekülmassen von nahezu 10^8. So kann Hyaluronan als ‚Kiel' mehrere Proteoglykane nicht-kovalent in einer fedrigen Struktur binden.

Aufgrund der Größe des Proteinzentralfilaments werden die Proteoglykane der extrazellulären Matrix in zwei Hauptgruppen, die großen und kleinen Proteoglykane, untergliedert. Wegen gemeinsamer struktureller Domänen werden die großen Proteoglykane unterteilt in Hyalektane (z. B. Aggrecan, Neurocan, Brevican, Versican und weitere), die einerseits Hyaluronan binden und andererseits das C-Typ-Lektin-Motiv enthalten, und in nicht hyaluronanbindende Proteoglykane (z. B. Perlecan, Agrin und andere). Zu den kleinen Proteoglykanen der extrazellulären Matrix zählen die leucinreichen Proteoglykane (z. B. Decorin [welches zur Bindung von Kollagen fähig ist], Biglycan, Fibromodulin, Lumican und weitere) (Iozzo 1998).

Durch ihren hohen Disaccharid-Gehalt können die Proteoglykane viel Wasser binden, in Abhängigkeit von den zugrunde liegenden Glykosaminoglykanen zwischen 800 und 1600 g H_2O/g. Dadurch entsteht ein Gel, das das interstitielle Wasser festhält und so die gewebeabhängige intrinsische Permeabilität drastisch erhöht.

Die Proteoglykan-Zusammensetzung eines Gewebes ändert sich je nach Anforderung und Alter ständig. Gerade in der Haut wurde diese deutliche Altersabhängigkeit nachgewiesen (Carrino et al. 2000). Es ist aber auch zu berücksichtigen, dass der interstitielle Fluss seinerseits die Zellen im Interstitium wesentlich beeinflussen kann (Rutkowski und Swartz 2007). Es entstehen Scher- und direkte Druckspannungen auf die Zelloberfläche selbst und Scher- und Druckspannungen auf die unmittelbare perizelluläre Matrix, die ihrerseits mechanisch an das Zytoskelett gebunden ist. Ebenso kommt es zu einer Umverteilung von perizellulären Molekülen, die auto- oder perikrine Signale darstellen (Brenner 2009).

2.4 Wie kommt die Flüssigkeit aus den Blut-Kapillaren in das Interstitium?

In seiner bahnbrechenden Arbeit leitete Ernest Henry Starling (1896) ab, „dass eine Resorption der Flüssigkeit durch die Blutgefäße durch Rückwärtsfiltration (zumindest) in den Bindegeweben der Extremitäten, in den Muskeln und in allen Drüsenstrukturen (…) unmöglich ist". Im Gleichgewichtszustand findet sich eine Filtration, die entlang der mikrovaskulären Achse abnimmt, aber nicht negativ wird. Kapillaren können Flüssigkeit zwar vorübergehend aus dem Interstitium absorbieren, wenn etwa akut der Blutdruck erniedrigt wird, jedoch nicht im Gleichgewichtszustand – im Einklang mit den Summen der Kräfte des *Starling*schen Gleichgewichts.(Brenner 2018).

Ernest Henry Starling (* 17. April 1866 in London; † 2. Mai 1927 in Kingston-Harbour, Jamaika) war ein englischer Physiologe. Starling studierte am Guy's Hospital in London ab 1882. Er lehrte am Londoner University College und wurde dort 1899 Professor.

Starling veröffentlichte zwischen 1893 und 1897 neun Arbeiten über Lymphe und Kapillarfunktion. 1896 stellte Starling grundlegende Überlegungen zur Resorption von Flüssigkeiten aus dem Bindegewebe an, aus denen die nach ihm benannte Starling-Gleichung entwickelt wurde. Zusammen mit Otto Frank beschrieb er darüber hinaus den Zusammenhang zwischen Füllung und Auswurfleistung des Herzens, der heute als Frank-Starling-Mechanismus bezeichnet wird. Starling wurde zweimal für den Nobel-Preis vorgeschlagen (1913, 1926), wurde aber beide Male übergangen. 1927 befand er sich auf einer Vergnügungsreise auf den Westindischen Inseln, aber als sein Schiff (ein Bananenboot namens Ariguani) im Hafen von Kingston anlegte, wurde er tot aufgefunden.

1913 wurde Starling die Royal Medal der Royal Society verliehen. 1925 wurde er Mitglied der Leopoldina.

Formel 1: *Starling*sche Gleichung

$$\frac{J_v}{A} = L_p \cdot ((P_c - P_i) - \sigma \cdot (\pi_c - \pi_i))$$

$\frac{J_v}{A}$: trans-endotheliale Filtrationsrate (Volumen/Fläche); L_p: hydraulische Leitfähigkeit (Permeabilität); P_c: kapillärer hydrostatischer Druck; P_i: interstitieller hydrostatischer Druck; σ: *Stavermans* Reflexionskoeffizient für Plasmaproteine; π_c: kapillärer kolloidosmotischer Druck; π_i: interstitieller kolloidosmotischer Druck.

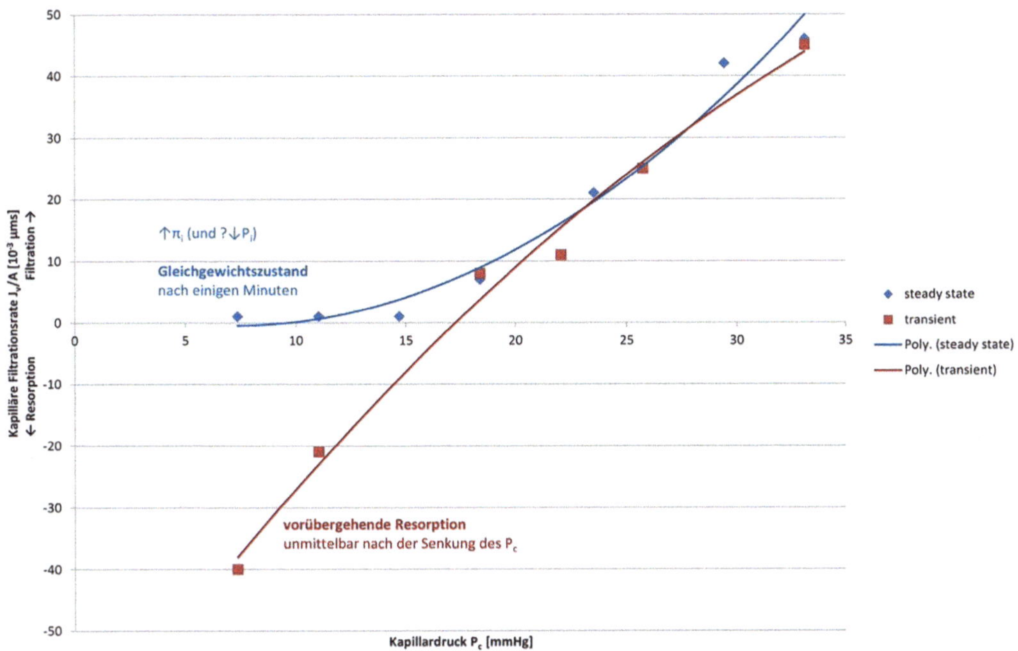

Abb. 2.3 Vergleich der kapillären Filtrationsrate. Unmittelbar nach dem Anheben oder Absenken von P_c (Übergangszustand; rot) und nachdem P_c für einige Minuten konstant gehalten wurde (Gleichgewichtszustand; blau). Nach Michel und Phillips (1987) und Levick und Michel (2010)

2.4.1 Was passiert nun, wenn einer dieser Parameter verändert wird, also momentan das Gleichgewicht gestört wird?

Senkt man etwa akut den kapillären hydrostatischen Druck P_c (oder erhöht den interstitiellen hydrostatischen Druck P_i), wird ΔP kleiner und es kommt tatsächlich zu einer vorübergehenden Resorption in die Kapillare. Dadurch steigt aber P_c recht schnell an (das Volumen in der Kapillare ist – insbesondere im Vergleich zum extrazellulären Raum – recht klein), während der interstitielle hydrostatische Druck leicht sinkt; damit wird ΔP wieder größer. Zudem steigt durch die Flüssigkeitsverschiebung in die Kapillare der interstitielle kolloidosmotische Druck π_i und $\Delta\pi$ wird kleiner. Nach einigen Minuten stellt sich wieder ein Gleichgewichtszustand ein, bei dem es wieder zu einer leichten Filtration aus der Kapillare kommt (Abb. 2.3; nach Michel und Phillips (1987); Levick und Michel (2010)).

Die Annahme einer in Längsrichtung abnehmenden, aber kontinuierlichen Filtration verschiebt die Aufgabe die Menge an Gewebeflüssigkeit konstant zu halten alleinig zum Lymphsystem, d. h. den initialen und ableitenden Lymphgefäßen. (Brenner 2018).

KeyNote

Die Annahme einer in Längsrichtung abnehmenden, aber kontinuierlichen Filtration verschiebt die Aufgabe die Menge an Gewebeflüssigkeit konstant zu halten alleinig zum Lymphsystem, d. h. den initialen und ableitenden Lymphgefäßen.

2.5 Wie wird die interstitielle Flüssigkeit durch die extrazelluläre Matrix transportiert?

Die Menge und Geschwindigkeit von Flüssigkeit, die durch das Interstitium zwischen Kapillare und initialem Lymphgefäß transportiert wird, also der interstitielle Fluss (Q), ist von zahlreichen Faktoren abhängig (Badylak 2002). Darunter fallen wiederum die Druckgradienten ($P_{Blut}-P_{Lymphe}$), die gewebeabhängige intrinsische Permeabilität (K), die Dichte (ρ_F) und dynamische Viskosität (η_F) der durchströmenden Flüssigkeit sowie die zu durchströmende Fläche (A) und Strecke (L). Diese werden im Darcy-Gesetz formelmäßig zusammengefasst:

Formel 2: Darcy-Gesetz

$$Q = -\left(K \cdot \frac{\rho \cdot F \cdot g}{\eta F}\right) \cdot \frac{(P_{Blut}-P_{Lymphe})}{L} \cdot A$$

Da der interstitielle Fluss sich in einem dreidimensionalen Raum abspielt, durch die extrazelluläre Matrix mit Ihren Strukturproteinen und Glykosaminoglykanen und um die Zellen mit ihrer Glykokalix, entstehen komplexe, nicht-lineare Strömungsmuster.

2.6 Wie kommt die interstitielle Flüssigkeit in die initialen Lymphgefäße?

Insgesamt gilt auch für die Seite der initialen Lymphgefäße das *Starling*sche Gleichgewicht. Die jeweiligen Parameter unterscheiden sich jedoch wesentlich von der Kapillar-Seite, sodass hier die Resultierende eine Netto-Ultra-Aufnahme der interstitiellen Flüssigkeit in das Lymphgefäßsystem darstellt. Der Reflexionskoeffizient für Proteine hier gleich null [$\sigma = 0$]; d. h. der Proteingehalt der Lymphe in den initialen Lymphgefäßen ist gleich dem der interstitiellen Flüssigkeit.

Einen wichtigen aktiven Einfluss auf den interstitiellen Flüssigkeitsstrom und damit auf den H_2O-Transport üben die Lymphgefäße selbst aus, speziell die initialen Lymphgefäße, die an ihrem Endothel den Hyaluronan-Rezeptor LYVE-1 ausprägen (Jackson 2003).

Über LYVE-1 wird Hyaluronan in die Lymphendothelzellen und damit in die initialen Lymphgefäße aufgenommen.

Der weitere Abbau von Hyaluronan erfolgt in den Lymphknoten und der Leber. Über diesen Mechanismus können Lymphgefäße selbst auf die Zusammensetzung der extrazellulären Matrix Einfluss nehmen.

2.7 Was ist nun die „Lymphe"?

Lymphe ist einmal grundsätzlich ein Filtrat aus dem Blutplasma, das durch die Zellen im Interstitium modifiziert und dann in die initialen Lymphgefäße aufgenommen wurde. Dabei sind zwei Faktoren wichtig:

1. Was wird überhaupt aus den Kapillaren filtriert?
2. Wie wird die interstitielle Flüssigkeit im Interstitium modifiziert?

Ein wichtiger Parameter für die erste Frage ist *Stavermans* Reflexionskoeffizient für Plasmaproteine [σ]. Wenn die Kapillarwand für Plasmaproteine undurchlässig ist, beträgt der Wert dieser dimensionslosen Konstante 1 [$\sigma = 1$], etwa in Kapillaren des Gehirns, d. h. alle Proteine werden an der Kapillarwand reflektiert. Können die Plasmaproteine hingegen die Kapillarwand frei passieren, dann ist $\sigma = 0$, wie das etwa für die Sinusoide der Leber der Fall ist. In anderen Geweben liegt der Wert für σ zwischen 0,75 und 0,95, was bedeutet, dass nur 5 % bis 25 % der Plasmaproteine die Kapillarwand passieren können. Dies bedeutet insgesamt, dass je höher der Reflexionskoeffizient ist, umso größer ist auch der Einfluss der kolloidosmotischen Druckdifferenz auf das filtrierte Volumen.

Der wesentliche Faktor für die zweite Frage sind die Zellen im Interstitium selbst. Einerseits wird durch die oxidative Energiegewinnung das sogenannte „Verbrennungswasser“ freigesetzt, das die interstitielle Flüssigkeit verdünnt, andererseits produzieren die Zellen im Interstitium auch Proteine, die den kolloidosmotischen Druck erhöhen, etwa Immunglobuline. Genaue Daten dazu liegen jedoch nicht vor. Einen wesentlichen Beitrag liefern natürlich auch die bereits oben beschriebenen Proteoglykane und Glykosaminoglykane. Lymphgefäße ausgehend vom Darmrohr enthalten zudem postprandial Chylomikronen, welche die Lymphe milchig-weiß färben und die dann auch „Chylus“ genannt wird. Lymphe aus der Leber enthält auch in größeren Mengen Albumin.

Welche Daten sind nun bekannt?

- Ein ca. 70 kg schwerer Mann besitzt ungefähr 3,5 L Blutplasma mit einem Proteingehalt von 70 g/L im Mittel (Holliday 1999; Woodcock 2017; Henderson et al. 2018)
- Das gesamte extrazelluläre Volumen (die interstitielle Flüssigkeit) umfasst etwa 9,5 L (Henderson et al. 2018) mit einem Proteingehalt von 20–30 g/L (Holliday 1999).
- Aufgrund der „open junctions“ der Lymphendothelzellen der initialen Lymphgefäße ist der Reflexionskoeffizient hier gleich null [$\sigma = 0$]; d. h. der Proteingehalt der Lymphe in den initialen Lymphgefäßen ist gleich dem der interstitiellen Flüssigkeit [20–30 g/L].
- Lymphknoten modifizieren die Lymphproteinkonzentration und den kolloidosmotischen Druck der durchströmenden Lymphe, bei geringer Proteinkonzentration wird Flüssigkeit aus der Lymphe resorbiert und die Lymphe dadurch konzentriert (Schmid-Schönbein 1990).
- Über den Ductus thoracicus gelangen 2–4 L (postnodaler) Lymphe zurück in den Körperkreislauf; der Proteingehalt liegt bei 60 g/L.
- Dreißig bis 50 % der Lymphe, die über den Ductus thoracicus in das Venensystem zurückgeführt wird, stammt aus der Leber, 30–40 % aus dem Gastrointestinaltrakt, 6–11 % aus den Nieren, 3–15 % aus den Lungen und der Rest von knapp 10 % aus den Extremitäten sowie Kopf und Hals.
- An Proteinen enthält die Lymphe Albumin, Fibrinogen, Immunoglobulin G, Serotransferrin-Vorläufer, Lactoferrin, und Apolipoprotein A-1, darüber hinaus lymphspezifisch auch Glial Fibrillary Astrocyte Acidic Protein und Neurophil Cytosol Faktor-1 (NCF-1) (Leak et al. 2004); Santambrogio (2018) beschreibt zudem das Vorkommen von α1-, α2-, and β- Globulinen. Das lymphspezifische Proteom enthält auch Proteine, die an der Apoptose und am Zellkatabolismus beteiligt sind (Kern, Zytosol und Plasmamembran), sowie mehrere Proteine, die aus dem Umbau von extrazellulärem Matrixgewebe stammen (Kollagene, Knorpel und andere ECM-Proteine).

Der zum Plasma relative Proteingehalt liegt im Ductus thoracicus bei 66–69 %, in der Leber bei 66–89 %, im Gastrointestinaltrakt bei 50–62 %, in den Nieren bei 47 %, in den Lungen bei 66–69 %, und in den Extremitäten bei 23–58 %.

Darüber hinaus enthält die Lymphe auch lymphgängige Zellen, die sogenannte Zelllast. Es handelt sich dabei v. a. um Zellen des spezifischen und des unspezifischen Immunsystems, vor allem antigenpräsentierende Zellen (Monozyten, Makrophagen, B-Zellen und dendritische Zellen), vereinzelt aber auch Erythrozyten.

Insbesondere aus den Verdauungsorganen transportiert die Lymphe auch große Mengen an Fett in Form von Chylomikronen.

KeyNote

Insgesamt lassen sich große Unterschiede zwischen Plasma und Lymphe feststellen:

(i) Proteine, die aus der Verarbeitung der extrazellulären Matrix (ECM) und dem Gewebewachstum und -umbau stammen, die in der Lymphe im Vergleich zum Plasma häufiger exprimiert werden, sowie

(ii) Proteine, die aus laufenden zellulären metabolischen/katabolischen Aktivitäten stammen, und

(iii) intrazelluläre Proteine, die aus apoptotischen Zellen freigesetzt werden. (Santambrogio 2018)

2.8 Interstitium beim Lymphödem

Das Lymphödem stellt sich ab dem Stadium II als Ödem mit fester Gewebekonsistenz dar (ISL 2003).

Es ist anzunehmen, dass es durch die Lymphstase, also die chronische Vermehrung der interstitiellen Flüssigkeit, reflektorisch zu einer Vermehrung der interstitiellen Proteoglykane kommt, um diese Flüssigkeitsmenge zu organisieren. Diese Hypothese erscheint aber nicht die reale Situation beim Lymphödem darzustellen, da ja ansonsten auch bei etwa kardialen Ödemen mit entsprechender interstitieller Flüssigkeitsvermehrung eine Vermehrung der interstitiellen Proteoglykane stattfinden müsste.

Umgekehrt kann auch eine initiale Vermehrung der interstitiellen Proteoglykane bzw. deren Veränderung zu einer Senkung des interstitiellen Flusses und letztendlich zur soliden Volumenvermehrung führen. Diese Vermehrung der interstitiellen Proteoglykane kann durch einen gestörten LYVE-1-abhängigen Hyaluronan-Stoffwechsel der initialen Lymphgefäße bei Lymphödemen erklärt werden. (Brenner 2009) Es werden mehr und vor allem längere Hyaluronan-Moleküle von den Fibroblasten gebildet, bzw. werden weniger Hyaluronan-Moleküle von den Lymphendothelzellen abgebaut bzw. verkürzt, die wiederum mehr Proteinzentralfilamente binden, die wiederum mehr Glykosaminoglykane in das Makromolekül integrieren; damit binden diese Riesenmoleküle mehr Wasser und das Volumen nimmt zu.

Das Lymphödem im Stadium III zeigt definitionsgemäß eine deformierende harte Schwellung mit typischen Hautveränderungen (ISL 2003). Dementsprechend stellen die Stadien keine kontinuierliche Entwicklung dar, sondern es kann aus einem Lymphödem Stadium I durch das Auftreten von typischen Hautveränderungen direkt ein Stadium III entstehen.

2.9 Was ist „lymphologisch" wichtig zu wissen?

Das Gewebe des Interstitiums setzt sich aus fixen und freien Zellen, Strukturproteinen, Gelbildnern und Flüssigkeit zusammen. Diese Flüssigkeit besteht aus Wasser mit zahlreichen darin gelösten Substanzen.

Die interzelluläre Flüssigkeit wird aus den Blutkapillaren filtriert. Im Interstitium liegt die Flüssigkeit aber nur zum geringsten Teil in freier Form (Sol) vor; der größte Teil ist reversibel an Proteoglykane und Glykosaminoglykane gebunden (Gel).

Die freie Flüssigkeit [Sol] kann in die initialen Lymphgefäße aufgenommen werden.

Die an die Proteoglykane und Glykosaminoglykane gebundene Flüssigkeit kann mechanisch, etwa durch manuelle Lymphdrainage und Kompression, wieder von diesen gelöst werden und steht damit zur Aufnahme in die initialen Lymphgefäße – wieder – zur Verfügung.

Die Proteoglykane und Glykosaminoglykane werden von den Fibrozyten bzw. Fibroblasten des Interstitiums gebildet und durch Makrophagen sowie Lymphendothelzellen abgebaut.

Vermehrter Zustrom aus den Blutkapillaren führt zu einer Vermehrung der freien Flüssigkeit (Sol) und damit zu einem „klassischen" Ödem.

Verminderter Abtransport über die initialen Lymphgefäße führt zu einer Vergrößerung der Proteoglykane und Glykosaminoglykane. Damit können diese mehr Flüssigkeit als Gel binden und es entsteht ein Lymphödem.

Literatur

Badylak SE (2002) The extracellular matrix as a scaffold for tissue reconstruction. Semin Cell Dev Biol 13(5):377–383. ▶ https://doi.org/10.1016/S1084-9521(02)00094-0

Benias PC, Wells RG, Sackey-Aboagye B, Klavan H, Reidy J, Buonocore D, Miranda M, Kornacki S, Wayne M, Carr-Locke DL, Theise ND (2018) Structure and distribution of an unrecognized interstitium in human tissues. Sci Rep 8(1):4947. ▶ https://doi.org/10.1038/s41598-018-23062-6

Brenner E (2009) Plasma – interstitielle Flüssigkeit – Lymphe. Der Weg von H_2O aus den Blutgefäßen in die Lymphgefäße. LymphForsch 13(1):25–27

Brenner E (2018) Das Lymphsystem und das Starlingsche Gleichgewicht (The lymphatic system and Starling's equilibrium). LymphForsch 22(1):9–13

Budge A (1877) Die Saftbahnen im hyalinen Knorpel. Arch Mikrosk Anat 14(1):65–73

Budge A (1879) Weitere Mittheilung über die Saftbahnen im hyalinen Knorpel. Arch Mikrosk Anat 16(1):1–15

Carrino DA, Sorrell JM, Caplan AI (2000) Age-related changes in the proteoglycans of human skin. Arch Biochem Biophys 373(1):91–101. ▶ https://doi.org/10.1006/abbi.1999.1545

Casley-Smith JR (1980) The fine structure and functioning of tissue channels and lymphatics. Lymphology 13(4):177–183

Dicker KT, Gurski LA, Pradhan-Bhatt S, Witt RL, Farach-Carson MC, Jia X (2014) Hyaluronan: a simple polysaccharide with diverse biological functions. Acta Biomater 10(4):1558–1570. ▶ https://doi.org/10.1016/j.actbio.2013.12.019

Fine JD, Couchman (1988) Chondroitin 6 sulphate containing proteoglycan: a new component of human skin dermoepidermal junction. J Invest Dermatol 90:283–288

Fraser JR, Laurent TC, Laurent UB (1997) Hyaluronan: its nature, distribution, functions and turnover. J Intern Med 242(1):27–33

Hammersen F, Fischer H, Bräuer H (1985) Blutfluß, Venen und Ödeme. Zur Pathophysiologie des Niederdrucksystems. Müller & Steinicke, München

Hauck G, Brocker W, Weigelt H (1979) The prelymphatic fluid pathway. Vitalmicroscopical studies combined with application of the cathodoluminescence method. Bibl Anat 18:13–15

Henderson MA, Gillon S, Al-Haddad M (2018) Organization and composition of body fluids. Anaesthesia & Intensive Care Medicine 19(10):568–574. ▶ https://doi.org/10.1016/j.mpaic.2018.08.005

His W (1863) Über das Epithel der Lymphgefäßwurzeln und über die v. Recklinghausen'schen Saftcanälchen. Z wiss Zool 13:455–473

Holliday MA (1999) Extracellular fluid and its proteins: dehydration, shock, and recovery. Pediatr Nephrol 13(9):989–995. ▶ https://doi.org/10.1007/s004670050741

Iozzo RV (1998) Matrix proteoglycans: from molecular design to cellular function. Annu Rev Biochem 67:609–652. ▶ https://doi.org/10.1146/annurev.biochem.67.1.609

ISL (2003) The Diagnosis and Treatment of peripheral Lymphedema. Lymphology 36(2):84–91

Jackson DG (2003) The lymphatics revisited: new perspectives from the hyaluronan receptor LYVE-1. Trends Cardiovasc Med 13(1):1–7. ▶ https://doi.org/10.1016/S1050-1738(02)00189-5

Jackson RL, Busch SJ, Cardin AD (1991) Glycosaminoglycans: molecular properties, protein interactions, and role in physiological processes. Physiol Rev 71(2):481–539

2

Key A, Retzius G (1876) Till kännedomen om saftbanorna i människans hud (Zur Kenntnis der Saftbahnen in der Haut des Menschen). Nordiskt Medicinskt Arkiv 8(5):5–7. ▶ https://doi.org/10.1111/j.0954-6820.1876.tb00691.x

Laurent TC, Fraser JR (1992) Hyaluronan. FASEB journal : official publication of the Federation of American Societies for Experimental Biology 6(7):2397–2404

Leak LV, Liotta LA, Krutzsch H, Jones M, Fusaro VA, Ross SJ, Zhao Y, Petricoin EF 3rd (2004) Proteomic analysis of lymph. Proteomics 4(3):753–765. ▶ https://doi.org/10.1002/pmic.200300573

Lee JY, Spicer AP (2000) Hyaluronan: a multifunctional, megaDalton, stealth molecule. Curr Opin Cell Biol 12(5):581–586

Levick JR, Michel CC (2010) Microvascular fluid exchange and the revised starling principle. Cardiovasc Res 87(2):198–210. ▶ https://doi.org/10.1093/cvr/cvq062

Lindahl V, Hook M (1978) Glycosaminoglycans and their binding to biological macromolecules. Annu Rev Biochem 47:385–417

Lundqvist K, Schmidtchen A (2001) Immunohistochemical studies on proteoglycan expression in normal skin and chronic ulcers. Br J Dermatol 144(2):254–259. ▶ https://doi.org/10.1046/j.1365-2133.2001.04009.x

Michel CC, Phillips ME (1987) Steady-state fluid filtration at different capillary pressures in perfused frog mesenteric capillaries. J Physiol 388(1):421–435. ▶ https://doi.org/10.1113/jphysiol.1987.sp016622

Rugheimer L (2008) Hyaluronan: a matrix component. In: Evan AP, Lingeman JE, McAteer JA, Williams JC (Hrsg) Renal Stone Disease 2, vol 1049. AIP Conference Proceedings, S 126–132

Rutkowski JM, Swartz MA (2007) A driving force for change: interstitial flow as a morphoregulator. Trends Cell Biol 17(1):44–50. ▶ https://doi.org/10.1016/j.tcb.2006.11.007

Ryan TJ (1995) Lymphatics and adipose tissue. Clin Dermatol 13(5):493–498

Santambrogio L (2018) Lymph formation and composition. In: Lee B-B, Rockson SG, Bergan J (Hrsg) Lymphedema: a concise compendium of theory and practice. Springer International Publishing, Cham, S 139–152. ▶ https://doi.org/10.1007/978-3-319-52423-8_11

Schmid-Schönbein GW (1990) Microlymphatics and lymph flow. Physiol Rev 70(4):987–1028. ▶ https://doi.org/10.1152/physrev.1990.70.4.987

Starling EH (1896) On the absorption of fluids from the connective tissue spaces. J Physiol 19(4):312–326. ▶ https://doi.org/10.1113/jphysiol.1896.sp000596

Vigetti D, Karousou E, Viola M, Deleonibus S, De Luca G, Passi A (2014) Hyaluronan: biosynthesis and signaling. Biochim Biophys Acta 1840(8):2452–2459. ▶ https://doi.org/10.1016/j.bbagen.2014.02.001

von Recklinghausen F (1862) Die Lymphgefäße und ihre Beziehung zum Bindegewebe. August Hirschwald, Berlin

Wiig H, Gyenge C, Iversen PO, Gullberg D, Tenstad O (2008) The role of the extracellular matrix in tissue distribution of macromolecules in normal and pathological tissues: potential therapeutic consequences. Microcirculation 15(4):283–296. ▶ https://doi.org/10.1080/10739680701671105

Wiig H, Swartz MA (2012) Interstitial fluid and lymph formation and transport: physiological regulation and roles in inflammation and cancer. Physiol Rev 92(3):1005–1060. ▶ https://doi.org/10.1152/physrev.00037.2011

Woodcock TE (2017) Plasma volume, tissue oedema, and the steady-state Starling principle. BJA Education 17(2):74–78. ▶ https://doi.org/10.1093/bjaed/mkw035

Ödematologie

Christoph Ploenes

Inhaltsverzeichnis

M. E. Cornely et al. (Hrsg.), *Angewandte Lymphologie*,
https://doi.org/10.1007/978-3-662-61452-5_3

3

Editor's Tip

Ödembildung ist immer ursächlich zu klären, selten findet sich kein Anhalt für die Einlagerung von Flüssigkeit. Die häufig interdisziplinäre Klärung muss auch immer ungewöhnliche Fragestellungen prüfen.

3.1 Was ist ein Ödem?

Voraussetzung für die Möglichkeit von Leben ist die Aufrechterhaltung der Zellintegrität in einer sich kontinuierlich ändernden Umgebung. Dementsprechend hängt die Lebensfähigkeit der Zelle sowohl von der Konstanz als auch von der kontrollierten Veränderung der Zellbestandteile ab. Das Medium dieser Vorgänge ist Wasser. Die Verschiebung von Wasser zwischen dem Intrazellulärraum und dem Extrazellulärraum ist physiologischer Ausdruck dieses Gleichgewichts (► Kap. 1 und 2). Bei einzelligen Lebewesen entspricht der Extrazellulärraum der Umwelt. Bei höherentwickelten Organismen ist der Extrazellulärraum Teil ihrer Struktur.

Eine Zunahme des extrazellulären Volumens führt daher in diverser Weise zu einer Strukturveränderung. Diese Strukturveränderung ist nichts anderes als das morphologische Substrat des „Ödems", nämlich die „klinisch erkennbare Zunahme des interstitiellen (extrazellulären) Flüssigkeitsvolumens, die einige Liter betragen kann, bevor sie sichtbar wird" (Braunwald und Loscalzo 2008). Aszites (Peritoneum) und Pleuraerguss (Pleuralraum) sind sichtbare Flüssigkeitsverschiebungen in präformierte Körperhöhlen und werden daher als spezielle Formen des Ödems angesehen.

Eine Veränderung des Flüssigkeitsvolumens wird früher oder später äußerlich erkennbar, vor allem, wenn die Flüssigkeitsverschiebung in das Unterhautgewebe hinein erfolgt. Zeitpunkt und Penetranz der klinischen Manifestation hängen dabei wesentlich von dem Einfluss der Schwerkraft und von der anatomischen Beschaffenheit des Haut- und Unterhautgewebes ab. Je höher der Einfluss der Schwerkraft, z. B. an den Unterschenkeln und je lockerer das Unterhautgewebe z. B. im Gesicht, insbesondere Lider und Lippe ist, umso eher wird ein Ödem visuell und palpatorisch erkennbar: Klinisch wichtigster Hinweis ist eine nach Druck auf die betroffene Hautpartie persistierende Hauteinsenkung (◘ Abb. 3.1).

Die klinische Unterscheidung zwischen einem lokalen und einem generalisierten Ödem ist ätiologisch wegweisend:

Allgemein deutet eine generalisierte symmetrische Ödemausprägung an z. B. beiden Extremitäten im direkten wie im übertragenden Sinn auf ein „zentrales" Problem hin, sei es auf eine zentralvenöse Abflußstörung oder eine systemisch wirksame Ödemursache.

Im klinischen Alltag wird der Begriff des Ödems nicht immer in dieser strikten Bedeutung gebraucht, sondern auch für Zustände, die Körperstrukturen in analoger Weise verändern.

Das bekannteste Beispiel für eine derartige Begriffsentlehnung ist das „Lipödem" der Extremitäten. Ursache ist primär eine zelluläre Fettverteilungsstörung, die das klinische Bild eines Beinödems imitiert (◘ Abb. 3.2), wenngleich bei dieser Phänokopie ein orthostatisches und interstitielles Ödem hinzutreten kann (► Kap. 21–24).

3.2 Welche Faktoren sind beteiligt?

Wesentliche regulative Faktoren der intra- und extrazellulären Flüssigkeitshomöostase sind der hydrostatische Druck und der kolloidosmotische Druck als physikalische Kräfte, die einander entgegenwirken. Das

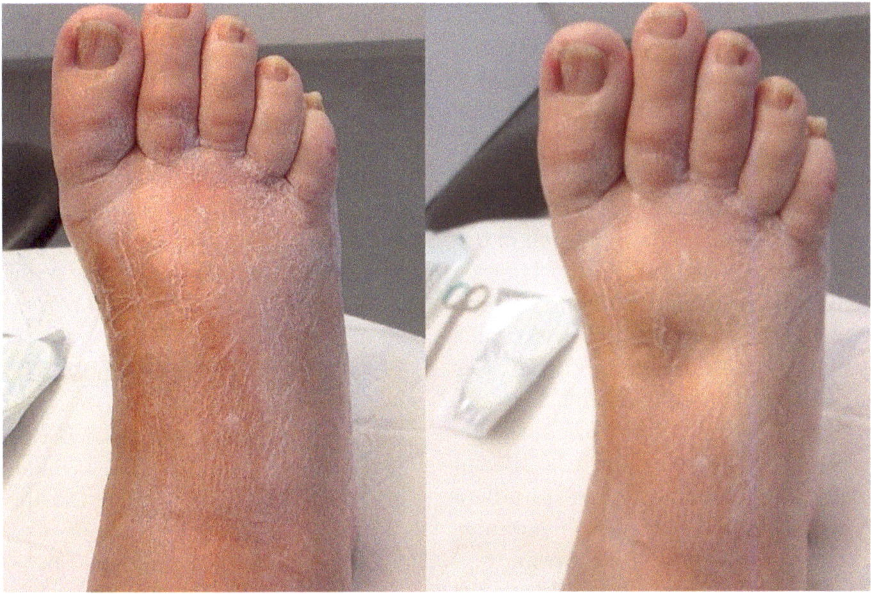

Abb. 3.1 **Ödem am Fußrücken.** Klinischer Nachweis eines interstitiellen Fußrückenödems links: Nach Fingerdruck auf die betroffene Hautpartie über einige Sekunden verbleibt eine Hauteindellung an dieser Stelle

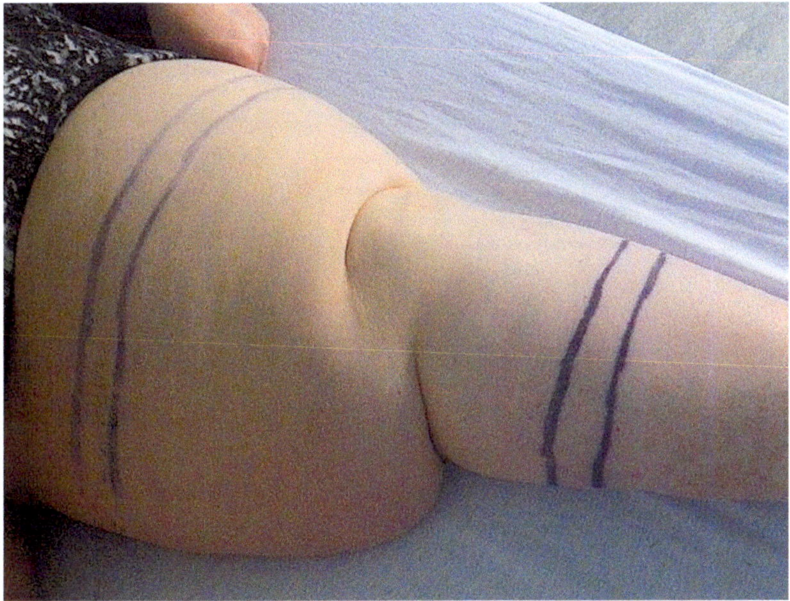

Abb. 3.2 „**Wasserkisseneffekt**". Oberschenkelbetontes „Lipödem". Nach Druck auf die Haut persistiert im Gegensatz zum interstitiellen Ödem *keine* Hauteinsenkung

3

trennende Element zwischen dem Intra- und Extrazellulärraum ist die Zellwand, die durch energieabhängige Mechanismen diese beiden physikalischen Kräfte „in den Dienst nimmt“ (Starling 1896). Sie hält die Zellintegrität aufrecht. (◘ Abb. 3.3).

Die Zellwand beeinflusst energieabhängig zusammen mit einer wandadhärenten extrazellulären Netzstruktur aus Proteoglykanen (Glykokalyx) die Konzentration und Zusammensetzung der kolloidosmotisch wirksamen Partikel und wirkt primär über diesen Weg auf die Flüssigkeitsverteilung ein. Dies geschieht durch Transport von Molekülen gegen das Konzentrationsgefälle, die Beeinflussung des kolloidosmotischen Gradienten durch Molekül- Besatz der Glykokalyx sowie durch Modifikation der Zellwandpermeabilität für osmotisch wirksame Moleküle (Levick und Michel 2010) (◘ Abb. 3.4).

Diese Verteilungsmechanismen zwischen dem Intra- und Extrazellulärraum reichen zur Beschreibung der Ödemgenese nicht aus. Höher entwickelte Organismen zeichnen sich durch ein Nebeneinander zahlreicher dieser „Mikrosysteme“ aus, die untereinander koordiniert sein müssen, um die makroskopische Körperstruktur aufrecht zu erhalten. Dies setzt die Existenz eines strukturübergreifenden Transportsystems von Flüssigkeit voraus, realisiert im arteriovenösen Blutkreislauf.

KeyNote

Diese Verteilungsmechanismen zwischen dem Intra- und Extrazellulärraum reichen zur Beschreibung der Ödemgenese nicht aus. Höher entwickelte Organismen zeichnen sich durch ein Nebeneinander zahlreicher dieser „Mikrosysteme“ aus, die untereinander koordiniert sein müssen, um die makroskopische Körperstruktur aufrecht zu erhalten.

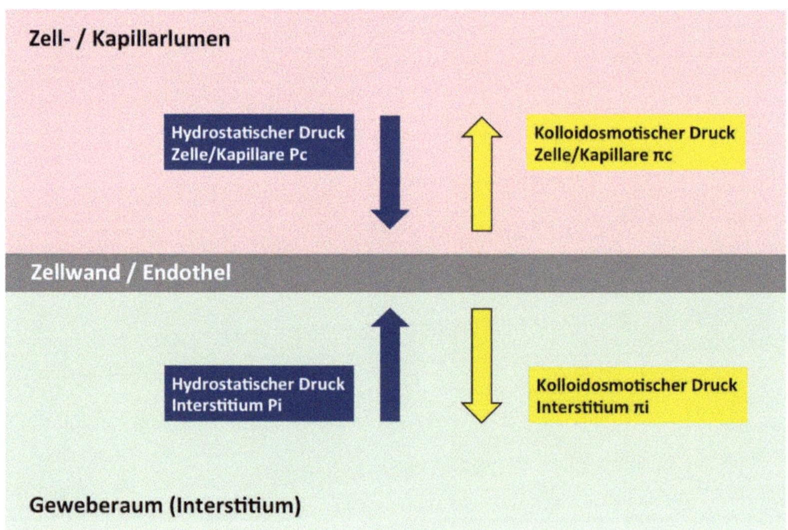

◘ **Abb. 3.3** **Starling I.** Elemente des Regelkreises Nach Starling wird das intra-/extrazelluläre Flüssigkeitsgleichgewicht durch einander entgegengesetzt wirkenden physikalischen Kräfte reguliert. Der hydrostatische Druck verschiebt Flüssigkeit, der kolloidosmotische Druck bindet sie. Die Differenz der Summen beider Kräfte (Hydrostatischer Druck P intrazellulär/intraluminal und P_i extrazellulär/interstitiell sowie kolloidosmotischer Druck Π_c intrazellulär/intraluminal und Π_i extrazellulär/interstitiell, korrigiert um den Reflexionskoeffizienten σ) entspricht der effektiven Filtrationskraft F: $F = (P_c - P_i) - \sigma(\Pi_c - \Pi_i)$

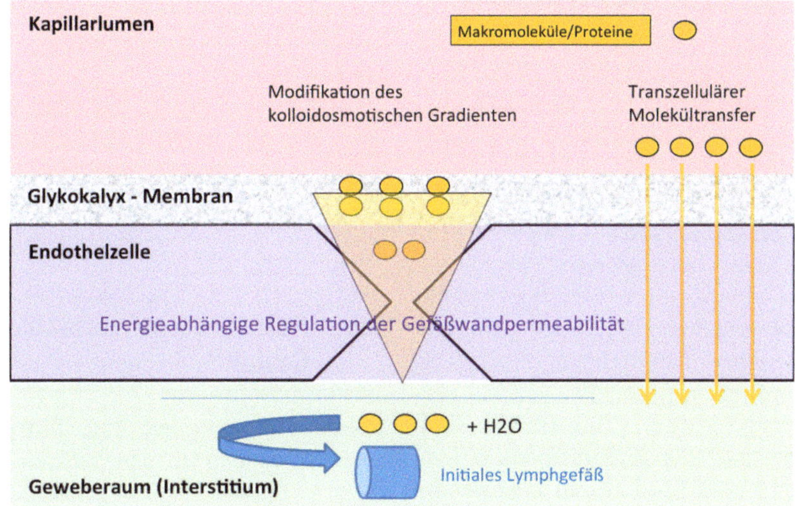

Abb. 3.4 **Starling II.** Der Flüssigkeitsgehalt des Interstitiums hängt von energieabhängigen Transportprozessen ab, die den kolloidosmotischen Druck interstitiell und gefäßluminal verändern können (transzellulärer Molekültransfer, Regulation der Gefäßwandpermeabilität und Modifikation des kolloidosmotischen Gradienten unter Beteiligung der Glykokalyx). Eine weitere Rolle spielt das initiale Lymphgefäßnetz in seiner Funktion als Transportmedium interstitieller Flüssigkeit und korpuskulärer Bestandteile

Die Starling-Kräfte sind auch hier Determinanten der Flüssigkeitsverteilung zwischen der arteriovenösen Endstrombahn und dem interstitiellen Gewebe. Man geht heute davon aus, dass eine nach venulär abnehmende Flüssigkeitsfiltration vom Kapillarlumen in das umgebende Interstitium – ohne wesentliche Rückresorption – über die gesamte Kapillarstrecke erfolgt. Dem Lymphsystem kommt daher vermutlich eine gesteigerte Bedeutung in der Flüssigkeitshomöostase zu (Brenner 2018).

Der arteriovenöse Kreislauf muss anpassungsfähig sein, sowohl hinsichtlich der pro Zeiteinheit bewegten Flüssigkeitsmenge als auch hinsichtlich der molekularen Zusammensetzung.

Dazu bedarf es überregional wirksamer Regelkreise, die das intra- und extravaskuläre Flüssigkeitsvolumen kontrollieren. Bestandteil dieser Regelkreise sind Organe und Mediatorsubstanzen.

Das wichtigste Organ ist die Niere als Ort der Flüssigkeitsausscheidung, die entscheidende zu regulierende Messgröße ist das effektive arterielle Blutvolumen.

Es kann vermindert sein bei:

- vermindertem Herzzeitvolumen (HZV),
- vermindertem arteriellem Flüssigkeitsvolumen,
- gesteigertem Vasodilatation.

Diese Zustände werden u. a. durch Barorezeptoren der renalen juxtaglomerulären Zellen registriert und veranlassen das Renin-Angiotensin-Aldosteron- System (RAAS) zur gesteigerten Reabsorption von Natrium und Wasser im proximalen Tubulus (Knepper et al. 2015).

Angiotensin wirkt zudem vasokonstriktorisch.

Gleichsinnig wirkt das hypothalamische Peptidhormon Arginin-Vasopressin – durch Wasser-Reabsorption im distalen Tubulus – als Reaktion auf erhöhte intrazelluläre Osmolarität (Knepper et al. 2015).

Gegensinnig wirken die natriuretisch wirksamen Peptide bei gesteigertem kardialen Vorhofdruck (Atrial Natriuretic Peptid,

NP) und Ventrikeldruck (Brain Natriuretic Peptide BNP), also bei Hypervolämie. Sie bewirken eine Hemmung des RAAS, mithin eine verminderte Reabsorption von Natrium und Wasser, schließlich eine arterioläre Vasodilatation.

3

Der arteriovenöse Kreislauf kann über weitere Pathomechanismen an der Entstehung eines Ödems beteiligt sein:

So führt eine erhöhte Gefäßpermeabilität auf Niveau der arteriolo-venulären Schleife zu einer Flüssigkeitsvermehrung im perivaskulärem Gewebe.

Pathophysiologische Substrate sind das Immun- und das Komplementsystem, die eine Reihe von Mediatoren generieren. Diese Mediatoren bewirken sowohl eine Gefäßdilatation als auch eine Erhöhung der Kapillarpermeabilität. Zahlreiche nachfolgend aufgeführte Ödemzustände und Erkrankungen können diese Sequenz auslösen.

Schlussendlich dient das Lymphgefäßsystem der Drainage für Gewebeflüssigkeit und ist dem venösen System parallelgeschaltet. Es ist ein zentral mit ihm verbundenes Abtransportsystem für hochmolekulare Substanzen.

Es ist hilfreich, sich die Hauptfaktoren der Flüssigkeitshomöostase

- hydrostatischer Druck,
- kolloidosmotischer Druck,
- Zellwand- und Gefäßpermeabilität,
- Spezifika des Lymphabflusses

als mögliche Ausgangkomponenten der Ödembildung vor Augen zu halten.

KeyNote

Es ist hilfreich, sich die Hauptfaktoren der Flüssigkeitshomöostase:

- hydrostatischer Druck,
- kolloidosmotischer Druck,
- Zellwand- und Gefäßpermeabilität,
- Spezifika des Lymphabflusses,

als mögliche Ausgangkomponenten der Ödembildung vor Augen zu halten.

In praxi ist ein Wirken dieser Faktoren teils indirekt durch die beschriebenen Regelkreise vermittelt.

Das klinische Bild wird aber von dem jeweils dominierenden Faktor geprägt und erlaubt daher durch Untersuchungsbefund und Anamnese eine erste ätiologische Zuordnung, die das weitere Vorgehen bestimmt:

3.2.1 Faktor „Hydrostatischer Druck"

Dieser Faktor spielt eine führende Rolle bei allen Spielarten der venösen Abflußstörung.

3.2.1.1 Thrombose

Die Verlegung des Venenlumens führt zu einer venösen Druckerhöhung mit Ödem der betroffenen Extremität. Eine innerhalb von wenigen Stunden oder Tagen auftretende einseitige Umfangsvermehrung ist stets verdächtig auf Vorliegen einer Venenthrombose.

3.2.1.2 Insuffizienz der Venenklappen

Sie ist Bestandteil mehrerer Krankheitsbilder. Bei postthrombotischem Syndrom kommt es zur Zerstörung oder Dysfunktion der betroffenen Venenklappen.

Die primäre Leitveneninsuffizienz ist kongenital angelegt.

Bei superfizieller Stammvarikose sowohl der V. saphena magna als auch V. saphena parva wiederum kommt es durch Gefügedilatation zu einer Venenklappeninsuffizienz. Auch dadurch nimmt der retrograde Druck schwerkraftabhängig zu und führt zu einem Ödem der betroffenen Extremität, in der Regel also ebenso seitendifferent.

Die Ausprägung des Ödems hängt dabei von den folgenden Faktoren ab (Martin 1990):

- Lokalisation, Längs- und Querschnittsausdehnung der venösen Obstruktion

- Ausprägung einer präformierten venösen Kollateralisation
- Einfluß der Schwerkraft
- Funktionsstörung der Venenklappen

KeyNote

Bei superfizieller Stammvarikose sowohl der Vena saphena magna als auch Vena saphena parva wiederum kommt es durch Gefügedilatation zu einer Venenklappeninsuffizienz. Auch dadurch nimmt der retrograde Druck schwerkraftabhängig zu und führt zu einem Ödem der betroffenen Extremität, in der Regel also ebenso seitendifferent.

3.2.1.3 „Hypostatisches" oder „orthostatisches" Ödem der Beine

Der venöse Abstrom der Beine (gegen die Schwerkraft) ist abhängig von einem normalen Gangbild und einer intakten Wadenmuskulatur.

Deren Kontraktion hält einen durch Ventilfunktion der Venenklappen nach zentripetal gerichteten Blutfluss aufrecht. Ist diese Sequenz gestört, kommt es auch ohne Venenerkrankung zu einer Ödemneigung, typischerweise auf Knöchel- und Unterschenkelniveau, meist seitendifferent in Abhängigkeit von der primär betroffenen Extremität. Häufig liegt einer der folgenden Gründe vor:

- Gelenkerkrankungen degenerativ oder entzündlich
- Neurologische Erkrankungen mit Parese
- Wirbelsäulenerkrankungen mit Einfluss auf das Gangbild

Diese ätiologische Ödemkomponente wird nicht selten übersehen und kann alle anderen Ödemformen verstärken. Die Ausbildung dieses Ödems hängt eng zusammen mit den genannten Funktionsstörungen.

3.2.1.3.1 Herzerkrankungen mit Ventrikeldysfunktion

Auch dadurch kann es zu einer Druckerhöhung im venösen System kommen. Hier sind typischerweise beide Beine symmetrisch betroffen, falls nicht einer der o. g. Krankheitsbilder eine asymmetrische Ödemausprägung bedingt.

Bei bettlägrigen Patienten können schwerkraftabhängig Ödeme im dorsalen Rumpfbereich dominieren (Anasarka). Des Weiteren treten andere Symptome der Herzinsuffizienz meist hinzu (Belastungsdyspnoe, Nykturie etc.). Pathophysiologisch wesentlich ist eine gleichzeitig gesteigerte generalisierte Flüssigkeitsretention durch das Renin-Angiotensin-Aldosteron-System, im Extremfall mit Ödem des Körperstamms (Anasarka) und der Körperhöhlen. Auch Lungenerkrankungen mit primärer oder sekundärer Erhöhung des pulmonalarteriellen Drucks können über eine Rechtsherzbelastung zu peripheren Beinödemen führen.

3.2.2 Faktor „kolloidosmotischer Druck"

Ein Körper-Eiweißverlust (Serum-Albumin < 2,5 g/dL) zieht eine Veränderung des kolloidosmotischen Drucks im Gewebe nach sich und führt zu einer generalisierten Ödemneigung des interstitiellen Gewebes und der Körperhöhlen.

KeyNote

Ein Körper-Eiweißverlust (Serum-Albumin < 2,5 g/dL) zieht eine Veränderung des kolloidosmotischen Drucks im Gewebe nach sich und führt zu einer generalisierten Ödemneigung des interstitiellen Gewebes und der Körperhöhlen.

Ursachen sind vor allem:

- Renaler Eiweißverlust > 3,5 g/24h/1,73 m^2 (Nephrotisches Syndrom) bei zahlreichen Formen der primären und sekundären Glomerulonephritis und bei sekundären Glomerulopathien (v. a. bei Diabetes, Amyloidose und multiplem Myelom) (Übersicht bei Tryggvason et al. 2006)
- Gastrointestinaler Eiweißverlust (Exsudative Enteropathie, Kurzdarmsyndrom)
- Eiweißverlust in seröse Höhlen (v. a. Aszites)
- Chronischer Katabolismus (v. a. bei entzündlichen Erkrankungen
- Malnutrition

Klinisch zeichnet sich diese Ödeme durch die folgenden Besonderheiten aus:

- Ödeme sind meist generalisiert, vor allem im lockeren, verschieblichen Unterhautgewebe
- Extremitäten stets doppelseitig betroffen
- Zusätzlich Arme und Hände betroffen
- Gesichtsödem, welches morgendlich und in horizontaler Lage besonders ausgeprägt ist
- Aszites und/oder Pleuraerguss

Einige dieser Ödemlokalisationen können sehr diskret ausgeprägt sein und sich nur durch eine geänderte Körperwahrnehmung bemerkbar machen, z. B. durch morgendliches „Spannungsgefühl" im Gesicht, auch durch Störung der Greiffunktion oder durch Schwierigkeiten, den Schuh anzuziehen.

Hinzu können Belastungsdyspnoe, auch bei Pleuraerguss oder abdominelle Beschwerden bzw. bei Aszites treten.

Das Ödem bildet sich je nach Ätiologie schnell aus wie z. B. bei akuten Nierenerkrankungen oder entwickelt sich allmählich wie z. B. bei chronischen Entzündungszuständen oder Malnutrition.

Ödeme bei Leberzirrhose sind nicht primär durch Proteinsynthesestörung bedingt: Aszitesbildung bei portaler Hypertension führt auch zu einer venösen Kongestion der Beine; zudem spielt auch hier das RAAS eine Rolle.

Eine generalisierte Ödembildung ist daher nicht typisch für diese Erkrankung.

3.2.3 Faktor „Permeabilität der Zell und Gefäßwand"

Die Permeabilität der Gefäßwand kann durch viele Krankheitsbilder gestört sein und ist deren gemeinsame pathophysiologische „Endstrecke".

Sie wird ausgelöst durch komplexe, hier nur kursorisch zu benennenden Aktivierungen von Reaktionskaskaden, umfassend Gerinnungsfaktoren, Zytokine (Interleukine, TNF-alpha, Interferone) und sekretorische Granula u. a. der Mastzellen (u. a.Histamin, Proteoglykane).

Die Ödembildung ist meist lokal, kann aber systemisch umschlagen (v. a. bei Allergie). Teilweise ist der genaue Entstehungsmechanismus nicht eindeutig („Idiopathisches Ödem").

Die häufigsten Formen sind:

- Lokale Entzündung
- Allergie vom Soforttyp histaminvermittelt
- Nichtallergische, oft bradykinininduzierte Ödemformen
- Diuretika-induzierte Ödeme
- „Idiopathisches Ödem"
- Toxisch-ischämische Ödeme

3.2.3.1 Lokale Entzündung

Hier ist die Gefäßpermeabilitätsveränderung primär an den Ort des Entzündungsgeschehens gebunden mit den typischen klinischen Merkmalen Rötung, Überwärmung, Schwellung (lokales Ödem), Schmerz.

Bei bakterieller Entzündung kann es zu systemischen Entzündungszeichen (Fieber, Schüttelfrost, Leukozytose und CRP- Er-

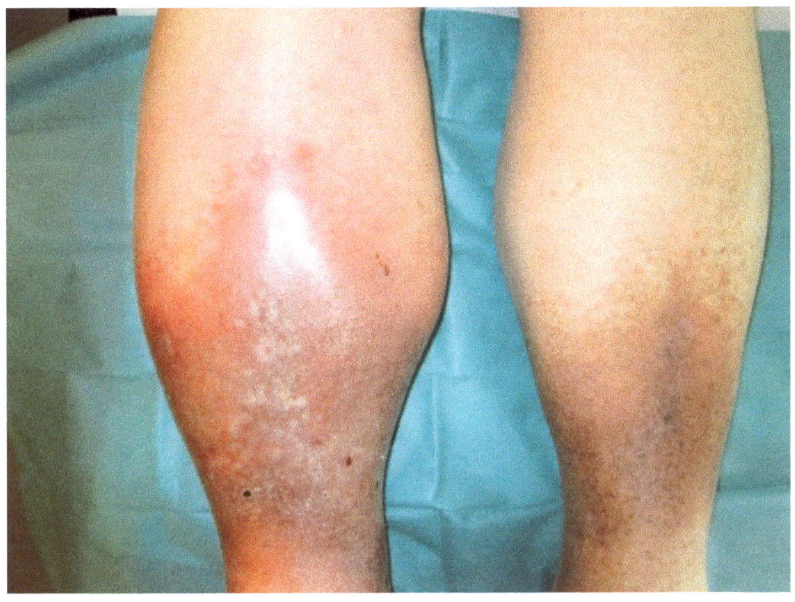

◘ **Abb. 3.5** **Erysipel des rechten Unterschenkels.** Flächenhafte, relativ scharf abgegrenzte Hautrötung und Umfangsvermehrung, einhergehend mit Schmerzen und Druckempfindlichkeit

höhung) kommen. Ein typisches Beispiel für eine Weichteilentzündung mit lokalem Ödem ist das Erysipel (◘ Abb. 3.5). Es spielt sich vorwiegend im Bereich der Extremitäten, vor allem der Beine ab, tritt gehäuft auf dem Boden eines Lymphödems auf und führt bei rezidivierendem Auftreten zu einer Progression dieses Krankheitsbildes (▶ Kap. 26 und 27).

Autoimmunvermittelte Erkrankungen aus dem rheumatischen Formenkreis können ebenfalls zu einer entzündlichen Ödembildung führen, hier meist assoziiert mit der Gelenkregion, wobei benachbarte Gewebeareale in den Entzündungsprozeß einbezogen sein können. Häufigstes Beispiel ist die rheumatoide Arthritis.

3.2.3.2 Allergie

Eine IgE-vermittelte Allergie vom Soforttyp unter Freisetzung von Histamin geht bei cutaner Manifestation meist mit Juckreiz und Urtikaria (Quaddelbildung) einher. Sie kann auch begleitet sein von einem Ödem der betroffenen Hautpartien (allergische Form des „Angioödems"). Bevorzugte Manifestationsorte sind Hautareale mit lockerem subcutanem Bindegewebe (v. a. Gesicht) und Schleimhäute, früher häufiger als „Quincke-Ödem" bezeichnet. Zwar entspricht der initiale Ort des Ödems dem Ort der einwirkenden Ursache bei primärer Hautexposition (z. B. Insektenstich). Typisch für das Krankheitsbild ist aber eine Tendenz zur raschen Generalisierung insbesondere in den Bereich der Schleimhäute der Atemwege (Rhinitis allergica, Glottisödem mit Stridor/Asphyxie) und der Weichteile des Gesichts (Konjunktival-/Lidödem) (◘ Abb. 3.6) bis hin zum klinischen Bild eines Asthmaanfalls (Bronchospasmus) und des allergischen Schocks mit maximaler Vasodilatation. Ebenfalls typisch ist das Auftreten und die Akzeleration des klinischen Bildes meist innerhalb weniger Sekunden bis Minuten und der sich meist aufdrängende unmittelbare zeitliche Zusammenhang mit einer gängigen Allergenexposition, die cutan, enteral und inhalativ sein kann. Die häufigsten Auslöser sind Insekt-

3

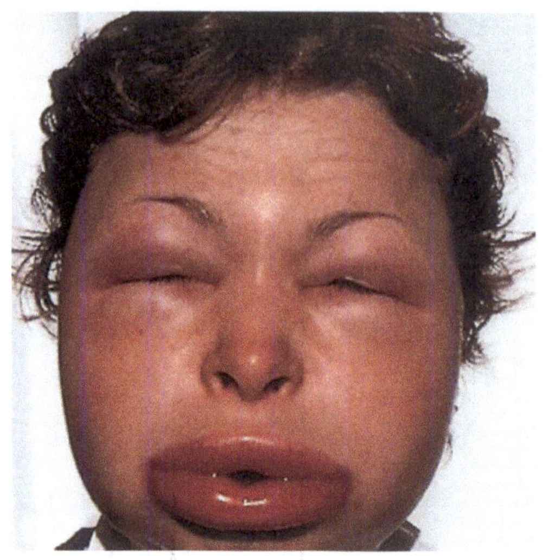

Abb. 3.6 Allergisches Ödem bei anaphylaktischer Reaktion. Gesicht als typischer Manifestationsort aufgrund des lockeren Unterhautgewebes, vor allem im Lid- und Lippenbereich

entoxine, Medikamente (v. a. Antibiotika) und Nahrungsbestandteile.

3.2.3.3 Nichtallergische bradykinininduzierte Ödemformen

Ödeme dieser Gruppe sind in der Hautmanifestation ähnlich, gehen aber ohne die übrigen, oben beschriebenen Symptome der Allergie einher, entstehen nicht schlagartig und sind meist nicht so offensichtlich auf einen Auslöser zurückzuführen („bradykinininduzierte Angioödeme"). Die zugrunde liegenden Ursachen/Auslöser sind heterogen (v.a. C1-Esterase-Mangel, ACE-Hemmer), begleitend können abdominelle Beschwerden durch Beteiligung der Darmmukosa hinzutreten, des Weiteren eine Beteiligung des Kehlkopfs (Zuraw et al. 2013). Sind Jugendliche betroffen, ist nach einer hereditären Form mit familiärer Vorgeschichte zu fragen (Cicardi et al. 2014). Manchmal läßt sich eine Ursache nicht finden („idiopathisches Angioödem") (Übersicht bei: Nedelea und Deleanu 2019).

3.2.3.4 „Idiopathisches Ödem"

Bei Frauen vor der Menopause kann es zu Ödemen des Gesichts, der Extremitäten und des Körperstamms kommen ohne fassbare internistische Erkrankung (Herpertz 1989; Orth 1983). Oft bestehen gleichzeitig Diabetes mellitus, Adipositas oder eine Essstörung mit starker Gewichtsschwankung (Kay und Davis 1999). Eine meist begleitende, teilweise exzessive Diuretika-Medikation kann das klinische Bild verstärken (Krahl M et al. 1989) und wird von einigen Untersuchern als eine mögliche Ursache dieses Zustandes angesehen.

3.3 Schilddrüsenunterfunktion

Bei Hypothyreose kommt es zu Ödemen vor allem in Gesicht und Augenlidern, auch v. a. an Händen und Füßen, bedingt durch eine flüssigkeitsbindende Anreicherung von Proteoglykanen im Unterhautgewebe („Myxödem"). Die betroffene Haut ist induriert und kaum mit Dellenbildung eindrückbar. Zu einer ähnlichen Veränderung kann es auch bei Basedow-Hyperthyreose kommen, hier aber isoliert prätibial.

3.4 Ödeme durch Medikamente und Hormone

Zahlreiche Medikamentengruppen können Ödeme auslösen, eine sorgfältige Anamnese kann hier Differenzialdiagnostisch oft weiterführen. Die quantitativ wichtigsten Substanzen sind:

- Steroide (Kortikosteroide, Östrogene, Gestagene, Androgene)
- Antihypertensiva
- Nichtsteroidale Antirheumatika
- Antidepressiva
- Antidiabetika

Der Pathomechanismus ist teilweise geklärt, klinisch manifestieren sich medikamentenbedingte Ödeme meist vor allem in der Region der Knöchel und Unterschenkel seitengleich.

3.5 Der besondere Faktor „Lymphabfluß"

Störungen des Lymphtransports oder der Lymphkapazität können angeboren oder erworben sein, wie z. B. nach Verletzung oder Entfernung von Hauptlymphbahnen oder Lymphknotengruppen.

Ein erworbenes Lymphödem ist naturgemäß einseitig in der Extremität der geschädigten Abflußstation lokalisiert. Auch ein angeborenes Lymphödem manifestiert sich regelhaft zunächst asymmetrisch und zwar meist in Füßen und Beinen, oft getriggert durch Bagatelltraumen.

Die Pathophysiologie der Lymphödeme bedingt ein wegweisendes klinisches Bild im Vergleich zu Ödemen anderer Provenienz:

- Meist sind primär Fuß und Unterschenkel aszendierend betroffen, außer bei seltenen kongenitalen systemischen Verläufen unter Beteiligung von Rumpf und Armen.

KeyNote

Typischerweise umfasst das Lymphödem – anders als alle andere Ödemformen – auch die Zehen/Finger, sodass man die Haut (Epidermis und Dermis) von dem Unterhautgewebe (Subcutis) erschwert oder gar nicht mehr abheben kann: positives Kaposi-Stemmer-Zeichen.
Es ist nie falsch positiv, sodass bei dessen Präsenz stets eine Lymphödemkomponente, auch bei Mischödemen, angenommen werden muss.

Die Hautfurchen in Gelenkhöhe sind vertieft, vor allem im Bereich der Zehengrundgelenke und des Sprunggelenks. Das Lymphödem ist im Anfangsstadium noch eindrückbar weich; ohne Therapie bewirkt das eiweißreiche Ödem eine Induration der Unterhaut durch zunehmenden bindegewebigen Umbau. In fortgeschrittenen Stadien lässt sich die Haut nicht mehr eindrücken; es kann schließlich zu einer Elephantiasis- ähnlichen Umfangsvermehrung in sämtlichen Etagen mit pseudotumoröser Proliferation einzelner Hautlappen kommen, auch zu Ulcerationen (Bollinger et al. 1982) (Abb. 3.7). Krankheitsbild und

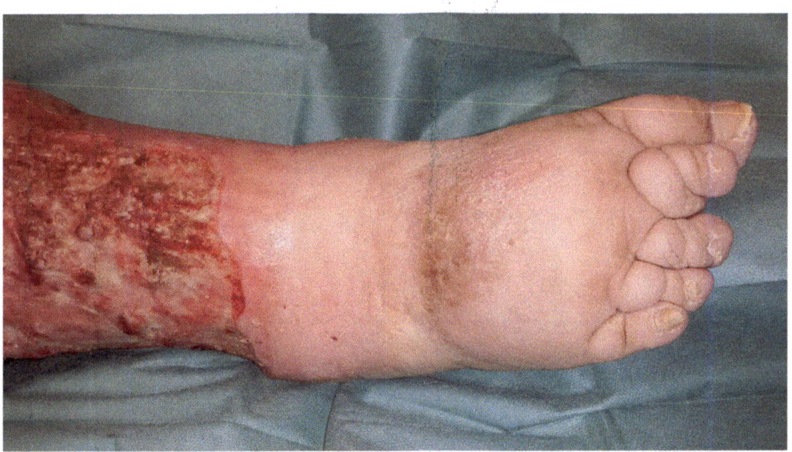

Abb. 3.7 Lymphödem des rechten Fuß. Mit Ödembeteiligung der Zehen (Kaposi-Stemmer-Zeichen positiv), verstärkter Schnürfurchung der Gelenke, Hautinduration und Sekundärkomplikation einer Gamaschenulceration auf dem Boden trophischer Hautveränderungen

Stadieneinteilung werden in den entsprechenden Kapiteln eingehend besprochen (► Kap. 4).

3.6 Leitsymptom Ödem. Wesentliche Krankheitsbilder mit pathophysiologischen und klinischen Charakteristika

Siehe ◻ Tab. 3.1.

◻ **Tab. 3.1** **Leitsymptom Ödem.** Wesentliche Krankheitsbilder mit pathophysiologischen und klinischen Charakteristika der damit verbundenen Ödemformen. Pathophysiologisch führende Prinzipien: Blau: Faktor: „Schwerkraft"; Gelb: Faktor: „Kolloidosmotischer Druck"; Rot: Faktor: „Permeabilität der Zell- und Gefäßwand"; Grün: Faktor „Lymphabfluß"

Krankheitsbild/Auslöser	Pathophysiologie	Ort und Charakteristika des Ödems
Hypo- /Orthostatisches Beinödem	Verminderung des venösen Abstroms durch Einschränkung der Wadenmuskelfunktion	Betroffene Extremität lokal Unterschenkel
Herzinsuffizienz	Venöse Kongestion, Aktivierung des RAA- Systems	Beide Extremitäten, fakultativ Rumpf und Körperhöhlen.
Venopathie	Venöse Kongestion durch Thrombose oder Klappendysfunktion	Betroffene Extremität lokal Ggf. Zeichen der chronisch venösen Insuffizienz
Nierenerkrankungen (Nephrotisches Syndrom bei Glomerulonephritiden)	Renaler Eiweißverlust; Aktivierung des RAA- Systems	Generalisiert (Arme/Beine, Gesicht, Körperhöhlen)
Lebererkrankungen (Leberzirrhose)	Störung der Proteinsynthese; portale Hypertension; Aktivierung des RAA-Systems; venöse Kongestion durch Aszites	Aszites, sekundär Beine und Rumpf
Malnutrition	Reduzierte enterale Proteinaufnahme	Aszites, sekundär Beine und Rumpf
Entzündung	Vasodilatation und Erhöhung der Gefäßpermeabilität	Lokal betroffenes Hautsegment, begleitende klinische Zeichen der Entzündung
Allergie	Meist allergische Reaktion Typ I (IgE-vermittelte Freisetzung von Mediatoren wie Histamin)	„Allergisches Angioödem": Lokal, Neigung zur raschen Generalisierung (v.a. Gesicht, Schleimhäute) mit fakultativer Begleitsymptomatik (Juckreiz, Urtikaria, Rhinitis, Asthma, Stridor, anaphylaktischer Schock)
Nicht-allergisch bedingte Ödeme	Bradykinininduktion z.B. C1-Esterase- Mangel, ACE-Hemmer	„Nicht-allergisches Angioödem": V.a. Gesicht und Schleimhäute ohne weitere Allergie-Symptome
Lymphödem (primär und sekundär)	Retention proteinreicher Lymphflüssigkeit mit Neigung zur Fibrose des Unterhautgewebes	Meist Beine und einseitig beginnend (primär); betroffene Extremität (sekundär); Stemmer positiv; Finger/Zehen inkludiert
Medikamente und Hormone (V.a. Antihypertensiva, Steroide, nichtsteroidale Antirheumatika	Nicht-allergisch vermittelt, mit unterschiedlicher Pathophysiologie	Beidseits, meist Knöchel/Unterschenkel
Hypothyreose Hyperthyreose	wasserbindende Glykosaminoglykane Unterhautgewebe	Generalisiert, v..a. Gesicht, (kaum eindrückbar): „Myxödem" Bei Hyperthyreose: „prätibiales Myxödem"

3.7 Was ist „lymphologisch" wichtig zu wissen?

Dem Lymphsystem kommt vermutlich eine gesteigerte Bedeutung in der Flüssigkeitshomöostase zu. Korrekterweise wird die Ödemflüssigkeit wird erst ab Aufnahme in das initiale Lymphgefäß „Lymphe" genannt.

Lymphödeme können primär oder sekundär an allen Körperoberflächen, bevorzugt aber an den Extremitäten entstehen.

Anders als bei Ödemstasen aus venöser oder arterieller Ursache entstehen Ulcerationen bei Lymphödem nahezu nie.

Literatur

Braunwald E, Loscalzo J (2008) Edema. In: Anthony S Fauci et al. (Hrsg) Harrison's principles of internal medicine. 17. Aufl.

Bollinger A, Isenring G, Franzeck UK (1982) Lymphatic microangiopathy: a complication of severe chronic venous incompetence (CVI). Lymphology 15(2):60–65

Brenner E (2018) Das Lymphsystem und das Starlingsche Gleichgewicht. LymphForsch 22(1):9–13

Cicardi M, Aberer W, Banerji A et al. (2014) Classification, diagnosis, and approach to treatment for angioedema: consensus report from the hereditary angioedema international working group. Allergy 69:602

Herpertz U (1989) Das idiopathische Ödem der Frau. Z Lymphol 13:65–70

Kay A, Davis CL (1999) Idiopathic edema. Am J Kidney Dis 34:405–423

Knepper MA, Kwon TH, Nielsen S (2015) Molecular physiology of water balance. N Engl J Med 372(14):1349–1358.

Krahl M, Kenk S, Schneider W, Herpertz U (1989) Idiopathisches und Diuretika-induziertes Ödem – eine Fallstudie. Z Lymphol 13:71–73

Levick JR, Michel CC (2010 Jul 15) Microvascular fluid exchange and the revised starling principle. Cardiovasc Res 87(2):198–210

Martin M (1990) Pathophysiologie des Venensystems. In: Phlebologische Krankheitsbilder. Huber, Bern, S 21

Nedelea I, Deleanu D (2019) Isolated angioedema: an overview of clinical features and etiology. Exp Ther Med 17(2):1068–1072

Orth H (1983) Das idiopathische Ödem. Z Lymphol 7:29 f.

Starling EH (1896) On the absorption of fluids from the connective tissue spaces. J Physiol 19(4):312–326

Tryggvason K, Patrakka J, Wartiovaara J (2006 Mar 30) Hereditary proteinuria syndromes and mechanisms of proteinuria. N Engl J Med 354(13):1387–1401

Zuraw BL, Bernstein JA, Lang DM et al. (2013) A focused parameter update: hereditary angioedema. Acquired C1 inhibitor deficiency, and angiotensin-converting enzyme inhibitor- associated angioedema. J Allergy Clin Immunol 131:1491

Allgemeine Klinik

Inhaltsverzeichnis

Wie erkenne ich ein Lymphödem? Vom Symptom zur Diagnose einer lymphologischen Krankheit

Wolfgang Marsch und Manuel E. Cornely

Inhaltsverzeichnis

M. E. Cornely et al. (Hrsg.), *Angewandte Lymphologie*,
https://doi.org/10.1007/978-3-662-61452-5_4

Editor's Tip

Anamnese, Inspektion und Palpation sind die unabdingbaren ersten Schritte zur lymphologischen Diagnose.
Überprüfen Sie eine klinische Diagnose bei bestehenden Zweifeln mit bildgebenden und funktionellen apparativen Methoden.

Ein Ödem ist naturgemäß eine flüssigkeitsbedingte Raumforderung. Sie entsteht aus einem subklinischen latenten Stadium, wird tastbar, dann auch sichtbar, führt somit zu einer Formveränderung. Das gilt auch für die geweblichen Folgen bei Ödemchronizität.

4.1 Was sehe und palpiere ich wann und wo (Zeitgang, Regio anatomica)?

Das klinische Leitsymptom eines Lymphödems ist eine An-Schwellung des Weichgewebes der Körperhülle, bestehend aus der Dermis (Corium: Lederhaut) und dem subkutanen Fettgewebe (Subcutis, Panniculus adiposus).

Besteht das Lymphödem erst wenige Wochen und Monate, ist es also akut, subakut oder beginnend chronisch, setzt es sich aus mehr oder minder mobilisierbarer extrazellulärer Flüssigkeit zusammen, die nicht vollständig durch Glykosaminoglykane in Gel-Form gebunden ist.

Es bildet sich lokalisiert (z. B. am Fußrücken) oder regional (am mehr oder minder gesamten Bein) und hinterlässt durch Daumendruck eine reversible Delle auf der Hautoberfläche („pitting edema"), betont über Widerständen in der Tiefe, so z. B. Knochen (■ Abb. 4.1).

Bei längerer Chronizität eines Lymphödems ist der Volumenzuwachs, zusätzlich zur interstitiellen Flüssigkeit, welche immer noch durch manuelle Lymphdrainage mobilisierbar ist, durch eine strukturelle Gewebsvermehrung geprägt: Mehr Kollagenfasern in der Dermis, auch eine Mengenzunahme der diese Flüssigkeit bindenden Proteoglykane in der Subutis (mehr „Fettgewebe"). Hautdellen auf Fingerdruck sind nicht mehr auslösbar („non pitting edema"). (■ Abb. 4.2).

Die Haut (hier die Dermis) ist deutlich verdickt (klassisch: Zehenhaut-Verdickung als Kaposi-Stemmer-Zeichen) (■ Abb. 4.3). Umfängliche, gar spektakuläre regionalisierte Gewebevermehrungen mit Konturveränderungen und Hautfalten, z. B. besonders markant am äußeren männlichen Genitale und den Beinen, können über viele Jahre entstehen.

KeyNote

Die Untersuchung auf Lymphödem ist im Wesentlichen klinisch. Die Genese des Ödems wird durch Anamnese, die Existenz durch vergleichende Betrachtung (Inspektion) und die Konsistenz sowie Dellbarkeit durch Berühren (Palpation) erfasst.

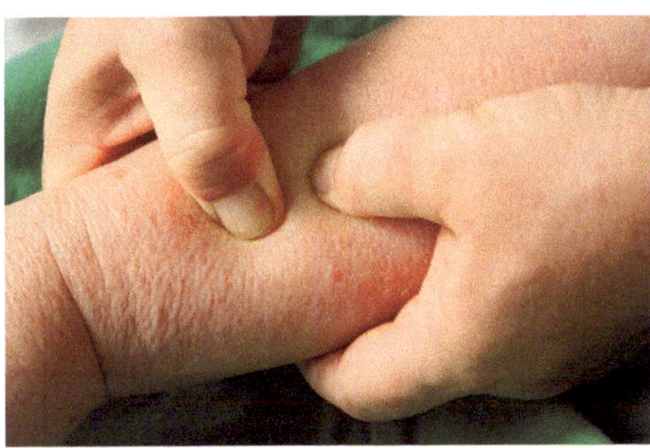
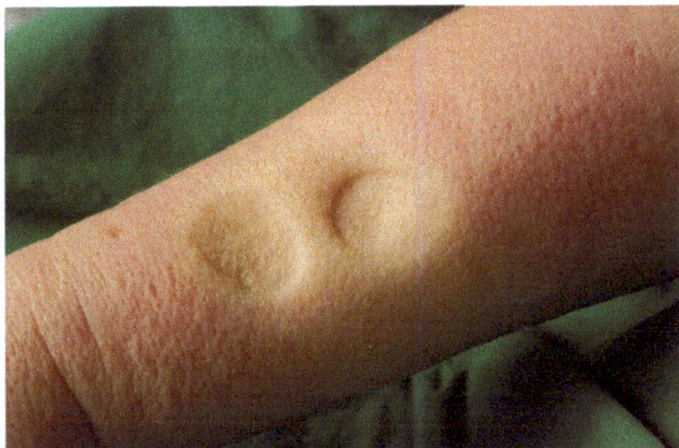

Abb. 4.1 **Pitting**

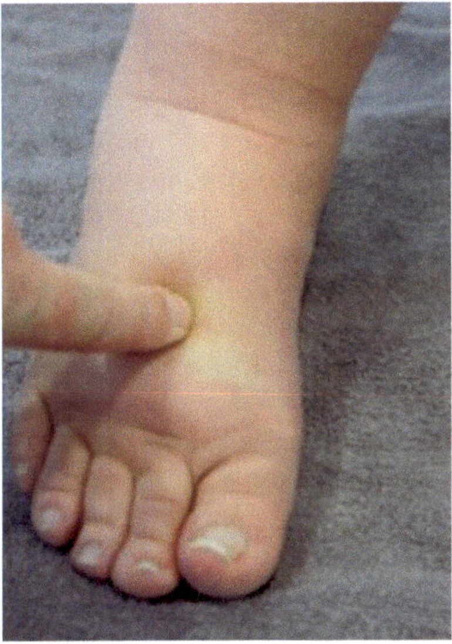
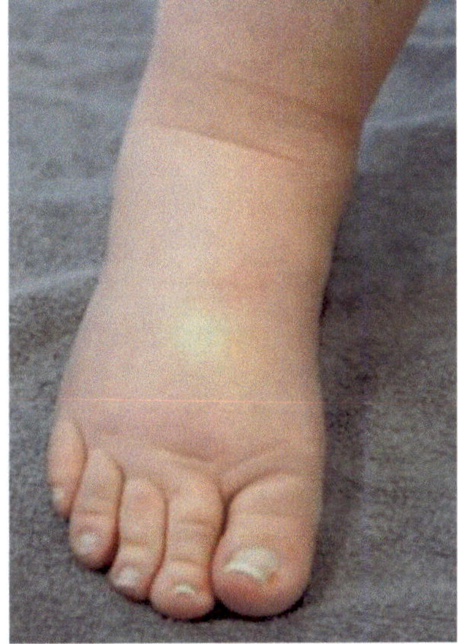

Abb. 4.2 **Non pitting**. Hautdellen auf Fingerdruck sind nicht mehr auslösbar

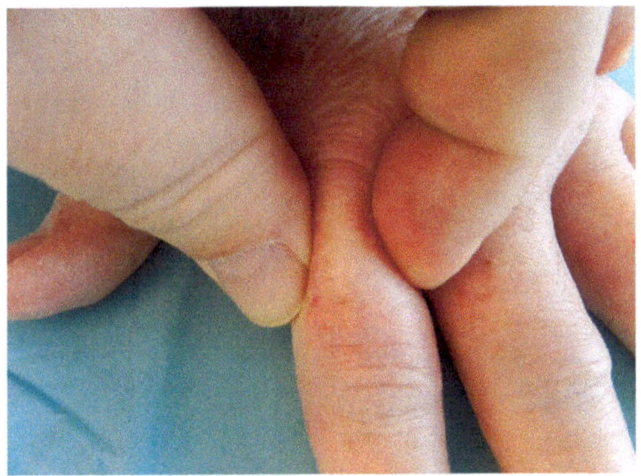

Abb. 4.3 **Kaposi-Stemmer-Zeichen**. An den Fingern

4

Christian Schuchhardt zu: „Dellbarkeit"

Gelegentlich wird von einer „verzögerten reversiblen Delle" gesprochen. Das soll wahrscheinlich heißen, dass man bei akuten Lymphödemen (z. B. Patientinnen nach Axillarrevision wegen Mammakarzinoms, die unmittelbar nach der OP bereits eine Armschwellung entwickeln, welches ja vom Entstehungsmodus eindeutig ein Lymphödem darstellt) gegenüber einem nicht lymphostatischen Ödem einen Unterschied der Flüchtigkeit der Delle findet. Das kann ich nicht bestätigen. Im Stadium I finden wir ein Lymphödem ohne Gewebsveränderungen. Eine verzögerte Dellenrückbildung entspräche einer bereits beginnenden Fibrose.

4.2 Inspektion (klinische Zeichen) und Palpation

4.2.1 Inspektion

Ein Lymphödem führt zu einer geweblichen Volumenvermehrung. Zuerst ist es Wasser, dann sind es auch kollagene Fasern und „Fettgewebe". Diese äußert sich als sichtbare Formveränderung. Wir werden sehen, dass bei Chronizität des Lymphödems oberflächliche derbe hautfarbene Noppen, auch kleine Pseudo-Bläschen als zusätzliche Formveränderung („on-top") hinzukommen können. Außerdem lassen rasch entstandene rote Farbveränderungen auf der Haut ein mitigiertes oder auch abgelaufenes Erysipel vermuten, bei Persistenz und Progression gar ein Angiosarkom. Kurzum, bei der Inspektion zur Erkennung eines Lymphödems und dessen Folgen geht es um Volumen- und Form- sowie um Farbveränderungen. Die zusätzliche Palpation hat einen präzisierenden Effekt.

Wir schauen uns das jetzt mal detaillierter an.

4.2.2 Palpation: Dellbarkeit

In Stadium I und II zeichnen sich Lymphödeme dadurch aus, dass sie noch dellbar sind. Ein in das geschwollene Areal sanft gedrückter Finger lässt – gelegentlich unter Abblassung des Gewebes – eine flache bis tiefe Delle entstehen (Abb. 4.4) Dieses Phänomen kann durch den Proteoglykan- und Glykosaminoglykanreichtum der extrazellulären Matrix für einige Minuten anhalten. Die Haut kann sich wieder glätten und die Delle zum Verschwinden bringen („pitting edema"). Diese protrahierte Verflüchtigung ist spezifisch für ein Lymphödem in frühem Stadium.

Bei allen anderen Ödemarten ist aufgrund des geringeren Proteoglykan- und Glykosaminoglykangehalt der extrazellulären Matrix eine deutliche Beschleunigung der Glättung der Hautoberfläche zu registrieren.

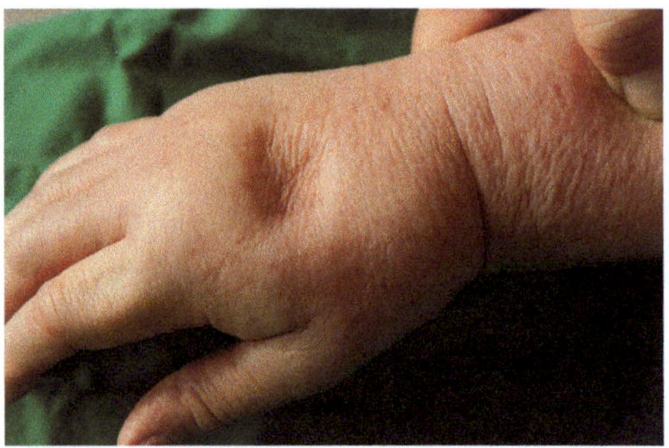

Abb. 4.4 **Dellbarkeit**

KeyNote

Erstes klinisches Zeichen:
- Über Minuten anhaltende Dellbarkeit ist ein Spezifikum des Lymphödems Stadium I und II.
- In Stadium III ist dieses klinische Zeichen kaum zu finden.

4.2.3 Topografische Besonderheit: Finger und Zehen

Lymphödeme neigen zur Ausprägung über die gesamten Extremitäten, das heißt ausschließlich bei Lymphödemen können auch Finger und Zehen mitbetroffen sein. Das klinische Zeichen der fibrosierten Ödematisierung von Fingern und Zehen unterscheidet das Lymphödem von allen weiteren Ödemen, seien sie ursächlich kardial, hepatisch, renal, phlebologisch oder auf dem Boden von Stoffwechselstörungen.

KeyNote

Zweites klinisches Zeichen:
- Eine Ödematisierung der Phalangen ist spezifisch für alle Stadien eines Lymphödems, sie ist jedoch nicht obligat für diese Diagnose. Die Sensitivität liegt bei 85 %.

4.2.3.1 Kaposi-Stemmer-Zeichen

Die Einlagerung von Ödem und die spätere Umwandlung in eine solide Masse führen dazu, dass Hautfalten nur schwer oder gar nicht mehr abgehoben werden können (■ Abb. 4.6). Diese Verdickung der Haut am Dorsum des zweiten Strahls des Fußes bei lymphatischem Ödem wird nach den Erstbeschreibern, dem Dermatologen Moriz Kaposi und dem Phlebologen Robert Stemmer, benannt.

Moriz (Moritz) Kaposi – geborener Kohn (* 23. Oktober 1837 in Kaposvár/Komitat Somogy, Ungarn; † 6. März 1902 in Wien)
Er war ein Dermatologe der Wiener Schule. Nach ihm ist auch das Kaposi-Sarkom benannt.
Mit seinem Lehrer, Vorgesetzten und Schwiegervater Ferdinand von Hebra schrieb er das Lehrbuch der Hautkrankheiten (1872–1876). 1881, nach Hebras Tod, wurde Kaposi die Leitung der Universitätsklinik für Dermatologie und Syphilidologie am AKH in Wien übertragen. 1895 wurde er zum ordentlichen Professor ernannt, 1882 zum Mitglied der Akademie Leopoldina in Halle/Saale gewählt.

Robert Stemmer (* 12. November 1925 in Straßburg, Frankreich; † 8. Juni 2000)
Er war ein französischer Arzt, Angiologe und Phlebologe.
Von 1970 bis 1985 leitete er die Phlebologische Poliklinik der Chirurgischen Klinik an der Universität Straßburg. Er beschrieb 1976 das von M. Kaposi zuvor schon mitgeteilte, nun aber nach beiden benannte Zeichen der Verdickung der Haut am zweiten Strahl des Fußes bei lymphatischem Ödem.

4.2.3.2 Schmerzloses Bisgaard-Kulissen-Zeichen

Als klinisches Untersuchungszeichen bei tiefer Thrombose bekannt, ist das Bisgaard-Zeichen positiv, wenn dabei ein Druckschmerz auftritt. Dieser Kulissendruckschmerz hat in der Phlebologie allerdings nur eine geringe Sensitivität!

In der Lymphologie ist die schmerzlose Hautverdickung und das Schwinden der Senke hinter dem Sprunggelenk am

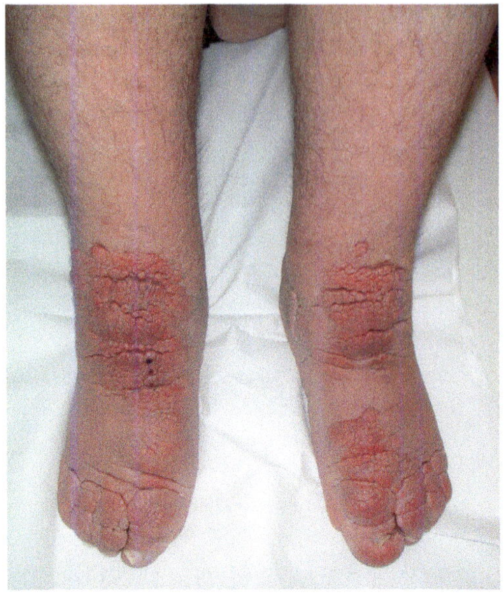

Abb. 4.5 **Patientin mit Autoimmunthyreoiditis**. Lymphostatischer Fibrose und Papillomatose entwickelten sich innerhalb eines Jahres. Mit freundlicher Genehmigung aus der Sammlung von Christian Schuchhardt

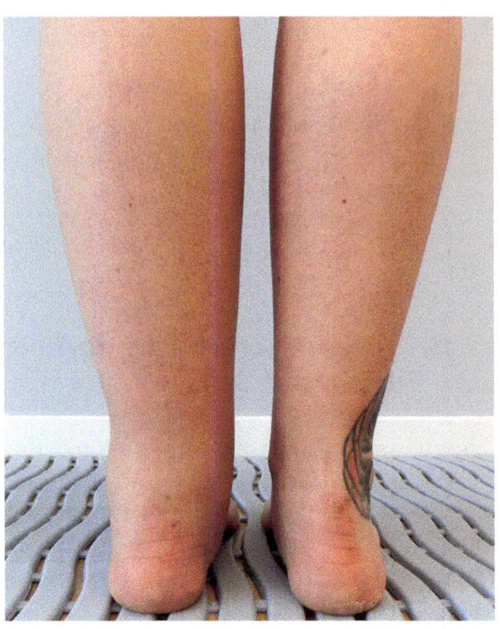

Abb. 4.7 **Retromalleoläre Schwellung**. Am Innenknöchel des linken Beins statt Hautsenke am Innenknöchel des rechten Beins (Bisgaard-Kulisse) mit Tätowierung am Knöchel rechts lateral

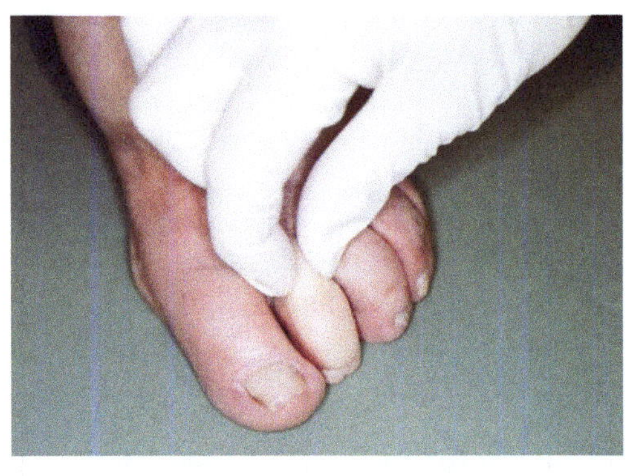

Abb. 4.6 **Zeichen nach Kaposi-Stemmer**

Innen- und Außenknöchel (Bisgaard Kulisse) (Abb. 4.7) ein oft unterschätztes, hier sehr sensitives Lymphödem-Merkmal. Dieses diagnostische klinische Zeichen sowie die pralle und zunächst eindrückbare Schwellung am Fußrücken sind sensitiver als das Kaposi-Stemmer-Zeichen. Dieses hingegen ist absolut spezifisch für ein Lymphödem. Die verstrichene Bisgaard-Kulisse ist dann nützlich und diagnoseweisend, wenn die Zehenhautverdickung nicht oder nur zweifelhaft feststellbar ist.

4.2.4 Formveränderung: Verdickung der Cutis, Querfurchen und „Kastenzehen", „Elephantiasis"

Die diesem Schwellungszustand der Cutis, denn bis hier staut sich die Lymphe ja, folgende Kollagenmassenzunahme der Dermis führt zu einer Hautverdickung (Abb. 4.9).

Außer diesen Veränderungen können sich Querfurchen an den Grundgelenken

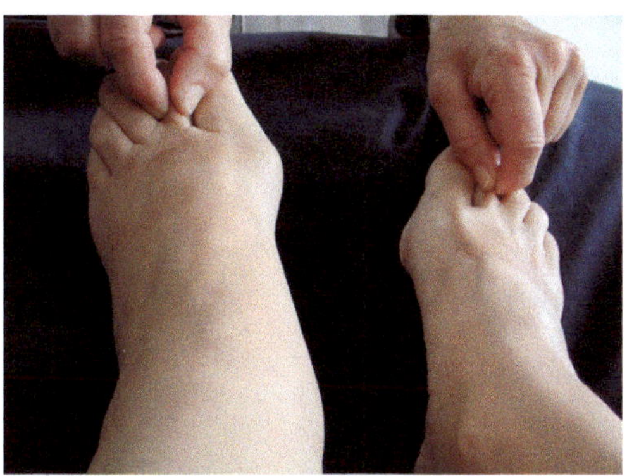

Abb. 4.8 **„Lymphsee“**. Kaposi-Stemmer-Zeichen“. Mit freundlicher Genehmigung aus der Sammlung von Christian Schuchhardt

der Finger oder Zehen, aber auch Furchen im Bereich des oberen Sprunggelenks bilden.

Durch die zunehmende Schwellung an den Fingern oder der Zehen entsteht eine Formveränderung, so daß interdigital kein freier Raum verbleibt. Das Resultat ist eine nicht mehr gerundete, sondern voluminös-eckige Verformung der Phalangen zu sogenannten Kastenzehen (Abb. 4.10).

Das chronische Lymphödem mit Fibrose und Fettgewebsvermehrung führt zu Formveränderungen des Hautmantels:

- Phänokopie (analog zu Dickhäutern) einer „Elephantiasis“. Untere Extremität Form eines „Säulenbeins“ und ähnlich konfigurierte Hautoberfläche. Aus der Bisgaard-Kulisse kann sich eine Massenzunahme durch Fibrose und Fettgewebe entwickeln und zu überhängenden malleolären Hautfalten führen (Abb. 4.12a, 4.13)
- In spektakulärer Weise am äußeren weiblichen und männlichen Genitale.

Auf chronischen Lymphödemflächen (gleichsam on-top!) können solide derbe,

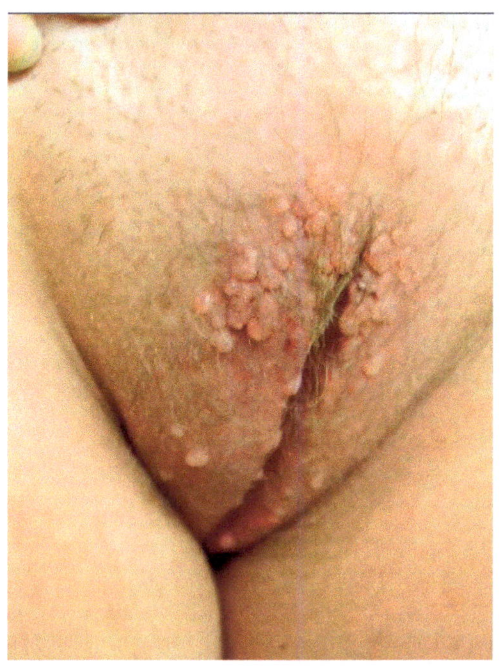

Abb. 4.9 **Superfizielle Lymphangiektasien**. Auf gestautem äußerem Genitale nach Ovarialkarzinom. Konturaufhebung der Labia majora pudendi durch das sekundäre Lymphödem. Die Lymphangiektasien wurden als Condylomata acuminata fehlgedeutet

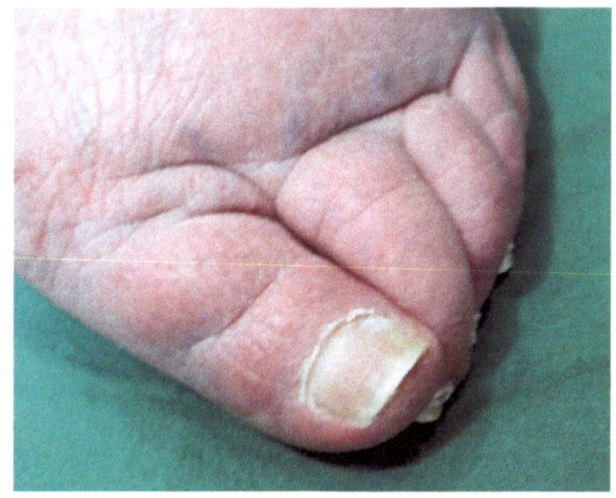

Abb. 4.10 **Kastenzehen und Querfurchen**

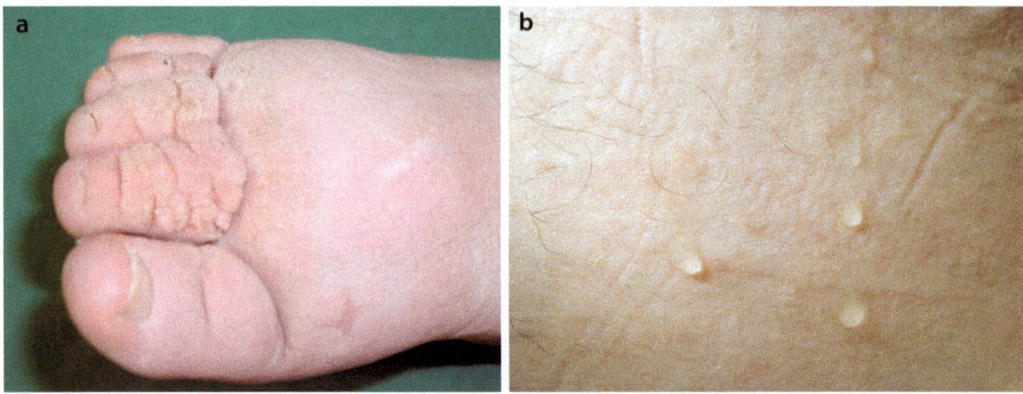

Abb. 4.11 **a Papillomatosis lymphostatica**. **b „Lymphbläschen"**. Lymphorrhoe. Mit freundlicher Genehmigung aus der Sammlung von Christian Schuchhardt

auch zarte glasige lymphgefüllte und verletzliche Prominenzen auftreten (bei Papillomatosis lymphostatica bzw. superfiziellen Lymphangiektasien mit Lymphorrhoe) (Abb. 4.11a, b).

4.2.4.1 Die Phänokopie: „Elephantiasis"

Der phänokopisch begründete Begriff der „Elephantiasis nostras" ist historisch und beschreibt eine drastischen Formveränderung, die regelhaft mit Funktionseinbußen einhergeht, da es zu einer extremen Vergrößerung von Körperteilen durch den behinderten Lymphabfluss bzw. Lymphstau kommt. Am häufigsten betroffen sind die Extremitäten, insbesondere die Beine (Abb 4.12a).

Der Gewebezuwachs am Bein mit Ausfüllung der Bisgaard-Kulisse führt (bei frontaler Ansicht) zu einer Angleichung der Durchmesser („Breite") und „linearen Vertikalisierung" der Extremitätenoberfläche. Die Konturveränderung (als Grundmuster bei chronischem Lymphödem) kann als „Säulenbein" beschrieben werden (Abb 4.12b). Bei weiterer unregelmäßiger Gewebevermehrung am Unterschenkel geht die „Vertikalisierung" wieder verloren und es entsteht eine geschwungene Kontur mit Furchen und einem reifen- oder wulstartigen Relief (Abb. 4.12c, d).

Begriffe und Diagnosen aus dem Tierreich auf Menschen anzuwenden, ist unnötig. Bei dieser Phänokopie handelt es sich um die Spätfolgen eines Lymphödems, sei es angeboren oder erworben (Abb. 4.13). Der Begriff „Elephantiasis" wurde im Common Sense der ISL und in den deutschsprachigen lymphologischen Gesellschaften (GDL und DGL) durch „deformierendes Stadium III" (deforming stage 3) ersetzt.

4.2.4.2 Äußeres Genitale bei Mann und Frau

Wenn es zu lymphologisch bedingten Gewebszunahmen an Penis und Scrotalhaut (Abb. 4.14a, b) oder an der Vulva (Abb. 4.15) kommt, sind diese einfach zu erkennen. Deviation und Achsenabweichung der Pars pendulans des Penis oder Schwellungen der äußeren und inneren Labien führen trotz erheblicher Beschwerden der Patienten und Patientinnen aber nur gelegentlich zur ärztlichen Konsultation.

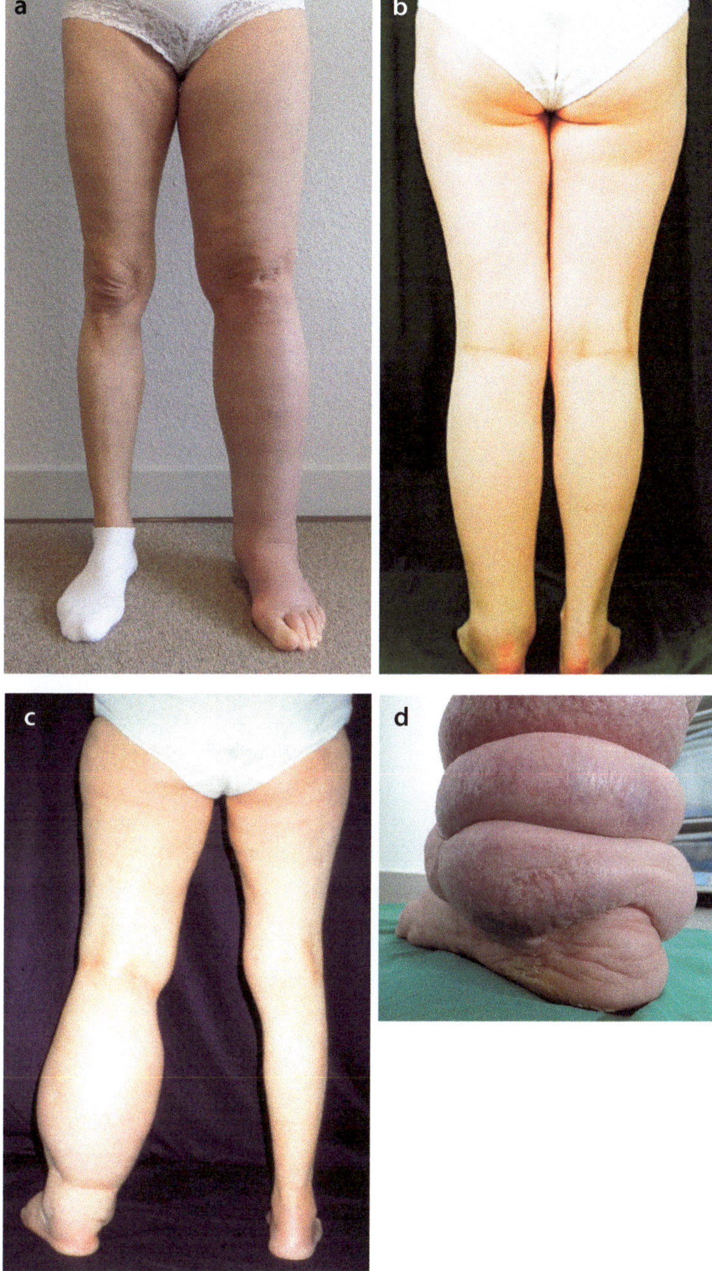

Abb. 4.12 Sekundäres Lymphödem. **a** Säulenbein bei sekundärem Lymphödem. Das Lymphödem dehnt sich von den Zehen bis zur Leiste am linken Bein aus. **b** Sekundäres Lymphödem mit typischen Konturveränderung. **c** Verlust der linearen Vertikalisierung der Extremität bei Lymphödem. **d** Eine Serie horizontaler Wulste als Ausdruck maximaler Formveränderung bei Lymphödem am Bein. Abb. **b** & **c** mit freundlicher Genehmigung aus der Sammlung von Christian Schuchhardt

4

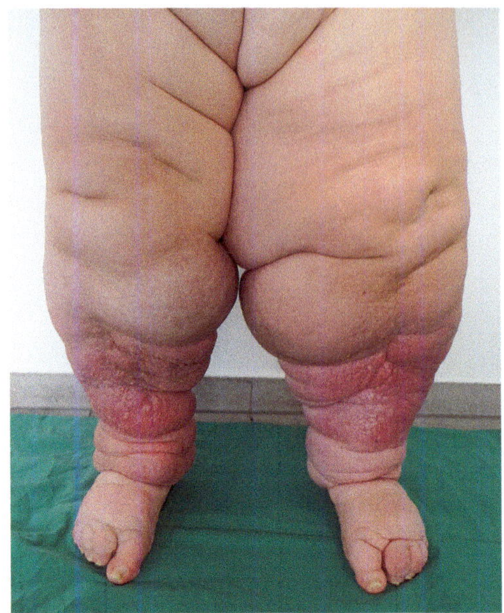

Abb. 4.13 **Sekundäres Lymphödem**. Konturzunahme und überhängender Haut

Häufig sind diese Formveränderungen Ausdruck lymphologischer Erkrankungen oder Tumoren.

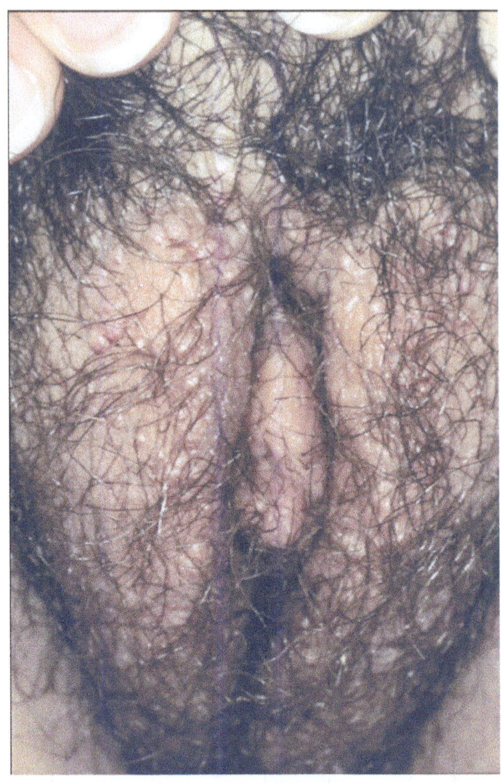

Abb. 4.15 **Konturzunahme bei Lymphödem**. Weibliches Genitale mit Schwellung und Lymphangiektasien

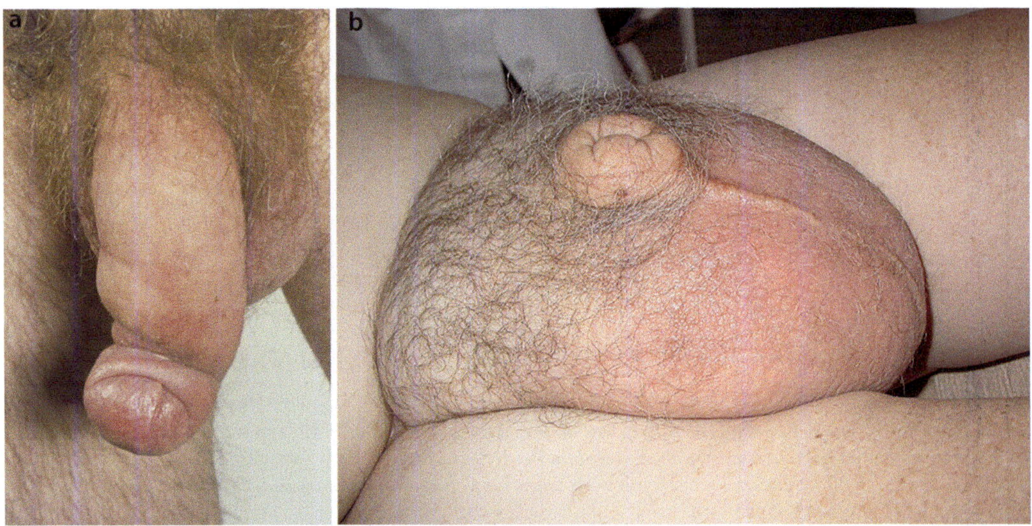

Abb. 4.14 **Lymphödem**. **a** Konturzunahme am männlichen Genitale. **b** Konturzunahme bei Scrotalödem. Mit freundlicher Genehmigung aus der Sammlung von Christian Schuchhardt

4.2.5 Farbveränderung: Die Farbe Rot!

Auf chronischen Lymphödemflächen entstandene und persistierende, gar sich vergrößernde Hautrötungen, ähnlich einem Bluterguss, sind als alarmierendes Zeichen zu werten. Dahinter kann eine erysipelartige retrograde lymphovaskuläre Tumorzellausbreitung stecken oder ein bösartiges Angiosarkom.

KeyNote

Lymphödem von Haut und Unterhaut (Subcutis)
Haut-Verdickung und **Form-Veränderungen**

- Ubiquitär
  Pitting edema
  Non-pitting edema
  Furchen, Hautfalten
- Regionalisiert „Säulenbein“, auch zusätzlich mit malleolär überhängender Haut
- Lokalisiert und zusätzlich „on top“
  Derbe Noppen
  Froschlaichartige Prominenzen
  „Bläschen“
- An Fingern und Zehen, besonders charakteristisch „Kastenzehen“

Farbveränderung
Von hautfarben nach rot!

Bis hierhin ging es um das phänomenologische und terminologische Rüstzeug. Nun, begleitet von einer ersten anamnestischen Tuchfühlung, kann eine strukturierte Ganzkörperuntersuchung in drei Schritten folgen.

Christian Schuchhardt zu: „Thyreoidales Ödem“
Das Ödem bei einer Hypothyreose, das klassische Myxödem, aber merkwürdigerweise auch bei einer autoimmunen Hyperthyreose entspricht ebenfalls einem sekundären Lymphödem mit ungewöhnlich rasch sich entwickelnder Fibrose (Weissleder und Schuchhardt 2015) (▫ Abb. 4.5).

Christian Schuchhardt zu: „Praller Fußrücken“
Der „pralle“ Fußrücken ist in der Frühphase oft gar nicht so prall. Der Fußrückenbereich vor den Zehen ist in der Frühphase „verstrichen“, d. h. Sehnen und Venen, die sonst gut am Fußrücken zu sehen sind, können nun schlecht abgegrenzt werden. Im Unterricht des ärztlichen Curriculums und bei den Physiotherapeuten sprechen wir von den drei Frühzeichen des primären Lymphödems: Kaposi-Stemmer-Zeichen, retromalleoläre Fibrose, „Lymphsee“ am Fußrücken vor den Zehen (▫ Abb. 4.8).
Diese Frühzeichen gelten nach wie vor. Praller Fußrücken ist typisch für das schon länger etablierte primäre Lymphödem der unteren Extremität. In weit über 90 % beginnt das primäre Beinlymphödem in der Peripherie. Eine seltene Ausnahme ist das Lymphedema Kinmonth bei originärer Leistenlymphknotenfibrose. Das habe ich in meinem Leben vielleicht 10-mal gesehen.
Bezüglich des Ausdrucks „frühe Zeichen“ besteht in der Tat eine Unschärfe insofern, als beim positiven Stemmer be-

reits eine Fibrose besteht. Das wäre in der Tat bereits ein Stadium II, weil eine Gewebsveränderung besteht. Da das eventuell bestehende butterweiche Ödem des Beines aber keinerlei Hinweise auf eine Lymphostase bietet, lautet die Diagnose Lymphödem Stadium I (mit evtl. Zusatz: mit positivem „Stemmer").
Wir kennen aber alle Fälle, bei denen das positive Kaposi-Stemmer Zeichen das einzige Zeichen einer Lymphostase darstellt, aber sich im weiteren Leben gar kein richtiges Beinlymphödem entwickelt. Wieder ein Hinweis, wie schwer gerade die Beurteilung der Progression eines Lymphödems ist. Es besteht jedenfalls keine „automatische Progression".
Für mich ist der „Stemmer" deswegen so wichtig, weil er gerade bei Frühstadien, gerade bei jungen Menschen, wo am Bein nur ein Ödem besteht, den Hinweis bietet, dass es sich wahrscheinlich um ein Lymphödem handelt.
....Lymphologie ist eben nicht immer einfach Ja oder Nein......

Christian Schuchhardt zu „Das Bein bei chronischem Lymphödem und Lipödem"
Das Lipödem ist immer symmetrisch.
Beim einseitigen „Säulenbein", ein Begriff, den ich nicht verwende, sieht man sehr schön, daß das reine Lymphödem durchaus eine massive Gewebsproliferation der Bisgaard'schen Kulisse entwickeln kann, die sich in überhängenden Falten darstellt, die bis auf den Boden hängen können und den Fuß massiv dekonfigurieren. Die Gewebevermehrung entspricht sicher zu einem großen Teil Fettgewebe, aber das kennen wir ja beim Lymphödem. Schwierig wird es beim symmetrischen Lipödem im Stadium III, weil da definitionsgemäß eine Lymphostase dazu gekommen ist. Im Stadium I des Lipödems, eben auf dem Boden einer anlagebedingten Lipohyperplasie, hört aber die Fettvermehrung in Höhe der Knöchel kragenförmig auf. Es ist sogar ein Unterscheidungsmerkmal zum Lymphödem. Das Lipödem ist immer beidseitig, also symmetrisch an Beinen wie an Armen.

4.3 Wie untersuche ich, um eine lymphologische Erkrankung zu diagnostizieren?

Die Erkennung eines Lymphödems bei der klinischen Erstuntersuchung des gesamten Körpers („von Kopf bis Fuß inklusive Genitoanal-Region", auch bei Kindern) stützt sich auf die durchaus sehr sensitiven Methoden der Inspektion und Palpation.

Zielführende Symptome für die Erfassung und Diagnose einer lymphologischen Erkrankung haben wir kennengelernt und halten nunmehr ein „terminologisches Vokabular" für unsere klinische Untersuchung „in drei Schritten" vor.

Man geht systematisch topografisch von kranial nach kaudal vor und bezieht bei Registrierung einer lokalisierten oder regionalisierten Schwellung gleich einige, auch therapeutisch, gar prognostisch und nicht allzu schwierig determinierbare Differenzialdiagnosen ein.

Zu suchen und erfassen sind also Schwellungen und weitere bereits erkennbare Zeichen eines Lymphödems sowie des retrograden Lymphstaus durch geweblich tiefere zentripetale Lymphabflußstörungen. Diese können

- angeboren (dysontogenetische Malformationen) oder
- erworben (Tumor, Bestrahlungsfibrosen) sein.

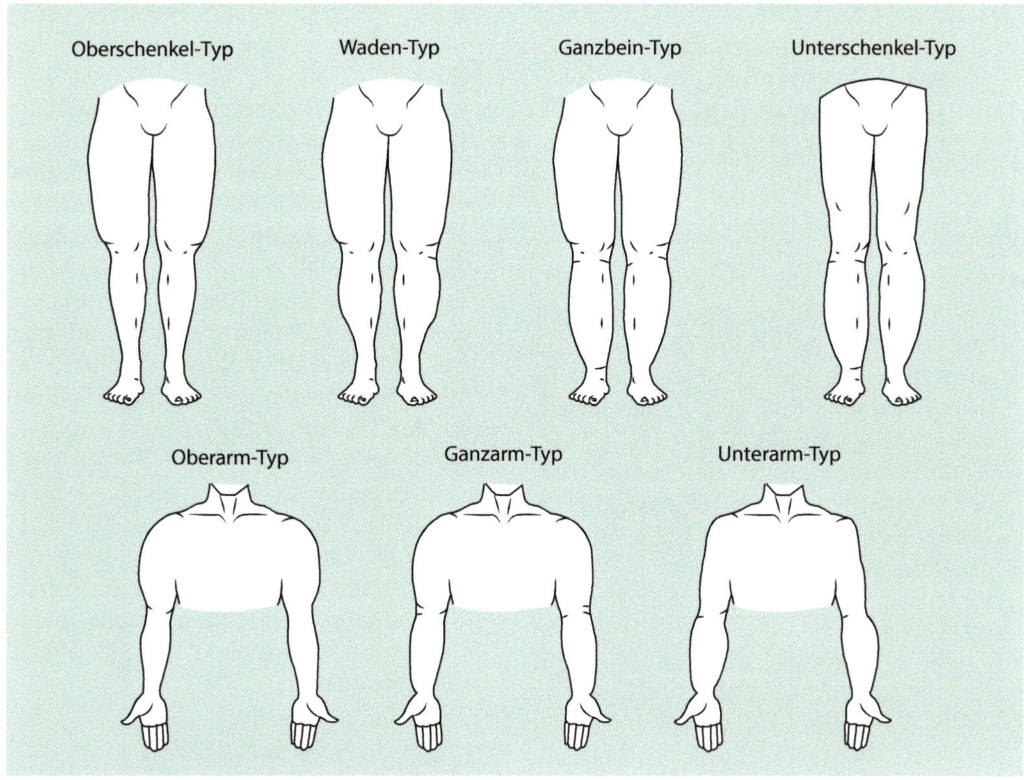

▣ Abb. 4.16 **Formvarianten der Lipohypertrophie**

Wichtig sind die per Inspektion und Palpation einfache Erfassung einer bilateralen (symmetrischen) anlagebedingten asymptomatische Lipohypertrophie (▣ Abb. 4.16) oder einer symptomatischen Lipohyperplasia dolorosa (LiDo) („Lipödem") (► Kap. 21) und die rasche zusätzliche Prüfung auf mögliche Folgen wie z.B die Ausbildung eines zusätzlichen sekundären Lymphödems („Lipolymphödem").

KeyNote

Der Nutzen einer einfachen lymphologisch orientierten Ganzkörperuntersuchung per Inspektion und Palpation ist offenkundig:

- An einem dermatologischen stationären Patientengut ließ sich in 7 % eine lymphgefäßbezogene Erkrankung feststellen, davon waren 53 % sekundäre Lymphödeme. In fast der Hälfte der gezielt lymphologisch registrierten Fälle war es gar eine Erstdiagnose! (Czarnecka 2015).

Im Folgenden wird eine komplette körperliche Untersuchung per Inspektion und Palpation simuliert.

Allgemein: Auf welche klinischen Zeichen und Merkmale achten wir besonders?

Wir machen uns zunächst mit wichtigen lymphologischen Ziel-Befunden, im anschließenden zweiten Schritt mit deren Deutung und Definition bekannt, um dann eine topografisch orientierte Erkennung lymphologischer Erkrankungen zu erleichtern.

4

4.3.1 Erster Schritt: Lymphologische Ziel-Befunde durch Inspektion und Palpation: „Screening-Anfangsverdacht"

Die Vielfalt lymphologischer Ziel-Befunde umfasst:

- Anschwellung von Hautarealen, eindrückbar, besonders über knöchernen Strukturen (Abb. 4.17).
- derbe palpable Verdickungen der Haut, insbesondere an Fuß- und Zehenrücken, nicht eindrückbar (Abb. 4.18).
- Konturveränderungen und ungewöhnlich große Hautfalten (Bauchschürze, Gesäß, Genitale) (Abb. 4.19)
- prall-elastische subkutane Raumforderung, insbesondere bei Kindern (Abb. 4.20)
- gruppierte oder locker auf einem Hautareal von über 1 cm^2 verteilte froschlaichartige Bläschen (mit sekundärer Einblutung oder Lymphorrhoe durch Ruptur) (Abb. 4.21)
- noppen- und warzenartige derbe hautfarbene Gewebezuwächse mit und ohne vermehrtem Hornmaterial (Hyperkeratose) und einschnittartigen Hauteinsenkungen („Krypten") (Abb. 4.22)
- auf offenkundigem chronischem Lymphödem: blau-schwarze Flecken im Hautniveau und/oder hellere, jeweils prominente, teils ulcerierte Tumorknoten (Abb. 4.23).

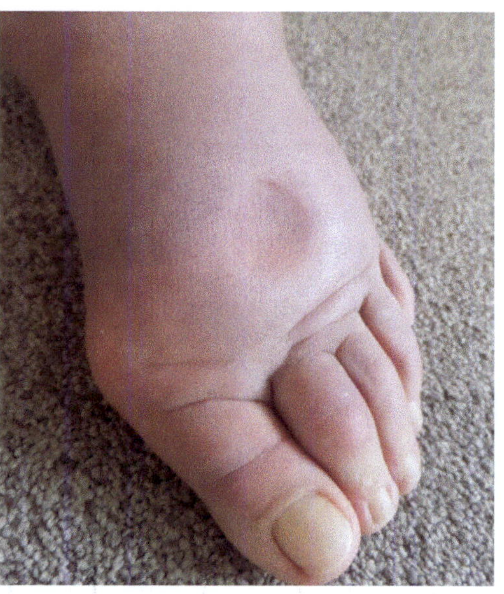

Abb. 4.17 Pitting

Bei anlagebedingter Lipohyperplasia dolorosa (LiDo) „Lipödem":

- keine Dellbarkeit,
- Druckschmerz: spontan oder auslösbar,
- flächenhafte Hauteinblutungen bei inadäquatem Traumen (Sugillationen) (Abb. 4.24)

KeyNote

Durch Inspektion und Palpation sind unbedingt festzustellen:

- Ödemfläche
  - eindrückbar (pitting)
  - oder nicht (non pitting)
- Gewebezuwachs mit Formveränderungen und Hautfalten
- prall-elastischer subkutaner Tumor
- froschlaichartige Prominenzen, teils eingeblutet, gar nässend
- noppen- und warzenartige hautfarbene exophytische Gewebezunahme mit und ohne Hyperkeratose
- Farbveränderung der Haut, fleckige Rötung oder hämatomartig
- gar schwärzliche Knoten (auf chronischem Lymphödem)

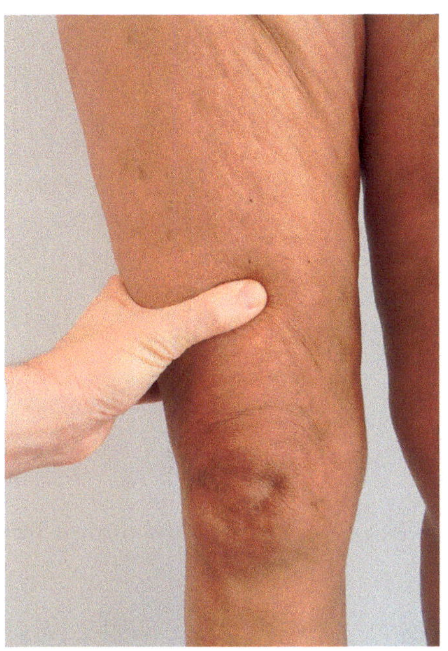

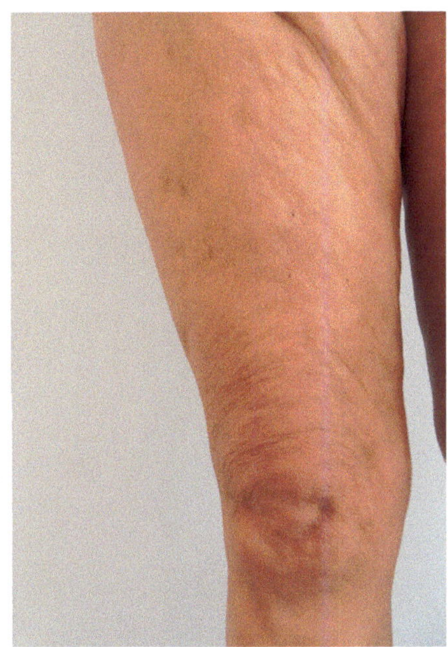

Abb. 4.18 **Non pitting**

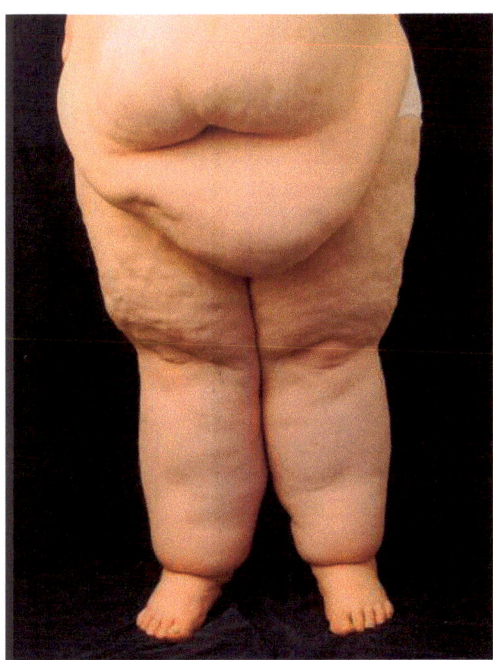

Abb. 4.19 **Lymphödem**. Konturveränderungen und ungewöhnlichgroße Hautfalten (Bauchschürze, Gesäß, Genitale). Mit freundlicher Genehmigung aus der Sammlungvon Christian Schuchhardt

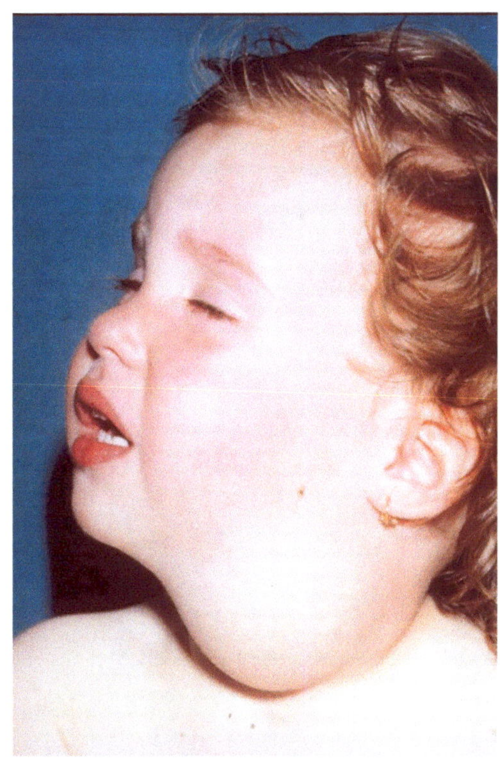

Abb. 4.20 **Prall-elastische subkutane Raumforderung**. (Originalbildmaterial 90er-Jahre)

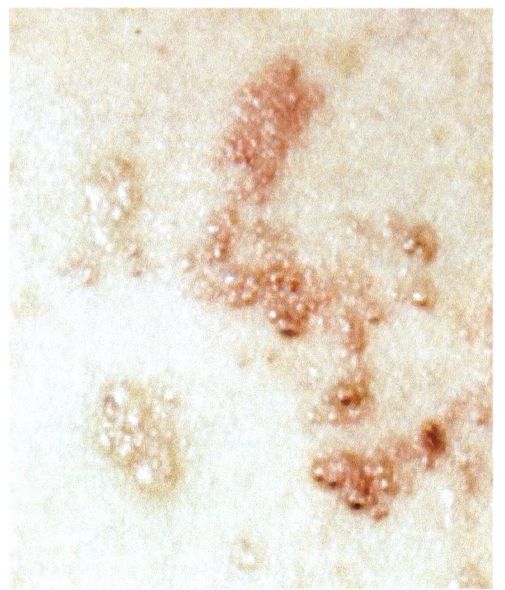

Abb. 4.21 Über 1 cm^2 verteilte froschlaichartige Bläschen

Abb. 4.23 Prominente, teils ulcerierte Tumorknoten

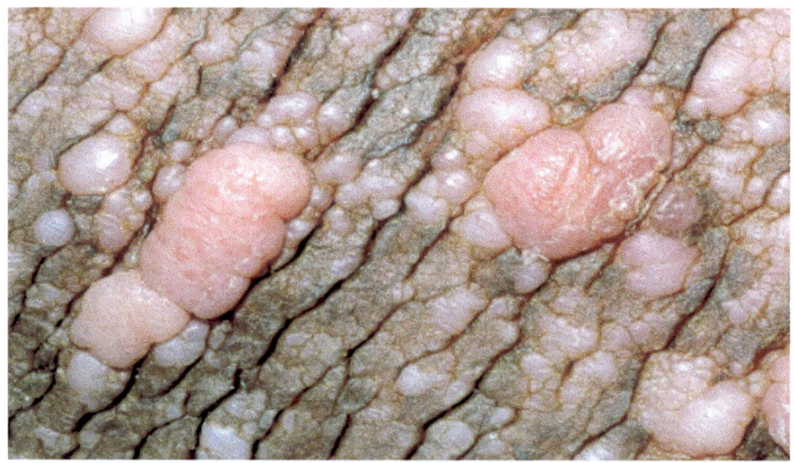

Abb. 4.22 Noppenartige derbe hautfarbene Gewebezuwächse

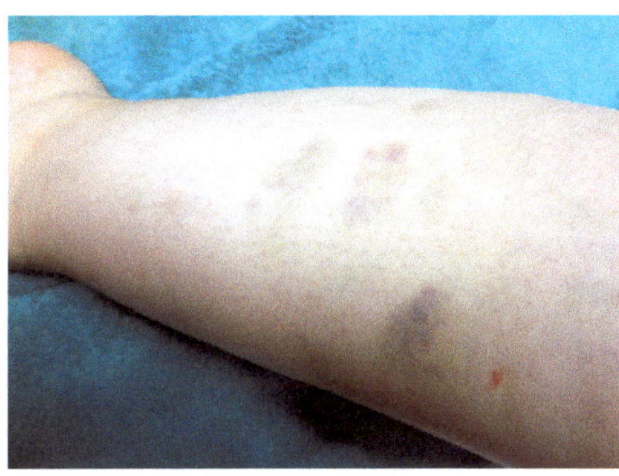

Abb. 4.24 **Sugillationen**. Bei Lipohyperplasia dolorosa (LiDo) „Lipödem“

4.3.2 Zweiter Schritt: Vom zielführenden Symptom zur ersten Wertung: „Deutung“

Eindrückbare Hautschwellung:
- Akutes bis subakutes Lymphödem, zumindest der Haut (Dermis).

Derbe Verdickung der Haut und große ungewöhnliche Hautfalten:
- Chronisches Lymphödem.

Prall-elastische subkutane Raumforderung:
- Zystische lymphatische Malformation.

Froschlaichartige Bläschen, gar mit Einblutung und Lymphorrhoe:
- Angeborene Lymphangiektasien durch lymphovaskulären Rückstau in die Dermis (ausgehend von epifaszialer Lymphzyste: dysontogenetische Fehlbildung, vaskuläre Malformation).
- Erworbene Lymphangiektasien bei Lymphtransportstopp, z. B. bei Tumor oder nach Radiatio.

Noppen- und warzenartige, zusätzlich hyperkeratotische Gewebezuwächse, Hauteinsenkungen („Krypten“):
- Papillomatosis lymphostatica.

Spontan entwickelte und persistierende hämatomartige Flecken:
- Bei chronischem Lymphödem:
  - Sekundäres Hämangiosarkom (Stewart-Treves-Syndrom).
- Bei Lipohyperplasie:
  - Lipohyperplasia dolorosa (LiDo) „Lipödem“.

Bei Fuß- oder Handrückenödem und Lipohyperplasie:
- Sekundäres Lipolymphödem.

Bei Adipositas:
- Sekundäres Lymphödem der Bauchschürze und der Extremitäten.

4.3.3 Dritter Schritt: Zweite („verdichtete“) Wertung durch Berücksichtigung des betroffenen topografischen Areals („Regio anatomica“): Diagnose

Ziel: Differenzialdiagnostische Abwägungen mit dem Resultat einer gut begründeten klinischen Diagnose einer lymphologischen Erkrankung.

4.3.3.1 Kopf/Hals

Als Differenzialdiagnosen bei ödemartigen Schwellungen (Gewebsmassenzunahme) von Kopf/Hals sind zu bedenken:

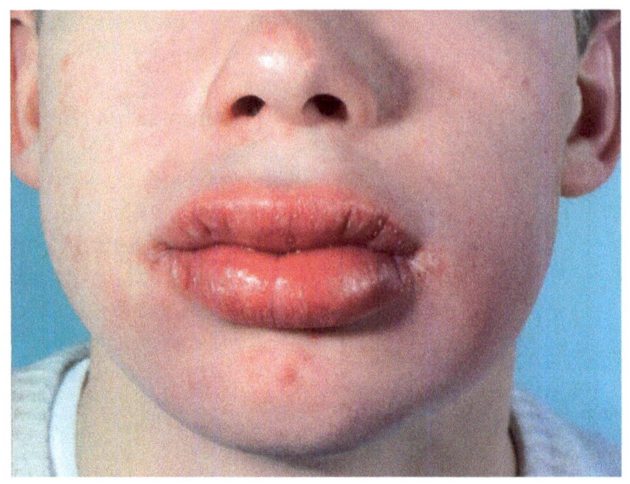

Abb. 4.25 **Makrocheilie**. Hier bei extraenteralem Morbus Crohn. (Originalbildmaterial 90erJahre)

4

Topografisch orientierte Gliederung

- Behaarte Kopfhaut (Capillitium):
  - Cutis verticis gyrata
- Großflächig Kopf/Hals:
  - Akromegalie
  - Obere Einflußstauung (Vena cava superior-Syndrom)
- Augenlider (ohne erythematöses Entzündungsmerkmal):
  - Nephrotisches Syndrom
  - Dermatomyositis
  - Systemischer Lupus erythematodes (SLE)
  - Hypothyreose
  - historisch: Trichinose
- Gesicht:
  - Myxödem bei Hypothyreose
  - Angiosarkom (im Seniorenalter) (Wada et al. 2021)
  - anekdotisch: chronische Borrelien-Infektion (Danz et al. 2008)
- Lippen:
  - Makrocheilie
    - bei Melkerssohn-Rosenthal-Syndrom
    - bei Sarkoidose
    - bei extraenteraler Manifestation eines Morbus Crohn, hier meist mit Rötung (Abb. 4.25)

Ätiologisch orientierte Gliederung

- **Nach Tumor**

Eine großflächige ein- oder beidseitige Hautschwellung von Gesicht und Hals ist typisch für ein Lymphödem nach tumorbedingter Neck Dissection.

- **Bei Malformation**

Eine unilaterale prall-elastische subkutane Schwellung (beim Kind oder Jugendlichen) ohne Hautödem und superfizielle Lymphangiektasien weist auf ein Hygroma colli (engl.: Cystic hygroma) hin.

- **Nach Entzündung**

Lokalisierte Lymphödeme durch entzündungsbedingte erhöhte lymphpflichtige Last und gestörten initialen (peripheren) Lymphtransport sind bei folgenden drei Hauterkrankungen durch eher pralle Schwellungen beteiligt und der manuellen Lymphdrainage zugänglich:

- Ödem der Stirn bei Akne
- Rosacea
- Morbus Morbihan

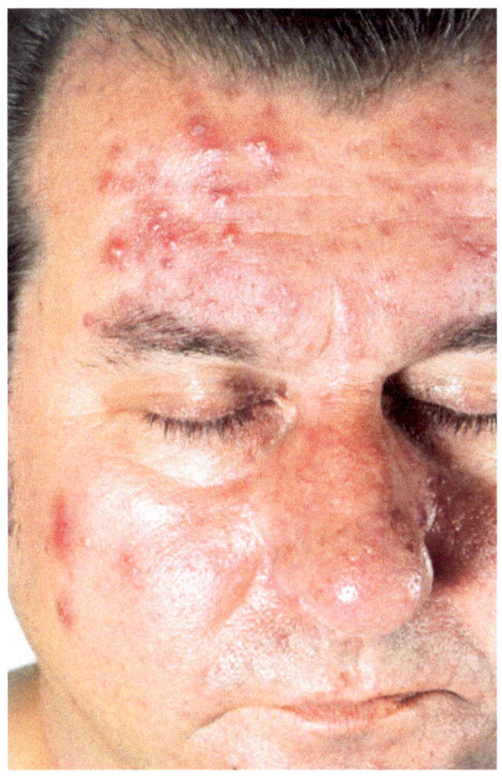

Abb. 4.26 **Rosacea**

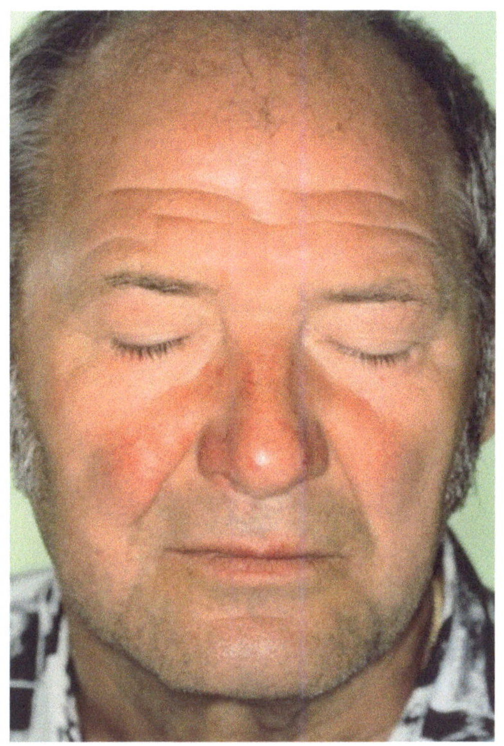

Abb. 4.27 **Morbus Morbihan**

Die Rosacea ist eine häufige, auch durch UV-Licht-Exposition verschlimmerte Dermatose. Klinisch typisch sind zentrofaciale Teleangiektasien, rezidivierende sterile Papulopusteln und ödematöse Schwellung (Abb. 4.26). Die Patienten haben eine konstitutionelle Vasolabilität, kenntlich durch eine anamnestisch leicht ermittelbare Flush-Neigung (anfallsweise verstärkte Blutfülle der Gesichtshaut auf die beiden Trigger rascher Wechsel aus Kälte in die Wärme und Alkoholaufnahme).

Der Morbus Morbihan ist dagegen selten, aber klinisch sehr charakteristisch durch ein persistierendes, zumeist schon induriertes Lymphödem der oberen zwei Etagen der Gesichtshaut, nämlich an Stirn und Wangen (Abb. 4.27). Ursächlich sind wiederholte larvierte kontakturtikarielle Entzündungsreaktionen auf duftstoffhaltige Externa („Parfüm") bei latenter lymphovaskulärer funktionaler Drainageschwäche zu vermuten (Wohlrab et al. 2005).

KeyNote

Lokale Lymphödeme sind bei den folgenden entzündlichen Hautkrankheiten der Gesichtshaut zu erwägen:

- Akne
- Rosacea
- Morbus Morbihan

4.3.3.2 Schulter/Thorax sowie Stammbereich

Schulter

Verstrichene einseitige Schulterblattkontur im Vergleich mit der Gegenseite sowie Hautverdickung dort bei beidseitiger ver-

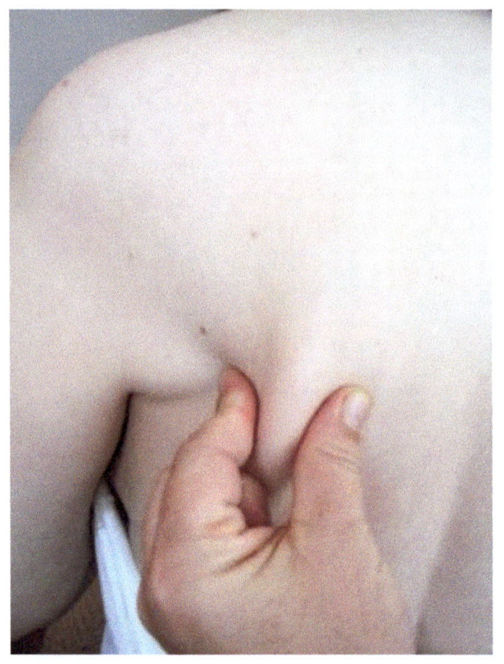

Abb. 4.28 **Kaposi-Stemmer-Zeichen**. Am Rücken bei sekundärem Lymphödem nach Mammakarzinom

gleichender Palpation (sowohl vor und hinter dem Patienten stehend): Somit sichere Früherkennung eines Lymphödems im Stadium I und II (Abb. 4.28).

- Weibliche Brustdrüse
  - Peau d'orange
    Achtung: Mammakarzinomverdacht
- Achselhaut:
  - erworbene superfizielle Lymphangiektasien (fakultativ mit partieller Einblutung und/oder Lymphorrhoe)
- Stammbereich:
  - Prall-elastische subkutane Schwellung mit epifokalen Lymphangiektasien
    - Sog. Lymphangioma circumscriptum naeviforme (=dysontogenetische Malformation)

Als Differenzialdiagnosen ödemartiger Schwellung in Bereich:

- von Schulter/Thorax:
  - Progressive systemische Sklerodermie (PSS) vom Stammtyp mit einer hohen Assoziation von Lungen- und Nierenbeteiligung
  - Scleroedema adultorum Buschke
- Im Bereich des Stamms (Bauchregion):
  - Anasarka (z. B. bei Rechtsherzinsuffizenz): Schwellung an den Flanken, auch unilateral durch individuelle Liegegewohnheit

4.3.3.3 Obere Extremitäten

Ödematöse Schwellung proximaler Oberarm:

- Lymphtransportstopp als Folge von Operation, Bestrahlung, Lymphknotenmetastasen oder lokoregionärer Tumorprogression

Ödematöse Schwellung distal:

- Handrücken, Finger, Unterarm

Als Differenzialdiagnose sind zu erwägen:

- Progressive systemische Sklerodermie (PSS) vom akralen Typ
- Obere Einflussstauung (Vena-cava-superior-Syndrom (VCSS))
- Thrombose, unter anderem nach Port-Implantation

4.3.3.4 Unterbauch/Mons pubis

Diese Regio anatomica „Vom Nabel bis zur Natesfalte" wird bei einer Ganzkörperuntersuchung palpatorisch eher vernachlässigt!

Schwellungen sprechen für ein lokalisiertes Lymphödem durch Lymphtransportstopp im kleinen Becken und sollten die subtile Prüfung auf eine gleichzeitige lymphödematöse Beteiligung des äußeren Genitales folgen lassen.

Ursächlich sind zu erwägen:

- Gynäkologische Tumoren
- Prostatakarzinom
- Zustand nach Operationen z. B. nach Wertheim-Meigs

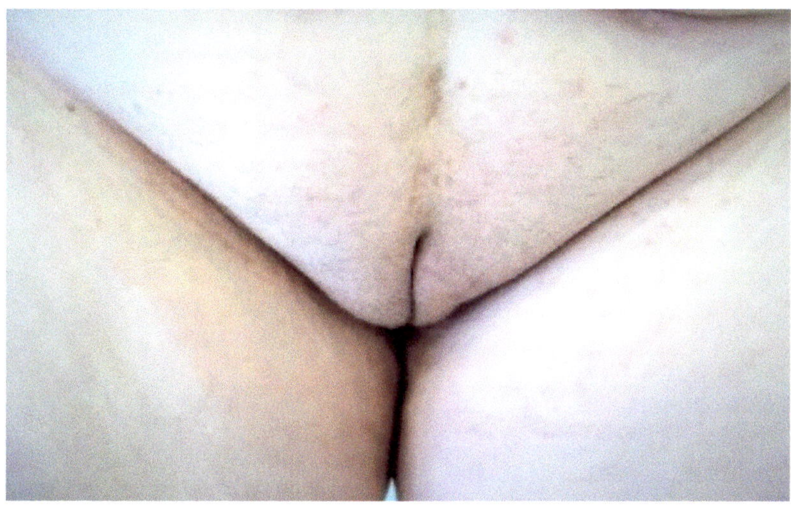

Abb. 4.29 **Labienschwellung**. Bei Z. n. Ovarialkarzinom

4.3.3.5 Äußeres Genitale

Angeborene und erworbene chronische Lymphödeme:

- Volumen- und Gewebezuwachs, Formveränderung an Labien (Abb. 4.29) oder Penis, Lymphangiektasien, auch mit persistierendem Erythem (unbedingt Hautbiopsie: „Erysipelas carcinomatosum"? Extraenteraler Morbus Crohn?)

4.3.3.6 Untere Extremitäten

Chronisches Lymphödem:

- 90 % aller Lymphödeme betreffen die untere Extremität
- Kaposi-Stemmer-Zeichen positiv: Sensitivität 85 %, das heißt 15 % sind „falsch negativ" (Kaposi 1880; Stemmer 1976, 1999; Földi 1997; Brenner et al. 2007)
- Schmerzloses Bisgaard-Kulissen-Zeichen

Bei proximalem Ödembeginn in der Leistenregion besteht ein hochgradiger Verdacht auf ein Tumorgeschehen (zumeist im kleinen Becken), das somit klinisch zuerst durch ein Lymphödem auffällt („Lymphödem onkologischer Ätiologie").

Im Kindes- und Jugendalter typisch für primäres – idiopathisches („sporadisches") oder hereditäres – Lymphödem ist der distale Beginn am Fuß und Unterschenkel:

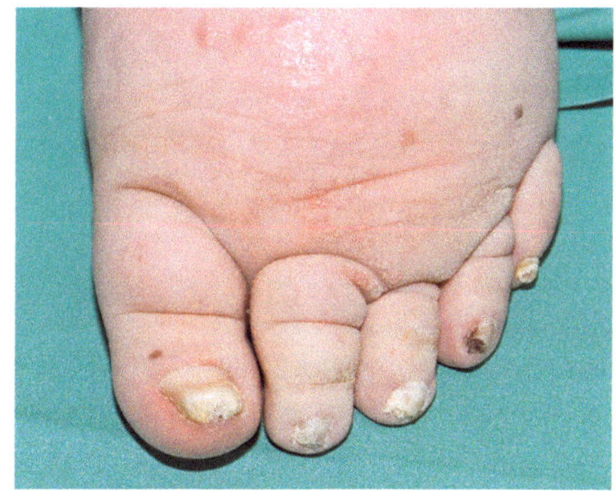

Abb. 4.30 **Kastenzehen**

- Zehen (Kaposi-Stemmer-Zeichen: „Kastenzehen") (Abb. 4.30)
- „Säulenbein" (Abb. 4.31)

Das Verschwinden der sog. Bisgaard-Kulisse kann auch ohne erkennbares Lymphödem bei chronisch-venöser Insuffizienz (CVI) oder das ganze Bein erfassender Lipohyperplasia dolorosa (LiDo) „Lipödem" auftreten. Es hat somit eine eingeschränkte Spezifität.

4

> **KeyNote**
>
> Alle vier Parameter (Dellbarkeit, „Säulenbein", schmerzlose, abgeflachte bis gefüllte Bisgaard Kulisse, „Kastenzehen") sind somit für die Befunderhebung eines Lymphödems an der distalen unteren Extremität essenziell (Brauer und Brauer 2016).

4.3.3.7 Was kann man bei genauer Inspektion gewissermaßen „en passant" feststellen („kollaterale" Verdachtsdiagnosen) und einer sachgerechten Diagnostik zuführen?

Inguinalfalten

Leitsymptom Hautrötung (Erythem)
- Intertrigo (= irritative Kontaktdermatitis)
- Erythrasma (bakterielle Infektion)
- Tinea inguinalis (Infektion durch Fadenpilz)
- Candidiasis (Infektion durch Sproßpilz)

Distaler Unterschenkel

Leitsymptom unilaterale Rötung, Schuppung, ggf. Pusteln:
- Tinea profunda („Tinea incognita")

Leitsymptom Varikosis
- Stammvenenvarikosis (Vena saphena magna und parva)
- Perforansvenen-Klappeninsuffizienz (Faszienlücken)
- Dermatolipofasziosklerose

Leitsymptom Ulkus:
- mediale Knöchelregion:
  Ulcus cruris venosum
  - Komplikation: Sekundäres Plattenepithelkarzinom („Marjolin-Ulkus")
- dorso-laterale Knöchelregion:
  Ulcus cruris hypertonicum („Martorell-Ulkus")

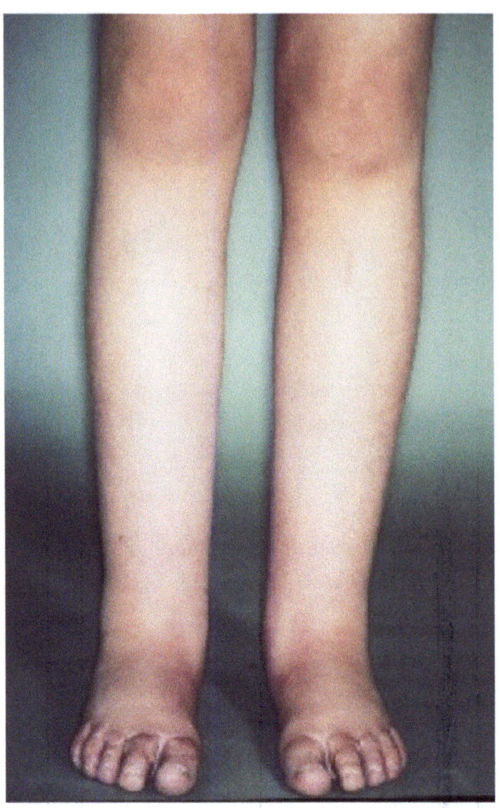

Abb. 4.31 Primäres Lymphödem. Beide Unterschenkel und Füße: „Säulenbeine"

- mit periulceröser Livedo-Zeichnung und starkem (ischämischem) Schmerz:
  Livedoide Vaskulopathie
- unterminierte Ränder, matschige Vegetationen am Ulkusgrund:
  Pyoderma gangraenosum

Leitsymptom Erythemato-squamöser Plaque („Rötung und Schuppung")
- Stauungsekzem (Dermatitis) bei CVI
- Nummuläres, sog. Mikrobielles Ekzem
- Psoriasis vulgaris
- Tinea (Fadenpilzinfektion)
- Morbus Bowen (= Intraepidermale Neoplasie)

Fuß

Leitsymptom blau-schwarze Verfärbung am Nagel-Apparat (Großzehe) und an der Vorfußsohle:

- Malignes Melanom (meist vom akrolentiginösen Typ: ALM)

Leitsymptom schmerzloses Ulkus mit schwielenartigem (hyperkeratotischem) Rand an Vorfußsohle (Planta pedis):

- Neurotrophisches Ulkus bei peripherer Poly-Neuropathie

Leitsymptom Mazerationen (weiß), Erosionen (rot) in den 4. und 3. Zehenzwischenräumen:

- Tinea pedis/pedum interdigitalis

Leitsymptom Verfärbung (gelbliche), Verdickung, distale Abhebung, darunter bröckelige Hyperkeratose, meist an Großzehennägeln:

- Tinea unguis (ungium)

KeyNote

„Fallstricke“: Welche Lymphödeme werden zumeist übersehen oder allzu spät richtig erkannt?

- äußeres Genitale: Hautverdickung, Volumenzunahme („Vergrößerung“), Verformung
- oberer Rumpf: Verstrichene Schulterblatt-Silhouette („zentrales Lymphödem“)
- proximale (!) Extremitätenabschnitte bei sekundärem Lymphödem onkologischer Ätiologie („Malignes Lymphödem“)

Q&A Peter Mortimer

Do internal organs develop any equivalent „lymphoedma“?

Yes, internal oedema such as pulmonary oedema and effusions are equivalent to lymphoedema on the inside. Pulmonary oedema is still microvasular filtration (from high pulmonary vein pressures due to left-sided heart failure) exceeding lymph drainage. In genetic forms of lymphoedema we frequently see pleural effusions and ascites (lymphoedema on the inside).

Christian Schuchhardt zu: „Proximaler Ödembeginn“

Das ist etwas ganz Problematisches: Bei z. B. sekundärem Lymphödem nach Axillarrevision besteht meist sehr früh ein diskretes „zentrales Lymphödem“ (Hautfaltenvergleich Scapula, Rumpfflanken, verbliebene Mamma). Erst danach entsteht auch ein Ödem am Oberarm dorsal, dann am Unterarm und Hand. Meist merkt die Patientin das „zentrale Lymphödem“ gar nicht und kommt erst, wenn der Unterarm anschwillt. Das Ganze dauert meist Monate bis ein oder zwei Jahre.

Das zentrale Lymphödem ist sogar häufiger als das sekundäre Armlymphödem.

Davon abzugrenzen ist das maligne Lymphödem: Hier treibt der entsprechende Rumpfquadrant innerhalb weniger Wochen rasch auf. Ursache ist meist ein lokoregionäres Rezidiv, und das entsteht meist viel später (fünf bis zehn Jahre nach Erstbehandlung). Auch z. B. beim Prostatakarzinom kommt es in den Wochen nach der OP (extended pelvine Lymphadenektomie) zu einer passageren Schwellung des Genitales, der Symphysenregion und gelegentlich der Hüfte (wenige Wochen).

Wenn aber nach einem freien Intervall, z. B. nach ein bis zwei Jahren eine rasch zunehmende Schwellung eines oder beider Rumpfquadranten und/oder des Genitales auftritt, ist dies tatsächlich als „Malignes Lymphödem“ hochverdächtig auf ein Rezidiv.

Christian Schuchhardt zu: „Ulkusbildung durch Lymphödem"
Ein chronisches Lymphödem allein führt nie zu Gewebeumbau wie bei CVI mit Dermatolipofasziosklerose oder gar zu einem tiefen Gewebedefekt (Ulkus).

4.4 Welchen Nutzen haben Klassifikationen? Wie werden „Lymphödeme" gestützt auf die Anamnese eingeteilt?

Klassifikationen müssen in erster Linie „alltagstauglich" sein und die Kommunikation zwischen Ärzten, Therapeuten und Patienten verbessern!

Vor gut 20–30 Jahren galten folgende Häufigkeitsverteilungen:

1/3 der Fälle sind Primäre Lymphödeme.

Davon sind	95 %	Sporadisch (= Idiopathisch, also ohne ermittelbare Ursache)
	3 %	Hereditär (= genetisch determiniert)
	2 %	Syndrombegleitend

2/3 der Fälle sind Sekundäre Lymphödeme.

Die Dynamik molekulargenetischer Nachweise zeigt heute eindrucksvoll, dass immer mehr „sporadische (idiopathische)" primäre Lymphödemfälle als spezifisch mutationsbasierte „hereditäre" Fälle eingeordnet werden können. Eine umfassende und detailreiche Klassifikationsdarstellung mit Algorithmus bietet das Handbuch von Lee et al. (Rockson SG 2018).

KeyNote

Der Nutzen der Anamnese ist die Feinjustierung der Diagnose.
Klassifikation:

- Ätiologischer (ursächlicher) Ansatz
- Pathogenetischer Ansatz
- Zeitlicher Ansatz

Insbesondere bei sekundärem Lymphödem

- Klinischer Manifestationszeitpunkt?
- Hereditär?
  - early onset
  - late onset

Didaktisch und angemessen für den klinischen Alltag zum Zweck einer einschätzenden Orientierung hat sich folgendes Schema bewährt:

1. Primäres Lymphödem
   1.1 Sporadisches („idiopathisches ") primäres Lymphödem
   „early- and late-onset"
   Angeboren: Lymphoedema congenitum
   – praepubertär: Lymphoedema juvenilis
   – postpubertär: Lymphoedema praecox
   – nach 35 Lj.: Lymphoedema tardum
   1.2 Hereditäres (genetisches) primäres Lymphödem
   historisch:
   – Angeboren: Typ Nonne-Milroy
   – bis zur Pubertät: Typ Meige

heute:
- Typisierung nach differenten Genmutationen

1.3 Syndrombegleitendes Lymphödem
- Turner-Syndrom
- Klippel-Trenaunay-Syndrom
- Proteus-Syndrom

2. Sekundäres Lymphödem

2.1 Postoperativ, Posttraumatisch

2.2 Post-Radiatio

2.3 Malignes Lymphödem bei Tumor: Tumorprogression, Lymphknotenmetastasierung

2.4 Artifizielles Lymphödem (Abschnürung, Klopf-Ödem am Handrücken)

2.5 Tropisches Lymphödem
- Filariasis-bedingt: „Elephantiasis tropica"
- Nicht-Filariasis-bedingt: Podokoniose
häufiger Barfuß-Kontakt mit schwermetallischem rotem Sand vulkanischen Ursprungs. Äthiopien, Uganda, Ruanda, Kamerun

Eine alternative ätiologisch differenzierte Klassifikation für sekundäre Lymphödeme ist folgende:

1. Onkologische Ätiologien (Neuhüttler et al. 2006)
   - Direkte Folge einer Neoplasie oder deren Metastasierung
   - Folge der (onkologischen) Behandlung: Chirurgie, Strahlentherapie
2. Nicht-onkologische Ätiologien
   - Infektions-bedingt:
     - Helminthen (Filarien, Onchozerkarien, Schistosomen etc.)
     - Bakterien
     - Viren
     - Pilze
   - Nicht-infektiöse entzündliche Erkrankungen
     - Kontaktdermatitis (allergisch oder subtoxisch-irritativ)
     - Phlebitis
   - Umweltbedingte Erkrankungen
     - Podokoniose
   - Systemische Erkrankungen
     - Stoffwechselerkrankungen
     - Pharmaka-induziert
   - Sonstige Ursachen
     - Massive Adipositas
     - Retroperitoneale Fibrose
     - Selbstbeschädigung (Artefakt)

KeyNote

Aus pragmatischen Gründen könnte man die beiden vorbeschriebenen Klassifikationen der „Sekundären Lymphödeme" durch Einteilung in 3 Gruppen zusammenführen (Ure 2018):

1. Chronisch sekundäres Lymphödem
   - postoperativ
   - posttraumisch
   - adipositas-assoziiert
   - postinfektiös
   - artifiziell
2. Sekundär benignes Lymphödem nach onkologisch kurativer Therapie (Op, Radiatio, Chemo)
3. Sekundär malignes Lymphödem
   - Tumor Bedrängung
   - metastatischer Lymphknotenbefall
   - Lymphangiosis carcinomatosa

Q&A Peter Mortimer

What do you suggest to do further when confronted with a suspected hereditary lymphatic disorder? Brief anwers? Who can do the molecularpathological examinations to detect the major mutations? Who can profit from knowing this?

4

More than 20 causal genes are now known for primary lymphoedema. They are listed by Kristiana Gordon, Ruth Varney, Vaughan Keeley. (Gordon K, Varney R, Keeley V et al. 2020). See following algorithm.

There is a gene panel so patients can be diagnosed through a clinical blood test. The discovery of causal genes has changed the way we approach diagnosis and management of primary lymphoedema. Knowing the genetic cause enables better understanding of natural history, associated conditions, inheritance patterns and how these disorders develop for the patient and professional. Discussion with your local geneticist is advised.

Christian Schuchhardt zu: „Auflistung sekundärer Lymphödeme"
Was mir häufig fehlt:
Die sekundären Lymphödeme bei
- Neurologischen Erkrankungen wie Multipler Sklerose und Zustand nach Poliomyelitis
- Erkrankungen des rheumatischen Formenkreises wie Rheumatoider Arthritis

Christian Schuchhardt zu: „Sonstige Ursachen"
Die massive Adipositas (> 150 kg) muss mehr „gewichtet" werden. Inzwischen ist dies leider eine der häufigsten Ursachen für sekundäre Lymphödeme, meist im Stadium III, und diese Pathologie wird in der Regel mit dem Lipolymphödem verwechselt.

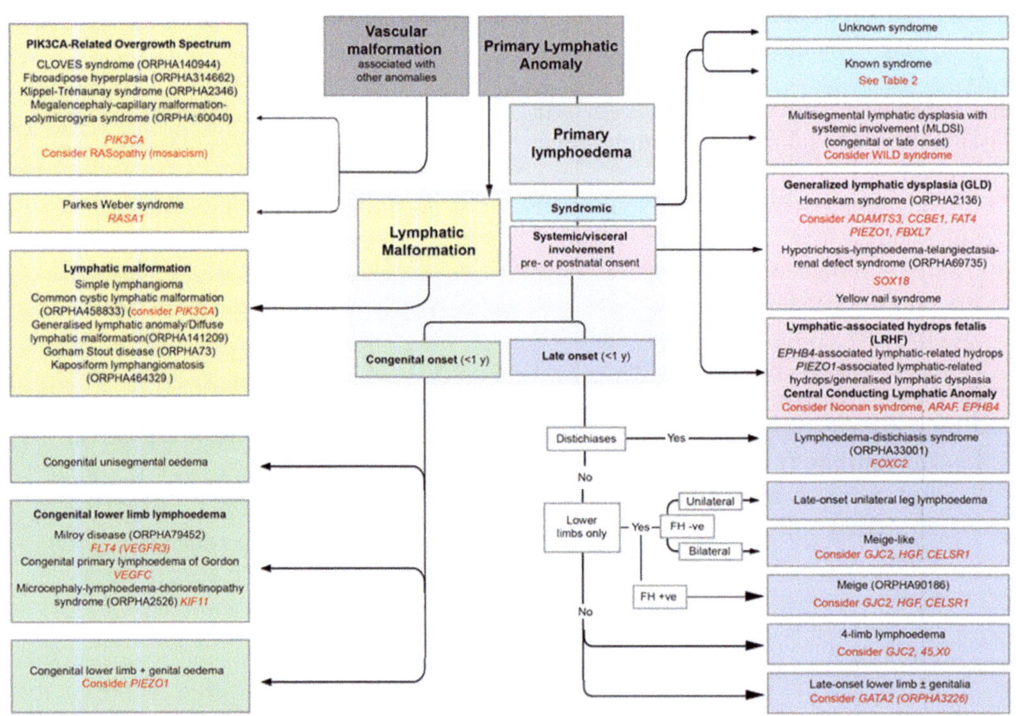

(Gordon et al. 2020)

4.5 Anamnese („W-Fragen")

Unbedingt zu erfragen sind:

- **Wo**
  - An welcher Körperstelle entstand die Schwellung?

- **Wann**
  - Wann genau begann die Schwellung?

- **Wie weiter**
  - Wie hat sich diese seitdem verändert? Hat das Ödem weiter zugenommen, ist es auf einem Niveau stehengeblieben oder hat es gar eher wieder abgenommen? („Ausmaß und Dynamik")

- **Wichtiges**
  - Besteht eine familiäre Häufung ähnlicher Ödeme?
  - Haben Sie im zeitlichen Zusammenhang folgendes beobachtet oder erlitten?
    - Insektenstiche, Infektionen, Minimaltrauma, Verletzungen, Unfall, Operationen, Bestrahlungen?
  - Waren Sie auf Reisen in den Tropen oder Subtropen oder haben Sie dort längere Zeit gelebt und hat sich die Schwellung gar dort entwickelt oder verschlechtert?
  - Hatten Sie schon einmal eine Wundrose (Erysipel) oder sogar wiederkehrende Infektionsschübe oder andere ähnliche Entzündungen im Ödembereich?
  - Wie oft hatten Sie Rezidive von Wundrosen (wie viele im Jahresverlauf, zunehmende Häufigkeit)?

Q&A Peter Mortimer

People from overseas living in the UK: what is your experience with tropical lymphoedema? Is there any under-recognition of filariasis and particularly of podoconiosis?

Probably both are under-recognised as there is no diagnostic test available. Suspicion is based on the patient's coming from an endemic area.

4.5.1 Welche Schlüsse kann ich aus der Entstehung, Dynamik und Dauer des Ödems ziehen?

Bei der Beurteilung eines Ödems liefert der zeitliche Ablauf, der „Zeitgang", wichtige Informationen:

- Ein Ödem, das im Zusammenhang mit einer Verletzung oder zum Beispiel einem Insektenstich entsteht, kann bis zu sechs Wochen (Sechs-Wochen-Regel) persistieren. Dies gilt im Besonderen nach einer Operation und bei deren Wundheilungsphase.

Eine manuelle Lymphdrainage fördert die Verkürzung der Wundheilung, eine Restitutio ad integrum würde jedoch auch ohne Ödembehandlung erreicht.

- Eine Persistenz der Schwellung über sechs Wochen hinaus ist wichtig zu erkennen und sollte den Verdacht auf ein fortbestehendes chronische Lymphödem lenken.
- Ein behandlungspflichtiges Lymphödem ist immer dann zu unterstellen, wenn es bei entsprechender Ursache wie z. B. im Rahmen einer Krebsbehandlung, Verletzung, Operation oder Entzündung zu einer Schwellung kommt, die länger als sechs Monate (Sechs-Monats-Regel) anhält.

4.5.2 Latenzzeit

Davon unabhängig ist die Latenzzeit, also die Zeit zwischen dem Abklingen eines postoperativen Ödems und dem Auftreten eines sekundären Lymphödems.

4

Christian Schuchhardt zu: „Anamnese („W-Fragen")"

Zweierlei **„Wichtiges"** sollte man nicht vergessen!

Die Frage: Schmerzt das „Lymphödem"? Das unkomplizierte primäre wie sekundäre Lymphödem tut an sich nicht weh, auch nicht im Stadium III. Wenn Schmerzen angegeben werden, muss nach einer Komplikation gefahndet werden.

Außerdem sollte man Komorbiditäten wie Sensibilitätsstörungen, pAVK, Herzinsuffizienz erfassen, da diese meist eine relative Kontraindikation für die Kompressionsbandage darstellen.

4.6 Drei klinische Fallberichte aus der Praxis

Eine besondere Aufmerksamkeit sollte ein spontan, ohne bekannte Ursache auftretendes Lymphödem stets erhalten. Es kann erstes klinisches Zeichen eines gefäßokkludierenden Tumors sein

Lymphödem des linken Vorfußes bei Nierenzellkarzinom

Eine 74-jährige Dame stellt sich in der dermatologischen Praxis vor. Sie sei bei guter Gesundheit, jedoch falle ihr auf, dass sie seit drei Wochen eine Schwellung am linken Fußrücken und den Zehen habe. Diese Schwellung sei plötzlich aufgetreten, ohne dass sie sich verletzt habe. Sie habe auch keine neuen, zu engen Schuhe getragen. Sie möchte wissen, was es mit dieser Schwellung, die sie zunehmend mehr belästige und es ihr auch unmöglich mache, ihre gewohnten Schuhe zu tragen, auf sich habe.

Die Anamnese erfasst eine kardial gesunde Patientin, die wegen eines Hochdrucks medikamentös eingestellt ist. Eine Schilddrüsen-, Nieren- oder Stoffwechselerkrankung seinen ihr nicht bekannt. Ihr Internist sei immer sehr zufrieden gewesen. Sie ernähre sich gesund, sie sei sportlich aktiv im Rahmen ihrer altersbedingten Möglichkeiten, ein Krebsleiden habe sie nicht gehabt, auch keine Operationen im Bereich des Bauchs oder Unterleibs.

Die klinische Untersuchung ergibt eine Dellbarkeit im Bereich des distalen Drittels des linken Vorfußes, das Kaposi-Stemmer-Zeichen ist positiv (◘ Abb. 4.32). Die rechte Extremität ist gänzlich unauffällig. Es gibt keinerlei Hinweise auf ein thrombotisches Geschehen oder einen postthrombotischen Zustand.

Der Patientin wird erläutert, dass es sich bei der Schwellung um ein Lymphödem handele, da auch die Zehen selbst ödematisiert sind.

Ungewöhnlich ist der distale Beginn. Klassisch für ein onkologisch begründetes Lymphödem, also ein „Malignes Lymphödem", wäre der proximale Start. Es muss dennoch ausgeschlossen werden, ob ein Hindernis im Bauchraum den Abfluss der Lymphe stört.

Die Patientin stimmt der Tumorsuche zu. Ein Computertomogramm des Abdomens bis zum Zwerchfell wird durchgeführt. Ein hierbei gefundener, noch nicht metastasierter maligner Nierentumor der linken Seite wurde operiert, das vorbestehende Lymphödem am linken Fuß verschwand.

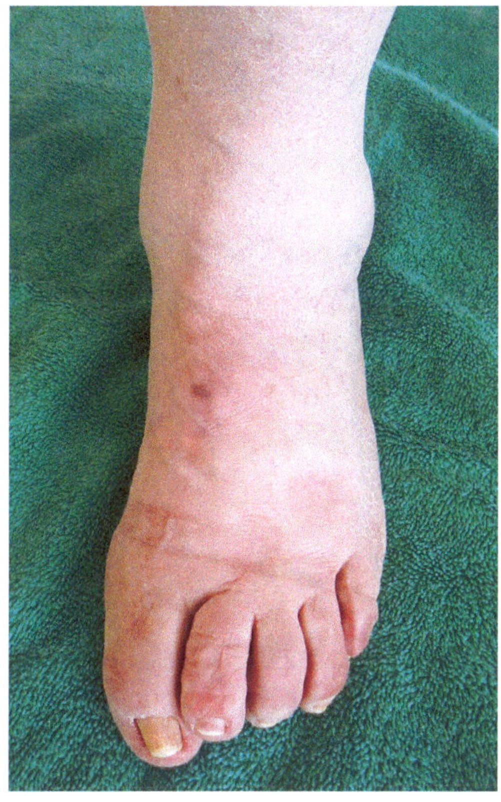

■ **Abb. 4.32** **Vorfußschwellung**. Hier am linken Fuß, als erstes Symptom eines abdominalen Tumors

Obere Einflussstauung (Vena-cava-superior-Syndrom) bei Bronchialkarzinom

Es stellt sich ein 68-jähriger Mann vor. Er hat eine symmetrische Schwellung des Gesichts und am Hals (■ Abb. 4.33). Diese Schwellung sei vor kurzem entstanden, als er bei Ausbauarbeiten in seinem Haus eine Ausgleichmasse für den Boden verarbeitet habe. Dabei seien Stäube entstanden, denen er direkt ausgesetzt worden sei. Er vermute ein aerogenes (airborne) Kontaktekzem.

Die körperliche Untersuchung zeigt Symptome einer oberen Einflussstauung sowie eine teigig palpable Gesichtshaut mit nur mit geringer Dellbarkeit.

Die weiteren Untersuchungen führten zum Nachweis eines zentralen Bronchialkarzinoms, das bereits ins Gehirn metastasiert war.

Die Diagnose ist ein prognostisch infaustes, zentralsitzendes Lungenkarzinom mit einer oberen Einflussstauung.

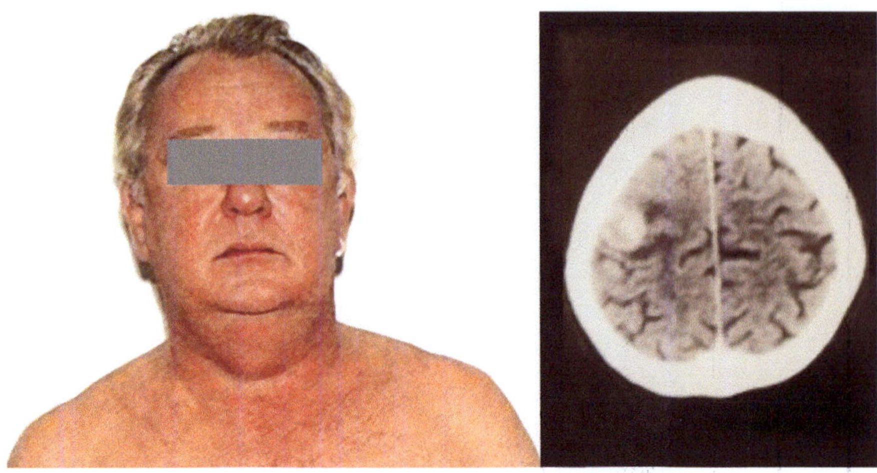

Abb. 4.33 **Gesichtsschwellung**. Hier bei oberer Einflussstauung und bereits nachweisbarer Metastase im Gehirn bei Bronchialkarzinom (Originalbildmaterial 90er -Jahre)

Untere Einflussstauung (Vena-cava-inferior-Syndrom) bei Uteruskarzinom

Eine 58-jährige Frau stellt sich in der Ambulanz vor. Sie gibt an, dass sie schon bei vielen Ärzten gewesen sei, doch keiner hätte ihr so recht helfen können.

Seit längerer Zeit verlöre sie an Gewicht, vom Becken aufwärts sei sie schon abgemagert, jedoch seien der Bauch prall und elastisch und beide Beine etwas dicker als vorher (Abb. 4.34 a, b). Sie stelle sich auf Bitte Ihres Arztes bei uns vor, um eine systemische Amyloidose auszuschließen. Ein Computertomogramm des Abdomens sei gemacht, ein Tumor jedoch nicht gefunden worden. Biopsien der Enddarmschleimhaut und des Fettgewebes sowie der Haut seien bislang nicht erfolgt.

Die Inspektion zeigt eine Patientin, deren unterer Körperanteil deutlich mehr geschwollen ist als der obere, an dem sie nahezu kachektisch wirkt. Das Kolorit der Haut ist eher rosig. Die Palpation ergibt keine Dellbarkeit. Das Kaposi-Stemmer-Zeichen ist negativ. Eine histologische Untersuchung der Haut zeigt weitgestellte gestaute initiale Lymphgefäße (Abb. 4.34 c).

Bei der nun veranlassten erneuten Tumorsuche finden wir, entgegen der ärztlich mitgeteilten Vorbefunde, diesmal einen handballgroßen gefäßokkludierenden Tumor des Corpus uteri (Abb. 4.34 d).

Die Patientin wird in eine Klinik für Gynäkologie zur onkologischen Behandlung überwiesen. Die Prognose erwies sich als infaust.

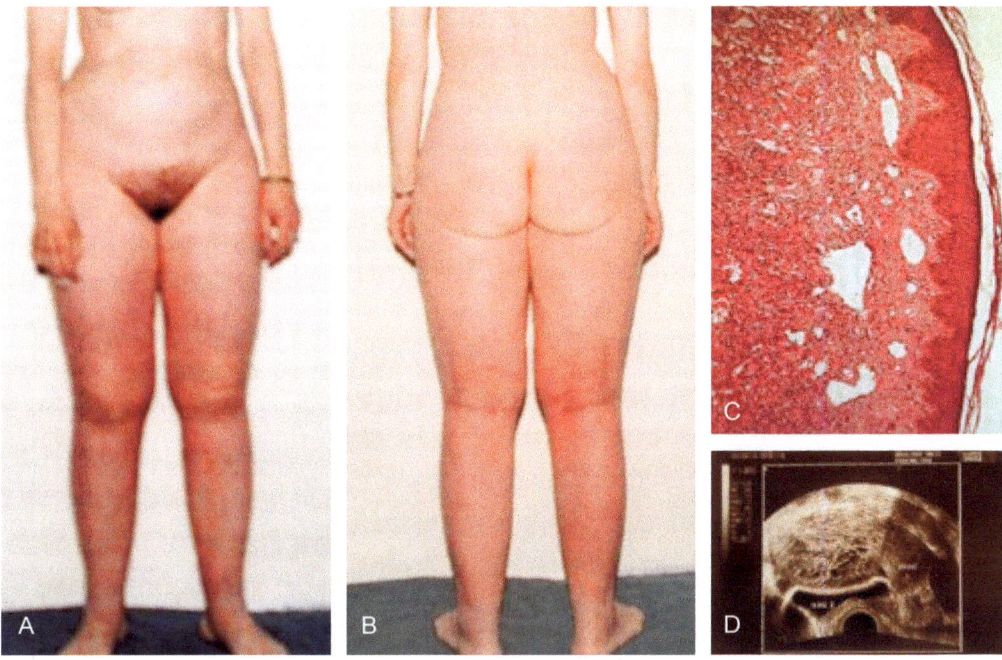

Abb. 4.34 **Untere Einflussstauung bei Uteruskarzinom. a, b** Der unterer Körperanteil ist deutlich mehr geschwollen, der obere Körper kachektisch. Das Kolorit der Haut ist eher rosig, beide Beine dicker, keine Dellbarkeit. Das Kaposi-Stemmer-Zeichen ist negativ. **c** Hautbiopsie: Diffus in der gesamten oberen und mittleren Dermis verteilte, stark dilatierte präexistente Lymphgefäßabschnitte, bedingt durch Rückstau und erhöhten intraluminalen Druck. Keine zellulär vermittelte Entzündung im interstitiellen kollagenösen Bindegewebe. **d** Sonografie: Gefäßokkludierender Tumor des Corpus uteri (Originalbildmaterial 90er-Jahre)

KeyNote

Epikritischer Kommentar

- Lassen Sie sich von fremderhobenen Befunden nicht beeindrucken. Bleiben Sie betont unvoreingenommen und kritisch.
- Gehen Sie dem Ödem immer konsequent auf den Grund.

4.7 Objektivierung des Lymphödems durch Stadieneinteilung. Staging

Ein Ödem an einer Extremität oder an anderer Stelle des Körpers wird immer dazu führen, dass eine dortige Umfangsvermehrung klinisch auffällt. Diese ist nicht spontan und schnell, sondern in aller Regel langsam entstanden.

Ein „Staging" bietet eine klinisch nützliche individuelle Einteilung, der Zeitgang und die entwickelten klinischen Befunde zugrunde liegen.

4.7.1 Stadium 0

Ein Lymphödem bildet zunächst eine gewebliche Retention von Wasser, die lokalisiert oder gar regionalisiert weder sichtbar („okkult") noch fühlbar ist, sich also der Inspektion und Palpation entzieht. Hierfür werden Adjektive wie „latent" oder „subklinisch" genutzt. Dieses initiale Lymphödem wird als Stadium 0 deklariert.

Wozu brauche ich das Stadium 0 eigentlich?

Stadium 0 bedeutet, dass ein okkultes Lymphödem, z. B. am Schultergürtel oder an einer gesamten Extremität als Schwellung durch Inspektion und Palpation noch nicht erkannt werden kann, aber bereits eine funktionelle lymphatische Insuffizienz besteht.

Christian Schuchhardt zu „Stadium 0"

Es ist sinnvoll, bei drohenden sekundären Lymphödemen das Stadium 0 (Latenzstadium) zu erkennen:

Jeder Patient nach ausgedehnter Lymphknotenentnahme oder Bestrahlung steckt im Latenzstadium. Es droht eine verzögerte Feststellung des sich manifestierenden Lymphödem eines Stadium I (Patient's and doctor's delay)

Wenn man das berücksichtigt, kann man dem Patienten frühzeitig Empfehlungen für seine Lebensweise mit auf den Weg geben: Normgewicht halten, sich viel bewegen, Erysipelprophylaxe, z. B. Antibiotikum in die Reiseapotheke und vieles mehr.

Wenn man derartige präklinische Ödemzustände ermitteln möchte, sind keine klinischen, sondern apparative Methoden notwendig.

Dazu stehen als indirekte Messmethoden der elektrischen Eigenschaften von Gewebewasser die Bioelektrische Impedanzspektroskopie (BIS) und die Gewebe-Dielektrische-Konstante (TDC) zur Verfügung (Ward LC 2018). Beide Techniken sind hochsensitiv, hochspezifisch und bieten eine sehr gute Reproduzierbarkeit.

„Ein positives Kaposi-Stemmer-Zeichen ist ein sensitiver Prädiktor für ein primäres und sekundäres Lymphödem der Arme oder Beine und somit ein nützlicher Bestandteil der körperlichen Untersuchung. Da der Test eine eingeschränkte Sensitivität aufweist, sollte bei Patienten mit hohem Lymphödemverdacht und negativem Kaposi-Stemmer-Zeichen eine Lymphszintigrafie in Betracht gezogen werden." (Goss und Greene 2019)

Christian Schuchhardt zu „Funktionslymphszintigrafie"

Die Funktionslymphszintigrafie ist doch immer noch der Goldstandard, um die Funktion des Lymphgefäßsystems auch in Stadium 0 zu untersuchen:

1. Wenn bei einem Ödem nicht klar ist, ob es ein Lymphödem ist (z. B. das 13-jährige Mädchen mit unklarem Ödem)
2. Bei gutachterlichen Fragen (Ödem nach Unfall, artifizielles Ödem)
3. Vor operativen Maßnahmen am Lymphgefäßsystem
4. Bei Hinweisen auf Lymphödem vor Liposuktion (z. B. positives Kaposi-Stemmer- Zeichen ohne sonstiges Ödem)?

Bei subklinischem Lymphödem sind also Widerstandsmessungen (BIS und TDC) sowie die bildgebenden und funktionellen Methoden der Diagnostik zur definitiven Diagnosefindung notwendig:

- Die Sonografie kann herangezogen werden, um die Hautdicken sowohl der Cutis wie auch inklusive der Subcutis zu vermessen und differenzialdiagnostisch Venenerkrankungen auszuschließen oder zu bestätigen.
- In seltenen Fällen sollte eine Funktionslymphgefäßszintigrafie hergestellt werden, um den Nachweis zu erbringen, dass die Lymphgefäße in ihrer Dynamik erheblich eingeschränkt sind.
- In raren Fällen sind indirekte Lymphangiografien zur Darstellung angezeigt. In der Regel sind aber diese Untersuchungen besonderen Fragestellungen vorbehalten.

KeyNote

Wie kann ich apparativ ein vermutetes latentes (subklinisches) Lymphödem (Lymphödem-Stadium 0) feststellen?

- Bioelektrische Impedanz Spektroskopie (BIS): gesamtes Extremitätenödem
- Gewebe-Dielektrische Konstante (TDC): lokalisiertes Ödem
- Sonografie: Haut, subkutanes Gewebe, Gefäße (Venen, Arterien, Venen)
- Funktions-Lymphszintigrafie : Lymphgefäße der unteren und oberen Extremität
- MR-Lymphangiographie: Gewebe und Gefäße

4.7.2 Stadium I

Die Schwellung durch ein Lymphödem ist immer noch spontan reversibel. Auch alleinig durch Veränderung der Lagerung der ödematösen Extremität kann eine Verschlankung erzielt werden.

4.7.3 Stadium II

Wenn die Reversibilität schwindet, ist das Lymphödem in ein Stadium II übergetreten. Spätestens nun muss die Schwellung durch Behandlung zurückgedrängt werden.

4.7.4 Stadium III

Eine irreversible solide Umfangszunahme sowie derbe Cutisveränderungen definieren das Stadium III, ebenso wie das Auftreten eines oder rezidivierender Erysipele. (◘ Tab. 4.1.)

◘ **Tab. 4.1** Die klinischen Stadien des Lymphödems

Stadium 0	Okkultes, durch Inspektion und Palpation klinisch nicht ermittelbares „subklinisches" Lymphödem Dellbarkeit (−) Stemmer-Kaposi-Zeichen negativ (−)
Stadium I	Spontan reversible Schwellung, obligate Dellbarkeit (+), Stemmer-Kaposi-Zeichen positiv (+/−)
Stadium II	Spontan irreversible Schwellung, beginnende stauungsbedingte Veränderungen der Haut Dellbarkeit (+/–) Stemmer-Kaposi-Zeichen positiv (+/−)
Stadium III	Irreversible solide Umfangszunahme Derbe Cutisveränderungen und Papillomatosen Dellbarkeit häufig aufgehoben Stemmer-Kaposi-Zeichen positiv (+/−)

4.7.5 Malignes Lymphödem

Abzugrenzen von den Stadien I, II und III ist eine Sonderform, die auf eine eindeutige Verschlechterung der ursächlichen Krebserkrankung hinweist: das Lymphödem onkologischer Genese. Diese Situation nötigt zu erneuter Tumorsuche. Insbesondere ist zu klären, ob ein Tumorrezidiv mit Lymphgefäßkompression, Okklusion oder ein metastatischer Lymphknotenbefall vorliegt.

4

4.8 Volumenmessmethoden und Befundmonitoring

Ein wichtiges Element der Dokumentation beim Lymphödem und der dadurch bedingten Formveränderung sind Messungen an betroffenen Extremitäten (Jönsson et al. 2020).

Volumenmessungen an Extremitäten können durch verschiedene Methoden erfolgen:

- Wasserverdrängungsmethode
- Bandmessmethode (Kuhnke 1976)
- Optoelektronische Messmethode (Perometer) (Tan et al. 2013)

4.8.1 Wasserverdrängung

Die Plethysmografie folgt dem archimedischen Prinzip von Auftrieb und Verdrängung durch Volumen (Brorson et al. 2015).

Bei dieser Verdrängungsmessung wird das Volumen einer Extremität durch deren Eintauchen in Wasser bis zu einer definierten Höhe bestimmt. Das verdrängte Wasser erhöht den an der Skalierung des Gefäßes abzulesenden Wert um das Volumen (Herpertz 2010).

4.8.2 Umfangsmessungen

Das einfachste Mittel ist das Maßband. Umfangsmessungen werden an definierten, immer gleichhohen Stellen der Extremität im Vergleich zu der nicht betroffenen Extremität durchgeführt. Prätherapeutische Befunderhebung und Verlaufskontrolle sind damit möglich.

4.8.2.1 Die Kuhnke-Methode. Vom Umfang zum Volumen

Das 4 cm-Scheiben-Modell nach Kuhnke zur Volumenbestimmung kommt ohne komplizierte technische Hilfsmittel aus. (Kuhnke 1976, 1978). Zur Umfangsmessung und Volumenbestimmung benötigt man Maßband und Stift. Da diese Methode jedoch von einer zylindrischen Form der Extremität ausgeht, ist sie nur eingeschränkt exakt, denn Fuß und Hand sind nicht zylindrisch. Sie dürfen somit nicht in die Volumenkalkulation einbezogen werden,

> **Prof. Dr. Eberhard Kuhnke** (*05.09.1927 in Treuburg bei Königsberg/Ostpreußen; † 07.10.2003 in Feldberg/Falkau)
> 1947 schloss er sein Medizinstudium in Bonn ab und arbeitete als Assistent am dortigen Institut für Physiologie. 1952 folgte die Habilitation für Physiologie. 1965 lernte er Dr. Johannes Asdonk (seinerzeit Praktischer Arzt in Essen) kennen, mit dem ihn hinfort eine enge Zusammenarbeit und tiefe Freundschaft verbanden. 1976 Gründung der „Deutschen Gesellschaft für Lymphologie“ zusammen mit Dr. Johannes Asdonk, Prof. Anton Gregl und Prof. Michael Földi. 1979 beendete Kuhnke seine Universitätskarriere, um das Lehrinstitut für Lymphologie an der Feldbergklinik zu leiten, dem er bis 1990 vorstand. Er erarbeitete gemeinsam mit Asdonk die wissenschaftlichen Grundlagen der Manuellen Lymphdrainage und physikalischen Ödemtherapie. Kuhnke entwickelte u. a. die heute gebräuchlichen Messverfahren zur Ödemvolumenbestimmung.

4.8.2.2 Wie vermesse ich die Extremitäten?

In vier Schritten wird das Ödemvolumen ermittelt:

1. Der Ausgangspunkt der Messung ist zu bestimmen.
   - Dieser Messpunkt liegt auf dem Knöchel resp. am Handgelenk auf Höhe des Ulnaköpfchens. Hierzu wird der Abstand von der kleinen Fingerspitze resp. vom Knöchel bis zum ersten Messpunkt ermittelt, auf der Haut mit dem Stift markiert und der Messwert im Protokoll notiert. So kann man bei einer späteren Vergleichsmessung den gleichen Ausgangspunkt wiederfinden (▣ Abb. 4.35).
2. Die „4 cm-Scheiben“.
   - Ausgehend vom ersten Messpunkt werden alle 4 cm weitere Markierungen gesetzt. Auf Höhe dieser Punkte werden die Umfänge der erkrankten und der gesunden Extremität ermittelt und notiert. Das Maßband liegt dabei flach auf der Haut und darf nicht einschnüren.
3. Vom Umfang zum Volumen.
   - Das Volumen der gesamten Extremität wird mit der Formel: $\mathbf{Vol = (U1^2 + U2^2 + \ldots Un^2)/\pi}$ berechnet. Das Extremitätenvolumen wird in cm^3 ($1\ cm^3 = 1\ mL$) angegeben.
4. Vom Volumen zu Ödemmessung und Therapiemonitoring.
   - Der Vergleich des Volumens der erkrankten mit dem der gesunden Extremität ermittelt das Ödemvolumen.

Im klinischen Alltag haben sich die Umfangsmessungen und Volumenberechnungen mit dem Maßband nach Kuhnke als hinreichend erwiesen, um Therapiekontrollen und Befundmonitoring durchzuführen.

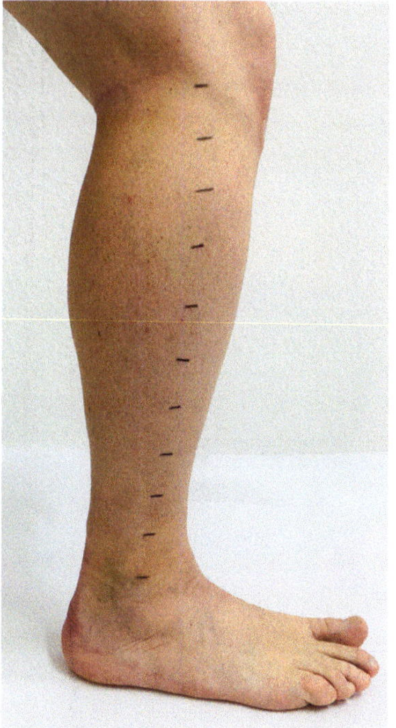

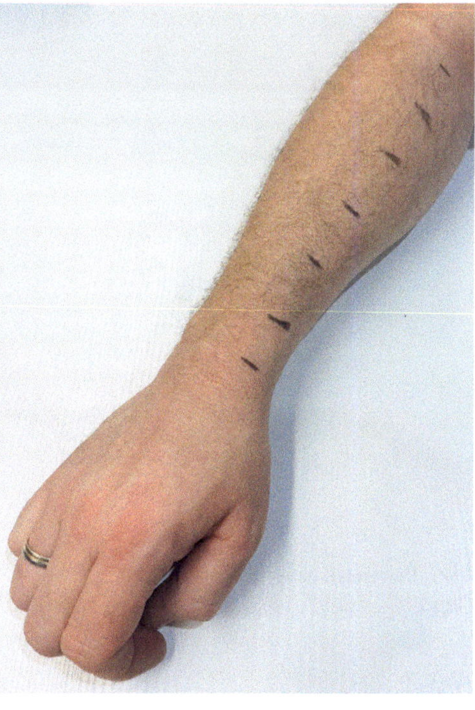

▣ Abb. 4.35 **Bein – und Armvermessung nach Kuhnke**

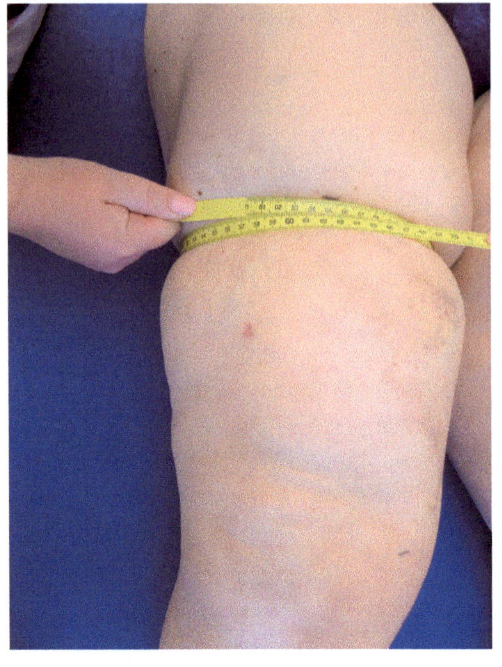

Abb. 4.36 **Strumpfmaß unter Zug**

4.8.2.3 Hautmaß ist nicht Strumpfmaß

Die mit dem spannungsfrei auf der Haut aufgelegten Maßband gemessenen Umfänge können nicht für die Anmessung von Kompressionsstrümpfen genutzt werden. Hierfür wird mit einem sogenannten „Zugmaß", also mit einem unter Zug am Maßband ermittelten, geringeren Umfang gearbeitet (Abb. 4.36).

4.8.3 Perometer

Moderner ist die optoelektronische Volumenmessung mit dem Perometer (Abb. 4.37).

Dieses Messsystem ermöglicht durch eine präzise Erfassung der Umfänge von Beinen oder Armen die Berechung der Volumina. Hierzu wird ein Scannerrahmen manuell über die Extremität geschoben. Von Dio-

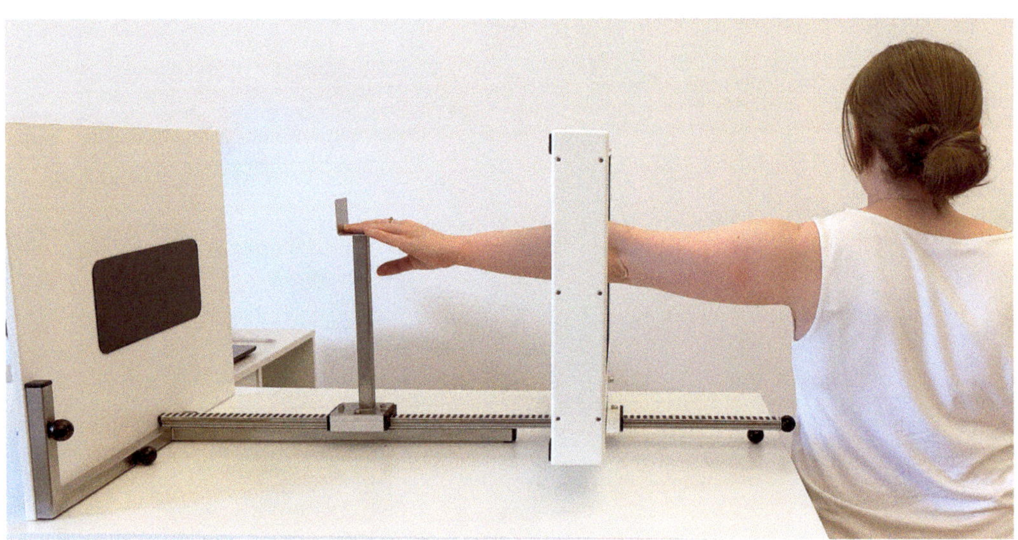

Abb. 4.37 **Perometer.** Armvolumenmessung

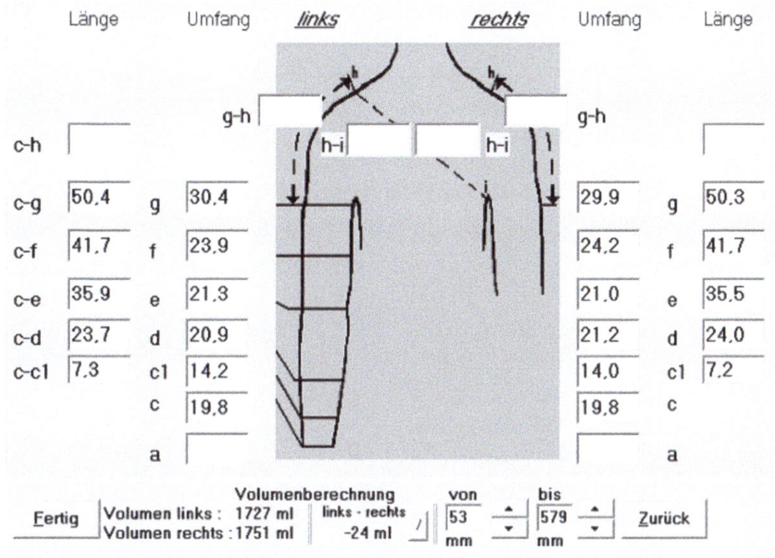

Abb. 4.38 **Datenblatt**. Volumenmessung am Arm

den emittiertes Licht tastet berührungslos die Oberflächen von Arm oder Bein ab. Die Volumenbestimmung erfolgt aus diesen Umfangsmaßen. Das Volumen wird in Milliliter pro Extremität angegeben (Abb. 4.38).

4.8.4 3D Bodyscanner

Dafür stehen 3D-Körperscanner z. B. unter den Namen „Rothballer" oder „Bodylux Körperscanner" zur Verfügung.

4.9 Apparative Diagnostik: Wann ist was sinnvoll?

Nachdem wir im klinischen Alltag die lymphödematöse Region ermittelt, das Lymphödemstadium klinisch erfasst und mit einfachem Messband, der Plethysmografie, dem Perometer oder dem Bodyscanner den Umfang respektive das Volumen berechnet haben, fragen wir nun, welche weiteren apparativen diagnostischen Methoden wir sinnvoll nutzen sollten und wann?

Bevor wir uns der sonografischen Untersuchung der Cutis, insbesondere aber der Subcutis zuwenden, sei gefragt, wie wir eine klinisch noch nicht erkenn- und ertastbare gewebliche wässrige Flüssigkeitsansammlung (z. B. ein Lymphödem Stadium 0) detektieren können.

4.9.1 Bioelektrische Impedanzspektroskopie (BIS)/Gewebedielektrizitätskonstante „Tissue Dielectric Constant" (TDC)

In der Latenzphase (Stadium 0) ist ein Lymphödem nicht sichtbar und ertastbar, weil eine Schwellung des Gewebes noch nicht vorliegt. Wenn die Anamnese des Patienten den Verdacht auf die Entwicklung eines Lymphödems nahelegt, wäre es hilfreich, über die klinische Untersuchung hinaus apparativ ein Lymphödem ausschließen zu können.

Hierzu gibt es zwei Methoden, die durch Messung des elektrischen Widerstands des

Gewebewassers Hinweise auf Ödematisierung des subkutanen Gewebes liefern: Beide Techniken sind hochsensitiv, hochspezifisch und bieten eine sehr gute Reproduzierbarkeit (Ward LC 2018).

- Bioelektrische Impedanzspektroskopie (BIS)
- Gewebedielektrizitätskonstante „Tissue Dielectric Constant" (TDC).

Die BIS eignet sich zur Erfassung der Flüssigkeitsmenge einer gesamten Gliedmaße. Das Gerät leitet einen kleinen schmerzfreien elektrischen Strom durch die Extremität und misst den Stromwiderstand (Impedanz).

Lymphknotendissektion bzw. Strahlentherapie können eine regionale Behinderung des Lymphabfluß verursachten, was zu einer reduzierten Drainage der Cutis führt.

Die Tissue Dielectric Constant (TDC) kann lokalisierte Ödeme messtechnisch erfassen (Abb. 4.39). Da es sich um eine lokale Messung handelt, kann das Messinstrument an fast jeder anatomischen Stelle eingesetzt werden, die für die Entwicklung eines Lymphödems gefährdet ist. Der Scanner misst den Gewebewasseranteil in den obersten 2,5 mm der Haut (also nur in der Dermis: „skin water"). Das freie Wasser und die an Proteine und Makromoleküle mit elektrischer Oberflächenladung gebundenen Wassermoleküle werden erfasst. Die daraus resultierende Zunahme des lokalen Ödems wird gemessen. Der Nutzen in der somit sehr frühen Erkennung eines Ödems ist offenkundig: eine frühe Registrierung eines Lymphödems ermöglicht einen rascheren Therapiebeginn mit besseren Resultaten, z. B. in der Nachsorge von Mammakarzinom-Patientinnen.

Q&A Peter Mortimer

TDC is obviously suitable to find occult oedema: When is this method optimal in application?

Tissue Dielectric Constant (TDC) is a sensitive detector of skin water and can identify dermal skin (not subcutaneous) oedema very early. It probably overdiagnoses oedema. It cannot distinguish lymphoedema from any other form of skin oedema. This method is therefore optimal for detecting an increase in skin water. It may be useful for detecting early arm or breast lymphoedema following cancer treatment by detecting an increase in skin water compared to a previous examination at a timepoint before breast cancer treatment or by comparing with the contralateral arm or breast. It is not diagnostic for lymphoedema per se.

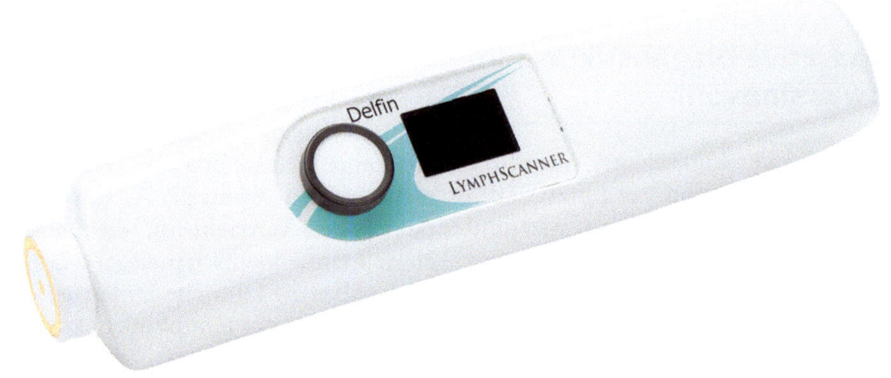

Abb. 4.39 **Delfin**. Messinstrument für die Gewebedielektrizitätskonstante (TDC)

KeyNote

Sowohl die BIS als auch die TDC sind sensitiv für die Messung von Gewebewasser. Sie können beide aber explizit nicht Lymph-Flüssigkeit messen. Eine spezifische Ödemdifferenzierung ist durch diese Messmethoden nicht möglich. Zusätzlich zur Messung hilft nur eine adäquate Anamnese.

Nach der apparativen Identifikation gar subklinischer und der Volumenmessung klinisch manifester Ödeme werden nun in den folgenden Kapiteln, ausgehend von der konventionellen Ultraschalluntersuchung der Haut und Subkutis, weitere apparative Techniken und Methoden eingehend dargestellt. Diese ermöglichen eine Bildgebung, die nicht nur die Struktur des dermalen und subkutanen Weichgewebes in den Blick nimmt, sondern auch die drainierenden initialen Lymphgefäße und Lymphkollektoren. Befunde über deren Struktur und Verteilungsmuster, aber auch der dynamischen Funktionsweise, gar in Echtzeit, schaffen somit ein umfassendes Bild über die kollagenöse Dermis, das subkutane Fettgewebe inkl. Muskelfaszien, Ödemlokalisationen und Folgen und das dortige gesamte Lymphgefäßsystem inklusive regionärer Lymphknotenstationen.

4.10 Was ist „lymphologisch" wichtig zu wissen?

- Lassen Sie sich nicht von vorgelegten, nicht selbst erhobenen Befunden beeindrucken, bleiben Sie betont unvoreingenommen und kritisch. Gehen Sie der Ursache des Ödems immer konsequent auf den Grund.
- Erheben Sie Ihre Befunde durch eine strukturierte Ganzkörperuntersuchung.
- Alle vier Parameter eines Lymphödems (Dellbarkeit, „Säulenbein", verstrichene schmerzlose Bisgaard-Kulisse, „Kastenzehen") sind für die Befunderhebung eines Lymphödems an der distalen unteren Extremität essenziell.
- Ordnen Sie Ihre Diagnose einer auf die Anamnese gestützten Klassifikation zu.
- Die Stadieneinteilung gelingt durch einfache klinische Untersuchungs- und Messtechniken und eine apparativ-gestützte Lymphödem-Objektivierung. Sie hilft beim Monitoring im Therapieverlauf.

Es gibt auch ein Stadium 0, ein Lymphödem, das man nicht sehen und ertasten kann. Es spielt aber dennoch eine gewichtige Rolle bei der frühen Entwicklung eines sekundären, meist zuerst „zentralen" Lymphödems, wie z. B. nach onkologischer Behandlung bei Mammakarzinom. Zur Erfassung dieser frühen Ödembelastung stehen moderne Messtechniken zu Verfügung.

Literatur

Brauer WJ (2016) Diagnostik lymphangiologischer Erkrankungen. In: Gültig O, Miller A, Zöltzer H (Hrsg) Leitfaden Lymphologie. Urban & Fischer, München, S 39–52. ► https://doi.org/10.1016/B978-3-437-48780-4.00002-7

Brauer WJ, Brauer VS (2016) Verdickung der Area retromalleolaris, Veränderungen des Fußrückenreliefs und Stemmersches Zeichen in der Diagnostik des Lymphödems. LymphForsch 20:65–70

Brenner E, Putz D, Moriggl B (2007) Stemmer's sign – thirty years later. Phlebologie 36:320–324

Brorson H, Svennson B, Ohlin K (2015) Volume-measurements and follow-up: In: Greene AK, Slavin SA, Brorson H (Hrsg) EDS Lymphedema, presentation, diagnosis and treatment. Springer International Publishing, Cham, Chapter 11 S 115–122

4

Czarnecka A (2015) Erkennung lymphologisch Erkrankter und deren therapeutische Wegweisung in einer Universitätsklinik-Hautklinik: retrospektive Analyse in einem rezenten Fünf-Jahreszeitraum. Dissertation, Med. Fakultät Martin-Luther-Universität Halle-Wittenberg, Halle. ▶ https://d-nb.info/1078504970/34

Danz B, Kreft B, Radant K, Marsch WC, Fiedler E (2008) Skin-coloured facial oedema as an initial manifestation of acrodermatitis chronica atrophicans. J Eur Acad Derm Venereol 22:751–753

Földi E (1997) Über das Stemmer'sche Zeichen [The Stemmer sign]. Vasomed 9:187–188+193

Gordon K, Varney R, Keeley V et al (2020) Update and audit of the St George's classification algorithm of primary lymphatic anomalies: a clinical and molecular approach to diagnosis. J Med Genet 57:653–659 May 14. ▶ https://doi.org/10.1136/jmedgenet-2019-10608410

Goss JA, Greene A (2019) Sensitivity and specificity of the Stemmer sign for lymphedema: a clinical lymphoscintigraphic study. Plast Reconstr Surg Glob Open 7:e2295. ▶ https://doi.org/10.1097/GOX.0000000000002295

Herpertz U (2010) Ödeme und Lymphdrainage. Diagnose und Therapie von Ödemkrankheiten, 4. Aufl. Schattauer, Stuttgart, S 66–67

Jönsson C, Bjurberg M, Brogårdh C, Johannson K (2020) Test-retest reliability of volume and local tissue water measurements in lower limbs of healthy women and men. Lymphat Res Biol 18:2061–2069. ▶ https://doi.org/10.1089/lrb.2019.0044

Kaposi M (1880) Pathologie und Therapie der Hautkrankheiten in Vorlesungen für praktische Ärzte und Studierende. Urban & Schwarzenberg, Wien

Kuhnke E (1976) Volume assessment by circumferential measurements. Folia angiologica 24:228–232

Kuhnke E (1978) Die Volumen-Bestimmung entrundeter Extremtäten aus Umfangsmessungen. Lymphologie 2:35–44

Mortimer PS (2018) Cutaneous manifestations of edema. In: Lee BB, Bergan J, Rockson SG (Hrsg) Lymphedema: a concise compendium of theory and practice, Bd. 2. Springer, Cham, S 205–219. ▶ https://doi.org/10.1007/978-0-85729-567-5

Mortimer PS, Levine G (2017) Let's talk lymphoedema. The essential guide to everything you need to know. Elliott and Thompson, London

Neuhüttler S, Kröll A, Brenner E (2006) Ätiologie sekundärer Lymphödeme onkologischer Genese. Phlebologie 35:117–126

Rockson SG (2018) Etiology and classification of lymphatic disorders. In: Lee BB, Bergan J, Rockson SG (Hrsg) Lymphedema: a concise compendium of theory and practice, Bd. 2. Springer, Cham. ▶ https://doi.org/10.1007/978-0-85729-567-5

Stemmer R (1976) Ein klinisches Zeichen zur Früh- und Differenzialdiagnose des Lymphödems [A clinical symptom for the early and Differenzial diagnosis of lymphedema]. Vasa 5:261–262

Stemmer R (1999) Das Stemmersche Zeichen – Möglichkeiten und Grenzen der klinischen Diagnose des Lymphödems. [Stemmer's sign–possibilities and limits of clinical diagnosis of lymphedema]. Wien Med Wochenschr 149:85–86

Tan C, Coutts F, Bulley C (2013) Measurement of lower limb volume: agreement between the vertically oriented perometer and a tape measure method. Physiotherapy 99:247–251

Ure C (2018) DIMDI Klassifikation Lymphedema – Diagnosis and therapy: the current S2k-Guideline. Z Gefäßmed 15:6–11

Wada S, Namiki T, Takahashi M, Miyazaki Y, Miura K, Yokozeki H (2021) Angiosarkom mit diffuser ödematöser Induration im Gesicht: ein seltenes und atypisches klinisches Merkmal. JDDG: Journal der Deutschen Dermatologischen Gesellschaft 19:892–895. ▶ https://doi.org/10.1111/ddg.14352_g

Ward LC (2018) Early diagnosis in latent phase. In: Lee BB, Bergan J, Rockson SG (Hrsg) Lymphedema: a concise compendium of theory and practice, Bd. 2. Springer, Cham, S 198–203. ▶ https://doi.org/10.1007/978-3-319-52423-8_16

Weissleder H, Schuchhardt Ch (2015) Erkrankungen des Lymphgefäßsystems, 6. Aufl. Viavital, Köln, ISBN 978-3-934371-53-8

Wohlrab J, Lueftl M, Marsch WC (2005) Persistent erythema and edema of the midthird and upper aspect of the face (Morbus Morbihan): evidence of hidden immunologic contact urticaria and impaired lymphatic drainage. J Am Acad Dermatol 52:595–602

Diagnostische Methoden

Inhaltsverzeichnis

Wozu brauchen wir die Sonografie beim Lymphödem und bei asymptomatischer und symptomatischer anlagebedingter Fettgewebsvermehrung?

Markward Marshall, Erich Brenner und Manuel E. Cornely

Inhaltsverzeichnis

M. E. Cornely et al. (Hrsg.), *Angewandte Lymphologie*,
https://doi.org/10.1007/978-3-662-61452-5_5

5

Editor's Tip

Ein weit verbreitetes Tool zur Diagnostik von Gewebe und Flüssigkeiten ist die Sonografie. Bei lymphologischen Fragestellungen können in Kenntnis des klinischen Befunds und der Anamnese Ödeme der unteren Extremität differenzialdiagnostisch klassifiziert werden. Die Untersuchung ist jedoch in hohem Maße abhängig von der Technik und der Erfahrung des Untersuchers.

Die bildliche Darstellung von kutanen und subkutanen lymphödematösen Gewebsveränderungen, die Lymphknotendiagnostik, Gefäßdarstellungen und morphologische, gar dynamisch veränderliche Details in differenten Geweben sind die Domaine der Ultraschalltechnik.

Bei der Nutzung dieses bildgebenden Verfahrens liegt der besondere Fokus in der Subkutis. In dieser, für die Lymphologie wichtigen Gewebeschicht liefert die moderne Technik Belege für Gewebeödem und Strukturveränderung.

Sonomorphologisch ist die anlagebedingte **Lipohypertrophie** von einer erworbenen Adipositas nicht zu unterscheiden (Becker 2015).

Dies gilt auch für **Lipohyperplasia dolorosa** (das sog. „Lipödem"), da die Fettgewebsstruktur ebenso unverändert erscheint. Das Krankheitsbild Lipohyperplasia dolorosa liegt **nicht** vor, wenn der provozierbare und auch der Spontanschmerz fehlen.

KeyNote

Eine sonografische Unterscheidung der Fettgewebsstruktur bei Lipohyperplasia dolorosa (dem sog. „Lipödem"), der Lipohyperplasie und Adipositas ist nicht möglich.

„Die Komplexität der Differenzialdiagnosen und deren therapeutischer Möglichkeiten rechtfertigt bei Gliederschwellung den umfassenden und systematischen Einsatz der Farb-Duplex-Sonografie, jedenfalls in Händen von Experten" (Cavezzi 2018).

5.1 Lymphödem

Eine Verbreiterung der Kutis an der betroffenen Extremität ist typisch, vielleicht sogar spezifisch für das manifeste Lymphödem mit Schwellung der Kutis (◘ Abb. 5.1). Die Kutisdicke beträgt bei Gesunden bis 2,1 mm. Die Erfassung der Kutisdicke und der Kompressibilität sind eine Ergänzung zur klinischen Untersuchung.

Echolose Spalten mit betonter Längsausrichtung in der gegebenenfalls ausprägungsgemäß verbreiterten Subkutis ohne pulsierende oder deutlich induzierbare Strömungsphänomene sind für das Lymphödem weitgehend spezifisch (◘ Abb. 5.2). Vergleicht man beide Extremitäten, gelingt es, Lymphödeme von der nicht erkrankten Extremität sonografisch gut zu differenzieren (Brenner 2005).

Die Darstellung und Vermessung der Breite der Subkutis an befundbedingt definierten Stellen zur Diagnose und objektiven Kontrolle des Verlaufs sowie der Wirkung von Therapiemaßnahmen ist ideal zum Monitoring der Erkrankung (Marshall 2005; Marshall und Breu 1999; Marshall und Schwahn-Schreiber 2013; Naouri et al. 2010).

KeyNote

Sonomorphologie des Lymphödems

- Kutisverdickung (normal ≤ 2,1 mm)
- Echolose Spalten
- Ggf. Subkutisverdickung
- Keine Strömungsphänomene

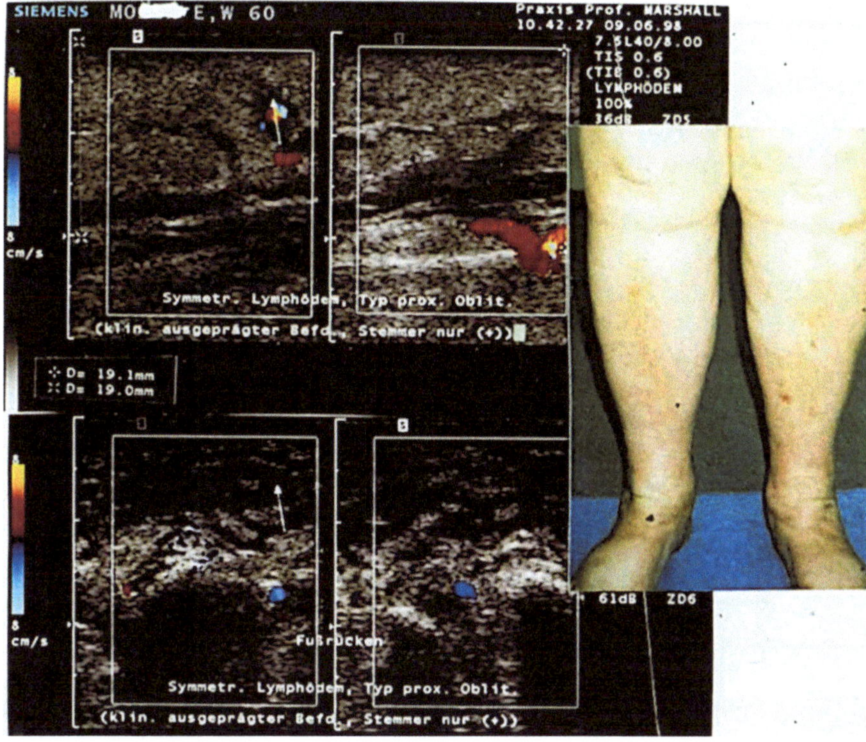

Abb. 5.1 60-jährige Patientin mit sekundärem Lymphödem. Ausgeprägter Verformung der Vorfüße (Typ der proximalen Obstruktion). Links oben: Subkutis supramalleolär; links unten: Subkutis am Fußrücken; rechts: klinischer Befund mit ballonartiger Schwellung der Vorfüße

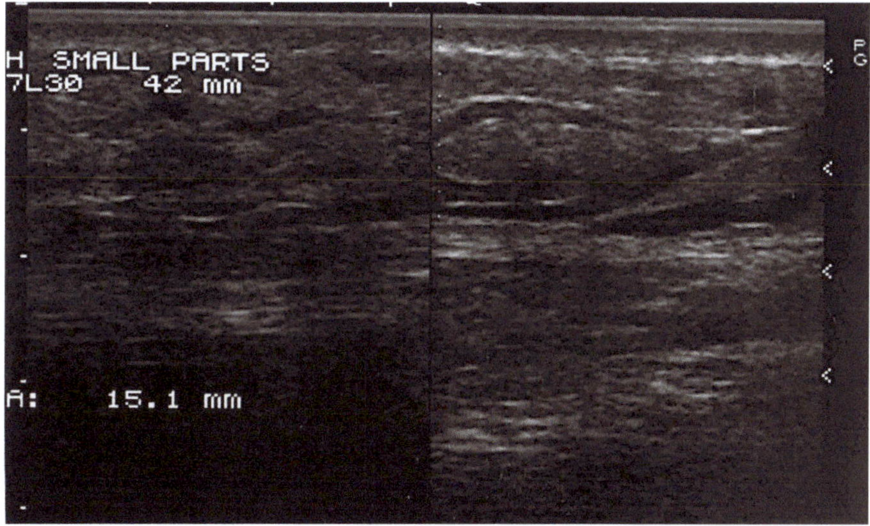

Abb. 5.2 77-jähriger Mann mit ausgeprägtem Lymphödem (Typ der proximalen Obstruktion). Sono-Frequenz 7,5 MHz; Verbreiterung der Subkutis + Kutis auf 1,5 cm; deutliche Dilatation von großen Lymphgefäßenin der Subkutis distal

5.2 Asymptomatische und symptomatische Fettverteilungsstörung: Lipohypertrophie und Lipohyperplasia dolorosa („Lipödem")

5

Bei der asymptomatischen Lipohypertrophie, aber auch bei der symptomatischen Lipohyperplasia dolorosa sowie bei der Adipositas ist nur die Subkutis verbreitert, nicht aber – wie beim Lymphödem – die Kutis (AWMF 2015). Die Erfassung der Subkutisdicken konnte sich als Kriterium einer Stadieneinteilung respektive als Monitoring der konservativen und operativen Therapieformen bei Lipohyperplasia dolorosa (LiDo) (▶ Kap. 21) nicht durchsetzen. Sie dient lediglich einer Stratifizierung nach dem lokalen Befund am distalen Unterschenkel respektive am Arm.

Sonografisches Charakteristikum der Lipohyperplasia dolorosa ist die homogene Verbreiterung der Subkutis mit weitgehend gleichmäßig vermehrter Echogenität und die betonte Darstellung echoreicher Septen. Echolose Spalten, so wie sie für ein Lymphödem typisch wären, fehlen (◘ Abb. 5.3 und 5.4).

> **KeyNote**
>
> **Sonomorphologie der Lipohypertrophie, Adipositas und Lipohyperplasia dolorosa**

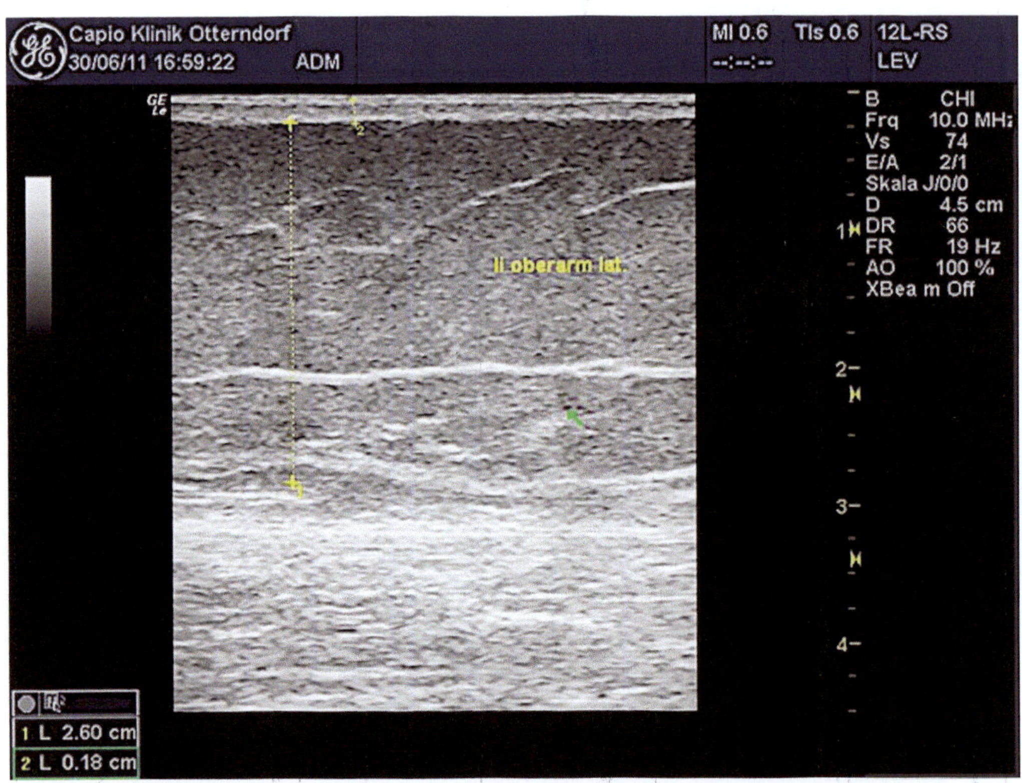

◘ **Abb. 5.3 Ausgeprägte Lipohyperplasia dolorosa der Arme (Oberarm betont).** Kutis- und Subkutis-Dicke 2,78 cm: Kutisdicke 0,18 cm; Subkutis gleichmäßig mäßig echoreich mit ganz kleinen, punktförmigen echolosen Strukturen, mehrere echoreiche Septen; Kutis echoreich mit Schichtung

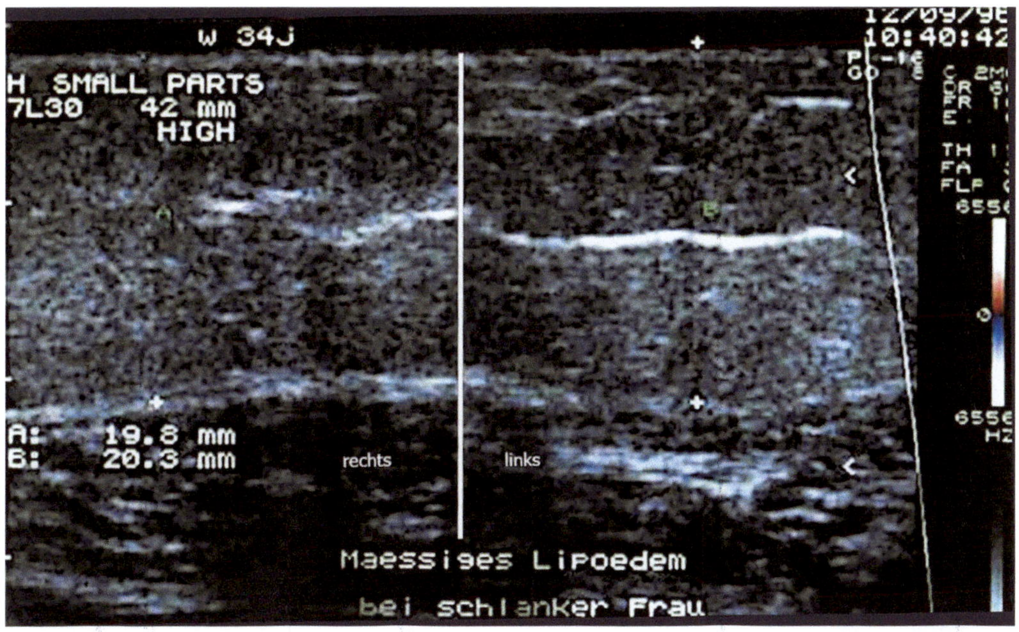

Abb. 5.4 **Schlanke, 34-jährige Patientin mit mäßiger Lipohyperplasia dolorosa.** Sonomorphologie der Subkutis supramalleolär-medial mit ausgeprägter Verbreiterung der Subkutis + Kutis auf 2 cm bds. (7,5 MHz)

- Keine Kutisverdickung (normal bis 2,1 mm)
- Homogene Subkutisverdickung
- Echoreiche Septen
- Keine Echolose Spalten

5.2.1 Kompressibilität der Subkutis

Die Kompressibilität der Subkutis („Sonoelastografie“) ist ein objektives Kriterium der Unterscheidung von der Lipohyperplasia dolorosa, der beschwerdefreien Adipositas (Abb. 5.5 und 5.6) und der Lipohypertrophie. Eine Kompressibilität der Subkutis bis zu 40 % ist ein offenbar typischer Befund für normales Fettgewebe, die Lipohypertrophie und die erworbene Adipositas.

Bei Lipohyperplasia dolorosa ist die Subkutis kaum kompressibel und erreicht höchstens Werte von 10 % (Hirsch et al. 2018; Kasseroller und Brenner 2019).

KeyNote

Die fehlende Kompressibilität der Subkutis erwies sich bei LiDo als ein objektives Kriterium.

5.3 Womit und wie untersuche ich?

5.3.1 Zu Untersuchung, Grundausstattung und Einstellungen des Farbduplex-Geräts

Um reproduzierbare und vergleichbare Daten erheben zu können, werden die am Gerät eingestellten Parameter (Power, Gain, Eindringtiefe, Fokus, Time-Gain-Kompensation u. a.) sowie der verwendete Schallkopf (linear/curved, MHz) bei Einhaltung gleicher Geräteeinstellungen dokumentiert.

5

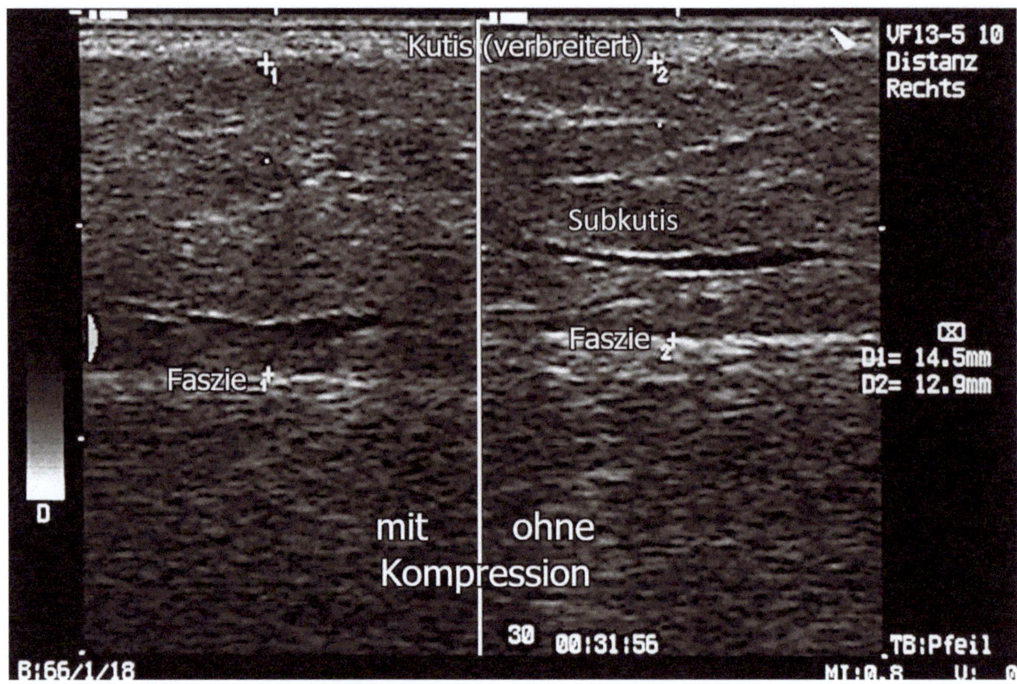

Abb. 5.5 Sonografischer Befund bei sekundärem Lymphödem. Links ohne, rechts mit starker Kompression mit der Schallsonde. Kutis deutlich verdickt auf 3,3 mm

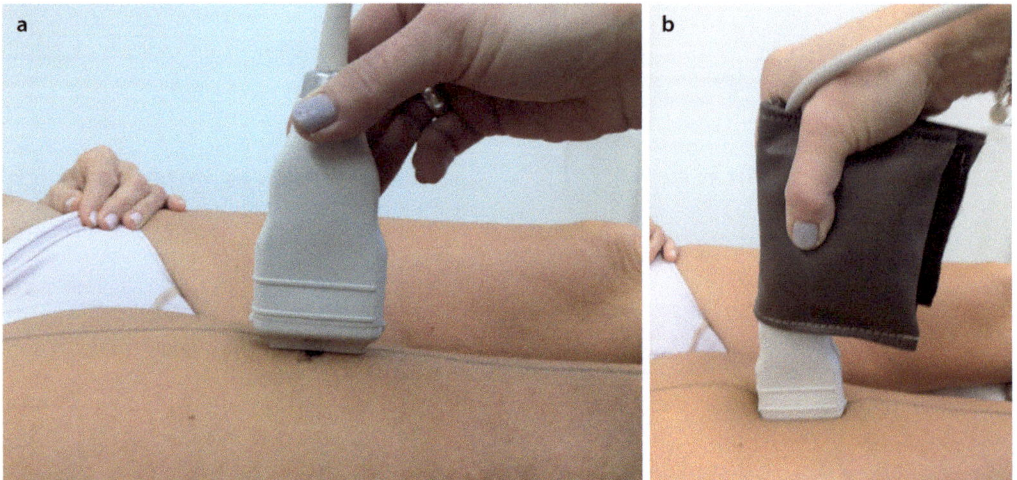

Abb. 5.6 Die Kompressibilität der Subkutis. Ein objektivierbares Kriterium zur Diagnostik der Lipohyperplasia dolorosa

5.3.1.1 Wo untersuche ich?

Folgende Empfehlungen sind sinnvoll:

- Kein Gerätewechsel (für optimale Befundvergleichbarkeit)
- Festlegung von Untersuchungsstellen:
  - am Bein grundsätzlich 6–10 cm proximal des Innenknöchels und zusätzlich Stellen typischer Ausprägung. Für weitere Messpunkte empfehlen sich standardisierte und daher nachvollziehbare Messpunkte (Krackowizer und Brenner 2008).
  - am Arm 6–10 cm proximal des Handgelenkes.
- immer einen Seitenvergleich durchführen

5.3.1.2 Womit untersuche ich?

Folgende Einstellungen des Farbduplex-Geräts haben sich als sinnvoll und effektiv erwiesen:

- Linearschallkopf
  - Sendefrequenz: immer 12–13 MHz, in Einzelfällen Prüfung von 14 und 10 MHz
  - Bildtiefe/Eindringtiefe: 2 cm, bedarfsweise 4 cm, Sendeleistung (power): muss im Einzelfall geprüft werden
- Empfangsverstärkung (gain): muss im Einzelfall geprüft werden, gelegentlich bis 100 %
- Für die Kompression/Sonoelastografie:
  - standardisiertes Kompressionsgewicht, etwa 500 g pro cm^2 Schallkopfoberfläche

Die Qualität der Geräteeinstellungen wird durch den Vergleich klinisch unauffälliger, also normaler Kutis und Subkutis bei Normalgewichtigen, Adipösen und Untergewichtigen kalibriert.

5.3.1.3 Wann und was untersuche ich?

Empfehlenswert ist möglichst spät am Tag bei dann deutlicher Ödemausprägung zu untersuchen.

Im Duplex werden durch farbige Visualisierung die Gefäße differenziert. Bei einseitigem Ödem ist der Vergleich zur Gegenseite obligat.

- Gefäße:
  - Lymphgefäße subkutan
  - Venen subkutan und subfaszial, immer möglichst senkrecht beschallen
  - Arterien subfaszial
  - Dicken der Kutis und Subkutis
- Binnenstruktur der Subkutis
  - Echolose Spalten beim Lymphödem, immer im Längs- und Querschnitt

5.3.1.4 Was muss ich prüfen?

Zu prüfen sind (siehe auch Tab. 5.1):

- Dicke der Kutis und Subkutis

Tab. 5.1 Merkmale im Ultraschall

	Kutisdicke	Subkutisdicke	Struktur	Kompressibilität	Druckschmerz
Lymphödem	+	(+)	Echolose Spalten	n.v	(–)
Adipositas	–	+	Homogene Echogenität	>40 %	–
Lipohypertrophie	–	+	Homogene Echogenität	>40 %	–
Lipohyperplasia dolorosa	–	+	Homogene Echogenität	<10 %	+>++

Sonomorphologie und Sonoelastografie (n.v. = keine Daten verfügbar).

   - Bei manifestem Lymphödem
     - Eine signifikante Verdickung von Kutis und ggf. der Subkutis
   - Bei Adipositas, Lipohypertrophie und Lipohyperplasia dolorosa
     - Nur Verdickung der Subkutis aber nicht der Kutis
- Struktur der Subkutis
   - bei manifestem Lymphödem
     - echolose Spalten
   - bei Lipohypertrophie und Lipohyperplasia dolorosa keine Spalten
- Kompressibilität des Fettgewebes

5

5.4 Was darf ich von der Farbduplex-Sonografie in der Lymphologie erwarten?

Wesentliche Vorteile des Verfahrens sind die rasche Untersuchungsdurchführung, die fehlende Strahlenbelastung, die Komplikationslosigkeit, die Sicherheit, die Schmerzlosigkeit der Untersuchung und die einfache Repetierbarkeit.

Die hämodynamischen Untersuchungen und die Möglichkeit der Kompression mit dem Schallkopf ermöglicht auf einfache, jedoch untersucherabhängige Weise präzise Diagnosen.

Q&A Peter Mortimer

What is your clinical experience with sonografy in patients with suspected chronic lymphedema and in asymptomatic and symptomatic congenital adipose tissue surplus: lipohyperplasia and lipedema?

Until recently sonografy did not help because it could not identify lymphatic vessels. Lymphoedema is associated with increased skin thickness and dermal hypoechogenicity, particularly in the distal lower extremity, compared to lipedema or controls. Lipoedema shows a normal skin but increased fat. Recently, High Resolution US has been used to demonstrate dermal lymphatics (Hayashi A et al. 2019).

Fat is best differentiated from fluid by MRI (Borri M et al. 2017).

5.4.1 Sonomorphologie und Sonoelastografie

- Die Messung einer signifikanten Verdickung der Kutis beim manifesten Lymphödem (Schwellung der Kutis) (Abb. 5.5),
- die sonomorphologische Aspekte mit einer weitgehend gleichmäßig vermehrten Echogenität der Subkutis bei Lipohyperplasia dolorosa (Iker 2019)

und

- die Prüfung der Kompressibilität der Subkutis bei Lipohyperplasia dolorosa („Sonoelastografie“) (Abb. 5.6a & b)

bereichern die diagnostischen Möglichkeiten bei diesen lymphologischen Krankheitsbildern.

Kasseroller und Brenner standardisierten die Kompressionssonografie. Dadurch wurde sie zu einem objektivierbaren Kriterium für die Diagnostik des „Lipödems“ (Kasseroller, Brenner 2019).

5.5 Was ist „lymphologisch“ wichtig zu wissen?

- Gibt mir die Sonografie eine zusätzliche Information, wenn ich die klinisch gut begründete Diagnose eines Lymphödems gestellt habe?

» Auf alle Fälle kann die Sonografie die Diagnose eines Lymphödems bestätigen, wenn die Dicke der Kutis korrekt – also mit Vorlaufstrecke – vermessen wird. Bei einem Lymphödem ist die Kutis eindeutig dicker als bei Gesunden. Echolose Spalten sind gegebenfalls nachweisbar. Eine sonografische Venenuntersuchung sollte stets Bestandteil der Diagnostik sein!

- Hilft die Sono bei der Differenzialdiagnostik zwischen der asymptomatischen, anlagebedingten Hypertrophie und der durch Schmerz symptomatischen Lipohyperplasia dolorosa „Lipödem"?

» Die standardisierte Kompressionssonografie ist ein objektives Kriterium für die Diagnose einer Lipohyperplasia dolorosa (Kasseroller, Brenner 2019).

- Phlebödem, Lipohyperplasia dolorosa und Lymphödem sind – nach Ausschluss systemischer Ursachen von Ödemen – die wichtigsten Differenzialdiagnosen von Extremitäten-Ödemen, speziell der unteren Extremität.
- Mit der hochauflösenden Farb-Duplexsonografie steht eine Methode zur Verfügung, welche Phlebödem, Lymphödem, Lipohyperplasia dolorosa sowie die beschwerdelose Lipohypertrophie der Extremitäten in Zweifelsfällen zu diagnostizieren und abzugrenzen vermag.
- Zu dieser Fragestellung empfiehlt sich die farbduplexsonografische Untersuchungen von Extremitätenödemen mit hochauflösenden Sonden (bis 13 MHz) durchzuführen.
- Da die Befunde der Kutisdickenmessung und der Sonoelastografie gut zu erheben sind, haben sie sich in diagnostischen Zweifelsfällen und zur Verlaufsbeobachtung als hilfreich erwiesen.

Literatur

AWMF online: S1-Leitlinie 037/012: Lipödem (federführend Dtsch. Ges. f. Phlebologie), aktueller Stand 10/2015

Becker M, Schilling T, Beckerath O, Kröger K (2015) Sonography of subcutaneous tissue cannot determine causes of lower limb edema. Vasa 44(2):122–128

Borri M et al. Magnetic Resonance Imaging–Based Assessment of Breast Cancer–Related Lymphoedema Tissue Composition Investigative Radiology Volume 52, Number 9, September 2017 ISSN: 0020–9996/17/5209–0554 ▶ https://doi.org/10.1097/RLI.0000000000000386.

Brenner E (2005) Das Lymphödem im Ultraschall – ein Literaturreview. Phlebologie 34(3):143–145

Cavezzi A (2018) Duplex-ultrasonography. In: Lee BB, Rockson SG (Hrsg) Lymphedema: a concise compendium of theory and practice, S 316–326

Iker E, Mayfield CK, Gould DJ, Patel KM (2019) Characterizing lower extremity lymphedema and lipedema with cutaneous ultrasonography and an objective computer-assisted measurement of dermal echogenicity. Lymphat Res Biol 17(5):525–530. ▶ https://doi.org/10.1089/lrb.2017.0090 Epub 2019 Jan 7

Hayashi A et al. Ultra Highfrequency Ultrasonografic Imaging With 70 MHz Scanner for Visualization of the Lymphatic Vessels Plast Reconstr Surg Glob Open. 2019 Jan 22; 7(1): e2086. ▶ https://doi.org/10.1097/GOX.0000000000002086.

Hirsch T, Schleinitz J, Marshall M, Faerber G (2018) Ist die Differenzialdiagnostik des Lipödems mittels hochauflösender Sonografie möglich? (Is the differential diagnosis of lipoedema by means of high-resolution ultrasonography possible?). Phlebologie 47(04):182–187. ▶ https://doi.org/10.12687/phleb2431-4-2018

Kasseroller R, Brenner E (2019) Das Verhältnis der Hautfaltendicke von Abdomen und Oberschenkel und die Kompressibilität der Subcutis sind objektivierbare Kriterien zur Diagnostik des Lipödems. Lymphologie in Forschung und Praxis 23(2):6–12

Krackowizer P, Brenner E (2008) Sonographische Dickenmessung der Haut (Epidermis und Cutis) an 24 Stellen des menschlichen Körpers. Phlebologie 37(2):83–92

Marshall M (2005) Duplex-sonografische Kriterien für Lymph- und Lipödeme. Phlebologie 6:325–326

Marshall M, Breu FX (1999) Differential diagnosis of lymphedema, lipedema and phlebedema using high-resolution ultrasound. Phlebolymphology, S 25–32

Marshall M, Schwahn-Schreiber C (2011) Zur Epidemiologie und sonografischen Diagnostik des Lymph- und Lipödems. derm 19:246–259

Naouri M, Samimi M, Atlan M et al. (2010) High-resolution cutaneous ultrasonography to differentiate lipoedema from lymphoedema. Br J Dermatol 163(2):296–301

Ultraschall zur Lokalisierung von Lymphgefäßen für lymphovenöse Anastomosen

Manon Czedik-Eysenberg, Chieh-Han John Tzou und Stefan Meng

Inhaltsverzeichnis

M. E. Cornely et al. (Hrsg.), *Angewandte Lymphologie*,
https://doi.org/10.1007/978-3-662-61452-5_6

6

Editor's Tip

Ein Novum der lymphologischen Diagnostik ist die sonografische Darstellung der Lymphgefäße. Diese Methode zur Auffindung von Lymphgefäßen und für die LVA-Operation passender Venen in der unteren Extremität wurde analysiert. Die Präzision der Ultraschallbefunde wurde intraoperativ unter dem Mikroskop überprüft.
Die Visibilisierung des Verborgenen durch technische Weiterentwicklungen der Sonografie des letzten Jahrzehnts wird die Lymphologie in Diagnostik und Therapie erheblich beschleunigen. Es ist zu erwarten, dass das Verfahren der Lymphgefäßsonografie ein integraler Bestandteil in der praktischen und wissenschaftlichen Lymphologie wird.

Das Lymphödem ist eine chronische Erkrankung, welche durch eine Störung des Lymphabflusses verursacht wird, wodurch sich Flüssigkeit im Interstitium anreichert. Während das primäre Lymphödem aus einer Entwicklungsstörung der Lymphgefäße hervorgeht, manifestiert sich das sekundäre Lymphödem als Folge eines Traumas, einer systemischen Erkrankung oder einer therapeutischen Maßnahme, wie zum Beispiel einer Lymphknotendissektion in der Tumorchirurgie oder Strahlentherapie (Grada et al. 2017).

6.1 Warum benötige ich eine sonografische Lymphgefäßdarstellung?

Neben mehreren konservativen Behandlungsmöglichkeiten gibt es kurative, chirurgische Therapieansätze, wie den Transfer freier vaskularisierter Lymphknoten (Cheng et al. 2012) und die mikrochirurgische lymphovenöse Anastomose (LVA) (Isao et al. 2003; Yamamoto et al. 2014). Mit LVAs wird die Störung des Lymphabflusses durch

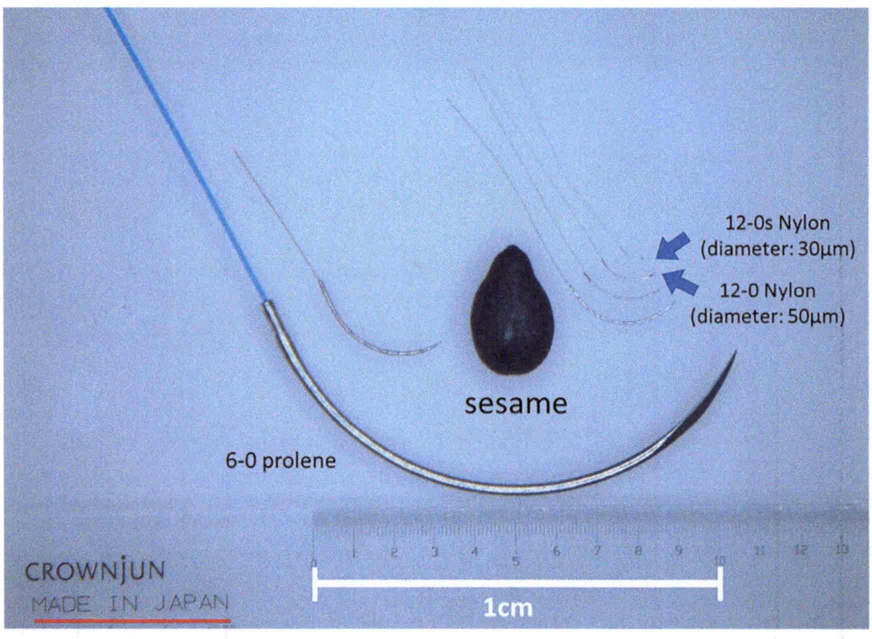

Abb. 6.1 Größenvergleich Fäden

ein distales Ableiten in eine Vene umgangen (Scaglioni et al. 2017).

Der technische Fortschritt ermöglicht die Durchführung von super-mikrochirurgischen Eingriffen an Gefäßen mit einem Durchmesser von weniger als 0,8 mm mit 11–0 und 12–0 Nylonfäden unter 50-facher Vergrößerung (Isao et al. 2003) (◘ Abb. 6.1).

Um einen großen Hautschnitt und ein intraoperativ zeitaufwändiges, traumatisches Aufsuchen der Lymphgefäße zu vermeiden, wird eine präoperative Suche dieser Gefäße mithilfe der Indocyaningrün-Lymphangiografie (ICG) (Narushima et al. 2016; Ogata et al. 2007) durchgeführt.

Diese Gefäße liegen meist unter der oberflächlichen Faszie (Hayashi et al. 2016; Mihara et al. 2018). Aufgrund des dermalen Rückflusses und der massiven subcutanen Fibrose bei Patienten mit Lymphödem sind jedoch Lymphgefäße, welche mehr als 1 cm unter der Haut liegen mit ICG kaum darstellbar (Mihara et al. 2018). Hayashi et al. und Mihara et al. haben die Sonografie als Methode zur Auffindung funktioneller, tiefer Lymphgefäße nach ICG-Injektion beschrieben.

In der präoperativen Diagnostik zur Vorbereitung der LVA ist der Ultraschall geeignet, tiefere Lymphgefäße mit einem Durchmesser von mehr als 1 mm zu finden. Es gelingt, präoperativ Lymphgefäße im Bereich der Beine mit Ultraschall alleine zu lokalisieren und zu vermessen, ohne diese zuvor mittels ICG zu markieren (Czedik-Eysenberg et al. 2020).

6.2 Klientel und Methodik der Untersuchung

Zur Überprüfung der Sensitivität und Spezifität der Lymphgefäßsonografie wurden systematische Untersuchungen von Oktober 2017 bis Dezember 2018 durchgeführt.

Insgesamt wurden 28 Patienten, davon sieben Männer mit lymphszintigrafisch-verifiziertem Lymphödem in diese Untersuchung eingeschlossen.

Eine Operation wurde nur dann angeboten, wenn die konservative Behandlung mit intensiver komplexer physikalischer Entstauungstherapie (KPE) nicht zur erwünschten Besserung führte und eine Verschlankung der Extremität nicht erzielt werden konnte.

- Bei diesen Patienten konnten mittels Ultraschalls insgesamt 82 Lymphgefäße im erkrankten Bein lokalisiert werden.
- Auf eine vorangehende ICG-angiografische Markierung der Lymphgefäße wurde verzichtet.
- Gefäßdurchmesser sowie Tiefe im Gewebe und die genaue anatomische Position der Gefäße wurden untersucht.
- Unter Verwendung eines Koordinatensystems wurde eine individuelle Karte der Lymphgefäße des Patientenbeins erstellt.
- Die Ultraschallbefunde wurden intraoperativ unter dem Mikroskop und mit ICG-Lymphangiografie überprüft.

6.2.1 Lymphologische Parameter: Genese, Erkrankungsdauer, BMI, Schmerzen, Infektrate, Stadium

Folgende lymphologisch relevanten Parameter wurde für die Patienten erhoben:

- Zehn Patienten hatten ein primäres Lymphödem,
- im Durchschnitt wurde das Lymphödem 8,8 ± 8,5 Jahre vor der LVA-Operation diagnostiziert,
- der mittlere BMI der Patienten betrug 24,9 (± 4,2 kg/m^2),
- 21,4 % gaben Schmerzen, welche durch das Lymphödem verursacht wurden zwischen VAS 1 und VAS 6 an,
- 28,6 % aller Patienten hatte bereits eine oder mehrere Episoden von Erysipel erlitten.

Unter Verwendung des Staging-Systems der Internationalen Gesellschaft für Lympholo-

6

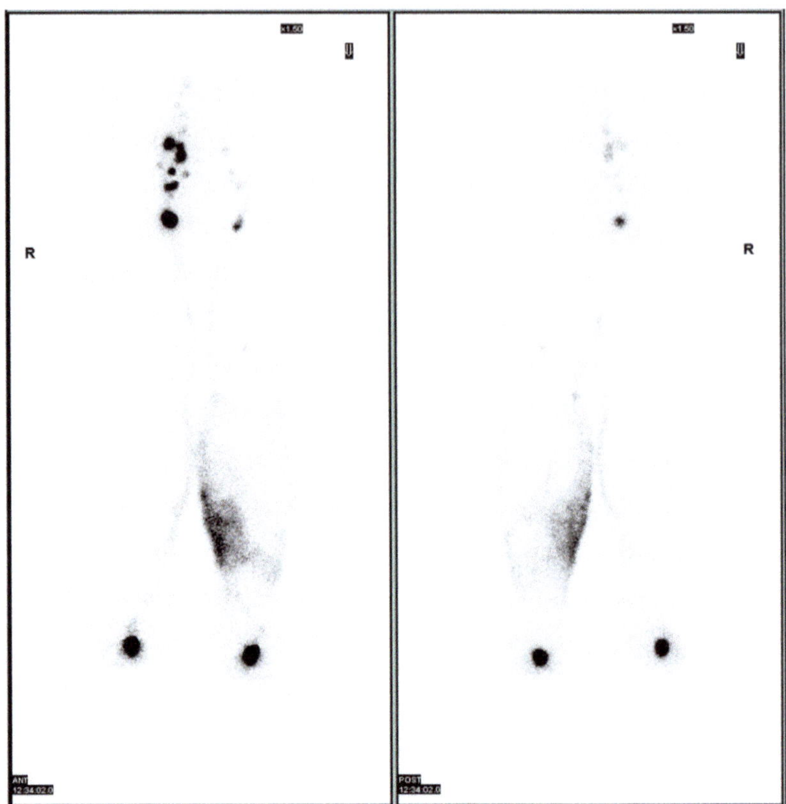

Abb. 6.2 **Lymphszintigrafie eines Patienten mit Lymphabflussstörung des linken Beins.** Die proximalen Lymphknoten auf der linken Seite sind nahezu unsichtbar, während sie auf der kontralateralen Seite deutlich als schwarze Flecken zu erkennen sind. Die linke Seite des Bildes stellt die Ansicht von ventral, die rechte Seite von dorsal dar

gie (International Society of Lymphology 2009) wurde

- Stadium I bei 3,8 %,
- Stadium II bei 76,9 % und
- Stadium III bei 19,2 % der Patienten diagnostiziert.

Alle Lymphödeme wurden im Rahmen dieser Untersuchung lymphszintigrafisch verifiziert (Yoshida et al. 2016).

Dabei wird ein Radiotracer subcutan zwischen die Zehen injiziert, der durch die Lymphgefäße aufgenommen und abtransportiert wird. Nach 20 min kann der Anteil des Markers im Bereich der inguinalen und parailiacalen Lymphknoten gemessen und ausgewertet werden (Abb. 6.2).

Die Ultraschalluntersuchung wird mit einem Ultraschallgerät (Aplio i800, Canon, Tokio, Japan) mit einer 24-MHz-Sonde (i24LX8, Canon, Tokio, Japan) zwei Tage vor der Operation durchgeführt (Abb. 6.3).

Die gesamte Subcutis der betroffenen Region wird in axialer Ebene nach Lymphgefäßen und für die LVA geeignete Venen durchsucht. Die Gefäße werden mit einem Stift auf der Haut markiert, fotodokumentiert und die genaue Position mit Koordinaten bestimmt (Abb. 6.4).

Auch der Durchmesser der Lymphgefäße und Venen, die Dicke der Subcutis sowie die Tiefe der Lymphgefäße und der zur Anastomose geeigneten Venen werden sonografisch untersucht.

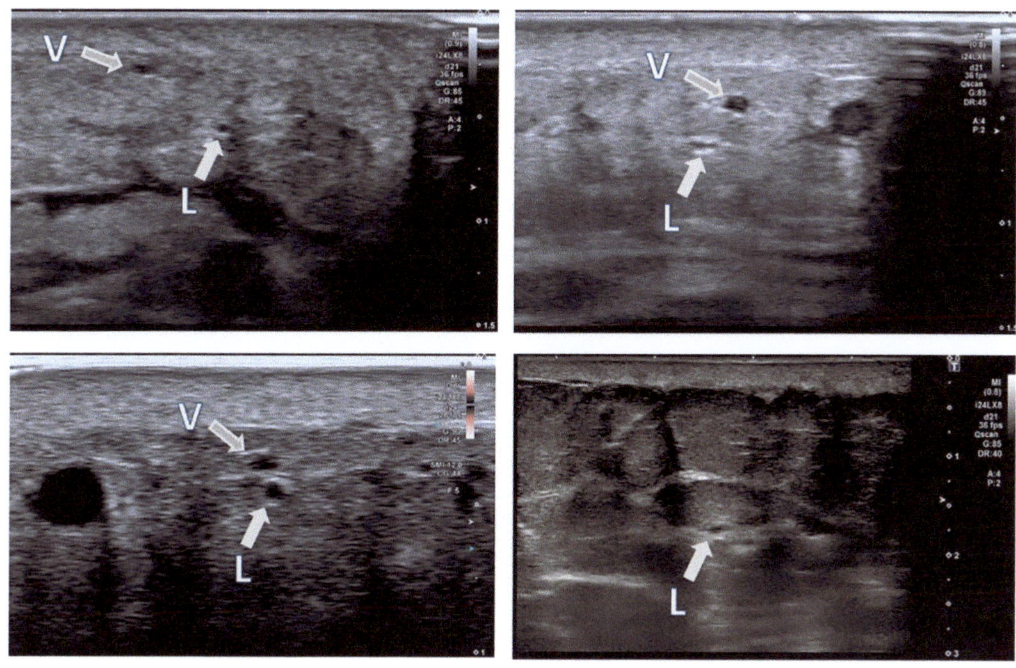

Abb. 6.3 **Ultraschallbilder von Venen (V) und Lymphgefäßen (L)**. Die Tiefe ist in Zentimetern angegeben

6.2.2 LVA

Unmittelbar vor dem Hautschnitt wird 0,2 bis 1 mL ICG intradermal injiziert (VERDYE, Aschheim-Dornbach, Deutschland), um die Lymphgefäße mittels einer Infrarotkamera (Mizuho MNIRC-501, Tokio, Japan) zu visualisieren und zu überprüfen, welche Gefäße mit den sonografisch aufgesuchten Lymphgefäßen korrelieren.

Die mittels ICG sichtbar gemachten Lymphgefäße werden auf der Haut als lineare, spritzartige, sternförmige oder diffuse Muster markiert (Yamamoto et al. 2011b).

Nach Hautinzision und Präparation der Lymphgefäße in vivo werden diese Gefäße unter dem Mikroskop mit 50-facher Vergrößerung und ICG – nun ungehindert durch abdeckende Haut – auch klinisch verifiziert (Abb. 6.5).

Die gesamte Operation wird unter Mikroskop durchgeführt. Die Durchgängigkeit der lymphovenösen Anastomose wird anschließend durch eine intraoperative ICG-Untersuchung kontrolliert.

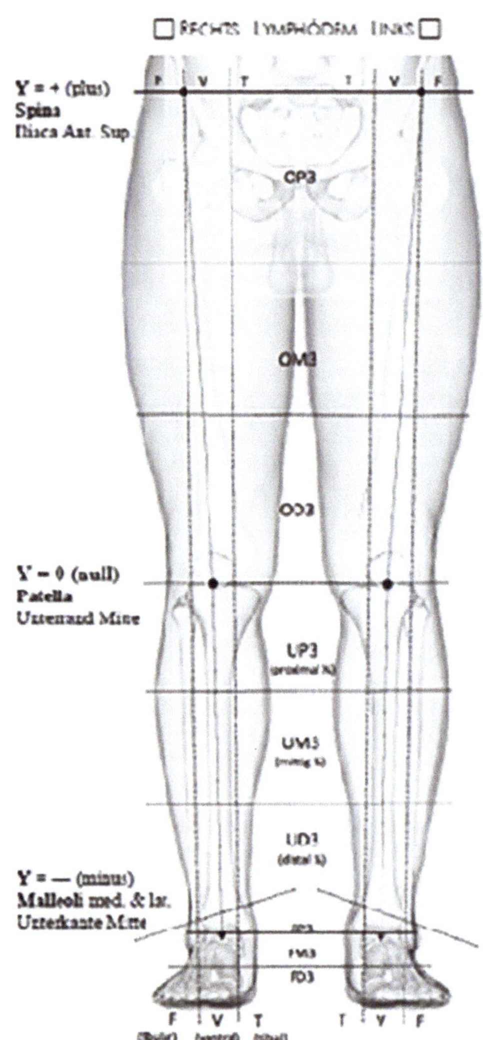

■ **Abb. 6.4** **Koordinatensystem.** Y-Achse: Beinlänge in cm und in Prozent, die Patella bedeutet 0 %, Spina iliaca ant. sup. ist + 100 % und Malleolus ist -100 %

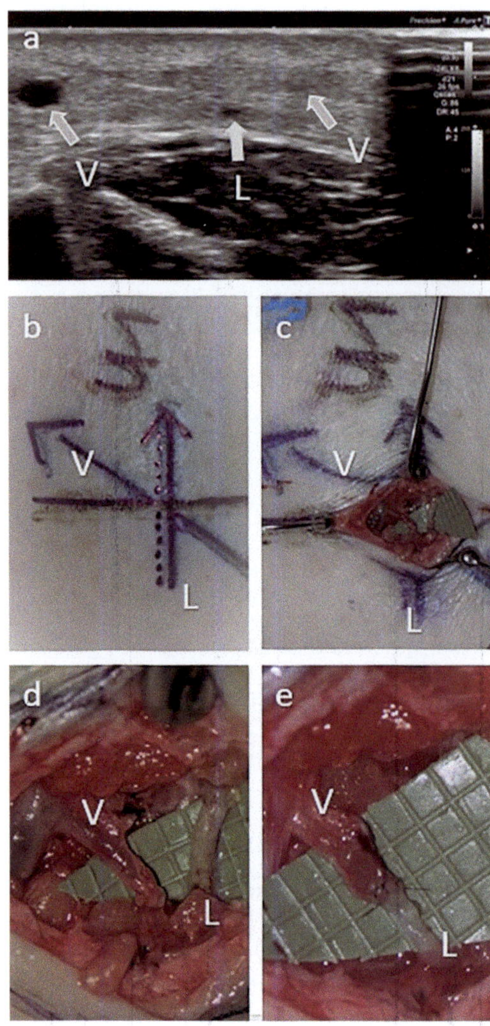

■ **Abb. 6.5** **Von Ultraschall (a) bis zur lymphovenösen Anastomose (e).** Der Hautschnitt und die Präparation der Venen (V) und Lymphgefäße (L) werden gemäß unserer Ultraschallmessungen exakt über der Markierung durchgeführt (b-d). Die Pfeile in (b) und (c) geben die Flussrichtung der Vene und des Lymphgefäßes an

6.2.3 Was leistet die Sonografie der Lymphgefäße? Sensitivität und Spezifität.

Bei jedem Patienten konnten mittels Ultraschall Lymphgefäße lokalisiert werden.

- Insgesamt wurden dadurch bei 28 Patienten 82 Lymphgefäße dargestellt. Durchschnittlich konnten pro Bein drei Lymphgefäße gefunden werden (Cheng et al. 2012; Isao et al. 2003; Yamamoto et al. 2014; Scaglioni et al. 2017; Narushima et al. 2016).
- 90,2 % der ultraschalldetektierten Lymphgefäße wurden intraoperativ unter Mikroskop bestätigt.
- Der falsch-positive Anteil betrug etwa 10 %.

6.2.3.1 ICG versus Sonografie

Bei 40 % unserer Patienten konnte **vor** dem Hautschnitt zumindest ein Lymphgefäß mittels ICG-Lymphangiografie dargestellt werden. Von allen mit Ultraschall nachgewiesenen Lymphgefäßen waren nur 15,4 % mit ICG durch die Haut zu sehen.

83,7 % der ultraschalldetektierten Lymphgefäße wurden **nach** Hautinzision mit ICG visualisiert.

6.2.3.2 Gefäßdurchmesser

Der durchschnittliche Durchmesser der ultraschalldetektierten Lymphgefäße betrug 1,15 ± 0,47 mm. Die kleinsten Lymphgefäße hatten einschließlich der Gefäßwand einen Durchmesser von 0,3 mm. Der durchschnittliche Durchmesser der passenden Venen betrug 1,3 ± 0,53 mm.

6.2.3.3 Subcutisdicken

Im Bereich des Oberschenkels betrug die durchschnittliche Dicke der Subcutis 23,7 ± 6,9 mm, die Lymphgefäße befanden sich durchschnittlich 13,2 ± 3,9 mm unter der Haut. Für die Operation geeignete Venen lagen mit einer durchschnittlichen Tiefe von 8,9 ± 5,3 mm etwas oberflächlicher.

Im Unterschenkel betrug die durchschnittliche Dicke der Subcutis 18,9 ± 8,09 mm, die durchschnittliche Tiefe der Lymphgefäße 8,9 ± 3,5 mm und die durchschnittliche Tiefe der passenden Venen 6,9 ± 3,1 mm.

Intraoperativ registrierten wir bei 39,1 % fibrotische Veränderungen in der umliegenden Subcutis und bei 36,2 % Lymphgefäßsklerose.

6.2.3.4 Mapping

Eine für jeden Patienten angefertigte Karte der Gefäße, in welcher alle Koordinaten der ultraschalldetektierten Lymphgefäße an den Beinen eingetragen wurden, zeigte keine lokalisierte signifikante Häufung der Lymphgefäße. Auffallend war nur, dass in dieser Patientengruppe keine Gefäße im Bereich des lateralen Oberschenkels gefunden wurden (▣ Abb. 6.6).

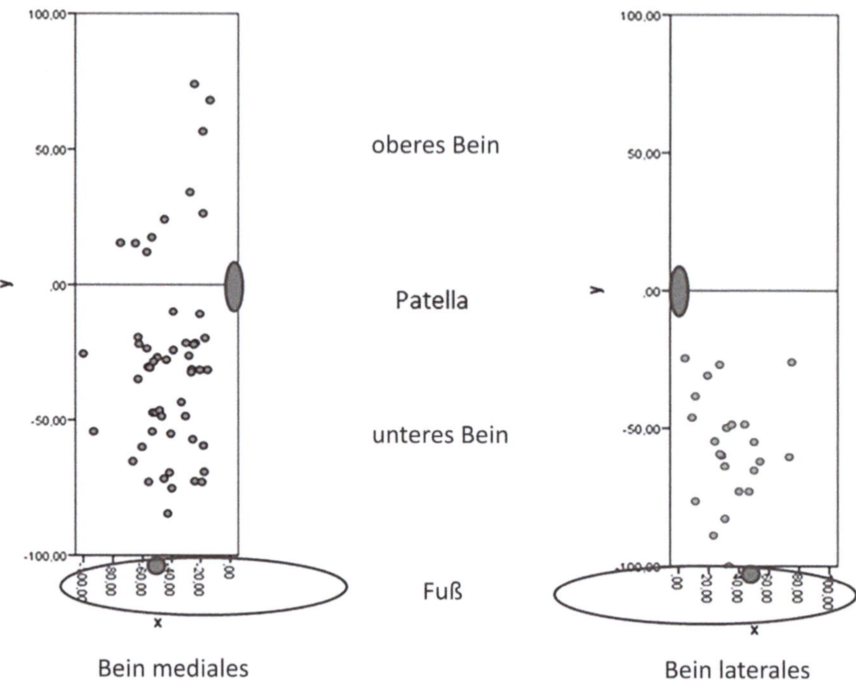

Abb. 6.6 Schematische Darstellung der ultraschalldetektierten Lymphgefäße des medialen und lateralen Beins. Die dunkelgrauen Punkte repräsentieren die Lymphgefäße der medialen Seite und die hellgrauen Punkte stellen die Lymphgefäße der lateralen Seite dar

6.3 Was können wir in der Lymphologie von der Sonografie der Lymphgefäße erwarten?

Ziel der Untersuchung war, die Sonografie zur Auffindung von Lymphgefäßen und für die LVA-Operation geeignete Venen in der unteren Extremität zu finden, sie zu analysieren und die Präzision der Ultraschallbefunde intraoperativ in vivo unter dem Mikroskop zu überprüfen.

Mit einer intraoperativen Verifikationsrate von 90,2 % ist Ultraschall eine praxisrelevante Methode, um Lymphgefäße auch präoperativ zu finden und darzustellen.

6.3.1 Warum Lymphgefäßsonografie die Diagnostik verbessert: Besser als ICG, größere Eindringtiefe

Die ICG-Lymphangiografie ist eine Methode, um Lymphgefäße aufzufinden.

Mihara M. et al. und Gentileschi S. et al. markierten mit ICG-Lymphangiografie den individuellen Verlauf der Lymphgefäße am gesunden Bein jedes Patienten und übertrugen die Ergebnisse auf das betroffene Bein, bei welchem die Lymphgefäße aufgrund des Lymphstaus nicht darstellbar waren (Mihara et al. 2014; Gentileschi et al. 2017). Diese Überlegungen zum Auffinden von Lymphgefäßen bei Patienten mit Lymphödem basiert auf individuellen „anatomischen Merkmalen", ist jedoch nur für Patienten mit einseitig erkrankter Extremität geeignet.

Die meisten Patienten mit Lymphödemen haben keine gesunden, „normalen" anatomischen Gegebenheiten in den betroffenen Regionen mehr. Patienten mit primärem Lymphödem haben schlecht entwickelte Lymphgefäße und das sekundäre Lymphödem wird durch Eingriffe oder Verletzungen am lymphonodalen System verursacht (Grada et al. 2017).

Durch die Erstellung eines Koordinatensystems wurde versucht, anatomische Muster der Lymphgefäße zu finden, um LVAs ohne präoperativen Ultraschall durchführen zu können. Leider zeigten die Ergebnisse kein signifikantes Muster.

> Die Sonografie jedoch kann funktionsfähige Lymphgefäße mit offenem Lumen in größerer Tiefe als die ICG-Lymphangiografie mit hoher Spezifität und Sensitivität detektieren.

ICG konnte nur bei 40 % der untersuchten Patienten vor dem Hautschnitt Lymphgefäße sichtbar machen.

Bei der alleinigen Verwendung der ICG-Lymphangiografie im Rahmen einer LVA-Operation hätten 60 % der Patienten nicht behandelt werden können.

> Bei kaukasischen Patienten können Lymphgefäße, die tiefer als 1 cm unter der Dermis liegen mit ICG **nicht** sichtbar gemacht werden.

Dies widerspricht den Ergebnissen der Studie von Narushima et al., in welcher das Auffinden von Lymphgefäßen mittels ICG bis zu 2 cm unter der Haut beschrieben wurde (Narushima et al. 2016).

Diese Diskrepanz könnte auf die ethnischen Unterschiede der Patienten zurückzuführen sein.

Darüber hinaus stellten sich die Patienten der vorgestellten Untersuchung im Durchschnitt erst 8,8 (±8,5) Jahre nach dem ersten Auftreten ihrer Erkrankung erstmals vor. Das chronische Lymphödem führt zu einer vermehrten Flüssigkeitsretention und Gewebefibrose (International Society of Lymphology 2009), wodurch die Eindringtiefe des Infrarotlichts verringert wird.

Hayashi et al. zeigten in ihrer Studie, dass mittels präoperativen Ultraschalls und Markierung der Lymphgefäße eine Reduktion der Operationszeit erzielt werden konnte. Größere Lymphgefäße mit einem durchschnittlichen Durchmesser von 0,66 mm ± 0,18 mm wurden mit Ultraschall gefunden. In der Vergleichsgruppe ohne Ultraschall war der mittlere Durchmesser 0,45 mm ± 0,20 (Hayashi et al. 2018; Yamamoto et al. 2011a).

In unserer Studie hatten die ultraschalldetektierten Lymphgefäße sogar einen mittleren Durchmesser von 1,2 mm ± 0,47.

> Die größere Eindringtiefe, die prädiagnostische Entstauung und die Erfahrung des Untersuchers sind entscheidend für den erfolgreichen Einsatz des Ultraschalls.

Der Vorteil des Ultraschalls liegt in seiner tieferen Reichweite von 3 cm im Vergleich zur ICG-Lymphangiografie mit einer maximalen Eindringtiefe von 1 cm.

Einige Tage vor der Untersuchung sollte durch komplexe Entstauungstherapie und die Verwendung von Kompressionsstrümpfen die interstitielle Flüssigkeit verringert werden, um die Darstellung der Lymphgefäße zu erleichtern (Tzani et al. 2018).

Die Untersuchung kann bei Patienten mit massiver Flüssigkeitsretention und schwerer Fibrose methodisch bedingt bis zu 60 min dauern. Außerdem sollte die Suche nach geeigneten Venen nicht vernachlässigt werden (Mihara et al. 2018), da eine LVA-Operation nicht ohne eine passende Vene durchgeführt werden kann.

Die Kombination aus Ultraschall und ICG-Lymphangiografie macht die Durchführung von LVA-Operationen effizienter und präziser (Mihara et al. 2018; Hayashi et al. 2018).

ICG ist während der Operation, nach Durchbrechung der Hautbarriere sehr hilfreich, um die Aktivität der Lymphgefäße sowie die Durchgängigkeit der lymphovenösen Anastomose zu überprüfen (Ogata et al. 2007).

Der Nachteil der Ultraschalluntersuchung liegt in der Abhängigkeit von der Fachkenntnis und Erfahrung des Untersuchers. Dies ist bei der Validierung zu berücksichtigen.

Eine wesentliche Limitation der Anwendung der neuen Methode ist, dass die Ergebnisse der Ultraschalluntersuchung von der Untersuchungszeit und der Erfahrung des Untersuchers abhängen. Um dem entgegenzuwirken, wurde in der Studie die Ultraschall-Gesamtuntersuchungsdauer mit 60 min definiert und die Ultraschalluntersuchung von demselben Untersucher durchgeführt.

Es kann keine Aussage zur Gesamtzahl der Lymphgefäße eines Patienten gemacht werden. Auch die Frage, wie viel Prozent der Lymphgefäße mit Ultraschall und ICG-Lymphangiografie unentdeckt bleiben kann nicht beantwortet werden.

6.4 Was ist „lymphologisch" wichtig zu wissen?

Mit Ultraschall können Lymphgefäße ohne Zuhilfenahme der ICG-Lymphangiografie präzise dargestellt werden.
Bei 60 % der Patienten, bei denen die Spezifität und Sensitivität von Sonografie und ICG geprüft wurde, konnte mit ICG präoperativ keine Lymphgefäße lokalisiert werden.
Ohne präoperativen Ultraschall hätten diese Patienten keine kurative, rekonstruktive Lymphoperation mittels lymphovenöse Anastomosen (LVA) erhalten. Aus diesem Grund wurde der präoperative Ultraschall an unserer Klinik als Standardverfahren für LVA-Operationen etabliert.

Literatur

Cheng M-H, Huang J-J, Nguyen DH, Saint-Cyr M, Zenn MR, Tan BK et al. (2012) A novel approach to the treatment of lower extremity lymphedema by transferring a vascularized submental lymph node flap to the ankle. Gynecol Oncol 126(1):93–98

Czedik-Eysenberg M, Steinbacher J, Obermayer B, Yoshimatsu H, Hara H, Mihara M et al. (2020) Exclusive use of ultrasound for locating optimal LVA sites-A descriptive data analysis. J Surg Oncol 121(1):51–56

Gentileschi S, Servillo M, Albanese R, De Bonis F, Tartaglione G, Salgarello M (2017) Lymphatic mapping of the upper limb with lymphedema before lymphatic supermicrosurgery by mirroring of the healthy limb. Microsurgery 37(8):881–889

Grada AA, Phillips TJ (2017) Lymphedema: pathophysiology and clinical manifestations. J Am Acad Dermatol 77(6):1009–1020

Hayashi A, Yamamoto T, Yoshimatsu H, Hayashi N, Furuya M, Harima M et al. (2016) Ultrasound visualization of the lymphatic vessels in the lower leg: US visualization of lymphatics. microsurgery 36(5):397–401

Hayashi A, Hayashi N, Yoshimatsu H, Yamamoto T (2018) Effective and efficient lymphaticovenular anastomosis using preoperative ultrasound detection technique of lymphatic vessels in lower extremity lymphedema. J Surg Oncol 117(2):290–298

International Society of Lymphology (2009) The diagnosis and treatment of peripheral lymphedema. 2009 concensus document of the International Society of Lymphology. Lymphology 42(2):51–60

Isao Koshima MD (2003) Long-term follow-up after lymphaticovenular anastomosis for lymphedema in the leg. J Reconstr Microsurg 19(4):209–216

Mihara M, Seki Y, Hara H, Iida T, Oka A, Kikuchi K et al. (2014) Predictive lymphatic mapping: a method for mapping lymphatic channels in patients with advanced unilateral lymphedema using indocyanine green lymphography. Ann Plast Surg 72(6):706–710

Mihara M, Hara H, Kawakami Y (2018) Ultrasonography for classifying lymphatic sclerosis types and deciding optimal sites for lymphatic-venous anastomosis in patients with lymphoedema. J Plast Reconstr Aesthet Surg 71(9):1274–1281

Narushima M, Yamamoto T, Ogata F, Yoshimatsu H, Mihara M, Koshima I (2016) Indocyanine green lymphography findings in limb lymphedema. J Reconstr Microsurg 32(1):72–79

Ogata F, Narushima M, Mihara M, Azuma R, Morimoto Y, Koshima I (2007) Intraoperative lymphography using indocyanine green dye for near-infrared fluorescence labeling in lymphedema. Ann Plast Surg 59(2):180–184

Scaglioni MF, Fontein DBY, Arvanitakis M, Giovanoli P (2017) Systematic review of lymphovenous anastomosis (LVA) for the treatment of lymphedema. Microsurgery 37(8):947–953

Tzani I, Tsichlaki M, Zerva E, Papathanasiou G, Dimakakos E (2018) Physiotherapeutic rehabilitation of lymphedema: state-of-the-art. Lymphology 51(1):1–12

Yamamoto T, Matsuda N, Todokoro T, Yoshimatsu H, Narushima M, Mihara M et al. (2011a) Lower extremity lymphedema index: a simple method for severity evaluation of lower extremity lymphedema. Ann Plast Surg 67(6):637–640

Yamamoto T, Narushima M, Doi K, Oshima A, Ogata F, Mihara M et al. (2011b) Characteristic indocyanine green lymphography findings in lower extremity lymphedema: the generation of a novel lymphedema severity staging system using dermal backflow patterns. Plast Reconstr Surg 127(5):1979–1986

Yamamoto T, Koshima I (2014) A prospective analysis of 100 consecutive lymphovenous bypass cases for treatment of extremity lymphedema. Plast Reconstr Surg 133(6):887e-e888

Yoshida RY, Kariya S, Ha-Kawa S, Tanigawa N (2016) Lymphoscintigraphy for Imaging of the lymphatic flow disorders. Tech Vasc Interv Radiol. Dezember 19(4):273–276

Indirekte Indocyaningrün-Lymphangiografie (ICGL) in der Lymphologie — speziell in der operativen Lymphologie

Johannes Steinbacher und Chieh-Han John Tzou

Inhaltsverzeichnis

M. E. Cornely et al. (Hrsg.), *Angewandte Lymphologie*,
https://doi.org/10.1007/978-3-662-61452-5_7

Editor's Tip

Bildgebende Methoden für Lymphgefäße sind im praktischen lymphologischen Alltag für Diagnostik und Therapie unentbehrlich.
Sie stehen aber erst seit wenigen Jahren zuverlässig, wenn auch nicht flächendeckend zu Verfügung. Die Methode der Fluoreszenz ist einfach in der Durchführung, ambulant ohne Aufwand einsetzbar, komplikations- und nebenwirkungsarm.
Neben der hochauflösenden Lymphgefäßsonografie stellt sie eine wichtige Entwicklung der letzten Jahre dar.

Die ICG-Lymphangiographie ist eine nichtinvasive Methode, um Beginn und Fortschreiten eines Lymphödems zu finden und zu monitoren.

Der anatomische Verlauf der hautnahen Lymphgefäße kann kartografiert, der Lymphfluss in Echtzeit verfolgt und mögliche Obstruktionen detektiert werden.

7.1 Weshalb brauche ich die Lymphszintigrafie, weshalb die ICGL?

Die bislang als Standardtechnik verwendete Funktionslymphszintigrafie untersucht und quantifiziert die Dynamik des Lymphflusses. Sie gibt Auskunft über die Qualität der Transportrouten und die Speicherung des Tracers in den Lymphknoten.

Dies ist jedoch nicht in realtime möglich, denn zur Diagnose führen bei der nuklearmedizinischen Untersuchung drei Befunde, die erst im protrahieren Verlauf der Untersuchung erhoben werden können:

- Verzögerter Transit von radioaktivem Tracer im Vergleich zur nicht betroffenen Extremität und Vorhandensein eines dermalen Rückflusses,
- die Anhäufung des Tracers in den dermalen Lymphgefäßen und
- das Fehlen oder die reduzierte Anzahl drainierender Lymphknoten.

Die Indocyaningrün-Lymphografie (ICGL) ist eine alternative Methode zur Darstellung der superfiziellen Lymphgefäße und lässt durch die Analyse von Perfusionsmustern Rückschlüsse auf die Transportkapazität zu. Da die Penetration der Nahinfrarotstrahlen des Farbstoffs jedoch auf eine subcutane Tiefe von maximal 2 cm (nach unserer Erfahrung gelingt nur 1 cm Tiefe) begrenzt ist, lassen sich Kollektoren gar nicht und Lymphknoten nur schwierig und uneinheitlich identifizieren. Die ICG-Lymphografie hat jedoch gegenüber der Lymphszintigrafie Vorteile für die Bildgebung in der Lymphologie, denn:

- ICG ist eine Lösung auf Wasserbasis und tritt schneller als das Technetium^{99m} in die Lymphgefäße über.
- ICG ist nicht radioaktiv.
- Es ermöglicht eine hohe Auflösung und Bildgebung in Echtzeit.
- Sie ist überall – auch fokal – einsetzbar.

7.2 Weshalb ist die Nutzung von ICG bei vielfältigen Anwendungen ein Meilenstein, auch in der Lymphologie?

Indocyaningrün (ICG) (◘ Abb. 7.1) wurde bereits 1955 in der Fotografie eingesetzt und Mitte der 50er Jahre in der Medizin zugelassen (Alander et al. 2012). Es dauerte zehn weitere Jahre bevor der fluoreszierende Farbstoff klinische Verwendung in der Angiografie fand (Kogure und Choromokos 1969). Heute wird Indocyaningrün hauptsächlich zur Perfusionsdiagnostik von Geweben eingesetzt. Als Indikatorsubstanz wird der Farbstoff bei photometrischer Leberfunktionsdiagnostik und Fluoreszenz-

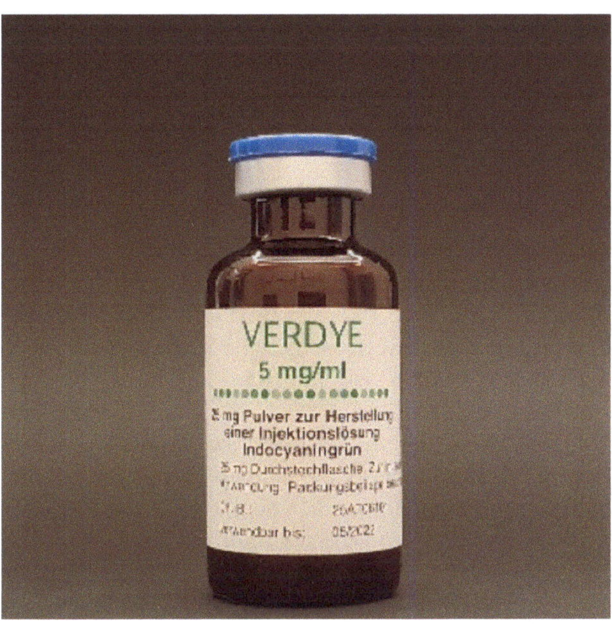

Abb. 7.1 ICG-Lösung

angiografie ebenso wie bei Herz-, Kreislauf-, Leber- und Augenerkrankungen verwendet.

ICG wird auch für die Sentinalnode-Biopsie (SLB) verwendet. Durch seine Nahinfrarot-Fluoreszenz und vorausgegangene Toxizitätsuntersuchungen (Anaphylaxie-Prävalenz bei der Alternative „Patentblau" bis zu 1 %) wurde diese Nutzung als neue alternative Methode für SLB evaluiert. In Hinblick auf die klinische Anwendung der transcutanen Navigation und Lymphgefäßvisualisierung sowie SLN-Detektion lässt sich im Vergleich zu den konventionellen Methoden durch ICG- Fluoreszenz eine hohe Detektionsrate und Sensitivität bei SLB erreichen.

Die Durchführung einer ICG- Lymphangiografie wurde erstmals 2007 von Ogata im Rattenmodel beschrieben, kurz darauf veröffentlichte Unno die Ergebnisse an Patienten mit sekundärem Lymphödem (Ogata ez al. 2007, Unno et al. 2007). Diese sowie Folgestudien revolutionierten die intravitale Darstellung von initialen Lymphgefäßen und Lymphkollektoren der Haut.

Ihre Anwendung erstreckt sich heute auch auf die Diagnose und das Monitoring von Lymphödemen sowie die Kartierung von Lymphgefäßen vor einer Operation der lymphovenösen Anastomose (LVA).

7.3 Wissenswertes zu Substanz

7.3.1 Pharmakologie

Der Farbstoff ist nur für die intravenöse Verabreichung zugelassen. Die Verwendung von ICG in der Lymphologie erfolgt durch subcutane Injektion und damit als Off-Label-Use. Daten zur Pharmakokinetik existieren für die intravenöse Verabreichung.

ICG ist als steriles Lyophilisat erhältlich und in seinem ungelösten Zustand bei Raumtemperatur stabil. Einmal gelöst sollte es im Kühlschrank bei Temperaturen von 4° Celsius gelagert werden. Im Idealfall wird die vor Licht zu schützende Präparation innerhalb von sechs bis zehn Stunden gespritzt (Alander et al. 2012).

Aufgrund der amphiphilen Eigenschaften ist ICG sowohl in Wasser als auch in Fett löslich. Bei der indirekten Lymphangiografie wird das Pulver in destilliertem Wasser (1 mg/mL) solviert. Die Sulfatgruppe des Farbstoffes ($C_{43}H_{47}N_2NaO_6S_2$) begünstigt die Löslichkeit, physiologische Kochsalzlösung führt zu unerwünschter Aggregation (Reinhart et al. 2016).

Nach intravenöser Verabreichung bindet ICG zu 98 % an Plasmaproteine (Albumin, α- und β-Lipoproteine) und wird mit einer Halbwertszeit von 150 bis 180 Sek. über Leber und Gallenwege ausgeschieden. Eine Reabsorption über die Darmschleimhaut findet nicht statt.

Die Ausscheidung erfolgt bei lebergesunden Menschen, entsprechend der Dosierung exponentiell der Michaelis–Menten Kinetik mit V_{max} von 3,6 mg/kg/min (Reinhart et al. 2016). Limitierend ist die Transportkapazität der Glutathion-S-Transferase. Sie katalysiert die ICG-Ausscheidung der Hepatozyten in das biliäre System (Alander et al. 2012; Reinhart et al. 2016). Der initial rasche Abbau über drei bis vier Minuten in Abhängigkeit von der Organperfusion verlangsamt sich, sodass Spuren von ICG bis zu eine Stunde nach Applikation im Plasma nachweisbar sein können.

Eine Fluoreszenz ist jedoch in der Regel nur 10–20 min lang darstellbar.

Bei der indirekten ICGL wird die Substanz streng superfiziell-subdermal verabreicht, vom Lymphsystem aufgenommen, abtransportiert und dem venösen Kreislauf zugeführt.

7.3.2 Toxizität

Dieser Farbstoff ist erprobt und gefahrenarm.

ICG ist per se nicht toxisch. Toxizität entsteht erst nach Anregung der Substanz durch Nahinfrarotlicht über die Freisetzung von Sauerstoffradikalen. Dieser Singulett-Sauerstoff wird im Rahmen der Zerfallsreaktion gebildet. Er ist zytotoxisch, wird aber sogleich durch weitere Abbauprodukte gebunden und thermisch in Carbonylverbindungen von niedriger Toxizität abgebaut. Die LD 50 beträgt für ICG bei systemischer Gabe 50 bis 80 mg/kg KG (Alander et al. 2012; Reinhart et al. 2016).

Die üblicherweise verwendeten Dosen liegen in etwa bei 3,572 µg/kg, sie sind also 4 log geringer als die LD 50.

Der Farbstoff ist für bis zu 5 mg/kg KG zugelassen.

Bei systemischer Applikation können leichte Nebenwirkungen wie Halsschmerzen und Hitzewallungen bei 0,0024 % der Behandlungen auftreten. Anaphylaktischer Schock, Hypotension, Tachykardie, Dyspnoe und Urtikaria sind nur in einzelnen Fällen berichtet worden. Das Risiko schwerer Nebenwirkungen steigt bei Patienten mit chronischer Niereninsuffizienz.

Bei systemischer Anwendung ist mit milden (0,15 %), mittelgradigen (0,2 %) und schweren (0,05 %) Nebenwirkungen zu rechnen; die Todesfallrate liegt bei 1:333.333. Bei der Konkurrenz-Substanz Fluorescein liegt der Anteil der Nebenwirkungen bei 4,8 % und die Todesfallrate bei 1:222.222.

Die ICG-Solution ist also bei systemischer Applikation in der klinisch gebräuchlichen Dosis ungiftig. Die geschätzte Mortalität aufgrund von anaphylaktischen Reaktionen liegt bei 0,0003 % (Alford et al. 2009).

Eine mutagene Wirkung konnte bis dato ebenfalls nicht nachgewiesen werden.

Das Vorhandensein von Jod im ICG-Molekül stellt eine Kontraindikation für seine Verwendung bei Thyreotoxikose und Jodallergie (eine Reaktion aufgrund einer nicht-immunologischen Histaminfreisetzung) dar (Vos et al. 2014).

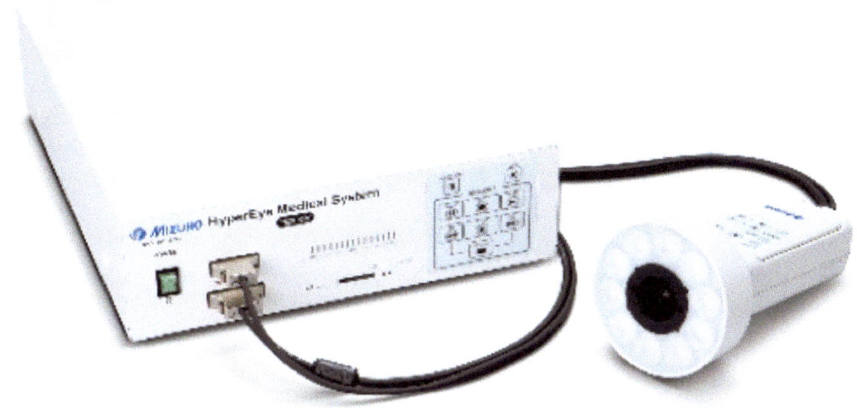

Abb. 7.2 **Kamerasystem für ICG-Diagnostik**

7.3.3 Optische Eigenschaften

Grundlage für den Einsatz von ICG in der Perfusionsdiagnostik und indirekten Lymphangiografie sind dessen fluoreszierende Eigenschaften. ICG emittiert nach Anregung durch eine Nahinfrarotlichtquelle Fluoreszenz, welche von einer Kamera aufgenommen und dargestellt wird. (Abb. 7.2). Sowohl das Absorptions- als auch das Fluoreszenzspektrum liegen in Abhängigkeit von Konzentration und Lösungsmittel im nahinfraroten Bereich zwischen 750–800 nm beziehungsweise 750–950 nm. Im Blut liegt das Emissionsmaximum bei einer Wellenlänge von 832 nm (Alander et al. 2012; Reinhart et al. 2016).

Durch diese Fluoreszenz werden Perfusionsmuster "dermal backflow patterns" von Gewebe und Organen in Echtzeit sichtbar.

Die Kamera zur Visualisierung der Fluoreszenz der perfundierten Gewebe oder – im speziellen Fall der indirekten ICG Lymphangiografie – der Lymphgefäße nimmt Signale im Nahinfrarotbereich auf. Die erfasste Emission wird in ein elektronisches Bildsignal umwandelt. Filter trennen dabei das schwächere Fluoreszenzsignal von störenden Anteilen des Anregungslichts (Alander et al. 2012).

7.4 Wie wende ich die ICGL in der Lymphologie, wie in der Lymphgefäßchirugie an?

Zur Darstellung der Lymphgefäße wird eine sehr kleine Menge der Substanz subcutan injiziert, die dann in das Lymphsystem aufgenommen wird. Der Abfluss wird mittels der Infrarotkamera in real time verfolgt, die Lymphabflussrate kann analysiert werden. Die Methode eignet sich sowohl für Patienten mit primärem als auch mit sekundärem Lymphödem.

Bei einem gesunden Patienten wird ICG schnell vom lymphatischen System aufgenommen. Normale Lymphgefäße transportieren die Lymphe vorwärts in eine Richtung der Kollektoren, Klappen verhindern in den gesunden Lymphgefäßen einen Rückfluss.

Bei Patienten mit einem Lymphödem wird ICG langsamer aufgenommen und abtransportiert. Ein pathologischer Rückstau der Lymphe führt zu Elongation der Gefäße und zur Stase bis in den initialen Lymphgefäßen der Haut. „Dermal backflow“ ist ein charakteristisches Zeichen sowohl bei primären als auch bei sekundären Lymphödemen. Anhängig von Zustand und somit Transportkapazität kommen unter Visualisierung mit der Nahinfrarotkamera verschiedene Muster zur Darstellung. Diese Perfusionsmuster lassen Rückschlüsse auf die Transportkapazitäten des Lymphgefäßsystems zu.

Für die Entscheidungsfindung bei der Behandlung von Lymphödemen ist die ICGL nützlich, um die Wirksamkeit der konservativen Behandlung zu maximieren und das Risiko einer konservativen, ja sogar chirurgischen Überbehandlung zu minimieren (Yamamoto et al. 2018).

Ein Lymphödem korrekt zu identifizieren ist nicht immer einfach. Gerade nach einer Krebsoperation mit Entfernung der Lymphknoten kommt die Erkrankung möglicherweise trotz der Anamnese dennoch nicht in Betracht. Eine postoperative Schwellung kann lange persistieren, ohne ein Lymphödem auf dem Boden der Nodektomie zu sein. Wenn aber das Lymphödem diagnostiziert ist, ist es wichtig, es durch geeignete Tests zu bestätigen. Eine Fehleinschätzung ist schädlich und störend für die Lebensqualität der Person (Mortimer und Levine 2017) (Siehe Why ICG can be important as a test or monitoring und Exkurs).

Der Test mit ICG ist ein Zugewinn für Diagnostik und Therapiemonitoring, z. B. bei der Überprüfung der Indikation zur Lymphdrainage Behandlung.

Why ICG can be important as a test or monitoring

Rachel, retired lady in her sixties and a keen amateur violin player, developed swelling, heaviness and aching in her arm after treatment for breast cancer. She was assessed by a lymphedema practitioner who diagnosed the condition. She was told that this was a chronic, progressive, incurable disease and she was given a compression garment to wear all day every day for the rest of her life. She was also warned against overusing her arm, so she stopped playing in concerts.

Later Rachel had Indocyanine Green (ICG) lymphography to define the condition of her lymph vessels. This revealed normal-looking lymph vessels in both of her arms and the lymph appeared to be moving normally up the arm as well. In short, there was no evidence of lymphedema and she was advised to stop wearing the compression sleeve and to go back to her normal activities.

Twelve months later, Rachel has been back to be playing four-hour concerts without any problem. The swelling hasn't returned and her ICG lymphography screening remains normal. Rachel has been empowered by an accurate diagnosis to take back control of her life (Mortimer und Levine 2017).

Exkurs

„Die ICG-Lymphografie ist einer der wenigen Tests, der das Lymphsystem mit hoher Genauigkeit untersuchen kann, um die Bestätigung der Diagnose eines Lymphödems zu erhalten.

Blutuntersuchungen und Röntgenaufnahmen sind vielleicht hilfreich, um andere Erkrankungen zu diagnostizieren, aber sie zeigen im Frühstadium des Lymphödems nichts, während Ultraschalluntersuchungen, CT- oder MRT-Aufnahmen Flüssigkeit zeigen können, aber nicht sagen, warum sie da ist. Der Standardtest ist die Funktionslymphszintigrafie, bei der eine Kamera injiziertes radioaktives Technetium aufspürt. Man kann damit messen, wie schlecht die

Lymphdrainage in der gesamten Extremität ist. Man kann jedoch die Lymphgefäße nicht mit Klarheit darstellen. Die Lymphszintigrafie ist nicht weit verbreitet, aber solche Techniken sind der Schlüssel zu einer korrekten Diagnose.

Meistens werden Lymphödem-Therapeuten eine Kombination von Patienten-Symptomen und Lymphvolumen-Messungen verwenden, um eine Diagnose zu stellen. Dies ist jedoch unsicher, da die Unterscheidung zwischen postoperativer Schwellung und Lymphödem problematisch sein kann, wie in Rachels Story gesehen.

Mit Indocyaningrün-Lymphografie (ICG) kann ein Lymphödem im frühesten Stadium der Erkrankung erkannt werden. Diese Technik ist der Lymphoszintigrafie sehr ähnlich, aber sie zeigt die Lymphgefässe in einem kleinen Bereich und nicht in einer ganzen Extremität, sodass die einzelnen Gefäße viel deutlicher zu erkennen sind. Der Farbstoff wird vom Lymphsystem aufgenommen, sodass die funktionierenden Lymphgefäße lokalisiert und abgebildet werden und eventuelle abnorme Muster sichtbar werden.

Der Scan erlaubt es nicht nur, die Diagnose eines Lymphödems zu stellen, sondern identifiziert auch die funktionierenden Lymphgefässe, die dann für eine rekonstruktive Operation verwendet werden können." (Furins D. und Ramsden A., Oxford, in: Mortimer und Levine 2017).

Q&A Peter Mortimer

In your recently published book for a broad public you shed light on the specific case of „Rachel" in conjunction with ICG lymphography. By applying this method, you were able to persuade the woman that she was not going to develop a post-mastectomy lymphoedema and that she could continue performing as an amateur violinist. Anyway, is ICG lymphography a tool to even detect very early lymphoedema through recognition of dermal backflow?

The surgeons in Oxford (who wrote this part of the book [Rachel]) believe that if ICG lymphography (ICGL) is normal, then the patient has not got lymphoedema; but I have proved that to be incorrect. Lymphscintigraphy was abnormal when ICGL was normal.

ICGL is good for seeing lymph flow and lymph contractions in vivo in real time.

7.4.1 Weshalb brauche ich die Perfusionsmuster in der Lymphgefäßchirurgie?

In der Lymphgefäßchirugie wird die ICGL zur exakten Darstellung von Lymphgefäßen in vivo und zur Operationsplanung genutzt.

ICG-Lymphografiemusters repräsentieren unterschiedliche Zustände des Lymphflusses. Je schlechter die Pumpfunktion, desto diffuser ist das Erscheinungsbild als Ausdruck eines sich verschlechternden Flusses in den Lymphgefäßen. Die Progression der ICG-Lymphografiemuster, der „dermal backflow patterns" (von linear über Spritzer-, Sternenstaub- und schließlich zu diffusen Mustern) bildet die zunehmende Sklerosierung und die Verringerung von Durchfluss und Pumpfunktion der Lymphgefäße ab (Yamamoto et al. 2011; Narushima et al. 2016).

Um die für die Anastomose geeigneten Lymphgefäße zu finden, ist die ICG neben der Lymphgefäßsonografie essenziell.

Nur bei eindeutiger Darstellung der Lymphgefäße durch ICG oder Sonografie kann eine lymphvenöse Anastomose hergestellt werden. Intraoperativ kann die korrekte Lage der Anastomose, ihre Durchgängigkeit und Funktion mittels ICGL in Echtzeit schnell überprüft werden.

7.4.2 Welche diagnostische Aussage darf ich erwarten? Die Bewertung der Perfusionsmuster „dermal backflow patterns"

Ein linearer Abfluss kann stellvertretend für einen ungehinderten Abfluss gewertet werden und ist bei Lymphgesunden typisch (◘ Abb. 7.3).

Bei ersten Anzeichen für ein Abflusshindernis kommt es zu einer kurvigen Darstellung der Lymphgefäße mit einzeln dazwischen liegenden versprenkelten ICG-Tupfen. Mit zunehmender Blockade wird das Erscheinungsmuster des verabreichten ICGs zunehmend wolkiger (◘ Abb 7.4).

Die nächste Stufe wird aufgrund der optischen Assoziation als Sternenstaub beschrieben und ist durch schwach fluoreszierende fleckige Lichtpunkte charakterisiert (◘ Abb. 7.5).

Im Endstadium zeigt sich ein diffuses wolkiges Bild (◘ Abb 7.6).

Dieses Phänomen resultiert aus einer stärkeren Leckage von ICG aus den Lymphgefäßen bei zugrundeliegendem Abflusshindernis. Die diffuse Verteilung im Gewebe lässt eine klare Abgrenzung der Lymphgefäße nicht mehr zu. In einem solchen Fall kann eine präoperative Markierung der Lymphgefäße für eine Lymphovenöse Anastomose gegenwärtig nur mittels Sonografie erfolgen.

7.5 Limitationen

Aufgrund der geringen Eindringtiefe des Nahinfrarotlichts von bis zu 1 cm kann die ICGL nur Lymphgefäße unmittelbar unter der Haut darstellen. Tieferliegende Lym-

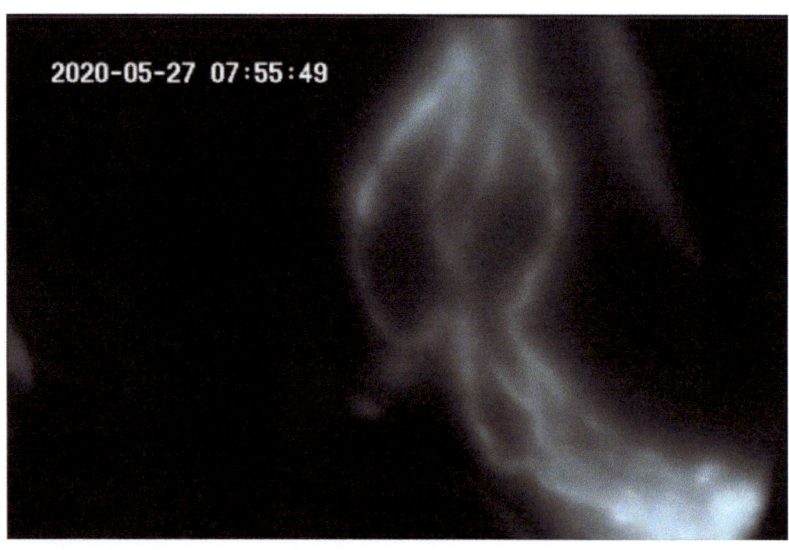

◘ **Abb. 7.3 Lineare (linear) Darstellung gesunder Lymphgefäße mittels Indocyaningrün-Lymphangiografi**

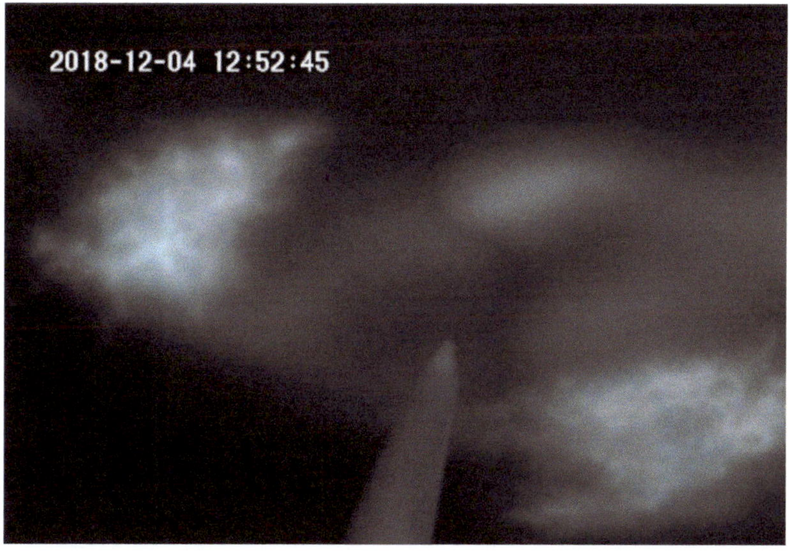

Abb. 7.4 **Versprenkelte / spritzartige (splash) Darstellung des ICG Abflusses**. Ausdruck einer beginnenden Stase

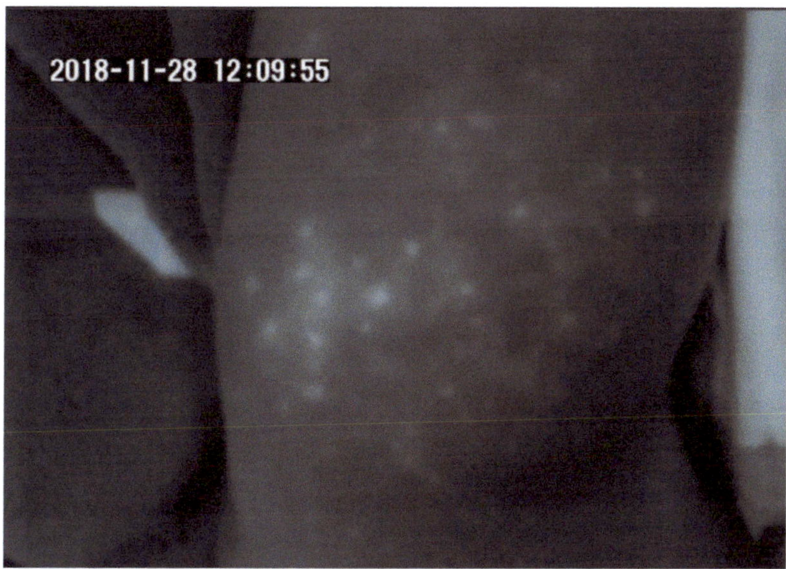

Abb. 7.5 **Sternenwolkige (stardust) Darstellung des ICG Abflusses**. Zeichen der beginnenden Blockade des Lymphabfluss

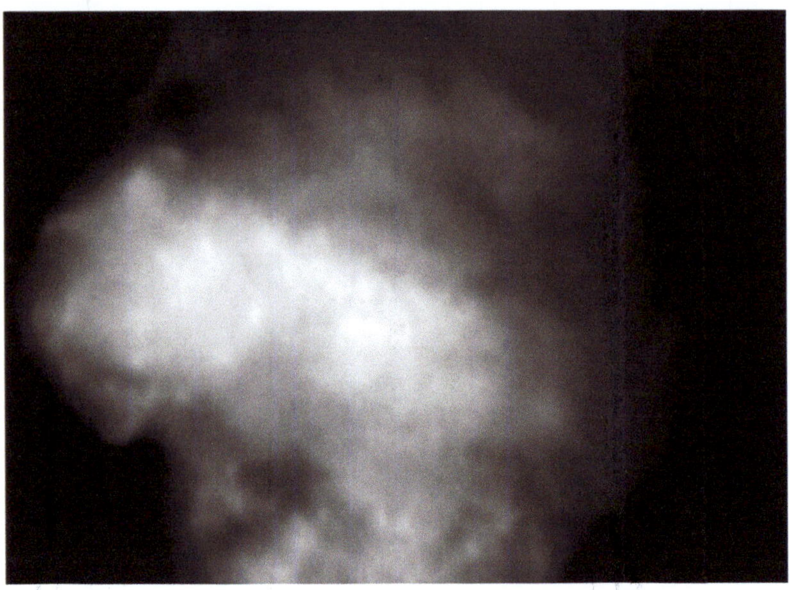

Abb. 7.6 **Diffuse (diffuse) Wolken als Signum des vollständig blockierten Lymphabfluss**

phgefäßkollektoren bleiben mit dieser Methode unentdeckt.

7.6 Was ist „lymphologisch" wichtig zu wissen?

- Konservative Lymphologie: Die ICGL kann als diagnostischer Test eingesetzt werden, wenn man den Verdacht auf ein Lymphödem hat. Dermal backflow patterns geben in ihrer Gestaltwandel darüberhinaus Auskunft über die Progredienz der Lymphstase. Das gelingt in realtime auch in den Arealen, die von der Lymphszintigrafie nicht erreicht werden, wie am äußeren Genitale, aber auch bei fokalem Ödem, wie bei Schwellungen an der Mamma nach Radiatio.
- Dermal backflow patterns geben auch Hinweise für die Therapie. Sie sind ein pathfinder für die Wege der Drainage, die manuelle Lymphdrainage kann verbessert werden. Auch die Notwendigkeit einer operativen Therapie kann so erkannt werden.
- Operative Lymphologie: In der Lymphgefäßchirurgie wird die ICGL zur exakten Darstellung von Lymphgefäßen in vivo und zur Operationsplanung genutzt. Nur bei eindeutiger Darstellung der Lymphgefäße durch ICGL oder Sonografie kann eine lymphvenöse Anastomose hergestellt werden. Intraoperativ kann die korrekte Lage der Anastomose, ihre Durchgängigkeit und Funktion mittels ICGL in Echtzeit schnell überprüft werden.
- Die Limitation der ICGL ist deren geringen Eindringtiefe. Durch die zusätzliche Anwendung der Lymphgefäßsonografie wird dieser Nachteil egalisiert. Somit wird die bildgebende Diagnostik durch die Anwendung beider Methoden erheblich verbessert.

Literatur

Alander JT, Kaartinen I, Laakso A et al. (2012) A review of indocyanine green fluorescent imaging in surgery. Int J Biomed Imaging 2012:940585

Alford R, Simpson HM, Duberman J et al. (2009) Toxicity of organic fluorophores used in molecular imaging: literature review. Mol Imaging 8:341–354

Kogure K, Choromokos E (1969) Infrared absorption angiography. J Appl Physiol 26:154–157

Mortimer P, Levine G (2017) Let's talk lymphoedema. London, S. 63–64. Elliott & Thompson

Narushima M, Yamamoto T, Ogata F et al. (2016) Indocyanine green lymphography findings in limb lymphedema. J Reconstr Microsurg 32:72–79

Ogata F, Azuma R, Kikuchi M et al. (2007) Novel lymphography using indocyanine green dye for near-infrared fluorescence labeling. Ann Plast Surg 58:652–655

Reinhart MB, Huntington CR, Blair LJ et al. (2016) Indocyanine Green: Historical Context, Current Applications, and Future Considerations. Surgical innovation 23:166–175

Unno N, Inuzuka K, Suzuki M et al. (2007) Preliminary experience with a novel fluorescence lymphography using indocyanine green in patients with secondary lymphedema. J Vasc Surg 45:1016–1021

Vos JJ, Wietasch JK, Absalom AR, Hendriks HG, Scheeren TW (2014) Green light for liver function monitoring using indocyanine green? An overview of current clinical applications. Anaesthesia 69(12):1364–1376. ▶ https://doi.org/10.1111/anae.12755

Yamamoto T (2018) Near-infrared fluorescent lymphography. In: Lee BB (Hrsg) Lymphedema, 345–355. https://link.springer.com/chapter/10.1007/978-3-319-52423-8_26

Yamamoto T, Narushima M, Doi K et al. (2011) Characteristic indocyanine green lymphography findings in lower extremity lymphedema: the generation of a novel lymphedema severity staging system using dermal backflow patterns. Plast Reconstr Surg 127:1979–1986

Radiologische Diagnostik

Claus Christian Pieper

Inhaltsverzeichnis

M. E. Cornely et al. (Hrsg.), *Angewandte Lymphologie*,
https://doi.org/10.1007/978-3-662-61452-5_8

Editor's Tip

Allzu häufig – und dies ist historisch begründet – erfolgt die Diagnose lymphologischer Erkrankungen ausschließlich klinisch. Viel zu selten werden bildgebende Verfahren eingesetzt, die den klinischen Befund verifizieren und eine sichere Therapieindikation ermöglichen. Dies ist auch damit begründet, dass radiologische Verfahren für lymphologische Anforderungen nicht flächendeckend zur Verfügung stehen.
In den vergangenen Jahren hat sich die Bildgebung in der lymphologischen Diagnostik jedoch rasant entwickelt.
Für die alltägliche lymphologische Praxis sollte der klinische Diagnostiker über Zugang zu den technischen Möglichkeiten verfügen und entscheiden, ob und welches diagnostische Tool er für notwendig hält.

Die Radiologie liefert Bilder der Struktur, Lage und Ausbreitung tiefliegender Zielgewebe. Selektive Darstellungen von arteriellen und venösen Blutgefäßabschnitten durch intravasal verbrachte Röntgenkontrastmittel sind Teil einer alltäglichen angiologischen Diagnostik.

Das unidirektional drainierende Lymphgefäßsystem steht unter besonderem Vorbehalt: endovasale Kontrastmittel dürfen keine Folgen hinterlassen, welche die Transportkapazität möglicherweise anhaltend einschränken.

Schauen wir uns zunächst die historischen Methoden der direkten und indirekten Röntgen-Lymphangiografie mit ihren Stärken, Limitationen und letztlich den wenigen verbliebenen Indikationen an, bevor wir zu den heutigen schonenden und aussagekräftigen radiologischen Methoden, insbesondere die MRT-Lymphangiografie, gelangen.

8.1 Historisches zur Lymphgefäßdarstellung

Bereits seit Ende des 19. Jahrhunderts erfolgten wesentliche anatomische und physiologische Grundlagenarbeiten zur Funktion des Lymphsystems. Eine Übertragung dieses Grundlagenwissens in die alltägliche klinische Praxis wurde dadurch erschwert, dass es zunächst keine Möglichkeit gab, den Status des Lymphsystems in-vivo bildgebend zu untersuchen.

Erst in den 1950er Jahren stand mit Einführung der (direkten) konventionellen Lymphangiografie eine Methode zur Verfügung, die Morphologie des Lymphsystems auch in einem klinischen Setting zu untersuchen.

Heute ist diese Technik der konventionellen Lymphangiografie weitgehend aus der klinischen Routine verschwunden und wird nur noch von wenigen Untersuchern beherrscht, da die Indikationen dieser technisch sehr aufwendigen und invasiven Methode fast vollständig durch die moderne Schnittbildgebung ersetzt werden konnten.

Während die üblichen Schnittbildgebungstechniken (Computertomografie [CT] und Magnetresonanztomografie [MRT]) eine morphologische, makroskopische Beurteilung von Lymphknoten zulassen, ist es bis heute aber nur sehr eingeschränkt möglich, das Lymphgefäßsystem selbst zu evaluieren.

Mit der Entwicklung interventioneller Therapien am Lymphgefäßsystem zur Behandlung lymphatischer Leckagen (Cope 1998; Schild et al. 2013; Schild et al. 2015) erlebte die konventionelle Lymphangiografie eine Renaissance und wird wieder an einzelnen spezialisierten Zentren angeboten (Pieper et al. 2019). Daneben entwickelten sich in den letzten Jahren durch zunehmende technische Möglichkeiten auch Verfahren zur weniger invasiven Lymphgefäßdarstellung in Form verschiedener Techniken der Magnet-Resonanz-Lymphangiografie (MRL).

8.2 Welche Bildgebungstechniken standen und stehen zur Verfügung?

Folgende Verfahren sind zur Untersuchung lymphatischer Erkrankungen bekannt (Pieper et al. 2019; Pieper 2018):

- Röntgen-Weichgewebedarstellung (Xeroradiografie)
- Direkte Lymphgefäßdarstellung
  - Direkte konventionelle Röntgen-Lymphangiografie mit direkter CT-Lymphangiografie
  - Transnodale MR-Lymphangiografie
- Indirekte Lymphgefäßdarstellung
  - Indirekte Röntgen-Lymphangiografie mit indirekter CT-Lymphangiografie
  - Transpedale MR-Lymphangiografie

8.2.1 Historisches in der lymphologischen Bildgebung

8.2.1.1 Röntgen-Weichgewebedarstellung (Xeroradiografie)

Die Xeroradiografie konnte als spezielles Röntgenverfahren ohne Gabe von Kontrastmitteln eingesetzt werden, um die Weichteile einer Extremität zu beurteilen. Sie ist heute allenfalls von historischem Interesse.

8.2.1.2 Direkte konventionelle Röntgen-Lymphangiografie

Die direkte konventionelle Röntgen-Lymphangiografie (folgend als konventionelle Lymphangiografie bezeichnet), war über Jahrzehnte das Standardverfahren zur Lymphgefäßdarstellung, also die Lymphangiografie i. e. S. und der Lymphknoten (Lymphadenografie). Sie wurde vor Einführung der Schnittbilddiagnostik (CT und MRT) primär eingesetzt, um den Lymphknotenstatus bei Patienten mit hämatologischen Erkrankungen und malignen Tumoren zu untersuchen.

Die Lymphgefäße selbst waren dabei nur von nachgeordnetem Interesse.

8.2.1.3 Aktuelle Indikationen der konventionellen direkten Röntgen-Lymphangiografie

Die konventionelle Lymphangiografie vermag zwar Lymphfluss und anatomische Verhältnisse der Lymphkollektoren und Lymphknoten in hoher Auflösung darzustellen, ist aber sehr zeitaufwendig, technisch anspruchsvoll und mit potenziellen Komplikationen assoziiert. Darüber hinaus steht mit der MR-Lymphangiografie ein weniger invasives und weniger aufwendiges Verfahren zur Verfügung.

KeyNote

„Direkte konventionelle Lymphangiografie: Unübertreffliche Ergebnisse zur Anatomie. Die Methode braucht man heute aber nicht mehr.“ Horst Weissleder (DGL, Dresden 2008).

Methodisches zur direkten Lymphangiogafie

Für die Durchführung einer konventionellen direkten Lymphangiografie wird ein spezielles, öliges, jodhaltiges Röntgenkontrastmittel (Lipiodol® Ultra-Fluid; Aethylester der jodierten Fettsäuren von Mohnöl) verwendet.

Die Verteilung des Lymphografikums kann unter Röntgendurchleuchtung in Echtzeit verfolgt werden. So können Informationen über Lymphfluss und die Anatomie auch kleinster Lymphkollektoren gewonnen werden.

Zwei Zugangswege zur lymphatischen Kontrastmittelapplikation sind möglich:

- transpedale Lymphangiografie mit Kanülierung eines Lymphgefäßes auf dem

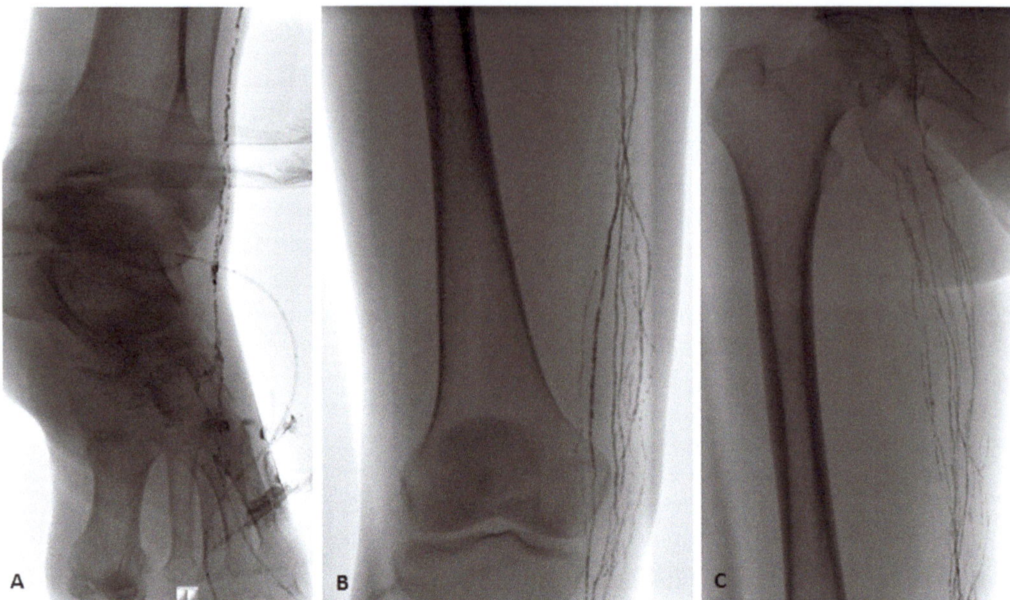

▪ **Abb. 8.1** **Konventionelle direkte Lymphangiografie des rechten Beins.** (**A**) Einliegender Lymphografiekatheter in einem Lymphgefäß des rechten Fußrückens mit Abstrom des öligen Lymphografikums über ventromediale Lymphkollektoren des Fußes und Unterschenkels (**A**), sowie des distalen (**B**) und proximalen (**C**) Oberschenkels

Fußrücken (Matsumoto et al. 2009; Kaschner et al. 2014) (▪ Abb. 8.1)
- transnodale Lymphangiografie mit Direktpunktion eines Lymphknotens (Nadolski et al. 2012; Kerlan et al. 2012) (▪ Abb. 8.2).

In speziellen klinischen Situationen kann es z. B. im Rahmen bildgesteuerter Interventionen am Lymphsystem erforderlich sein, bestimmte Abschnitte des Lymphsystems darzustellen, die mit konventionellen Techniken nicht zu erreichen sind. Hierzu stehen folgende Techniken zur Verfügung:
- Transnodale Lymphangiografie über iliakale, paraaortale oder andere tief liegende Lymphknoten
- Mesenteriale transnodale Lymphangiografie über einen intraoperativen mesenterialen Lymphknotenzugang (Lee et al. 2018)
- Hepatische Lymphangiografie (Itkin et al. 2017; Guez et al. 2014)

Unerwünschte Wirkung sind selten. Diese umfassen (Koehler et al. 1964; Fyfe et al. 1982; Sheybani et al. 2015; Oehlert et al. 1966; Dominok 1964; Gough 1964):
- Lymphleckage
- Unverträglichkeitsreaktionen
- Passagere kleinste Embolisation periphere Lungengefäße
- symptomatische pulmonale Embolisation
- sterile Pneumonitis mit Ödembildung
- Auftreten oder Aggravation eines Lymphödems
- Paradoxe Embolie über Rechts-Links-Shunts (cave: mögliche zerebrale Embolie!)

KeyNote

Die konventionellen Lymphangiografie zur Lymphödemdiagnostik kann heutzutage nicht mehr empfohlen werden. Sie bleibt gleichwohl ein Standardverfahren in der Diagnostik und Therapie von peripheren (cutane Lymphfisteln, Lymphozelen) und zentralen Lymphleckagen (Chylothorax, Chylaszites, Chyloperikard, Bronchitis plastica).

8.2.2 Indirekte Röntgen-Lymphangiografie

KeyNote

„Die Indikation zur indirekten Röntgen-Lymphangiografie besteht nur noch zur Vorbereitung einer Rekonstitutionschirurgie und nach Unfalltrauma, um nicht noch vorhandene Lymphgefäße zu schädigen/zerstören. (Wolfgang J. Brauer, DGL, Dresden 2008).

8.2.2.1 Wie wird die Untersuchung durchgeführt?

Wie bei allen indirekten lymphangiografischen Verfahren erfolgt die Kontrastmittelapplikation intradermal. Das wasserlösliche Kontrastmittel wird aus dem dermalen Depot in die Lymphgefäße aufgenommen, mit der Lymphe abtransportiert und lässt sich mit Röntgen- oder CT-Aufnahmen darstellen. Es wird renal eliminiert und ist insgesamt mit weniger potenziellen Nebenwirkungen verbunden als das ölige Kontrastmittel der direkten Lymphangiografie.

8.2.2.2 Was kann ich an Diagnostik erwarten?

Auf den Lymphangiogrammen können die Form des Depots, die abführenden Lymphgefäße, etwaige Kollateralisationsmuster oder ein dermaler Reflux als Ausdruck einer Lymphabflussstörung beurteilt werden.

Die „Reichweite" der indirekten Lymphangiografie ist allerdings auf etwa 40–60 cm beschränkt, sodass es nach pedalen Injektion nur selten zur Kontrastierung bis in die Leiste kommt.

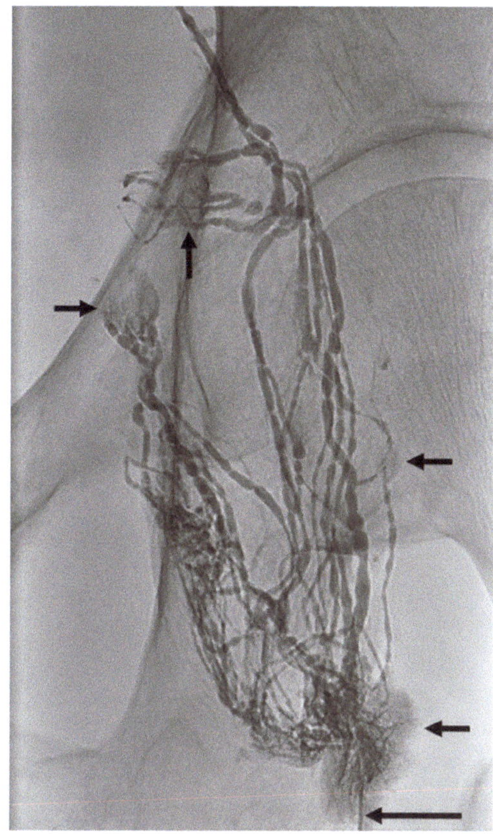

Abb. 8.2 Intranodale direkte Röntgen-Lymphangiografie der links inguinalen Lymphgefäße und -knoten. Einliegende Nadel **(langer Pfeil)** in einem inguinalen Lymphknoten knapp unterhalb des Hüftkopfs. Das injizierte Lymphografikum aszendiert über ein dichtes Netzwerk von Lymphgefäßen, die im Verlauf undulierende Einschnürungen aufweisen. Beachte auch die übliche fein-granuläre Kontrastierung weiterer Lymphknoten im Abflussbereich des Kontrastmittels **(kurze Pfeile)**

8.2.3 Wie hat sich die radiologische Diagnostik für die Bedürfnisse der klinischen Lymphologie weiterentwickelt?

Die indirekte Röntgen-Lymphangiografie ist durch die Magnet-Resonanz-Lymphangiografie (MRL) ersetzt worden. Die MRL ermöglicht aufgrund ihrer höheren Kontrastauflösung eine überlegene, wenn auch räumlich schlechter aufgelöste Darstellung der Lymphgefäße ohne Strahlenexposition. Deshalb ist sie auch bei jungen Patientinnen und Patienten mit Lymphödem durchführbar.

8.2.3.1 Computertomografie und CT-Lymphangiografie

Die CT kann als Röntgenschichtverfahren alle Körperregionen in hoher räumlicher Auflösung darstellen.

Sie kann im Rahmen von Lymphleckagen zur Identifizierung und Quantifizierung von Flüssigkeitsverhalten wie Pleuraerguss, Aszites oder Lymphozelen, etwaiger zugrunde liegender Pathologien sowie zur Evaluation beim Lymphödem eingesetzt werden.

8

Beim Lymphödem stellt sich charakteristischerweise

- eine Verdickung der Dermis,
- ein retikuläres Muster des verdickten subcutanen Fettgewebes und
- eine Umfangsvermehrung der Extremität dar,

die im Seitenvergleich auch quantifiziert werden kann.

Lymphknoten können ebenfalls morphologisch evaluiert werden.

Lymphgefäße hingehen sind in der CT mit Ausnahme großer zentraler Lymphgefäße wie des Ductus thoracicus, der in einem Teil der Fälle sichtbar sein kann, nicht abgrenzbar (Pieper et al. 2017).

Um auch kleinere Lymphgefäße in der CT sichtbar zu machen, ist eine selektive Kontrastmittelapplikation erforderlich.

> **KeyNote**
>
> Auch die indirekte CT-Lymphangiografie ist weitgehend durch die Magnet-Resonanz-Lymphangiografie (MRL) ersetzt.

Eine nach konventioneller Lymphangiografie durchgeführte „direkte CT-Lymphangiografie“ (Abb. 8.3) kann in komplexen Fällen hilfreich sein, die lymphatische Pathologie überlagerungsfrei darzustellen (Deso et al. 2012; Choo et al. 2009; Kariya et al. 2017; Rajebi et al. 2017; Savla et al. 2017).

Im Gegensatz zu MR- und konventioneller Lymphangiografie liefert die CTL jedoch ein statisches Füllungsbild des Lymphgefäßsystems, da serielle bzw. zeitlich-sequenzielle Untersuchungen mit einer unvertretbar hohen Strahlenbelastung verbunden wären.

8.2.3.2 Magnet-Resonanz-Tomografie und MR-Lymphangiografie

Die MR-Lymphangiografie (MRL) ist ein relativ neues Verfahren, das erst seit einigen Jahren durch Weiterentwicklungen der MRT-Technik und geeigneter Untersuchungsstrategien möglich wurde.

Die Wahl der Untersuchungssequenz mit oder ohne zusätzliche Kontrastmittelapplikation macht die Kontrastierung dabei im Gegensatz zu Röntgenverfahren deutlich variabler.

Heutzutage können 3D-Datensätze der gesamten Extremität mit einer zeitlichen Auflösung von etwa 5–10 min und einer räumlichen Auflösung von 1–1,5 mm erzielt werden (Notohamiprodjo et al. 2012; Lohrmann et al. 2008b).

> **KeyNote**
>
> Durch die hochaufgelöste anatomische Darstellung der Lymphgefäße und Lymphknoten können neben Anatomie und der Lokalisation von Pathologien auch funktionelle Informationen über den Lymphfluss gewonnen werden.

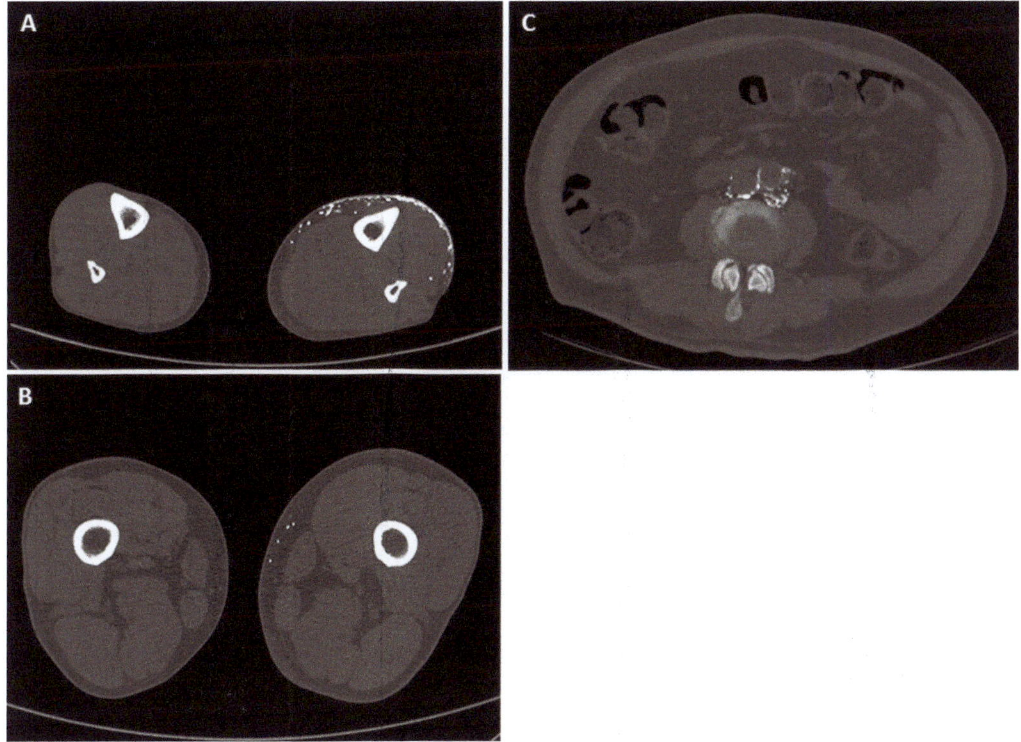

Abb. 8.3 Direkte CT-Lymphangiografie nach transpedaler konventioneller direkter Lymphangiografie des linken Beins. Beachte die kutane Verteilung des Kontrastmittels am ventralen Unterschenkel **(A)** bei bestehendem Lymphödem am Unterschenkel. Im Weiteren regelrechte Kontrastierung feiner ventromedialer, oberflächlicher Lymphkollektoren am medialen Oberschenkel und retroperitonealer Lymphgefäße und -knoten

Wie wird die Untersuchung durchgeführt?

Bei der MRL werden zwei unterschiedliche Bildgebungstechniken angewandt (Pieper 2017, 2018):

- Stark flüssigkeitsgewichtete MR-Sequenzen, T2-gewichtete Sequenzen mit Fettunterdrückung.
- Kontrastmittelverstärkte MR-Sequenzen, T1-gewichtete Sequenzen nach Kontrastmittelapplikation.

Letztere ist eine MRL im engeren Sinn:

Die Applikation kleiner Mengen eines wasserlöslichen gadoliniumhaltigen Standard-MR-Kontrastmittels erfolgt dabei analog zur Röntgen-Lymphangiografie entweder:

- intradermal in die Interdigitalräume von Füßen oder Händen (interstitielle „indirekte" MRL) (Pieper et al. 2018) oder
- transnodal („direkte" MRL) (Krishnamurthy et al. 2015).

Indirekte interdigitale Punktion

Die interstitielle indirekte MRL erlaubt neben der bildlichen Darstellung der Lymphgefäße (Abb. 8.4) zusätzlich durch dynamische Aufnahmen eine semiquantitative Funktionsanalyse des Lymphabflusses (Pieper 2017; Pieper et al. 2018).

Nach der KM-Injektion kann es lokal zu vorübergehenden Schwellungen kommen. Insbesondere bei Patienten mit Lymphödem ist auf eine strenge Asepsis bei Injektion zu achten.

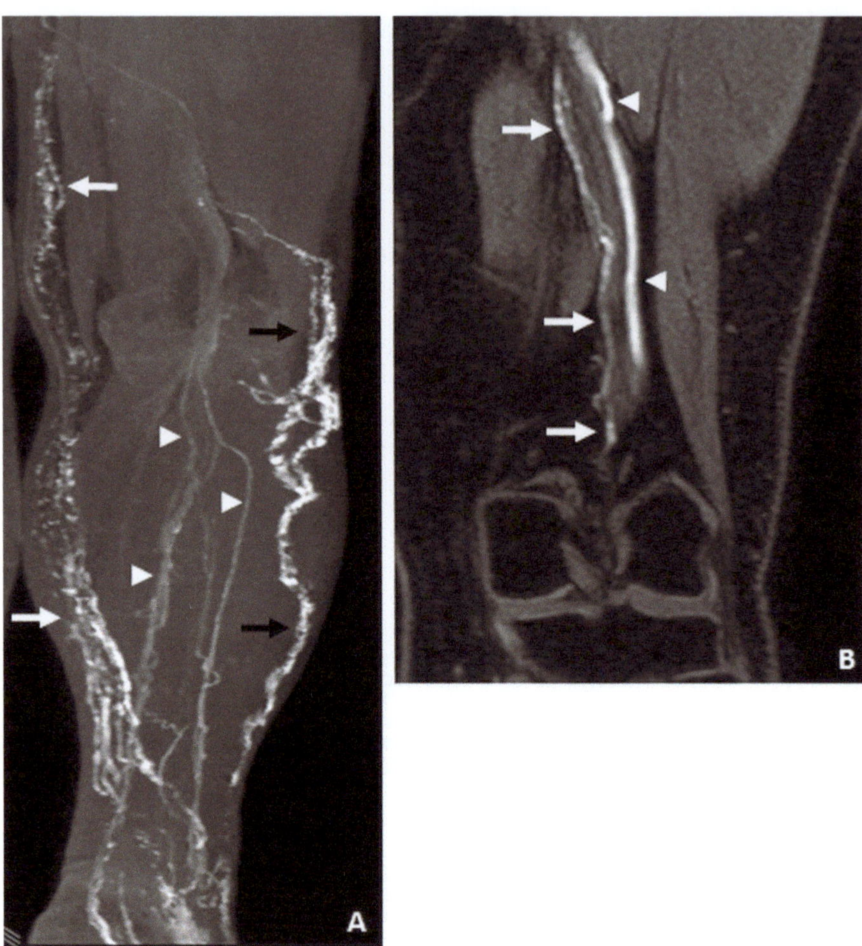

Abb. 8.4 Transpedale interstitielle MR-Lymphangiografie. **(A)** Langstreckige Kontrastierung sowohl des oberflächlichen ventromedialen **(weiße Pfeile)** und dorsolateralen Kollektorensystems **(schwarze Pfeile).** Zusätzlich ist auch eine (geringere) venöse Kontrastierung zu beobachten **(Pfeilspitzen).** **(B)** Kontrastierung des tiefen Kollektorensystems entlang der großen Gefäße **(weiße Pfeile)** mit ebenfalls nachweisbarer venöser Kontrastierung **(Pfeilspitzen)**

8

Direkte Transnodale Punktion

Seit einigen Jahren gibt es die Möglichkeit der direkten transnodalen MRL.

Hierfür wird ein Lymphknoten – üblicherweise inguinal – mit einer Feinnadel unter sonografischer Bildsteuerung punktiert. Über diesen Zugang kann dann während der fortgesetzten MRT-Untersuchung langsam Kontrastmittel appliziert werden. Die Kontrastmittelaszension von inguinal bis zum Venenwinkel kann in hoher zeitlicher Auflösung, z. B. eine Aufnahme alle 30 s beobachtet werden.

Diese Technik ermöglicht keine Aussagen zu den Lymphgefäßen der Extremitäten. Sie ist aber ein sehr hilfreiches Verfahren zur Evaluation des zentralen Lymphgefäßsystems, z. B. bei Lymphleckagen oder vermuteten Lymphgefäßmalformationen.

Der differenzielle Einsatz der verschiedenen Techniken der kontrastverstärkten MRL ist in Tab. 8.1 zusammengefasst.

Tab. 8.1 Differenzieller Einsatz unterschiedlicher Techniken der MR-Lymphangiografie

Klinische Situation	
Dynamische Informationen erforderlich (z. B. Lymphflusspathologien, chylöser Reflux)	Pathologien des peripheren Lymphgefäßsystems
Komplexe Leckagen (z. B. idiopathischer kombinierter Chylothorax + Chylaszites)	Thorakale Lymphgefäßpathologien (z. B. posttraumatischer Chylothorax)
Immobilisierter Patient	Wache Patienten
Notwendigkeit einer Allgemeinanästhesie (Intensivpatienten, Kleinkinder)	Keine zentrale Obstruktion des Lymphgefäßsystems zu erwarten
Peripheres ausgeprägtes Lymphödem	Kein Lymphödem (bei Darstellung des zentralen Lymphgefäßsystems)
↓	↓
Transnodale (direkte) MRL	Interstitielle (indirekte) MRL

Die Wahl der adäquaten MRL-Technik richtet sich somit nach individuellen Patientenfaktoren und der klinischen Fragestellung.

8.3 Wann ist welche Bildgebung des peripheren Lymphsystems und seiner Pathologien sinnvoll?

Bei unklaren Ödemursachen sollten die bildgebenden radiologischen Methoden zur Diagnostik vorbehaltloser eingesetzt werden, als das in der Vergangenheit der Fall war.

8.3.1 Mögliche Bildgebungen des peripheren Lymphödems

Das Lymphödem ist eine primär klinische Diagnose.

Eine zusätzliche bildgebende Diagnostik bleibt in der Regel unklaren klinischen Situationen vorbehalten oder erfolgt präoperativ, z. B. zur Planung lymphovenöser Anastomosen (S2k-Leitlinie; Zeltzer et al. 2018).

Je nach spezifischer individueller Fragestellung können unterschiedliche Bildgebungsmodalitäten indiziert sein. Man unterscheidet:

- Rein morphologische Bildgebungsverfahren:
  Sonografie, Computertomografie, Magnetresonanztomografie (MRT) und
- Funktionelle Bildgebungsverfahren: konventionelle Lymphangiografie, Funktionslymphszintigrafie, Indocyaningrün-Lymphangiografie (ICGL), MR-Lymphangiografie.

Zur morphologischen Beurteilung

- der Ausprägung und Verteilung des Ödems,
- der Verdickung von Cutis und Subcutis sowie von
- Größe, Form und Anzahl von Lymphknoten

können abhängig von der Erfahrung des Untersuchers und in einem Zentrum verfügbaren Techniken Sonografie, CT oder MRT eingesetzt werden.

Zur funktionellen Beurteilung der Lymphgefäße und des Lymphabfluss sind darüber hinaus lymphangiografische Techniken hilfreich.

8.3.1.1 Für und Wider: Die Bildgebungen im Vergleich

Bewertung der MRL

Die MRL zur Diagnostik des Lymphödems bietet sich aus radiologischer Sicht an spezialisierten Zentren an:

- Durch ihre hohe räumliche Auflösung mit Darstellung einzelner Lymphgefäße ist die MRL der Lymphszintigrafie überlegen (Notohamiprodjo et al. 2012; Liu et al. 2010; Ogata et al. 2007; Furukawa et al. 2011; Lu et al. 2010), jedoch existieren bei der MRL bisher keine vergleichbaren standardisierten Quantifizierungsmethoden des Lymphflusses.
- Zur Darstellung oberflächlicher Gefäße sind ICGL und MRL sehr gut vergleichbar (Neligan et al. 2017).
- Bei der Darstellung tiefer gelegener Lymphgefäße, z. B. bei deutlicher Fettgewebshyperplasie, ist die MRL als Schnittbildverfahren der ICGL überlegen.
- Die MRL ermöglicht nicht nur die Akquisition von Schichtstapeln in verschiedenen Raumrichtungen, sondern durch Anfertigung von 3D-Datensätzen auch die Berechnung von übersichtlichen Volumenbildern, sog. Maximium-Intensity-Projections (MIP).

> **KeyNote**
>
> Ist bei Patienten mit Lymphödem eine weiterführende Abklärung erforderlich, sollte heute alternativ zu Funktionsszintigrafie oder ICGL primär eine MRL durchgeführt werden.

8.3.2 Was untersuche ich und was erwarte ich von einer MRL?

Eine MR-lymphangiografische Untersuchung bei einem Patienten mit Lymphödem gliedert sich in zwei Abschnitte:

8.3.2.1 Ödem und Volumetrie

Untersucht werden in einem ersten Schritt Ausdehnung und Schweregrad des Lymphödems, das Fettgewebsvolumen und die – fibrose sowie die Dermisverdickung.

Anhand von 3D-Datensätze der gesamten Extremität ist eine genaue Volumetrie im Seitenvergleich durchführbar.

Zur Ödembildgebung werden im MRT flüssigkeitssensitive T2-gewichtete MR-Sequenzen verwendet (Lu et al. 2010). Diese ermöglichen die Beurteilung von Lokalisation, Schweregrad (mild, moderat, schwer) und Ausdehnung des Ödems (◘ Abb. 8.5).

Üblicherweise beobachtet man beim Lymphödem ein rein epifasziales Ödem unter Aussparung der Muskellogen.

Darüber hinaus können Bilder mit und ohne Fettsignal erzeugt werden, sodass neben der Darstellung des Ödems auch Informationen über Veränderungen des Weichgewebes, die Fettgewebsverteilung und assoziierte Fibrosen sowie eine Dermisverdickung gewonnen werden können (Lu et al. 2010) (◘ Abb. 8.6).

8.3.2.2 Periphere Lymphgefäße und Lymphknoten

Der zweite Schritt dient der Aufdeckung von

- Morphologie,
- Lokalisation,
- Anzahl und Verlauf von Lymphkollektoren,
- Lymphknoten sowie
- pathologischem dermalem Reflux.

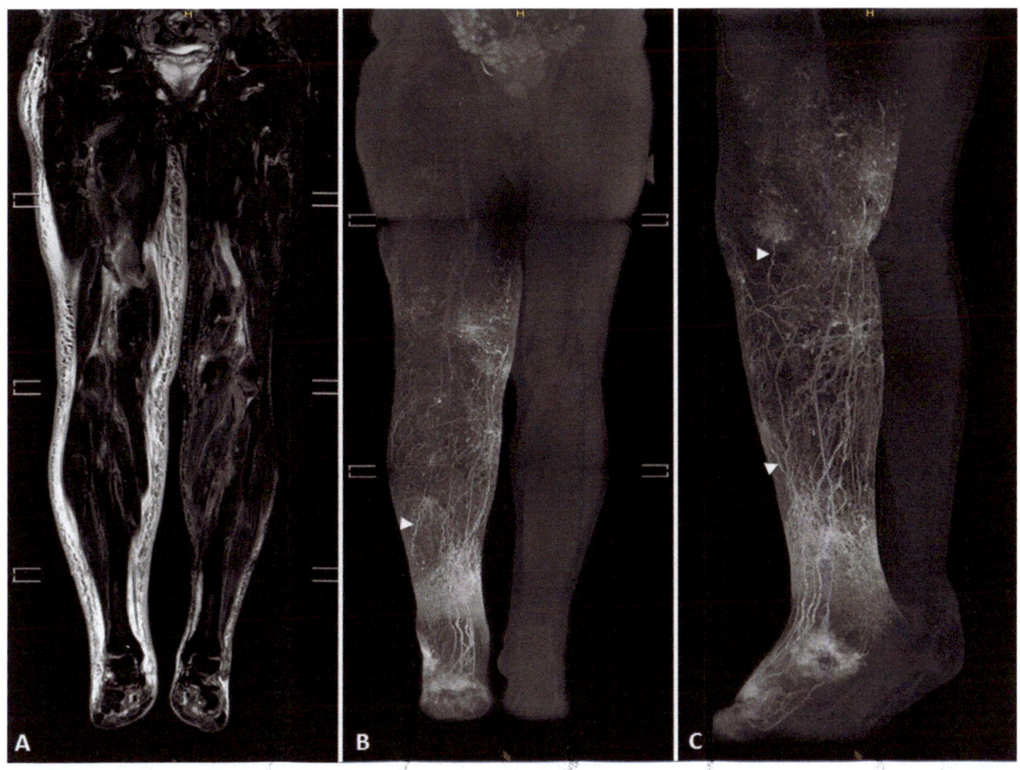

Abb. 8.5 **MR-Lymphangiografie eines 76-jährigen Patienten mit sekundärem Lymphödem des rechten Beins.** (**A**) T2-(flüssigkeitssensitive)-Ödembildgebung (Flüssigkeit/Ödem stellt sich hell, Fett dunkel im Bild dar) mit Nachweis eines schweren Lymphödems des rechten Beins mit deutlicher Volumenvermehrung und Flüssigkeitsdurchtränkung des subcutanen Fettgewebes des rechten Unter- und Oberschenkels. Die Muskellogen zeigen keine ödematösen Veränderungen. (**B, C**) Maximum-Intensitätsprojektionen der kontrastverstärkten MRL. Es stellen sich rechts ausgedehnte Areale mit dermalem Reflux sowohl am Unterschenkel als auch am medialen Oberschenkel dar. An diesen Stellen finden sich auch subcutan verlaufende netzförmige Lymphgefäßkollateralen sowie in den Arealen mit dermalem Reflux endende Lymphkollektoren (Pfeilspitzen) als mögliche Ziele einer entstauenden operativen Therapie. Eine Kontrastmittelaszension bis zu den Leistenlymphknoten ist nicht nachweisbar

Wie wird die Untersuchung durchgeführt?

Die Darstellung der peripheren Lymphgefäße und Lymphknoten, also die MRL im engeren Sinn, kann entweder mit stark T2-gewichteten Sequenzen im Format der sogenannte native MRL (Arrivé et al. 2016) oder nach intradermaler Kontrastmittelapplikation durchgeführt werden (Pieper et al. 2018).

Bei ausgeprägten Ödemen gelingt die Lymphgefäßdarstellung mittels nativer MRL jedoch häufig nicht. Die native MRL liefert keine Informationen über den Lymphfluss, sondern ein statisches morphologisches Bild. Daher ist die intradermale Applikation eines gadoliniumhaltigen Kontrastmittels als off-label use in den meisten Zentren obligat (Abb. 8.4, 8.5b, c 8.6c). Die Lymphgefäße kommen im Unterschied zu den Venen in der Regel diskontinuierlich kontrastiert und geschlängelt zur Darstellung (Lohrmann et al. 2006a, b; Liu et al. 2009).

Dynamische Aufnahmen zeigen im Verlauf eine zunehmende Kontrastierung der

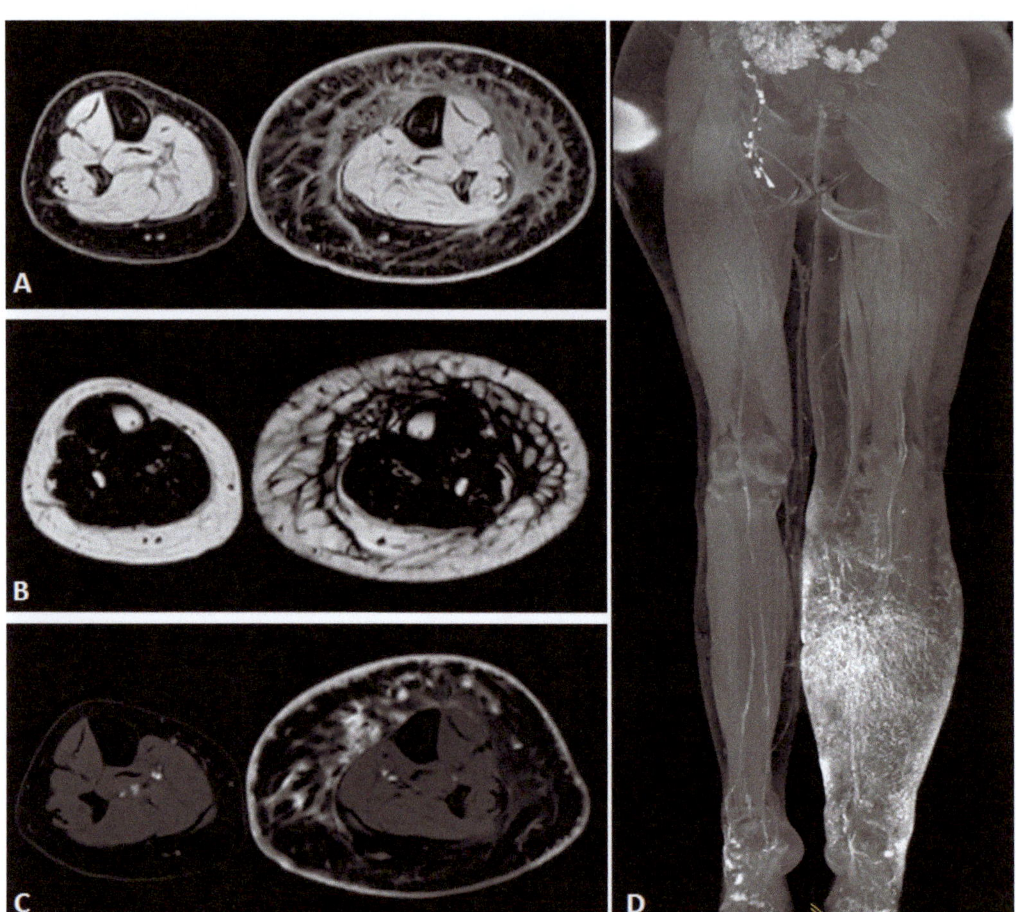

8

▫ Abb. 8.6 **MR-Lymphangiografie einer 28-jährigen Patientin mit primärem Lymphödem des linken Beins.** Man erkennt eine deutliche Umfangsdifferenz der Beine aufgrund einer massiven Volumenvermehrung des subcutanen Fettgewebes links. (**A, B**) Axiale T1-gewichtete Schnittbilder ohne Kontrastmittel der Unterschenkel. Wasserbild (**A**) links mit signalreicher Darstellung der im hypertrophen Fettgewebe (schwarz) eingelagerten Flüssigkeitsstraßen und deutlicher Dermisverdickung links. Fettbild (**B**) mit signalreicher Darstellung des Fettgewebes und signalarmer Darstellung der Flüssigkeitseinlagerungen. (**C, D**) Nach transpedaler Kontrastmittelapplikation stellen sich links retikulär subcutan verlaufende Lymphgefäße/Kollateralen sowie ein deutlicher zirkumferenzieller dermaler Reflux des Kontrastmittels dar. Links findet sich kein Abstrom des Kontrastmittels in die Leistenlymphknoten, während diese auf der gesunden Seite (rechts) zeitgerecht kontrastiert zur Darstellung kommen

oberflächlichen Lymphkollektoren. Beim Lymphödem können unterschiedliche Abflussmuster, z. B. über einzelne wenige dilatierte Lymphgefäße oder multiple kleine retikuläre Gefäße in der Haut beobachtet werden (▫ Abb. 8.5 und 8.6).

Nach kurzer Zeit kommt es dann auch zur Kontrastmittelanreicherung in Lymphknotenstationen im Abflussgebiet.

Anhand der Morphologie und des Verlaufs der Kontrastierung von Lymphgefäßen und Lymphknoten kann die Funktion des Lymphsystems semiquantitativ beurteilt werden. Am besten lässt sich eine Verzögerung des Lymphabflusses dabei anhand der Zeit bis zur Kontrastierung der inguinalen respektiven iliakalen bzw. axillären Lymphknoten beurteilen.

Es ist zu beachten, dass die Darstellung der feinen, unter normalen Bedingungen kollabierten Lymphkollektoren (Lu et al. 2012) bei normalem Lymphabfluss in der MRL oft nicht gelingt. Ein normaler Lymphabfluss kann dann nur anhand einer zeitgerechten Kontrastierung der inguinalen bzw. iliakalen Lymphknoten beurteilt werden (Liu et al. 2009).

Was kann ich an Diagnostik durch MRL erwarten?

Bei schweren Lymphabflussstörungen beobachtet man bis zum Ende der Untersuchung -mind. 45–60 min post injectionem- keine Kontrastierung der Lymphknoten (◘ Abb. 8.6) (Mazzei et al. 2017).

Ein dermaler Reflux ist in der MRL üblicherweise distal einer lymphatischen Obstruktion analog zur Lymphszintigrafie bzw. zur ICGL zu beobachten. Hierdurch kommt es zu einer zunehmenden Kontrastierung der Haut.

Die MRL kann die Planung lymphovenöser Anastomosen unterstützen, da ein dermaler Reflux Hinweis gibt auf Gebiete mit erhöhtem lymphatischem Druck (Furukawa et al. 2011). Zuführende Kollektoren können dann gezielt anastomosiert werden (◘ Abb. 8.5).

Die Stärken der MRL bei der Lymphödemdiagnostik liegen also vor allem in der:

- hochaufgelösten Darstellung der Anatomie und pathologischer Veränderungen des Lymphgefäßsystems,
- gleichzeitigen Evaluation der anatomischen Lokalverhältnisse, auch ohne Kontrastmittel. Demgegenüber müssen ICGL und Szintigrafie mit weiteren Untersuchungen kombiniert werden, um die Morphologie der Extremität zu evaluieren,
- fehlenden Strahlenbelastung im Unterschied zur Szintigrafie oder zur historischen konventionellen direkten Lymphangiografie,
- guten Verträglichkeit der off-label intracutanen Kontrastmittelinjektion.

Key Note

Die Diagnostik der peripheren Lymphabflussstörung mit der Magnet-Resonanz-Lymphangiografie liefert:

- hochaufgelöste Darstellungen der Anatomie und pathologischer Veränderungen des Lymphgefäßsystems,
- eine gleichzeitige Evaluation der anatomischen Lokalverhältnisse auch ohne Kontrastmittel.

8.3.2.3 Welche möglichen Indikationen der Magnet-Resonanz-Lymphangiografie bieten sich beim Lymphödem an?

Da es sich bei der MRL um ein neues Untersuchungsverfahren handelt, sind mögliche Indikationen noch nicht abschließend geklärt.

Folgende Fragestellungen sind mögliche Indikationen für eine erweiterte Diagnostik beim Lymphödem (S2k-Leitlinie):

- Verdacht auf Lymphödem Stadium 0 (subklinisch) oder Stadium 1,
- Planung chirurgischer Eingriffe (Zeltzer et al. 2018; Neligan et al. 2017),
- Therapie- und Verlaufskontrolle (Lu et al. 2012),
- Verdacht auf Beteiligung des Körperstamms,
- gutachterliche Fragestellungen.

Die präoperative MRL kann dem Chirurgen bei der Planung z. B. von Lymphovenösen Anastomosen helfen, wenn durch ICGL keine Gefäße gefunden werden können (Zeltzer et al. 2018; Neligan et al. 2017).

MRL und ICGL sind daher in vielen Fällen als komplementäre Methoden zu nutzen.

8.3.3 Limitationen der Magnet-Resonanz-Lymphangiografie

Limitationen der MRL im Vergleich zur seit langem etablierten Lymphszintigrafie sind:

- bisher gibt es nur begrenzte klinische und wissenschaftliche Erfahrungen mit der MRL in der Diagnostik des Lymphödems
- Off-label – Anwendung des MRT-Kontrastmittels mit intracutaner Applikation (Lohrmann et al. 2007a, b, 2006a, 2008a; Ruehm et al. 2001). Komplikationen wurden bisher nicht beschrieben,
- venöse Überlagerung durch langsam progrediente Kontrastierung auch der Venen einer Extremität (Notohamiprodjo et al. 2012; Lohrmann et al. 2008a, b; Lorhmann et al. 2007a, b) (◘ Abb. 8.4a) mit erschwerter Bildinterpretation.
- lange Untersuchungszeiten bis zu 2 h, bedingt durch die hochaufgelöste Darstellung sehr feiner Lymphgefäße in einem großen Untersuchungsvolumen und die Akquisition von dynamischen Untersuchungen über einen Zeitraum von 45–60 min (Rane et al. 2013; Modi et al. 2007).
- allgemeine MRT-Kontraindikationen (aktive Implantate, wie z. B. Herzschrittmacher, Klaustrophobie, etc.)
- Missverhältnis zwischen hoher Prävalenz des Lymphödems in der Bevölkerung einerseits und langen Untersuchungszeiten sowie geringer Verfügbarkeit der MRL in Deutschland andererseits.

Q&A Peter Mortimer

When do you use magnetic resonance lymphoangiography for your patients?

MRI lymphangiography is still a research tool. It has the potential to see lymphatic vessels in some detail including the deep lymphatic system. MRI is also useful for distinguishing fat from fluid in lymphoedema swelling. (Misere R et al. 2020).

8.4 Bildgebung bei speziellen Indikationen

8.4.1 Bildgebung bei genitalem Lymphödem

Bei genitalen Lymphödemen (mit oder ohne peripherem Lymphödem) kann eine MR-Lymphangiografie zusätzliche Informationen liefern.

So lassen sich zentrale Abflussstörungen, unter anderem auch ein chylöser Reflux, als Ursachen ermitteln (◘ Abb. 8.7).

Insbesondere in Fällen mit chylösem Reflux ist die MRL hilfreich, um das weitere therapeutische Vorgehen zu planen.

Analog zur Bildgebung der Extremitäten kann bei einem genitalen Lymphödem das Ausmaß und die Verteilung des Ödems mit flüssigkeitssensitiven Untersuchungssequenzen dargestellt werden. Zusätzlich kann eine Kontrastmittelgabe entweder interstitiell transpedal (Pieper et al. 2018) oder auch transnodal am proximalen Oberschenkel erfolgen.

Beim genitalen Lymphödem – insbesondere, wenn es durch einen chylösen Reflux bedingt ist – können auch interventionell-radiologische Behandlungstechniken eingesetzt werden, die erste vielversprechende Therapieerfolge erkennen lassen.

KeyNote

Bei Patienten mit genitalem Lymphödem sollte – insbesondere bei superfiziellen chylösen Lymphangiektasien – an diese verfügbare interventionelle Therapie gedacht werden.

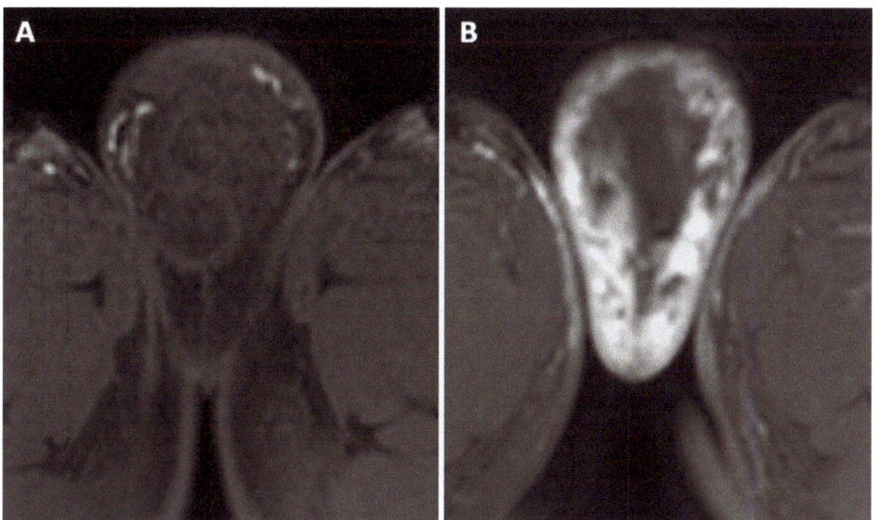

Abb. 8.7 **MR-Lymphangiografie eines 18-jährigen Patienten mit schwerem genitalen Lymphödem. (A)** Retrograde Kontrastmittelfüllung (Kontrastmittel stellt sich hell dar) von scrotalen, geschlängelt verlaufenden und dilatierten Lymphgefäßen bereits kurz nach Kontrastmittelinjektion. **(B)** Im Verlauf zunehmender massiver Lymphreflux in Skrotum und Penis mit flächiger Kontrastmittelanreicherung der Haut (dermaler Reflux)

8.4.2 Bildgebung peripherer Lymphleckagen

Die Möglichkeiten moderner radiologischer bildgebender Diagnostik und interventionell-radiologischer Therapien bei der Behandlung peripherer Lymphleckagen wie postoperativer cutaner Lymphfisteln oder Lymphozelen werden ausführlich in ► Kap. 47 besprochen.

8.5 Bildgebung des zentralen Lymphsystems und seiner Pathologien

Die Darstellung des zentralen Lymphgefäßsystems erfordert in der Regel ein direktes Lymphangiografieverfahren, also entweder eine konventionelle Lymphangiografie oder eine transnodale Magnet-Resonanz-Lymphangiografie. Mit einer speziellen Technik ist es auch möglich, zentrale Lymphgefäße mittels interstitieller pedaler indirekter Magnet-Resonanz-Lymphangiografie darzustellen (Pieper et al. 2019). Die Differenzialindikationen der verschiedenen Techniken sind in Tab. 8.1 zusammengestellt.

8.6 Was ist „lymphologisch" wichtig zu wissen?

Mögliche Indikationen der Magnet-Resonanz-Lymphangiografie (MDL) sind:

- die Diagnostik von Lymphödem in klinisch unklaren Fällen,
- die hochaufgelöste anatomischen Darstellung von peripheren Lymphgefäßen sowie der Lymphknoten in der Diagnostik des Lymphödems,

- die Evaluation der Funktion des Lymphsystems, möglicher ödematöser Veränderungen, sowie des Volumens einer Extremität und eines dermalen Refluxes,
- die Klärung anatomischer Verhältnisse verschiedenster Formen von Lymphleckagen und Lymphflusspathologien,
- der Einsatz zur präoperativen Planung entstauender OP-Verfahren wie lymphovenöse Anastomosen oder auch von vaskularisiertem Lymphknotentransfer und zur post-operativen Kontrolle.

8

Fazit: MRL ermöglicht hochauflösende und dynamische Analyse von Struktur und Funktion des kompletten drainierenden Lymphgefäßsystems inkl. regionärer Lymphknoten. Das sind zwei bemerkenswerte Stärken, die sich ganz sicher bei der Visualisierung dysontogenetischer Malformationen voll entfalten. Von den traditionellen Bildgebungsmodalitäten wird die direkte Röntgen-Lymphangiografie (mit öligem Kontrastmittel) für spezifische Situationen in der Diagnostik und Therapie z. B. von Lymphleckagen eingesetzt.

Literatur

Arrivé L, Derhy S, El Mouhadi S, Monnier-Cholley L, Menu Y, Becker C (2016) Noncontrast magnetic resonance lymphography. J ReconstrMicrosurg 32:80–86

Choo JC, Foley PT, Lyon SM (2009) Percutaneous management of high-output chylothorax: case reviews. Cardiovasc Intervent Radiol 32(4):828–832

Cope C (1998) Diagnosis and treatment of postoperative chyle leakage via percutaneous transabdominal catheterization of the cisterna chyli: a preliminary study. J Vasc Interv Radiol 9(5):727–734

Deso S, Ludwig B, Kabutey NK, Kim D, Guermazi A (2012) Lymphangiography in the diagnosis and localization of various chyle leaks. Cardiovasc Intervent Radiol 35(1):117–126

Dominok GW (1964) Die histologischen Veränderungen menschlicher Lymphknoten nach Lymphographien. Virchow's Arch path Anat 338(1):143–149

Furukawa H, Osawa M, Saito A, Hayashi T, Funayama E, Oyama A et al. (2011) Microsurgical lymphaticovenous implantation targeting dermal lymphatic backflow using indocyanine green fluorescence lymphography in the treatment of postmastectomy lymphedema. PlastReconstrSurg 127:1804–1811

Fyfe NC, Rutt DL, Edwards JM, Kinmonth JB (1982) Intralymphatic steroid therapy for lymphoedema: preliminary studies. Lymphology 15(1; Mar):23–28

Gough MH (1964) Lymphangiography in children. Arch Dis Child 39(Apr):177–181

Guez D, Nadolski GJ, Pukenas BA, Itkin M (2014) Transhepatic lymphatic embolization of intractable hepatic lymphorrhea. J Vasc Interv Radiol 25(1):149–150

Itkin M, Piccoli DA, Nadolski G et al. (2017) Protein-Losing enteropathy in patients with congenital heart disease. J Am Coll Cardiol 69(24):2929–2937

Kariya S, Nakatani M, Yoshida R, Ueno Y, Komemushi A, Tanigawa N (2017) Embolization for thoracic duct collateral leakage in high-output chylothorax after thoracic surgery. Cardiovasc Intervent Radiol 40(1):55–60

Kaschner GM, Strunk H (2014) Transnodal ultrasound-guided lymphangiography for thoracic duct embolization in chylothorax. Dtsch Med Wochenschr 139(44):2231–2236

Kerlan RK, Laberge JM (2012) Intranodal lymphangiography: coming soon to a hospital near you. J Vasc Interv Radiol 23(5):617

Kleinhans E, Baumeister RG, Hahn D, Siuda S, Büll U, Moser E (1985) Evaluation of transport kinetics in lymphoscintigraphy: follow-up study in patients with transplanted lymphatic vessels. Eur J Nucl Med 10:349–352

Koehler PR, Meyers WA, Skelley JF, Schaffer B (1964 May) Body distribution of ethiodol following lymphangiography Radiology. 82:866–871

Krishnamurthy R, Hernandez A, Kavuk S, Annam A, Pimpalwar S (2015 Mar) Imaging the central conducting lymphatics: initial experience with dynamic MR lymphangiography. Radiology 274(3):871–878

Lee H, Kim SJ, Hur S et al. (2018) The feasibility of mesenteric intranodal lymphangiography: its clinical application for refractory postoperative chylous ascites. J Vasc Interv Radiol 29(9):1290–1292

Liu NF, Lu Q, Jiang ZH, Wang CG, Zhou JG (2009) Anatomic and functional evaluation of the lymphatics and lymph nodes in diagnosis of lymphatic circulation disorders with contrast magnetic resonance lymphangiography. J VascSurg 49:980–987

Liu NF, Lu Q, Liu PA, Wu XF, Wang BS (2010) Comparison of radionuclide lymphoscintigraphy and dynamic magnetic resonance lymphangiography for investigating extremity lymphoedema. Br J Surg 97:359–365

Lohrmann C, Felmerer G, Foeldi E, Bartholoma JP, Langer M (2008a) MR lymphangiography for the assessment of the lymphatic system in patients undergoing microsurgical reconstructions of lymphatic vessels. Microvasc Res 76:42–45

Lohrmann C, Felmerer G, Foeldi E, Bartholomä JP, Langer M (2008b) MR lymphangiography for the assessment of the lymphatic system in patients undergoing microsurgical reconstructions of lymphatic vessels. Microvasc Res 76:42–45

Lohrmann C, Foeldi E, Bartholomä JP, Langer M (2007a) Interstitial MR lymphangiography: a diagnostic imaging method for the evaluation of patients with clinically advanced stages of lymphedema. Acta Trop 104:8–15

Lohrmann C, Foeldi E, Bartholomae JP, Langer M (2007b) Gadoteridol for MR imaging of lymphatic vessels in lymphoedematous patients: initial experience after intracutaneous injection. Br J Radiol 80:569–573

Lohrmann C, Foeldi E, Langer M (2006a) Indirect magnetic resonance lymphangiography in patients with lymphedema preliminary results in humans. Eur J Radiol 59:401–406

Lohrmann C, Foeldi E, Speck O, Langer M (2006b) High-resolution MR lymphangiography in patients with primary and secondary lymphedema. AJR Am J Roentgenol 187:556–561

Lu Q, Bui D, Liu NF, Xu JR, Zhao XH, Zhang XF (2012) Magnetic resonance lymphography at 3T: a promising noninvasive approach to characterise inguinal lymphatic vessel leakage. Eur J VascEndovasc Sur 43:106–111

Lu Q, Xu J, Liu N (2010) Chronic lower extremity lymphedema: a comparative study of high-resolution interstitial MR lymphangiography and heavily T2-weighted MRI. Eur J Radiol 73:365–373

Matsumoto T, Yamagami T, Kato T et al. (2009) The effectiveness of lymphangiography as a treatment method for various chyle leakages. Br J Radiol 82(976):286–290

Mazzei FG, Gentili F, Guerrini S, CioffiSquitieri N, Guerrieri D, Gennaro P et al. (2017) MR lymphangiography: a practical guide to perform it and a brief review of the literature from a technical point of view. Biomed Res Int 2017:2598358

Misere R et al. A Systematic Review of Magnetic Resonance Lymphography for the Evaluation of Peripheral Lymphedema.J Vasc Surg Venous Lymphat Disord. 2020 May 13; S. 2213-333X(20)30.187–6. ► https://doi.org/10.1016/j.jvsv.2020.03.007

Modi S, Stanton AW, Svensson WE, Peters AM, Mortimer PS, Levick JR (2007) Human lymphatic pumping measured in healthy and lymphoedematous arms by lymphatic congestion lymphoscintigraphy. J Physiol 583:271–285

Nadolski GJ, Itkin M (2012) Feasibility of ultrasound-guided intranodal lymphangiogram for thoracic duct embolization. J Vasc Interv Radiol 23(5):613–616

Neligan PC, Kung TA, Maki JH (2017) MR lymphangiography in the treatment of lymphedema. J SurgOncol 115:18–22

Notohamiprodjo M, Weiss M, Baumeister RG, Sommer WH, Helck A, Crispin A et al. (2012) MR lymphangiography at 3.0 T: correlation with lymphoscintigraphy. Radiology 264:78–87

Oehlert W, Weissleder H, Gollasch D (1966) Lymphogramm und histologisches Bild bei normalen und pathologisch veränderten Lymphknoten. Fortschr Röntgenstr 104:751–758

Ogata F, Narushima M, Mihara M, Azuma R, Morimoto Y, Koshima I (2007) Intraoperative lymphography using indocyanine green dye for nearinfrared fluorescence labeling in lymphedema. Ann PlastSurg 59:180–184

Pieper CC, Feißt A, Meyer C, Thomas D, Schild HH (2017) Diameter of the cisterna chyli in patients suffering from liver cirrhosis undergoing transjugular intrahepatic portosystemic shunt creation: a CT-based analysis. J Vasc Interv Radiol 28(2;Supplement):134

Pieper CC, Hur S, Sommer CM, Nadolski G, Maleux G, Kim J, Itkin M (2019) Back to the future: lipiodol in lymphography – from diagnostics to theranostics. Invest Radiol [Article in press]

Pieper CC (2017) Die Magnet-Resonanz-Lymphangiografie in Diagnostik und Therapie des peripheren Lymphödems. LymphForsch 21(2):78–85

Pieper CC (2018) Thoracic lymphatic pathologies with chylous leakages – imaging and interventional treatment. Rofo 190(8):674–679

Rajebi MR, Chaudry G, Padua HM et al. (2011) Intranodal lymphangiography: feasibility and preliminary experience in children. J Vasc Interv Radiol 22(9):1300–1305

Rane S, Donahue PM, Towse T, Ridner S, Chappell M, Jordi J et al. (2013) Clinical feasibility of noninvasive visualization of lymphatic flow with principles of spin labeling MR imaging: implications for lymphedema assessment. Radiology 269:893–902

Ruehm SG, Schroeder T, Debatin JF (2001) Interstitial MR lymphography with gadoteratemeglumine: initial experience in humans. Radiology 220:816–821

S2k Leitlinie Diagnostik und Therapie der Lymphödeme. ▶ http://www.awmf.org/leitlinien/detail/ll/058-001.html

Savla JJ, Itkin M, Rossano JW, Dori Y (2017) Post-operative chylothorax in patients with congenital heart disease. J Am Coll Cardiol 69(19):2410–2422

Schild HH, Naehle CP, Wilhelm KE, Kuhl CK, Thomas D, Meyer C, Textor J, Strunk H, Willinek WA, Pieper CC (2015) Lymphatic interventions for treatment of chylothorax. Rofo 187(7; Jul):584–588

Schild HH, Strassburg CP, Welz A, Kalff J (2013) Treatment options in patients with chylothorax. Dtsch Arztebl Int 110(48):819–826

Sheybani A, Gaba RC, Minocha J (2015) Cerebral embolization of ethiodized oil following intranodal lymphangiography. Semin Intervent Radiol. 32(1; Mar):10–13

Unno N, Nishiyama M, Suzuki M, Yamamoto N, Inuzuka K, Sagara D et al. (2008) Quantitative lymph imaging for assessment of lymph function using indocyanine green fluorescence lymphography. Eur J VascEndovascSurg 36:230–236

Zeltzer AA, Brussaard C, Koning M, De Baerdemaeker R, Hendrickx B, Hamdi M, de Mey J (2018) MR lymphography in patients with upper limb lymphedema: The GPS for feasibility and surgical planning for lympho-venous bypass. J Surg Oncol 118(3):407–415

Indirekte Isotopen Funktions-Lymphangiografie „Lymphszintigrafie"

Hans Bender

Inhaltsverzeichnis

M. E. Cornely et al. (Hrsg.), *Angewandte Lymphologie*,
https://doi.org/10.1007/978-3-662-61452-5_9

Editor's Tip

Die spezielle Domäne der Funktions-Lymphszintigrafie ist nicht nur die primäre Diagnostik, sondern ggf. auch die Beurteilung des Therapieverlaufs durch Ermittlung der Transportfähigkeit des Gefäßsystems.
Limitationen der Methode sind jedoch zu berücksichtigen, eine sichere, anatomische Zuordnung ist nicht möglich.

9.1 Historisches zur Lymphgefäßdiagnostik aus Sicht der Nuklearmedizin

Die Größe der Lymphgefäße sowie ein relativ geringes Lymphvolumen haben erst spät dazu geführt, das Lymphsystem als dritte Säule des Gefäßsystems – neben Arterien und Venen – zu erkennen und dessen Bedeutung zu verstehen.

Auch gestaltete sich die Darstellung der Lymphgefäße als schwierig. Dazu wurden eine Reihe von radiologischen Verfahren zur Bildgebung entwickelt und eingesetzt (Tiedjen et al. 1992; Knorz 2006; Weissleder 2011).

- Die direkte Kontrast-Lymphangiografie beispielsweise kann die Lymphgefäße zwar genau darstellen, sie erfordert aber eine Präparation eines Lymphgefäßes am Fuß und die Injektion eines öligen Kontrastmittels, mit z. T. erheblichen Nebenwirkungen. Das Verfahren wurde dabei aber vorwiegend nur zur Darstellung der Lymphknoten in Becken und Abdomen eingesetzt.
- Auch die indirekte Lymphangiografie mit wasserlöslichen Kontrastmitteln hat sich letztendlich überholt.

Beide Verfahren haben ihre Bedeutung durch die Entwicklung moderner Schnittbildverfahren also CT und MRT verloren (Knorz 2006; Weissleder 2011).

Das MRT kann die Lymphgefäße hochauflösend darstellen und spielt insbesondere bei der Frage nach Malformationen eine wichtige Rolle.

9.1.1 Was erwarte ich von der nuklearmedizinischen Untersuchung?

Bezüglich der Frage der Transportleistung der Lymphgefäße sind diese Verfahren aber nicht geeignet.

Hier hat sich die nuklearmedizinische indirekte Isotopen-Lymphangiografie, synonym Funktionslymphangiografie oder Lymphabstrom-Szintigrafie- umgangssprachlich Lymphszintigrafie – etabliert (Weissleder und Coutureau 1984; Weissleder und Weissleder 1988; Brauer 1998; Brauer 2001; Brauer und Weissleder 2002; Weissleder und Brauer 2011).

Dieses Verfahren erlaubt es, den Lymphtransport mit geringem Aufwand zu quantifizieren. Dabei werden die Lymphgefäße und Lymphknoten aber nicht direkt dargestellt, sodass eine sichere, anatomische Zuordnung nicht möglich ist.

9.2 Prinzip nuklearmedizinscher Verfahren

Nuklearmedizinische Methoden erlauben – methodenbedingt – dabei immer eine quantitative Aussage, da der radioaktive Zerfall (Counts pro Minute) proportional zu der Menge der eingesetzten radioaktiven Substanz, dem Tracer ist.

Dies ist bei der sogenannten morphologischen Bildgebung wie Ultraschall, Computertomografie (CT) oder Kernspinuntersuchungen (MRT) nicht oder nur sehr eingeschränkt möglich. Mit diesen Methoden lassen sich typische Gewebsstrukturmuster und deren Veränderungen bei Erkrankungen zur Darstellung bringen (Tiedjen 2007;

Brauer und Brauer 2008; Dumitrescu-Ceausu et al. 2017).

Aussagen über typische Funktionseigenschaften oder Zustände jedoch, wie z. B. Durchblutung des Herzmuskels, Zuckerstoffwechsel in einem Gehirnareal, Aktivität eines Schilddrüsenknotens – kalt versus heiß – oder die Präsentation – Expression von bestimmten Rezeptoren an Zelloberflächen z. B. Östrogenrezeptoren bei Mammakarzinom, das prostataspezifische Membranantigen auf Prostatakarzinomzellen sind mit Sonografie, CT oder MRT nicht möglich.

Radioaktive Nuklide erzeugen beim Zerfall niederenergetische Gamma- oder Röntgenstrahlen, die das Gewebe durchdringen und so den Körper verlassen. Durch ein spezielles Kamerasystem können diese Strahlen aufgezeichnet und in einen elektrischen Impuls umgewandelt werden. Mit speziellen Computerprogrammen kann dann nicht nur der Zerfallsort im Körper sondern auch deren Konzentrationsverteilung nachgewiesen und bildlich dargestellt werden, z. B. das Skelett bei der Skelettszintigrafie, der linke Ventrikel bei der Myocardszintigrafie oder eben die Lymphgefäße und Lymphknoten bei der Lymphszintigrafie. Der radioaktive Zerfall erlaubt es, die eingesetzten Stoffkonzentrationen so weit zu senken, dass der Stoff selbst biochemisch unterhalb aller Nachweismethoden liegt, also nicht nachgewiesen werden kann und dessen Existenz nur durch die freigesetzte Strahlung nachzuweisen und zu verfolgt ist. Dies ist notwendig, da das Einbringen solcher Substanzen die physiologischen Funktionen nicht stören darf. Die eingesetzten Stoffmengen liegen dabei weit unter denen, im Vergleich zu Kontrastmitteln bei CT und MRT.

Die Lymphszintigrafie ist eine solche nuklearmedizinische Untersuchungsmethode unter Verwendung von radioaktiven Substanzen mit einer kurzen Halbwertszeit und Eigenschaften, die an einem definierten Funktionszustand oder einer Funktionsleistung teilnehmen, ohne diesen zu beeinflussen.

Dabei können diese nicht nur zeitlich – Anfluten, Retention, Abfluss – sondern auch örtlich bildgebend dargestellt werden.

9.2.1 Prinzip der indirekte Isotopen-Lymphangiografie, synonym Funktions-Lymphangiografie oder Lymphszintigrafie

Bei der Lymphszintigrafie kommen winzige Kolloide, sogenannte Nanokolloide, zum Einsatz, die aus Humanalbumin hergestellt werden.

Kolloide sind kleine Aggregate definierter Substanzen, beispielsweise Proteine, Metalle etc., die man künstlich mit einem definierten Durchmesser herstellen kann. Dieser liegen bei den für die Lymphszintigrafie verwendeten Nanokolloide unter 80 Nanometern.

Die Größe der Nanokolloide bestimmt deren Eigenschaften nach Injektion in den Körper, wie Abstromgeschwindigkeit und Abstrommenge sowie die Retention in Lymphknoten und anderen Geweben. Bei der Lymphszintigrafie ist die Größe der Nanokolloide so gewählt, dass diese nach Injektion in das Gewebe nicht so klein sind, dass sie in die Vene gelangen und von dort abtransportiert werden und nicht zu groß, dass sie nicht mehr von den Lymphkollektoren aufgenommen und über die Lymphknotengefässe abtransportiert werden können. Sie bleiben also streng lymphangionodal.

Die Nanokolloide werden für die Lymphszintigrafie mit dem radioaktiven Isotop ^{99m}Technetium (Halbwertszeit 6 h) markiert. Nach der Untersuchung wird der größte Teil dieses Technetiums wieder ausgeschieden. Das verbliebene ^{99m}Tc zerfällt schnell in ^{99}Tc. Dieses besitzt eine lange Halbwertszeit von 212.000 Jahren und trägt wegen der relativ weichen Betastrahlung, die bei seinem Zerfall frei wird, nur zu einer geringen zusätzlichen Strahlenbelastung über die restliche Lebenszeit bei.

Mit dieser Methode ist es möglich, die Funktionsleistung des Lymphsystem der oberen und unteren Extremitäten quantitativ zu erfassen. So können einerseits pathologische Veränderungen frühzeitig belegt oder ausgeschlossen werden und andererseits der Schweregrad bei pathologischen Veränderungen definiert werden (Weissleder et al. 1995).

KeyNote

Mit dieser Methode ist es möglich, die Funktionsleistung des Lymphsystem der oberen und unteren Extremitäten quantitativ zu erfassen.
So können einerseits pathologische Veränderungen frühzeitig belegt oder ausgeschlossen werden und andererseits der Schweregrad bei pathologischen Veränderungen definiert werden.

Voraussetzung hierzu ist der Einsatz einer standardisierten Untersuchungstechnik, um eine optimale Untersuchungsqualität zu erreichen und um Fehlinterpretationen zu vermeiden.

9.2.2 Wie wird eine Lymphszintigrafie durchgeführt?

Es erfolgt eine subcutane Injektion einer definierten Radioaktivitätsdosis des Tracers an definierter Stelle.

Diese ist an der Hand beidseits zwischen den Fingern II/III und III/IV oder am Fuß zwischen den Zehen I/II und II/III unter Vermeidung einer intracutanen oder intravasalen Applikation.

- Danach erfolgt eine erste kurze Aufnahme der Injektionsstelle mit der Gammakamera, (Abb. 9.1).
- Es folgen sequenzielle dynamische Aufnahmen.

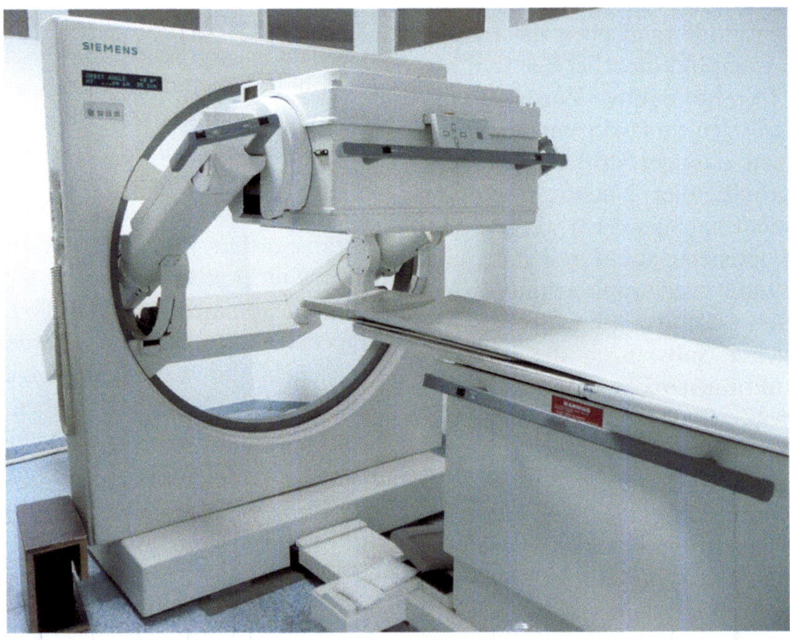

Abb. 9.1 Gammakamera

Über 40 min werden einminütige Sequenz Aufnahmen über den Axillar-, bzw. Inguinalregionen gemacht. In dieser Zeit muss der Patient regelmäßig die Faust öffnen und schließen bzw. mit den Füßen paddeln, da unter Ruhebedingungen die Lymphproduktion und der Abstrom sehr gering ist. Durch diese Maßnahme kann eine minimale Steigerung erzielt werden, um eine Aussage bezüglich der Abflussrate, den Status der Lymphgefäße sowie der Einflussrate in axilläre und inguinale Lymphknoten möglich zu machen.

- In der nun anschließenden Ruhephase werden erneut die Injektionsstellen und die Lymphknotenstationen aufgenommen, gefolgt von einer Aufnahme des Körperrumpf und der Beine.
- Die Funktionsphase wird durch eine definierte Belastung, eingeleitet. Hierzu wird bei den Armen durch Kurbeln mit 35 W über 10 min, bei den Beinen durch Treppensteigen von 160 Stufen die Funktionsleistung des Lymphgefäßsystems und der Abstrom induziert.
- Zum Abschluss werden erneute Aufnahmen der Injektionsstelle, der entsprechenden Lymphknotenstationen sowie eine Ganzkörperaufnahme von Körperrumpf und Beinen hergestellt.

Diese Bilder und Messungen können im Rechner quantifiziert werden, d. h. über den relevanten Stellen werden Auswertungsregionen berechnet (ROI = Region-Of-Interest), aus denen die Radioaktivitätskonzentrationen, also radioaktive Zerfälle pro Minute = counts-per-minute [cpm]) ermittelt werden kann. Nach Zerfallskorrektur und Tiefenkorrektur lassen sich folgende Parameter ableiten:

- Abflussrate,
- Ankunftszeit in der jeweiligen Lymphknotengruppe und
- Einflussrate sowie die
- Berechnung des Transportindex.

Die Ganzkörperaufnahmen zeigen darüber hinaus im Seitenvergleich die Aktivitätsverteilungsmuster der Lymphgefäße in Armen und Beinen und von den Lymphknoten von Axilla, Leiste (inguinal) und Becken (parailiacal).

9.2.3 Ist die Untersuchung risikoreich?

Über unerwünschte Begleitreaktionen bei lymphszintigrafischen Untersuchungen nach Verabreichung von ^{99m}Tc-Nanokolls gibt es keine Berichte. Der Hersteller verweist lediglich auf die Möglichkeit einer Überempfindlichkeitsreaktion (mögliche/denkbare allergische Reaktion auf das Humanalbumin aus dem das Kolloid besteht) nach Injektion des kolloidalen Albumins.

9.2.3.1 Strahlenbelastung

Aktuelle Angaben über die Strahlenbelastung bei der quantitativen Lymphszintigrafie liegen nicht vor. Schätzungen gehen von Strahlendosen am Injektionsort von $0{,}5 \pm 0{,}1$ µSv/MBq, in den Lymphknoten $0{,}27 \pm 0{,}08$ µSv/MBq und ihn Ovarien und Hoden von $<0{,}01$ µSv/MBq aus. Bei einer Standarddosis von 2×40 MBq resultieren Strahlenbelastungen am Injektionsort von 40 µSv und in den Lymphknoten von 22 µSv.

Im Vergleich dazu beträgt die natürliche, jährliche Strahlenbelastung 4000–6000 µSv (4–6 mSv).

9.2.3.2 Welche Kontraindikationen sind zu berücksichtigen?

Kontraindikationen ergeben sich nur aus Strahlenschutzgründen, sofern die beschriebene Untersuchungstechnik eingehalten wird. Eine lokale Schädigung von Lymphgefäßen oder von Lymphknoten wurde bisher nicht beobachtet.

9.3 Was darf der Lymphologe von den Bild- und Befundmustern erwarten?

Funktionsuntersuchungen sind geprägt durch zahlreiche, auch individuelle Parameter, die zumeist von außen nicht gesteuert werden können und zu einer breiten Streuung von als normal definierten Parametern und Verteilungsmustern führt oder führen kann; zum Teil sind auch Überlappung von normalen mit pathologischen Befunden möglich.

9.3.1 Typische Einschränkungen und Probleme der Befundinterpretation

Es gibt derzeit nur für die Beine relativ etablierte Normwerte, die eine interindividuelle Bewertung der Lymphabflussverhältnisse in normal – niedrig oder pathologisch – mittelgradig-pathologisch bis hoch-pathologisch erlaubt bzw. ermöglicht (Brauer 1998; Weissleder und Brauer 2011).

Für die Messungen des Lymphabflusses an den Armen ist dies bisher nicht möglich, da hier die Schwankungsbreite so groß ist, dass eine interindividuelle Einteilung in normal – abnormal – pathologisch nur eingeschränkt möglich ist. Nur der Seitenvergleich z. B. operierte versus nichtoperierte Seite und die Berücksichtigung der Klinik ermöglichen eine sicherere Bewertung.

Eine plausible Hypothese für die Ursache dieser Schwankungsbreite könnte sein, dass im Bereich der Beine – im Vergleich zu den Armen – durch die höhere Orthostase auch unter Ruhebedingungen deutlich mehr Lymphe als arteriell-venöse Volumendifferenz produziert wird und diese dann auch effektiver abtransportiert werden muss.

Störungen im Lymphgefäßsystem der Beine zeigen daher wesentlich früher ein klinisches Korrelat wie Schwellneigung und Ödeme. Auch scheint die interindividuelle wie auch die intraindividuelle Schwankungsbreite in den Beinen deutlich geringer zu sein (Weissleder und Weissleder 1988; Brauer und Weissleder 2002).

Die Befundung der Untersuchung erfolgt in zwei Schritten:

1. Zunächst wird das Bildmaterial qualitativ begutachtet.
2. In einem zweiten Schritt wird eine quantitative Analyse mittels der ROI-Technik (ROI = Region-Of-Interest) durchgeführt, welche die Bestimmung der Abflussrate, die Transportzeit des Tracers in die Lymphknoten von Axilla oder Leiste, die Einflussrate sowie die Berechnung eines Transportindex ermöglicht.

9.3.2 Normalbefunde

Normalbefunde an Armen und Beinen zeigen eine relativ seitensymmetrische Darstellung von Lymphkollektoren und Lymphgefäße, die als faden- bis bandförmige Mehrspeicherungen, in Unterarm und Unterschenkel als zahlreiche schmale und ab Ellenbeuge und Kniebeuge als ein größeres, breiteres Gefäß bis zu den jeweiligen Lymphknotengruppen imponieren. Die Lymphknotengruppen selbst stellen sich als ein seitensymmetrisches, polynoduläres Aktivitätskonglomerat dar. Eine Beurteilung der Lymphknotenstrukturen ist dabei nicht möglich (▣ Abb. 9.2).

In der Ruhephase ist die Gefäßzeichnung und die Darstellung eher flau und nach Belastung deutlich kräftiger.

- In Ruhe und passiver Bewegung durch Faustschluss, beziehungsweise Paddeln mit den Füßen findet sich quantitativ eine Abflussrate von 2–10 %, der Nachweis von Tracer in den Lymphknotengruppen sollte dabei weniger als 10 min betragen und Anreicherung zwischen 4–23 % zeigen.
- Der daraus resultierende Transportindex beträgt <10.

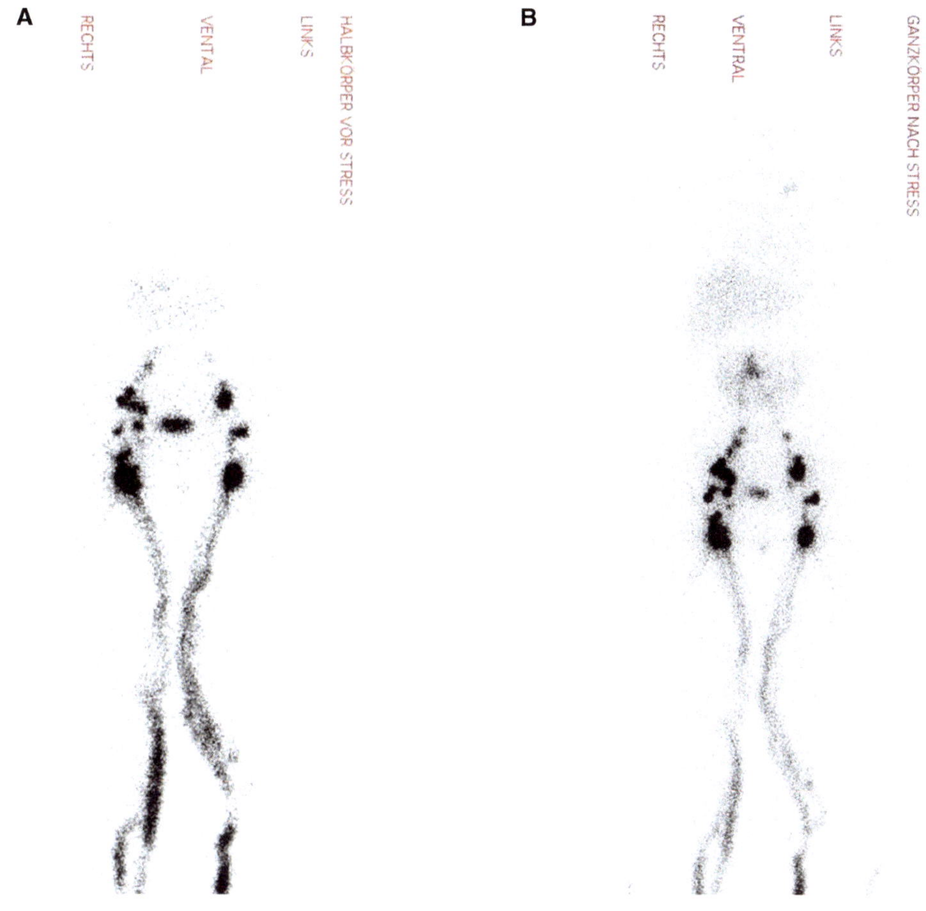

Abb. 9.2 **Normaler Lymphabfluss**. **A** in Ruhe, **B** nach Stress,

- Nach einer definierten Belastung durch Kurbeln der Arme mit 35 W über 10 min bzw. bei den Beinen mittels Treppensteigen von 160 Stufen ist typischerweise eine deutliche Steigerung der Abflussrate und Einflussrate auf 10–32 % und eine weitere Verbesserung des Transportindex zu beobachten.
- Eine Seitendifferenz bis zu 20 % hat dabei keine Bedeutung, sofern auch die klinischen Befunde unauffällig sind.

Hochnormale Werte können Hinweis auf eine kompensatorische Mehrleistung des Lymphsystem sein, wie es bei chronisch-venösen Insuffizienzen and oder idiopathisch-zyklischen Ödemen beobachtet werden kann.

9.3.3 Pathologische Befunde

Pathologische Befunde zeigen:

- **Qualitativ** – in Abhängigkeit von ihrer Ausprägung – eine nehmende Rarifizierung der Lymphgefäße, bis hin zu einer fehlenden Darstellung derselben und stattdessen das Auftreten einer flächigen Tracerverteilung im Hautniveau, eines so genannten dermalen Rückflusses.

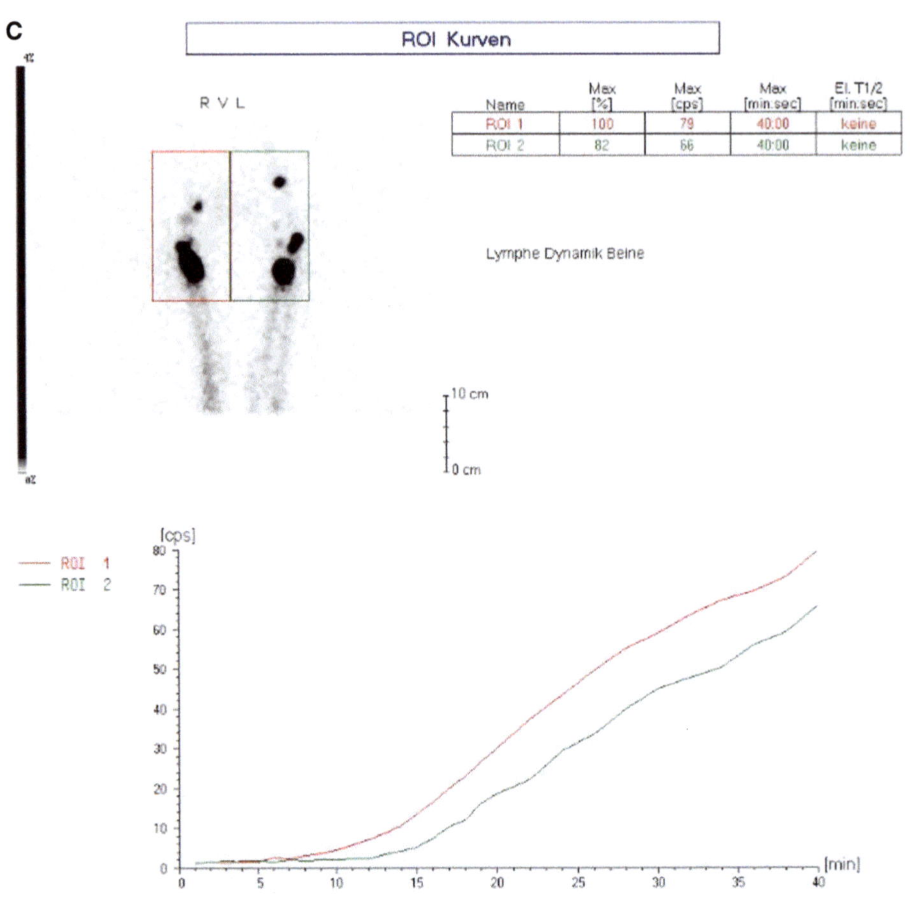

Abb. 9.2 **C** Traceraufnahme in den LK über die Zeit (Kurvenverlauf)

- **Quantitativ** kommt es zu einer zunehmenden Abnahme der Abflussrate, mit zunehmender Verzögerung des Tracertransits in die Lymphknoten sowie Abnahme der Einflussrate, bzw. einer Abnahme der prozentualen Anreicherung des Tracers in den Lymphknoten (Abb. 9.3).
- Daraus resultiert eine zunehmende **Verschlechterung des Transportindex:** Transportindex = (100 %-Abflussrate%)/Einflussrate%
  - normal <10;
  - moderat pathologisch 10–<40 und
  - hochpathologisch >40.

9.4 Für welche Indikationen ist das Verfahren geeignet?

Anwendungsgebiet der quantitativen Lymphszintigrafie ist die Funktionsbeurteilung der peripheren Lymphstrombahnen. Aussagen über morphologische Veränderungen von Lymphgefäßen und der Lymphknoten sind grob möglich, eine Detailerkennung ist aber methodenbedingt nicht gegeben.

Hauptanwendungsgebiet der Methode sind somit die Bewertung primärer und sekundärer Lymphödeme im Stadium I und II sowie Extremitätenschwellungen unkla-

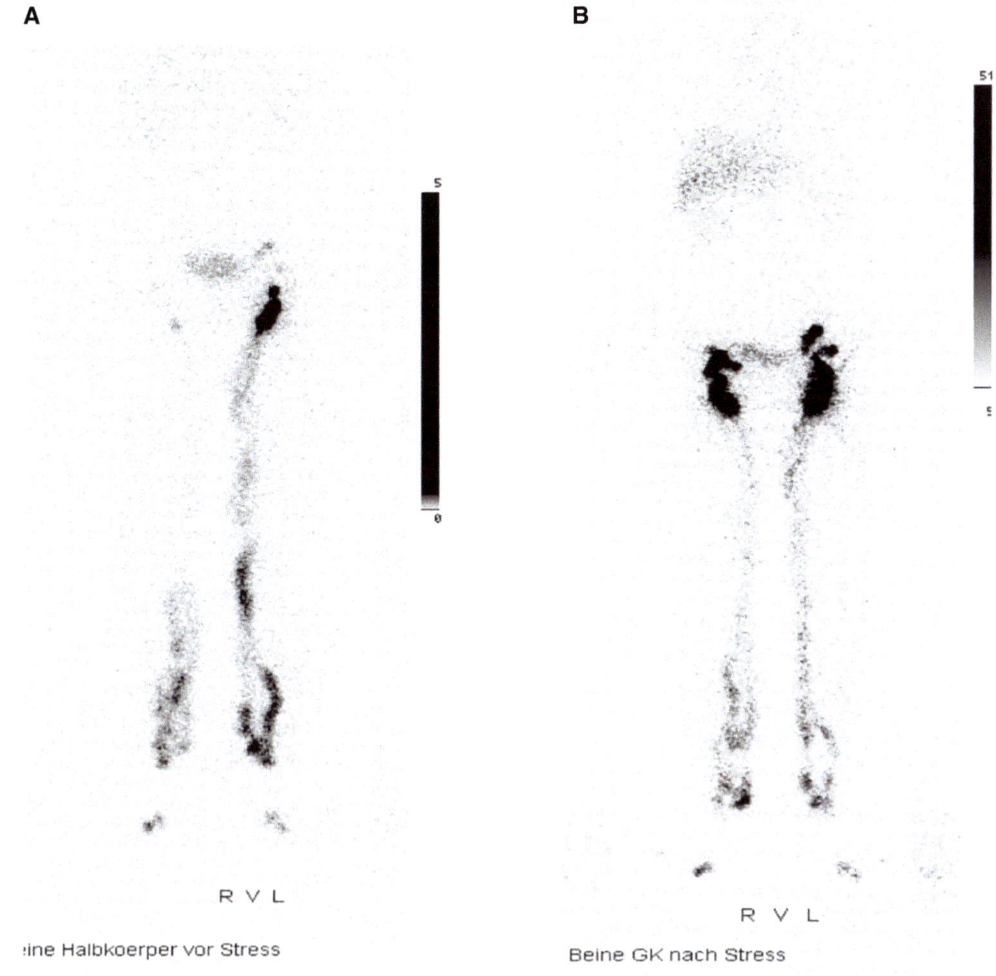

Abb. 9.3 **Verminderter Lymphabfluss rechts. A** in Ruhe, **B** mit guter Kompensation unter Belastung,

rer Genese (Földi et al. 1998; Knorz 2006; Wienert et al. 2009; Wilting et al. 2009).

KeyNote

Hauptanwendungsgebiet der Methode ist die Bewertung primärer und sekundärer Lymphödeme im Stadium I und II sowie Extremitätenschwellungen unklarer Genese.

Aussagen über Störungen der Lymphbildung sind jedoch nicht möglich.

Höhergradige lymphatische Schwellungen im Sinne es Lymphödems im Stadium III benötigen in der Regel keine weitere Abklärung durch eine quantitative Lymphszintigrafie.

Das Verfahren erlaubt auch Aussagen über die Restfunktion des geschädigten

9

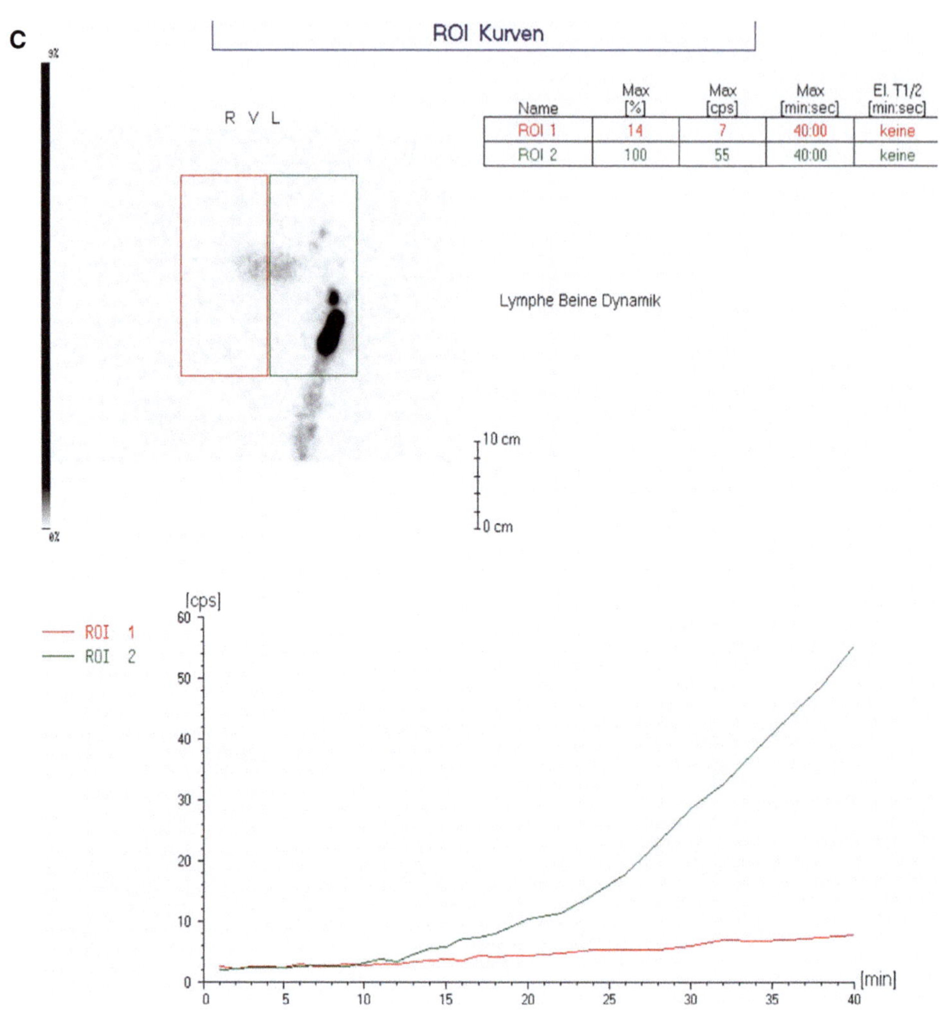

Name	Max [%]	Max [cps]	Max [min:sec]	El. T1/2 [min:sec]
ROI 1	14	7	40:00	keine
ROI 2	100	55	40:00	keine

Abb. 9.3 C Traceraufnahme in den LK über die Zeit (Kurvenverlauf)

Lymphsystems und differenzialdiagnostische Hinweise bei Extremitätenödemen unklarer Genese zur besseren Einordnung der Gesamterkrankung. Aussagen über Störungen der Lymphbildung sind nicht möglich.

9.4.1 Gutachterliche Fragestellungen

Die Methode kann bei gutachterlichen Fragestellungen, wie beim Nachweis oder Ausschluss einer posttraumatischen oder iatrogenen lymphogenen Schädigung herangezogen werden.

9.4.2 Primäres Lymphödem

Frühformen lassen sich bei entsprechendem Verdacht, aber dem Fehlen von eindeutigen klinischen Befunden objektivieren (Abb. 9.4).

Bei geplanten therapeutischen konservativen oder operativen Maßnahmen ist

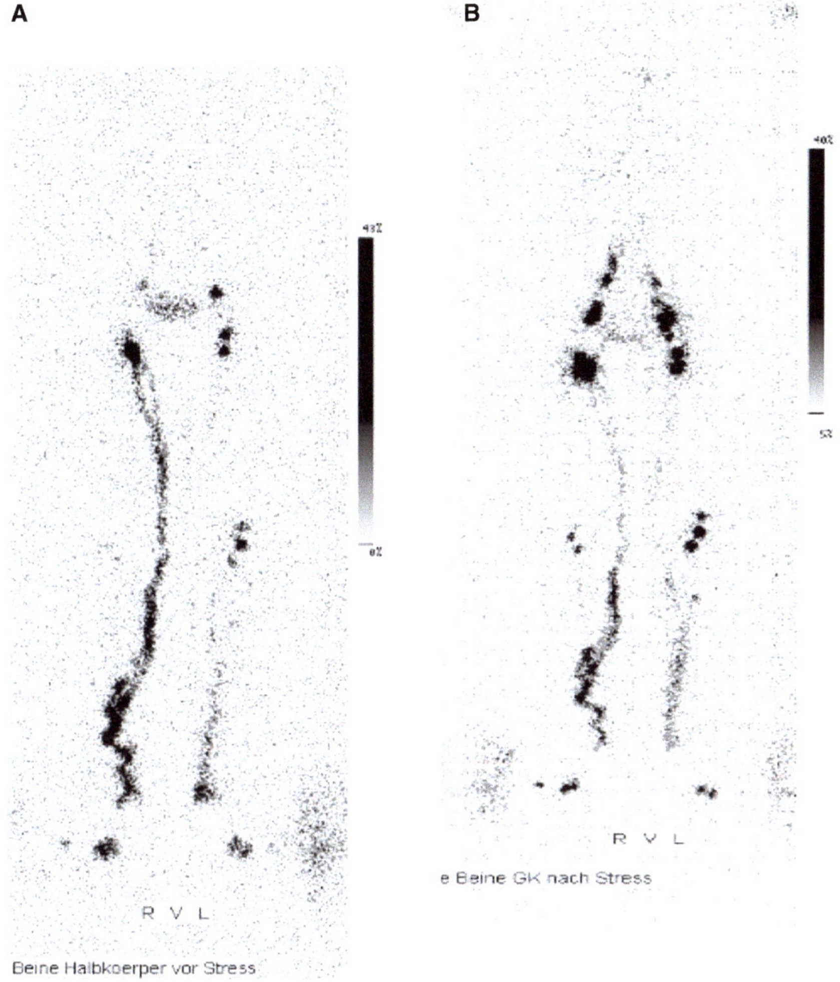

Abb. 9.4 Verminderter Lymphabfluss bei primärem Lymphödem links. A in Ruhe, **B** mit eingeschränkter Kompensation unter Belastung,

das Verfahren als Basisuntersuchung einsetzbar, es dient zur Bewertung des aktuellen Funktionszustands bei geschädigten Lymphsystem (Schweregradeinteilung).

Bei einer post-therapeutischen Kontrolle ist der Therapieeffekt quantitativ erfassbar und verbessert somit die Festlegung des Weiteren therapeutischen Vorgehens (Wilting et al. 2009).

9.4.3 Sekundäres Lymphödem

Als prätherapeutische Basisuntersuchung dient die Lymphszintigrafie zur aktuellen Objektivierung des Funktionszustands des geschädigten lymphangionodalen Systems, insbesondere vor einer geplanten komplexen physikalischen Entstauungstherapie (Abb. 9.5).

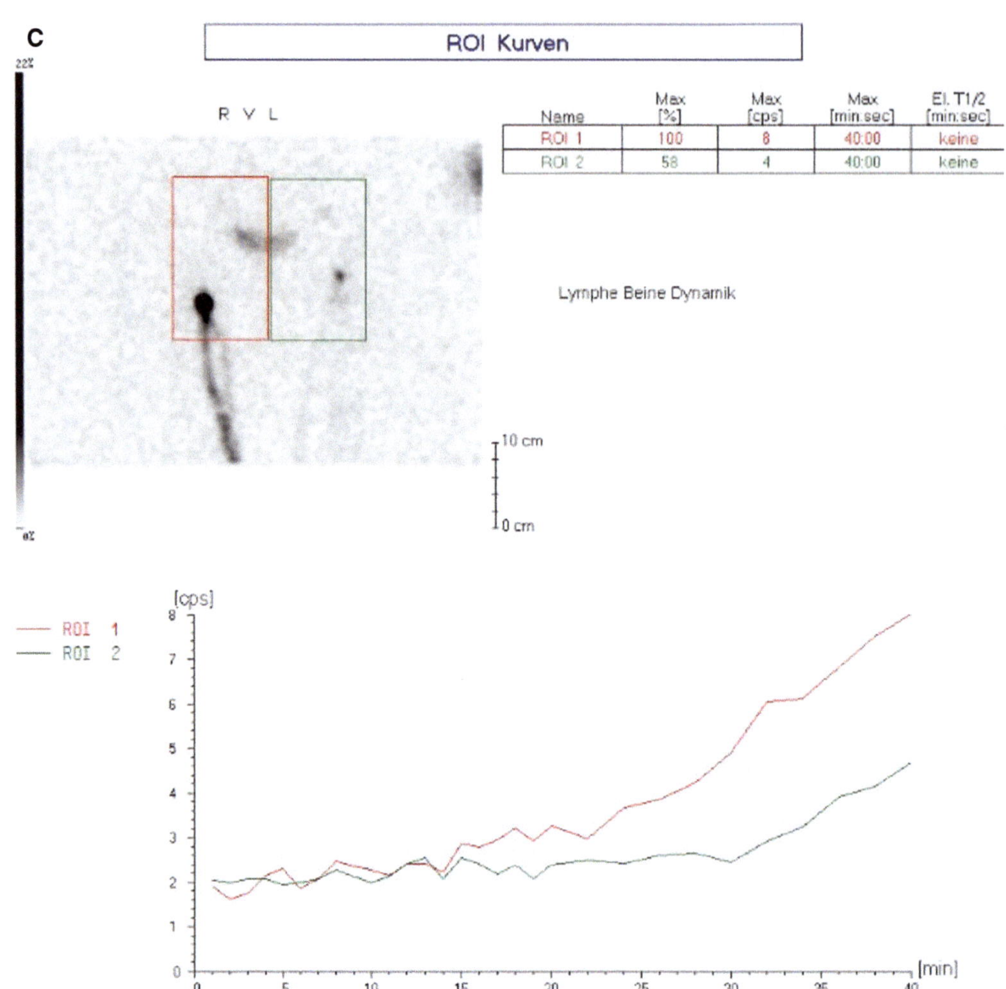

Abb. 9.4 C Traceraufnahme in den LK über die Zeit (Kurvenverlauf)

Ebenso ist beim phlebolymphatischen Ödem z. B. im Zusammenhang mit einer primären Varikose die Kenntnis über das Ausmaß der lymphogenen Schädigung als Entscheidungshilfe einer Venenoperation möglich und sinnvoll. Hier ist eine Differenzierung zwischen einer kompensatorischen Mehrleistung des Lymphsystems bei einer chronisch venösen Insuffizienz und schon eingetretenen Schädigungen mit Funktionsminderungen möglich (Wilting et al. 2009).

9.4.4 Operative Therapien am lymphangionodalen System

Eine weitere Indikation ist die Funktionsbeurteilung vor und nach einer geplanten, mikrochirurgischen Transplantation von Lymphgefäßen. Hier wird eine präoperative Untersuchung zur Bestimmung der Ausgangssituation wie auch eine postoperative Kontrolle zur Objektivierung des Lymphtransports gefordert.

Als posttherapeutische Untersuchungen dient die Methode nach einer konservati-

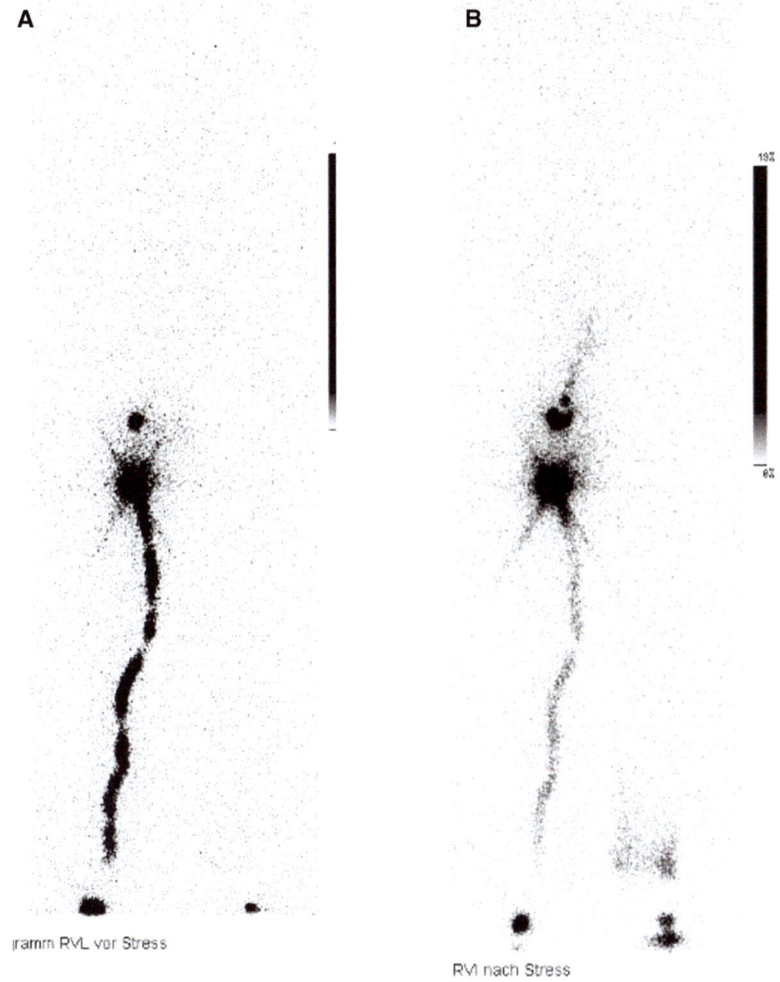

Abb. 9.5 Fehlender Lymphabfluss bei sekundärem Lymmphödem links. **A** in Ruhe, **B** und unter Belastung,

ven oder operativen Behandlung der Quantifizierung des Therapieeffektes und kann so zur Entscheidungshilfe für weitere therapeutische Maßnahmen herangezogen werden.

9.4.5 Lipohyperplasia dolorosa „Lipödem“

Szintigrafische Untersuchungen von Lipohyperplasia dolorosa mit oder ohne Schwellneigung erlauben eine Bewertung der lymphatischen Transportkapazitäten und somit den Nachweis oder Ausschluss von bereits eingetretener Verschlechterung der Transportkapazität (Weissleder und Brauer 1995; Brauer 1998, 2001; Tiedjen 2007; Wienert et al. 2009). Bei seltenen Kombinationsformen von sekundärem Lymphödem und Lipohyperplasia dolorosa erlaubt die Methode die Beurteilung des Schweregrads einer bereits vorliegenden lymphogenen Schädigung (Abb. 9.6).

9

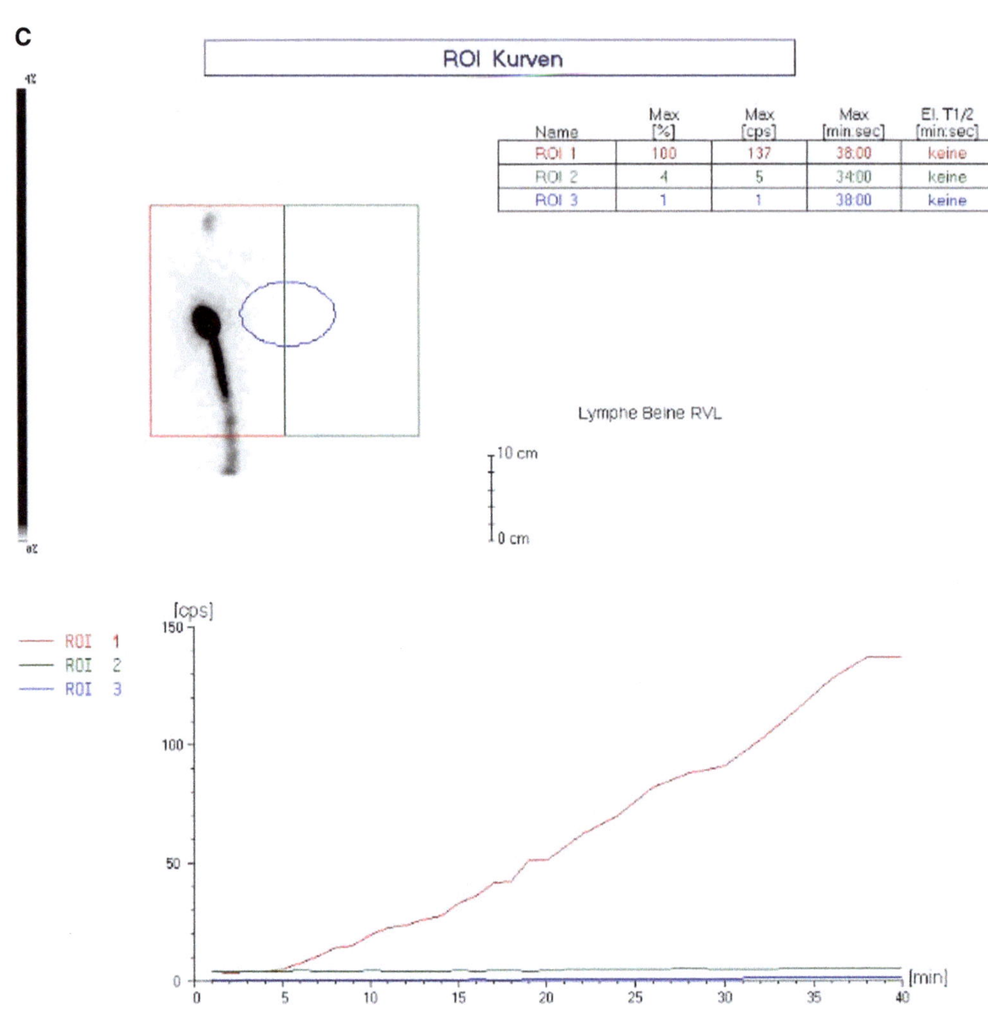

Abb. 9.5 C Traceraufnahme in den LK über die Zeit (Kurvenverlauf)

Bei einer kleinen Patientengruppe mit Lipohyperplasia dolorosa konnte gezeigt werden, dass die invasive Behandlung mit mehrfacher Liposuktion zu keiner Beeinträchtigung des Lymphtransports führt (Cornely 2006). Eine Schädigung des Lymphgefäßsystems durch die „Lymphologische Liposkulptur" wurde somit ausgeschlossen (Bender et al. 2007).

9.4.6 Lymphödem bei malignen Erkrankungen

Bei dieser Patientengruppe ist die quantitative Lymphszintigrafie nur als Ergänzungsuntersuchung anzusehen, um die Lokalisation und Ausdehnung eine Obstruktion und den Schweregrad der lymphogenen Stauung zu erfassen.

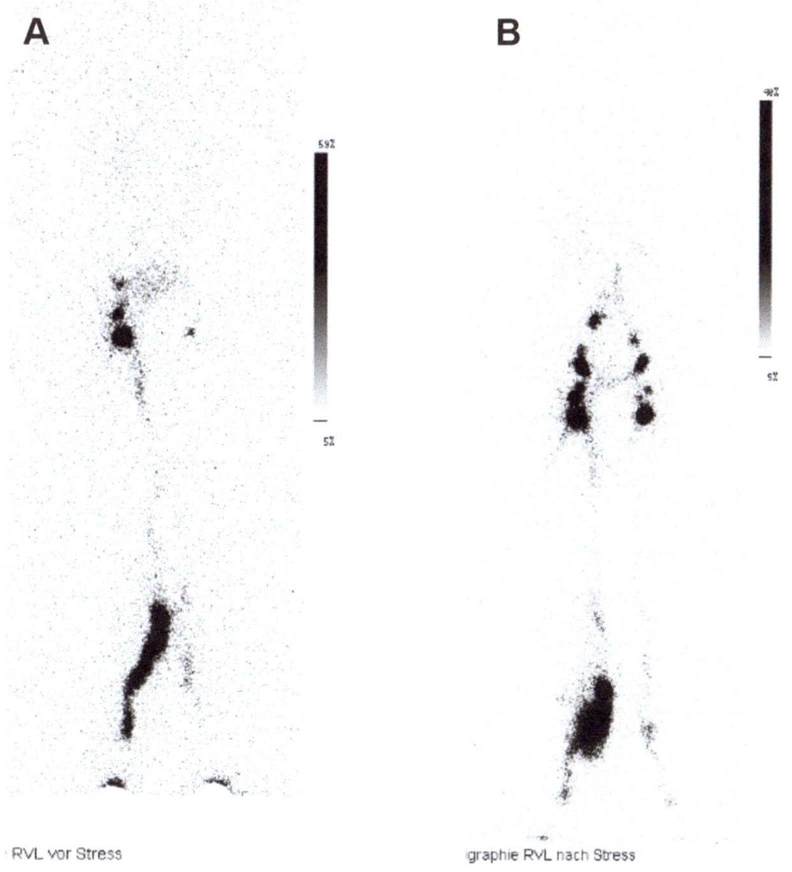

Abb. 9.6 Verminderter Lymphabfluss links > rechts, bei Lipohyperplasia dolorosa (LiDo). A in Ruhe, **B** mit fehlender Kompensation unter Belastung und dermalem Rückfluss rechts

9.5 Wertigkeit der lymphszintigrafischen Diagnostik

Ein normales quantitatives und qualitatives Lymphszintigramm schließt eine lymphogene Ursache einer bestehenden Extremitätenschwellung (>90 %) aus.

Abnormale lymphszintigrafischen Ergebnisse sind Ausdruck einer primären oder sekundären Schädigung des Lymphsystems (Abb. 9.7).

KeyNote

Ein normales quantitatives und qualitatives Lymphszintigramm schließt eine lymphogene Ursache einer bestehenden Extremitätenschwellung mit hoher Wahrscheinlichkeit (>90 %) aus.

Zur Bewertung eines detaillierten, regionalen Lymphknotenstaus sowie Veränderungen im Lymphsystem des Körperrumpfs ist die Lymphszintigrafie jedoch alleine nicht

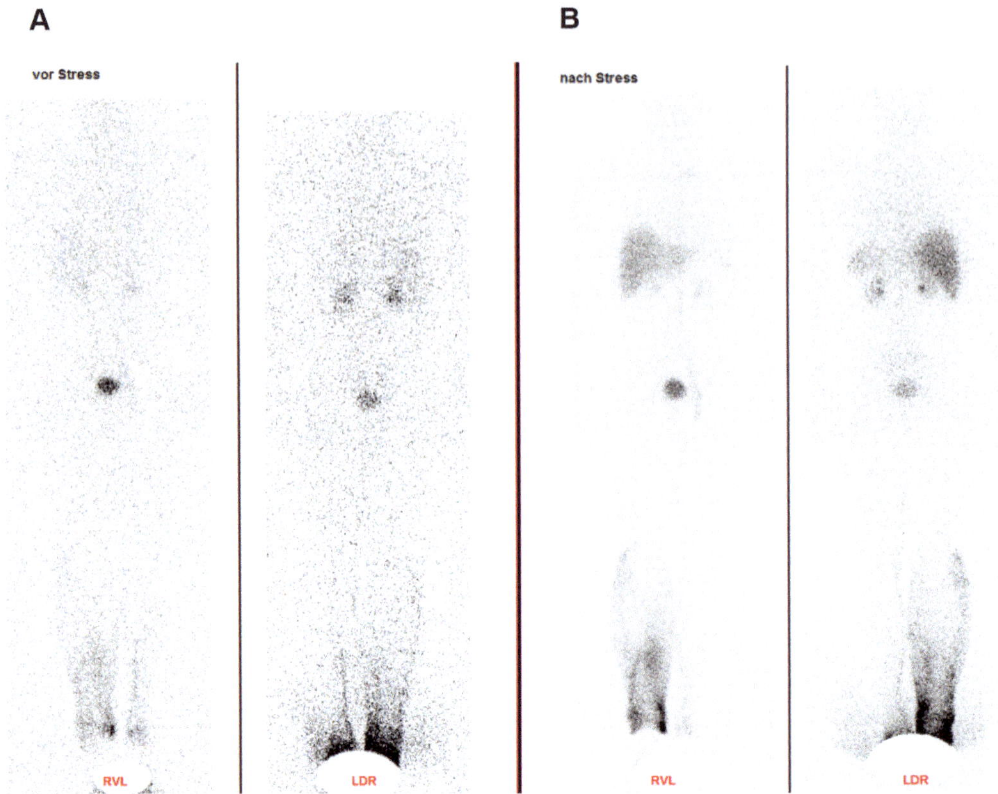

Abb. 9.7 **V. a. Atresie/Aplasie von Lymphgefäßen.** Fehlender Lymphabfluss rechts und minimal links. **A** in Ruhe, **B** fehlende Kompensation unter Belastung bei massivem, dermalem Rückfluss rechts

geeignet, es bedarf weiterer, anderer bildgebender Verfahren. Zur Differenzierung benötigt man anamnestische Angaben und die Ergebnisse der klinischen Basisuntersuchung. Hier lässt sich in der Regel eine Diagnose oder Differenzialdiagnose stellen.

Frühformen, Kombinationsformen oder Grenzbefunde können allerdings diagnostische Probleme aufwerfen, sodass auch hier ggf. weitere diagnostische Methoden zur Anwendung kommen müssen. Zur Verfügung stehen dann

- Venendoppler,
- Sonografie (auch farbcodierte Duplexsonografie),
- Röntgen,
- CT,
- MRT,
- MRL,
- fluoreszierende Farbstoffe wie ICGL.

9.5.1 Schädigung am lymphangionodalen System vermeiden

Der Nachweis von Wächterlymphknoten bei diversen Tumoren, zunächst bei Melanom und Mamma, in letzter Zeit auch bei gynäkologischen (Vulva), urologischen (Prostata) und HNO-Tumoren hat sich etabliert. Hierbei geht es um die Lokalisation des ersten Lymphknotens im Abstromgebiet des Tumors, den Wächterlymphknoten, um ggf. eine ausgedehnte Lymphonodektomie und damit verbunden Schädigungen zu vermeiden.

9.5.2 Grenzen der Methode

Szintigrafische Untersuchungen dienen in erster Linie der Beurteilung des epifaszialen und subfaszialen Lymphtransports in den Extremitäten (Bräutigam et al. 1997; Brauer 1998).

Hauptschwerpunkt der quantitativen Lymphszintigrafie ist die Erfassung dynamischer Vorgänge als Funktionsdiagnostik. Im Vordergrund steht dabei die Bestimmung der Restfunktion eines geschädigten Lymphsystem, z. B. die Schweregradeinteilung lymphatischer Ödeme.

So findet man z. B. bei einem postthrombotischen Syndrom einen deutlich reduzierten, subfaszialen Lymphtransport im Vergleich zu einer chronisch-venösen Insuffizienz (Bräutigam et al. 1997).

9.5.2.1 Diskrepante lymphszintigrafische Befunde

Sie können verschiedene Ursachen haben:

- eine fehlende Berücksichtigung anatomischer Varianten,
- eine unbeabsichtigte intravenöse Injektion,
- die Unkenntnis von Vorschädigungen des Lymphsystem,
- eine ungenügende körperliche Belastbarkeit während der Untersuchung.

9.5.2.2 Falsch negative Befunde

Transportstörungen können auch dadurch vorgetäuscht werden, dass zwischengeschaltete Poplitea- oder Kubitallymphknoten den Transport des Tracers zur Messregion verzögern und vermindern.

Daher sind zusätzliche Teil- oder Ganzkörperaufnahmen zur korrekten Interpretation notwendig.

9.6 Was ist „lymphologisch" wichtig zu wissen?

Die Lymphfunktionsszintigrafie ist eine belastungsarme Methode zu Stützung der klinischen Diagnose bei Verdacht auf lymphologische Abflussstörungen unterschiedlicher Provenienz.
Es ist derzeit nur für die Beine möglich etablierte Normwerte, die eine interindividuelle Bewertung der Lymphabflussverhältnisse zulassen, anzugeben.
Für die Messungen des Lymphabflusses an den Armen ist dies bisher nur intraindividuell möglich. Die Schwankungsbreite ist groß, eine interindividuelle Vergleichbarkeit deshalb nur eingeschränkt möglich. Der Seitenvergleich z. B. operierte versus nichtoperierte Seite unter Berücksichtigung der Klinik gestattet jedoch eine sicherere Bewertung.

Literatur

Bender H, Pleiß C, Risse JH, Cornely ME, Seitz DF (2007) Lymphszintigraphie beim Lipödem. Einfluss einer Liposuktion. Vasomed 19:60–62

Brauer JW (1998) Lymphszintigraphische Qualitätsstandards bei der Lymphödemdiagnostik. LymphForsch 2:87–91

Brauer JW (2001) Funktionslymphszintigraphie. In: Strößenreuther RHK (Hrsg) Lipödem und Cellulitis. Viavital, Köln, S 61–69

Brauer JW, Weissleder H (2002) Methodik und Ergebnisse der Funktionslymphszintigraphie: Erfahrungen bei 924 Patienten. Phlebologie 31:118–125

Brauer WJ, Brauer VS (2008) Comparison of standardised lymphoscintigraphic functiontest and high-resolution sonography of the lymphoedema of legs. Phlebologie 37:247–252

Bräutigam P, Vanscheidt W, Földi E, Krause T, Moser E (1997) Die Beteiligung des Lymphgefäßsystems beim primär nicht-lymphogenen Ödem des Beines. Untersuchungen mit der Zwei-Kompartiment-Lymphszintigraphie. Der Hautarzt 48:556–567

Cornely ME (2006) Lymphologie/Lymphology. JDDG 4(7):564–578

Dumitrescu-Ceausu CA, Vu Phan TQ, Kröger K (2017) Fluoreszenz-Lymphographie. In: K Kröger, E Gröchenig (Hrsg) Nicht invasive Diagnostik angiologischer Krankheitsbilder, 3. Aufl.

Földi E, Baumeister RHG, Bräutigam P, Tiedjen KU (1998) Zur Diagnostik und Therapie des Lymphödems. Dt. Ärztebl 95:A-740–747

Knorz S (2006) Bildgebende Lymphödemdiagnostik. Grundlagen und Standortbestimmung. Phlebologie 35:188–196

Tiedjen KU (2007) Sonographische Diagnostik von Lymphödemen einschließlich des Lipödems und der Mischformen. Inaugural – Dissertation Erlangung eines Doktorgrades der Medizin. Ruhr – Universität Bochum

Tiedjen KU, Heimann KD, Tiedjen-Kraft KU (1992) Indirect Xero-lymphography in lymphedema, lipedema and venous insufficiency. Phlebologie 1992:396–398

Weissleder H, Coutureau G (1984) Der Aussagewert der dynamischen und statischen Lymphszintigraphie beim Lymphödem. Der Nuklearmediziner 7:307–309

Weissleder H, Weissleder R (1988) Lymphedema: Evaluation of qualitative and quantitative lymphoscintigraphy in 238 patients. Radiology 167:729–735

Weissleder H, Brauer JW, Schuchhardt C (1995) Der Aussagewert der dynamischen und statischen Lymphszintigraphie und indirekten Lymphangiographie beim Lipödem-Syndroms. Lymphologie 19:38–41

Weissleder H, Brauer JW (2011) Untersuchungsmethoden [bei Erkrankungen des Lymphgefäßsystems]. In: Weissleder H, Schuchhardt C (Hrsg) Erkrankungen des Lymphgefäßsystems. Viavital, Köln, S 73–115

Weissleder H (2011) Apparative Diagnostik des Lymphgefäßsystems im Wandel der Zeit. Lymph-Forsch 16(2):60–67

Wienert V, Földi E, Jünger M, Partsch H, Rabe E, Rapprich S, Schmeller W, Stenger D, Stücker M, Waldermann F (2009) Lipödem. Leitlinie der Deutschen Gesellschaft für Phlebologie. Phlebologie 38:164–167

Wilting J, Bartkowski R, Baumeister R, Földi E, Stöhr S, Strubel G, Schrader S, Traber J (2009) Diagnostik und Therapie der Lymphödeme, S2k-Leitlinien der Gesellschaft Deutschsprachiger Lymphologen AWMF Plattform: Die S2K Leitlinie „Diagnostik und Therapie der Lymphödeme" ► http://www.awmf.org/leitlinien/detail/ll/058-001.html. Gesellschaft Deutschsprachiger Lymphologen e. V. Dr. Michael Oberlin Rösslehofweg 2–6 79856 Hinterzarten

9

Invasive Diagnostik

Inhaltsverzeichnis

Hautbiopsie. Wann ist diese unerlässlich, wann hilfreich und warum?

Wolfgang Marsch

Inhaltsverzeichnis

M. E. Cornely et al. (Hrsg.), *Angewandte Lymphologie*,
https://doi.org/10.1007/978-3-662-61452-5_10

Editor's Tip

Die Gewinnung einer Hautprobe durch eine Biopsie ist eine invasive diagnostische Methode. Diese ist ohne wesentliches Risiko per se nicht mit einer Wundheilungsstörung belastet. Allerdings ist sie zur Diagnose und Klassifikation eines Lymphödems unnötig. Bei Verdacht auf einen bösartigen Primär-Tumor auf einem chronischen Lymphödem (Angiosarkom) ist die adäquate Hautbiopsie jedoch unerlässlich, ebenso wenn man eine retrograde lymphovaskuläre Tumorzellausbreitung vermutet, z. B. an der Brustwand nach Mammakarzinom (Lymphangiosis carcinomatosa cutis).

Hautflächen mit chronischem Lymphödem sind normalerweise hautfarben. Alarmistische Zeichen sind die Farbe Rot und eine tastbare, sich dynamisch ausbreitende, also zusätzliche Induration.

Entstehen persistierende, gar progrediente flächenhafte Rötungen mit bläulichen oder gar schwärzlichen Anteilen, auch insuläre Gruppen („Cluster") mit tastbarer Infiltration, gar Knoten, so ist eine feingewebliche Abklärung absolut notwendig. Es besteht hochgradiger Verdacht auf eine bösartige Ursache: primärer Tumor (Angiosarkom) oder sekundärer Tumor (Hautmetastasen, z. B. Zustand nach operiertem Malignem Melanom).

10.1 Durchführung einer Biopsie

Die Nutzung einer Stanze mit Durchmesser 4 oder besser 5 mm ist optimal (▪ Abb. 10.1).

Grundsätzlich ist diese nach einer kleinen Infiltrationsanästhesie bis in die Subcutis vorzutreiben („bis zum Anschlag"), also bewusst tief genug auszuführen. Ein Wundverschluß mit einer einzigen Naht ist zumeist problemlos möglich.

? Q & A Peter Mortimer

In taking a skin biopsy from an area with chronic lymphoedema: is there any increased risk for impaired wound healing and infection?

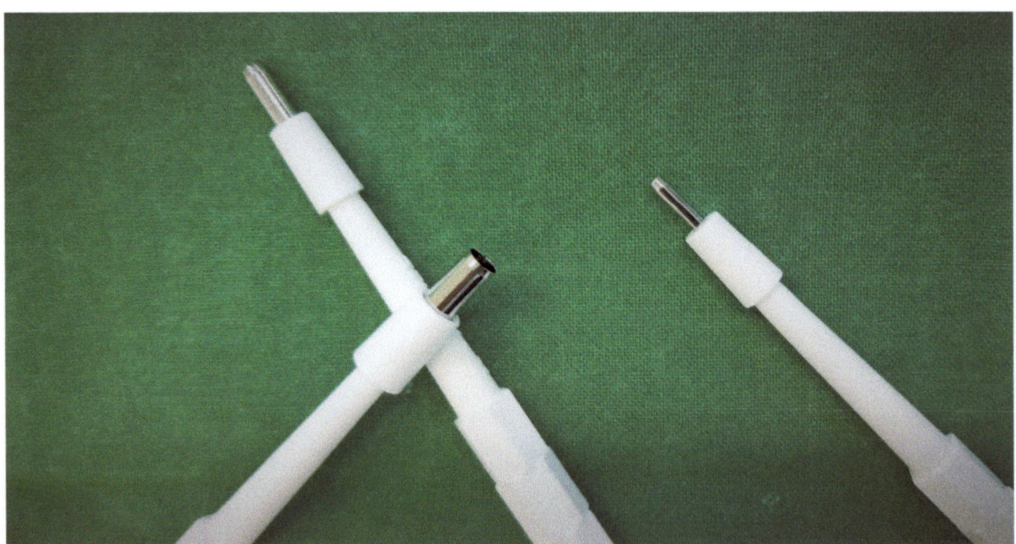

▪ **Abb. 10.1** **Hautstanze.** Zylindrischer Metallkörper, 4 mm und 5 mm Durchmesser

Wound healing is preserved in the main in lymphoedema but infection is always a risk. Skin biopsies should only be taken on the basis of a very strict indication, in particular to detect a malignant or granulomatous process.

Das zur histopathologischen Untersuchung gelangende Gewebe hat somit ein ausreichendes Volumen (für viele Schnittfolgen inkl. Spezialfärbungen, Immunhistochemie und molekularpathologische Untersuchungen) und lässt mikroskopische Einblicke in alle Etagen der Haut, also Epidermis, Dermis (Corium) und Subcutis zu.

10.2 Gründe für eine Biopsie

10.2.1 Lymphangiosis carcinomatosa cutis

Auf Lymphödemen nach Tumor sind akut und subakut aufgetretene erysipelartige Flächen hoch verdächtig auf eine retrograde lymphovaskuläre Tumorzellausbreitung in die Dermis: „Erysipelas carcinomatosum", terminologisch korrekter eine Lymphangiosis carcinomatosa cutis.

Die histologische Untersuchung ist hoch sensitiv, optimiert durch zwei Biopsien aus klinisch differenten Arealen, und ebenso äußerst spezifisch durch die Identifikation von malignen Tumorzellen (an der Brustwand vorherrschend eines Mammakarzinoms) in ektatischen initialen Lymphgefäßen und gar schon extravasaler Ausbreitung im dermalen Bindegewebe.

Eine wichtige und kritische Regio anatomica ist das äußere Genitale:

Auch hier kann sich eine lymphovaskuläre retrograde Tumorzellausbreitung in einer lymphödematösen und nun signalhaft stark geröteten Haut manifestieren, kurioserweise auch auf langer Distanz zum malignen Primärtumor: Magenkarzinom! (Abb. 10.2).

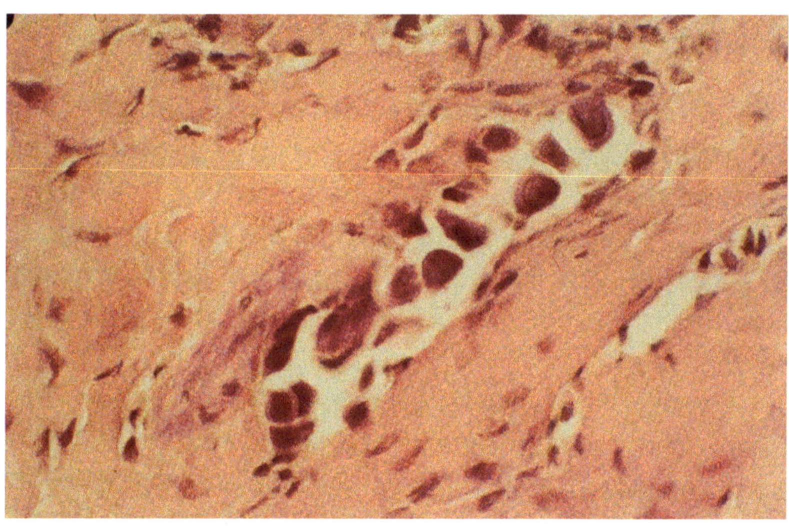

Abb. 10.2 **Lymphangiosis carcinomatosa cutis.** Tumorzellen eines Magenkarzinoms in erweiterten initialen Lymphgefäßen der fibrosierten Dermis der Scrotalhaut

KeyNote

- Achtung: unverzügliche Hautbiopsie bei Farbsignal „Rot" auf chronischem Lymphödem
- Akut oder subakut erysipelartige rote Flächen am Stamm und äußeren Genitale:
  - Lymphangiosis carcinomatosa cutis
- Persistierend oder progredient gruppierte „Hämatome":
  - Lymphödem-assoziiertes Angiosarkom (Stewart-Treves)

10.2.2 Extraenteraler Morbus Crohn

Klinisch ähnlich ist ein manchmal sogar als Erstsymptom auftretender extraenteraler Morbus Crohn (persistierendes „Pseudo-Erysipel" an Lippen und dem äußeren Genitale von Mann und Frau). Die zumeist erhebliche chronische Schwellung führt klinisch zu einem Lymphödemverdacht. Hier sind die epitheloidzelligen Granulome in der Dermis krankheitsbeweisend.

10.2.3 Myxödeme

Gar nicht so selten werden rein klinisch Unterschenkel-Lymphödeme vermutet oder gar bereits diagnostiziert, die keine sind. Kissen-, plaque- oder knotenartige, nicht eindrückbare braun-rötliche Indurationen an den Schienbeinregionen sind recht typisch für Myxödeme in der Folge einer autoimmunen Schilddrüsenerkrankung. Auch diffuse, zumeist hautfarbene Myxödeme (bei Hypothyreose) an anderen Körperstellen, insbesondere im Gesicht, sind Simulatoren eines Lymphödems. Die Histologie ist bei diesen dermalen Muzinosen äußerst sensitiv und spezifisch (Abb. 10.3).

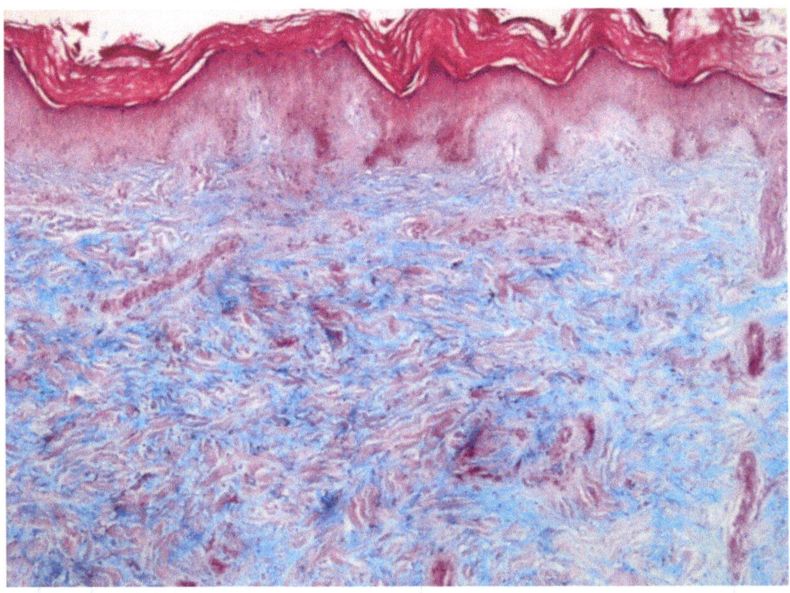

Abb. 10.3 **Myxödem.** Diffuse Durchsetzung und Aufquellung der Dermis durch saure Muzine. Alcianblau-Färbung

10.2.4 Angiosarkom

Bei lang bestehendem Lymphödem der Extremität weisen hämatomartige Hautflecken ohne sonst übliche Farbveränderung in Richtung Gelb auf ein Angiosarkom hin.

Die maligne Blutendothelwucherung entsteht an der Dermis-Subcutis-Grenze.

Deshalb ist in früher Entwicklungsphase eine nur oberflächliche Gewebegewinnung unbedingt zu vermeiden, eine tiefe Stanzbiopsie unerlässlich!

10.2.5 Papillomatosis lymphostatica

Bei streng lokalisierter Papillomatosis lymphostatica, auch an Amputationsstümpfen auftretend, ist man manchmal als Untersucher im Zweifel, ob nicht doch ein zumindest fokales Plattenepithelkarzinom, z. B. mit hoher Differenzierung als Typ Verruköses Karzinom Ackermann vorliegt. Eine großzügige Hautbiopsie, am besten mit Skalpell und lanzettförmig ausreichend tief ausgeführt, klärt, ob ein interventionsbedürftiges Karzinom vorliegt oder nur eine Papillomatosis lymphostatica mit obligater dermaler Fibrose und fakultativer zusätzlicher epidermaler Hyperplasie und starker Hyperkeratose (◻ Abb. 10.4).

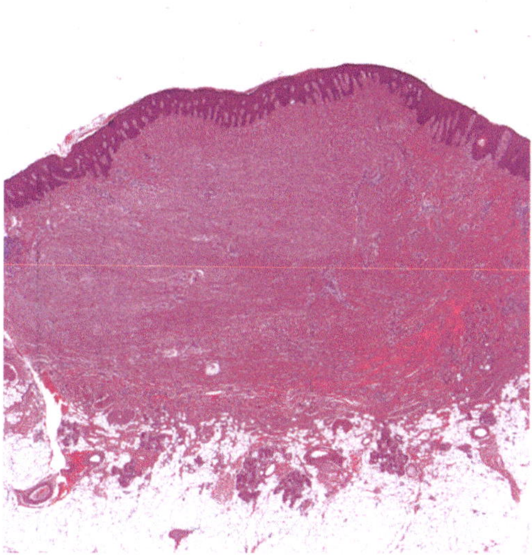

◻ **Abb. 10.4** **Papillomatosis lymphostatica.** Noppenartige Fibrose in der Dermis als histologisches Grundelement

10.3 Feingewebliche Untersuchung

Es sind drei Besonderheiten bei einer Ganzkörperuntersuchung, also „vom Scheitel bis zur Sohle“, (an der ganzen „Karosserie“!), die gewissermaßen en passant differenzialdiagnostische Aufmerksamkeit erregen und eine umgehende Hautbiopsie gedanklich ins Spiel bringen sollten:

1. Persistierendes Lippenödem („Makrocheilie“)
   - Hier gibt es verschiedene, aber histologisch gut diagnostizierbare Erkrankungen, gar mit Systemcharakter. Melkersson-Rosenthal-Syndrom, Sarkoidose, extraenterale Manifestation eines Morbus Crohn (!).
2. Langzeitig bestehendes Unterschenkelulcus
   - Die venös bedingten Ulcera im medialen Knöchelbereich bei Chronisch-Venöser Insuffizienz (CVI) sind epidemiologisch häufig. Die Entwicklung von zusätzlichem prominentem Gewebe im Ulcusgrund oder eine lefzenartige randständige Ulcusausbreitung begründen den Verdacht auf ein Plattenepithelkarzinom („Marjolin-Ulcus“). Charakteristisch sind Therapieresistenz des Ulcus und süßlicher Geruch. Eine rasche feingewebliche Klärung durch am besten mehrere zeitgleiche Stanzbiopsien (5 oder 6 mm Durchmesser) ist unerlässlich.

3. Umschriebene blau-schwärzliche Hautanteile (flächig fleckartig im Hautniveau oder prominent) in allen topografischen Hautregionen, aber besonders zu beachten an Fußsohlen und Großzehen-Nagelapparaten:

   – Unverzügliche Vorstellung des Patienten („Melanom-Verdacht") beim Dermatologen.

Als Ärztin oder Arzt derart klinisch und histologisch versiert, kann man selbst bei einer primär lymphologisch orientierten Untersuchung eine Früherkennung von teils lebensbedrohlichen Erkrankungen an der Haut sicherstellen. Der Wert einer subtilen Ganzkörperuntersuchung (aller Altersgruppen) ist jedenfalls offenkundig!

10.4 Was ist „lymphologisch" wichtig zu wissen?

Es gibt wenige, aber wichtige klinische Signale für eine dringliche Hautbiopsie bei einer lymphologisch orientierten Ganzkörperuntersuchung: die Farben Rot und Schwarz/Braun/Blau. Sie ist eine invasive chirurgische Maßnahme mit geringem Risiko.

3D-Histologie als neuartiges Verfahren der optischen Schnittbildgebung

René Hägerling

Inhaltsverzeichnis

M. E. Cornely et al. (Hrsg.), *Angewandte Lymphologie*,
https://doi.org/10.1007/978-3-662-61452-5_11

Editor's Tip

Gewebeuntersuchung werden zur Erweiterung der üblicherweise klinischen lymphologischen Diagnostik selten verwendet. Über die Befunderhebung durch Anamnese, Inspektion und Palpation hinausgehende bildgebende Verfahren zeigen jedoch – mehr als zu erwarten war – eine feinere Differenzierung und Klassifikationen bekannt geglaubter Entitäten. Eine moderne lymphologische Befunderfassung wird konzertiert vorgehen: Das Gewebes durch 3D-Histologie und die Gefäße durch MRL untersuchen, den Befund molekulargenetisch bestätigen. Dem Ziel der frühzeitigen Aufdeckung der Erkrankung und zielgerichtet die bestmögliche Behandlung anzuwenden, sind die Lymphologen auch mittels 3D-Histologie einige Schritte nähergekommen.

11.1 Vorausgehende Entwicklungen

In den vergangenen Jahren wurden in der Lymphologie mittels neuartiger Sequenzierverfahren Gene beschrieben, die als ursächlich für Fehlentwicklung und Dysfunktion des Gefäßsystems identifiziert werden konnten. Dadurch war es erstmals möglich eine molekulargenetische Diagnose zu stellen und Betroffene über die genetische Ursache ihrer Erkrankung aufzuklären (Alitalo 2011; Mortimer und Rockson 2014).

Doch trotz dieser Fortschritte bei der Erforschung der molekularen Ursachen, blieb die Folge der Veränderungen auf zellulärer Ebene und damit die zugrunde liegende Gefäßpathologie oftmals ungeklärt.

Dies ist durch die Limitationen in der gegenwärtigen histologischen Bildgebung und Auswertung bedingt. Der gegenwärtige Goldstandard in der Histopathologie basiert auf der zweidimensionalen Analyse von einigen wenigen repräsentativen Gewebeschnitten (▶ Kap. 10). Das Schneiden des Gewebes führt unvermeidlich zu Gewebeverlust sowie Gewebsverzerrung. Zudem liefert die klassische Histologie zweidimensionale (2D) Kenntnis über die Gewebearchitektur des analysierten Schnittes. Die fehlende dreidimensionale (3D) Untersuchung der Gewebeprobe erschwert das Verständnis von komplexen Strukturen im Raum wie beispielsweise des Blut- oder Lymphgefäßnetzwerkes (Hägerling 2020) (◘ Abb. 11.1).

Basierend auf der Interpretation von zweidimensionalen Gewebeschnitten ist die detaillierte 3D-Phänotypisierung einer Probe und somit eine Beschreibung der zugrundeliegenden Pathologie eine schwere, z. T. unmögliche Aufgabe.

Auch neue Verfahren der digitalen Pathologie, die gegenwärtig bereits durch den Einsatz künstlicher Intelligenz unterstützt werden, können diese Limitationen nicht überwinden: Eine 3D-Phänotypisierung ist mit gegenwärtigen Verfahren nur unzureichend möglich.

11.2 VIPAR – 3D-Histologie als neuartiges Verfahren der optischen Schnittbildgebung

Die Grenzen der klassischen Histologie werden durch das 3D-Histologieverfahren VIPAR (volume information-based histopathological analysis by 3D reconstruction and data extraction) überschritten. Als optisches Schnittbildgebungsverfahren (Hägerling et al. 2017; Hägerling 2020, Hansmeier et al. 2022) ermöglicht die 3D-Histologie dem Untersucher anstelle von einzelnen repräsentativen Schnitten die Gewebeproben ohne Schnittverlust und Verzerrung als Ganzes zu visualisieren und automatisiert zu analysieren.

Die Gewebeproben werden mittels klassischer Verfahren fixiert und im Anschluss ungeschnitten mit fluoreszierenden

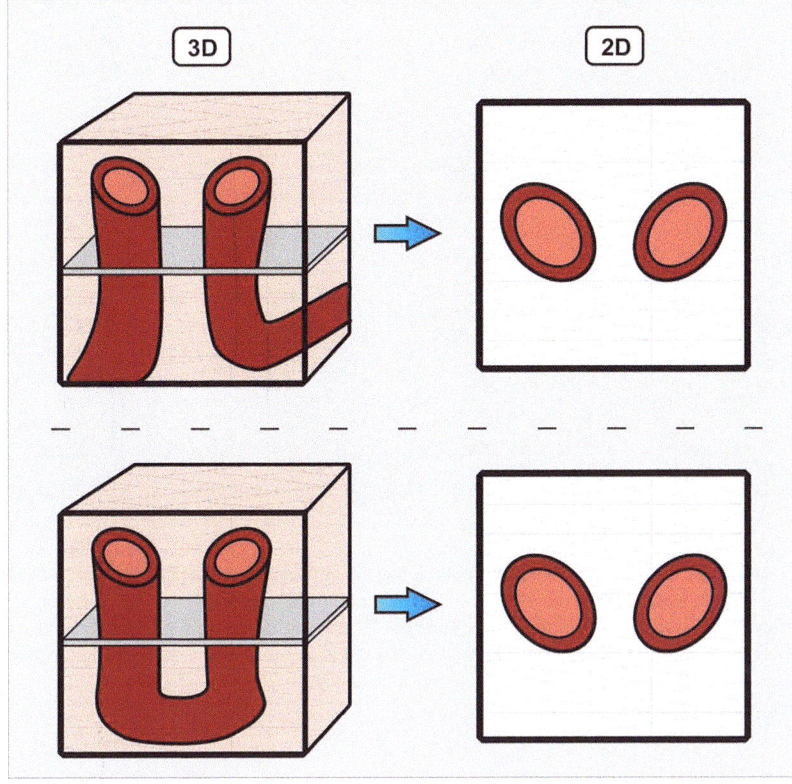

■ **Abb. 11.1 Limitationen der klassischen Histologie bei der Interpretation komplexer dreidimensionaler Strukturen.** Die Abbildung illustriert die Komplexität und Schwierigkeiten bei der Analyse zweidimensionaler Gewebeschnitte. In Abhängigkeit der Schnittebene kann ein Gefäß unterschiedlich zweidimensional dargestellt werden. Die beiden zweidimensionalen Schnitte sind identisch und legen somit die Interpretation nahe, dass beide Lumina zwei unabhängigen Gefäß zuzuordnen sind. Unter Berücksichtigung der eigentlichen Gefäßstrukturen handelt es sich bei den unteren Lumina aber um Gefäßlumina eines U-förmigen Gefäßes. Daher kann die Analyse von zweidimensionalen Schnitten zu Fehlinterpretationen führen.

Farbstoffen (z. B. fluoreszierende Hematoxylin & Eosin-Analoga) sowie mit Immunofluoreszenzfärbungen gegen beispielsweise Blut- und Lymphgefäßmarker angefärbt. Im Anschluss an die Färbung wird das Gewebe dehydriert und optisch geklärt, d. h. „lichtdurchlässig" gemacht. Diese gefärbten und optisch geklärten Proben werden im Anschluss mittels eines Lichtblattmikroskops optisch geschnitten. Innerhalb weniger Minuten werden so anstellen von wenigen repräsentativen Schnitten mehrere tausend optische Schnitte von wenigen Mikrometer Dicke generiert, die die Struktur der gesamten Gewebeprobe abbilden.

Diese Schnittbilddaten werden im Anschluss durch eine Software dreidimensional rekonstruiert. Dadurch können die relevanten Strukturen – beispielsweise Blut- und Lymphgefäße – identifiziert und entsprechend ihrer Morphologie und der spezifischen Färbungen beschrieben werden (■ Abb. 11.2).

In einem weiteren Schritt wird eine statistische Auswertung der 3D-Daten und eine computergestützte, objektive 3D-Phänotypisierung möglich.

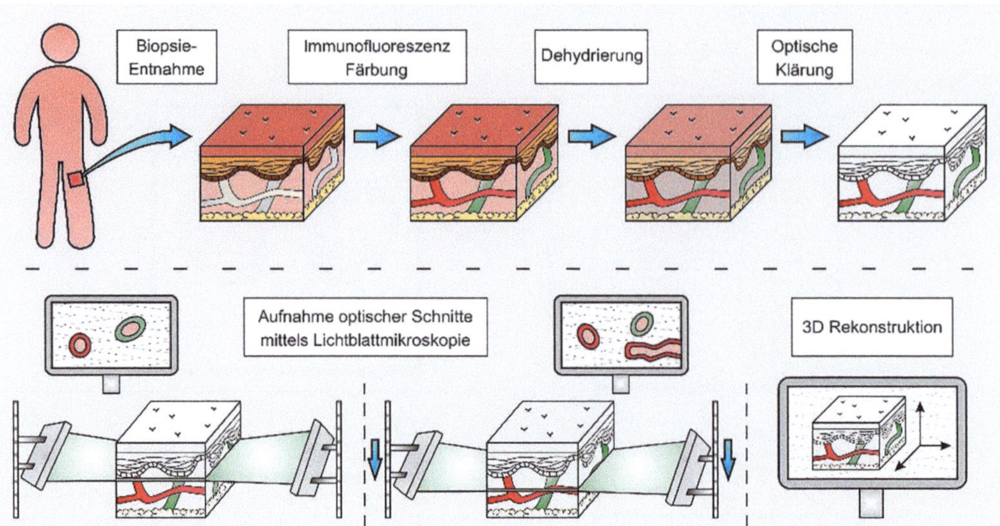

Abb. 11.2 Ablauf der Analyse von Probenentnahme bis zur optischen Schnittbildung. Die Gewebebiopsie wird entnommen und für die weitere Analyse vorbereitet. Nach Fixierung und Färbung der gesamten Probe für relevante Strukturen (z. B. Blut- und Lymphgefäße) wird die Probe dehydriert und optisch geklärt, um eine Lichtdurchlässigkeit der Probe zu erzeugen. Im Anschluss wird die gesamte Probe mit dem Lichtblattmikroskop optisch geschnitten. Die optischen 2D-Schnitte werden abschließend 3D-rekonstruiert, visuell interpretiert und computer-unterstützt analysiert

11

KeyNote

VIPAR kann die gesamte Probe analysieren. Das optisches Schnittbildgebungsverfahren ermöglicht im Gegensatz zum physischen Schnittverfahren eine gewebeverlustfreie und gewebeverzerrungsfreie Untersuchung. Die Probe steht für weitere Anwendungen, wie beispielsweise eine Molekulardiagnostik der betroffenen Region, zur Verfügung (Hägerling et al. 2017; Hägerling 2020).

11.3 Vorteile der 3D-Histologie

Die histologische Untersuchung einer Probe erfolgt typischerweise an physisch geschnittenen repräsentativen Präparaten, die zwangsläufig mit Gewebeverlust und Gewebeverzerrung assoziiert sind. Diese Schnitte werden gefärbt und unter dem Mikroskop ausgewertet. Im Gegensatz hierzu kann durch Anwendung des 3D-Histologie-Verfahren die Probe als Ganzes histologisch angefärbt und mit einem Lichtblattmikroskop optisch geschnitten werden. Dadurch werden eine räumliche Auflösung sowie eine höhere Genauigkeit in der Identifizierung von Zellen und Strukturen im dreidimensionalen Raum ermöglicht. Die Probe wird *in toto* verlustfrei analysiert: Auch Bereiche, die z. B. im Rahmen der klassischen Histologie durch die Wahl ‚repräsentativer' Schnitte nicht abgedeckt und untersucht werden konnten, werden nun überprüfbar.

- Durch die Entwicklung besserer Diagnostikverfahren und gezielter Therapieansätze in der personalisierten Medizin gewinnt ein Verständnis der räumlichen Organisation einer Gewebeprobe zunehmend an Bedeutung. Die 3D-Histologie bietet eine, durch gegenwärtige Methoden bisher nicht erreichte Detailinformation in allen Achsen des Raums. Fehldiagnosen und letztendlich Fehltherapie, die durch die gegenwärtigen 2D-Verfahren entstehen könnten, sollen verhindert bzw. reduziert werden.

- Ein weiterer Vorteil des Verfahrens ist, dass im Anschluss an eine digitale 3D-Histologie noch eine konventionelle 2D-Histologie der Probe für zweidimensionale Spezialfärbungen durchgeführt werden kann.
- Ebenso ist die Extraktion von DNA und RNA für eine molekulardiagnostische Untersuchung möglich.
- Um das individuelle Bias eines Pathologen bei der Diagnosestellung zu reduzieren und Analysen vergleichbar zu machen, können dreidimensionaler digitale Kopien/Zwillinge von Gewebeproben hergestellt werden.
- Es ist möglich die Arbeitsprozesse in histopathologischen Laboren durch Reduzierung von Arbeitsschritten, die gegenwärtig noch von Hand ausgeführt werden müssen (z. B. die Erstellung des Schnittpräparat), zu optimieren bzw. auf Zwischenschritte gänzlich zu verzichten.

Probenaufbereitung

- Zur Durchführung einer 3D-histologischen Analyse sind Gewebebiopsien nötig.

Geeignet sind Stanzbiopsien, aber auch anderweitigen gewonnen Präparate nach operativen Eingriffen.

- Die entnommenen Gewebeproben werden in Behältern mit Fixier-Reagenz (üblicherweise 4–10 % Formalin) transportiert.
- Die Proben werden in einer phosphat-gepufferten Salzlösung gewaschen und für die anschließende Immunofluoreszenzfärbung vorbereitet. Dies umfasst einen Permeabilisierungs- sowie einen Blockierungsschritt: Im ersten Schritt wird die Gewebegängigkeit der Färbereagenzien ermöglicht, im zweiten Schritt eine unspezifische Bindung der Farbstoffe bzw. Antikörper verhindern. Abschließend wird eine IgG-Antikörper-vermittelte Immunofluoreszenzfärbung durchgeführt.

Diese Färbung erfolgt am gesamten Präparat (z. B. einer Stanzbiopsie von 4 mm Durchmesser) und nicht – wie in der klassischen Histologie üblich – am zweidimensionalen, histologischen Gewebeschnitt.

- Hier werden in einem ersten Schritt – je nach medizinischer Fragestellung – bereits in der Pathologie etablierte Primärantikörper gegen Blutgefäß-, Lymphgefäß-, Immunzell- oder Adipozytenmarker verwendet.
- Danach erfolgt eine Sekundärantikörperfärbung, bei der IgG-Antikörper verwendet werden, die mit verschiedenen fluoreszierenden Farbstoffen konjugiert sind. Dies ermöglicht die simultane Analyse von bis zu 5 verschiedenen Markern im gleichen Präparat.
- Als abschließenden Präparationsschritt erfolgt die optische Klärung des Gewebes.

Dies ist der essenzielle Schritt bei der Probenaufbereitung, da die Qualität der optischen Klärung mit der Qualität der Probenvisualisierung korreliert:

- Optisch hoch geklärte, d. h. optisch transparente Proben, besitzen bei der anschließenden Lichtblattmikroskopie ein hohes „Signal-zu-Hintergrund-Verhältnis“ und ermöglichen somit Aufnahmen von höchster Qualität.
- Geringer optisch geklärte Proben führen hingegen zu einer reduzier-

teren Lichtdurchlässigkeit der Proben und blockieren somit den ungehinderten Durchtritt des Laserlichtes durch die Probe. Hierdurch entstehen Kernschatten oder Bereiche schlechter Ausleuchtung, die eine Transluzenz aber keine Transparenz der Probe zur Folge haben.

Um eine hohe optische Transparenz zu erzeugen, werden die Immunofluoreszenz-gefärbten Proben in einer aufsteigenden Alkoholreihe dehydriert. Nach der Inkubation der nun dehydrierten Proben in einem organischen Lösungsmittel (Benzylalkohol-Benzylbenzoat-Gemisch) mit idealem optischen Refraktionsindex ist die gewünschte Transparenz dann erreicht.

- Die so erzeugten Gewebepräparate können nun mittels eines Lichtblattmikroskops analysiert werden (Hägerling 2017).

11

11.4 Anwendungsbereiche und Perspektiven der 3D-Histologie

Das beschriebene 3D-histologische Analyseverfahren für Gewebebiopsien ist eine Plattform-Technologie, die für ein breites Spektrum an Anwendungen und Fragestellungen genutzt werden kann. Im Folgenden wird auf die Lymphologie fokussiert.

11.4.1 Erforschung und Diagnostik des Lymphödems

Das Lymphödem ist eine komplexe Erkrankung, die viele Zelltypen und Organe betreffen kann. Die Ursachen können sowohl angeboren also auch erworben, wie z. B. als Begleitsymptome einer Grunderkrankung (sog. sekundäres Lymphödem), durch ein Trauma oder durch einen medizinischen Eingriff bedingt sein.

Entsprechend der vielfältigen Auslöser eines Lymphödem sind auch die Pathomechanismen verschieden. Um dies auf kapillarer Ebene untersuchen zu können, sind die gegenwärtigen bildgebenden Verfahren jedoch nicht ausreichend. So kann mittels makroskopischer Bildgebungsverfahren zwar die Architektur großlumiger Gefäße (beispielsweise des Ductus thoracicus) dargestellt werden, jedoch ist eine Visualisierung einzelner initialer Lymphgefäße oder gar einzelner Lymphgefäßzellen nicht möglich.

Die klassische 2D-Histologie wird an einer Gewebeprobe durchgeführt, kann jedoch nicht die gesamte Gefäßarchitektur aufgrund der fehlenden Dreidimensionalität abbilden. Eine Untersuchung des Gefäßnetzwerkes und somit mögliche Identifizierung der zugrunde liegenden Gefäßpathologie ist nicht bzw. nur schwer möglich.

Die 3D-Histologie schließt diese diagnostische Lücke. Mittels des optischen Schnittbildgebungsverfahren für Gewebeproben wird die gesamte Probe untersucht, relevante Strukturen wie z. B. Blut- und Lymphgefäße oder Immunzellen in zellulärer Auflösung können dargestellt werden. Anhand der erzeugten 3D-Rekonstruktion können das Gefäßnetzwerk visuell interpretiert und Gefäßverletzungen bzw. Fehlbildungen identifiziert werden. Mittels einer zusätzlichen, automatisierten 3D-Analyse relevanter Parameter (z. B. Anzahl der Endothelzellen, Verzweigungsgrad, Durchmesser oder Volumina der Gefäße) erfolgt eine non-biased-Phänotypisierung der Probe, die im Anschluss mit vorliegenden Referenzwerten einer Kontrollkohorte verglichen werden kann.

KeyNote

Durch die 3D-Histologie können die zugrunde liegende Gefäßpathologie der individuellen Probe und mögliche Mechanismen der Pathogenese beschrieben werden.

Zukünftig wird es anhand 3D-histologischer Kenntnisse möglich sein, Formen des primären Lymphödems neu zu beschreiben und zu klassifizieren (Kemper et al. 2021; Ott et al. 2021). Pharmakologische wie auch chirurgische Therapieoptionen werden im Vorfeld auf ihren Therapieerfolg geprüft werden können. Anhand weiterer Biopsien kann der Therapieverlauf verfolgt und womöglich eine Prognose über den weiteren Krankheitsverlauf gestellt werden. Zusätzlich stellt ein neues und tiefergehendes Verständnis möglicher Gefäßveränderungen, die mit einem Lymphödem assoziiert sind, einen entscheidenden Baustein bei der Erforschung der Lymphgefäßbiologie sowie der Entwicklung neuartiger therapeutischen Verfahren dar (Hägerling et al. 2013, 2017; Hägerling 2020).

11.4.2 3D-Histologie als unterstützendes bildgebendes Verfahren bei der Therapie von Gefäßmalformationen

Ähnlich zum Lymphödem sind die vaskulären Ursachen einer Gefäßmalformation auf zellulärer Ebene nur unzureichend untersucht und verstanden. So liegen aufgrund der bereits beschriebenen Limitationen der 2D-Histologie keine Erkenntnisse zu möglichen histologischen Subtypen von Gefäßmalformationen vor.

Die Patientenstratifizierung ist erschwert und erfolgt oftmals lediglich auf Basis der klinischen Anamnese des Patienten, einer Molekulardiagnostik sowie makroskopischen und 2D-histologischen Bildgebungsverfahren.

Da dies in einigen Fällen jedoch nicht ausreichend ist, um den bestmöglichen Therapieansatz für den individuellen Patienten zu wählen, wird im Rahmen einer aktuellen Studie der Nutzen einer Kombination aus multimodaler Bildgebung:

- makroskopische (z. B. MRT),
- mikroskopische (klassische Histologie),
- mesoskopische Verfahren (3D-Histologie)

und *in vitro* Untersuchungen an Patientengewebe untersucht.

3D-Histologie unterstützt, Patienten für mögliche pharmakologische sowie chirurgische Therapieoptionen anhand der 3D-Gefäßarchitektur und -Fehlbildung auszuwählen. In Kombination mit weiteren Verfahren in der personalisierten Medizin wie z. B. *in vitro* Untersuchungen von Patientenzellen auf das Ansprechen auf verschiedene Medikamente kann eine bestmögliche Therapie angeboten werden.

Die 3D-Histologie kann zukünftig einen wichtigen Bestandteil in der personalisierten Medizin von Gefäßmalformationen darstellen und eine essenzielle Säule eines innovativen Versorgungskonzeptes bei Patienten mit Gefäßmalformationen werden (Hägerling 2020; Mortimer PS und Rockson 2014) (▪ Abb. 11.3).

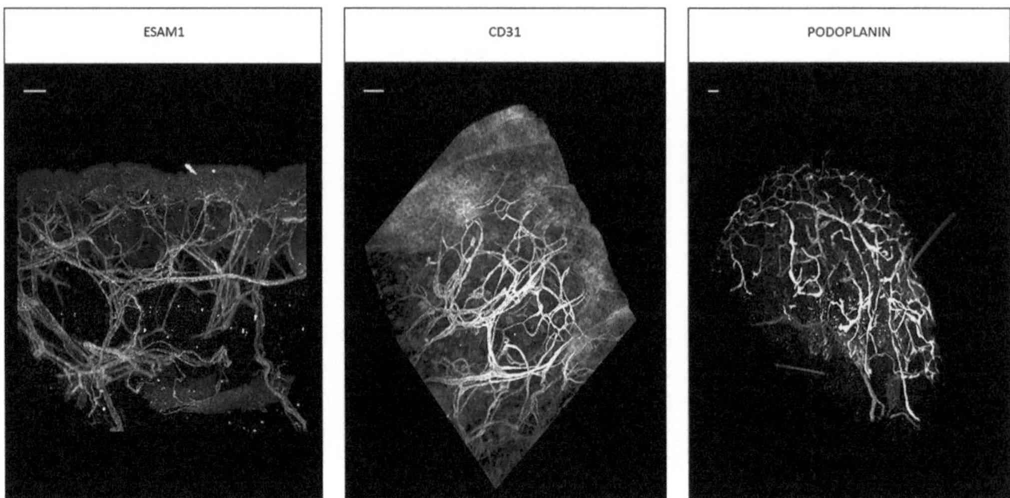

Abb. 11.3 **3D-Rekonstruktion der Blut- und Lymphgefäßarchitektur der Haut**. Immunofluoreszenz-gefärbte Gewebebiopsien werden für die 3D-Histologie aufgearbeitet und mittels Lichtblattmikroskopie-basierter optischer Schnittbildgebung visualisiert. Nach 3D-Rekonstruktion der Schnittebenen können die Blut- und Lymphgefäße der Haut mittels Blutgefäß- (ESAM1, CD31) und Lymphgefäßspezifischer Marker (PODOPLANIN) visuell dargestellt und interpretiert werden

11.4.3 3D-Histologie-Untersuchungen zu den histologischen und zellulären Charakteristika beim „Lipödem"

Trotz vieler Bemühungen und Erfolgen in den letzten Jahren, die Grundlagen der Pathogenese und Pathologie des „Lipödems" aufzudecken, konnte bis heute die Ursache dieser Erkrankung auf histologischer sowie molekularen Ebene nicht eindeutig geklärt werden. So wird gegenwärtig der Einfluss von genetischen, hormonellen oder metabolischen Faktoren wie auch der Einfluss verschiedener Zell- und Gewebetypen (u. a. Adipozyten, Bindegewebe) und der Gefäßsysteme (Lymph- und Blutgefäßsystem) diskutiert (Al-Ghadban 2019; Felmerer 2020).

Im Rahmen einer Pilotstudie konnte anhand einer kleinen Patientenkohorte mittels 3D-Histologie die Blut- und Lymphgefäßarchitektur in Biopsien der Haut sowie des subkutanen Fettgewebes räumlich dargestellt werden. Hierbei konnten keine signifikanten Unterschiede in den beiden Gefäßsystemen zwischen Betroffenen und Kontrollgruppe identifiziert werden. Bei Analyse der Adipozyten wurde jedoch ein signifikanter Unterschied im maximalen Zelldurchmesser gefunden, der durch eine zweidimensional-histologische Analyse bestätigt wurde (Felmerer et al. 2020). Diese Ergebnisse sollen in weiteren Studien an Biopsaten von „Lipödem"-Patientinnen, Adipositas-Patientinnen sowie Patientinnen mit primären oder sekundären Lymphödemen und einer gesunden Kontrollkohorte vergleichend untersucht werden.

Die histologische Identifizierung von „Lipödem"-spezifischer Charakteristika könnte mittelfristig die Entwicklung eines 3D-histologischen, diagnostischen Test ermöglichen. Das Ziel ist, durch vergleichende Untersuchungen objektiv zwischen den verschiedenen Entitäten unterschieden zu können und eine sichere Diagnostik des „Lipödems" auch außerhalb spezialisierter Zentren und Kliniken durchzuführen.

11.5 3D-Histologie und Molekulargenetik als essenzielle Komponenten für neue Ansätze in der Präzisionsmedizin

Die Präzisionsmedizin, auch als personalisierte Medizin bezeichnet, schließt neben biologischen auch histologische und molekulargenetische Merkmale eines Patienten bzw. einer Gewebeprobe ein. Auf dieser Basis kann eine individuell abgestimmte Therapie gewählt werden, um den bestmöglichen Behandlungserfolg zu erzielen. In der Onkologie hat dieses Behandlungskonzept in den vergangenen Jahren bemerkenswerte Erfolge erzielt und bietet neue Möglichkeiten, die Versorgung und Behandlung der Patienten grundlegend zu verbessern.

Auch bei lymphologischen Erkrankungen werden durch diese verbesserte Diagnostik neue Behandlungs- und Heilungsmöglichkeiten erwartet. Dies betrifft initial die Erkrankungen durch Gefäßmalformationen. Zu erwarten sind aber im weiteren Verlauf auch Ergebnisse zu verwandten Krankheitsbildern wie das des Lymphödems. Hierzu werden die Ergebnisse der 3D-histologischen Untersuchungen des Gewebes genutzt, um nicht nur die zugrunde liegenden Gefäß- und Gewebeveränderungen zu beschreiben, sondern auch neue digitale Biomarker auf Basis der 3D-Histologie zu identifizieren.

Durch Kombination mit molekulargenetischen Verfahren wie der Gesamtexom-Sequenzierung (Whole Exome Sequencing [WES]) bzw. der Gesamtgenom-Sequenzierung (Whole Genome Sequencing [WGS]) können mögliche genetische Ursachen für die Ausbildung der Erkrankung identifiziert werden. Im Gegensatz zu Keimbahn-Veränderungen (v. a. primären Lymphödemen), welche sämtliche Zellen des Organismus betreffen, liegen bei Gefäßmalformationen meist somatische Mosaike vor, die nur einzelne Körperregionen oder Organsysteme betreffen und auch nur in diesem Bereich genetische Veränderungen ausgebildet werden. Bei diesen Erkrankten werden nicht nur Blutanalysen, sondern auch Untersuchungen von betroffenen und nicht-betroffenen Geweben durchgeführt und miteinander verglichen. Dies ermöglicht neben der Identifizierung der ursächlichen Genveränderung auch die Identifizierung des betroffenen Signalwegs (▣ Abb. 11.4).

Assoziierte genetische Veränderungen bzw. Gene sind rot markiert (nach Gordon et al. 2020, Kemper et al. 2021).

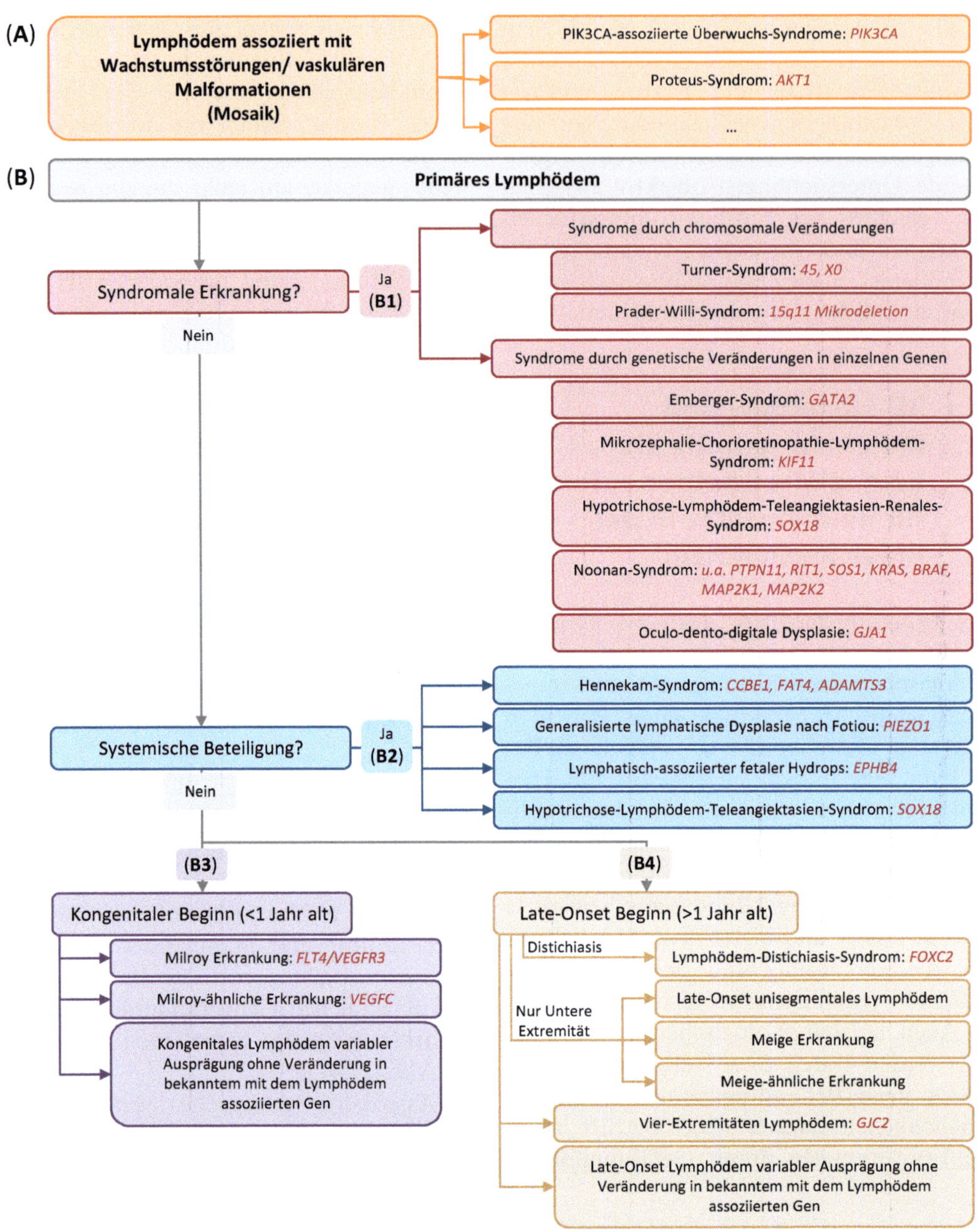

Abb. 11.4 **Klassifikation des primären Lymphödems: Diagnostikalgorithmus**. Algorithmus zur Einteilung des primären Lymphödems in fünf farbcodierte Kategorien. Es kann in zwei Gruppen unterschieden werden: (A) Krankheitsbilder, die auf der Grundlage eines somatischen Mosaik mit segmentalen Wachstumsstörungen und/oder vaskulären Malformationen einhergehen (gelb) und (B) Krankheitsbilder, die sich durch ein typisches primäres Lymphödem auszeichnen und sich in vier Unterkategorien einteilen lassen: Das primäre Lymphödem als Teil einer syndromalen Erkrankung (B1, rot), Krankheitsbilder mit systemischen Beteiligungen des primären Lymphödems (B2, blau), kongenitale Krankheitsbilder, die vor der Vollendung des ersten Lebensjahres auftreten (B3, violett), und Krankheitsbilder, die nach dem ersten Lebensjahr auftreten (B4, braun). Bei bekannter genetischer Ursache sind assoziierte genetische Veränderungen bzw. Gene in rot markiert. (Algorithmus modifiziert nach Gordon et al. 2020, Kemper et al. 2021, Ott et al. 2021)

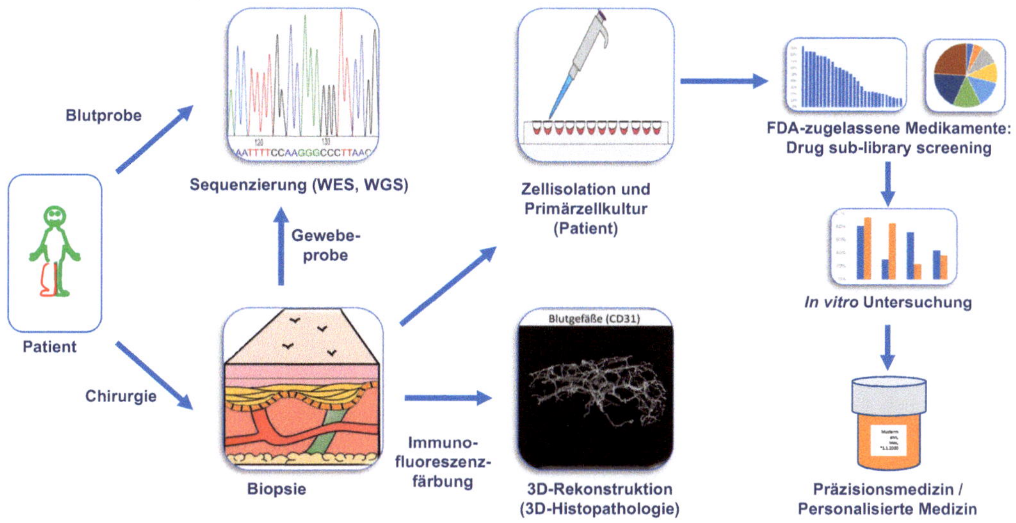

Abb. 11.5 **Diagnostik-Workflow eines personalisierten Therapieansatzes bei lymphovaskulären Erkrankungen**

Die Kenntnis dieses Signalwegs und der Genveränderung in Zusammenschau mit den 3D-histologischen Informationen erlaubt in einem nächsten Schritt die Wahl einer auf die Ursachen abgestimmten pharmakologischen Therapie.Da es jedoch nicht in allen Fällen gelingen wird, die genetische Ursache zu identifizieren,können auch ohne diese Kenntnis optimierte pharmakologische Behandlungen zum Zug kommen (Abb. 11.5):

- Hierzu wird eine Primärzellkultur aus Patientengewebe angelegt.
- Im Anschluss wird diese mit verschiedenen Medikamenten (u. a. Signalweg und Check point-Inhibitoren) inkubiert und das Ansprechen der Zellen auf die verschiedenen Substanzen in vitro ausgelesen.
- Basierend auf dieser Kenntnis kann dann eine individuelle Therapie gewählt werden.

In Anbetracht des enormen Potenzials derpersonalisierten Medizin für die Lymphologie sind in den nächsten Jahren neue therapeutische Entwicklungen zu erwarten, welche die Versorgung und Behandlung lymphologischer Erkrankungen deutlich verbessern sollten.

11.6 Was ist „lymphologisch" wichtig zu wissen?

Die 3D-Histologie stellt eine innovative Plattformtechnologie dar, die das Potenzial besitzt, mittelfristig die klassische Histologie als Goldstandard in der Histopathologie abzulösen. Durch den Prozess der optischen Schnittbildgebung werden Gewebsverzerrungen sowie Gewebeverlusten vermieden.

Durch Analyse der gesamten Probe können nun räumlich komplexe Strukturen wie die Gefäßsysteme sowie Interaktionen zwischen verschiedenen Zelltypen visualisiert werden. Dies bietet gerade im Bereich der Lymphologie die einmalige Chance, die Pathologie lymphologischer Krankheitsbilder besser zu untersuchen und neue Einblicke in die Pathogenese zu erhalten.

Neben wichtigen Erkenntnissen für die Grundlagenforschung ist dies auch von essenzieller Bedeutung für die Entwicklung neuartiger pharmakologischer Therapien bei lymphologischen Erkrankungen.

Literatur

Alitalo K (2011) The lymphatic vasculature in disease. Nat Med 17:1371–1380. ▶ https://doi.org/10.1038/nm.2545

Al-Ghadban S, Cromer W, Allen M et al. (2019) Dilated blood and lymphatic microvessels, angiogenesis, increased macrophages, and adipocyte hypertrophy in lipedema thigh skin and fat tissue. J Obes 2019:8747461. ▶ https://doi.org/10.1155/2019/8747461

Felmerer G, Stylianaki A, Hägerling R et al. (2020) Adipose tissue hypertrophy, an aberrant biochemical profile and distinct gene expression in lipedema. J Surg Res 253:294–303. ▶ https://doi.org/10.1016/j.jss.2020.03.055

Gordon K, Varney R, Keeley V et al. (2020) Update and audit of the St George's classification algorithm of primary lymphatic anomalies: a clinical and molecular approach to diagnosis. J Med Genet 57:653–659. ▶ https://doi.org/10.1136/jmedgenet-2019-106084

Hägerling R, Pollmann C, Andreas M et al. (2013) A novel multistep mechanism for initial lymphangiogenesis in mouse embryos based on ultramicroscopy. Embo J 32:629–644. ▶ https://doi.org/10.1038/emboj.2012.340

Hägerling R, Drees D, Scherzinger A et al. (2017) VIPAR, a quantitative approach to 3D histopathology applied to lymphatic malformations. JCI Insight 2(6):e93424. ▶ https://doi.org/10.1172/jci.insight.93424

Hägerling R (2020) Lichtblattmikroskopie-basierte 3-dimensionale Histopathologie des Lymphgefäßsystems beim Emberger-Syndrom. Phlebologie 49:1–7. ▶ https://doi.org/10.1055/a-1191-8380

Hansmeier et al. (2022) Int J Mol Sci 2022, 23(8):4369. ▶ https://doi.org/10.3390/ijms23084369

Mortimer PS, Rockson SG (2014) New developments in clinical aspects of lymphatic disease. J Clin Invest 124:915–921. ▶ https://doi.org/10.1172/jci71608

Ott CE, Danyel M, Kemper C, Hägerling R (2021) Genetische Diagnostik des primäre Lymphödems. LymphForsch 25(1):14–20

Spezielle Klinik

Inhaltsverzeichnis

Dermatologie

Wolfgang Marsch

Inhaltsverzeichnis

M. E. Cornely et al. (Hrsg.), *Angewandte Lymphologie*,
https://doi.org/10.1007/978-3-662-61452-5_12

Editor's Tip

Die Körperhülle, bestehend aus Haut und Unterhautfettgewebe, ist mit einem drainierenden Lymphgefäßsystem bestückt und somit unmittelbar von dessen Funktionsstörung betroffen. Außer den klinischen Zeichen eines Lymphödems gibt es dortige diverse Folgeerkrankungen, die man kennen sollte, zumal sie leicht zu diagnostizieren sind (Marsch 2005).

12.1 Wie ist die Haut als Körperhülle aufgebaut?

Die Haut (Cutis) hat zwei Etagen:

- die äußere und die Oberfläche bildend die **Epidermis**, ein mehrschichtiges Epithelgewebe aus Keratinozyten mit dem biologischen Ziel der Bildung einer lebenswichtigen Hornschicht (aus avitalen Korneozyten). Die Hornschicht ist funktionell eine Barriere (gegenüber äußerlichen Keimen und chemischen Stoffen, nach innen gegenüber dem ansonsten lebensbedrohlichen transepidermalem Wasserverlust) und ein Reservoir für oberflächlich (epicutan) applizierte Wirkstoffe.
- Darunter die **Dermis** (Corium) aus straffem, funktional supportivem Gewebe mit kollagenen und elastischen Fasern, Grundsubstanz, Blut- und Lymphgefäßen, Nerven und Hautanhangsgebilden wie Haarfollikel und Schweißdrüsen.

Die Haut setzt sich also schichtenartig aus der Epidermis und der Dermis zusammen.

- Darunter findet sich die **Subcutis**, überwiegend aus Fettgewebe aufgebaut und in gefäß- und nervenführende fibröse Septen sowie läppchenartige Konglomerate (Lobuli) von univakuolären Fettzellen (Adipozyten) gegliedert.

12.2 Wo sind die Lymphgefäße in der Haut?

Das Lymphgefäßsystem der Haut ist anatomisch sowohl in der Dermis als auch in den Septen der Subcutis angelegt (▫ Abb. 12.1). Die gefäßlose Epidermis kann aber sekundär bei Lymphgefäßprozessen der Haut beteiligt sein.

Direkt unter der Epidermis, im Stratum papillare, können Abschnitte der initialen Lymphgefäße durch Stauung oder umschriebene tumorartige Vermehrung die epifokale, ansonsten unveränderte Oberhaut vorwölben und froschlaichartig imponieren. Dies ist bei Lymphangiektasien und superfiziellen Lymphangiomen der Fall. Andererseits kann die Epidermis an Zellzahl (Keratinozyten) zunehmen (Hyperplasie), durch Faltungen die Oberfläche vergrößern und auch durch verdickte Hornschicht (Hyperkeratose) auffallen. Dies ist insbesondere bei der Papillomatosis lymphostatica klinisch charakteristisch.

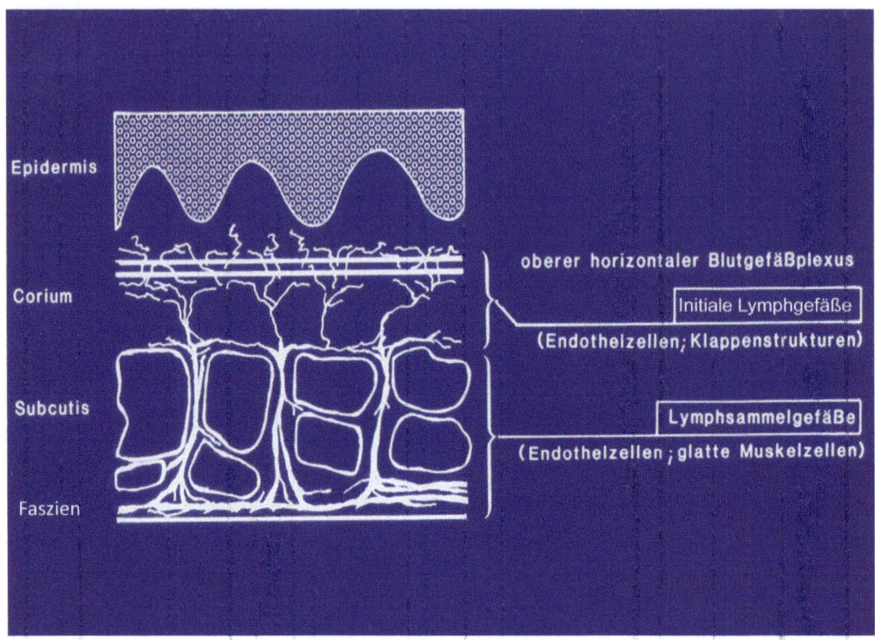

Abb. 12.1 Cutis (Epidermis und Dermis/Corium) sowie Subcutis. Topografische Anatomie des cutanen Lymphgefäßsystems

12

12.3 Was kann bei Kindern aller Altersstufen und Jugendlichen, auch bei Routine-Ganzkörperuntersuchungen, auffallen?

Auch beim unidirektionalen („one-way") Lymphgefäßsystem können embryonal (dysontogenetische) regionale Angiodysplasien auftreten, folglich bei Geburt (kongenital, konnatal) manifest sein und klinisch erkannt werden.

12.3.1 Dysontogenetische Lymphgefäß-Störungen (Malformationen) „Lymphangiectasia circumscripta naeviformis"

Klassisch ist die bislang als „Lymphangioma circumscriptum naeviforme" bezeichnete naevusartige vaskuläre Malformation (Whimster 1976).

Diese besteht darin, dass ein epifasziale, also in der Subcutis gelegener großer und muskelzellstark berandeter Hohlraum („Zisterne") von der regelhaften zentripetalen Drainage abgekoppelt ist und durch erhöhten Innendruck eine retrograde Stauung der von der Haut einlaufenden Lymphgefäße auslöst (Abb. 12.2A und B).

Dies führt auf einer Hautoberfläche von deutlich über 1 cm^2 zu locker verteilten Gruppen vorgewölbter Lymphangiektasien (klinisches Epiphänomen). Spontane fokale Einblutungen persistieren lange in diesen rückgestauten, ansonsten farblich froschlaichartigen Prominenzen (Abb. 12.3). Diese können mechanisch verletzt werden und zum Austreten von Lymphe führen („Lymphorrhoe"), was vom Betroffenen zumeist als sehr unangenehm empfunden wird.

Die durch Lymphektasien geprägte Hautfläche weist in der Regel kein Ödem auf. Offenbar haben dort genügend initi-

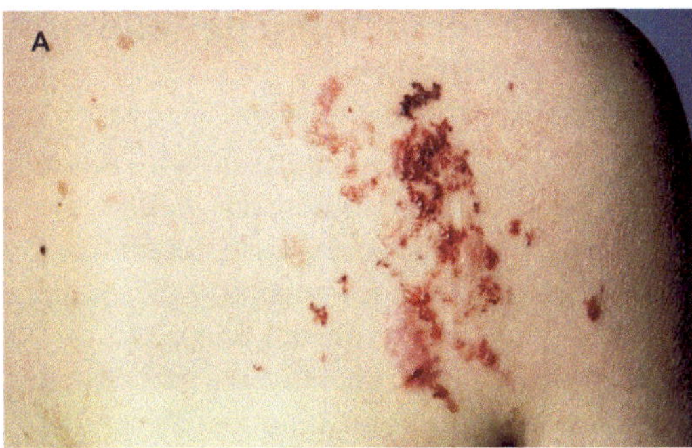

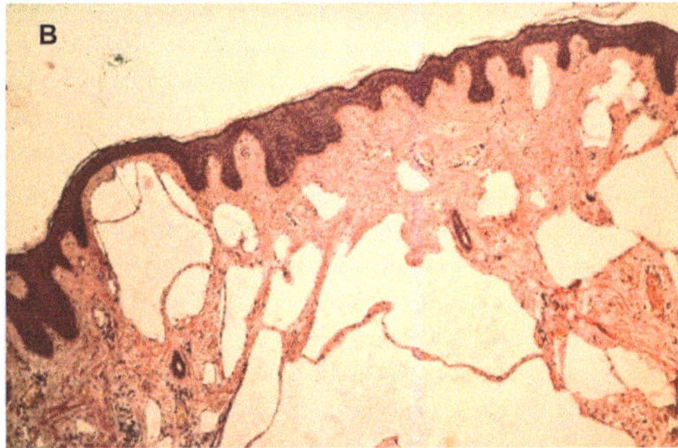

Abb. 12.2 **Sog. Lymphangioma circumscriptum naeviforme (Brustwand, 10-jähriges Mädchen)** (A) Dysontogenetische Fehlbildung: Retrograd gestaute und ektatische, teils die Hautoberfläche vorwölbende präformierte Lymphgefäßabschnitte in der Dermis (hell-transparenter Inhalt). Vielfach erfolgte Einblutungen, kein assoziiertes Lymphödem, prall-elastische subcutane Schwellung („Lymphzisterne"). (B) Histologisch: Rückgestaute initiale Lymphgefäßräume in der ansonsten nicht-lymphödematösen Dermis, fokal die Epidermis vorwölbend

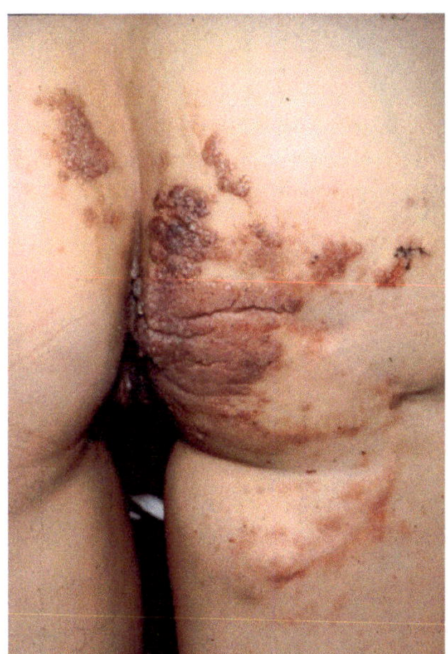

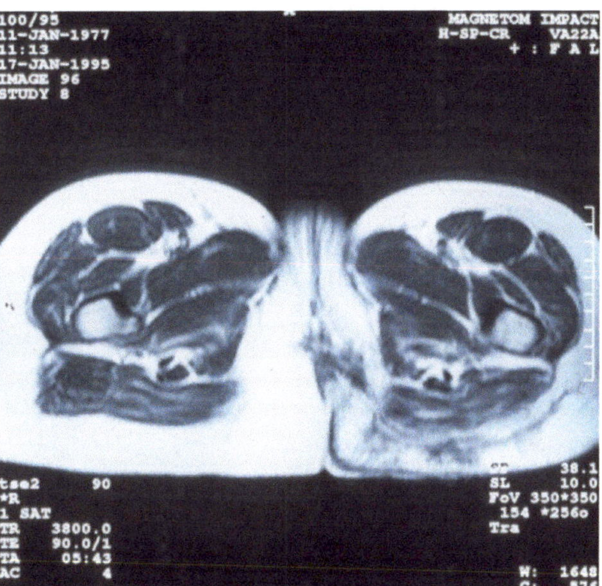

Abb. 12.3 **Sog. Lymphangioma circumscriptum naeviforme**. Links: An der Gesäßregion erkennbare ausgedehnte gruppenartig konfigurierte, teils eingeblutete Lymphangiektasien, darunter tiefliegende Weichgewebeschwellung („Lymphzisterne") bereits klinisch erkennbar. Rechts: Axiale nicht-fettunterdrückte MRT-Aufnahme in T2-Wichtung (Fettgewebe und Flüssigkeit hell) mit Darstellung der cutanen Veränderungen (verdickte Cutis) und der tiefgreifenden Veränderungen im subcutanen Fettgewebe rechts gluteal, bis nach perineal reichend. (Legende mit freundlicher Unterstützung durch Christian Pieper, Bonn)

ale dermale Lymphgefäße ungestörten Anschluss an drainierende tiefere Lymphkollektoren.

Diese primär in der Subcutis vollzogene dysontogenetische Störung ist somit keine allgemein-pathologisch tumorhafte Krankheit, sondern eine vaskuläre Malformation. Die korrekte Terminologie aus dermatologisch-klinischer Sicht wäre „Lymphangiectasia circumscripta naeviformis", wenngleich der eigentliche pathologische Fokus mit der Lymphzisterne tief im Weichgewebe liegt. Die somit unterhalb der Fläche mit Lymphangiektasien zu vermutende Lymphzisterne wölbt die Haut kuppelförmig vor und ist auch z. B. an der Thoraxwand als prall-elastische Masse gut zu tasten.

Ultraschall und MRT sind beweisend und als präoperative Grundlage für die Exstirpation der drainageunfähigen subcutanen Lymphzisterne wichtig.

12.3.2 Eine Sonderform am Hals

Das sog. Hygroma colli (engl. Cystic hygroma) ist gewissermaßen eine identische vaskuläre Malformation in der Subcutis des Halses, aber ohne Rückstau in die Dermis und somit ohne oberflächlich prominente Gruppen von Lymphangiektasien (◘ Abb. 12.4).

12.3.3 Untersuchung des äußeren Genitales

Ganzkörper-Untersuchungen von Kindern und Jugendlichen sollten das äußere Genitale nicht konfliktscheu ausnehmen, da Gewebszunahmen an Penis und Scrotalhaut sowie Vulva leicht optisch und palpatorisch zu erfassen und frühzeitig korrekt als chronisches Lymphödem diagnostiziert werden können (◘ Abb. 12.5 und 12.6).

Nicht-drainagefähige raumfordernde vaskuläre Malformationen mit Lymphtransportstop im kleinen Becken sind als sicher zu vermuten.

Lokalisation und Ausdehnung solcher dysontogenetischer Malformationen sind durch nicht-invasive Bildgebung (Ultraschall inklusive Duplex und MRT) exakt feststellbar, von Blutgefäßen differenzierbar und die Grundlage therapeutischer Überlegungen und Entscheidungen.

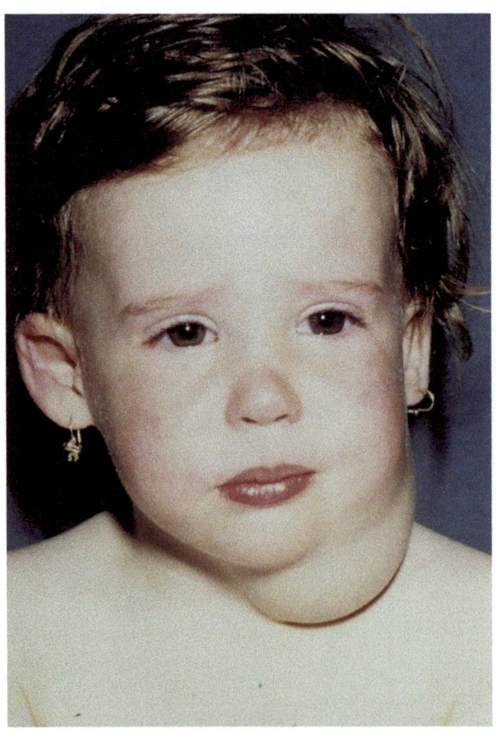

◘ **Abb. 12.4** **Hygroma colli**. Zystische lymphovaskuläre Fehlbildung in der Subcutis. (Originalbildmaterial 90er-Jahre)

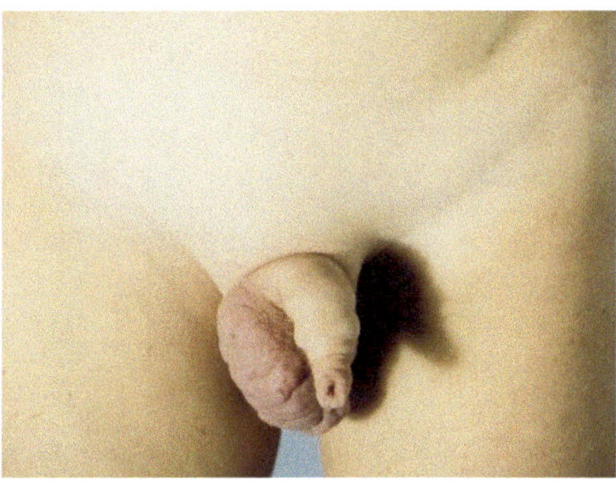

Abb. 12.5 **Lymphödem des kindlichen äußeren Genitales**. Hautverdickung am Scrotum und mit Konturveränderung am Penisschaft

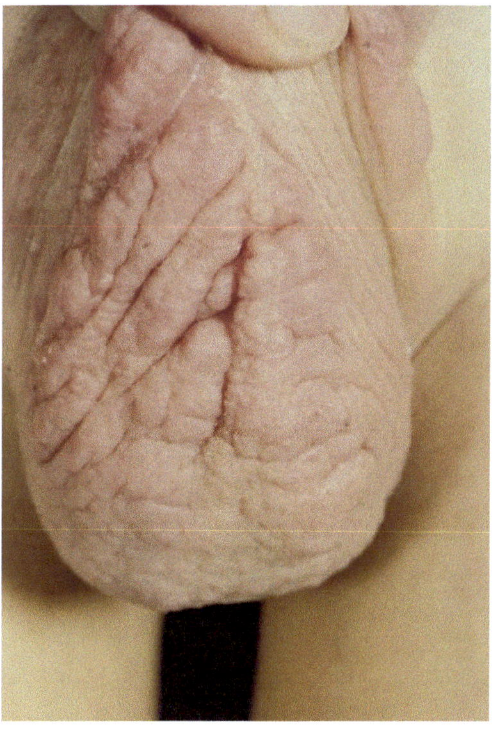

Abb. 12.6 **Genital-Lymphödem beim Kind**. Scrotalhautverdickung mit Reliefbildung

12.4 Welche erworbenen Lymphangiektasien gibt es bei Erwachsenen?

12.4.1 „Lymphangiectasia superficialis"

Bei Erwachsenen sind vorzugsweise zwei anatomische Hautregionen auf der Suche nach erworbenen Lymphangiektasien zu inspizieren:

- Achselhöhlen
- Äußeres Genitale

Diese sind immer ein gewisses klinisches Alarmzeichen, da sie auf ein latentes (subklinisches) Lymphödem durch einen Lymphtransportstop in der geweblichen Tiefe hinweisen und den Verdacht auf ein zugrunde liegendes tumorbedingtes sekundäres Lymphödem schüren.

Die froschlaichartigen oberflächlichen isolierten und gruppierten „Bläschen" sind folglich auf größerer als über 1 cm^2 Hautoberfläche verteilt, können Einblutungen aufweisen und auch rupturieren und zu lästigen anhaltenden Lymphorrhoen führen (Abb. 12.7). Histologisch zeigen sich im Stratum papillare der Dermis deutliche kugelförmige Ektasien präexistenter initialer Lymphgefäße (durch Rückstau und intravasale Druckerhöhung). Es handelt sich jedenfalls nicht um einen gutartigen Tumor durch lokal vermehrte Gefäße. Deshalb ist der im internationalen Schrifttum immer noch häufig gebrauchte Terminus „Lymphangiom" nicht korrekt. Es handelt sich um eine erworbene „Lymphangiectasia superficialis".

12.4.1.1 Was ist wichtig und erforderlich?

Die Ursache des sicheren unterlegten Lymphödems ist zügig zu ergründen:

- Nur Folge von Tumoroperation und/oder Bestrahlung oder
- primärer lokoregionärer Tumorverdacht bzw. Lokalrezidiv/Tumorprogression?

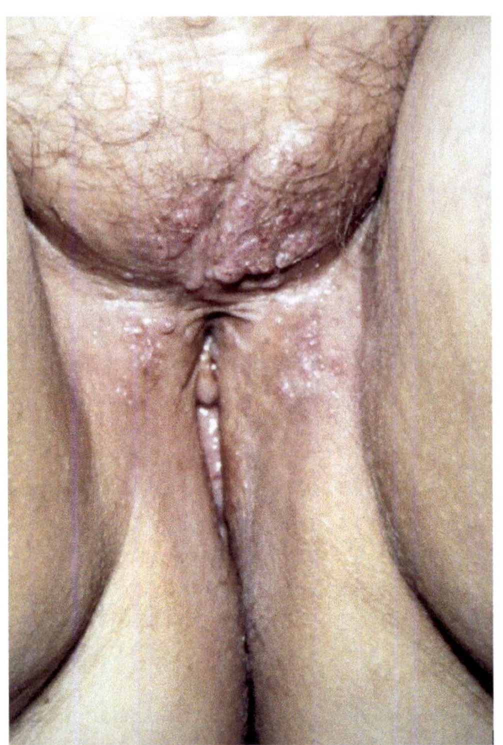

Abb. 12.7 **Lymphangiectasia superficialis.** Erworbenene, symmetrisch auf der lymphödematösen Vulva disseminierte bläschenartige Prominenzen mit hellem Inhalt

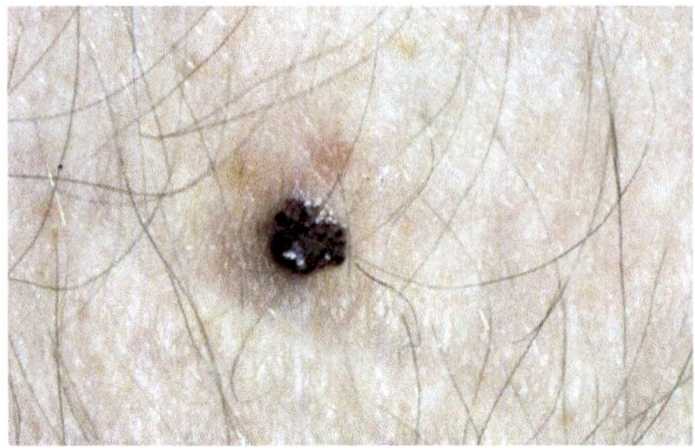

Abb. 12.8 **Lymphangioma circumscriptum superficialis.** Gruppierte vermehrte (=„Angiom") initiale Lymphgefäße (auf Fläche unter 1 cm^2) mit akuter Einblutung

12

Anamnese, detaillierte klinische Untersuchung, bildgebende Verfahren, auch eine Hautbiopsie sind erforderliche Maßnahmen.

12.4.2 „Echte" Lymphangiome der Haut: Lymphangioma circumscriptum superficiale

Dieses Lymphangiom hat mit einem Lymphödem nichts zu tun. Es handelt sich um eine zunächst recht unscheinbare Gruppe von kleinen kugelförmig über das Hautniveau erhabenen Gefäßabschnitten mit transparentem Inhalt auf einer Hautfläche von unter einem 1 cm^2 (Abb. 12.8). Die vermehrten Lymphgefäße bilden ein Konvolut im oberen Corium knapp unterhalb der Epidermis. Das begründet den Terminus Lymphangioma circumscriptum superficiale als gutartigen lymphovaskulären Tumor der Haut.

Die vermehrten Gefäßräume sind nicht an das normale drainierende Lymphgefäßsystem der Dermis angeschlossen, jedenfalls nicht Lymphödem-assoziiert. Charakteristisch sind der schwankende Innendruck mit variablem Volumen und nicht selten eine akute Einblutung mit Farbumschlag von hellgelb nach rot/schwarz, was Besorgtheit beim Patienten und auch dem Arzt auslöst. Häufig wird der Verdacht auf ein Malignes Melanom geäußert.

Fachärztlich lässt sich klinisch und präoperativ durch Auflichtmikroskopie die Diagnose eines eingebluteten Lymphangioms einfach und sicher stellen.

12.5 Chronisches Lymphödem: Welche Folgen an Haut und Subcutis?

12.5.1 Elephantiasis

Dieser historische Terminus (Ryan 2009) wird heute eher als unangemessen rüde empfunden. Was verbirgt sich hinter dem heute noch international angewandten klinisch geprägten Begriff?

Dieser bemüht die Phänokopie eines Elephantenbeins („Dickhäuter!") (Abb. 12.9)

- Säulenform
- Konturierte Oberfläche: baumrindenartig
- Verdickte Haut und Subcutis: partielle Extremitätenhypertrophie
- Volumenzunahme: (vertikal und zirkumferentiell gleichmäßig) des Weichgewebes bei chronischem Lymphödem durch „Protein-Fibrose" und wohl auch Fettgewebsvermehrung

Klinisch können extreme Hautfalten und monströse Körper-Konturen z. B. am äußeren männlichen Genitale entstehen.

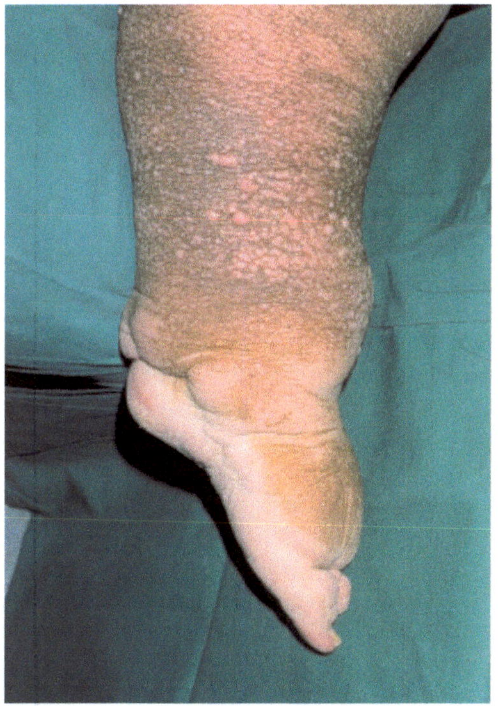

Abb. 12.9 **„Elephantiasis".** Phänokopie eines Elephantenbeins: Säulen-Form, Hautverdickung, grobes Hautrelief, Faltenbildung

12.5.2 Papillomatosis lymphostatica und ihre mikrobielle Besiedlung

Diese tritt immerhin in 30 % aller durch ein chronisches Lymphödem Betroffener auf, besonders am Unterschenkel und Füßen (Abb. 12.10a), auch an Amputationsstümpfen (Beine 2015). Es handelt sich um eine reaktive Fibrose der mittleren und unteren Dermis ohne wesentliche Veränderungen am lokalen Blut- und Lymphgefässsystem. Diese Kollagenmassenzunahme der Dermis wird formbestimmend für die Hautoberfläche. Hier entwickeln sich haut- oder rosafarbene prominente Noppen als echte Papillome (über 90 % der Fälle), meist in Inseln und Beeten (Abb. 12.10b). Die Epidermis kann durch Hyperkeratosen mitbeteiligt sein, selten dünne und spitze bizarre Horn-Spiculae bilden (Wohlrab et al. 2000).

12.5.2.1 Bakterielle Kontamination

Zwischen den Noppen sind zwangsläufig schmale mehr oder minder tiefe Hauteinsenkungen („Krypten") etabliert. Hier kommt es zur Retention von Keratin, Hautsekreten von Epidermis und Anhangsgebilden und Ansammlungen von Bakterien. Diese sind etwa hälftig Gram-positive wie -negative Bakterien der harmlosen Standortflora der Haut, fakultativ aber auch pathogene Enterobakterien, welche jedoch fast nur nicht-pathogene Kommensalen sind. Sie bieten glücklicherweise keine Risiken für komplikative Weichgewebeinfektionen, wie z. B. Erysipele. Der erhebliche und sehr offensive Geruch schränkt die individuelle Lebensqualität allerdings erheblich ein.

Lokale Faden- und Sprosspilze werden in den okklusiven Krypten erstaunlicherweise eher selten nachgewiesen.

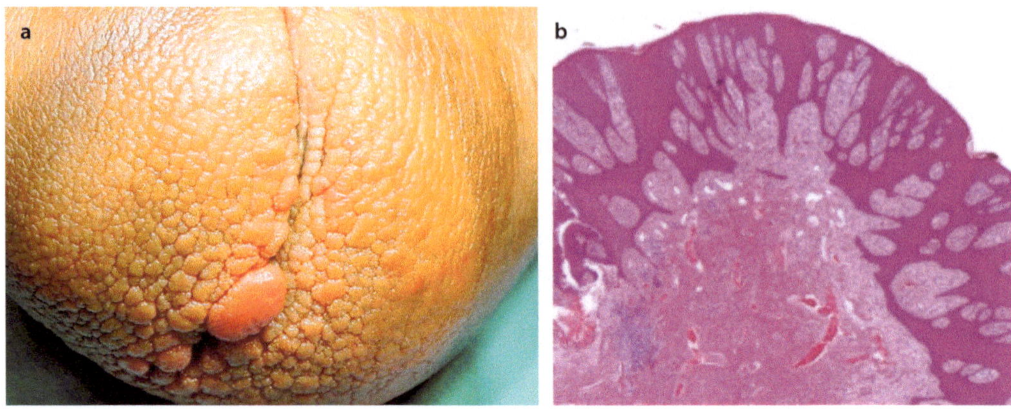

Abb. 12.10 **Papillomatosis lymphostatica**. **a**. Amputationsstumpf, auf induriertem Hautareal zusätzliche noppenartige prominente Knötchen. **b**. Histologie: kugelartige Kollagenvermehrung in der mittleren und unteren Dermis. Darüber obere Dermis mit ektatischen initialen Lymphgefäßen und darüber stark hyperplastische Epidermis

12.5.2.2 Abrasive Therapie

Die Fibrose erfasst nur die mittlere und tiefe Dermis und gering die obere Subcutis, aber nicht das Stratum papillare (obere Dermis). Deshalb ist diese meist klinisch unterschätzte dermale Komplikation bei chronischem Lymphödem („noppenartige Fibrose on top!“) eine ideale Indikation für eine sehr effektive operative Therapie: kombiniertes Shaving und Dermabrasion. Die Reepithelisierung auf den recht großen und nunmehr ebenen Wundflächen tritt zumeist ganz rasch und spontan ein. Eine narbenlose Abheilung ist das Resultat der dermatochirurgischen Behandlung. Die symptomatische Therapie des Lymphödems bleibt davon unberührt.

12.6 Lipohypertrophie und Lipohyperplasie

Sicher genetisch determinierte, an den Extremitäten bilateral und symmetrisch manifestierte Vermehrungen des subcutanen Fettgewebes betreffen überwiegend Frauen und sind erheblich physisch und psychisch belastende Störungen der Körperfigur („Dysfiguration“). Fälschlicherweise werden diese sogenannten Lipohypertrophien den Formveränderungen der lymphologischen Krankheitsbilder zugeordnet (Herpertz 1993). Sie haben ebenso nichts mit einer ernährungsbedingten Adipositas zu tun, die dominierend den Stamm mit der Bauchregion betrifft und durch strikte Gewichtsreduktion auch rückbildungsfähig ist, sich allerdings individuell einer Lipohypertrophie hinzugesellen kann.

Q&A Peter Mortimer

Lymphoedema, lipohyperplasia, so called lipohypertrophy, adipositas – clinically easy to discriminate? Or do even you sometimes have difficulties? What helps?

Fluid pits and fat doesn't. MRI is the best way to differentiate.

Es handelt sich um eine durch Hungern nicht reduzierbare, schicksalhafte und allgemein als „unschön“ empfundene symmetrische Fettgewebsvermehrung an der Gesäßregion, den oberen und unteren Extremitäten mit unterschiedlicher flächenhafter Ausdehnung. Sie manifestiert sich im Kindes- und Jugendlichenalter und ist immer asymptomatisch, löst keine lokalen Schmerzen aus. Allein aus kosmetischen Gründen wäre eine Fettgewebsreduktion durch Liposuktion gerechtfertigt, um in Verbindung mit ernährungsmäßiger Reduktion oder Verhinderung einer zusätzlichen Fettgewebsvermehrung (Adipositas) per „Liposkulptur" ein ansehnliches Körperbild operativ herzustellen.

12.6.1 Die Lipohyperplasie und ihre Folgen

Es gibt aber Erkenntnisse, dass auch die Zellzahl zugenommen hat; hier wäre allgemein-pathologisch dann von einer Lipohyperplasie zu sprechen. Hinzu kommt, dass bei Lipohyperplasie mit zwei lymphologischen Komplikationen zu rechnen ist. Beide sind erheblich subjektiv belastend: Die Lipohyperplasia dolorosa (LiDo) (Historisch: „Lipödem") und die Lipohyperplasia dolorosa mit sekundärem Lymphödem (Historisch: Lipolymphödem).

Die LiDo ist durch das Symptom „spontaner und mechanisch auslösbarer lokaler Druckschmerz" charakterisiert und somit definierbar als „symptomatische Fettverteilungsstörung" an den Extremitäten. Nicht nur Beine, auch Arme sind derart betroffen (▶ Kap. 21–24). Hypertrophes Fettgewebe und Adipositas schmerzen dagegen nicht. In sehr seltenen Fällen kann sich zusätzlich zur Lipohyperplasia dolorosa zumeist an einem der beiden Beine ein sekundäres Lymphödem entwickeln. Dieses ist klinisch als fortan chronisches Lymphödem an einem Fußrücken, auch an den Zehen, sehr gut im Vergleich mit dem anderen Fuß erkennbar (◻ Abb. 12.11).

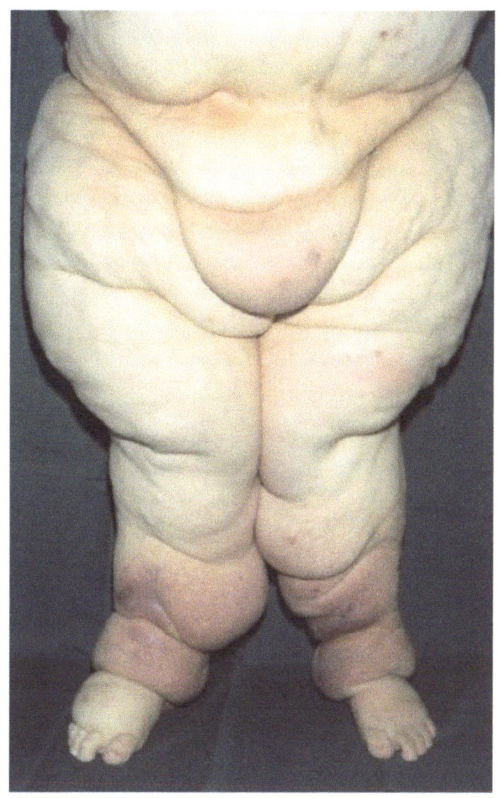

◻ **Abb. 12.11 Symmetrische Verteilung anlagebedingter Fettgewebsvermehrung („Lipohyperplasie") und erworbene Adipositas.** Kein Säulenbein wie bei chronischem Lymphödem, sondern überhängende Hautfalten im Knöchelbereich. Zusätzliches einseitiges sekundäres Lymphödem am rechten Fuß

12.7 Mit welchen, unter Umständen bedrohlichen Komplikationen ist beim chronischen Lymphödem zu rechnen?

12.7.1 Kontaktekzeme

Unbedingt zu vermeiden sind akute allergische oder irritative Kontaktekzeme.

Klinisch fällt ein akutes allergisches Kontaktekzem durch juckende und nässende rote Papel auf, die über die Auftragungsfläche hinaus zumeist deutlich „streuen" (◻ Abb. 12.12).

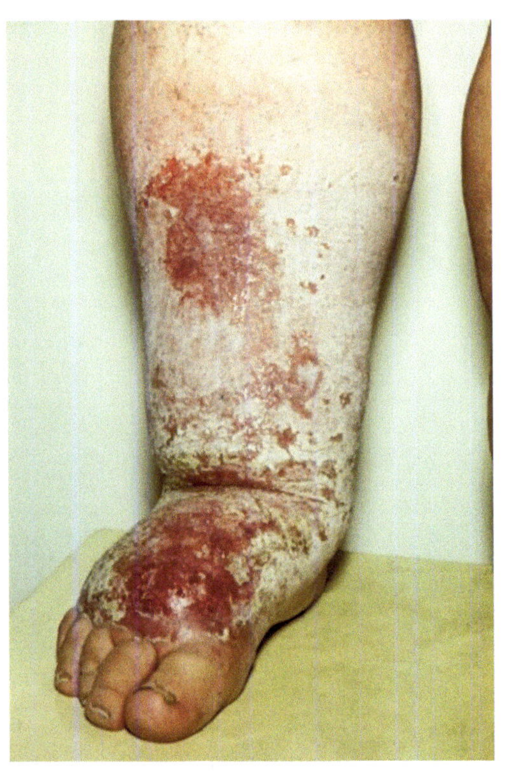

Abb. 12.12 **Akutes allergisches Kontaktekzem auf chronischem Lymphödem.** Nässende erythematöse Papeln mit Streuung

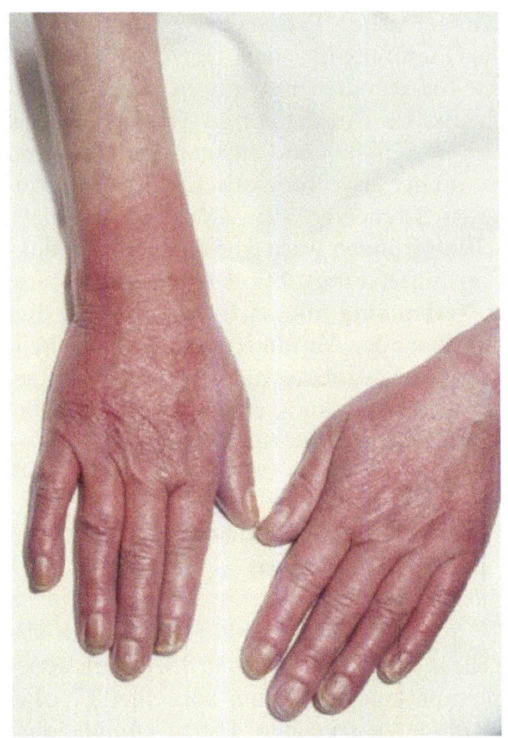

Abb. 12.13 **Akutes subtoxisch-irritatives Kontaktekzem.** Keine Exsudativ-Papeln mit Streuung, sondern scharf begrenztes Erythem auf dem Kontaktort des Irritans

Dagegen ist ein akutes irritatives Kontaktekzem („Reizdermatitis“) auf den Auftragungsort beschränkt (keine Steuherde!), häufig durch eine verbandsmäßige Okklusion verstärkt, zeigt keine Papeln, sondern ist durch Rötung, Schwellung, Nässen und manchmal auch Blasen charakterisiert (Abb. 12.13).

Die pflegende Behandlung der lymphödematösen Haut ist Bestandteil der Komplexen physikalischen Entstauung (KPE).

- Ein ungerichtete, frequente, gar „zwanghafte“ topische Therapie mit wirkstoffhaltigen Salben, Cremes und Lotiones ist zu unterlassen.
- Antibiotika-Anwendungen auf der Haut bieten das hohe Risiko der Sensibilisierung („Allergisierung“), nur Antiseptika sind vertretbar.
- Kreuzblütler (Asteraceen)-Extrakte (z. B. Arnika, Schafgarbe, Mutterkraut) sind ebenso bedenkliche pflanzliche Allergene.
- Selbst wirkstofffreie Externa können durch Salbengrundlagen (z. B. Wollwachsalkohole) als Kontaktallergen wirken.

> **KeyNote**
>
> Erythematöse Fläche mit juckenden und nässenden, an den Rändern streuenden Papeln:
> - Akutes allergisches Kontaktekzem!
>
> Keine Papeln, sondern Rötung, Schwellung, Nässen und manchmal Blasen:
> - Akutes irritatives Kontaktekzem („Reizdermatitis")

Bei beiden Ekzemen mit erheblicher lokaler akuter bis subakute Entzündung ist das Problem für ein bestehendes Lymphödem offenkundig:
- Die lokale Zunahme der lymphpflichtigen Last (Wasser und Albumine).

Eine kontinuierliche, ansonsten effektive KPE sollte man nicht durch die leichtfertige Förderung von Kontaktekzemen konterkarieren.

> **KeyNote**
>
> Bei der regelmäßigen pflegenden „topischen Therapie" als Teil der KPE ist auf inzwischen entwickelte akute allergische oder irritative Kontaktekzeme zu achten. Es droht die unnötige Erhöhung der lymphpflichtigen Last!

12.7.2 Erysipel

Rezidivierende Erysipele in gleicher anatomischer Region müssen immer den Verdacht auf ein isotopisches chronisches oder (etwas schwerer klinisch erkennbares) latentes Lymphödem wecken.

Atypische klinische Bilder mit patch-artiger Konfiguration (Abb. 12.14), fehlendes begleitendes Fieber oder der Befall des äußeren Genitales sind Ursachen für eine diagnostische Fehleinschätzung. Hier sollte auf eine indikative CRP-Erhöhung geachtet werden (► Kap. 25 und 26).

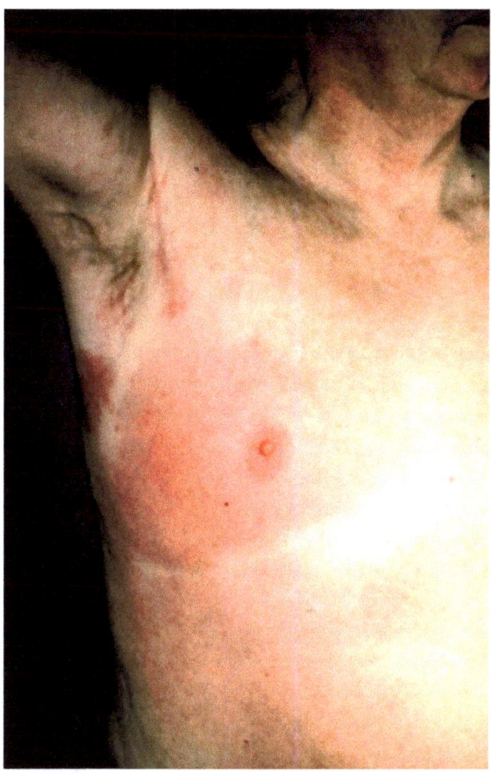

Abb. 12.14 **Atypisch konfiguriertes Erysipel der Brustwand.** Keine scharf begrenzte Erythemfront, sondern patch-artige Verteilung

> **KeyNote**
>
> Bei rezidivierenden Erysipelen immer ein ursächliches Lymphödem verdächtigen. Atypische Klinik nicht selten. Wichtiges Labormerkmal: CRP-Erhöhung. Häufige Fehleinschätzung bei Befall des äußeren Genitales.

12.7.3 Lymphödem-assoziiertes Angiosarkom (Stewart-Treves-Syndrom)

Dieser clusterartig auftretende maligne Gefäßtumor mit schlechter Prognose quod vitam imponiert zunächst als unscheinbar gruppierte, vermeintliche Hämatome. Eine unverzügliche Diagnosesicherung ist absolut geboten.

12.7.3.1 Klinik, Entwicklung und Diagnostik des Häm-Angiosarkoms

Die maligne Gefäßproliferation beginnt an der ehedem Corium-Subcutis-Grenze, breitet sich dann aber infiltrierend und destruierend durch die Dermis wachsend an die Hautoberfläche aus, bildet dann schließlich ulcerierte blau-schwarze hämorrhagische Knoten (◘ Abb. 12.15). Eine tiefe (!) Hautbiopsie, am besten mit dem Skalpell ist der alternativlose Weg zur raschen Diagnose.

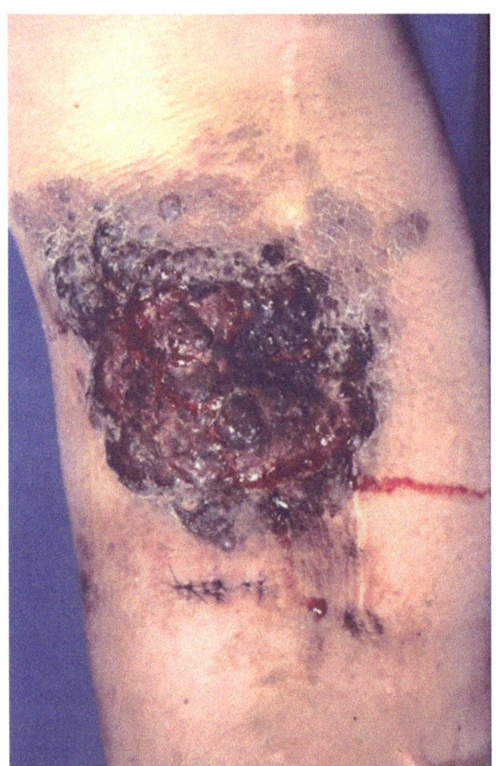

◘ **Abb. 12.15 Lymphödem-assoziiertes Angiosarkom (Stewart-Treves-Syndrom).** Gruppen von hämatomartigen Flecken und ulcerierten Knoten

Der bösartige Tumor entwickelt sich ganz offenkundig aus Blutendothelzellen, ist somit als Häm-Angiosarkom auf dem Boden eines chronischen Lymphödems (Latenz 10–12 Jahre) und nicht als „Lymph-Angiosarkom“ zu denominieren (Marsch 1987).

Klinisch und formalpathogenetisch steht dieser Tumor dem Kaposi-Sarkom („Sarcoma haemorrhagicum idiopathicum multiplex“), insbesondere dem endemischen Typ, also nicht dem HIV-assoziierten KS nahe, der interessanterweise bei Befall am Unterschenkel und Fuß nicht selten mit einem lokalisierten Lymphödem einhergeht.

12.7.3.2 Therapie

Der Wunsch nach einer zunächst die Extremität erhaltenden therapeutischen Maßnahme führt zur Leitlinien-basierten Abwägung von Chemo- und Strahlentherapie.

KeyNote

Alarmierend: Persistierendes, gar in Gruppen (Clustern) angeordnetes „Hämatom“ auf lange bestehendem Lymphödem: Verdacht auf Lymphödem-assoziiertes Angiosarkom. Eine unverzügliche Diagnose durch tiefe Hautbiopsie ist notwendig.

Q&A Peter Mortimer

What are your empirical or even epidemiological data-based results after decades of special lymphological service including surveillance in the UK? Is the incidence of life-threatening lymphoedema-associated angiosarcoma (Stewart-Treves) in decline?

Our database is not as good as I would like it to be. We see many causes of lymphoedema in the clinic from Kaposi sarcoma to granulomatous disease e.g. anogenital granulomatosis, to pre-tibial myxoedema. In my experience, Stewart-Treves syndrome is not in decline.

12.8 Welche Besonderheiten bei chronischem Lymphödem sollte man kennen?

12.8.1 Chronisch-venöse Insuffizienz

Lymphologische Unterschätzung bei Chronisch-venöser Insuffizienz (CVI):

Diese ist eine häufige Erkrankung, an Bein und Fuß manifestiert und zu einem Ulcus cruris venosum als schwere Komplikation mit typischer, weil häufigster Lokalisation am Innenknöchel führend. Charakteristisch ist auch die durch venösen Rückstau und Hypertension ausgelöste Fibrose des subcutanen Fettgewebes (Dermatoliposklerose).

Schon vor der Ulcusentstehung sind abendliche Ödeme am distalen Unterschenkel hinweisend auf eine CVI.

- Persistierende lokale Ödeme zeigen an, dass die lokale lymphovaskuläre Drainagefähigkeit überschritten ist.

Mit der Zeit wird die Lymphgefäßfunktion eingeschränkt, sodass ein zusätzliches lokales Lymphödem resultiert (Phlebolymphödem).

Die Senke hinter dem Innenknöchel (Bisgaard Kulisse) sollte dabei durch Inspektion und Palpation beachtet werden. Dieses dort zusätzliche retromalleoläre Lymphödem wird ärztlich eher selten registriert. Es ergeben sich allerdings lymphtherapeutische Optionen bei der häufigen „Volkskrankheit" Phlebödem infolge CVI (ohne und mit venösem Ulcus) sowie peri- und postoperativ bei Ulcus-chirurgischen Eingriffen.

Q&A Peter Mortimer

Lower leg ulcers due to chronic venous hypertension (insufficiency) are quite common and have a characteristic topografic distribution. Does chronic lymphoedema per se also produce penetrating tissue defects of the skin (cutis) and even subcutis? Or, what should be considered in that cases?

Lymphatic insufficiency does not cause ulcers but will make venous ulcers worse. Lymphoedema frequently co-exists with venous ulcers (Phlebolymphoedema) and causes cellulitis (erysipelas). Leakage of lymph can extend wounds through the corrosive effect of the lymph fluid. Oedema is an invariable finding in venous leg ulceration. It is referred to as venous oedema, but the contribution of poor lymph drainage should never be underestimated. In chronic leg ulceration, both the dermal lymphatics in and around the wound as well as the main lymphatic channels within the same leg become compromised, leading to higher rates of wound discharge, cellulitis and lymphoedema (Bull RH, Gane JN, Evans JE, Joseph AE, Mortimer PS. 1993).

12.8.2 Hypodermitis

Ein entzündlich imponierendes Krankheitsbild zumeist bei Frauen mittleren und höheren Alters, in 50 % gar an beiden Unterschenkeln zirkumferenziell ausgebreitet, wird als akute Phase einer Dermatoliposklerose und Komplikation einer CVI auf-

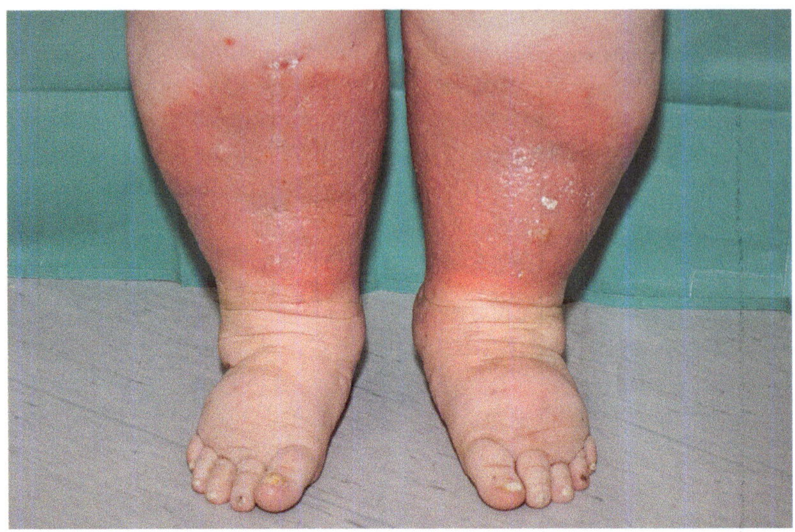

Abb. 12.16 **Sog. Hypodermitis.** Beidseitiges persistierendes circumferenzielles Unterschenkelerythem mit Hyperthermie **(„Pseudo-Erysipel“)**. Mit freundlicher Genehmigung von Dr. Beate Danz, Ilmenau

12

gefasst. Es bestehen üblicherweise ein Phlebolymphödem, lokale Hyperämie, Hyperthermie und Schmerz (Abb. 12.16).

Die etwas diffuse klinische Charakteristik („ill-defined disease“) zeigt sich an der terminologischen Vielzahl: Hypodermitis sclerodermiformis (durch den Erstbeschreiber Huriez 1955), Dermo-Hypodermitis, Sclerosing panniculitis (Reich-Schupke et al. 2009).

Das Problem ist: Jeder phlebologisch Erfahrene kennt das klinische Bild (klassische „Blickdiagnose“) und die naheliegende Einschätzung als bakterielle Weichgewebeinfektion vom Typ eines „mitigierten“ Erysipels („Pseudo-Erysipel“). Beidseitige Erysipele sind extrem selten. Eine CRP-Erhöhung im Serum würde diese Diagnose stützen. Eine per inspectionem vertretbare Differenzialdiagnose ist die eines irritativ-subtoxischen Kontaktekzems (keine peripheren papulösen Streuherde wie beim allergischen Typ!), verstärkt durch Okklusionsverband, schwindet jedoch nach offenem dünnem und feuchtem Umschlag.

Als topische Therapie hat sich die Applikation einer Glukokortikoid-Salbe unter konsequentem Kompressionsverband bewährt. Die ansonsten propagierte systemische Therapie ist etwas erratisch („ex juvantibus“), nämlich antiphlogistisch und gar doch antibiotisch.

12.8.3 Retrograde lymphovaskuläre Metastasierung in die Haut

Sie kann ohne erythematöse Begleitentzündung an der latent lymphödematösen Brustwand nach Mammakarzinom-Operation und Strahlentherapie durch ausgedehnte panzerartige Haut-Induration („Cancer en cuirasse“) auffallen.

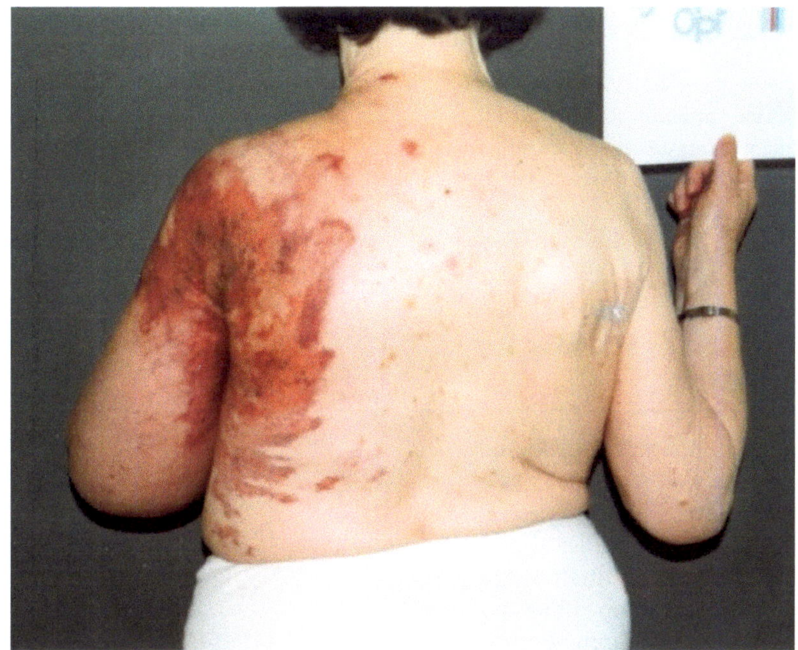

Abb. 12.17 **Erysipelas carcinomatosum cutis nach Mammakarzinom.** (Mit freundlicher Genehmigung aus der Sammlung von Franz Schingale)

12.8.3.1 Erysipelas carcinomatosum cutis: „Lymphangiosis carcinomatosa "

Außer dem Mamma-Carcinom haben Maligne Melanome einen präferenziellen lymphovaskulären Metastasierungsweg.

Unscheinbarer ist ein plötzlich entwickeltes und dann persistierendes Erythem auf lymphödematöser Haut von Malignompatienten, welches eine rasche Hautbiopsie zur Detektion von Tumorzellkomplexen in offenkundig rückgestauten Lymphgefäßabschnitten der Dermis erfordert. Das klinische Bild (allerdings kein Fieber) ähnelt dem eines Erysipels (Wundrose) (Abb. 12.17).

Auch hier führt neben einer lymphozytär vermittelten Entzündung der intravasale Nachweis von Tumorzellen zur prognostisch schlechten Diagnose eines „Erysipelas carcinomatosum cutis". Sehr ungewöhnlich sind retrograde lymphovaskuläre flächenhafte Metastasen auf großer Distanz zum Primärtumor (Abb. 12.18) (Hegemann et al. 2001).

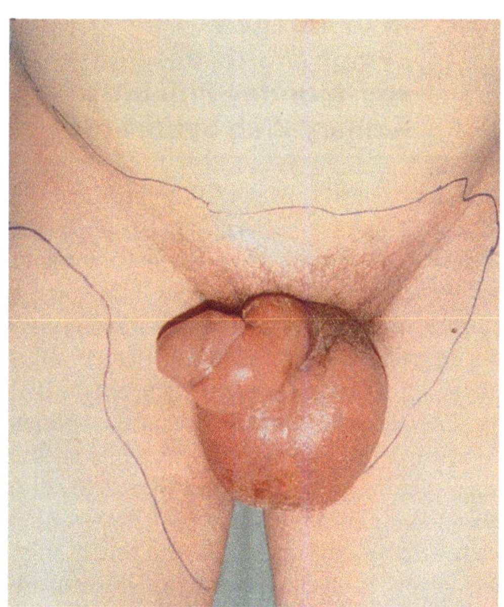

Abb. 12.18 **Erythematöses Malignes Lymphödem.** „Erysipelas carcinomatosum cutis" durch fernes Magencarcinom (!) Klinisch betroffen sind das Genitale und das angrenzenden Weichgewebe (markierte Grenzen)

> **KeyNote**
>
> Persistierende Erytheme auf chronisch lymphödematöser Haut: Retrograde lymphovaskuläre Metastasierung vermuten. Rasche Hautbiopsie absolut notwendig!

12.9 Vermischtes: Seltenes, gar Kurioses. Was sollte man kennen?

Der folgende Abschnitt ist ein kleiner Rekurs auf die Anatomie und Physiologie, also die Struktur und Funktion des Lymphgefäßsystems der Körperhülle, wie es uns die ersten drei Kapitel vermittelt haben.

Wir beginnen mit dem Blick auf die flüssigen und korpuskulären Bestandteile der Lymphe.

12.9.1 Sog. Sklerosierende Kranzfurchen-Lymphangitis des Penis, sog. Mondor-Phlebitis, Axillary Web Syndrome

Aus dem Ultrafiltrat des Bluts gelangen gelöste Proteine in die Lymphe. So auch welche, die bei Bedarf eine Blutgerinnung ermöglichen, grundsätzlich aber einen ungestörten Blutfluss sicherstellen. So enthält die Lymphe auch Fibrinogen, derweil Blutplättchen (Thrombozyten) den interstitiellen Passageraum nicht überwinden können. Fibrinogen ist jedoch in der Lymphe enthalten, allerdings in geringerer Konzentration als im Blutplasma, kann aber dennoch zu einem Gerinnungsthrombus führen. Offenbar ist die Schwelle für einem Fibrinthrombus im unidirektionalen Lymphgefäßsystem aus guten biologischen Gründen hoch, um die vitale Funktion der Gewebedrainage lebenslang sicherzustellen. Lymphthrombosen treten sehr selten auf, offensichtlich unter besonderen lokalen Bedingungen in Lymphkollektorabschnitten. Klinische Beispiele sind Erkrankungen mit historisch bedingter bizarrer Terminologie, die sog. Sklerosierende Kranzfurchen-Lymphangitis des Penis (◘ Abb. 12.19) (Marsch et al. 1982) und die sog. Mondor-Phlebitis („Phlébite en fil de fer") an der lateralen Thoraxwand (Marsch et al. 1986).

Bei beiden können okkludierende Fibrinthromben in Lymphkollektor-Lumina detektiert werden. Der Lymphstau führt zu deutlicher Wandverdickung auf gewisser retrograder Gefäßstrecke, die klinisch sowohl optisch als auch palpatorisch evident wird („sklerosierend" bzw. „Eisendraht"). Klinisch der Mondor'schen Erkrankung

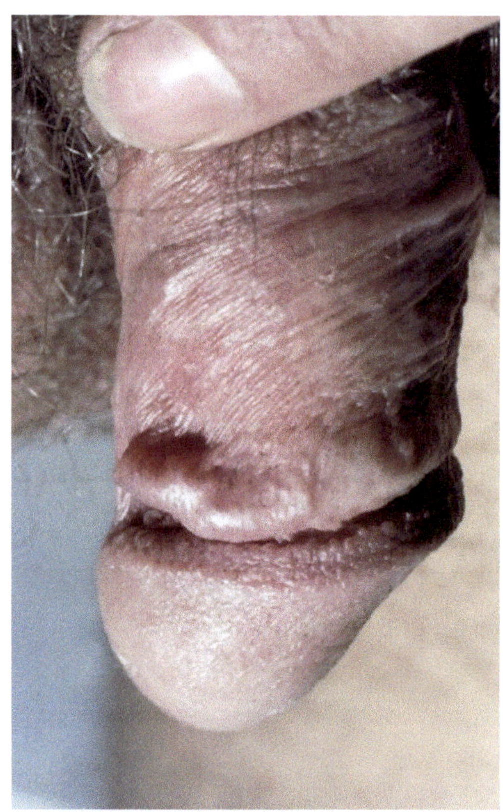

◘ **Abb. 12.19** **Sog. Sklerosierende Kranzfurchen-Lymphangitis**. Eine Fibrin-Thrombose in einem Lymphkollektor-Segment

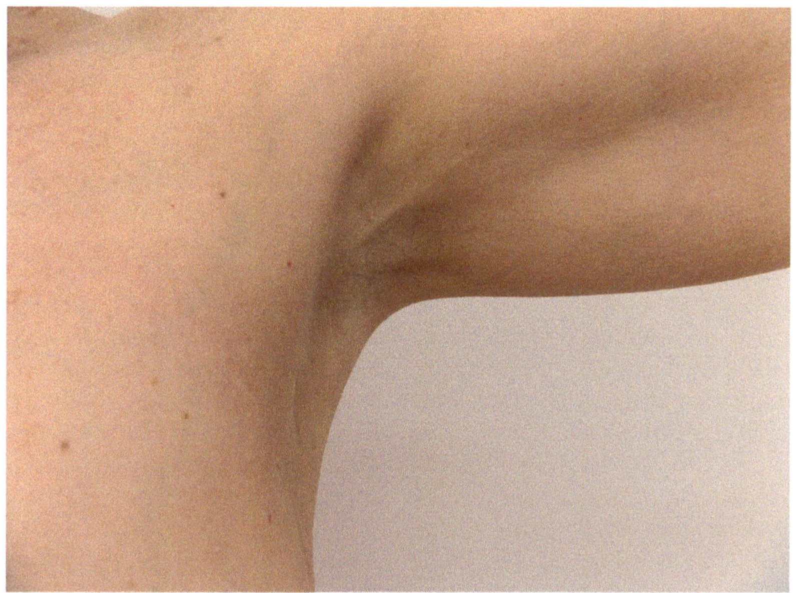

Abb. 12.20 **Axillary Web Syndrome**. Subcutaner derber Strang nach Mammakarzinom-Operation

sehr ähnlich, wenn nicht gar dieser entsprechend, ist das „Axillary Web Syndrome" (Harris 2018). Zumeist 2–8 Wochen nach axillärer chirurgischer Maßnahme bei Mamma-Carcinom entwickelt sich (mit und ohne postoperativem Lymphödem) ein subcutaner, die Schulter-Arm-Bewegung schmerzhaft einschränkender fibröser Strang (Abb. 12.20).

Dieser kann gar über die Achsel hinaus auf den Oberarm, die Ellbeuge bis zur Hand reichen. Geweblich handelt es sich offenbar auch hier um thrombosierte Lymphkollektoren („lymphatic cording"). Die Prävalenz beträgt immerhin 35 %, wenngleich diese Komplikation bemerkenswert wenig bekannt ist. Auch intensiver Sport (Squash) kann die Ursache sein. Der Zustand ist zumeist selbst-limitiert. Manuelle Lösungstechniken sind hilfreich.

Wenden wir uns nun den korpuskulären, zellulären Bestandteilen der Lymphe zu.

12.9.2 „Immunocompromised district" und „Terrain-Phänomen"

In der Haut (Epidermis, Dermis) haben dortige sessile Zellen, sicher gestützt auf ihre embryonale Fähigkeit der Einwanderung in das Ektoderm, immer noch die Potenz, wiederum, jetzt aber zentripetal auf Wanderschaft zu gehen. Das gilt ganz besonders für die zwei dendritisch („verzweigt") konfigurierten Zellen der Epidermis, die Langerhans-Zelle, die in die Haut gelangte Antigene (z. B. potenzielle Kontaktallergene) über Rezeptoren annimmt, die Oberhaut verlässt, dermal in die Initialen Lymphgefäße einwandert und das Antigen dem regionären Lymphknotenparenchym anbietet: antigenpräsentierende Zelle. Die gleiche Route können die gestaltlich ebenfalls dendritischen melaninpigment-bildenden Melanozyten nehmen.

Bei Malignen Melanomen ist ihre präferentielle lymphovaskuläre Metastasierung in die regionäre Lymphknotenstation offenkundig. Wenig bekannt ist aber, dass großflächige kongenitale melanozytäre Naevi („Tierfellnaevi", Zellreiche blaue Naevi) kontinuierlich, aber nur in geringer Zahl ihre gutartigen Pigmentzellen über die afferente Lymphgefäßstrecke an die regionären Lymphknoten abgeben. Anders als beim Einstrom der malignen Melanozyten werden die gutartigen Zellen dauerhaft in der Lymphknotenkapsel angesiedelt und nicht innerhalb des Randsinus oder gar im Rindenparenchym wie bei positivem Wächter-Lymphknoten (Nödl 1979). Der Nachweis von Melanozyten in Strukturen der Lymphknotenkapsel ist also kein Merkmal einer bösartigen Metastasierung.

Wir fragen uns nun, ob das chronische Lymphödem mit dauerhaft gestörter Biochemie und abnormer Morphologie in der Dermis und Subcutis als „Terra nova" auch besondere Besiedlungsoptionen für spezielle Zellen bietet und zwar in flächiger multipler Verteilung („disseminiert").

Das chronische Lymphödem ist ersichtlich ein „immunocompromised district" (Ruocco 2012). So ist die Multilokularität („multiplex") der malignen Entartung von Blut-Endothelzellen in Neo-Angiogenese-Herden an der Dermis-Subcutis-Grenze beim Lymphödem-assoziierten Angiosarkom (Marsch 1987) erklärbar. Dies gilt auch für das endemische, meist mit isotopischem Lymphödem einhergehenden Kaposi-Sarkom durch eine Einschränkung der geweblichen Tumor-Surveillance. Eine Multilokularität von cutan angesiedelten Zellverbänden zeigt sich auch bei einer disseminierten Metastasierung eines Malignen Melanoms selektiv auf einer lymphödematösen Extremität („Terrain-Phänomen") (◘ Abb. 12.21).

Gleichartig ist die dermale Ansiedlung von zahlreichen fettspeichernden Makrophagengruppen (Xanthome), ebenfalls ausschließlich auf lymphödematösem Terrain bei einer Xanthomatosis lymphostatica (Danz et al. 2012).

Wir schauen abschließend auf Besonderheiten der onkologischen und traumatologischen Chirurgie.

12

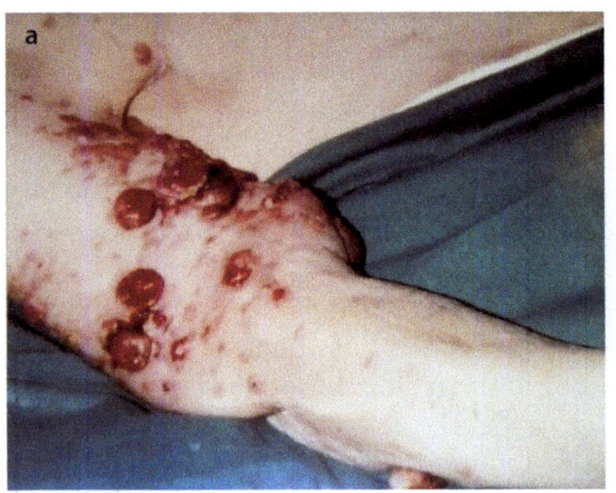

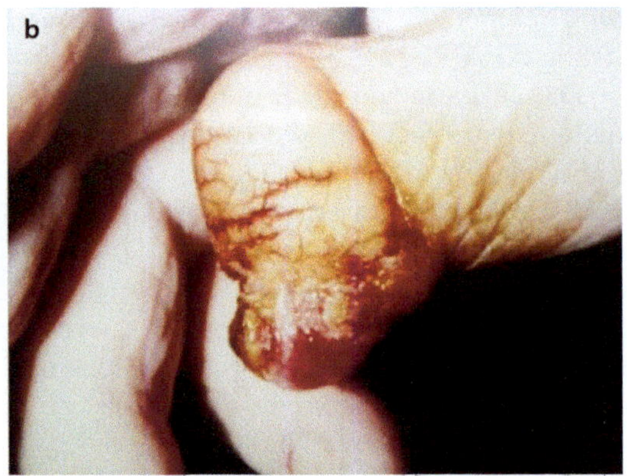

◘ **Abb. 12.21 Das chronische Lymphödem als „immunocompromised district".** Der spektakuläre Fall: An einer Patientin finden sich Hautmetastasen eines Mammakarzinoms am rechten Arm **(a)** sowie **(b)** ein Malignes Melanom des rechten Daumen-Nagel-Apparates. Es zeigen sich eine Vielzahl von exulcerierten Hautmetastasen beider (!) Malignome, disseminiert und selektiv auf lymphödematösem rechtem Arm

12.9.3 Postoperative Lymphocelen

Welche lymphologische Folgen haben nicht-abheilende Gewebetrennungen im Subcutis-Bereich? Lymphgefäßrupturen mit Lymph-Paravasaten, durch lokale operative Eingriffe oder spontan nach einem Unfalltrauma sind die Ursachen von postoperativen Lymphozelen mit gar prolongierter Lymphorrhoe.

Nach ausgedehnten operativen Eingriffen an axillären und inguinalen/iliakalen Lymphknotengruppen ist eine postoperative Saugdrainage zur Ableitung von Hämatomen und Seromen unerlässlich. Dabei fällt auf, wenn sich eine Lymphozele gebildet hat und diese nunmehr länger als 14 Tage eine prolongierte Lymphorrhoe unterhält. Geht diese volumenmäßig an der Saugflasche gut verfolgbar nicht sonderlich zurück, sind intermittierende gering dosierte Strahlenapplikationen in das Weichgewebe zur Abheilung effektiver als sklerosierende Maßnahmen (Stadie et al. 2001).

12.9.4 Morel-Lavallée-Syndrom

Wenig bekannt ist das Morel-Lavallée-Syndrom. Manchmal erst mehrere Jahre nach einem Extremitäten-Trauma entwickelt sich eine subcutane Schwellung. Diese beruht auf einer erlittenen Gewebetrennung („décollement“) zwischen Subcutis und Muskelfaszie, in die Blutbestandteile und Lymphe einsickern („Capsule séro-lymphatique“).

KeyNote

Seltene klinische Krankheitsbilder mit ungewöhnlicher Pathogenese geben uns durchaus wertvolle Einblicke in strukturelle und funktionelle Details für die allgemeine Lymphologie.

12.10 Was sollte man bei der Hautpflege als Bestandteil der KPE beachten?

- Vermeidung einer therapeutischen topischen Polypragmasie (ständig was anderes als Basistherapeutikum und unsinnig versuchte vermeintliche Wirkstoffe).
- Verträgliches Externum (Barriere-protektiv: mit wasserbindenden Stoffen wie niedrig-dosiertem Harnstoff und Lipiden wie Glycerol oder Ceramiden) ohne vermeintlich notwendige zusätzliche Wirkstoffe verwenden und dann beibehalten.
- Glukokortikosteroide („Cortison“) nur kurzfristig (bis höchstens 10–14 Tage), z. B. zur Ekzemtherapie auftragen.
- Keine Antibiotika, nur ggf. Antiseptika, aber keine Farbstoffe, sondern heute bevorzugt Octenidin oder Polyhexanid.

12.11 Kurze Memory-Liste bei Untersuchung von Patienten mit chronischem Lymphödem

Frühe Erkennung von lokalen Erysipelrezidiven
- Fieberschübe? CRP-Erhöhung?

Erkennung und Vermeidung akuter Kontaktekzeme
- Topische Polypragmasie?

Alarmierende Merkmale bei Tumor
- Hautfarbene induzierte Fläche und persistierende Erytheme:
  - Retrograde lymphovaskuläre Hautmetastasierung?
    - Hautbiopsie
- Flächenhafte gruppierte froschlaichartige Teleangiektasien:
  - zentrale Lymphtransport-Blockade
    - MRT
- Hämatomartige Hautverfärbungen:
  - Angiosarkom?
  - Hautbiopsie

12.12 Was ist „lymphologisch“ wichtig zu wissen?

Froschlaichartige „Bläschen“ auf der Hautoberfläche weisen auf subepidermale Lymphangiektasien hin. Diese können Teil einer angeborenen Gefäßmalformation sein, Epiphänomen einer epifaszialen nicht-drainierten prallen Lymphzyste.
Erworbene Lymphangiektasien, besonders an der Haut der Achselhöhle und der äußeren Genitalien, sind Folgen eines dermalen Lymph-Refluxes durch zentrale Blockade des zentripetalen Lymphtransports und ein Hautsymptom eines zumeist larvierten Lymphödems.

Zumeist progrediente Folgen eines chronischen Lymphödems sind zweierlei: Einerseits eine Massenzunahme von Binde- und Fettgewebe, eine faltenartige Vergröberung der Hautoberfläche und Konturveränderung des Beins („Säulenbein“) unter der Phänokopie einer Elephantenextremität („Elephantiasis“).
Andererseits beetartig konfigurierte dermale fibröse Noppen mit Krypten und fakultativer Hyperkeratose: die Papillomatosis lymphostatica. Sie ist eine immer noch zu wenig erkannte, jedoch optimale Indikation für eine operative Maßnahme (Shave-Excision).

In der therapeutischen Begleitung von chronischen Lymphödem-Patienten sollten Rezidive von Erysipelen (klinische Varianten und abortive klinische Präsentation) ebenso vermieden werden wie Akute allergische Kontaktekzeme (erhöhte lymphpflichtige Last) durch inadäquate topische Therapie (Substanzen mit hohem Sensibilisierungspotential, überhaupt „immer mal was Neues“: unnötige „Polypragmasie“).
Eine retrograde lymphovaskuläre Tumorzellausbreitung in die Dermis ist insbesondere am Stamm und dem äußeren Genitale zu vermuten, wenn ein persistierendes Erythem auf latent oder manifest lymphödematöser oder bereits induriert tastbarer Haut auftritt: „Erysipelas carcinomatosum cutis“. Eine Hautbiopsie ist unerlässlich und höchst sensitiv.
Ein chronisches Lymphödem ist ein „Immunocompromised district“, mikrobiologisch klassisch durch die Neigung zu rezidivierenden Erysipelen dokumentiert. Es ist offenbar auch geprägt durch eine eingeschränkte Tumorsurveillance, besonders hinsichtlich einer Blutendothelzell-Neoangiogenese. Das prognostisch immer noch ungünstige Lymphödem-assoziierte Angiosarkom (Stewart-Treves-Syndrom) ist dafür das klassische klinische Beispiel. Nicht schwindende hämatomartige Hautläsionen sind alarmierende Zeichen und bedürfen der unverzüglichen histologischen Klärung.
Ein „elitäres Schmankerl“ zum Schluss: Lymphe ist in der Lage, Fibrinthromben in Lymphkollektoren zu bilden.

Literatur

Beine M (2015) Papillomatosis lymphostatica: Häufigkeit, Klinik, Histologie und Mikrobiologie. Dissertation, Med. Fakultät der Martin-Luther-Universität, Halle (Saale)

Bull RH, Gane JN, Evans JE, Joseph AE, MortimerPS (1993). Abnormal lymph drainage in patientswith chronic venous leg ulcers. J Am AcadDermatol 28(4):585–90

Danz B, Stadie V, Marsch WC, Fiedler E (2012) Lymphostatic xanthomatosis: localized xanthomas in primary lymphedema. J Dermatol 39:805–806

Harris SR (2018) Axillary web syndrome in breast cancer: a prevalent but under-recognized postoperative complication. Breast Care (Basel) 13:132–135

Hegemann B, Helmbold P, Marsch WC (2001) Genital inflammatory lymphedema: peculiar microvascular long. distance metastasis of gastric carcinoma. Br J Dermatol 144:419–420

Herpertz U (1993) Ödeme und Lymphdrainage. Diagnose und Therapie von Ödemkrankheiten. Schattauer, Stuttgart

Marsch WC, Schmidt RF, Stüttgen G (1982) Lymphangiofibrosis thrombotica occlusiva des Penis. Hautarzt 33:315–320

Marsch WC, Haas N, Stüttgen G (1986) „Mondor's phlebitis "- a lymphovascular process. Light and electron microscopic indications. Dermatologica 172:133–138

Marsch WC (1987) Das Stewart-Treves-Syndrom: ein Hämangiosarkom bei chronischem Lymphödem. Ultrastrukturelle Analyse differenter klinischer Entwicklungsstadien. Hautarzt 38:82–87

Marsch WC (2005) Lymphgefäßsystem und Haut. Orthologie, Klinik und Pathologie. Hautarzt 56:277–295

Nödl F (1979) Spindelzelliger blauer Naevus mit Lymphknoten- „Metastasen". Arch Dermatol Res 264:179–184

Reich-Schupke S, Kreuter A, Altmeyer P, Stücker M (2009) Fehldiagnose Erysipel: Hypodermitis – Fallserie und Literaturübersicht [also English online version]. J Dtsch Dermatol Ges 7:222–226

Ruocco V (2012) The immunocompromised district: how the pieces of the puzzle gradually fell into place. Clin Dermatol 32:549–552

Ryan TJ (2009) Elephantiasis, elastin, and chronic wound healing: 19th century and contemporary viewpoints relevant to hypotheses concerning lymphedema, leprosy, erysipelas, and psoriasis–review and reflections. Lymphology 42(1):19–25

Stadie V, Preusser KP, Marsch WC (2001) Die postoperative Lymphorrhoe nach onko-chirurgischen Eingriffen an der Axilla und Inguinalregion. Lymph Forsch 5:65–67

Whimster IW (1976) The pathology of lymphangioma circumscriptum. Br J Dermatol 94:473–486

Wohlrab J, Herrmann A, Marsch WC (2000) Papillomatosis lymphostatica – Ätiopathogenese, klinische Erscheinungsbilder, Diagnostik und Therapie. Lymph Forsch 4:61–68

Phlebologie

Christoph Ploenes

Inhaltsverzeichnis

M. E. Cornely et al. (Hrsg.), *Angewandte Lymphologie*,
https://doi.org/10.1007/978-3-662-61452-5_13

13.1 Welche anatomischen und physiologischen Grundlagen sind klinisch unerlässlich?

Editor's Tip

„Alle phlebologischen Krankheiten haben mit der Schwerkraft zu tun" (Hugo Partsch). Die topografische Grundstruktur an den Beinen umfasst äußere Stammvenen, innere Leitvenen und verbindende Perforansvenen. Sie dient dem regelhaften zentripetalen Bluttransport entgegen der Schwerkraft mithilfe der Beinmuskulatur.
Bei Chronisch-venöser Insuffizienz führt der venöse Stau zu einer venösen Druckerhöhung mit Ödembildung („Phlebödem") und geweblichen Veränderungen an Haut und Subcutis, zu ultimativen Hautulcera.

Das venöse System sammelt das Blut nach dem kapillären Gasaustausch und leitet es in die rechte Herzkammer. Es besteht aus einer oberflächlichen (epifaszialen) und einer tiefen (subfaszialen) Ebene. Beide Ebenen stehen in den Extremitäten durch kurzschließende, transfaszial verlaufende Venen (Vv. perforantes) miteinander in Verbindung, die meist paarig angelegt sind und vor allem in den Beinen pathophysiologisch eine entscheidende Rolle spielen. Die oberflächlichen Venen bilden durch Querverbindungen eine Netzstruktur und sind in Abhängigkeit von der Beschaffenheit des Unterhautbindegewebes mehr oder weniger sicht- und tastbar.

Das tiefe Venensystem umfasst Muskelvenen und aufnehmende Leitvenen, die distal in Unterarm und Unterschenkel regelhaft mehrfach angelegt sind und sich nach proximal immer weiter zu einem Gefäß vereinigen.

Das epifasziale Venensystem der Beine besteht aus zwei Hauptsträngen (Abb. 13.1):

- Die V. saphena magna verläuft an der Beininnenseite von Innenknöchel bis in die mediale Leiste und mündet dort über die Faszienlücke der Fossa ovalis, den Hiatus saphenus, in das tiefe System (V. femoralis communis).

In mehreren Ebenen ist die V. saphena magna mit den tiefen Venen über Perforans-Venen verbunden, für die sich je nach Lokalisationshöhe distaler und mittlerer Unterschenkel eine Benennung durch Eigennamen eingebürgert hat:

- Dodd-Gruppe; distaler Oberschenkel
- Boyd-Perforans; proximaler Unterschenkel
- Cockett-Gruppe I-III; distaler Unterschenkel
- Die V. saphena parva ist die dorsal-laterale Längsvene des Unterschenkels, nimmt dort die V. saphena accessoria lateralis cruris auf und setzt sich grundsätzlich als V. femoropoplitea auf die Dorsalseite des Oberschenkels fort. Diese biegt medial um den proximalen Oberschenkel herum und mündet als V. saphena accessoria posterior femoris in die V. saphena magna ein. Im Bereich der Kniekehle besitzt diese dorsale intrafasziale Längsvene häufig eine unterschiedlich stark ausgebildete Anastomose mit der V. poplitea. Diese Anastomose stellt also eigentlich eine sapheno-popliteale Perforans-Vene dar; wird aber im generellen klinischen Sprachgebrauch als „Crosse" der V. saphena parva bezeichnet (Brenner 2018).

In der Venenanatomie des Fußes wird zusätzlich je mit Beibehaltung einer epi- und subfaszialen Schichtung zwischen einem dorsalen und plantaren System unterschieden,

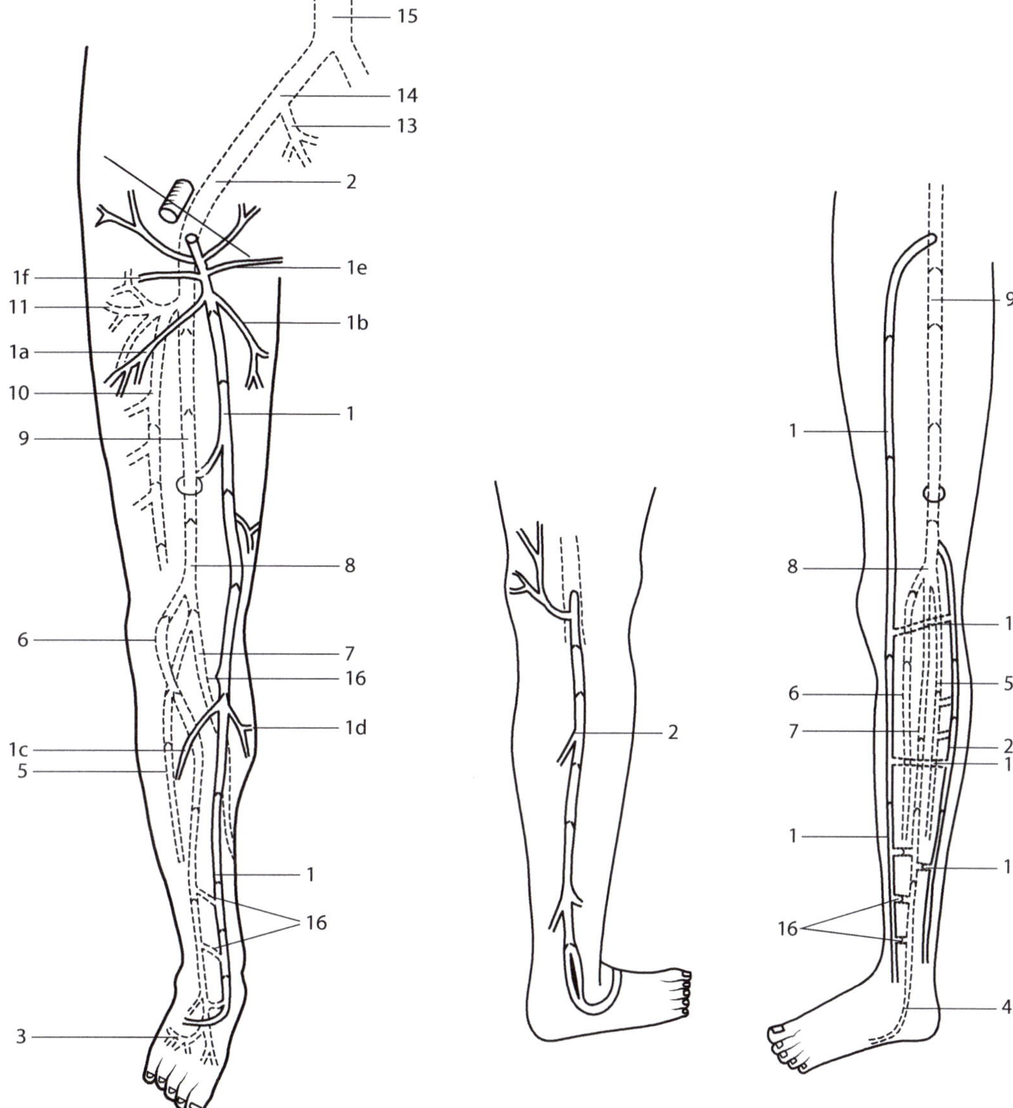

Abb. 13.1 **Venensystem der Beine**

Die Anatomie der Venenwand unterscheidet sich von den arteriellen Verhältnissen in zwei wesentlichen Punkten: Die Tunica media (muscularis) ist bedeutend schmaler; des Weiteren bilden Tunica intima und subintimale Wandstrukturen Klappen mit unidirektionaler Ventilfunktion aus.

Daraus leitet sich die Venenphysiologie ab.

- Im arteriellen System erfolgt die direktionale Blutbewegung durch das propulsiv wirksame Zusammenspiel der Kontraktion von Herzmuskel und Arterienwand.

- Im Gegensatz dazu erfolgt der venöse Rückfluss passiv, vor allem durch das zentripetale Druckgefälle.

Dies wird peripher in den Extremitäten durch die den tiefen Venen benachbarte Muskulatur in Form der Venenkompression durch die sog. „Wadenmuskel-Pumpe" unterstützt. Die Venenklappen gewährleisten dabei die zentripetale Flussrichtung. Vor allem in den Beinen wirkt die Schwerkraft dem nach zentral gerichteten venösen Rückfluss entgegen.

Die Klappen der Vv. perforantes induzieren die Flussrichtung von den epifaszialen zu den subfaszialen, tiefen Leitvenen.

Rund 90 % des venösen Blutvolumens wird über das tiefe Venensystem transportiert.

Zentral ist ein durch Verschieben der Trikuspidalklappenebene und durch den atmungsmodulierten thorakalen Unterdruck generiertes zentripetal gerichtetes Druckgefälle wirksam. Dies und die Fähigkeit ihren Querdurchmesser signifikant zu ändern, ermöglicht die Funktion der Venen als „Kapazitätsgefäße" durch Beeinflussung des effektiv zirkulierenden Anteils des Blutvolumens, z. B. bei Hypovolämie wahrzunehmen.

13.2 Welche Formen der Varikose gibt es?

Die CEAP-Klassifikation chronischer Venenerkrankungen erfasst sämtliche Formen der Varikose sowie deren Komplikationen und Folgeerkrankungen. Sie ist deskriptiv angelegt und berücksichtigt klinische (C), ätiologische (E), anatomische (A) und pathophysiologische (P) Gesichtspunkte (Eklof et al. 2004).

13.2.1 Primäre Varikose

Bei der primären Varikose handelt es sich um venöse Aussackungen mit variabler Zunahme von Durchmesser und Länge und einer damit mit einhergehender Insuffizienz der Venenklappen. Sie bildet sich aufgrund einer angeborenen Disposition; es besteht eine signifikante familiäre Häufung:

Sind beide Elternteile betroffen, ist in 90 % auch eine Erkrankung der Kinder zu erwarten (Cornu-Thenard et al. 1994).

Der Krankheitsbegriff bezieht sich traditionell auf das epifasziale Venensystem.

Auslösend bzw. fördernd wirken v. a.

- die Schwerkraft (z. B. langes Stehen oder Sitzen) mit einer altersabhängig steigenden Wahrscheinlichkeit,
- Adipositas,
- typischerweise auch eine Schwangerschaft.

Zwei Ursachen werden diskutiert:

- Eine Hypothese postuliert, dass eine Gefügedilatation der epifaszialen Venenwände durch elastizitätsreduzierende Umbauvorgänge und Dysfunktion der glatten Muskelzellen zu einer relativen Insuffizienz der Venenklappen führe.
- Alternativ wird die Ursache primär in einer Schädigung und Degeneration der Venenklappen selbst gesehen.

Faktisch sind nur die Beine klinisch betroffen (◘ Abb. 13.2).

Die Venenklappeninsuffizienz führt zu einer Flussumkehr des Blutes abhängig von der Schwerkraft und abhängig vom zentralvenösen Druck. Es kommt dadurch zu einer Erhöhung des nachgeschalteten epifaszialen Venendrucks mit verstärktem Blutzufluss in das tiefe, subfasziale Venensystem durch die Vv. perforantes (◘ Abb. 13.3).

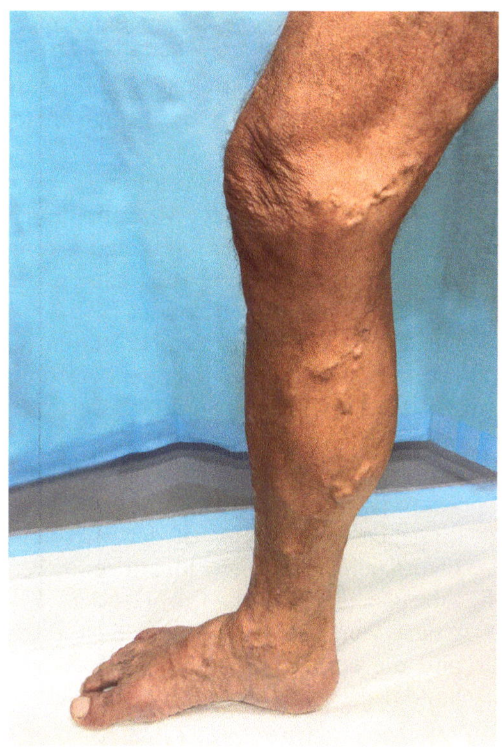

Abb. 13.2 Primäre Varikose V. saphena magna

In horizontaler Lagerung lässt sich der venöse Reflux durch das Valsalva- Manöver provozieren und in der Farbduplex- Sonografie sichtbar machen und dokumentieren (Abb. 13.3a): Durch Anhalten der Luft und gleichzeitiger Anspannung von Thoraxwand- und Bauchmuskulatur wird ein erhöhter zentralvenöser Druck erzeugt, der normalerweise nur ein Sistieren des venösen Blutflusses bewirkt, bei Vorliegen einer Venenklappeninsuffizienz aber zu einer Flußumkehr führt. In der Farbduplex- Sonografie zeigt sich die Flußumkehr an einem Farbumschlag sowie an einer Inversion des PW- Doppler- Signals.

Kommt es sekundär auch zu einer Klappeninsuffizienz der tiefen Venen, entsteht ein venöser Hypertonus, der die klinischen Zeichen einer chronisch venösen Insuffizienz nach sich zieht.

Gleiches gilt für eine primäre oder sekundäre Dysfunktion der Perforantes- Venenklappen. Zugrunde liegt in diesem Fall ein Pendelfluss (Privatkreislauf) zwischen dem sub- und epifaszialen Venensystem, der ebenfalls in einen venösen Hypertonus mündet.

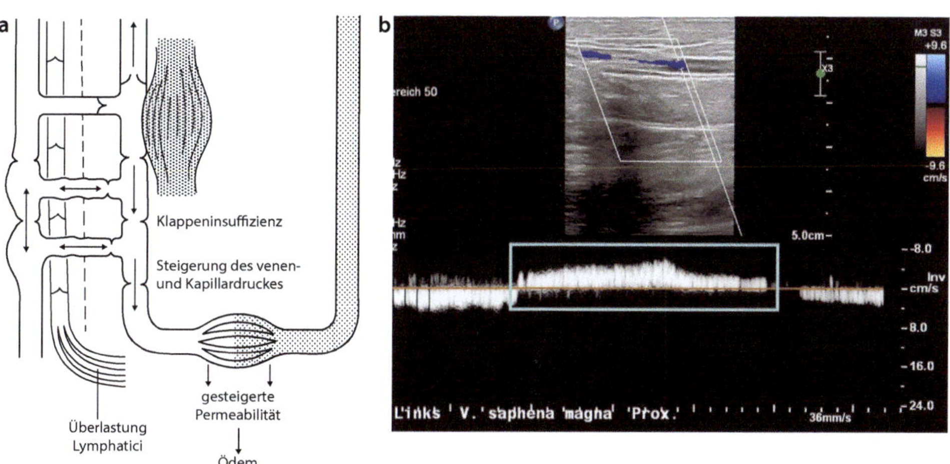

Abb. 13.3 Pathophysiologie des venösen Rückstroms. a. Schema. b. Farbduplex- Sonografie: Reflux V. saphena magna unter Press-Valsalva-Manöver

KeyNote

Der venöse Hochdruck bedingt eine Flüssigkeitsstase mit den beschriebenen pathophysiologischen Konsequenzen und erhöht so die lymphpflichtige Last als Resultante eines chronischen Zustandes über einen längeren Zeitraum und in Abhängigkeit von dem effektiven Schweregrad der venösen Stase.

13.2.1.1 Nomenklatur der primären Varikose

Die Nomenklatur der primären Varikose richtet sich nach anatomischen Gesichtspunkten.

Ihr liegt das pathophysiologische Modell des „Rezirkulationskreises" nach Hach zugrunde.

- Sind die beiden epifaszialen Hauptstämme des Beines betroffen (V. saphena magna oder parva), spricht man von einer „Stammvarikose". Für Benennung und Klassifikation entscheidend ist die von kranial gesehen erste insuffiziente Stammvenenklappe (sog. „proximaler Insuffizienzpunkt").
- Liegt sie bereits im Mündungsbereich (z. B. Crossenregion der V. saphena magna), handelt es sich um eine „komplette" Stammvarikose, unabhängig von der Ausdehnung nach kaudal.
- Die Ebene der nach kaudal letzten insuffizienten Stammvenenklappe wird als „distaler Insuffizienzpunkt" bezeichnet. (◘ Abb. 13.4).
- Bei Vorliegen einer „inkompletten" Stammvarikosis ist die Crossenklappe hingegen intakt. Hier ist der proximale Insuffizienzpunkt eine insuffiziente Perforans- („Perforans-Typ") oder Seitenast-Venenklappe („Seitenast-Typ") und die epifasziale Stammvene ist erst kaudal dieses Punktes klappeninsuffizient.

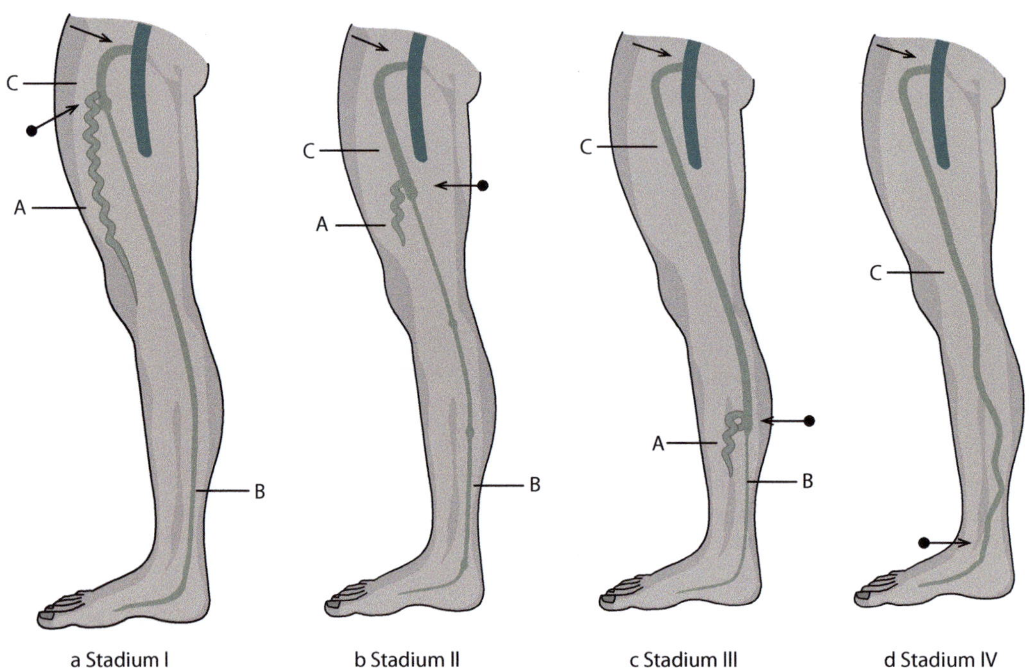

◘ **Abb. 13.4 Klassifikation der kompletten Insuffizienz der V. saphena magna**

Wolfgang Hach (*15.06.1930 in Berlin) studierte von 1949 bis 1954 an der Humboldt-Universität in Berlin. Er absolvierte die Ausbildung zum Facharzt für Chirurgie an den Städtischen Krankenhäusern Berlin-Weißensee und Pirmasens, darauf die Fachausbildung für Innere Medizin und Röntgendiagnostik an der I. Medizinischen Universitätsklinik Frankfurt am Main. 1969 übernahm er die Chefarztstellen im DRK-Krankenhaus in Frankfurt und 1975 an der William Harvey-Klinik in Bad Nauheim. Die Habilitation erfolgte an der Universität Gießen 1980. Zwei Jahre später wurde er zum außerordentlichen Professor ernannt. 1995 ging er in den Ruhestand und war er noch bis 2020 zusammen mit der Tochter Prof. Viola Hach-Wunderle in der Gemeinschaftspraxis für Innere Medizin und Angiologie in Frankfurt tätig.

13.2.1.2 Was ist relevant für den Lymphfluss? Rezirkulationskreislauf und Chronisch Venöse Insuffizienz

Ein „Rezirkulationskreis" wird induziert durch eine epifasziale Venenklappeninsuffizienz mit Reflux. Dadurch nimmt das über die Perforans- oder Seitenastvenen in das tiefe Venensystem geleitete Blutvolumen zu.

Sekundär bildet sich durch chronische Volumenüberlastung eine Insuffizienz auch der tiefen Venenklappen und vor allem eine Insuffizienz der Vv. perforantes mit partieller Flussumkehr nach epifaszial (Pendelfluss). Auf diese Weise entsteht netto ein „Pooling" von Blutvolumen in diesem Rezirkulationskreislauf.

Der so entstehende venöse Hochdruck ist die Voraussetzung für das Krankheitsbild der Chronisch Venösen Insuffizienz (CVI).

Die Entstehung, Verschlechterung oder gar Bahnung eines Lymphödems ist nicht per se durch eine Varikose, sehr wohl aber durch eine CVI möglich.

Auch wenn bei einer CVI üblicher Weise keine vollständige komplexe Entstauungstherapie (KPE), sondern lediglich eine Kompressionstherapie durchgeführt wird, sollte eine KPE immer dann erwogen werden, wenn sich die ersten klinischen Zeichen einer zusätzlichen Lymphabflussstörung bemerkbar machen.

KeyNote

Umgekehrt gilt, dass ein mit KPE suffizient behandeltes primäres oder sekundäres Lymphödem selten eine CVI entwickelt, da das therapeutische Prinzip der Kompression auch hier entscheidend ist.

Eine Stamm- oder Seitenastvarikose kann ohne Beschwerden bleiben und führt nicht obligat zu einer chronisch venösen Insuffizienz. Meist kommt es aber dennoch mit Zunahme der varikösen Transformation zu lokalen Hautirritationen, die sich in Schmerzen, Pruritus oder Hyperästhesie äußern können. Zudem ist das Auftreten einer Varikophlebitis wahrscheinlicher.

Zu den klinischen Zeichen einer chronisch venösen Insuffizienz kommt es meist erst dann, wenn der distale Insuffizienzpunkt sich auf Knöchelniveau befindet, also im Stadium IV nach Hach.

13.2.2 Sekundäre Varikose

Die sekundäre Varikose ist immer ein Folgezustand, ausgelöst meist durch eine chronische Obstruktion des assoziierten tiefen Venensystems (z. B. bei postthrombotischem

Syndrom), selten durch arteriovenöse Fistelbildung.

Dabei kommt es im epifaszialen Venensystem zu einer erheblichen Zunahme des Blutvolumens mit variköser Transformation. Ist die Varikose des Beines ätiologisch multifaktoriell so kann das klinische Bild der Varikosis im Schulter- und Pektoralbereich bei chronischer Obstruktion der V. subclavia diagnostisch wegweisend sein, auch in der Pubis- und Unterbauch-Region bei Obstruktion der Beckenvene.

13.2.3 Besenreiser- und retikuläre Varikose

Von den beschriebenen Formen der Varikose abzugrenzen sind die sog. Besenreiser-Varikose (◘ Abb. 13.5) und die retikuläre Varikose (◘ Abb. 13.6). Sie sind weniger von medizinischer als von je individuell kosmetischer Relevanz.

- Die retikuläre Varikose zeichnet sich inspektorisch durch eine netzartige Struktur mit grau-bläulichem Kolorit aus und ist palpabel.
- Die Besenreiser-Varikose ist eine büschelartige, teleangiektasieähnliche Gefäßformation mit rötlichem Kolorit im Hautniveau.

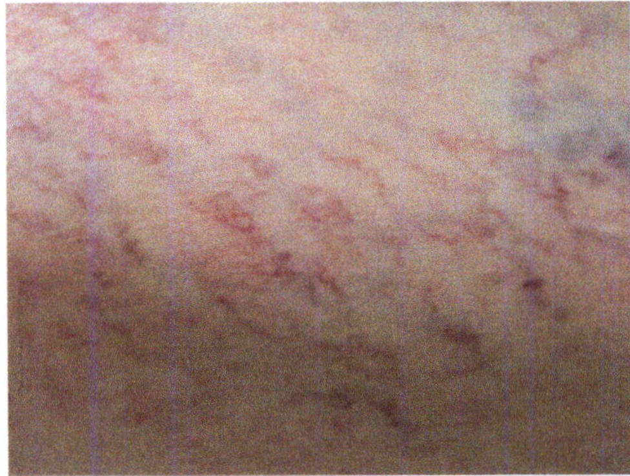

◘ Abb. 13.5 Besenreiser-Varikose

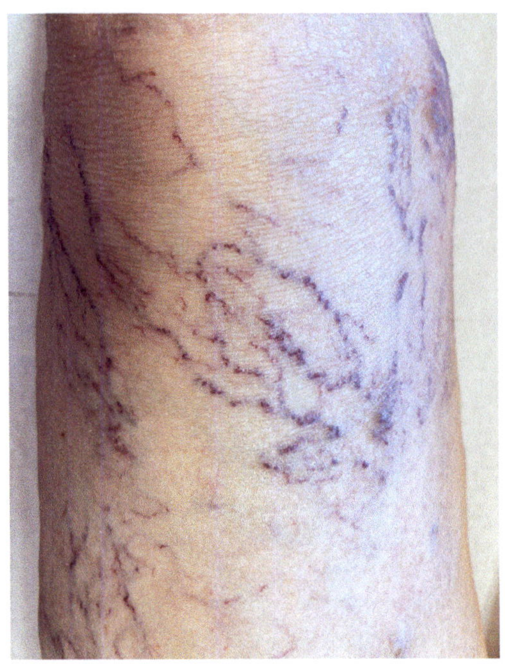

◘ Abb. 13.6 Retikuläre Varikose

Diese Formen der Varikose können mit einer primären Stammvarikose einhergehen. Isoliert auftretend, führen sie nicht zu einer chronisch venösen Insuffizienz.

13.3 Mit welchen apparativen Untersuchungsmethoden komme ich zur Diagnose?

Die apparativen Untersuchungen dokumentieren krankheitstypische hämodynamische Veränderungen bei Varikose wie auch bei chronisch venöser Insuffizienz und postthrombotischem Syndrom:

- Die Farbduplex-Sonografie weist bei Varikose einen venösen epi- und subfaszialen Reflux und dessen Längsausdehnung nach.
- Die venöse Verschlussplethysmografie (◘ Abb. 13.7) gibt Auskunft über die venöse Kapazität, d. h. über das venöse Volumen (ml) pro ml Gewebe bei einem definierten Staudruck in Höhe des Oberschenkels.

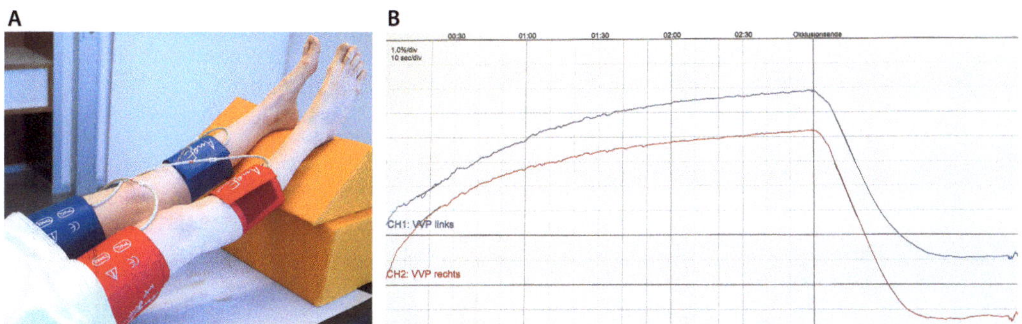

Abb. 13.7 **Venenverschlussplethysmografie.** Links: Untersuchung. Rechts: Grafische Auswertung

Die venöse Kapazität ist bei Varikose in der Regel erhöht und bei postthrombotischen Zuständen erniedrigt. Analog verändert ist der maximale venöse Ausstrom in der Initialphase nach Lösen des Staus (Strauss 1998).

Die Hautpflege mit rückfettenden Externa dient zur Vermeidung von Sekundärkomplikationen begünstigenden Austrocknung der Haut.

„Good compression is a sculptor's act!“ (Hugo Partsch)

13.4 Welche Therapiemöglichkeiten habe ich?

13.4.1 Sklerotherapie und Laser

Die Besenreiser- und retikuläre Varikoseformen benötigen aus medizinischer Indikation meist keine Behandlung, wenn sie ohne begleitende Stammvarikose auftreten. Sie werden aber – vor allem bei intensiver Ausprägung – nicht selten mit hohem Leidensdruck kosmetisch als störend empfunden. In diesem Fall ist eine Ausschaltung – allerdings bei hoher Rezidivwahrscheinlichkeit – durch Sklerosierung oder Lasertherapie in Erwägung zu ziehen.

13.4.2 Kompression

Basistherapie der Stamm- und Seitenast-Varikose ist die Kompressionsbehandlung, primär durch einen druckdefinierten Kompressionsstrumpf.

Hugo Partsch (geb. am 28. September 1938 in Wien; † 26. Januar in Altlengbach / Österreich) ist ein österreichischer Mediziner und Hochschullehrer.
Partsch studierte Medizin in Wien, Freiburg und Kiel. Er wurde 1962 an der Universität Wien promoviert.[1] Nach der ärztlichen Ausbildung im Landesklinikum Lilienfeld wechselte Partsch 1965 in das Wilhelminenspital in Wien. Seit 1966 spezialisierte er sich auf die Dermatologie. Ab 1970 war Partsch als Oberarzt am Wilhelminenspital tätig. 1979 habilitierte er in Dermatologie und spezialisierte sich zusätzlich in der Angiologie. Partsch baute in Folge die Gefäßambulanz des Wiener Hanusch-Krankenhau-

ses auf, deren Leitung er anschließend übernahm. Im Jahr 1984 erhielt er einen Lehrstuhl für Dermatologie an der Universität Wien. Neben seiner Lehrtätigkeit etablierte er eine ambulante Einrichtung für Venenerkrankungen und leitete ab 1987 die dermatologische Abteilung des Wilhelminenspitals. Er lehrte als Professor für Dermatologie an der Universität Wien und ist Ehrenmitglied zahlreicher internationaler medizinischer Fachgesellschaften.
Von 1999 bis 2003 amtierte Partsch als Präsident der *Union Internationale de Phlebologie* (UIP). Die Gründung des *International Compression Club* (ICC) geht auf die Initiative Partsch's zurück.

13

13.4.3 Verfahren der Ablation

Bei progredienter Stammvarikose in das Stadium III und IV nach Hach oder ausgeprägter, symptomatischer Seitenastvarikose empfiehlt sich eine ablative Behandlung noch vor dem Auftreten einer chronisch venösen Insuffizienz, die stets eine Indikation dafür ist.

Auch nach Episoden einer Thrombophlebitis sollte die Durchführung erwogen werden, vor allem bei ausgedehnter Varikose.

Ablative Therapieoptionen sind die operative Crossektomie mit Saphenektomie und endoluminale, meist thermisch wirksame Verfahren (z. B. Laser- und Radiofrequenztherapie), oft kombiniert mit einer chemisch wirksamen Sklerosierungsbehandlung.

Wirkprinzip aller endoluminaler Verfahren einschließlich der Sklerosierung ist die Ausschaltung der varikös transformierten Venen durch Gefäßverschluss auf Basis einer thermisch oder chemisch induzierten Venenwandschädigung.

13.5 Akute venöse Stase: Oberflächliche und tiefe Venenthrombose

Beide Begriffe bezeichnen die Bildung von Thromben im venösen System:

Von einer tiefen Venenthrombose (früher auch: „Phlebothrombose") spricht man, wenn das subfasziale, tiefe Venensystem betroffen ist.

Unter einer oberflächlichen Venenthrombose (früher: „Thrombophlebitis") versteht man eine Thrombusbildung im epifaszialen, oberflächlichem Venensystem, die in der Regel mit den Beschwerden einer lokalen Entzündung einhergeht.

Es ist wichtig, die korrekte Diagnose zu stellen, um zum einen das Risiko einer

- Thrombusaszension,
- eines postthrombotischen Syndroms und
- einer Lungenarterienembolie zu minimieren,

zum anderen, um

- im Einzelfall potenziell zugrunde liegende systemische Ursachen abzuklären.

13.5.1 Tiefe Venenthrombose

In den meisten Fällen sind die Becken-/Beinvenen betroffen (▣ Abb. 13.8), in maximal zehn Prozent Arm- und Subclavia-Venenthrombosen, hier meist induziert durch kostoklavikuläre Engstellen oder – immer häufiger – durch endoluminales Fremdmaterial (zentrale Venenkatheter, Schrittmacher-/Defibrillatorkabel).

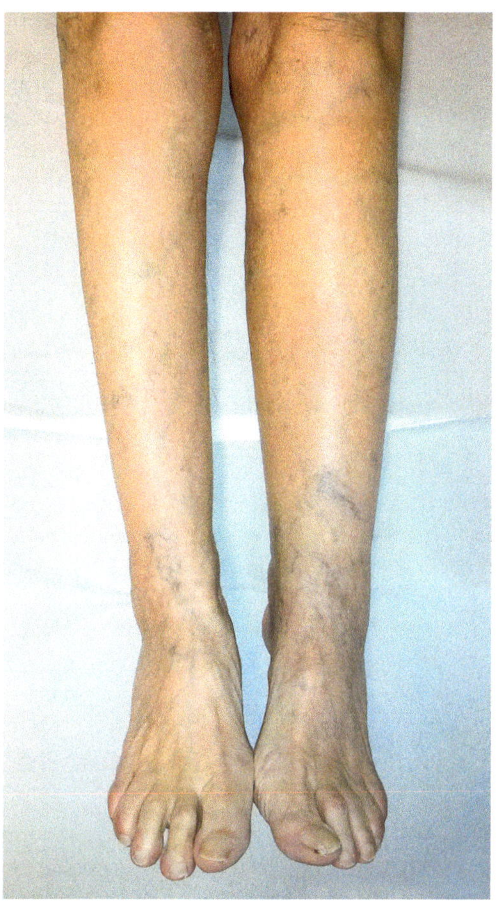

Abb. 13.8 **Tiefe Beinvenenthrombose**

Robert May (* 07.11.1914 in Klagenfurt; †16.06.1984 in Ischia)
May schloss 1938 das Studium der Humanmedizin in Innsbruck ab. Während seines Studiums war May u. a. zwei Jahre am anatomischen Institut in Innsbruck tätig und hat dort die Entwicklungsgeschichte der Venen bearbeitet. Nach dem 2.Weltkieg begann er seine vertiefenden Ausbildungen in Innsbruck, Wien, London und Paris.
Seine chirurgische Ausbildung erhielt bei Prof. F. Mandl im Franz-Josef-Krankenhaus Wien. Zurück in Innsbruck, praktizierte er ab 1956 als selbstständiger Gefäßchirurg in seiner Praxis am Bozner Platz und war zudem am Privatkrankenhaus der Kreuzschwestern mit 40 Belegbetten tätig. Als Chirurg wurde er 1974 wohl als erster Universitätsdozent Europas im Fachbereich der Phlebologie an der Innsbrucker Universität habilitiert. Im Alter von 68 Jahren wurde er zum außerordentlichen Titularprofessor ernannt.

13.5.1.1 Epidemiologie und klinisches Bild

Ursache für die Dominanz in den unteren Extremitäten ist vor allem die Kombination von Schwerkraft und größeren mechanischen Irritationen. In den meisten Fällen nehmen Becken-/Beinvenenthrombosen ihren Ursprung im Unterschenkel und sind aszendierend. Eine von der Beckenvene deszendierende, in rund 70 % linksseitige Thrombose hat oft eine lokale Ursache:

Nicht selten liegt ein sog. „May-Thurner-Venensporn“ vor: Es handelt sich um potenziell thrombogene bindegewebige Veränderungen in Höhe der Kreuzungsstelle mit der rechten A. iliaca.

Josef Thurner (* 25.08.1927 in Imsterberg, Tirol)
Thurner studierte von 1947 bis 1953 Humanmedizin in Innsbruck. Er wurde Assistent am pathologischen Institut Innsbruck, wo er 1961 für allgemeine und spezielle Pathologie und Pathohistologie habilitiert wurde. 1965 folgte die Übernahme des Instituts für Pathologie der Landeskliniken in Salzburg. Zum a. o. Universitätsprofessor wurde er durch den Bundespräsidenten im Jahre 1968 ernannt. 1993 wurde er emeritiert.

Zentralvenöse Thrombosen der V. cava und der zentralen Äste sind jedoch selten und oft mit auslösenden Erkrankungen verbunden. Das Thrombose-Risiko steigt im Alter um den Faktor 10 an (Inzidenz: <35. Lebensjahr 0,07 %; >80. Lebensjahr ≥ 0,7 %).

Neben dem Alter gelten die folgenden Konstellationen als Risikofaktoren:

- Aktive Tumorerkrankung,
- Lähmung oder
- kürzliche Immobilisation der Beine bzw. Gangstörungen,
- Bettruhe aufgrund von Erkrankungen sowie
- große chirurgische Eingriffe im Zeitraum der letzten drei Monate.

Welchen Wert haben klinische Zeichen und Symptome?

Häufigstes, aber nicht obligates Symptom ist eine rasch innerhalb von Stunden bis Tagen auftretende Umfangszunahme der betroffenen Extremität, die nicht immer monströs ausfallen muss, sondern auch diskret sein kann (◘ Abb. 13.8). Nicht selten klinisch wegweisend ist bei Thrombose der Vena subclavia zusätzlich eine seitendifferent prominente pektorale Venenzeichnung ipsilateral. Das Spektrum der möglichen Symptome wie z. B. Extremitätenzyanose, Schmerz, Spannungsgefühl ist groß, allerdings kommen auch asymptomatische Verläufe z. B. vor allem bei Bettlägerigkeit vor. Hier kann die Erstmanifestation eine Lungenarterienembolie sein.

Einige Untersuchungstests können klinisch auf das Vorliegen einer tiefen Beinvenenthrombose hinweisen:

- So kann die rasche Dorsalextension des Fußgelenks durch den Untersucher Wadenschmerz induzieren (Homans-Zeichen) oder
- Druck auf die Fußsohle, vor allem medial, einen lokalen plantaren Druckschmerz auslösen (Payr-Zeichen).
- Bei ausgestrecktem Bein löst Druck auf das Hautareal zwischen Knöchel und Calcaneus Schmerzen aus („Bisgaard-Kulissenschmerz“).

Diese klinischen Zeichen sind zwar sensitiv, aber wenig spezifisch, daher spielen sie in den evaluierten Diagnostik-Scores keine Rolle.

Dies ist anders, wenn mehrere bestimmte hinweisende Parameter gleichzeitig auftreten und das individuelle Risikoprofil berücksichtigt wird. Die auf dieser Basis gebildeten Scores wie z. B. der Wells-Score ermöglichen eine Formulierung der klinischen Prätest-Wahrscheinlichkeit der Venenthrombose und erlauben ein rationales wie rationelles Vorgehen in der weiterführenden Diagnostik (◘ Abb. 13.9).

13.5.1.2 Welche Untersuchungsmethoden setze ich ein?

Farbduplex-/Kompressions-Ultraschall

Die entscheidende Untersuchung, nachdem die klinischen Verdachtsdiagnose gestellt wurde, ist der Kompressions-Ultraschall (KUS) in Ober- und Unterschenkel, kombiniert mit einer seitenvergleichenden Flussanalyse der V. femoralis communis zur indirekten Beurteilung der Beckenvenen-Durchgängigkeit.

Er hat als Goldstandard die Phlebografie abgelöst.

Bei Thrombose ist die Vene im Querschnitt nicht oder nicht vollständig komprimierbar. Gleichzeitig können relevante Differenzialdiagnosen geprüft werden, z. B. eine Einblutung oder das Vorliegen einer Baker-Zyste, ausgehend vom Kniegelenk. Die Untersuchung verlangt insbesondere in der Beurteilung der Unterschenkelvenen, aber auch bei der Fragestellung einer Rezidivthrombose Erfahrung.

13

Klinische Charakterstik	Score
Aktive Tumorerkrankung	1,0
Lähmung oder kürzliche Immobilisation der Beine	1,0
Bettruhe (>3 Tage); große Chirurgie (<12 Wochen)	1,0
Schmerz / Verhärtung entlang der tiefen Venen	1,0
Schwellung ganzes Bein	1,0
Unterschenkelschwellung >3 cm gegenüber Gegenseite	1,0
Eindrückbares Ödem am symptomatischen Bein	1,0
Kollateralvenen	1,0
Frühere, dokumentierte TVT	1,0
Alternative Diagnose mindestens ebenso wahrscheinlich wie Venenthrombose	–2,0

Score ≥ 2,0: Wahrscheinlichkeit fur TVT hoch
Score < 2,0: Wahrscheinlichkeit fur TVT nicht hoch
TVT = Venenthrombose

Abb. 13.9 Wells-Score

Phlebografie mit CT und MRT

Bei Verdacht einer zentralen Venenthrombose, wie z. B. der V. cava inferior, ist eine CT- oder MRT-Phlebografie durchzuführen.

D-Dimere

Ein Hinweis auf ein thrombembolisches Ereignis – jedoch nie ein Nachweis – können erhöhte D-Dimere im Plasma sein.

Diese Fibrin- Spaltprodukte sind Ausdruck einer gesteigerten Fibrinolyseaktivität und entstehen nach Einwirkung von Plasmin.

- Bei hoher Sensitivität ist die Spezifität aber sehr gering, sodass sich eine diagnostische Aussagekraft nur in der sog. Ausschlussdiagnostik in Zusammenschau mit validierten klinischen Scores ergibt:
- Nur bei negativem validiertem Phlebothrombose-Score (z. B. Wells-Score) erlaubt eine ebenfalls negative D-Dimer-Bestimmung unterhalb des cut-off-Werts auch ohne weitere Diagnostik mit hinreichender Wahrscheinlichkeit die Annahme, dass eine Thrombose nicht vorliegt.
- Erhöhte D-Dimere kommen dagegen bei zahlreichen Zuständen vor, die ebenfalls mit einer Aktivierung von Plasmin einhergehen, so bei Blutungen, Verletzungen, Infektionen, nicht zuletzt in hohem Alter (>70 Jahre).
- Ein positiver klinischer Score allein bereits begründet daher stets eine weiterführende Diagnostik; in diesem Fall sollte die D-Dimer-Bestimmung wegen unzureichender negativer Prädiktion unterbleiben.

KeyNote

Da venöse Thrombosen in bis zu 15 % der Fälle gehäuft mit Malignomen einhergehen (Lee 2005), empfiehlt sich ein aus Anamnese, klinischer Untersuchung und alters- bzw. geschlechtsbezogen empfohlener Vorsorgediagnostik bestehendes Screening.

Das Risiko einer Phlebothrombose- Erstmanifestation ist bei einer Reihe von genetisch fixierten Gerinnungsstörungen um ein Vielfaches erhöht („Thrombophilie“), seltener jedoch die Rezidivwahrscheinlichkeit. Am häufigsten sind die Faktor V-Leiden-Mutation und die Prothrombin G20210A-Mutation.

Eine Thrombophilie-Labordiagnostik hat jedoch keine unmittelbaren therapeutischen Konsequenzen. Sie sollte nach dem Erstereignis nur gezielt bei gleichzeitig gehäuftem familiärem Auftreten einer venösen Thromboembolie erfolgen (v. a. bei Antiphospholipid-Syndrom und schwerem AT III-, Protein S- und Protein C-Mangel). Sie ist sinnvoll bei einer frühen Erstmanifestation einer VTE vor dem 40. Lebensjahr, bei atypischer Lokalisation der Venenthrombose und bei gleichzeitig auftretenden arteriellen Gefäßverschlüssen.

13.5.1.3 Welche Therapieoptionen habe ich?

Therapie der Wahl ist die Plasma-Antikoagulation.

Niedermolekulares Heparin

Das Standardvorgehen war bis vor wenigen Jahren die Initialbehandlung mit einem niedermolekularen Heparin (NMH) oder Fondaparinux, überlappend die Aufsättigung mit einem Vitamin-K-Antagonisten und Absetzen des NMH nach Erreichen des therapeutischen INR-Bereiches (2 bis 3).

Thrombin- und Faktor-Xa-Antagonisten

Inzwischen sind direkte Thrombin- und Faktor-Xa-Antagonisten, die sog. DOAKs oder NOAKs, als weitere Therapieoptionen hinzugetreten.

Vorteil dieser Substanzen (Apixaban, Dabigatran, Edoxaban und Rivaroxaban) ist eine stabile Dosis-Wirkungs-Beziehung mit geringeren Störeinflüssen durch Begleitmedikation und Ernährung. Laborkontrollen entfallen zumeist.

Operativ-interventionelle Verfahren

Bei isolierter Beckenvenenthrombose mit schwerer venöser Kongestion kann eine lumeneröffnende Therapie Katheter-interventionell oder operativ vor allem bei jüngeren Patienten erwogen werden, ggf. mit Beseitigung einer anatomisch zugrundeliegenden Ursache. Studien über die Langzeitergebnisse eines derartigen Vorgehens sind in Gang.

13.5.1.4 Wie hoch ist das Rezidivrisiko?

In den ersten drei Monaten nach venöser Thrombembolie beträgt das Rezidivrisiko um 30 % und sinkt dann ab.

Daher wird eine therapeutische Antikoagulation für den Zeitraum von 6 Monaten empfohlen (Erhaltungstherapie).

Bei Arm-/Schultervenenthrombosen, Unterschenkel- /Muskelvenenthrombosen sowie bei katheterinduzierten Thrombosen nach Entfernung des Kathetermaterials reicht die Dauer von drei Monaten aus.

Jenseits dieser empfohlenen Behandlungszeiten spielt das Risiko einer Blutung unter Antikoagulation – im Mittel ca. 2 bis 3 % per annum – gegenüber dem zu erwartenden Nutzen eine entscheidende Rolle, sodass lediglich bei einem persistierend hohen Rezidivrisiko einer venösen Thromboembolie die Beibehaltung der Antikoagulation indiziert ist. Dies gilt vor allem nach einer Rezidivthrombose oberhalb des Unterschenkelniveaus oder einer Rezidiv-Lungenembolie.

Wenn der auslösende Faktor nach Thrombose-Erstereignis andauert, sollte die Antikoagulation ebenfalls fortgeführt werden.

Dies ist der Fall bei aktiver Tumorerkrankung und bestimmten Thrombophilie-Konstellationen, vor allem bei Antiphospholipid-Syndrom und Mangel von Protein C, Protein S oder Antithrombin, wenn zusätzlich eine familiäre Thrombosehäufung bekannt ist.

In jedem Fall ist die Nutzen-/Risiko-Relation einer Antikoagulation regelmäßig zu überprüfen.

13.5.2 Oberflächliche Venenthrombose oder Thrombophlebitis, wann ist was richtig beschrieben?

Kommt es zu einer Thrombusbildung im Bereich der epifaszialen Unterhautvenen, liegt eine oberflächliche Venenthrombose vor. Im klinischen Alltag spricht man oft von einer „Thrombophlebitis“:

- Durch diese Bezeichnung wird der im klinischen Bild dominierende Entzündungscharakter unterstrichen.
- Auch eine Thrombose der subfaszialen Venen geht mit entzündlichen Veränderungen der Venenwand einher und umgekehrt, allerdings dominieren klinisch die Folgen der thrombotischen Okklusion.

13.5.2.1 Klinik und Epidemiologie

Regelhaft geht eine oberflächliche Venenthrombose („Thrombophlebitis“) mit lokalen Entzündungszeichen einher.

Neben einer oft palpablen, dem oberflächlichen Venenverlauf entsprechenden strangförmigen Induration besteht meist ein heftiger Schmerz und eine Druckempfindlichkeit, einhergehend mit einer strangförmigen, manchmal auch in die Breite gehenden Rötung, Überwärmung und Schwellung (Abb. 13.10).

Diese Beschwerden sind für Betroffene nicht selten viel eindrucksvoller als eine bei tiefer Venenthrombose variabel auftretende Umfangsvermehrung der Extremität ohne größere Beschwerden.

- Schreitet der Prozess nach proximal fort, so „wandern“ die beschriebenen klinischen Veränderungen mit. Allerdings ist die Ausdehnung kompressionssonografisch oft deutlich weiter kranial lokalisiert als die klinisch imponierende Thrombophlebitis vermuten lässt.

Bei ca. 90 % der Fälle entsteht eine Thrombophlebitis in den Beinen auf Basis

- einer vorbestehenden Stamm- oder Seitenastvarikose („Varikophlebitis“). Dies ist umso wahrscheinlicher, je ausgeprägter die Varikosis klinisch ist.

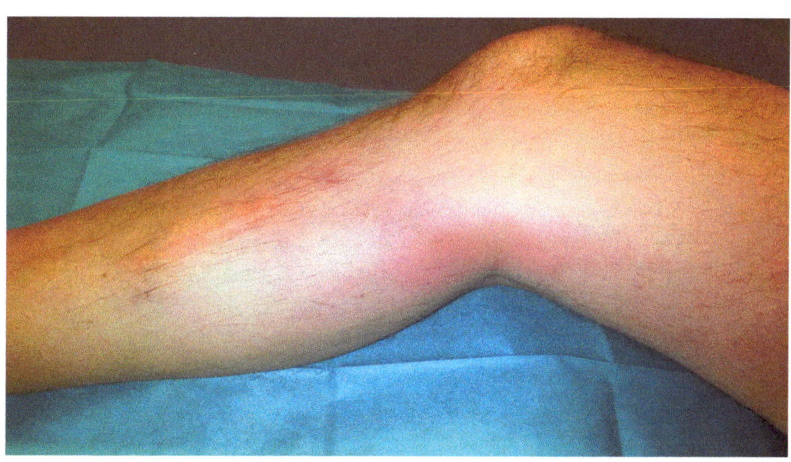

Abb. 13.10 Oberflächliche Venenthrombose (OVT). [„Thrombophlebitis“] der V. saphena magna Innenseite Knieregion

- Man nimmt an, dass bei der dominierenden abakteriellen Form meist mechanische Irritationen auslösend wirken, möglicherweise steht eine lokale Gerinnselbildung im Bereich der Venenklappen am Anfang.
- Bakteriell bedingte Phlebitiden können lokal (z. B. über eine Haut-Eintrittspforte) oder hämatogen entstehen.
- Hauptgrund einer Thrombophlebitis im Bereich der Arme ist vor allem eine Irritation durch Venenverweilmaterial, wobei hier zusätzlich eine bakterielle Lokalinfektion komplizierend hinzutreten kann. In diesen Fällen kommt es häufig auch zu systemischen Entzündungszeichen mit Fieber, Leukozytose, CRP-Erhöhung, im Extremfall Bild einer Sepsis.
- Auch intravenös verabreichte Medikamente können zu einer Thrombophlebitis führen.
- Kommt es spontan zu einer Thrombophlebitis ohne vorbestehende Varikosis oder lokale Venenirritation, so ist eine systemische Ursache mit entsprechender Erweiterung der Diagnostik in Erwägung zu ziehen.

Zugrunde liegen kann ein Malignom, seltener Sarkoidose, Vaskulitis (v. a. Morbus Behçet), Tuberkulose oder Lues.

- Dies ist vor allem der Fall, wenn die Thrombophlebitis sich an differenten Stellen des Körpers abspielt bzw. wiederholt („Phlebitis saltans “) oder wenn sie lokal progredient ist („Phlebitis migrans “).
- Auch die Thrombangiitis obliterans (Morbus Winiwarter-Buerger), die zu einer abakteriellen entzündlichen Okklusion vor allem der cruropedalen Arterien führt, kann mit einer Thrombophlebitis saltans assoziiert sein. Hier fällt eine „vaskulotrope" Genese vor allem ins Auge.

Eine längerstreckige Thrombophlebitis (>5 cm) hat ohne Behandlung die Tendenz, in die tiefen Venen hinein zu aszendieren, vor allem im Stromgebiet der Saphena- Venen. Dies ist besonders dann der Fall, wenn die kraniale Begrenzung in Oberschenkelhöhe kompressionssonografisch nachzuweisen ist. Dieser Übergang in eine tiefe Venenthrombose geht mit einem Wandel des klinischen Bildes einher und dem hinzutretenden Risiko einer Lungenarterienembolie.

Man weiß inzwischen, daß in bis zu 24 % aller Fälle von oberflächlicher Venenthrombose auch eine tiefe Beinvenenthrombose nachzuweisen ist. Dies gilt vor allem für Patienten in stationärer Behandlung, betagte (>75. Lebensjahr) Patienten oder solchen mit einer Beinvenenthrombose oder Lungenarterienembolie in der Vorgeschichte (Quere et al. 2012). Man sollte daher in diesen Fällen immer auch das tiefe Venensystem mituntersuchen (s. u.)

13.5.2.2 Wie untersuche ich bei diesem Krankheitsbild?

Die entscheidende und beweisende apparative Untersuchungsmethode ist auch hier der Kompressionsultraschall:

Die phlebitisch veränderte subcutane Vene ist nicht mehr komplett komprimierbar. Manchmal ist der Thrombus in der farbcodierten Duplexsonografie umflossen (◘ Abb. 13.11).

Umgebene hypodense Areale können auf eine Periphlebitis des umgebenen Gewebes hindeuten, bei bakterieller Phlebitis auch auf den Übergang in einen Abszess. Eine kompressionssonografisch unauffällige Darstellung der epifaszialen Vene spricht gegen die Diagnose einer Phlebitis.

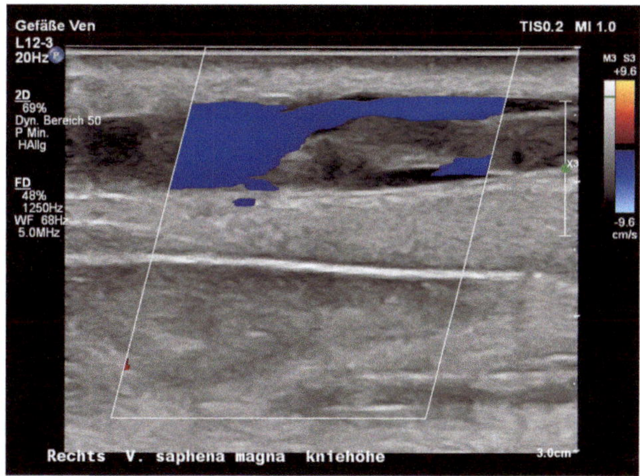

Abb. 13.11 **Farbduplexsonografie.** Umflossener Thrombus in der V. saphena magna

13.5.2.3 Welche Therapiemöglichkeiten habe ich?

Die Behandlung der Stammvenen-Varikophlebitis hängt von der Längenausdehnung und davon ab, wie nahe der thrombophlebitische Prozess sonografisch von der Mündungsregion in das tiefe Venensystem entfernt ist.

Chirurgische Therapie

Früher wurden Thromben aus der V. saphena, die in das tiefe Venensystem zapfenartig hineinragten, operativ entfernt und gleichzeitig eine Ligatur der Crosse durchgeführt. Heutzutage behandelt man in diesen Fällen durch Antikoagulation wie bei tiefer Beinvenenthrombose. In Einzelfällen (z. B. rezidivierende Lungenarterienembolie bei einem derartigen Befund) wird man die operative Behandlung aber in Erwägung ziehen.

Antikoagulatorische Therapie

Lässt sich die proximale Thrombusbegrenzung knapp unterhalb oder in Höhe der zentralen Mündungsklappe nachweisen, ist eine Antikoagulation wie bei Vorliegen einer tiefen Thrombose indiziert.

In allen anderen Fällen wird gegenwärtig ab einer Thrombuslänge von 5 cm eine auf ca. sechs Wochen befristete Antikoagulation mit einem niedermolekularen Heparin favorisiert, derzeit mit der Hälfte der Dosis die bei einer tiefen Venenthrombose verabreicht würde.

Antiphlogistische Therapie, Stichinzision mit Thrombusexprimierung

Sinnvoll sind antiphlogistische Maßnahmen lokal und systemisch, des Weiteren eine Wickelkompression mit Kurzzugbinden in der Akutphase.

Eine umschriebene Varikophlebitis mit heftigen lokalen Beschwerden kann durch Stichinzision mit Exprimierung des Thrombusmaterials behandelt werden. Nach Abklingen einer Varikophlebitis ist die Indikation zu einer ablativen Therapie der betroffenen Venenstamms operativ oder endoluminal meist gegeben.

13.6 Chronisch venöse Insuffizienz und postthrombotisches Syndrom

13.6.1 Epidemiologie und Pathophysiologie

Die chronisch venöse Insuffizienz (CVI) ist stets Folge einer langfristig über Monate, meist Jahre bestehenden Erhöhung des venösen Drucks im Sinne einer venösen Hypertonie („Corona phlebectatica") unter der Beteiligung des tiefen Venensystems und dadurch nicht selten verursachter progredienter Schädigung des Lymphgefäßsystems.

Prognostisch entscheidend für Auftreten und Progression ist der duplex-sonografisch nachgewiesene venöse epifasziale Reflux (Cesarone et al. 2002).

Das klinische Bild unterscheidet sich grundlegend von demjenigen bei kurzzeitig einwirkender Druckerhöhung und schreitet proportional der Zeitdauer und dem Grad der Druckeinwirkung fort.

13.6.1.1 Chronisch Venöse Insuffizienz

13

Eine CVI entsteht daher im Gefolge all derjenigen venösen Krankheitsbilder, bei denen es kontinuierlich zu einer venösen Druckerhöhung kommt.

Am häufigsten prädisponierend sind dementsprechend

- die Phlebothrombose bei unzureichender postthrombotischer Wiederherstellung des venösen Abstroms und
- die primäre Stammvarikose bei Venenklappeninsuffizienz der Beine, denn hier tritt der permanente Einfluss der Schwerkraft als entscheidender, auslösender Kofaktor hinzu.

Die Hautbelastung ist maximal in Höhe der Knöchelebene wegen der ungehemmten Druckeinwirkung über insuffiziente Perforansvenen auf ein schmales Unterhautgewebe in diesem Areal.

Die Erkrankung ist mit einer Prävalenz von ca. 8 % bis zum 65. Lebensjahr häufig und daher auch volkswirtschaftlich aufgrund beruflicher Ausfallzeiten und Frühberentung von Bedeutung (Edinburgh Vein Study 1999).

Postthrombotisches Syndrom

Das postthrombotische Syndrom (PTS) ist eine ätiologisch definierte Sonderform der chronisch venösen Insuffizienz, die entstanden ist durch unzureichende Rekanalisierung und Venenklappendestruktion nach tiefer Beinvenenthrombose meist innerhalb von Monaten bis weniger Jahre.

Es entwickelt sich fast ausschließlich nach Mehretagenthrombose unter Einschluss des Oberschenkels und/oder des Beckens, sehr selten nach isolierter Unterschenkelvenenthrombose. Die Prävalenzangaben streuen breit. Ein PTS mit schwerer Ausprägung entwickelt sich über einen Zeitraum von bis zu 6 Jahren in rund 10 %.

13.6.1.2 Klinisches Bild und pathohistologisches Korrelat

Eine CVI macht sich klinisch zunächst durch ein persistierendes Ödem des betroffenen Beines in Knöchelhöhe bemerkbar, dass sich – entsprechend dem Einfluss der Schwerkraft – bei mobilen Patienten bis zum Abend deutlich verstärkt und bis zum nächsten Morgen weitgehend zurückbildet. Es kann bis in Unterschenkelhöhe nachweisbar sein.

In den Folgestadien kommt es zu charakteristischen trophischen Hautalterationen

- Eine flächenhafte Hämosiderin- Pigmentanreicherung entsteht durch zerfallende, in das Interstitium penetrierte Blutbestandteile („Purpura jaune d'ocre")

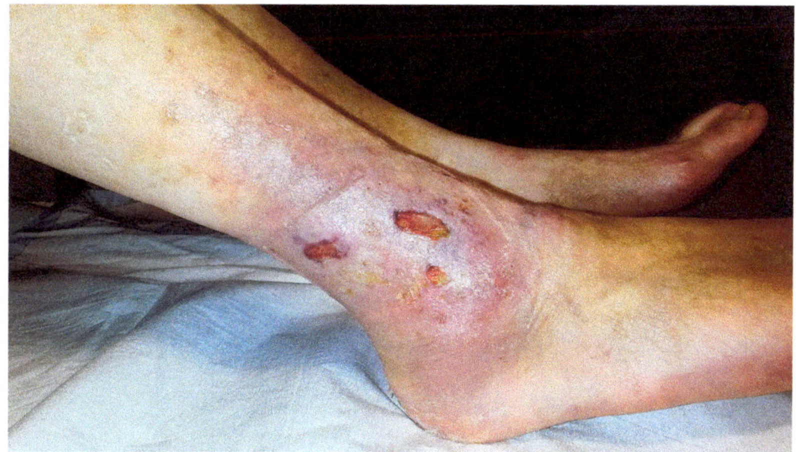

Abb. 13.12 **Chronisch venöse Insuffizienz.** Flächenhafte Hämosiderineinlagerung der Haut mit Ulcerationen im Bereich des Außenknöchels (Stromgebiet der V. saphena parva)

Bei Beteiligung der V. saphena magna ist vorwiegend die Region des Innenknöchels, bei Beteiligung der V. saphena parva vor allem die Region des Außenknöchels betroffen (Abb. 13.12). Bei PTS können auch andere Hautareale betroffen sein:

- Makrophagen induzieren eine abakterielle Entzündung mit sekundärer Fibrosierung des Unterhautbindegewebes, klinisch auffällig durch Palpation einer Induration und Unebenheit der betroffenen Hautpartien („Dermatolipofasziosklerose").
- Es kommt ferner zur Rarefizierung der Arteriolen- und Kapillardichte durch Mikrothrombosierung mit hellen, avaskulären Hautflecken („Atrophie blanche").
- Sekundär können ekzematöse Hautveränderungen auftreten.

Alle diese teils mikroangiopathischen Alterationen führen über eine Verlängerung des Diffusionswegs und durch perikapilläre Fibrinbildung zu einer cutanen Hypoxie.

- Die Folge ist das Auftreten von Ulcerationen innerhalb der betroffenen Hautregionen mit geringer Abheilungstendenz und Defektheilung durch Narbenbildung.

Welchen Einfluss hat eine CVI auf den Lymphfluss?

Das bei CVI chronisch vermehrte interstitielle Flüssigkeitsvolumen an sich führt bereits zu einer vermehrten Belastung des lymphatischen Systems, auch durch vermehrten Anfall korpuskulärer Zellbestandteile im Rahmen der chronischen interstitiellen Entzündungsvorgänge.

Des Weiteren kommt es – unter anderem durch einen fluoreszenzmikroskopisch nachgewiesenen Anstieg der Permeabilität der initialen Lymphgefäße – zu Transportstörungen der Lymphflüssigkeit. Dadurch wird das interstitielle Ödem eiweißreicher und induziert seinerseits über die Triggerung abakterieller Entzündungsvorgänge seinen eigenen bindegewebigen Umbau.

Eine chronisch venöse Insuffizienz führt so nicht nur zu einer Kompromittierung der terminalen arteriellen Strombahn, sondern auch zu einer Destruktion und Dysfunktion der initialen Lymphgefäße wie auch der Lymphpräkollektoren.

KeyNote

Eine chronisch venöse Insuffizienz führt so nicht nur zu einer Kompromittierung der terminalen arteriellen Strombahn, ihr folgt in der Regel auch die Destruktion und Dysfunktion der initialen Lymphgefäße wie auch der Lymphpräkollektoren.

Dies bedeutet, dass es – vor allem in späten Phasen der CVI – zu klinischen Mischbildern kommen kann, die Züge einer zusätzlichen Lymphabflussstörung tragen.

Zu nennen sind insbesondere eine zusätzliche bindegewebige Induration des Unterhautgewebes und eine Mitbeteiligung der Zehen positives Kaposi-Stemmer-Zeichen. Letzteres ist dann als Sekundäres Lymphödem, ausgelöst durch eine chronisch venöse Insuffizienz, zu taxieren und zu behandeln.

13.7 Wie therapiere ich bei CVI, wie bei zusätzlichem Ulcus? Soll ich ein Ulcus mit KPE behandeln?

13

Q&A Peter Mortimer

Compression therapy is the conservative gold standard in CVI. Is manual lymph drainage mandatory in case of additional typical ulcer?

No, not mandatory. In theory, massage to the ulcer edge will clear away fluid, debris etc. and help healing. There is a long history of such practice going back centuries, but requires a firm massage not gentle Manual Lymphatic Drainage.

Basistherapie der CVI ist die Kompressionsbehandlung.

- Sie unterbricht den Circulus vitiosus der lokalen Rezirkulation durch Schaffung eines epi- wie subfaszial wirksamen Widerlagers. Dadurch verringert sich der venöse Netto- Druck auf das umgebende Gewebe.
- Die lokale Behandlung des Ulcus cruris venosum richtet sich nach den allgemeinen Regeln der Wundversorgung; sie führt allerdings ohne begleitende Kompressionstherapie in der Regel nicht zur Abheilung.
- Der Wundgrund des Ulcus cruris kann bei rezidivierender Weichteilschädigung aus bradytroph-fibrösem, bis zur Faszie reichendem Gewebe bestehen.
- Hier können plastisch chirurgische Eingriffe zur Wundkonditionierung erforderlich werden.
- Bei primärer CVI mit „sekundärer" Lymphabflussstörung als Mischbild ist die KPE als wirksame Eskalation der Behandlung also die Behandlung mit manueller Lymphdrainage über die reine Kompression hinaus wirksam.
- Offen bleibt zurzeit, ob ein venöses Ulcus per se mit Lymphdrainage mitbehandelt werden sollte. Die KPE kann aber in Abhängigkeit vom klinischen Bild, also mit Zeichen der zusätzlichen Lymphabflussstörung empfohlen werden. Bekannt ist, dass die alleinige Kompressionstherapie bei CVI wirkt.
- Liegt eine Stammvarikose oder Insuffizienz von Perforansvenen zugrunde, besteht die Indikation zur Ausschaltung operativ oder endoluminal. Dies gilt jedoch nicht bei schweren postthrombotischen Zuständen mit weitgehender Blockade des tiefen Venensystems.

13.8 Praxistipps Venenerkrankungen

Im Folgenden werden relevante Praxistipps zusammengefasst (Tab. 13.1).

Tab. 13.1 Tipps für die Praxis (Venenerkrankung)

Venenerkrankung	Diagnose	Therapie
Tiefe Venenthrombose	Klinik: Umfangsvermehrung der betroffenen Extremität (kann v. a. bei Bettlägerigkeit fehlen) Fakultativ Spannungsgefühl/Schmerz Entscheidende Untersuchung: Kompressionssonografie; venöses Angio-MRT oder –CT bei Verdacht auf isolierte zentrale Thrombose	Therapeutische Antikoagulation für 3 bis 6 Monate (niedermolekulares Heparin/DOAK/Vitamin-K- Antagonist) Kompressionstherapie mit druckdefiniertem Kompressionsstrumpf, bei ausgeprägtem Ödem initial ggf. Kompression mit Kurzzugbinden Umfelddiagnostik auf Neoplasie v. a. bei Thrombose ohne signifikante Ursache, Umfang individuell zu entscheiden
Oberflächliche Venenthrombose („Thrombophlebitis")	Klinik: Hautrötung mit strangförmiger Induration und Druckdolenz, bei bakterieller Infektion ggf. systemische Entzündungszeichen Entscheidende Untersuchung: Kompressionssonografie (Cave: Kraniale Thrombusbegrenzung oft höher als die sichtbare Hautrötung!)	Lokal, ggf. systemisch antiphlogistisch und analgetisch; ggf. entlastende Stichinzision bei thrombosiertem Varixknoten; bei bakterieller Infektion Antibiotika; Bei Thrombusausdehnung >5 cm in einer Stammvene Gabe eines niedermolekularen Heparins oder Fondaparinux für 6–8 Wochen in halbtherapeutischer Dosis. Bei crossennaher Lokalisation therapeutische Antikoagulation für 3 Monate, sonografische Kontrolle
Varikose	Klinik: Oft ohne Beschwerden; bei Progredienz meist lokale Hautirritationen; typische Komplikationen sind Thrombophlebitis-Episoden und die Zeichen der CVI, v. a. im Stadium IV n. Hach	Kompressionstherapie (drucknormierter Kompressionsstrumpf), Hautpflege mit rückfettenden Externa; bei Progredienz, CVI- Zeichen oder Phlebitis-Episoden: Ablative Therapie chirurgisch (Crossektomie/Saphenektomie) und/oder endoluminal, meist thermisch (z. B. Laser- und Radiofrequenztherapie) oder chemisch (Sklerosierung) wirksame Verfahren
Chronisch venöse Insuffizienz (CVI)	Klinik: Initial Ödembildung Knöchelbereich, sodann ebendort Hautstigmata (Hyperpigmentation, Phlebektasie, Dermatosklerose) und Auftreten von Ulcera cruris	Basis jeder Therapie: Kompression (drucknormierter Kompressionsstrumpf); bei Ulcus cruris: Ggf. Wickelkompression mit Kurzzugbinden oder bimodularer Strumpf, Basisregeln der lokalen Wundbehandlung Bei zugrunde liegender primärer Varikose und/oder Perforansinsuffizienz: Ablative Therapie (s. o.)

13.9 Was ist „lymphologisch" wichtig zu wissen?

- „Denken Sie „lymphologisch": Es gibt eine Reihe dynamischer physiologischer Faktoren, die zu einem chronischen Ödem beitragen.
- Ein chronisches Ödem der unteren Extremitäten sollte nicht ohne Weiteres einer Einzeldiagnose „Herzinsuffizienz", „Venöses Ödem", „Lymphödem" zugeordnet werden. Besser ist es, zu überlegen, was dafürspricht, dass eine Polygenese anzunehmen ist. Dies gilt auch bei unzureichendem Erfolg einer manuellen Lymphdrainage.
- Beim Blick auf die Fußkanten (Corona phlebectatica als CVI-Zeichen) gleich auch die Bisgaard'sche Kulisse prüfen (sensitivstes Zeichen eines Lymphödems an distalem Unterschenkel und Fuß)!
- Von einem „Phlebolymphödem" kann man deskriptiv sprechen, wenn sich die klinischen Zeichen eines Lymphödems denjenigen einer chronisch venösen Insuffizienz zugesellen. Eine chronische venöse Hypertonie induziert dabei eine erhöhte mikrovaskuläre Flüssigkeitsfiltration, die den Lymphabfluss überfordert. Es handelt sich also um ein Mischbild aus chronischer Veneninsuffizienz und lymphatischer Insuffizienz.

Literatur

Baldwin MJ, Moore HM, Rudarakanchana N et al. (2013) Post-thrombotic syndrome: a clinical review. J Thromb Haemost 11:795

Brenner E (2018) Anatomie des oberflächlichen Venensystems des Beines. Phlebologie 47(6):352–362. ▶ https://doi.org/10.1055/s-0038-1675460

Cesarone MR, Belcaro G, Nicolaides AN et al. (2002) „Real" epidemiology of varicose veins and chronic venous diseases: the san valentino vascular screening project. Angiology 53:119

Cornu-Thenard A, Boivin P, Baud JM, De Vincenzi I, Carpentier PH (1994) Importance of the familial factor in varicose disease. Clinical study of 134 families. J Dermatol Surg Oncol 20: 318

Eklof B, Rutherford RB, Bergan JJ, Carpentier PH, Glovicski P, Kistner RL et al. (2004) Revision of the CEAP classification for chronic venous disorders: consensus statement. J Vasc Sur 40:1248–52

Evans CJ, Fowkes FG, Ruckley CV, Lee AJ (1999 Mar) Prevalence of varicose veins and chronic venous insufficiency in men and women in the general population: edinburgh vein study. J Epidemiol Community Health 53(3):149–153

Hach W, Hach-Wunderle V (1994) Die Rezirkulationskreise der Stammvarikose. Springer, Berlin

Lee AY (2005) Management of thrombosis in cancer: primary prevention and secondary prophylaxis. Br J Haematol 128:291–302

Rabe E, Pannier-Fischer F, Bromen K, Schuldt K, Stang A, Poncar Ch, Wittenhorst M, Bock E, Weber S, Jöckel KH (2003) Bonner Venenstudie der Deutschen Gesellschaft für Phlebologie: Epidemiologische Untersuchung zur Frage der Häufigkeit und Ausprägung von chronischen Venenkrankheiten in der städtischen und ländlichen Wohnbevölkerung. Phlebologie 32:1–14

Rieger H (1998) Varikose. In: Rieger S (Hrsg) Klinische Angiologie. Springer, Berlin, S 1011–1029

S2-Leitlinie: Diagnostik und Therapie der Venenthrombose und der Lungenembolie; AWMF Leitlinien-Register Nr. 065/002

Strauss AL (1998) Venöse Kapazität und maximaler venöser Ausstrom. In: Rieger S (Hrsg) Klinische Angiologie. Springer, Berlin, S 896–900

Wells PS, Hirsh J, Anderson DR, Lensing AW, Foster G, Kearon C, Weitz J, D'Ovidio R, Cogo A, Prandoni P (1995) Accuracy of clinical assessment of deep- vein thrombosis. Lancet 345:1326–1330

Wells PS, Anderson DR, Rodger M, Forgie M, Kearon C, Dreyer J, Kovacs G, Mitchell M, Lewandowski B, Kovacs MJ (2003) Evaluation of D-dimer in the diagnosis of suspected deep-vein thrombosis. N Engl J Med 349:1227–1235

Widmer LK, Stähelin HB, Nissen C, Da Silva A (1981) Venen-, Arterien-Krankheiten, koronare Herzkrankheit bei Berufstätigen, Prospektiv-epidemiologische Untersuchung. Basler Studie I-III 1959–1978. Hans Huber, Bern

Quere I et al. (2012) For the Prospective Observational Superficial Thrombophlebitis (POST) study investigators. Superficial venous thrombosis and compression ultrasound imaging. J Vasc Surg 56:1032–1038

Gynäkologie: Brustkrebs und Karzinome von Endometrium, Ovar, Zervix und Vulva

Claudia Schumacher

Inhaltsverzeichnis

M. E. Cornely et al. (Hrsg.), *Angewandte Lymphologie*,
https://doi.org/10.1007/978-3-662-61452-5_14

Editor's Tip

Frauen, die wegen gynäkologischer Tumore behandelt wurden, sind die bei weitem am häufigsten vom sekundären Lymphödem betroffene Bevölkerungsgruppe. Brustkrebserkrankungen führen hierbei die Liste an, gefolgt von Karzinomen der weiblichen Geschlechtsorgane.
Das sekundäre Lymphödem ist die wichtigste Langzeitnebenwirkung bei Karzinomen der Brustdrüse und des inneren und äußeren Genitales der Frau.
Neu entstandene superfizielle Lymphangiektasien (froschlaichartige Bläschen mit möglicher Lymphorrhoe) auf der Achselhaut sollten als signalhaftes Zeichen für einen verschlechterten Lymphabfluß in der Achselhöhle erkannt werden.

14.1 Brustkrebs

Das Mammakarzinom ist in Deutschland die häufigste bösartige Erkrankung der Frau. Es ist auch die häufigste onkologische Ursache eines sekundäre Lymphödems (◘ Abb. 14.1).

Seit den achtziger Jahren hat sich die Inzidenz verdoppelt. Das Zentrum für Krebsregisterdaten (ZfKD) im Robert Koch-Institut und die Deutschen Krebsgesellschaft weisen aus, dass derzeit jede achte Frau im Laufe ihres Lebens an diesem Tumor erkrankt.

KeyNote

Jährlich werden ca. 70.000 Neuerkrankungen diagnostiziert und knapp 18.000 Frauen, also nahezu 26 %, sterben an den Folgen der Erkrankung.

Das Erkrankungsrisiko steigt mit zunehmendem Alter:

- Das Prädilektionsalter liegt zwischen dem 50. und 70. Lebensjahr.
- Das mittlere Erkrankungsalter beträgt 64 Jahre.

Auch Männer können, allerdings deutlich seltener, an Brustkrebs erkranken, zwischen 600 und 700 Neuerkrankungen werden jährlich diagnostiziert.

Die Prognose der Erkrankung hat sich in den letzten Jahren durch Fortschritte in der Früherkennung und der Therapie sowie durch die interdisziplinäre Betreuung in zertifizierten Zentren erheblich verbessert. (◘ Abb. 14.2)

Immer mehr Erkrankte überleben:

- Die 5-Jahres-Überlebensrate über alle Stadien beträgt 88 %.
- Die 10-Jahre-Überlebensrate liegt bei 82 %.

Allerdings besteht das Risiko für ein lokoregionäres Rezidiv (im Bereich der Brustwand, intramammär, axillär, infra- oder supraclaviculär) und für Fernmetastasen bis zu 20 Jahren nach Ersterkrankung, sodass eine konsequente Nachsorge sehr wichtig ist.

Angesichts der steigenden Zahl an langzeitüberlebenden Patientinnen richtet sich der Fokus zunehmend auf die Prävention und Therapie von Langzeitnebenwirkungen onkologischer Therapien. Somit sind Prophylaxe und Therapie des sekundären Lymphödems, welches nach einer Metaanalyse in 21,3 % auftritt, bedeutsam. (Gillespie et al. 2018)

14.1.1 Wann sollte ich ein Mammakarzinom vermuten?

Klinische Symptome zeigen sich beim Mammakarzinom meist erst im *fortgeschrittenen* Tumorstadium, beispielsweise

- in Form von tastbaren, oft nicht verschieblichen Knoten in der Mamma oder der Axilla,

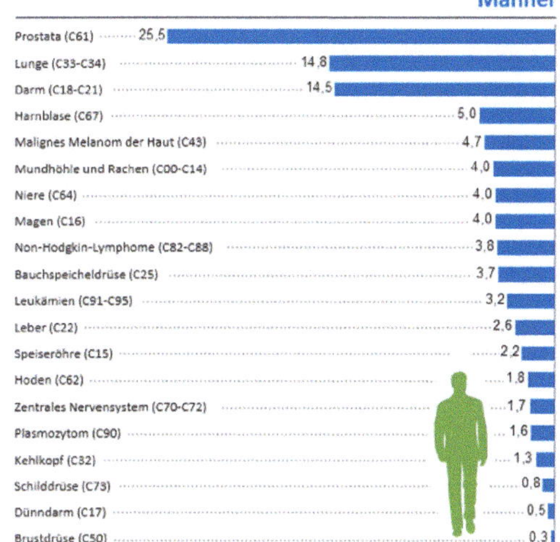

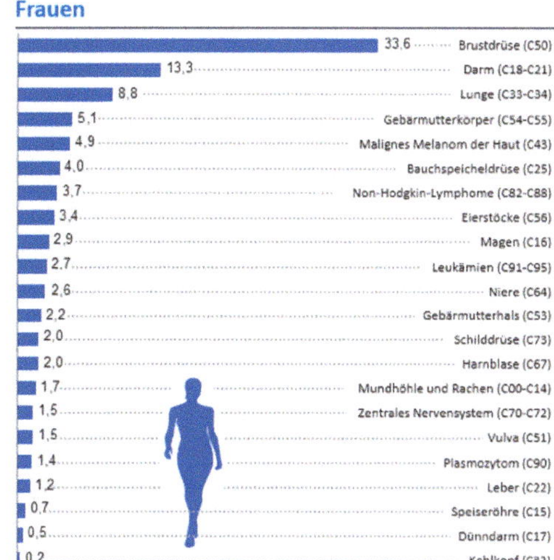

1 Ohne nicht-melanotischen Hautkrebs
Datenbankabfrage beim Zentrum für Krebsregisterdaten (ZfKD)/Robert-Koch-Institut (RKI) – www.krebsdaten.de (Zugriff 15.3.2017)

Abb. 14.1 Krebsregisterdaten

- in Form von Veränderungen an der Haut (Peau d'orange) oder Mamille (Einziehungen, Vorwölbungen, ekzematöse Plaque (Paget Dermatose), blutige Sekretion) oder
- in Form eines Lymphödems *des Arms.*

Im Fall eines klinisch auffälligen Befundes erfolgt die weitere Abklärung regelhaft durch eine Sonografie und eine sogenannte kurative Mammografie.

Eine MR-Mammografie bleibt spezifischen Fragen bei unklaren Befunden in der konventionellen Diagnostik vorbehalten. Wenn bildgebend ein unklarer oder karzinomverdächtiger Befund erkannt wird, ist als nächster Schritt die minimal-invasive Biopsie in Form einer Hochgeschwindigkeits- oder Vakuumbiopsie erforderlich. (Abb. 14.3)

14.2 Operative Therapie: Wann kann brusterhaltend, wann muss vollständig ablativ operiert werden?

Es stehen je nach Tumorbefund **verschiedene operative Therapieverfahren** zu Verfügung (Abb. 14.4).

14.2.1 Weshalb versuche ich brusterhaltend zu operieren?

Das Ziel der Operation ist die Komplettresektion des Tumors mit freien Resektionsrändern. Dabei ist die brusterhaltende Operation der Mastektomie vorzuziehen, wenn sie aufgrund der Tumor-

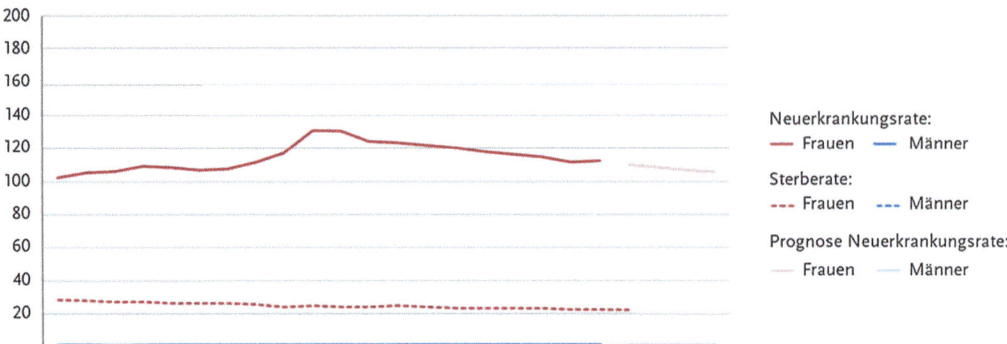

Abb. 14.2 Altersstandardisierte Erkrankungs- und Sterberaten (RKI)

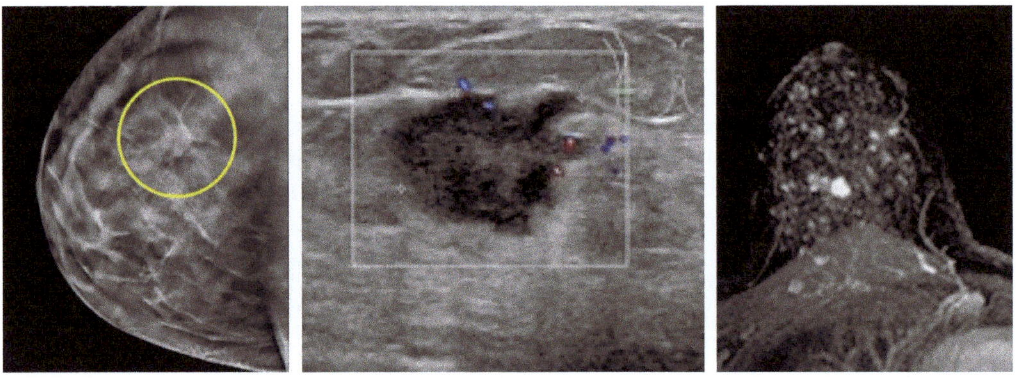

Abb. 14.3 Mammografie, Mammasonografie, MR-Mammografie

14

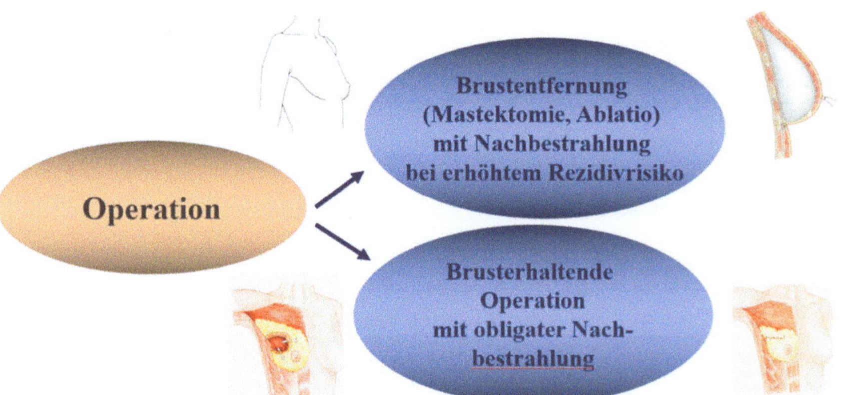

Abb. 14.4 Operationsmethoden

ausdehnung technisch möglich ist. Eine radikalere Operation führt nicht zu besseren Heilungschancen. Die brusterhaltende Operation stellt den kleineren Eingriff mit weniger Langzeitnebenwirkungen dar und bedeutet für die Patientinnen eine geringere psychische Belastung, da die weibliche körperliche Integrität erhalten bleibt.

14.2.1.1 Welche brusterhaltenden Operationsverfahren gibt es?

Bei günstigem Tumor-Brustgrößen-Verhältnis wird der Tumor mit einem kleinen Sicherheitssaum entfernt (Lumpektomie) – es reicht, wenn der Tumor mikroskopisch nicht die Resektionsgrenzen erreicht – und der Defekt wird anschließend vernäht (▫ Abb. 14.5).

Bei größeren Resektionsvolumina kommen zur Defektdeckung onkoplastische Operationsverfahren zur Anwendung:
- intramammäre Gewebeverschiebungen,
- Rotationslappen,
- Reduktions- und
- Mastopexie-Techniken (▫ Abb. 14.6)

In diesen Fällen kann eine spätere Anpassung der anderen Mamma sinnvoll sein

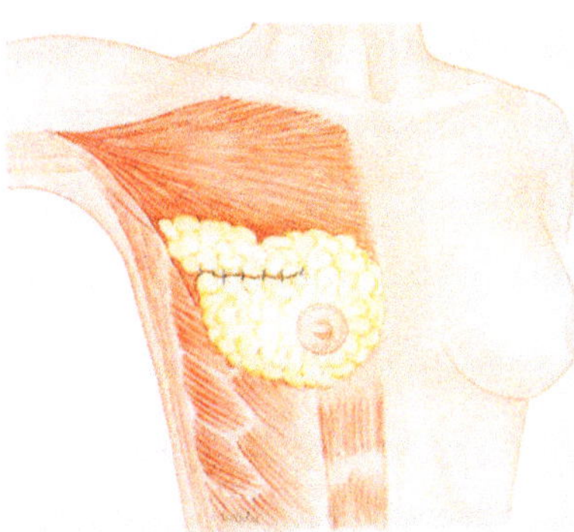
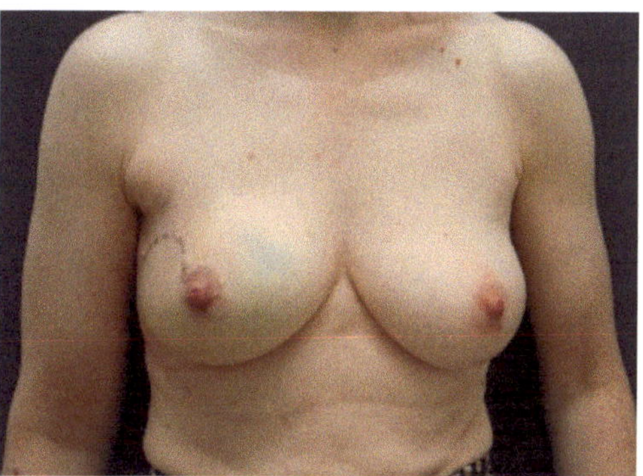

▫ **Abb. 14.5** **Brusterhaltende Operation**. Die Schemazeichung ist mit freundlicher Genehmigung übernommen aus : „Plastische und Rekonstruktive Chirurgie der Brust", Christian J. Gabka, Heinz Bohmert, Thieme Publishers

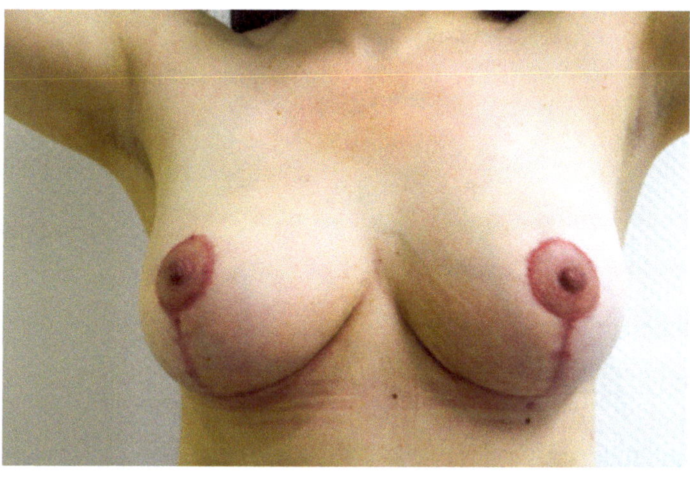

▫ **Abb. 14.6** **Brusterhaltende Operation.** Tumoradaptierte Reduktionsplastik und Angleichung der Gegenseite

(Vermeidung von Haltungsschäden, auch aus kosmetisch-ästhetischen Gründen).

14.2.1.2 Wann muss aber vollständig abladiert werden?

Die Indikation für eine Mastektomie besteht:
- im Fall eines ungünstigen Tumor-Brust-Verhältnisses,
- falls im Rahmen der brusterhaltenden Operation trotz mehrfacher Nachresektion keine freien Resektionsränder erzielt werden können,
- wenn die Patientin es wünscht.

Man unterscheidet vier verschiedene Formen der Mastektomie:
1. Einfache Mastektomie: Die Brust wird einschließlich einer Hautspindel inkl. Mamille und Warzenhof, des Fettgewebes und der Faszie des Brustmuskels entfernt (◘ Abb. 14.7).
2. Modifizierte radikale Mastektomie: Zusätzlich zur einfachen Ablatio werden Lymphknoten in der Achselhöhle entfernt (◘ Abb. 14.8).
3. Hautsparende Mastektomie: Die Entfernung des Brustdrüsenkörpers, der Faszie des Brustmuskels und einer kleinen Hautspindel inkl. Mamille und Warzenhof (◘ Abb. 14.9).
4. Nippelsparende Mastektomie: Die Entfernung des Brustdrüsenkörpers und der Faszie des Brustmuskels ohne Haut, Fettgewebe, Mamille und Warzenhof (◘ Abb. 14.10).

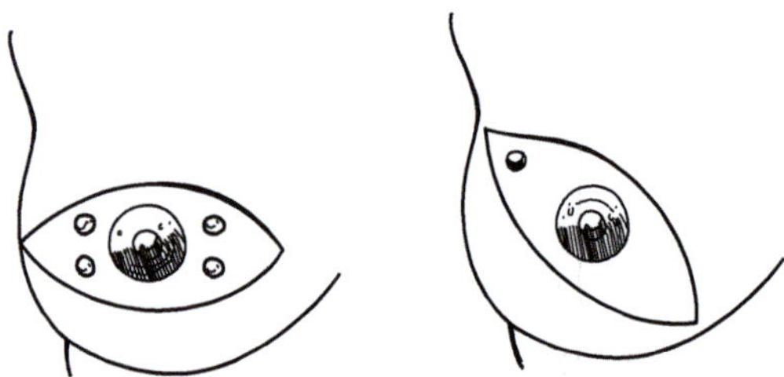

◘ **Abb. 14.7 Einfache Mastektomie.** „Surgery of The Breast" by Scott L. Spear, Lippincott Williams & Wilkens

14

Bei allen Patientinnen mit einer haut- oder nippelsparenden Mastektomie wird eine ***einzeitige*** Rekonstruktion durchgeführt.

Nach einer einfachen oder modifiziert radikalen Mastektomien besteht die Möglichkeit zur **zweizeitigen** Mamma-Rekonstruktion.

Es kommen in beiden Fällen Eigengewebetechniken wie der DIEP-Flap oder Implantate zur Anwendung (◘ Abb. 14.11).

14.2.1.3 Welches Lymphödemrisiko droht durch die brusterhaltenden und ablativen Operationsverfahren?

Die Mastektomie selbst konnte im Vergleich zur brusterhaltenden Therapie in Studien bisher nicht eindeutig als signifikanter Risikofaktor identifiziert werden (Asdourian et al. 2017).

Frauen mit Mammarekonstruktion, vorzugsweise mit einer Implantat-Rekonstruktion, haben nichtsdestotrotz in einigen Studien ein geringeres postoperatives Lymphödemrisiko als Patientinnen mit einer einfachen Mastektomie. Dafür scheinen weniger straffe Verwachsungen im Operationsgebiet verantwortlich zu sein (Gillespie et al. 2018; Sayegh et al. 2017).

14.3 Welche weiteren Therapien müssen angewandt werden?

Neben den verschiedenen Operationsverfahren der Brust kommen als ergänzende Therapien
- die Bestrahlung,
- die Lymphknotenentfernung und
- medikamentöse Verfahren

zum Einsatz.

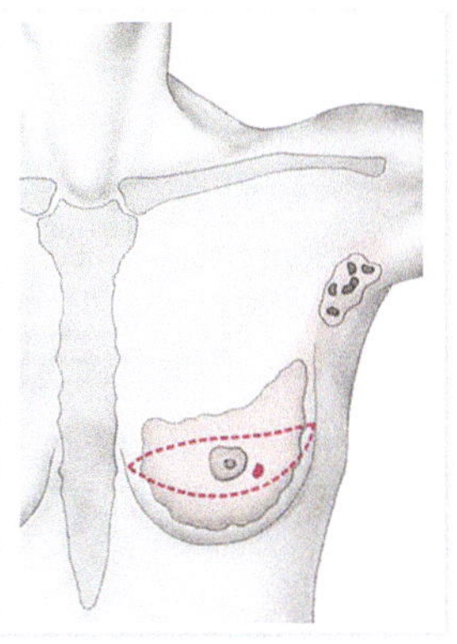

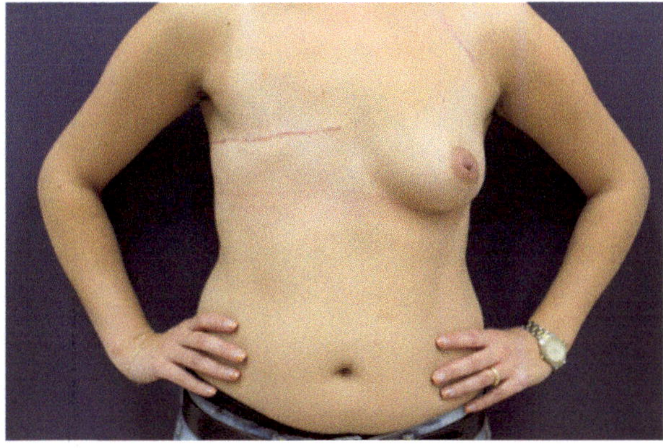

Abb. 14.8 **Modifizierte radikale Mastektomie**

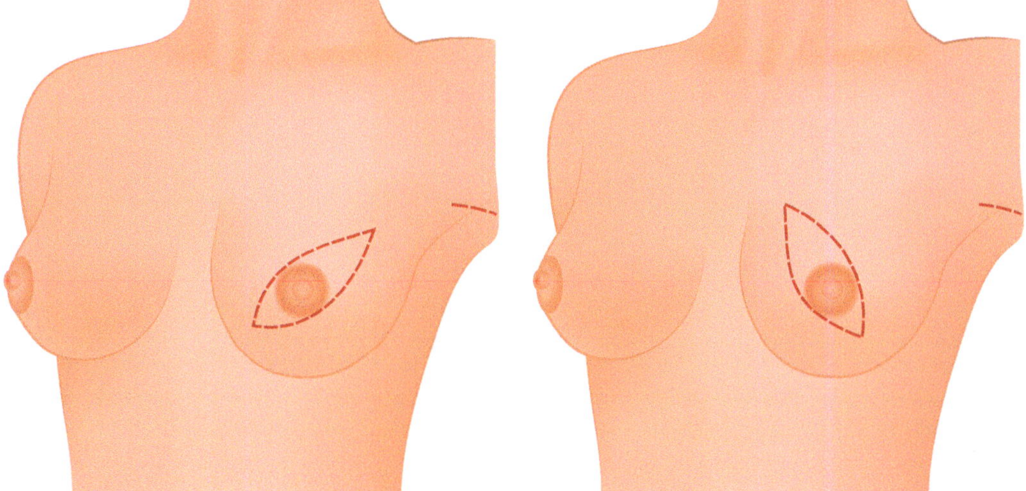

Abb. 14.9 **Hautsparende Mastektomie.** Mit freundlicher Genehmigung übernommen aus : „Plastische und Rekonstruktive Chirurgie der Brust“ by Christian J. Gabka, Heinz Bohmert, Thieme Verlag

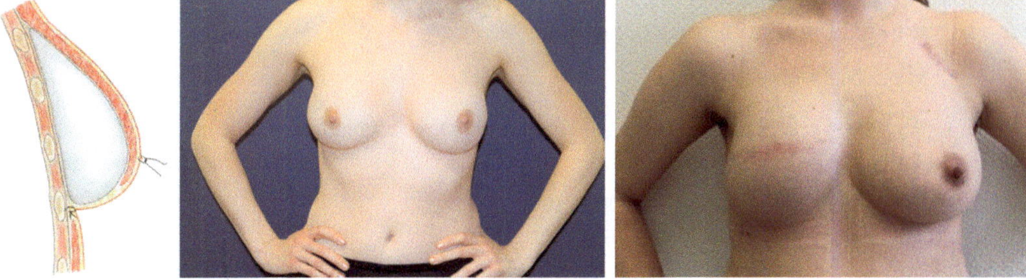

Abb. 14.10 **Rekonstruktion durch Implantate.** Links beidseitig nach nippelsparender Mastektomie über inframammäre Schnitte, rechts einseitig nach hautsparender Mastektomie. Die Schemazeichung ist mit freundlicher Genehmigung übernommen aus : „Plastische und Rekonstruktive Chriurgie“, by Christian J. Gabka, Heinz Bohmert, Thieme Verlag

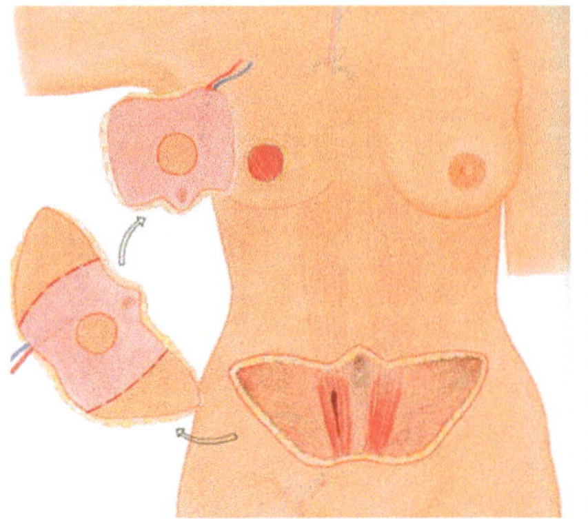

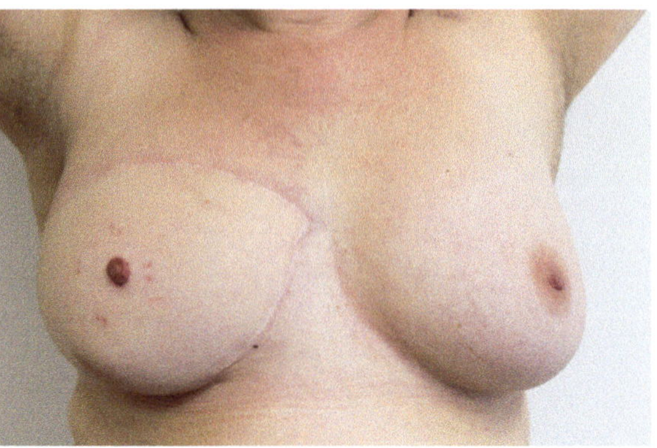

Abb. 14.11 **Eigengeweberekonstruktion mittels DIEP-Flap**. Die Schemazeichung ist mit freundlicher Genehmigung übernommen aus : „Plastische und Rekonstruktive Chirurgie der Brust" by Christian J. Gabka, Heinz Bohmert, Thieme Verlag.

14.3.1 Weshalb muss bestahlt werden?

Nach einer brusterhaltenden Therapie muss stets eine adjuvante Strahlentherapie der Mamma durchgeführt werden, um das Risiko von intramammären Rezidiven zu minimieren. Dieses Risiko wird durch die Radiatio von 30 % auf ca. 5 % nach zehn Jahren gesenkt.

Auch nach Mastektomie kann eine postoperative Strahlentherapie der Thoraxwand zur Senkung des Lokalrezidiv-Risikos und zur Verbesserung des Gesamtüberlebens indiziert sein, wenn Risikofaktoren (z.B. eine aggressive Tumorbiologie oder ein Befall axillärer Lymphknoten) vorliegen.

Bei Befall der axillären Lymphknoten ist risikoadaptiert eine zusätzliche Bestrahlung des tributären Lymphabflussgebietes erforderlich.

14.3.1.1 Erhöht die Radiatio das Lymphödemrisiko?

Ja, denn die adjuvante Strahlentherapie ist als unabhängiger therapieassoziierter Risikofaktor für die Entstehung eines Lymphödems ermittelt worden (Gillespie et al. 2018; Sayegh et al. 2017; Shaitelman et al. 2017).

Die Bestrahlung des Lymphabflussgebiets verursacht eine signifikante Risikoerhöhung, während die Bestrahlung der Mamma selbst bzw. der Thoraxwand zu keiner Erhöhung der Lymphödem-Prävalenz führt (Sayegh et al. 2017).

Eine Metaanalyse aus dem Jahr 2014 zeigt einen Anstieg der Lymphödem-Prävalenz von 7,4 % nach Bestrahlung der Brust bzw. Thoraxwand auf 15,5 % durch eine zusätzliche Bestrahlung der Lymphabflusswege (Gillespie et al. 2018).

Ein ausschließliches Thoraxwandödem tritt in 9–25 % auf und ist in aller Regel zeitlich begrenzt. (Sorokina 2006; Herpertz 2010)

KeyNote

Das höchste Risiko für ein sekundäres Lymphödem haben Frauen mit Axilla-Lymphadenektomie und nachfolgender Bestrahlung der Lymphabflussgebiete (Shaitelman et al. 2017).

14.3.2 Weshalb müssen Lymphknoten operativ entfernt werden?

KeyNote

Die Entfernung von axillären Lymphknoten ist wichtig für das Staging und die locoregionäre Tumortherapie. Sie sollte derzeit noch bei allen Patientinnen mit invasiven Mammakarzinomen durchgeführt werden.

Bei klinisch unauffälliger Axilla wird als Standardverfahren die Sentinel-Lymphonodektomie durchgeführt, bei der die Wächterlymphknoten, also die ersten drainierenden Lymphknoten, entfernt werden, um repräsentativ den axillären Lymphknotenstatus (Staging) zu erfassen (◘ Abb. 14.12).

Die gängigsten Verfahren zur Detektion sind die präoperative peritumorale oder subkutane Applikation von Technetium (^{99m}Tc) am Vortag und die intraoperative peritumorale oder subkutane Injektion von Patentblau. Bei Anwendung beider Detektionsmethoden steigt die Nachweisrate.

Sind mehr als zwei Sentinel-Lymphknoten tumorös befallen, muss, auch bei ansonsten klinisch auffälliger Axilla, eine Axilladissektion Level I und II durchgeführt werden (◘ Abb. 14.13).

Nach diesen Lymphadenektomien folgt eine Strahlentherapie der Lymphabflusswege, die das krankheitsfreie Überleben und das Gesamtüberleben verbessern sollen.

14.3.2.1 Wie trägt die axilläre Lymphknotenentfernung zum Lymphödemrisiko bei?

Die Axillachirurgie ist einer der wichtigsten therapieassoziierten Lymphödemrisikofaktoren (Asdourian et al. 2017; Sayegh et al. 2017; Shaitelman et al. 2017; Specht et al. 2013; Swaroop et al. 2015).

KeyNote

Erhöhte operative Radikalität im Bereich des Lymphabflusses bedeutet ein erhöhtes Lymphödem-Risiko (Asdourian et al. 2017; Sayegh et al. 2017).

So beträgt die Lymphödem-Rate nach Sentinel-Lymphonodektomie 5 % und ist damit vier- bis fünfmal geringer als nach

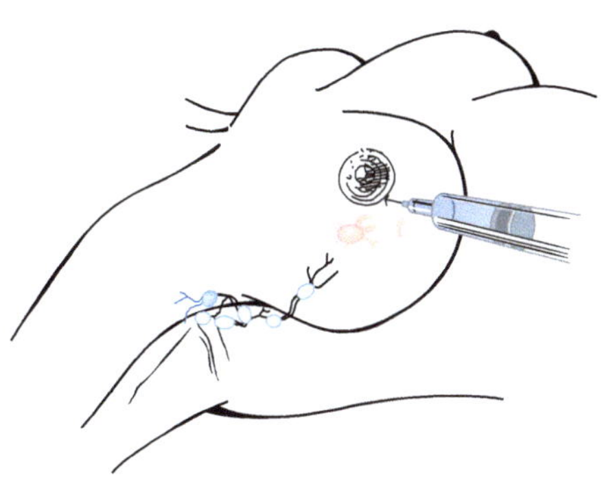

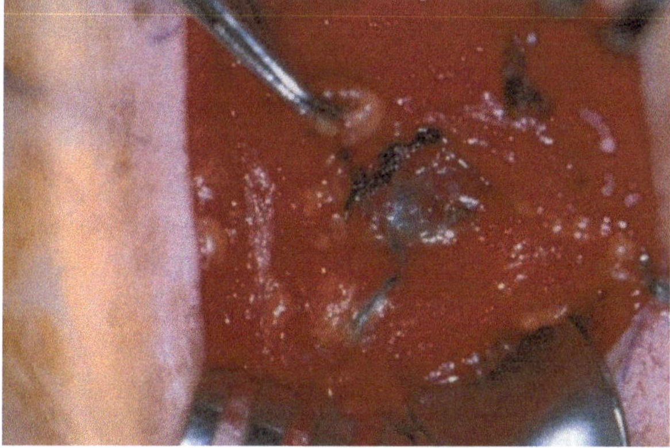

◘ **Abb. 14.12** **Sentinel Node-Technik.** „Surgery of The Breast" by Scott L. Spear, Lippincott Williams & Wilkens

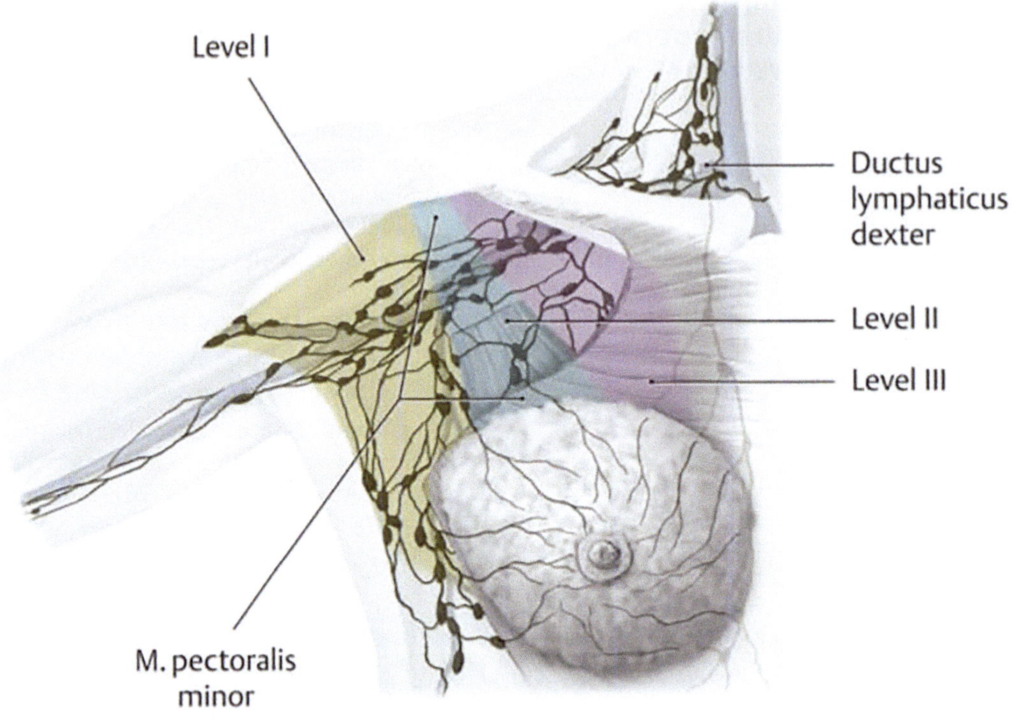

Abb. 14.13 **Anatomische Zeichnungen der Lymphabflusswege**

radikaler Axilla-Lymphadenektomie mit 20 % (Sayegh et al. 2017).

14.3.3 Weshalb muss ich medikamentös behandeln?

Im Rahmen der Primärerkrankung hat die medikamentöse Therapie zum Ziel, das Rezidivrisiko zu senken und somit die Gesamtüberlebensrate zu erhöhen, indem disseminierte Tumorzellen abgetötet werden.

Die Wahl der Medikamente richtet sich nach der Biologie des Karzinoms (Abb. 14.14 und 14.15).

Man unterscheidet hormonrezeptorpositive sog. luminale Mammakarzinome, Her2-positive und triple negative Karzinome.

Die Medikamente können entweder **neoadjuvant** vor der Operation oder **adjuvant**, also nach der Operation verabreicht werden.

14.3.3.1 Wann muss ich eine Chemotherapie einsetzen?

Eine Chemotherapie ist indiziert:

- im Fall eines hormonabhängigen Karzinoms mit hoher Wachstumsdynamik oder hoher Zahl an befallenen Lymphknoten,
- im Fall eines nicht-hormonabhängigen Tumors, eines sogenannten triple negativen Karzinoms oder
- im Fall eines HER2-positiven Karzinoms mit Überexpression des Wachstumsfaktor-Rezeptors.

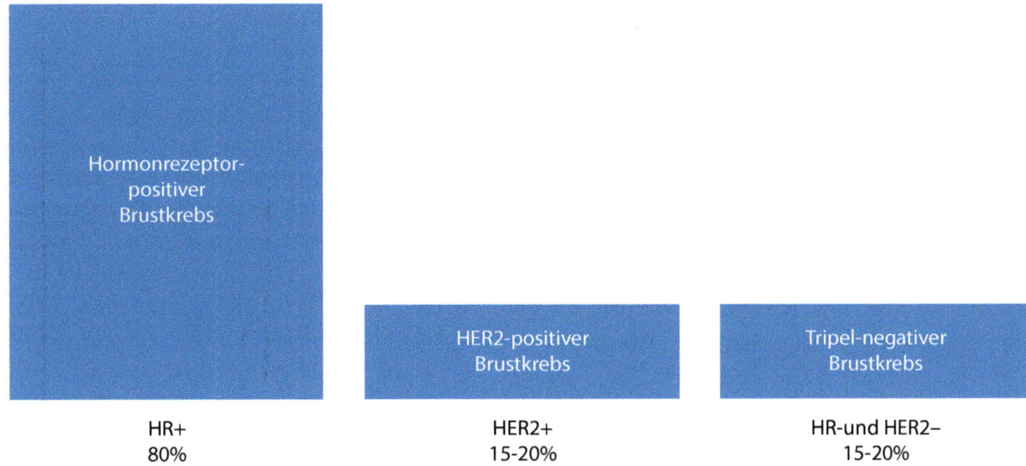

Abb. 14.14 Die Tumorbiologie als Auswahlkriterium für die medikamentöse Therapie

Prognostische und pradiktive Wertigkeit der Subtypen

Luminal-A (ER+/HER2–) Ki-67 low	**Luminal-B** (ER+/HER2–) Ki-67 high	**HER2-Typ** (HER2+)	**Basal-like** (ER–/HER2–)

Ansprechen auf Hormontherapie

Ansprechen auf Chemotherapie

Prognose

Abb. 14.15 Prognostische und prädiktive Wertigkeit der Subtypen

Bei diesen Befunden besteht die Indikation für eine intravenöse Chemotherapie über vier bis sechs Monate.

Es kommen hauptsächlich Anthrazykline, Taxane und Cyclophosphamid zum Einsatz.

Wann kann ich die Indikation für eine neoadjuvante Chemotherapie stellen?

Wenn bereits präoperativ aufgrund der stanzhistologisch gesicherten Tumorbiologie klar ist, dass die Indikation für eine Chemotherapie besteht, wird diese im Allgemeinen vor der Operation, also neoadjuvant, durchgeführt,

- um die Effektivität der Therapie anhand der Größenveränderung des Tumors beurteilen zu können und davon die Indikation für eine eventuelle Fortsetzung der medikamentösen Therapie nach der Operation ableiten zu können,
- um bei mangelndem Ansprechen die Therapie zu modifizieren und
- um den operativen Eingriff an der Mamma und den Lymphabflusswegen nach Verkleinerung des Tumors weniger radikal und damit lymphödemprotektiv gestalten zu können.

14.3.3.2 Wann muss ich antiöstrogen behandeln?

Im Falle eines hormonabhängigen Karzinoms ist eine 5- bis 10jährige antiöstrogene Therapie zu empfehlen. Das Prinzip ist die Ausschaltung der Östrogenwirkung auf die Tumorzelle. Je höher das Rezidiv-Risiko ist, umso länger sollte die Therapie durchgeführt werden.

- In der Prämenopause ist Tamoxifen als selektiver Östrogenrezeptor-Modulator das Mittel der Wahl. In bestimmten Fällen mit höherem Rezidivrisiko kommen in der Prämenopause zusätzlich auch GnRH-Analoga zur Schaffung eines künstlichen Klimakteriums, ggfs. in Kombination mit einem Aromatasehemmer statt Tamoxifen, zum Einsatz. Dieser hemmt die Umwandlung von Androgenen zu Östrogenen, insbesondere peripher in Muskel- und Fettgewebe.
- In der Postmenopause wird entweder eine reine Aromatasehemmer-Therapie durchgeführt oder eine Sequenztherapie aus Tamoxifen und einem Aromatasehemmer.

14.3.3.3 Beeinflusst die medikamentöse Therapie zusätzlich das Lymphödemrisiko?

Der Einfluss der adjuvanten und neoadjuvanten Chemotherapie auf das ehedem bestehende Lymphödemrisiko wird derzeit immer noch kontrovers diskutiert (Asdourian et al. 2017; Gillespie et al. 2018; Specht et al. 2013; Swaroop et al. 2015).

Taxane, insbesondere Docetaxel, führen zu einer Erhöhung der Lymphlast. Deshalb ist die Begünstigung eines Lymphödems naheliegend (Swaroop et al. 2015). Eine Evidenz gibt es hierzu in der Literatur allerdings nicht.

Die Dauer der Chemotherapie scheint für ein Lymphödem auch relevant zu sein (Gillespie et al. 2018). Ein Einfluss der antiöstrognen Therapie auf das Lynmphödemrisiko ist nicht beschrieben.

KeyNote

Das overall risk der Entstehung eines sekundären Lymphödems durch Brustkrebsbehandlung (21,3%) ist, nach Gewichtung geordnet, bedingt durch

- die Operation der Brust
- den Eingriff am lymphonodalen System
- die Radiatio des Lymphabstromgebietes und
- wahrscheinlich durch die Chemotherapie sowie ihre Dauer bestimmt

14.4 Wie gelingt die Prävention von sekundären Lymphödemen?

14.4.1 Sentinel Lymphknoten-Biopsie: Wann kann ganz darauf verzichtet werden?

Die Einführung der Sentinel-Lymphonodektomie bei klinisch unauffälliger Axilla war der erste Meilenstein zu einer geringeren Morbidität durch ein Armlymphödem.

Diese diagnostische Methode ermöglicht eine individuell differenzierte Therapieentscheidung mit häufigem Verzicht auf weitere radikale Operationen. (Asdourian et al. 2017; Gillespie et al. 2018; Sayegh et al. 2017; Specht et al. 2013; Swaroop et al. 2015). Eine Axilladissektion Level 1 und 2 erfolgt nur noch bei einem metastatischen Befall von mehr als zwei Sentinel-Lymphknoten.

Mehrere Studien zeigen, dass bei bis zu zwei befallenen Sentinel-Lymphknoten ein Verzicht auf eine Axilladissektion zu keiner Verschlechterung der Langzeitergebnisse führt. Heute wird ein Axillaclearing leitliniengerecht (AGO-, S3-Leitlinie) nur bei primär klinisch auffälliger Axilla bzw. bei drei oder mehr positiven Sentinel-Lymphknoten durchgeführt. Für das Lymphödem-Risiko gilt sogar, dass die Bestrahlung der Axilla als alternative Behandlungsmethode der Dissektion bei vergleichbarer Sicherheit überlegen ist.

Die deutsche INSEMA-Studie prüft neben weiteren internationalen Studien, ob bei klinisch unauffälliger Axilla ganz auf eine Sentinel-Lymphonodektomie verzichtet werden kann, ohne die Prognose der Patientin zu verschlechtern, mit dem Ziel, die Lymphödem-Inzidenz weiter zu senken. Die Ergebnisse müssen noch abgewartet werden. Bei Patientinnen über dem 70. Lebensjahr mit einem kleinen, langsam wachsenden Karzinom kann ein Verzicht auf die Sentinel-Lymphonodektomie bei unauffälliger Bildgebung bereits jetzt mit der Patientin diskutiert werden.

14.4.2 Downstaging durch neoadjuvante Chemotherapie

Eine neoadjuvante Chemotherapie ist in der Lage, nicht nur den Tumor zu verkleinern, sondern auch ein Downstaging der axillären Lymphknoten durch Tumorregression zu bewirken. Damit lässt sich in einigen Fällen die radikale axilläre Intervention vermeiden.

Wenn sich nach einer neoadjuvanten Chemotherapie in der Bildgebung eine Komplettremission von zuvor diagnostizierten axillären Lymphknotenmetastasen ergibt, ist die Sentinel-Lymphonodektomie mit Entfernung der markierten, ursprünglich positiven Lymphknoten (Targeted Axillary Dissection, TAD) leitliniengerecht durchführbar.

Ein Axillaclearing ist in diesen Fällen nur bei Nachweis von persistierenden Lymphknotenmetastasen erforderlich.

14.4.3 Nachsorge: Beratung zu „Lifestyle" und „Lymphödem"

Nach abgeschlossener Primärbehandlung sollten die Patientinnen mindestens 10 Jahre lang weiter in einer speziellen Nachsorge betreut werden.

Die Ziele und Inhalte sind:

- die Früherkennung von heilbaren Rezidiven und Zweiterkrankungen sowie von
- symptomatischen Fernmetastasen,
- die Verbesserung der Lebensqualität und der körperlichen Leistungsfähigkeit,
- die Reduktion therapiebedingter Nebenwirkungen,
- die Evaluation laufender adjuvanter Therapien,
- die allgemeine und psychosoziale Beratung sowie
- die Interventionen zu Begleiterkrankungen und dem Lebensstil.

Frühzeitig erfolgt eine detaillierte Aufklärung über Risiken, welche die Entwicklung eines Lymphödems fördern, über dessen Symptome sowie präventive Verhaltensweisen und über die Notwendigkeit eines raschen Therapiebeginns im Fall eines Lymphödems. Hierbei spielt die Aufklärung über die Vermeidung eines Erysipels eine wichtige Rolle.

14.5 Gynäkologische Karzinome an Endometrium, Ovar, Zervix und Vulva. Welche Therapien gibt es und wie ist das Risiko für ein sekundäres Lymphödem?

Neben dem Mammakarzinom spielen die gynäkologischen malignen Erkrankungen des Unterbauchs eine wichtige Rolle bei der Entstehung eines sekundären Lymphödems. Hiervon sind topografisch die Bauchhaut unterhalb des Nabels, das Gesäß, der Damm, die Vulva und die unteren Extremitäten betroffen.

KeyNote

Neu entstandene superfizielle Lymphangiektasien (froschlaichartige Bläschen mit möglicher Lymphorrhoe) an Vagina oder Vulva sollten als klinisches Menetekel für einen verschlechterten Lymphabfluß im kleinen Becken erkannt werden.

14.5.1 Inzidenz

Das Endometriumkarzinom ist mit 11.000 Neuerkrankungen pro Jahr die häufigste gynäkoonkologische Erkrankung in Deutschland, gefolgt vom Ovarialkarzinom (9000 Neuerkrankungen jährlich), dem Zervixkarzinom (4500 Neuerkrankungen jährlich) und dem Vulvakarzinom (1600 Neuerkrankungen jährlich). Die Tumoren entwickeln sich fast ausschließlich im höheren Lebensalter, nur das Zervixkarzinom entsteht häufig schon zwischen dem 50. und 60. Lebensjahr.

KeyNote

In Deutschland ist durch die Einführung von Früherkennungsmaßnahmen die Inzidenz gynäkologischer Karzinome in den letzten Jahrzehnten deutlich zurückgegangen. Weltweit ist das Zervixkarzinom allerdings das zweithäufigste gynäkologische Karzinom nach dem Mammakarzinom.

14.5.2 Prognose

Die Prognose beim Endometriumkarzinom ist in der Regel gut, da die meisten Erkrankungen durch vaginale Blutungen bzw.

Blutungsstörungen in einem frühen Stadium auffallen. Die 5-Jahres-Überlebensrate beträgt ca. 80 %.

Das Ovarialkarzinom dagegen hat eine schlechte Prognose aufgrund der meist späten Diagnosestellung wegen fehlender Frühsymptome: Die 5-Jahres-Überlebensrate beträgt 30–40 %.

Beim Zervixkarzinom liegt die 5-Jahres-Überlebensrate bei 69 %.

Die Prognose des Vulvakarzinoms ist wiederum schlecht (i.e. 30 bis 50 %. 5-Jahres-Überlebensrate).

14.5.3 Die Therapie und das sekundäre Lymphödem

Die Therapiebausteine gynäkologischer Karzinome sind die operative Therapie, die Strahlentherapie sowie die medikamentöse Therapie. Alle sind in unterschiedlichem Ausmaß Risikofaktoren für die Entstehung eines Lymphödems.

14.5.3.1 Operation und Strahlentherapie

Endometriumkarzinom

Beim Endometriumkarzinom wird standardmäßig außer im Frühstadium die totale Hysterektomie inklusive einer beidseitigen Adnexexstirpation mit pelviner und infrarenal-paraaortaler Lymphonodektomie durchgeführt, wenn dadurch makroskopisch eine Tumorfreiheit erzielt werden kann.

Dies erfolgt entweder laparoskopisch, robotergestützt oder per Laparotomie.

- Die alleinige Sentinel-Lymphknotenbiopsie beim Endometriumkarzinom soll derzeit entsprechend den Leitlinien nur im Rahmen von kontrollierten Studien durchgeführt werden.
- In aller Regel schließt sich eine vaginale Brachytherapie an und in höheren Stadien eine percutane Strahlentherapie des Beckens.

Ovarialkarzinom

Beim Ovarialkarzinom ist das Ziel der Primäroperation eine makroskopisch vollständige Resektion. Ein optimales Staging (gemäß. S3-Leitlinie) beim ***frühen Ovarialkarzinom*** umfasst außergewöhnlich umfangreiche Operationsschritte:

- Peritonealzytologie,
- Biopsien aus allen auffälligen Stellen,
- Peritonealbiopsien aus unauffälligen Regionen,
- Adnexexstirpation beidseits,
- Hysterektomie,
- ggf. extraperitoneales Vorgehen,
- Omentektomie mindestens infrakolisch,
- Appendektomie (bei muzinösem/unklarem Tumortyp),
- bds. pelvine und paraaortale Lymphonodektomie.

Nur wenn durch die Komplettresektion eine makroskopische Tumorfreiheit erreicht oder eine Obstruktion beseitigt werden kann, wenn seitens der Patientin auch keine Kontraindikationen bestehen, werden multiviszerale Resektionen beim ***fortgeschrittenen Ovarialkarzinom*** vorgenommen.

Die Strahlentherapie hat beim Ovarialkarzinom keinen Stellenwert.

Zervixkarzinom

Beim Zervixkarzinom ist die primäre Operation nur in den Stadien indiziert, in denen die Aussicht besteht, durch eine alleinige Operation eine definitive Therapie (R0-Resektion) durchführen zu können. Hierbei ist das Ziel, multimodale Therapien im Hinblick auf die Folgeerscheinungen zu vermeiden.

Staging durch Lymphknotenentfernung

Um das zu beurteilen, wird häufig neben dem bildgebenden Staging ein operatives Staging in der folgenden Weise durchgeführt:

- zunächst eine laparoskopische pelvine Lymphonodektomie,
- bei negativen pelvinen Lymphknoten im Schnellschnitt (N0-Situation) folgt eine stadiengerechte operative Therapie,
- bei positiven pelvinen Lymphknoten im Schnellschnitt (N1-Situation) folgt zusätzlich eine paraaortale Lymphonodektomie und anschließend der Abbruch der Operation.

Die alleinige Sentinel-Lymphonodektomie kann lt. aktueller S3-Leitlinie Frauen mit einem Frühstadium (Tumore bis 2 cm ohne Risikofaktoren) angeboten werden.

Weitere Behandlungen. Operation und Radiatio

Bei pelvinem oder paraaortalem Lymphknotenbefall oder wenn eine vollständige Tumorresektion nicht möglich ist, wird eine ***primäre Radio(chemo)therapie*** durchgeführt. Diese umfasst eine percutane Bestrahlung, eine vaginalen Brachytherapie und eine simultane cisplatinhaltige Chemotherapie.

14

In allen anderen Fällen erfolgt die ***primäre operative Therapie***. Die klassische Operationsmethode ist die radikale Hysterektomie. Diese wird stadienabhängig in der Klassifikation nach Piver-Ruthledge in Anlehnung an die Empfehlungen von Wertheim, Meigs und anderen durchgeführt. Sie können vaginal, abdominal, laparoskopisch und roboterassistiert erfolgen.

Ernst Wertheim (* 21. Februar 1864 in Graz; † 15. Februar 1920 in Wien) war ein österreichischer Gynäkologe. Seine bedeutendste Leistung war die Entwicklung einer Operation des Zervixkarzinoms.
Am 16. November 1898 führte er zum ersten Mal diese Operation durch. Die nach Wertheim und Joe Vincent Meigs benannte Operation beinhaltet eine Entfernung der Gebärmutter über einen Bauchschnitt, deren Haltebänder und benachbarte Lymphknoten unter besonderer Berücksichtigung der Harnleiter.

Joseph „Joe“ Vincent Meigs (* 24. Oktober 1892 in Lowell; † 24. Oktober 1963 in Boston) war ein US-amerikanischer Gynäkologe. Er erweiterte die radikale Hysterektomie nach Wertheim beim Zervixkarzinom um die systematische Lymphonodektomie, die daher auch Wertheim-Meigs-Operation genannt wird.

Die OP-Methode und operative Radikalität richten sich nach dem Stadium, der Familienplanung sowie dem Menopausenstatus der Patientin und werden abhängig von der Radikalität folgendermaßen klassifiziert:

Klassifikation nach Piver	Beschreibung
Piver I	• Totale Hysterektomie (OP nach Te Linde) • Ureterverlauf wird dargestellt (keine Mobilisierung)
Piver II	• Eingeschränkt-radikale Hysterektomie (OP nach Wertheim • Resektion der Parametrien und des parazervikale Gewebes medial des Ureters • Resektion des oberen ⅓ der Vagina
Piver III	• Radikale Hysterektomie (OP nach Meigs) • Komplette Mobilisation des Ureters aus den Parametrien • Resektion der kompletten Parametrien bis hin zur Beckenwand • Resektion der oberen ½ der Vagina
Piver IV	• Piver III + • Resekton der A. vesicalis sup. • Resektion der oberen ¾ der Vagina
Piver V	• Piver IV + • Partielle Resektion von distalen Ureteranteilen oder befallenen Teilen der Harnblase

Die Indikation für eine **adjuvante *Radiochemotherapie*** besteht nach vollständiger primärer Operation bei Risikofaktoren oder verbliebenem Tumorrest.

Vulvakarzinom

Die lokale radikale Exzision soll, wenn immer möglich, als Methode der Wahl eingesetzt werden.

Staging durch Lymphknotenentfernung

Ab einer Infiltrationstiefe von mehr als 1,0 mm (pT1b) soll ein operatives Staging der inguino-femoralen Lymphknoten durchgeführt werden.

Bei lateralem Karzinom (>1 cm Abstand zur Mittellinie) bis 2 cm Durchmesser und histologisch tumorfreien ipsilateralen Lymphknoten kann auf ein kontralaterales Lymphknoten-Staging verzichtet werden.

In allen anderen Fällen soll auch auf der kontralateralen Seite ein operatives Staging erfolgen.

Als Voraussetzungen für eine Sentinel-Lymphknoten-Biopsie gelten:

- ein maximaler horizontalen Tumordurchmesser in der Hautebene < 4 cm,
- ein unifokaler Tumor,
- klinisch und ggf. sonografisch unauffällige Leistenlymphknoten sowie
- ein Ultrastaging der Lymphknoten mit immunhistochemischer Zusatzuntersuchung durch den Pathologen.

Behandlungen. Operation und Radiatio

Nach der aktuellen Leitlinie ist im Frühstadium (**Stadium T1**) die radikale Exzision indiziert, da sie eine sichere Alternative zur radikalen Vulvektomie darstellt. Im **Stadium T2** wird je nach klinischer Situation die lokale radikale Exzision oder die Vulvektomie unter Mitresektion der befallenen Strukturen von Urethra, Vagina oder Anus durchgeführt.

- Die primäre Radiochemotherapie ist eine Alternative, wenn durch die Operation die Kontinenz gefährdet wird.

Im **Stadium T3** sollte eine primäre Radiochemotherapie durchgeführt werden, um die Funktionen der Nachbarorgane (Miktion und/oder Defäkation) zu erhalten.

Postoperative Radiatio

Eine Indikation für eine postoperative Strahlentherapie der befallenen Leiste(n) besteht

- bei > 2 befallenen inguinalen Lymphknoten unabhängig von der Größe der Metastasen,
- ab einem befallenen Lymphknoten, wenn die Metastase mindestens 5 mm oder größer ist,

- immer dann, wenn ein extrakapsuläres Wachstum erkannt wurde und
- bei fixierten/exulcerierten Lymphknoten.

14.5.3.2 Welche Risikofaktoren sind für ein sekundären Lymphödems bei diesen Therapien (Operationen und Bestrahlungen) bekannt?

Entsprechend der aktuellen Studienlage (Biglia et al. 2017; Lindqvist et al. 2017) ist die Lymphonodektomie der wichtigste unabhängige Risikofaktor für die Entstehung eines sekundären Lymphödems der unteren Körperhälfte. Insbesondere die Entfernung der Circumflexa-Lymphknoten spielt eine signifikante Rolle, wahrscheinlich auch die Zahl der entfernten Lymphknoten.

Nicht so groß ist die Evidenz für die Strahlentherapie und Radiochemotherapie (◘ Abb. 14.16).

14.5.3.3 Medikamenöse Therapie

In vielen Fällen wird in der gynäkologisch-onkologischen Primärtherapie eine medikamentöse Therapie durchgeführt.

Endometriumkarzinom

Beim Endometriumkarzinom sind wesentliche Indikationen für eine adjuvante Chemotherapie mit Paclitaxel und Carboplat (Off-Label-Use) ein organüberschreitendes Wachstum und/oder Lymphknotenmetastasen und/oder Fernmetastasen.

A-ENDOMETRIAL CANCER

Indipendent Risk Factor	Adjusted Odds Ratio (95%CI)	*p*-Value	Authors
Pre-cancer NSAID use	1.7 (1.1–2.8)	0.029	Beeslcy Vl., Rowlands IJ, Hayes SC, *et al.* 2015 (32)
BMI at time of surgery WHO class III	4.69 (2.71, 8.13)	0.001	Yost KJ, Cheville Al., Al-Hilli MM, *et al.* 2014 (26)
Congestive heart failure	2.58 (1.23, 5.40)	0.1	Yost KJ, Cheville Al., Al-Hilli MM, *et al.* 2014 (26)
Lymphadenectomy	2.04 (1.39, 2.99)	<0.001	Yost KJ, Cheville Al., Al-Hilli MM, *et al.* 2014 (26)
Number of removed lymph nodes			
≥15	18.6 (10.3–33.5)	<0.001	Beeslcy Vl., Rowlands IJ, Hayes SC, *et al.* 2015 (32)
≥31	2.6 (1.4–4.8)	0.003	Todo Y, Yamamoto R, Minobe S. *et al.* 2010 (33)
Removal of circumflex iliac lymph nodes	6.1 (1.3–28.5)	0.02	Todo Y, Yamamoto R, Minobe S. *et al.* 2010 (33)
Adjuvant chemotherapy	1.7(1.1-2.8)	0.031	Beeslcy Vl., Rowlands IJ, Hayes SC, *et al.* 2015 (32)
External beam radiation therapy	3.00 (1.46, 6.16)	0.003	Yost KJ, Cheville Al., Al-Hilli MM, *et al.* 2014 (26)
Adjuvant radiotherapy	5.3 (2.2–13.1)	0.0003	Todo Y, Yamamoto R, Minobe S. *et al.* 2010 (33)

B-CERVICAL CANCER

Indipendent Risk Factor	Adjusted Odds Ratio (95%CI)	*p*-Value	Authors
Adjuvant radiotherapy	3.47 (2.08-5.78)	<0.0001	Kim JH, Choi JH, Ki EY, *et al.* 2012 (15)
	3.7 (1.2-10.9)	0.019	Ohba Y, Todo Y, Kobayashi N, *et al.* 2011 (47)
Suprafemoral node dissection	9.5 (1.2-73.3)	0.031	Ohba Y, Todo Y, Kobayashi N, *et al.* 2011 (47)

C-ENDOMETRIAL, CERVICAL and OVARIAN CANCER

Indipendent Risk Factor	Adjusted Odds Ratio (95%CI)	*p*-Value	Authors
Adjuvant radiotherapy	1.79 (1.20-2.67)	0.006	Tada H, Teramukai S, Fukushima M, *et al.* 2009 (39)
Removal of circumflex iliac lymph nodes	4.28 (2.09-8.77)	<0.0001	Hareyama H, Hada K, Goto K, *et al.* 2015 (4)
Cellulitis	3.48 (2.03-5.98)	<0.0001	Hareyama H, Hada K, Goto K, *et al.* 2015 (4)
Number of removed lymph nodes	0.99 (0.98-0.99)	0.038	Hareyama H, Hada K, Goto K, *et al.* 2015 (4)

◘ **Abb. 14.16** **Risiko für Lymphödementwicklung**. Independent Risk Factors for the development of lower-limb lymphedema. **A**: in endometrial cancer patients **B**: in cervical cancer patients **C**: in endometrial, cervical and ovarian cancer patients. NSAID: non-steroidal anti-inammatory drugs; BMI: body mass index. (Biglia et al. 2017)

Ovarialkarzinom

Die medikamentöse Primätherapie des frühen Ovarialkarzinoms folgt grundsätzlich der Operation außer beim frühen G1-Karzinom.

Es handelt sich um eine Carboplatinhaltige Polychemotherapie in Kombination mit einem Mitosehemmstoff (z. B. Paclitaxel). Im fortgeschrittenen Stadium wird zusätzlich Bevacizumab (ein Angiogenesehemmer) und/oder ein PARP-Inhibitor im Falle einer BRCA-Mutation verabreicht.

Zervixkarzinom und Vulvakarzinom

Beim Zervixkarzinom und Vulvakarzinom wird im Rahmen der Radiochemotherapie vor allem Cisplatin als Radiosensitizer eingesetzt.

Die neoadjuvante Therapie wird bei diesen Karzinomen nur in Ausnahmefällen erwogen.

14.5.3.4 Bieten die dargestellten medikamentösen Therapien ein zusätzliches Risiko für ein sekundäres Lymphödems?

Wahrscheinlich nicht. Eine Evidenz fehlt. In der Literatur wird der Einfluss einer Chemotherapie auf die Lymphödem-Inzidenz kontrovers diskutiert.

14.6 Lymphödem nach Behandlung gynäkologischer Karzinome

14.6.1 Wie oft muss ich ein sekundäres Lymphödem nach Behandlung dieser Tumore erwarten?

KeyNote

Die wichtigsten Risikofaktoren für ein Lymphödem nach einem gynäkologischen Karzinom sind:

- eine Lymphadenektomie,
- eine Strahlentherapie,
- Erysipele,
- ein erhöhter BMI.

Die Prävalenz von Lymphödemen der unteren Körperhälfte bei therapierten gynäkologischen Karzinomen schwankt in der Literatur erheblich. Abhängig von der Definition, der diagnostischen Evaluation und der erfolgten Therapie werden Raten zwischen 0 % und 70 % angeben (Biglia et al. 2017; Frost et al. 2017; Lim et al. 2014; Lindqvist et al. 2017).

- Beim Endometriumkarzinom variiert die Prävalenz zwischen 1,2 % und 47 %,
- beim Ovarialkarzinom zwischen 4,7 % und 40,8 %,
- bei Zervixkarzinom zwischen 0 % und 55,9 %,
- beim Vulvakarzinom zwischen 30 % und 70 %.

KeyNote

Das sekundäre Lymphödem der unteren Körperhälfte, also von der Bauchhaut unterhalb des Nabels, von Gesäß, Damm, Vulva und unteren Extremitäten ist eine häufige (1,2–70 %) chronische Erkrankung bei onkologisch geheilten Frauen mit Tumoren des äußeren und inneren Genitales.

14.6.2 Wie kann ich die Entstehung solcher Lymphödeme vermeiden?

Folgende Maßnahmen sind bedeutsam:

14.6.2.1 Früherkennung gynäkologischer Karzinome

Eine Frühdiagnose begünstigt ein besseres Gesamtüberleben und eine geringe Rate an Langzeitfolgen wie dem Lymphödem.

> **George Nicholas Papanicolaou** (* 13. Mai 1883 in Kymi auf Euböa, Griechenland; † 19. Februar 1962 in Miami, USA) war ein griechischer Pathologe.
> Seine wichtigste Entwicklung war der nach ihm genannte Papanicolaou-Abstrich (kurz: Pap-Abstrich oder Pap-Test), mit dem eine frühe zytologische Diagnose des Gebärmutterhalskrebses in Reihenuntersuchungen möglich wurde. Erstmals führte Papanicolaou den Abstrich 1923 durch.

- Ab dem 20. Lebensjahr sollten gesetzlich krankenversicherte Frauen beim Frauenarzt jährlich eine kostenlose Früherkennungsuntersuchung für Genitalkarzinome, insbesondere für das Zervixkarzinom in Anspruch nehmen. Diese Untersuchung besteht aus einer gezielten Anamnese, einer gynäkologischen Tastuntersuchung und einer Entnahme von Untersuchungsmaterial von der Portio und aus dem Zervikalkanal zur zytologischen Untersuchung (PAP-Test).
- Frauen ab dem 35. Lebensjahr erhalten alle drei Jahre ein kombiniertes Screening aus zytologischer Untersuchung (PAP-Test) und HPV-Test als Ko-Test mit klinischer Untersuchung, Befundmitteilung und Beratung.

14

Wenn im Rahmen der gezielten Anamnese verdächtige Symptome geäußert werden, erfolgt
- die Basisabklärung durch eine Spekulumeinstellung mit Kolposkopie,
- eine bimanuelle Tastuntersuchung,
- eine transvaginale Sonografie,
- bei V. a. ein **Endometriumkarzinom** wegen vaginaler Blutungsstörungen eine Hysteroskopie mit CC-Abrasio oder Endometrium-Biopsie,
- bei V. a. auf **Ovarialkarzinom** stets eine operative Diagnosesicherung,
- bei V. a. auf ***Zervixkarzinom*** wegen Zwischenblutungen oder Kontaktblutung z. B. im Rahmen der **Spekulumeinstellung** und/oder des PAP-Testes die gezielte Probeentnahme ggf. Konisation,
- bei V. a. auf Vulvakarzinom eine gezielte Biopsie.

14.6.2.2 Die Karzinomprävention durch Eliminierung von Risikofaktoren

Endometriumkarzinom

Die wichtigsten modifizierbaren Risikofaktoren für das Endometriumkarzinom sind ein erhöhter BMI, ein metabolisches Syndrom sowie ein langjährig erhöhter Östrogenspiegel bei einer reinen postmenopausalen Östrogensubstitution ohne zusätzliche Gabe eines Gestagens.

Ovarialkarzinom

Beim Ovarialkarzinom spielen hereditäre Risikofaktoren die wichtigste Rolle. Daher sollten alle Patientinnen mit einer entsprechend auffälliger Familienanamnese zur Beratung und eventuellen Testung in ein Zentrum für familiären Brust- und Eierstockkrebs überwiesen werden. Im Falle des Nachweises einer Keimbahnmutation kommt die prophylaktische Adnektomie beidseits nach abgeschlossener Familienplanung infrage.

Zervixkarzinom und Vulvakarzinom

Bei nahezu allen malignen Veränderungen an der Zervix und der Vulva können hu-

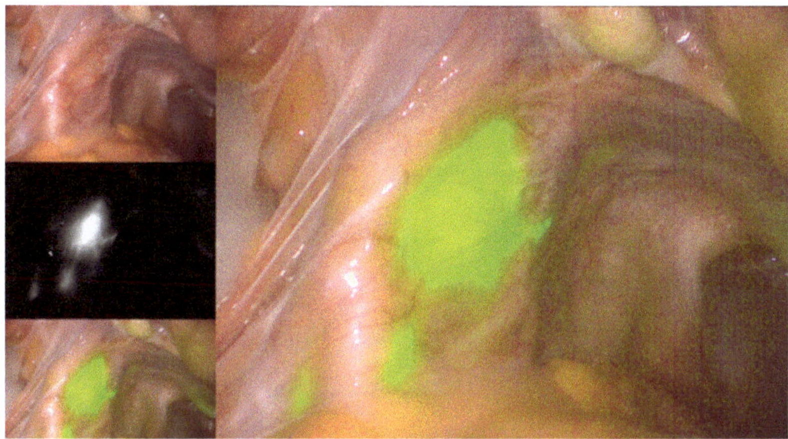

Abb. 14.17 **Sentinel-Lymphonodektomie.** Sentinel Node-Darstellung im kleinen Becken mit Indocyaningrün (Fluoreszenztechnik)

mane Papillomaviren (HPV-Viren) nachgewiesen werden. Sie sind damit der Hauptrisikofaktor für diese Karzinome.

Die Erkrankungen stehen in engem Zusammenhang mit dem Geschlechtsverkehr, da es vorwiegend auf diesem Wege zu einer HPV-Infektion kommen kann. Insbesondere Infektionen mit den High-Risk-HPV-Typen 16 und 18 (mit onkogenem Potential) sind relevant.

Bei Zervix- und Vulvakarzinomen ist somit eine heute noch seltene spezifische Primärprävention möglich, nämlich durch eine HPV-Impfung.

Wichtige weitere Risikofaktoren für das Zervixkarzinom sind das Rauchen und die Langzeiteinnahme oraler Kontrazeptiva.

14.6.3 Kann eine verminderter operative Radikalität am lymphonodalen System die Prävalenz des sekundären Lymphödems senken?

Ja. Die Einführung der Sentinel-Lymphonodektomie (SLN) scheint nach den aktuellen Studienergebnissen die effektivste Maßnahme zu sein, um letztlich das Lymphödem-Risiko zu vermindern. Beim laparoskopisch operierten Endometriumkarzinom konnten Geppert und Kollegen (Geppert et al. 2018) durch die Sentinel-Lymphonodektomie eine erhebliche Senkung der Lymphödemrate von 18,1 % auf erstaunliche 1,3 % erreichen (Abb. 14.17).

Dennoch bleibt unklar, ob laparoskopische Eingriffe im Hinblick auf das Lymphödem-Risiko einen Vorteil im Vergleich zu Operationen über Laparotomie bieten.

14.6.4 Die Nachsorge: Beratung zu „Lifestyle" und „Lymphödem"

Ziele der gynäkologischen Nachsorge sind das Erkennen und die Behandlung von Nebenwirkungen der Therapien, das Anbieten von Rehabilitationsmaßnahmen, die psychosoziale Betreuung sowie die rechtzeitige Diagnose von Rezidiven.

Dazu werden in regelmäßigen Abständen Untersuchungen und Beratungen durchgeführt, in den ersten drei Jahren in drei- bis sechs-monatigem Abstand, im vierten und fünften Jahr in halbjährlichem Abstand.

Die detaillierte Aufklärung der Patientin über das Risiko eines Lymphödems, die Symptome, die erforderlichen präventiven Verhaltensweisen insbesondere im Hinblick auf ein Erysipel und über die Notwendigkeit eines raschen Therapiebeginns sollte frühzeitig erfolgen. Auch die Beratung zu Gewichtsabnahme bei hohem BMI zur Senkung des Karzinomrezidivrisikos und des Lymphödem-Risikos sind wichtig.

14.7 Was ist „lymphologisch" wichtig zu wissen?

Mammakarzinom

- Das Mammakarzinom ist der häufigste bösartige Tumor der Frau in Deutschland. Die Inzidenz ist in den letzten 40 Jahren um den Faktor 2 gestiegen. Das Alter zwischen 50 und 70 Jahren ist bevorzugt betroffen. Die derzeitige Neuerkrankungszahl pro Jahr beträgt immerhin 70.000.
- Das therapieassoziierte Gesamtrisiko für ein sekundäres Lymphödem ist durch Metaanalysen mit ca. 21 % ermittelt worden.
- Das Lymphödemrisiko wird wesentlich gesteigert durch operative und strahlentherapeutische Eingriffe in den Lymphabflußgebieten. Auch die eher schonende brusterhaltende Operation erfordert eine adjuvante Strahlentherapie.
- Das Lymphödemrisiko einer Wächterlymphknoten-Biopsie (SNL) beträgt 5 %, ist deutlich geringer als bei einer kompletten axillären Lymphknotenentfernung (20–21 %).
- In der Nachsorge sollten neu entstandene superfizielle Lymphangiektasien (froschlaichartige Bläschen mit möglicher Lymphorrhoe) auf der Achselhaut erkannt werden. Sie sind ein Zeichen für einen verschlechterten Lymphabfluß in der Achselhöhle.
- Der Brustkrebs kann in fortgeschrittenem Zustand bereits durch ein Lymphödem der Brustdrüse („Peau d'orange"), der Brustwand und des Schultergürtels sowie des Arms auffallen und derart dem Lymphologen indirekt angesichtig werden.

14

Gynäkologische Karzinome

- Die gynäkologischen malignen Tumoren (des inneren und äußeren Genitales) haben in Deutschland eine Neuerkrankungsrate von 25 Tausend pro Jahr. Fast die Hälfte entfällt auf das Endometriumkarzinom, dagegen ist das Zervixkarzinom durch konsequente Früherkennungsmaßnahmen und die HPV-Impfungen in Deutschland deutlich seltener geworden.
- Die Rate des sekundären Lymphödems nach gynäkologischen Karzinomen ist von verschiedenen Faktoren abhängig (Lymphadenektomie, Strahlentherapie, Erysipel u.a.). In der Literatur werden Werte von 1–70 % (!) – am höchsten beim Vulvakarzinom – angegeben.
- Klinisch sind als Manifestationsorte des Lymphödems sorgfältig zu untersuchen: die Haut des Unterbauchs (unterhalb des Nabels), der Regionen des Gesäßes, des Damms und der Vulva sowie beide untere Extremitäten.
- In der Nachsorge sollten neu entstandene superfizielle Lymphangiektasien (froschlaichartige Bläschen mit möglicher Lymphorrhoe) des äußeren Genitale erkannt werden. Sie sind ein Menetekel für einen verschlechterten Lymphabfluß im kleinen Becken.

- Die SLN ist offenbar die wesentliche Methode, das therapieassoziierte Lymphödemrisiko durch die dadurch ermöglichte Reduktion weiterer Eingriffe an Lymphabflußgebieten im kleinen Becken zu mindern: beim Endometriumkarzinom von 18 % auf 1,3% !

Literatur

Asdourian MS, Swaroop MN, Sayegh HE et al. (2017) Association between precautionary behaviors and breast cancer-related lymphedema in patients undergoing bilateral surgery. J Clin Oncol 35(35):3934–3941. ▶ https://doi.org/10.1200/JCO.2017.73.7494

Biglia N, Zanfagnin V, Daniele A, Robba E, Bounous VE (2017) Lower body lymphedema in patients with gynecologic cancer. ANTICANCER RES 37:4005–4015. ▶ https://doi.org/10.21873/anticanres.11785

Frost JA, Webster KE, Bryant A, Morrison J (2017) Lymphadenectomy for the management of endometrial cancer. Cochrane Database of Systematic Reviews, Issue 10. Art. No.: CD007585. DOI: ▶ https://doi.org/10.1002/14651858.CD007585.pub4

Geppert B, Lönnerfors C, Bollino M, Persson J (2018 Mar) Sentinel lymph node biopsy in endometrial cancer-feasibility, safety and lymphatic complications. Gynecol Oncol 148(3):491–498. ▶ https://doi.org/10.1016/j.ygyno.2017.12.017 Epub 2017 Dec 25

Gillespie TC, Sayegh HE, Brunelle CL, Daniell KM, Taghian AG (2018) Breast cancer-related lymphedema: risk factors, precautionary measures, and treatments. Gland Surg 7(4):379–403. ▶ https://doi.org/10.21037/gs.2017.11.04

Herpertz U (2010) Ödeme und Lymphdrainage: Diagnose und Therapie – Lehrbuch der Ödematologie. Schattauer Verlag

Lim MC, Lee JS, Nam BH, Seo SS, Kang S, Park SY (2014) Lower extremity edema in patients with early ovarian cancer. J Ovarian Res 7:28. Published 2014 Mar 7. doi:▶ https://doi.org/10.1186/1757-2215-7-28

Lindqvist E, Wedin M, Fredrikson M, Kjølhede P (2017 Apr) Lymphedema after treatment for endometrial cancer – a review of prevalence and risk factors. Eur J Obstet Gynecol Reprod Biol. ▶ https://www.ncbi.nlm.nih.gov/pubmed/28242470 2017; 211:112–121. doi: ▶ https://doi.org/10.1016/j.ejogrb.2017.02.021. Epub 2017 Feb 22.Eur 2

Sayegh HE, Asdourian MS, Swaroop MN et al. (2017) Diagnostic methods, risk factors, prevention, and management of breast cancer-related lymphedema: past, present, and future directions. Curr Breast Cancer Rep 9(2):111–121. ▶ https://doi.org/10.1007/s12609-017-0237-8

Shaitelman SF, Chiang YJ, Griffin KD, DeSnyder SM, Smith BD, Schaverien MV, Woodward WA, Cormier JN (2017 Apr) Radiation therapy targets and the risk of breast cancer-related lymphedema: a systematic review and network meta-analysis. Breast Cancer Res Treat 162(2):201–215. ▶ https://doi.org/10.1007/s10549-016-4089-0 Epub 2016 Dec 23

Specht MC, Miller CL, Russell TA et al. (2013) Defining a threshold for intervention in breast cancer-related lymphedema: what level of arm volume increase predicts progression? Breast Cancer Res Treat 140(3):485–494. ▶ https://doi.org/10.1007/s10549-013-2655-2

Swaroop MN, Ferguson CM, Horick NK et al. (2015) Impact of adjuvant taxane-based chemotherapy on development of breast cancer-related lymphedema: results from a large prospective cohort. Breast Cancer Res Treat 151(2):393–403. ▶ https://doi.org/10.1007/s10549-015-3408-1

Sorokina, Yevgeniya (2006) Das Lymphödem und assoziierte Morbidität nach primärer Mammakarzinom-Therapie. Dissertation, LMU München: Medizinische Fakultät. urn: nbn:de: bvb:19–60654

Lymphödeme im Kopf-Hals-Bereich aus mund-, kiefer- und gesichtschirurgischer Sicht

Christoph Lenzen und Franz Schingale

Inhaltsverzeichnis

M. E. Cornely et al. (Hrsg.), *Angewandte Lymphologie*,
https://doi.org/10.1007/978-3-662-61452-5_15

Editor's Tip

Karzinome des MKG- und HNO-Gebietes fallen viel zu oft zu spät auf, metastasieren frühzeitig lymphogen und müssen radikal chirurgisch und radiologisch behandelt werden. Diese Therapien verursachen erhebliche Lymphödeme, deren Behandlung herausfordernd für Patient, Arzt und Therapeut ist. Bei keinem anderen Ödem sind die Wirkungen auf die Psyche derart gravierend wie beim Lymphödem des Kopfes. Dennoch besteht Uneinigkeit, ab wann die spezifische modifizierte KPE (Kompression und Tape müssen – sich ergänzend – angewendet werden) eingesetzt werden soll.
Der Casereport erläutert die Bedingungen: Die Manuelle Lymphdrainage muss topografischen Besonderheiten Rechnung tragen, die detaillierte Kenntnis der Lymphknoten-Level für den Lymphtherapeuten ist unerlässlich. Ideal scheint bei Ödemen im Kopf-Halsbereich der frühzeitige Beginn der MLD ohne „stehende Kreise" schon während der Radiatio. Kontraindikationen sind zu beachten, Kühlung der bestrahlten Bereiche und Anlage eines Lymphtapes helfen zusätzlich effektiv.

Zu den Kopf-Hals-Tumoren zählen bösartige Tumore der Mundhöhle, des Rachens, des Kehlkopfes, der Nase und Nasennebenhöhlen sowie des äußeren Halses.

Ungefähr ein Drittel der menschlichen Lymphknoten sind im Kopf-Hals-Bereich lokalisiert. Sie dienen als Abwehr- und Filterorgane sowie als Bildungs- und Differenzierungsorte der Lymphozyten.

15.1 Was sind die Ursachen von Lymphödemen im Kopf-Hals-Bereich?

Bei Lymphödemen im Kopf-Hals-Bereich handelt es sich ausschließlich um iatrogene sekundäre Lymphödeme.

Sie können nach onkologischen Operationen im MKG- und HNO-Gebiet durch die Entfernung des Tumors und der regionären Lymphknotenstationen entstehen.

Zusätzlich notwendige Bestrahlungen scheinen Lymphödeme zu begünstigen oder zu verstärken.

„Maligne Lymphödeme" im Kopf-Hals-Bereich sind aufgrund der Vielzahl von möglichen Lymphumgehungsabflüssen extrem selten (◻ Abb. 15.1).

15.1.1 Radikale Neck Dissection und Bestrahlung

Neck Dissection, also „Halspräparation" ist ein chirurgischer Eingriff mit Ausräumung der Lymphknoten des Halses im Gefolge der Entfernung eines bösartigen Tumors im Kopf-Hals-Bereich. Ziel ist es, Metastasen des Tumors zu entfernen und eine weitere Streuung von Tumorzellen im Körper zu verhindern.

Das iatrogene sekundäre Lymphödem im Kopf-Hals-Bereich wird entscheidend von der Ausdehnung der operativen Halslymphknotenausräumung bestimmt:
- Eine Resektion der V. jugularis interna bei radikaler oder modifiziert radikaler Neck Dissection (Level I-V) begünstigt ein postoperatives Lymphödem im Kopf-Hals-Bereich erheblich.
- Wenn aufgrund des Lymphknotenbefalls eine beidseitige Neck Dissection

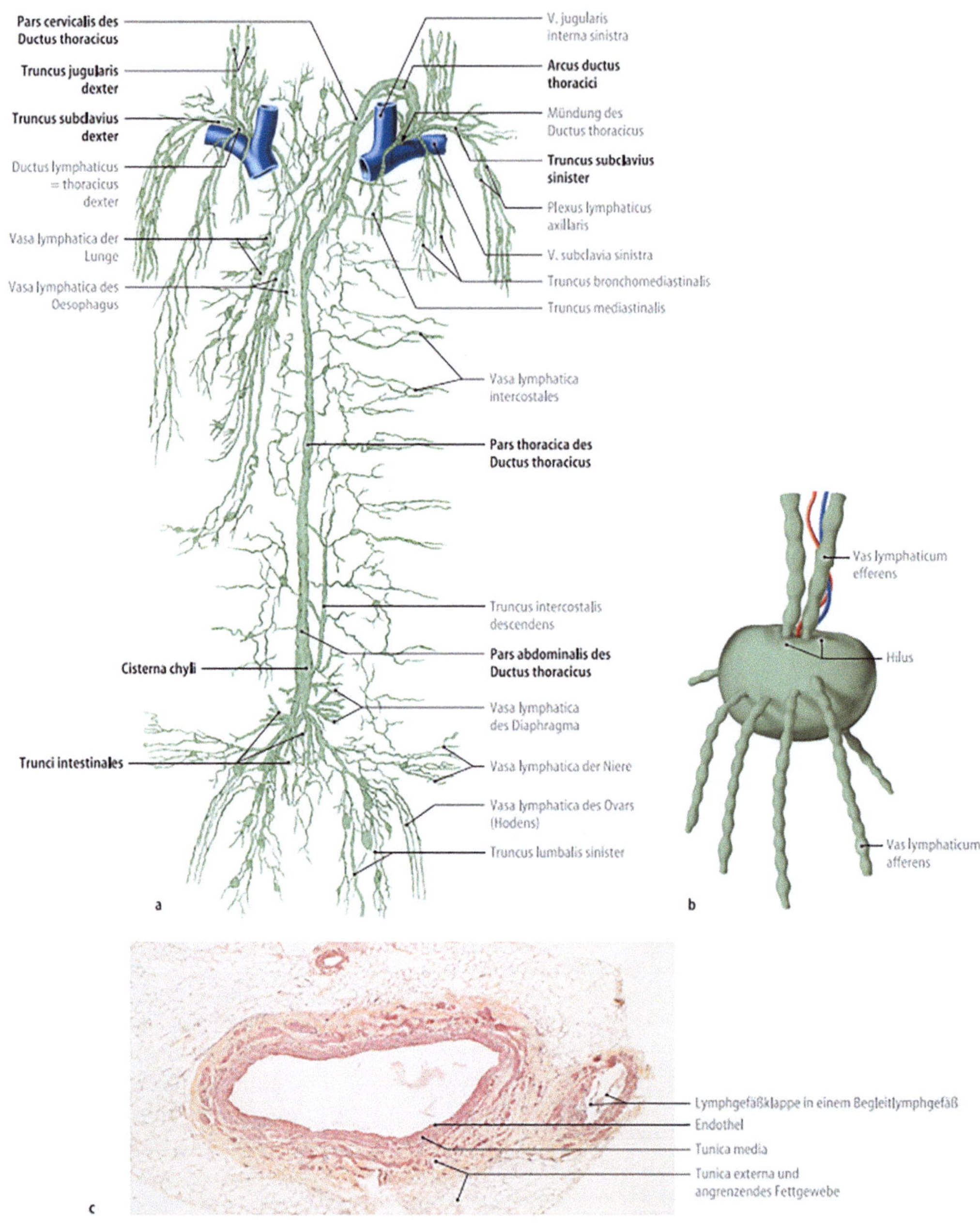

a Hauptlymphstämme;
b Halbschematische Darstellung eines Lymphknotens mit zu- und abführenden Lymphgefäßen;
c Histologischer Schnitt durch den Ductus thoracicus. Fixierung nach Stieve, Azanfärbung, × 30.

Abb. 15.1 Übersicht über die Lymphgefäße und Lymphknoten des Kopfes und Halses. Aus: Waldeyer, Mayet 1986

notwendig ist, treten diese postoperative Lymphödeme bei 60 % aller Patienten auf (Radtke 1996).

Die resultierende Lymphödeme betreffen:
- Lippen
- Wangen, besonders im Unterkieferbereich
- Stirn
- Augenhöhlen
- Kontur des Kiefers
- Vorderen oder hinteren Ohrenbereich
- Region unterhalb des Kinns
- Umfang des Halses

15.1.2 Selektive Neck Dissection

Selektive Neck Dissection (Level I–III oder Level I–IV) führen in der Regel nur zu gering ausgeprägten temporären Lymphödemen im Bereich der paramandibulären Wangen. Sie bedürfen keiner spezifischen Therapie und bilden sich allein durch Bewegung von Kopf und Unterkiefer und durch die Schwerkraft zurück.

15.2 Epidemiologie

Etwa 5 % aller malignen Tumoren, entsprechend ca. 10.000 Neuerkrankungen pro Jahr in Deutschland betreffen die Mundhöhle mit ihren Regionen Innenwange, retromolares Dreieck, Alveolarfortsatz, harter Gaumen, Vorderfläche des weichen Gaumens, die vorderen 2/3 der Zunge, Mundboden, Vestibulum und nicht keratinisiertes Lippenrot.

Die Häufigkeit, an einem Malignom im Kopf-Halsbereich zu erkranken, wird mit etwa 50 von 100.000 Einwohnern pro Jahr (Inzidenz) in Deutschland geschätzt.

Bei den meisten bösartigen Tumoren im Kopf-Halsbereich handelt es sich um Plattenepithelkarzinome. Seltener sind Adenokarzinome, die vor allem die Nase, Nasennebenhöhlen und Speicheldrüsen betreffen.

Wenngleich der Anteil an erkrankten Frauen zunimmt, sind besonders Männer (ca. 7500/Jahr) betroffen. Bei Männern steht diese Erkrankung an siebter Stelle aller bösartigen Tumoren (Gesellschaft der epidemiologischen Krebsregister in Deutschland e. V. (GEKID) 2006; Lippman et al. 1994).

KeyNote

Mit einem Anteil von 95 % (Gesellschaft der epidemiologischen Krebsregister in Deutschland e. V. (GEKID) 2006; Howaldt et al. 2000; Lo et al. 2003) handelt es sich bei den bösartigen Tumoren der Mundhöhle ganz überwiegend um Plattenepithelkarzinome, die häufig mit den Risikofaktoren eines chronischen Alkoholabusus und Tabakkonsums assoziiert sind (Strößenreuter et al. 1993).

Weltweit steigt die Inzidenz des Mundhöhlenkarzinoms (derzeit 200.000–350.000 Neuerkrankungen/Jahr) (Figuero Ruiz et al. 2004; Vecchia et al. 1997). Dennoch ist die öffentliche Wahrnehmung dieser Problematik nur gering (Cruz et al. 2002; Hay et al. 2002; Horowitz et al. 2002; Talamini et al. 2002; Tischendorf 1989).

Die Erkrankungsgipfel liegen bei Männern zwischen 55 und 65, bei Frauen zwischen 50 und 75 Jahren auf (Gesellschaft der epidemiologischen Krebsregister in Deutschland e.V. (GEKID) 2006; Howaldt et al. 2000).

Zum Zeitpunkt der Diagnosestellung sind bereits mehr als die Hälfte aller Tumore fortgeschritten und in der Regel nicht mehr heilbar. Die Fünf-Jahres-Überlebensrate liegt im frühen Stadium zwischen 75 % und 90 %, im weit fortgeschrittenen Stadium nur noch bei 10 % bis 30 %.

15.3 Wie kann ich solche Tumore früh erkennen?

Kopf-Hals-Tumore können sich häufig über lange Zeit unbemerkt entwickeln, da es Betroffenen schwerfällt, selbst frühzeitige Warnsignale zu erkennen. Ein Arzt wird meist erst bei sehr starken Beschwerden aufgesucht. („patient‘s delay“) Aus diesem Grund überleben nur 51 % der Männer und 61 % der Frauen die ersten fünf Jahre nach der Diagnose. Werden Kopf-Hals-Tumore in einem Frühstadium entdeckt und behandelt, überleben 80 % der Patienten.
Häufige Symptome sind:

- Schluckbeschwerden,
- Heiserkeit,
- Schwellungen am Hals,
- Wucherungen im Mund, an der Zunge und im Rachen,
- einseitig verstopfte Nase,
- blutige Absonderungen.

Besteht eines der Symptome länger als drei Wochen, sollte ein Arzt aufgesucht werden.

Nach der körperlichen Untersuchung erfolgt bei Auffälligkeiten eine Panendoskopie (Spiegelung der Luftröhre, Speiseröhre, Kehlkopf, Rachen sowie Mundhöhle) in Allgemeinnarkose. Dadurch kann die Tumorerkrankung frühzeitig erkannt und histologisch näher charakterisiert werden (Siehe Gesichtslymphödem nach Zungengrund-Ca. Ein Erfahrungsbericht von F.-J. Schingale).

15

Gesichtslymphödem nach Zungengrund-Ca. Ein Erfahrungsbericht von F.-J. Schingale

Mit 57 Jahren, also im typischen Alter, hatte ich plötzlich von einem auf den anderen Tag das Gefühl, als wenn ein kleines Stück einer Apfelschale im Bereich der Epiglottis rechts steckengeblieben sei. Das Gefühl war auch am nächsten Tag nicht verschwunden. Da ich seit Jugend Nichtraucher bin, konnte ich dieses Gefühl frühzeitig lokalisieren.

Es blieb unverändert bestehen, sodass ich mich am vierten Tag bei einem HNO-Kollegen zur Abklärung vorstellte. Trotz Spiegelung und Sonografie konnte er jedoch nichts feststellen. Wegen des Verdachts auf eine Entzündung erhielt ich ein Antibiotikum. Nach einer Woche war keinerlei Besserung zu verspüren.

Daraufhin wurde eine MRT gemacht. Der Befund: Ein 1 × 0,5 cm großer Tumor mit zwei Lymphknotenmetastasen, eine davon 3 cm, die andere 0,5 cm groß.

Eine Woche später folgte die PE des Tumors mit Bestätigung eines G3-Plattenepithelkarzinoms.

Die geplante einzeitige Operation – einseitige Neck Dissection rechts und Tumorentfernung – wurde sorgfältig vorbereitet, der Verlauf war aber dann doch ganz anders: 10 Tage nach der PE kam es am OP-Tag drei Stunden vor dem Eingriff zu einer arteriellen Nachblutung aus der Biopsie, die gestillte werden konnte. Die ursprünglich geplante Operation musste deshalb verschoben werden. Nach weiteren 18 h erlitt ich eine zweite Nachblutung, die Operation wurde nun unverzüglich, jedoch zweizeitig durchgeführt:

- Neck Dissection rechts wegen der Metastasen und Ligaturen der Zungen- und Tonsillenarterien wegen der Blutungen.
- Laserresektion des Tumors eine Woche später (wegen der durch die Nachblutungen bedingten fehlenden Übersicht im OP-Gebiet).

Es folgten während der nächsten sieben Wochen insgesamt 42 Bestrahlungen bis 62 Gy (Abb. 15.2) sowie jeweils zwei einwöchige Chemotherapieeinheiten mit cis-Platin und 5FU.

Zwanzig Minuten nach der Bestrahlung entstand das Gefühl eines ausgeprägten Sonnenbrandes im Hautareal.

Da mir als Lymphologe die Komplikation eines sekundären Lymphödems bewusst ist, begann ich jeweils 6 h nach der Radiatio mit der manuellen Lymphdrainage (MLD) und anschließender Kompression mit einer Teilgesichtsmaske in Flachstricktechnik (▫ Abb. 15.3 und 15.4).

Ich achtete darauf, dass die Klettverschlüsse ausreichend lang waren, um durch Änderung der Fixierung einen Wechsel zwischen lockerer und strafferer Kompression zu ermöglichen, denn im Gesicht wird identischer Druck an gleicher Stelle nicht gut toleriert.

Die MLD beginnt im Bereich beider Axillae und wird nach prätracheal geführt. Die Kopflymphdrainage verläuft von den Wangen zum Kinn und von dort entlang der Trachea in Richtung der Axillae. Vom Jochbein und der Schädelkalotte erfolgt die MLD zur Halswirbelsäule und von dort im Bereich des Rückens ebenfalls zu den Axillae. Die bestrahlten Bereiche werden ausgespart, um eine verstärkte Narbenbildung durch die Anwendung der MLD-Grifftechnik „stehender Kreis" nicht zu provozieren.

Nach den 42 Bestrahlungen hatte ich trotz aller Vorsicht und lymphologischer Behandlung ein Lymphödem Stadium I–II im Bereich des Unterkiefers rechts entwickelt (▫ Abb. 15.5).

Durch weitere intensive MLD und spätere Anwendung eines Lymphtapes verschwand das Lymphödem vollständig.

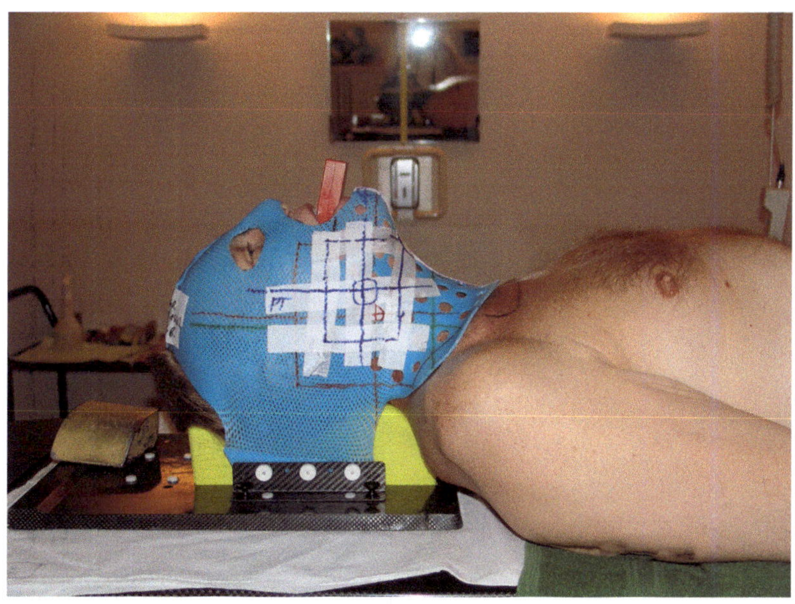

▫ **Abb. 15.2** **Radiatio**. Mit freundlicher Genehmigung aus der Sammlung von Franz Schingale

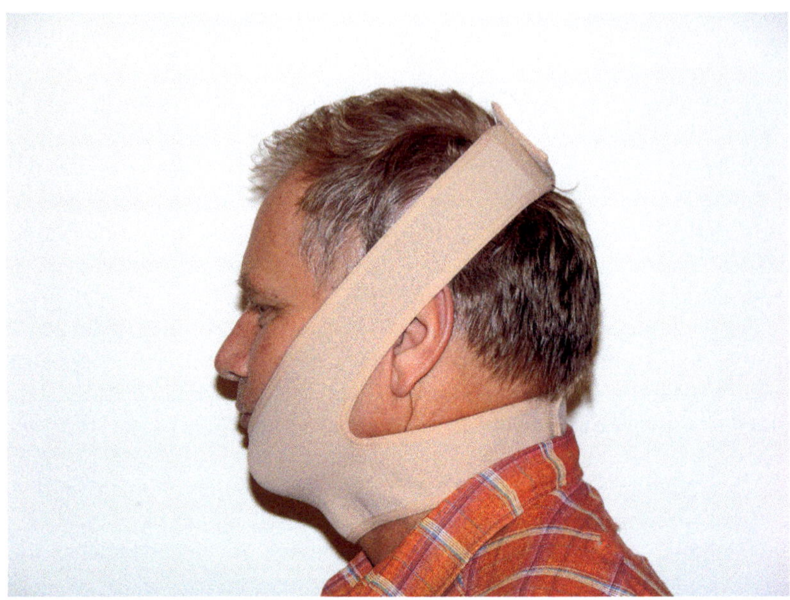

Abb. 15.3 **Teilgesichtsmaske lateral**. Mit freundlicher Genehmigung aus der Sammlung von Franz Schingale

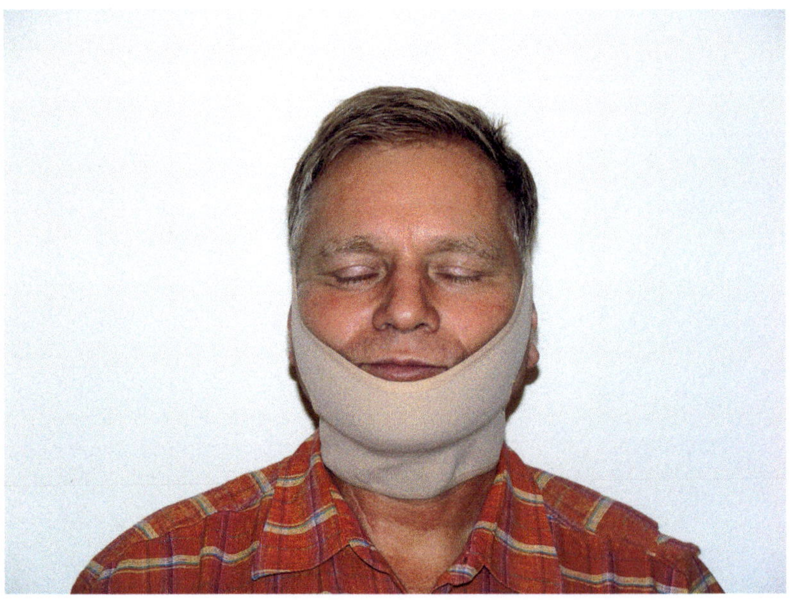

Abb. 15.4 **Teilgesichtsmaske frontal**. Mit freundlicher Genehmigung aus der Sammlung von Franz Schingale

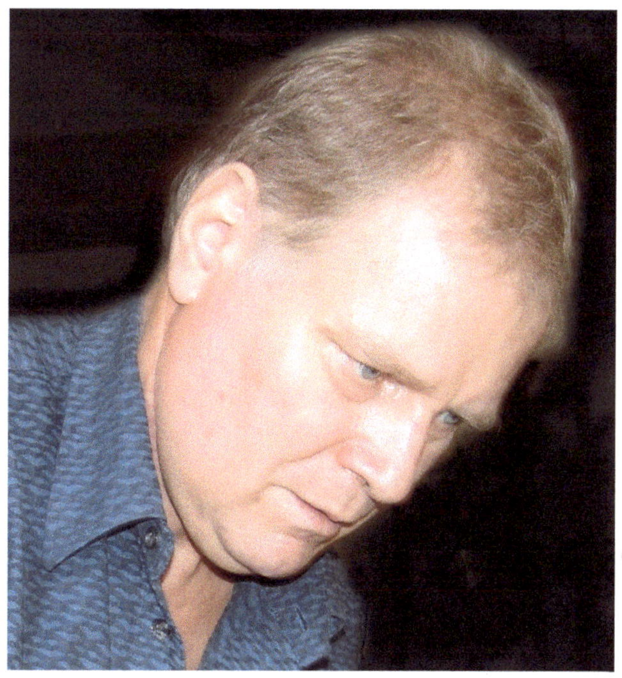

Abb. 15.5 **Lymphödem Unterkiefer rechts**. Mit freundlicher Genehmigung aus der Sammlung von Franz Schingale

15.4 Welche Therapiemöglichkeiten gibt es?

Das Behandlungskonzept sieht folgende Schritte vor:

1. Eine neoadjuvante Chemotherapie wird nicht mehr angewandt,
2. Eine Resektion in sano, wenn möglich einschließlich beidseitige Lymphknotenausräumung Level I–III,
3. Eine postoperative Radio-Chemo-Therapie bei nicht erreichbarer in sano.Resektion bzw. bei Lymphknotenbefall oder Knocheninfiltration,
4. Eine Immuntherapie wird als Adjuvans versucht, ist jedoch ohne sicheren Nutzen,
5. Eine Prophylaxe des Lymphödems durch Verzicht auf **gleichzeitige** beidseitige Neck Dissection bzw. Belassen der V. jugularis interna.

15.5 Operative Lymphknotenchirurgie bei Malignomen im Kopf-Hals-Bereich

Im klinischen und operativen Fachgebiet der Kopf-Hals-Chirurgie (MKG-Chirurgie und HNO-Heilkunde) haben die Lymphknotenstationen eine besondere diagnostische und operative Bedeutung bei Malignomen ihres Versorgungsgebietes.

15.5.1 Welche Tumore gibt es nun im Einzelnen in dieser Region?

Unter dem Begriff Kopf-Hals Tumoren werden verschiedene Entitäten zusammengefasst, die im Kopf-Halsbereich auftreten. Dazu zählen Malignome

- der Mundhöhle (Mundhöhlenkarzinome) d. h. Tumoren von Lippen, Zunge, Mundboden, Gaumen, Speicheldrüsen,
- des Rachens (Pharynxkarzinom),
- des Kehlkopfes (Larynxkarzinom),
- der Nase und
- der Nasennebenhöhlen.

15.5.2 Lymphogene Metastasierung

Da Plattenepithelkarzinome im Kopf-Halsbereich primär lymphogen metastasieren, kommt der chirurgischen Sanierung des Lymphabflussgebietes im Halsbereich eine besondere Bedeutung zu.

Die klinisch wichtigsten Halslymphknoten liegen den großen tiefen Halsgefäßen, besonders im kranialen Teil der Vena jugularis an.

Einige andere wichtige Lymphknotengruppen sind der Glandula parotis, der Glandula submandibularis, dem N. accessorius benachbart oder an der Halsbasis beiderseits im Trigonum omoclaviculare angesiedelt (Becker 1975).

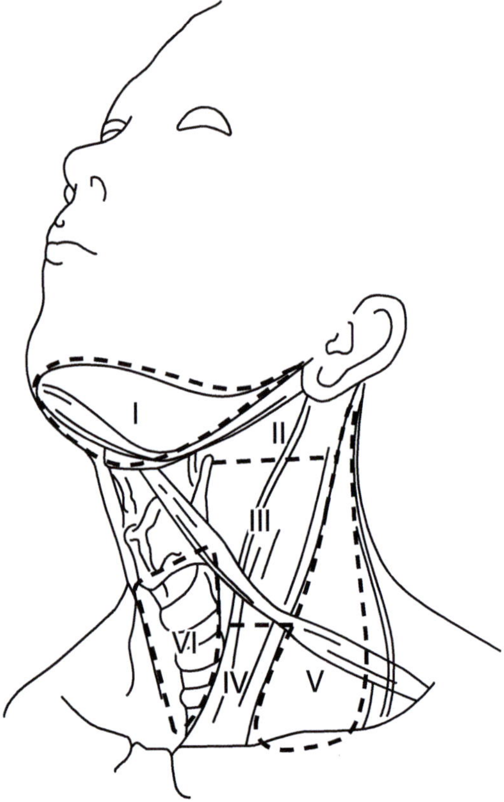

Abb. 15.6 Zervikale Lymphknotenareale. Sie werden im Rahmen von tumorbedingten Lymphknotenentfernungen operativ ausgeräumt

15.6 Wie erfolgt die präoperative Diagnostik?

15

Mithilfe von Sonografie, Computertomografie und Magnetresonanztomografie werden präoperativ nicht nur die Größe des Tumors und seine lokale Infiltration ermittelt, sondern auch Lymphknotenmetastasen erkannt. Deren Wahrscheinlichkeit korreliert eng mit der Tumorgröße. Das MRT hat dabei eine Sensitivität von 90–95 %. Eine noch höhere Sensitivität erreicht das PET/CT.

Mundhöhlenkarzinom haben in 20–40 % eine okkulte Metastasierung in die Halslymphknoten (Byers et al. 1998; Coatesworth und MacLennan 2002; Schingale und Ursachen und Therapie von Kopf 2021).

Nahezu immer sind dabei die Level I–III, nur sehr selten das Level V betroffen (Abb. 15.6).

15.6.1 Welche Lymphknotenlevel werden unterschieden?

Die gängigen Klassifikation nach Robbins weist sechs Lymphknotenlevel (Tab. 15.1) aus. (Reiss und Reiss 2003).

15.6.2 Unterschiedliche Radikalität

Bezüglich des Ausmaßes der Neck Dissection werden folgende Modifikationen unterschieden (Reiss und Reiss 2003; Robbins et al. 2002) (▫ Tab. 15.2).

15.7 Was tun bei klinisch unauffälligem Lymphknotenstatus (verschiedene Level)?

Zur Frage, welche Level des Halses trotz klinisch unauffälligem Lymphknotenbefund dennoch ausgeräumt werden sollten (elektive Neck Dissection) ist die Studienlage eindeutig:

- Für das Mundhöhlenkarzinom konnte schon früh gezeigt werden, dass die Metastasierung im Wesentlichen in die Level I–III stattfindet, während Level V nur in ca. 1 % betroffen ist (Byers et al. 1988; Jin et al. 2008; Santoro et al. 2008).
- Bei den Zungenkarzinomen wurde eine häufigere Metastasierung auch im Level IV beobachtet, sodass dessen Ausräumung bei Zungenkarzinomen zusätzlich erwogen werden kann (Byers et al. 1997).
- Abhängig von der Lokalisation des Primärtumors in der Mundhöhle ist der Level IIB im Falle eines klinisch unauffälligen Halses nur selten befallen. (5 %) Dabei handelt es sich fast ausnahmslos um Zungenkarzinome (Corlette et al. 2005; Elsheikh et al. 2005; Lim et al. 2004).

▫ **Tab. 15.1** Lymphknotenlevel

Level	Bezeichnung	Anatomische Begrenzung
I A und I B	Submentale Knoten und submandibuläre Knoten	Ventral und dorsal des vorderen Digastrikusbauches
II A und II B	Obere juguläre Lymphknotengruppe	Ventral und dorsal der V. jugularis
III	Mittlere juguläre Lymphknotengruppe	Zwischen Höhe des Zungenbeins und Membrana cricothyroidea
IV	Untere juguläre Lymphknotengruppe	Zwischen Höhe der Membrana cricothyroidea und Clavicula
V A und V B	Hinteres Halsdreieck	Zwischen SCM und Trapezius oberhalb und unterhalb des Omohyoideus
VI	Anteriore prätracheale Lymphknotengruppe	Zwischen Höhe des Hyoids und Jugulums

▫ **Tab. 15.2** Varianten der Neck Dissection

Radikale Neck Dissection	Ausräumung der Level I-V zusammen mit der Entfernung des N. accesorius, der V. jugularis und des M. sternocleidomastoideus
Modifizierte radikale Neck Dissection	Ausräumung der Level I-V unter Erhalt einer oder mehrerer nicht-lymphatischer Strukturen
Selektive Neck Dissection	Ausräumung von weniger Level als I-V; bei Mundhöhlenkarzinom in der Regel Ausräumung der Level I-III
Erweiterte Neck Dissection	Ausräumung oder Entfernung zusätzlicher Lymphkontengruppen oder nicht-lymphatischer Strukturen

Für die Zungenkarzinome muss daher die Ausräumung des Level IIB gefordert werden, während man die Mundbodenkarzinome ohne Hinweis auf Lymphknotenmetastasierung auf die Ausräumung von Level IIB verzichten kann. (Royal College of Pathologists 2005).

Eine kontra- oder bilaterale Metastasierung ist bei Karzinomen des Mundbodens und allgemein bei Mittellinien- nahen Karzinomen zu beachten. (Zinis et al. 2006; Kowalski et al. 1999).

Eine postoperative Radio- oder Radiochemotherapie soll bei fortgeschrittener T-Kategorie (T3/T4), knappen oder positiven Resektionsrändern, perineuraler Invasion, Gefäßinvasion und/oder Lymphknotenbefall erfolgen.

15.8 Wie sollte man die hier eher lokalisierten und regionalisierten Lymphödeme therapieren?

Ein operationsbedingtes Wundödem ist nach zwei Wochen verschwunden.

Ein Lymphödem entsteht nach radikaler, besonders nach beidseitiger Neck Dissection bei 60 % der Patienten (Radtke 1996). Ohne Bestrahlung ist das Ödem jedoch nach drei Monaten bei begleitender Lymphdrainage geschwunden.

15

Bei adjuvanter Radiatio bzw. Radiatio und Chemotherapie ist das Auftreten eine Lymphödems im Kopf-Hals-Bereich deutlich häufiger und persistiert durch die Fibrosierung des Gewebes als Bestrahlungsfolge über Monate.

Therapie der Wahl ist die Manuelle Lymphdrainage, deren Ziel es ist, die freie Ödemflüssigkeit zu den funktionsfähigen Lymphgefäßen zu bewegen und damit die Schwellung zu mindern.

Dr. Schingale

Bei den wenigsten Patienten kann das Lymphödem vollständig entfernt werden, da sie keine modifizierte Lymphdrainage während der Bestrahlung erhalten (Schingale 2021).

Die Ödeme sind bei Start der Behandlung mit manueller Lymphdrainage zum Teil bereits fibrosiert und haben sekundäre Schäden hervorgerufen (Schingale 2006) (▣ Abb. 15.7, 15.8, 15.9 und 15.10).

Q&A Peter Mortimer

Would you please comment on the following statement:

„Normal wound oedema disappears after two weeks. Lymphoedema develops only after radical neck dissection, especially bilateral. Without irradiation but with accompanying lymph drainage, it disappears after 3 months; with radiotherapy it persists for months."

Wound oedema does not disappear untilwound has healed. Lymphoedema doesnot necessarily disappear 3 months afterbilateral neck dissection, but radiotherapywill make lymphoedema worse andmake it more likely to persist. This wasproved after breast cancer treatment.

15.8.1 Wirkung der manuellen Lymphdrainage

Das Prinzip der Behandlung besteht darin, die verminderte Drainageleistung des beeinträchtigten Lymphsystems zu steigen und durch Nutzung von Kollateralen die geschädigten oder verlegten Lymphgefäßabschnitte zu umgehen. Diese können Lymphe wieder aufnehmen und weiterleiten (Einfeldt 1992).

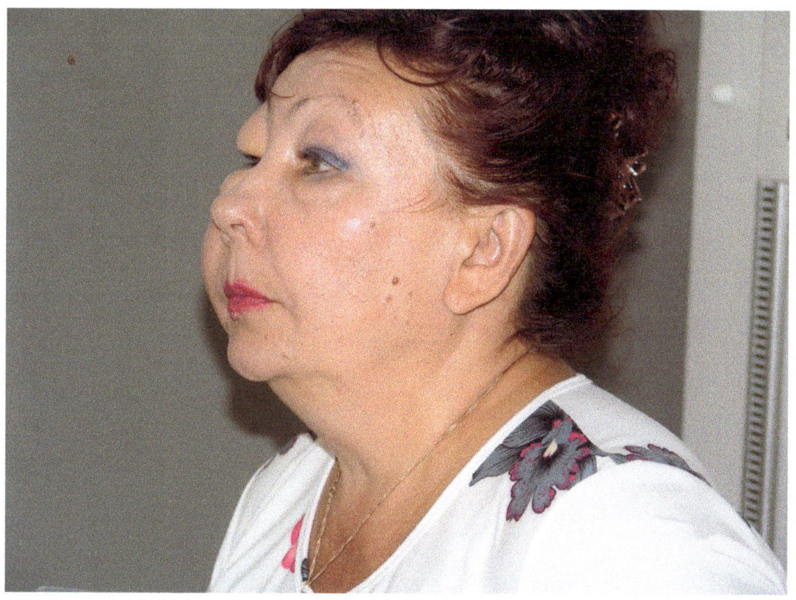

Abb. 15.7 **Primäres Gesichtslymphödem**. Mit freundlicher Genehmigung aus der Sammlung von Franz Schingale

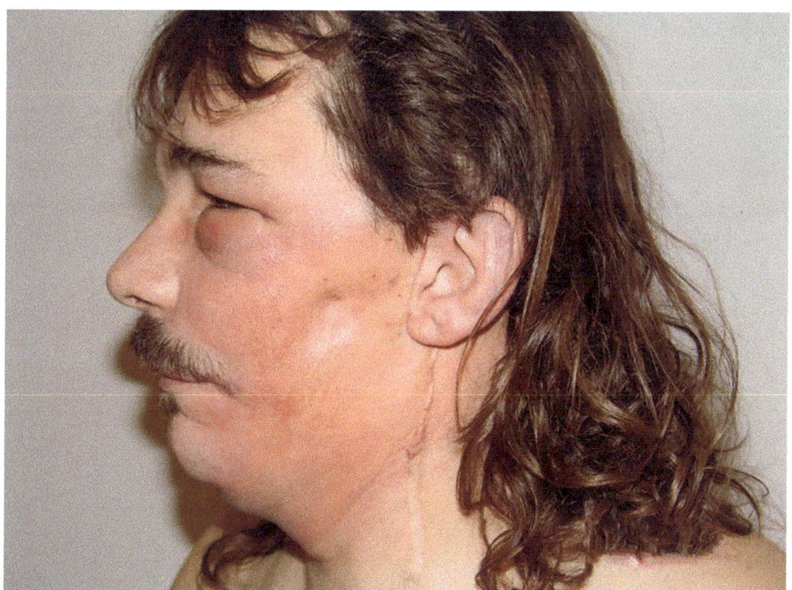

Abb. 15.8 **Gesichtslymphödem nach Parotiskarzinom**. Mit freundlicher Genehmigung aus der Sammlung von Franz Schingale

So wird das Gewebeödem verringert bzw. beseitigt.

Durch Manuelle Lymphdrainage kann bei sekundären Lymphödemen nach erfolgreicher Tumortherapie in vielen Fällen eine

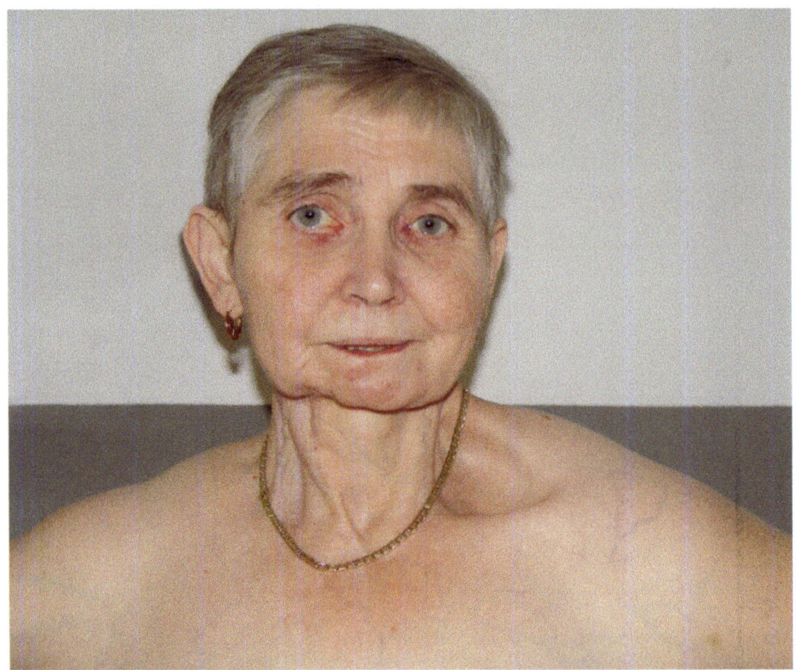

Abb. 15.9 **Lymphödem nach Zungenkarzinom**. Mit freundlicher Genehmigung aus der Sammlung von Franz Schingale

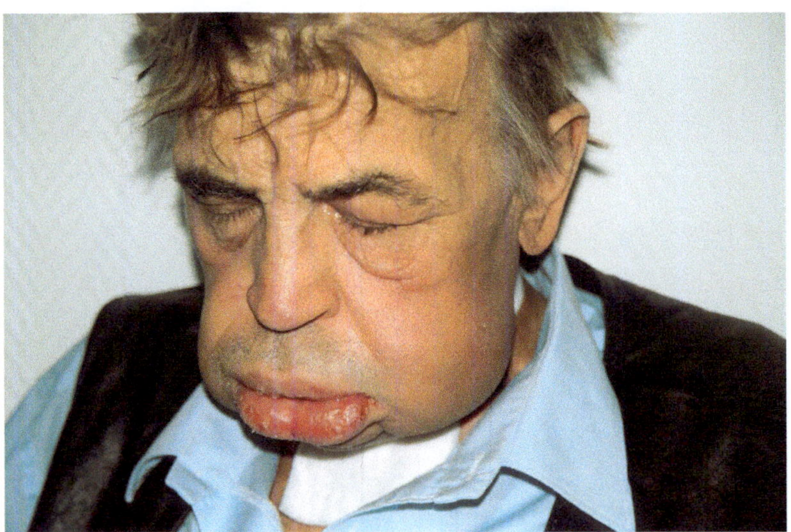

Abb. 15.10 **Spätzustand nach Zungengrundkarzinom**. Mit freundlicher Genehmigung aus der Sammlung von Franz Schingale

deutliche Verringerung des Ödems und damit auch der Beschwerden erzielt werden (Schingale 2021).

Das wirkt sich auch positiv auf die psychische Verfassung des Patienten aus (Radtke 1996; Einfeldt 1992, 1981).

15.8.1.1 Umgehungskreisläufe, Griffe, Beweglichkeit und Fibrosen

Da bei allen Neck Dissection-Variationen die weiter dorsal als der M. sternocleidomastoideus liegenden Lymphgefäße nicht entfernt werden, besteht die Möglichkeit, deren Einzugsgebiet zu erweitern und Umgehungskreisläufe zu etablieren. Dabei werden die eigentlich voneinander abgegrenzten Lymphterritorien über das cutane Netz miteinander verbunden (Talamini et al. 2002).

Es erfolgen manuell Drainagen in bestimmter Reihenfolge entsprechend dem Lymphabfluss. Durch die Anregung der Lymphangiomotorik kommt es zu einer Ödemverschiebung und Entödematisierung.

Im Kopf-Hals-Bereich wird außerdem versucht, die Beweglichkeit des Halses zu verbessern.

Ein weiterer Effekt der manuellen Lymphdrainage ist die Lockerung radiogener Fibrosen. Durch den verbesserten Ödemabfluss kann eine erhebliche Linderung der Beschwerden erzielt werden.

KeyNote

Es gelingt mithilfe der manuellen Lymphdrainage (MDL) eine verbesserte Aufnahme von Gewebeflüssigkeit, eine beschleunigte Lymphangiomotorik, ein Verschieben von Lymphe und Gewebsflüssigkeit und eine Lockerung von proliferiertem Bindegewebe (Spiro et al. 1996).

15.8.2 Lymphödem onkologischer Genese, ein „malignes Lymphödem"

Bei „malignen Lymphödemen", ist die Manuelle Lymphdrainage als palliative Therapiemaßnahme daraus nötig und nicht kontraindiziert. Allerdings wird meist nur eine geringe Ödemrückbildung erzielt. Bei insgesamt infauster Prognose sollte die Drainage auch bei Zunahme des Ödems fortgesetzt werden, wenn es die Beschwerden des Patienten lindert. (Einfeldt und Lange 1989; Kuhnke 1987; Spiro et al. 1988). Die Techniken der Lymphdrainage können nach Anleitung des Patienten selbst durchgeführt werden (Radtke 1996; Die et al. 1983; Kasseroller 1998).

15.8.3 Psychische Belastung durch das Lymphödem

Bei keinem anderen Ödem sind die Wirkungen auf die Psyche derart gravierend wie beim Lymphödem des Kopfes. Die manuelle Lymphdrainage erhöht die Lebensqualität des Patienten. Sie ist neben der Operation und der Bestrahlung ein wichtiger Baustein zur zielgerechten Rehabilitation dieser Tumorpatienten des Kopf-Hals-Bereichs. (Radtke 1996).

Derzeit gibt es keine Alternative zur manuellen Lymphdrainage.

Kompressionstherapie wird in aller Regel in der Praxis nicht konsequent durchgeführt, da sie für den Patienten eine starke Belastung darstellt. (Shah et al. 1990).

KeyNote

Bei der Behandlung der Lymphödeme ist jedoch nicht nur die MLD erforderlich, sondern auch eine Kompressionsbehandlung. Viele Patienten sind dadurch stark belastet. Zwischenzeitliches Tapen des Gesichtes schafft Erleichterung (◘ Abb. 15.11).

Durch die spezielle Anlage des Tapes werden auf der Haut Wellen erzeugt, die sich bei jeder Bewegung ändern und somit jeweils einen Fluss entlang des Tapes bewirken. Mithilfe des Indo-Cyanin-Grüns(ICG)-Fluoreszenzlymphoskopie konnte diese Wirkung belegen werden (◘ Abb. 15.12).

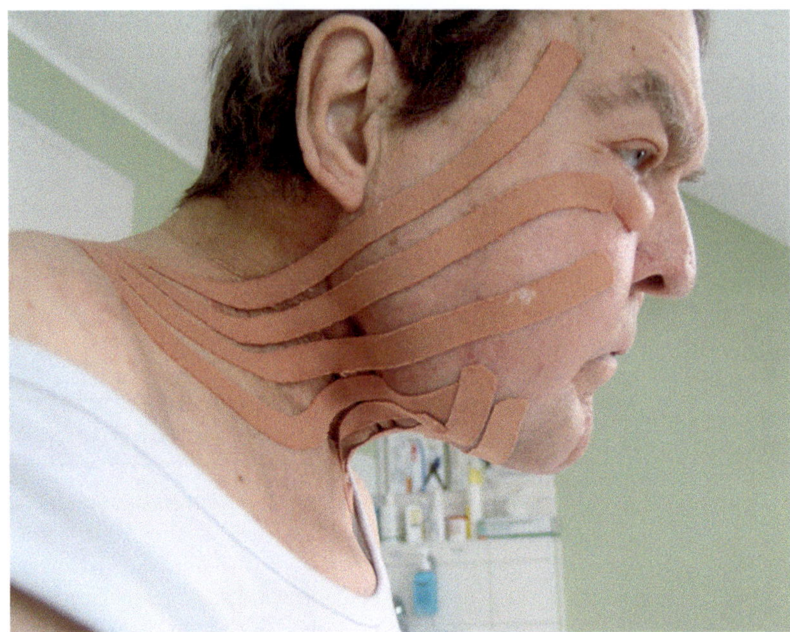

Abb. 15.11 **Tapen im Gesicht**. Mit freundlicher Genehmigung aus der Sammlung von Franz Schingale

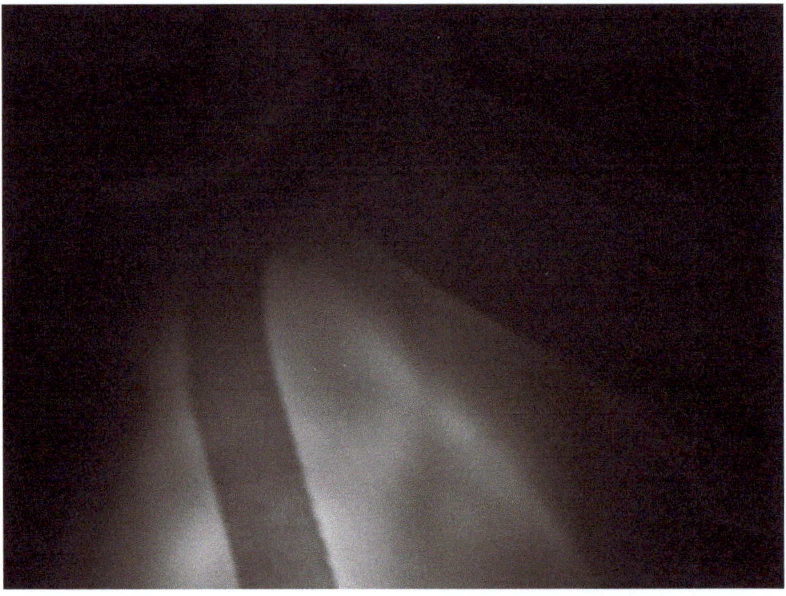

Abb. 15.12 **ICG und Tape.** Man erkennt den Abstrom des KM entlang des Tapes

15.9 Wenn schon keine Kompression möglich ist, können dann medikamentöse Therapien helfen?

Es gibt keine suffiziente medikamentöse Therapie.

- Benzopyrone sollen eine Steigerung der Lymphokinese und Lymphangiomotorik bewirken und endothelprotektive und kapillarabdichtende Wirkungen zeigen.
- Diuretika haben bei schweren Fällen maligner Lymphödeme im Kopf-Hals-Bereich nur eine sehr begrenzte Indikation im Rahmen eines kurzfristigen Einsatzes (Földi und Földi 1993; Földi 1980).

15.10 Gibt es alternative erfolgversprechende Verfahren?

Nein. Antioxidative Therapien, Einsatz von proteolytischen Enzymen und operative Rekonstruktionsmaßnahmen der Lymphabflusswege haben bei Lymphödemen im Kopf Hals-Bereich eine sehr geringe Bedeutung.

15.11 Was ist „lymphologisch" wichtig zu wissen?

Weltweit steigt die Inzidenz der Plattenepithelkarzinome der Mundhöhle (derzeit 200.000–350.000 Neuerkrankungen/Jahr). Zum Zeitpunkt der Diagnosestellung sind bereits mehr als die Hälfte aller Tumore fortgeschritten, lymphogen metastasiert und in der Regel nicht mehr heilbar.

Eine wichtige Differenzialdiagnose ist die obere Einflussstauung (Vena cava superior-Syndrom).
Ein malignes Lymphödem per se (also vor diagnostischer und therapeutischer Intervention) ist in diesen anatomischen Regionen extrem selten, weil es dort umfängliche Lymphabflussumgehungen gibt.

- Lymphödeme im Kopf-Hals-Bereich sind fast ausschließlich durch chirurgische und strahlentherapeutische Maßnahmen bedingt und somit iatrogen sekundärer Art.
- Eine Resektion der V. jugularis interna bei radikaler oder modifiziert radikaler Neck Dissection (Level I-V) begünstigt ein postoperatives Lymphödem im Kopf-Halsbereich erheblich.
- Wenn aufgrund des Lymphknotenbefalls eine beidseitige Neck Dissection notwendig ist, treten diese postoperative Lymphödeme bei 60 % aller Patienten auf.

Lymphödeme manifestieren sich lokalisiert oder regionalisiert an:

- Stirn, Augenhöhlen, Lippen, Wangen, vorderen oder hinteren Ohrenbereich,
- besonders im Unterkieferbereich, Kontur des Kiefers, Region unterhalb des Kinns,
- Umfang des Halses.

Die manuelle Lymphdrainage muss topografischen Besonderheiten Rechnung tragen. Deshalb ist die detaillierte Kenntnis der Lymphknoten-Level für den Lymphtherapeuten unerlässlich.
Ideal ist bei Ödemen im Kopf-Halsbereich der frühzeitige Beginn der MLD ohne „stehende Kreise" schon während der Radiatio unter Beachtung der Kontraindikationen, Kühlung der bestrahlten Bereiche und Anlage eines Lymphtapes.

Literatur

Akhtar S, Ikram M, Ghaffar S (2007) Neck involvement in early carcinoma of tongue. Is elective neck dissection warranted? JPMA J Pak Med Assoc 57(6):305–307

Die AJ, Lymphdrainage- P, der Feldbergklinik Ö (1983) Eine historische Übersicht über den derzeitigen Stand der physikalisch-lymphologischen Medizin. Z Lymphol 7:40–46

Asdonk J (1981) Physikalische Lymphdrainage- und Ödemtherapie bei chronisch-venöser Insuffizienz. Z Lymphol 5:107–111

Bertz J, Giersiepen K, Haberland J, Hentschel S, Kaatsch P, Katalinic A (2006) Krebs in Deutschland. 5. überarbeitete, aktualisierte Ausgabe. Gesellschaft der epidemiologischen Krebsregister in Deutschland e.V. und das RKI. Saarbrücken.

Becker W (1975) Lymphknotenerkrankungen des Halses. Deutsches Ärzteblatt 13:86976

Brenke R, Siems W (1996) Adjuvante Therapie beim Lymphödem. Z-Lymphol 20:25–29

Byers RM, El-Naggar AK, Lee YY, Rao B, Fornage B, Terry NH et al. (1998) Can we detect or predict the presence of occult nodal metastases in patients with squamous carcinoma of the oral tongue? Head Neck 20(2):138–144 Epub 1998/03/04

Byers RM, Weber RS, Andrews T, McGill D, Kare R, Wolf P (1997) Frequency and therapeutic implications of „skip metastases" in the neck from squamous carcinoma of the oral tongue. Head Neck 19(1):14–19 Epub 1997/01/01

Byers RM, Wolf PF, Ballantyne AJ (1988) Rationale for elective modified neck dissection. Head Neck Surg 10(3):160–167

Coatesworth AP, MacLennan K (2002) Squamous cell carcinoma of the upper aerodigestive tract: the prevalence of microscopic extracapsular spread and soft tissue deposits in the clinically N0 neck. Head Neck 24(11891957):258–261

Cole I, Hughes L (1997) The relationship of cervical lymph node metastases to primary sites of carcinoma of the upper aerodigestive tract: a pathological study. Aust N Z J Surg 67(12):860–865

Corlette TH, Cole IE, Albsoul N, Ayyash M (2005) Neck dissection of level IIb: is it really necessary? Laryngoscope 115(9):1624–1626

Crean S-J, Hoffman A, Potts J, Fardy MJ (2003) Reduction of occult metastatic disease by extension of the supraomohyoid neck dissection to include level IV. Head Neck 25(12953312):758–762

Cruz GD, Le Geros RZ, Ostroff JS, Hay JL, Kenigsberg H, Franklin DM (2002) Oral cancer knowledge, risk factors and characteristics of subjects in a large oral cancer screening program. J Am Dent Assoc. 133(8):1064–1071; quiz 94. Epub 2002/08/30

De Zinis LOR, Bolzoni A, Piazza C, Nicolai P (2006) Prevalence and localization of nodal metastases in squamous cell carcinoma of the oral cavity: role and extension of neck dissection. Eur Arch Otorhinolaryngol 263(12):1131–1135

Einfeldt H, Lange G (1989) Das «tertiäre» Lymphödem-Procedere in der Lymphdrainagetherapie. Z Lymphol 13:57–61

Einfeldt H (1981) Beeinflussung der chronischen Lymphödems durch Lymphdrainage-Eine Drei-Jahres-Verlaufsuntersuchung an 47 Patientinnen mit chronischem Lymphödem nach Mastektomie. Z f Phys Med. 4:225–236

Einfeldt H (1992) Lymphdrainage bei sekundärem Lymphödem durch Kaposi-Sarkom. Z Lymphol 16:10–13

Elsheikh MN, Mahfouz ME, Elsheikh E (2005) Level IIb lymph nodes metastasis in elective supraomohyoid neck dissection for oral cavity squamous cell carcinoma: a molecular-based study. Laryngoscope 115(9):1636–1640

Figuero Ruiz E, Carretero Pelaez MA, Cerero Lapiedra R, Esparza Gomez G, Moreno Lopez LA (2004) Effects of the consumption of alcohol in the oral cavity: relationship with oral cancer. Medicina oral: organo oficial de la Sociedad Espanola de Medicina Oral y de la Academia Iberoamericana de Patologia y Medicina Bucal. 9(1):14–23 Epub 2004/01/06

Földi E, Földi M (1993) Das Lymphödem. In: Földi M, Kubik S (Hrsg) Lehrbuch der Lymphologie. Gustav Fischer

Földi M (1980) Die konservative Therapie des Lymphödems. Therapiewoche 30:516381

Földi M, Földi E, Kubik S (2005) Lehrbuch der Lymphologie. Gustav Fischer, Stuttgart, New York.

Gesellschaft der epidemiologischen Krebsregister in Deutschland e. V. (GEKID) (2006) in Zusammenarbeit mit dem Robert Koch Institut: 5. überarbeitete, aktualisierte Ausgabe. Saarbrücken

Hao S-P, Tsang NM (2002) The role of supraomohyoid neck dissection in patients of oral cavity carcinoma (small star, filled). Oral Oncol 38(11978555):309–312

Hay JL, Ostroff JS, Cruz GD, LeGeros RZ, Kenigsberg H, Franklin DM (2002) Oral cancer risk perception among participants in an oral cancer screening program. Cancer epidemiology, biomarkers & prevention: a publication of the American Association for Cancer Research, cosponsored by the American Society of Preventive Oncology. 11(2):155–158 Epub 2002/02/28

Henick DH, Silver CE, Heller KS, Shaha AR, El GH, Wolk DP (1995) Supraomohyoid neck dissection as a staging procedure for squamous cell carcinomas of the oral cavity and oropharynx. Head Neck 17(2):119–123

Herpertz U (1996) Ergebnisse unterschiedlicher stationärer Lymphdrainagebehandlung. Z Lymphol 20:27–30

Heytmanek G, Kubista E (1988) Therapie des post-operativen Lymphödems beim Mammakarzinom: die Lymphdrainage. Geburtshilfe Frauenheilkd 48:433–435

Hoffmann A, Petzoldt D (1978) Manuelle Lymphdrainage. Hautarzt 29:463–466

Horowitz AM, Canto MT, Child WL (2002) Maryland adults' perspectives on oral cancer prevention and early detection. J Am Dent Assoc 133(8):1058–1063 Epub 2002/08/30

Howaldt HP, Vorast H, Blecher JC, Reicherts M, Kainz M (2000) Ergebnisse aus dem DÖSAK Tumorregister. Mund Kiefer Gesichtschir 4(Suppl 1):S216–S225 Epub 2000/08/12

Hutzschenreuter P, Ehlers R (1986) Die Einwirkung der manuellen Lymphdrainage auf das Vegetativum. Z Lymphol 10:58–60

Hutzschenreuter P, Brummer H, Ebberfeld K (1989) Experimentelle und klinische Untersuchungen zur Wirkungsweise der manuellen Lymphdrainage-Therapie. Z Lymphol 13:62–64

Jin WL, Ye WM, Zheng JW, Zhou L, Zhu HG, Zhang ZY et al. (2008) Occult cervical lymph node metastases in 100 consecutive patients with cN0 tongue cancer. Chin Med J 121(19):1871–1874

Kasseroller RG (1998) The vodder school: the vodder method. Cancer 83:2840–2842

Kligerman J, Lima RA, Soares JR, Prado L, Dias FL, Freitas EQ et al. (1994) Supraomohyoid neck dissection in the treatment of T1/T2 squamous cell carcinoma of oral cavity. Am J Surg 168(7977957):391–394

Kowalski LP, Bagietto R, Lara JR, Santos RL, Tagawa EK, Santos IR (1999) Factors influencing contralateral lymph node metastasis from oral carcinoma. Head Neck 21(2):104–110

Kuhnke E (1987) Vegetative Umstimmung durch Lymphdrainage. Z Lymphol 11:59–62

La Vecchia C, Tavani A, Franceschi S, Levi F, Corrao G, Negri E (1997) Epidemiology and prevention of oral cancer. Oral Oncol 33(5):302–312 Epub 1998/02/12

Lim YC, Song MH, Kim SC, Kim KM, Choi EC (2004) Preserving level IIb lymph nodes in elective supraomohyoid neck dissection for oral cavity squamous cell carcinoma. Archives of Otolaryngology – Head & Neck Surgery 130(9):1088–1091

Lippman SM, Spitz M, Trizna Z, Benner SE, Hong WK (1994) Epidemiology, biology, and chemoprevention of aerodigestive cancer. Cancer 74(9 Suppl):2719–2725 Epub 1994/11/01

Lo WL, Kao SY, Chi LY, Wong YK, Chang RC (2003) Outcomes of oral squamous cell carcinoma in Taiwan after surgical therapy: factors affecting survival. J Oral Maxillofac Surg 61(7):751–758 Epub 2003/07/12

McGuirt WF, Johnson JT, Myers EN, Rothfield R, Wagner R (1995) Floor of mouth carcinoma. The management of the clinically negative neck. Arch Otolaryngol Head Neck Surg 121(7873143):278–282

Naser-Hijazi B (1996) Lymphödeme: Stellenwert der medikamentösen Therapie mit Benzopyronen Lymphologica. Jahresband 1996/Hrsg.: Gesellschaft Deutschsprachiger Lymphologen; Tiedjen KU, Heimann KD

Neschen H (1982) Das Berufsbild des Lymphdrainage-Therapeuten. Z Lymphol 6:5–6

Nieuwenhuis EJC, Castelijns JA, Pijpers R, van den Brekel MWM, Brakenhoff RH, van der Waal I et al. (2002) Wait-and-see policy for the N0 neck in early-stage oral and oropharyngeal squamous cell carcinoma using ultrasonography-guided cytology: is there a role for identification of the sentinel node? Head Neck 24(11891961):282–289

O'Brien CJ, Traynor SJ, McNeil E, McMahon JD, Chaplin JM (2000) The use of clinical criteria alone in the management of the clinically negative neck among patients with squamous cell carcinoma of the oral cavity and oropharynx. Arch Otolaryngol Head Neck Surg 126(3):360–365 Epub 2000/03/18

Radtke J (Hrsg) (1996) Postoperative Lymphödeme bei Patienten mit oropharyngealen Karzinomen Lymphologica Jahresband: Gesellschaft Deutschsprachiger Lymphologen; Tiedjen KU; Heimann KD, 64–70

Reiss M, Reiss G (2003) Die manuelle Lymphdrainage zur Ödemtherapie im Kopf- und Halsbereich. Praxis 92:271–274

Robbins KT, Clayman G, Levine PA, Medina J, Sessions R, Shaha A et al. (2002) Neck dissection classification update: revisions proposed by the American Head and Neck Society and the American Academy of Otolaryngology-Head and Neck Surgery. Arch Otolaryngol Head Neck Surg 128(12117328):751–758

Royal College of Pathologists (2005) Standards and Datasets for Reporting Cancers: Datasets for histopathology reports on head and neck carcinomas and salivary neoplasms. 2nd Edition. London: The Royal College of Pathologists [cited 11 August 2006]. Available from ▶ http://www.rcpath.org/resources/pdf/HeadNeckDataset-Jun05.pdf

Santoro R, Franchi A, Gallo O, Burali G, de' Campora E (2008) Nodal metastases at level IIb during neck dissection for head and neck cancer: clinical and pathologic evaluation. Head & Neck 30(11):1483–1487

Schingale FJ (2011) Gesichtslymphödeme, Eine schwerwiegende Folge von Lymphgefäßstörungen im Kopfbereich. Phlebologie, Schattauer, Stuttgart S 139–145

Schingale FJ (2006) Head chest and genital lymphedema – a special challenge for lymphatic therapy: clinical pictures and practical conversation. Vasomed 18(1):30–31

Schingale FJ (2021) Ursachen und Therapie von Kopf-, Gesichts- und Halslymphödemen. LymphForsch 25(1): 6–13

Shah JP, Candela FC, Poddar AK (1990) The patterns of cervical lymph node metastases from squamous carcinoma of the oral cavity. Cancer 66(1):109–113

Smith GI, O'Brien CJ, Clark J, Shannon KF, Clifford AR, McNeil EB et al. (2004) Management of the neck in patients with T1 and T2 cancer in the mouth. Br J Oral Maxillofac Surg 42(6):494–500 Epub 2004/11/17

Spiro JD, Spiro RH, Shah JP, Sessions RB, Strong EW (1988) Critical assessment of supraomohyoid neck dissection. Am J Surg 156(4):286–289

Spiro RH, Morgan GJ, Strong EW, Shah JP (1996) Supraomohyoid neck dissection. Am J Surg 172(8988669):650–653

Strößenreuter R, Asmussen PD, Ertel C, Gültig A, Knauer A, Seffers A, Streicher EM (1993) Praktische Hinweise für Physiotherapeuten. In: Földi M, Kubik S (Hrsg) Lehrbuch der Lymphologie. Gustav Fischer, Jena

Talamini R, Bosetti C, La Vecchia C, Dal Maso L, Levi F, Bidoli E et al. (2002) Combined effect of tobacco and alcohol on laryngeal cancer risk: a case-control study. Cancer causes & control: CCC. 13(10):957–964 Epub 2003/02/18

Tischendorf F (1989) Über das Lymphgefäßsystem. Physikalische Therapie 10:10–4, 85–93, 149–56

Trettin H (1989) Die manuelle Lymphdrainage in der Migränebehandlung – ein pathophysiologisches Erklärungsmodell. Z Lymphol 13:48–53

Turner SL, Slevin NJ, Gupta NK, Swindell R (1996) Radical external beam radiotherapy for 333 squamous carcinomas of the oral cavity-evaluation of late morbidity and a watch policy for the clinically negative neck. Radiother Oncol. 41(1):21–29. Epub 1996/10/01.

Vora AR, Yeoman CM, Hayter JP (2000) Alcohol, tobacco and paan use and understanding of oral cancer risk among Asian males in Leicester. Br Dent J 188(8):444–451 Epub 2000/08/23

Warnakulasuriya KA, Harris CK, Scarrott DM, Watt R, Gelbier S, Peters TJ et al. (1999) An alarming lack of public awareness towards oral cancer. Br Dent J 187(6):319–322 Epub 1999/12/10

Weiss M, Baumeister RG, Tatsch K, Hahn K (1996) Lymphsequenzszintigraphie für die nichtinvasive Langzeitbeobachtung des funktionellen Therapieerfolges nach Transplantation autologer Lymphgefässe. Nuklearmedizin 35:236–242

Lymphe und Gehirn

Jörg Wilting und T. Ivo Chao

Inhaltsverzeichnis

M. E. Cornely et al. (Hrsg.), *Angewandte Lymphologie*,
https://doi.org/10.1007/978-3-662-61452-5_16

Editor's Tip

Das Zentrale Nervensystem – bestehend aus Gehirn und Rückenmark – wird durch den Liquor cerebrospinalis durchspült. Der Liquor entspricht dabei der Interzellularflüssigkeit. Das Durchspülen des Gehirnparenchyms erfolgt über die perivaskulären Virchow-Robin-Räume und die Ventrikel in den äußeren Liquorraum. Echte Lymphgefäße finden sich erst in bzw. an der Dura mater, der harten Hirnhaut.

16.1 Einleitung

Das Zentrale Nervensystem (ZNS), bestehend aus Gehirn und Rückenmark, steht mit dem Peripheren Nervensystem (PNS) in unmittelbarer Verbindung. Dies gilt auch für die bindegewebigen Hüllstrukturen beider Nervensysteme. So setzt sich z. B. die harte Hirnhaut (Dura mater) des ZNS als Perineurium der Spinalnerven fort und begleitet diese bis weit in die Peripherie.

Der Interzellularraum (IZR) des ZNS ist relativ gering ausgeprägt, da der Raum zwischen den Neuronen durch die Zellen der Makroglia (Oligodendrozyten, Astrozyten) und Blutgefäße weitgehend ausgefüllt ist. Der Interzellularraum ist durchschnittlich nur etwa 40 nm breit, macht dennoch ca. 20 % des Hirnvolumens aus und enthält wasserbindendes Hyaluronan (Nicholson und Hrabětová, 2017; Lüllmann-Rauch und Asan 2019). Die Astrozyten sind durch Gap junctions untereinander funktionell verbunden und erfüllen damit Homöostase-Funktionen, die sonst oft vom IZR übernommen werden (Wolff und Chao 2003).

Aufgrund ihrer hohen metabolischen Aktivität müssen ZNS und PNS sehr gut mit Nährstoffen (Glukose, Aminosäuren) versorgt werden, gleichzeitig aber vor Substanzen, die in großer Schwankungsbreite z. B. nach Nahrungsaufnahme im Blut zirkulieren, geschützt werden; z. B. vor Aminosäuren wie Glutamat und Glycin, die als Neurotransmitter fungieren, oder Hormonen wie Noradrenalin und Adrenalin. Dies macht den Einbau bestimmter Transporter notwendig, wie z. B. den Glukose-Transporter GLUT1 im Endothel der Blutgefäße (Verkhratsky und Nedergaard 2018), erfordert gleichzeitig aber auch den Schutz der Neurone durch die Ausbildung einer Blut-Hirn-Schranke (BHS) und einer Blut-Nerven-Schranke (BNS).

16.2 Die Schrankenfunktionen sind lokalisiert

1. Im Endothel der Blutgefäße, das durch komplexe Reihen von *Tight junctions* sehr dicht untereinander verbunden ist und sehr wenig Transzytose-Vesikel besitzt.
2. Im Neurothel (Arachnoidea-Neurothel/durales Neurothel/*Lamina neurothelialis*/Dura-Arachnoidea-Interface des ZNS = Perineuralscheide/*Pars epitheloidea* des Perineuriums des PNS), das aus epitheloiden Fibrozyten besteht, die durch Tight junctions ebenfalls sehr dicht verbunden sind. (Die pathologische Trennung von Neurothel und *Dura mater encephali* eröffnet den Subduralraum).

Damit sei betont, dass das ZNS, der Subarachnoidalraum und der Endoneuralraum des PNS als schrankengeschützter Raum anzusehen sind. Ob diese Räume unmittelbar zusammenhängen, wird aber in jüngster Zeit wieder kritisch diskutiert (McCabe und Low 1969; Proulx 2021). Die beobachtete Verbindung zwischen dem spinalen Subarachnoidalraum und dem Endoneuralraum der Spinalnerven könnte durch zu hohe Drücke bei der Tracer-Injektion in den Liquorraum begründet sein. Einzig die sogenannten zirkumventrikulären Organe des ZNS liegen im Blut-Milieu. Sie werden vom übrigen ZNS aber durch spezialisierte Gliazellen getrennt (Wilhelm et al. 2016).

Das ZNS wird sehr spezifisch mittels Transporter über die BHS versorgt. Für die Vielzahl der Metaboliten existieren solche Transporter aber offensichtlich nicht. Die Entsorgung erfolgt vielmehr über einen Spülmechanismus, bei dem der *Liquor cerebrospinalis* (Liquor) eine wichtige Rolle spielt. Der Liquor wird von den Epithelzellen des *Plexus choroideus* im Ventrikelsystem des Gehirns aktiv produziert. Die Kapillaren des *Plexus choroideus* besitzen Fenestrierungen; die Schrankenfunktion wird von der *Zonula occludens* der Plexusepithelzellen ausgeübt. Auch in den anderen Zirkumventrikulären Organen ist die Schrankenfunktion entsprechend verlagert (Brightman et al. 1970).

16.3 Wie wird das Gehirn durchsaftet?

Der Liquorraum und der IZR stehen in unmittelbarem Zusammenhang. Eine Barriere gibt es nicht. Wird Meerrettich-Peroxidase (mit einem Gewicht von 44 kDa) in das Ventrikelsystem injiziert, so gelangt diese an den Endfüßchen der Astrozyten vorbei bis an die Basalmembran der Kapillaren; sie gelangt aber nicht durch die BHS hindurch, weder von der luminalen noch von der abluminalen Seite (Reese und Karnovsky 1967; Brightman et al. 1970).

Liquor ist nicht Lymphe. Liquor entspricht eher der Interzellularflüssigkeit, also der Prälymphe des Gehirns. Bei der Beurteilung der Zirkulation des Liquors und seines Abflusses muss bedacht werden, dass die Untersuchungen an verschiedenen Spezies durchgeführt wurden, zum Teil *in vivo,* zum Teil postmortal, mit unterschiedlichen (zum Teil unphysiologischen) Drücken, mit Farbstoffen, radioaktiven Tracern oder mit Mikropartikeln (Tusche), die von Makrophagen abtransportiert werden (Proulx 2021). Wenige Untersuchungen wurden bei Großtieren durchgeführt (Johnston et al. 2004). Viele Untersuchungen wurden an Nagetieren durchgeführt, die im Vergleich zum Menschen einen ausgeprägten *Bulbus olfactorius* und nur gering ausgeprägte Liquorräume besitzen, was aber in Relation zum Hirngewicht betrachtet werden muss (Davson et al. 1987). Der Mensch besitzt, laut gängiger Vorstellung, ca. 150 mL *Liquor cerebrospinalis* (35 mL im Ventrikelsystem und 115 mL im Subarachnoidalraum). Neuere MRT-Messungen ergaben aber Werte im Bereich von 250–330 mL (Proulx 2021). Der Austausch erfolgt mindestens 3-mal pro Tag (Khasawneh et al. 2018). Der Liquor steht mit der Interzellularflüssigkeit (IZF) des Gehirnparenchyms in direktem Kontakt.

16.4 In welcher Richtung wird das Hirnparenchym durchgespült?

Der IZR ist im ZNS nur sehr schmal. Regelmäßig finden sich jedoch größere perivaskuläre Räume entlang von Arterien und Venen, die von der Oberfläche in das Gehirn eindringen. Diese sind auch als Virchow-Robin-Räume bekannt und enthalten zahlreiche Makrophagen. Die genaue Ausdehnung und anatomische Grenzen der Virchow-Robin-Räume sind aber nicht genau definiert (Mestre et al. 2020). Sie wurden in der Histologie häufig als artifizielle Schrumpfspalten fehlgedeutet. Es handelt sich dabei aber um Liquor-haltige Räume. Arterien und Venen werden, wie die Hirnoberfläche, von einer Zellschicht der *Pia mater* begleitet. Die piale Begleitschicht ist entlang der Arterien kontinuierlicher als entlang der Venen (Zhang et al. 1990). Die piale Begleitschicht, und damit der äußere Liquorraum, verliert sich erst, wenn die Basalmembran der kleineren Gefäße mit der Basalmembran der Hirnoberfläche verschmilzt. Diese Verschmelzung wurde aber auch als Fixierungsartefakt gedeutet und existiert *in vivo* möglicherweise nicht (Mestre et al. 2020).

Der Abfluss pro Zeiteinheit von IZF aus dem IZR in den Liquor variiert in den verschiedenen Regionen des Gehirns und ist (bei der Ratte gemessen) im Mittelhirn deutlich höher als in der *Capsula interna* oder dem *Nucleus caudatus* (Szentistvanyi et al. 1984). Der Abfluss des internen Liquors aus dem Ventrikelsystem ist gut bekannt. Über die Aperturen des 4. Ventrikels (Apertura mediana et Aperturae laterales ventriculi quarti; Foramina Magendii et Luschkae) wird der äußere, subarachnoidale Liquorraum erreicht. In den letzten Jahren mehren sich Hinweise, wonach die Hirnrinde auch von äußerem Liquor durchspült wird, wobei der arteriellen Pulsation eine besondere Bedeutung zukommt. Vom periarteriellen Raum aus durchströmt (bei Mäusen *in vivo* beobachtet) äußerer Liquor das Hirnparenchym und fließt im paravenösen Interstitium wieder ab. Der Wasser-Kanal Aquaporin-4 in den Astrozyten scheint für die Passage des Wassers im Hirnparenchym dabei von besonderer Bedeutung zu sein (Iliff et al. 2012, 2013). Eine deutliche Erhöhung dieses konvektiven Flüssigkeitsstroms konnte bei Mäusen während des Schlafs beobachtet werden (Xie et al. 2013). Der äußere Liquor umströmt Gehirn und Rückenmark, schützt das ZNS und sorgt für einen hydrostatischen Auftrieb, sodass das ZNS scheinbar an Gewicht verliert und im Liquor schwebt. Der äußere Liquor kann als Transporteur von Metaboliten und Antigenen betrachtet werden.

16.5 Wie fließt der äußere Liquor des ZNS ab?

Der kraniale Liquorabfluss ist deutlich höher als der spinale (Ma et al. 2019). Praktisch alle Untersuchungen über die Abflusswege des *Liquour cerebrospinalis* kommen zu dem Ergebnis, dass die verwendeten Marker, oder auch dendritische Zellen, schon nach kurzer Zeit in oberflächlichen und vorwiegend den tiefen Lymphknoten des Halses zu finden sind (Cserr und Knopf 1992; Kida et al. 1993; Boulton et al. 1999; Hatterer et al. 2006). Aber auch in vielen anderen Lymphknoten (vorwiegend lumbalen) wurden die Marker detektiert (Johanson et al. 2008). Die Angaben zu den quantitativen und qualitativen Unterschieden beim Liquorabfluss sind vermutlich wieder auf Unterschiede in den verwendeten Techniken sowie Speziesspezifischen Unterschieden in der Anatomie des Blut- und Lymphgefäßsystems und des lymphatischen Systems zurückzuführen. So fehlen bei Nagern z. B. die Tonsillen, die beim Menschen den Waldeyerschen Rachenring bilden (Pabst 2015). *Granulationes arachnoidales* sind beim Menschen schon ab der 39. Schwangerschaftswoche nachweisbar (Gomez et at. 1982) und deutlich stärker entwickelt als bei Nagern (Bradbury 1979; Johanson et al. 2008). Auch die postpartale Entwicklung dürfte eine große Rolle spielen: So findet sich bei Kindern rostral der *Crista galli* das, beim Erwachsenen meistens blind endende, *Foramen caecum* mit einer venösen Verbindung zwischen *Sinus sagittalis superior* und Nasenvenen. Lymphgefäße entlang dieser Route sind bislang nicht untersucht worden. Im Alter nimmt die Produktion von Liquor deutlich ab (Johanson et al. 2008). Beim Menschen könnte der wesentliche Abfluss des Liquors somit über die gut entwickelten *Granulationes arachnoidales* in den *Sinus sagittalis superior* und Venen der Calvaria erfolgen. Bei Tieren scheint dieser Weg hauptsächlich dann genutzt zu werden, wenn mit unphysiologisch hohen Drücken experimentiert wurde. Hier scheint der bevorzugte Weg derjenige entlang von Hirn- und Spinalnerven, vornehmlich der *Fila olfactoria, Nervus opticus* und der Hirnnerven VII und VIII, in das benachbarte

Lymphgefäßsystem zu sein (Brinker et al. 1997; Johnston et al. 2000).

16.6 Welche Verbindung besteht zum Lymphgefäßsystem?

Der Beziehung zwischen Liquorabfluss und lymphatischem System wurde schon vor langer Zeit und wird heute wieder große Aufmerksamkeit geschenkt (Mascagni 1787; His 1865; Schwalbe 1869; Sandrone et al. 2019). Injiziert man Tusche in die *Cisterna magna* (bei Ratten) so sind nach 30 min die tiefen zervikalen Lymphknoten und nach 6 h die paraaortalen lumbalen Lymphknoten geschwärzt (Kida et al. 1993). Als wesentlicher Abflussweg wurde auch bei Großtieren der Weg entlang der *Fila olfactoria* in die Mukosa der Nasenhöhle identifiziert (Johnston et al. 2004). Die Beziehung zum Lymphgefäßsystem der Nase bleibt dabei aber ein strittiger Faktor (◘ Abb. 16.1) und ist bei Untersuchungen am Menschen auch gänzlich infrage gestellt worden (Melin et al. 2020).

Einige Autoren beschreiben einen Bezug zu Lymphgefäßen der nasalen Mukosa oder Submukosa. Eine Submukosa existiert in der Nasenschleimhaut aber gar

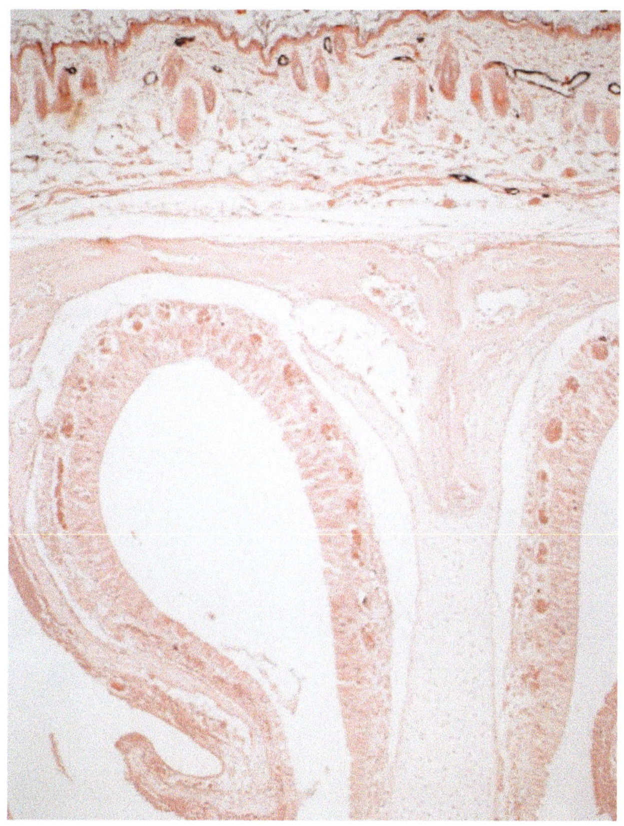

◘ **Abb. 16.1** **Immunhistochemische Darstellung von Lymphgefäßen (schwarz).** Antikörpern gegen den Hyaluronanrezeptor LYVE-1 bei einer zwei Monate alten Maus.Beachte das Vorhandensein von Lymphgefäßen in der Haut. In den dorsalen Abschnitten der nasalen Mukosa sind praktisch keine Lymphgefäße nachweisbar. Bei einem quantitativen Abfluss von Liquor entlang der Fila olfactoria in die Nasenschleimhaut ist zu vermuten, dass diese Flüssigkeit für das Anfeuchten der Atemluft mit genutzt wird

nicht, und Lymphgefäße konnten mittels immunhistologischer Färbungen bei Mäusen lediglich unterhalb der Concha nasalis inferior gefunden werden (Lohrberg und Wilting 2016). Diese Lymphgefäße stehen in unmittelbarer Verbindung zu den periorbitalen Lymphgefäßen, die den Ductus nasolacrimalis (DNL) zur unteren Nasenmuschel begleiten. Sie sind bei chronischer Dakryocystitis gestaut und können als Metastasierungswege dienen (konjunktivales Plattenepithelkarzinom, intraokuläres Melanom). Der DNL wird zudem von lymphatischem Gewebe begleitet, was die Entstehung von Lidödemen beim Lymphom besser verständlich macht (Wilting und Pabst 2018).

Eine direkte Verbindung des Subarachnoidalraums zum Lymphgefäßsystem der Nase, die einmal postuliert wurde (Kida et al. 1993), darf bezweifelt werden.

Genauso unwahrscheinlich ist das Vorkommen von Lymphgefäßen im gesamten schrankengeschützten Raum von ZNS und PNS, auch wenn in jüngeren Publikationen von ‚brain lymphatics' gesprochen wird (Louveau et al. 2015), oder Lymphgefäße im Arachnoidalraum des Rückenmarks postuliert werden (Antila et al. 2017). Die unmittelbare Anlagerung von Lymphgefäßen an die *Dura mater* und das Perineurium der Hirn- und Rückenmarksnerven ist hingegen gut beschrieben (◘ Abb. 16.2) (Andres et al. 1987; Miura et al. 1998; Furukawa et al. 2008).

Neuere Arbeiten zeigen (bei Mäusen) den Verlauf von Lymphgefäßen parallel zu den meningealen Arterien (Antila et al. 2017) und den venösen Blutleitern der Dura (Louveau et al. 2015). Auch beim Menschen gibt es Hinweise auf den Verlauf von Lymphgefäßen entlang des *Sinus sagittalis superior,* wobei die Richtung des Lymphabflusses nicht zweifelsfrei geklärt werden konnte (Kuo et al. 2018). Offensichtlich diffundiert Liquor durch Dura

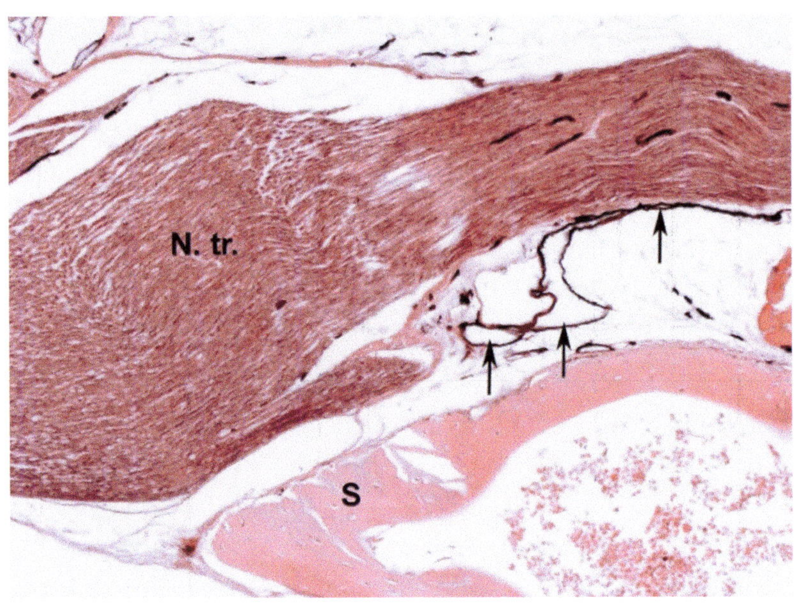

◘ **Abb. 16.2 Immunhistochemische Darstellung von Lymphgefäßen (schwarz).** Antikörpern gegen den Hyaluronanrezeptor LYVE-1 bei einer zwei Monate alten Maus. Beachte die Anlagerung von Lymphgefäßen (Pfeile) an das Perineurium des N. trigeminus (N.tr.) unmittelbar nach seinem Durchtritt durch die Schädelbasis (S)

und Perineurium und wird von benachbarten Lymphgefäßen aufgenommen. Ähnliches gilt für Liquor, der mit dem *N. opticus* die Uvea des Auges erreicht und durch die Sklera zu den konjunktivalen Lymphgefäßen diffundiert (Lüdemann et al. 2005). Entlang dieser Wege erreicht der Liquor die fazialen und zervikalen Lymphknoten, die an anderer Stelle beschrieben sind (siehe ► Abschn. 1.6.3). Wie oben erwähnt werden aber auch Lymphknoten in vielen anderen Regionen des Körpers erreicht. Dabei fließt der spinale Liquor vermutlich über Lymphgefäße ab, die den Wirbelknochen unmittelbar anliegen (Ma et al. 2019). Ein besonders dichtes Netzwerk an Lymphgefäßen befindet sich im Bereich der Spinalganglien (Jacob et al. 2019).

16.7 Welche Pathologien entstehen bei einer mangelnden Durchsaftung des Gehirns?

Der Abfluss von IZF und *Liquor cerebrospinalis* sind für die Funktion des ZNS von großer Bedeutung.

Die verschiedenen Formen des Hydrocephalus belegen dies eindrücklich (Wang et al. 2020). Beim kongenitalen Hydrozephalus konnten erhöhte Mengen an Nerven-Wachstums-Faktor gefunden werden (Mashayekhi und Salehi 2005).

Das lymphogene Metastasieren von Glioblastomen in zervikale Lymphknoten ist selten, aber doch regelmäßig beschrieben (Gonzalez-Campora et al. 1993; Gestrich et al. 2020).

Der wohl augenfälligste Zusammenhang zwischen einer Behinderung der Drainage des ZNS und einer Pathologie besteht bei der Zerebralen Amyloidangiopathie und dem damit häufig assoziierten Morbus Alzheimer (Weller et al. 2008). Hierbei lagern sich Amyloid-β(Aβ)-Peptide in der Basalmembran der Arterien und Kapillaren ab und reichern sich an, sodass prinzipiell auch die Beseitigung anderer Metabolite behindert werden kann (Roher et al. 2003). Dabei spielt offensichtlich der Tag-Nacht-Rhythmus auch wieder eine wichtige Rolle, denn Aβ-Peptidablagerungen waren bevorzugt am Tag zu beobachten und Schlafentzug bewirkte im Mausversuch eine Verstärkung der Ablagerungen (Kang et al. 2009; Holth et al. 2019; Shokri-Kojori et al. 2018).

Wie oben dargelegt, besitzt die arterielle Pulsation eine große Bedeutung für den Austausch der IZF des Gehirns. Pathologien die mit einer Versteifung der Gefäßwände einhergehen dürften sich somit negativ auf die Drainage des ZNS auswirken (Schley et al. 2006). Die Ligation der *A. carotis interna* bei Mäusen bewirkt eine Verringerung der Pulsation und die Abnahme des Flüssigkeitsaustausches im Hirnparenchym (Iliff et al. 2013). Der perivaskuläre Raum um die kleineren Gefäße erweitert sich im Alter sowie bei neurodegenerativen und zerebrovaskulären Erkrankungen. Die klinische Relevanz dieser im MRT sichtbaren Erweiterung für Schlaganfallrisiko oder Demenz werden jedoch kontrovers diskutiert (Ramirez et al. 2016).

Der Abfluss von Liquor in die zervikalen Lymphknoten hat schon früh zu Untersuchungen in der Neuroimmunologie geführt. In den Subarachnoidalraum eingebrachte Antigene bewirken eine Antikörperproduktion in den Halslymphknoten (Cserr et al. 1992). Allerdings ist das ZNS aufgrund der BHS ein immunprivilegiertes Organ und besitzt auch ein quasi intrinsisches Immunsystem (Schläger et al. 2016).

Die Effekte einer experimentellen Lymphostase auf das ZNS und das Auge sind bei Földi und Földi (2010) beschrieben. Danach bewirkt eine Blockade der Halslymphgefäße (bei Ratten) im ZNS eine

Erweiterung der Virchow-Robin-Räume und im Auge eine Schwellung der Konjunktiva. Die Tiere werden apathisch, vergessen Erlerntes und neigen zu Krampfanfällen. Die Schmerzempfindlichkeit ist herabgesetzt und der Liquordruck erhöht. Hirnödem und Hydrozephalus wurden beobachtet, sowie ein Ödem des *N. opticus.* Die BHS wird geschädigt und auch die Permeabilität der Blut-Kammerwasser-Schranke des Auges steigt an. Nervenzellveränderungen sind die Folge. Letztendlich bestätigen diese Untersuchungen, dass die Entsorgung des ZNS mindestens genauso wichtig ist wie seine Versorgung.

16.8 Was ist „lymphologisch" wichtig zu wissen?

Die Bedeutung des Lymphabflusses für die Funktion des ZNS scheint unbestritten, auch wenn beim Menschen der venöse Abstrom von Liquor über die *Granulationes archnoidales* im Vergleich zum Tier einen höheren Stellenwert zu besitzen scheint.

Die zervikalen Lymphknoten nehmen dabei die Hauptlast des kranialen Liquors und die lumbosakralen die des spinalen Liquors auf.

Dem Schlaf kommt dabei eine besondere Bedeutung zu, denn die effektivste Drainage des ZNS findet im Schlaf statt. Ein Zusammenhang mit Amyloid-Ablagerungen und neurodegenerativen Erkrankungen wird immer deutlicher. Die einfachen Hilfsmittel (viel Flüssigkeit, viel Schlaf) scheinen dabei noch immer die praktikabelsten zu sein.

16

Literatur

Andres KH, von Düring M, Muszynski K, Schmidt RF (1987) Nerve fibres and their terminals of the dura mater encephali of the rat. Anat Embryol (Berl) 175:289–301

Antila S, Karaman S, Nurmi H, Airavaara M, Voutilainen MH, Mathivet T, Chilov D, Li Z, Koppinen T, Park JH, Fang S, Aspelund A, Saarma M, Eichmann A, Thomas JL, Alitalo K (2017 Dec 4) Development and plasticity of meningeal lymphatic vessels. J Exp Med 214(12):3645–3667. ► https://doi.org/10.1084/jem.20170391

Boulton M, Flessner M, Armstrong D, Mohamed R, Hay J, Johnston M (1999 Mar) Contribution of extracranial lymphatics and arachnoid villi to the clearance of a CSF tracer in the rat. Am J Physiol 276(3):R818–R823. ► https://doi.org/10.1152/ajpregu.1999.276.3.R818

Bradbury M (1979) The concept of a blood-brain barrier. Wiley and Sons Ltd., Chichester

Brightman MW, Klatzo I, Olsson Y, Reese TS (1970) The blood-brain barrier to proteins under normal and pathological conditions. J Neurol Sci 10:215–239

Brinker T, Lüdemann W (1997) Berens von Rautenfeld D, Samii M: Dynamic properties of lymphatic pathways for the absorption of cerebrospinal fluid. Acta Neuropathol 94:493–498

Cserr HF, Knopf PM (1992 Dec) Cervical lymphatics, the blood-brain barrier and the immunoreactivity of the brain: a new view. Immunol Today 13(12):507–512

Cserr HF, Harling-Berg CJ, Knopf PM (1992 Oct) Drainage of brain extracellular fluid into blood and deep cervical lymph and its immunological significance. Brain Pathol 2(4):269–276. ► https://doi.org/10.1111/j.1750-3639.1992.tb00703.x

Davson H, Welch K, Segal MB (1987) Physiology and pathophysiology of thr cerebrospinal fluid. Churchill Livingstone, Edinburgh 1987:1013

Földi E, Földi M (2010) Lymphostatische Krankheitsbilder. In: Földi M, Földi E (Hrsg) Lehrbuch Lymphologie Elsevier. Urban & Fischer, München, S 175–263

Furukawa M, Shimoda H, Kajiwara T, Kato S, Yanagisawa S (2008) Topographic study on nerve-associated lymphatic vessels in the murine craniofacial region by immunohistochemistry and electron microscopy. Biomed Res 29:289–296

Gestrich C, Cowden D, Harbhajanka A (2020 Jun) Cytomorphology of glioblastoma metastic to a cervical lymph node diagnosed by fine needle aspiration (FNA): A case report and review of literature. Diagn Cytopathol 48(6):567–570. ► https://doi.org/10.1002/dc.24412

Gomez DG, Di Benedetto AT, Pavese AM, Firpo A, Hershan DB, Potts DG (1982) Development of arachnoid villi and granulations in man. Acta Anat (Basel) 111:247–258

González Cámpora R, Otal Salaverri C, Vázquez Ramirez F, Salguero Villadiego M, Galera Davidson H (1993 Nov-Dec) Metastatic glioblastoma multiforme in cervical lymph nodes. Report of a case with diagnosis by fine needle aspiration. Acta Cytol 37(6):938–942

Hatterer E, Davoust N, Didier-Bazes M, Vuaillat C, Malcus C, Belin MF, Nataf S (2006 Jan 15) How to drain without lymphatics? Dendritic cells migrate from the cerebrospinal fluid to the B-cell follicles of cervical lymph nodes. Blood 107(2):806–812. ► https://doi.org/10.1182/blood-2005-01-0154

His W (1865) Ueber ein perivaskulaeres Kanalsystem in den nervoesen Central-Organen und ueber dessen Beziehungen zum Lymphsystem. Z Wiss Zool 15:127–141

Holth J et al. (2019) The sleep–wake cycle regulates brain interstitial fluid tau in mice and CSF tau in humans. Science 363:880–884

Iliff JJ, Wang M, Liao Y, Plogg BA, Peng W, Gundersen GA, Benveniste H, Vates GE, Deane R, Goldman SA, Nagelhus EA, Nedergaard M (2012 Aug 15) A paravascular pathway facilitates CSF flow through the brain parenchyma and the clearance of interstitial solutes, including amyloid β. Sci Transl Med 4(147):147ra111. doi: ► https://doi.org/10.1126/scitranslmed.3003748

Iliff JJ, Wang M, Zeppenfeld DM, Venkataraman A, Plog BA, Liao Y, Deane R, Nedergaard MJ (2013 Nov 13) Cerebral arterial pulsation drives paravascular CSF-interstitial fluid exchange in the murine brain. Neurosci. 33(46):18190–9. doi: ► https://doi.org/10.1523/JNEUROSCI.1592-13.2013. PMID: 24227727

Jacob L, Boisserand LSB, Geraldo LHM et al. (2019) Anatomy and function of the vertebral column lymphatic network in mice. Nat Commun 10:4594. ► https://doi.org/10.1038/s41467-019-12568-w

Johanson CE, Duncan III JA, Klinge PM, Brinker T, Stopa EG, Silverberg GD (2008) Multiplicity of cerebrospinal fluid functions: New challenges in health and disease. Cerebrospinal Fluid Res 5(10)

Johnston M, Boulton M, Flessner M (2000) Cerebrospinal fluid absorption revisited: do extracranial lymphatics play a role? Neuroscientist 6:77–87

Johnston M, Zakharov A, Papaiconomou C, Salmasi G, Armstrong D (2004 Dec 10) Evidence of connections between cerebrospinal fluid and nasal lymphatic vessels in humans, non-human primates and other mammalian species. Cerebrospinal Fluid Res. 1(1):2. ► https://doi.org/10.1186/1743-8454-1-2

Kang JE et al. (2009) Amyloid-β dynamics are regulated by orexin and the sleep–wake cycle. Science 326:1005–1007

Khasawneh AH, Garling RJ, Harris CA (2018) Cerebrospinal fluid circulation: what do we know and how do we know it? Brain Circ 4:14–18

Kida S, Pantazis A, Weller RO (1993 Dec) CSF drains directly from the subarachnoid space into nasal lymphatics in the rat. Anatomy, histology and immunological significance. Neuropathol Appl Neurobiol 19(6):480–488

Kuo PH, Stuehm C, Squire S, Johnson K (2018 Sep) Meningeal lymphatic vessel flow runs countercurrent to venous flow in the superior sagittal sinus of the human brain. Tomography 4(3):99–104. ► https://doi.org/10.18383/j.tom.2018.00013

Lohrberg M, Wilting J (2016) The lymphatic vascular system of the mouse head. Cell Tissue Res 366:667–677

Louveau A, Smirnov I, Keyes TJ, Eccles JD, Rouhani SJ, Peske JD, Derecki NC, Castle D, Mandell JW, Lee KS, Harris TH, Kipnis J (2015) Structural and functional features of central nervous system lymphatic vessels. Nature 523:337–341

Lüdemann W, von Rautenfeld D, Samii M, Brinker T (2005) Ultrastructure of the cerebrospinal fluid outflow along the optic nerve into the lymphatic system. Child's Nerv Syst 21:96–103

Lüllmann-Rauch, R, Asan E (2019) Taschenlehrbuch Histologie. Thieme: Stuttgart, 6. Aufl., S 781

Ma Q, Decker Y, Müller A, Ineichen BV, Proulx ST (4 November 2019) Clearance of cerebrospinal fluid from the sacral spine through lymphatic vessels. J Exp Med 216(11): 2492–2502

Mascagni P (1787) Vasorum lymphaticorum corporis humani historia et ichnographia. Pazzini Carli, Siena

Mashayekhi F, Salehi Z (2005) Expression of nerve growth factor in cerebrospinal fluid of congenital hydrocephalic and normal children. Eur J Neurol 12:632–637

McCabe JS, Low FN (1969 May) The subarachnoid angle: an area of transition in peripheral nerve. Anat Rec 164(1):15–33. ► https://doi.org/10.1002/ar.1091640102

Melin E, Eide PK, Ringstad G (2020 Sep 11) In vivo assessment of cerebrospinal fluid efflux to nasal mucosa in humans. Sci Rep 10(1):14974. ► https://doi.org/10.1038/s41598-020-72031-5

Mestre H, Mori Y, Nedergaard M (2020) The brain's glymphatic system: current controversies. Trends Neurosci 43(7):458–466

Miura M, Kato S, von Lüdinghausen M (1998) Lymphatic drainage of the cerebrospinal fluid from monkey spinal meninges with special reference to the distribution of the epidural lymphatics. Arch Histol Cytol 61:277–286

Nicholson C, Hrabětová S (2017 Nov 21) Brain extracellular space: the final frontier of neuroscience. Biophys J 113(10):2133–2142

Pabst R (2015) Mucosal vaccination by the intranasal route. Nose-associated lymphoid tissue (NALT) – Structure, function and species differences. Vaccine 33:4406–4413

Proulx ST (2021 Jan 11) Cerebrospinal fluid outflow: a review of the historical and contemporary evidence for arachnoid villi, perineural routes, and dural lymphatics. Cell Mol Life Sci (2021) 78(6):2429–2457. doi: 10.1007/s00018-020-03706-5.

Ramirez J, Berezuk C, McNeely AA, Gao F, McLaurin J, Black SE (2016 Mar) Imaging the Perivascular Space as a Potential Biomarker of Neurovascular and Neurodegenerative Diseases. Cell Mol Neurobiol 36(2):289–299. ▶ https://doi.org/10.1007/s10571-016-0343-6

Reese TS, Karnovsky MJ (1967 Jul) Fine structural localization of the blood-brain barrier to exogenous peroxidase. J Cell Biol 34(1):207–217. ▶ https://doi.org/10.1083/jcb.34.1.207

Roher AE, Kuo YM, Esh C, Knebel C, Weiss N, Kalback W, Luehrs DC, Childress JL, Beach TG, Weller RO, Kokjohn TA (2003 Mar-Apr) Cortical and leptomeningeal cerebrovascular amyloid and white matter pathology in Alzheimer's disease. Mol Med 9(3–4):112–122

Sandrone S, Moreno-Zambrano D, Kipnis J et al. (2019) A (delayed) history of the brain lymphatic system. Nat Med 25:538–540. ▶ https://doi.org/10.1038/s41591-019-0417-3

Schläger C, Körner H, Krueger M, Vidoli S, Haberl M, Mielke D, Brylla E, Issekutz T, Cabañas C, Nelson PJ, Ziemssen T, Rohde V, Bechmann I, Lodygin D, Odoardi F, Flügel A (2016 Feb 18) Effector T-cell trafficking between the leptomeninges and the cerebrospinal fluid. Nature 530(7590):349–353

Schley D, Carare-Nnadi R, Please CP, Perry VH, Weller RO (2006 Feb 21) Mechanisms to explain the reverse perivascular transport of solutes out of the brain. J Theor Biol 238(4):962–974. doi: ▶ https://doi.org/10.1016/j.jtbi.2005.07.005. Epub 2005 Aug 22

Schwalbe G (1869) Der Arachnoidalraum, ein Lymphraum und sein Zusammenhang mit dem Perichoriodalraum. Zentralbl Med Wiss 7:465–467

Shokri-Kojori E et al. (2018) β-Amyloid accumulation in the human brain after one night of sleep deprivation. Proc Natl Acad Sci U S A 115:4483–4488

Szentistvanyi I, Patlak CS, Ellis RA, Cserr HF (1984) Drainage of interstitial fluid from different regions of the brain. Am J Physiol 246:F835-844

Verkhratsky A, Nedergaard M (2018) Physiology of astroglia. Physiol Rev 98(1):239–389. ▶ https://doi.org/10.1152/physrev.00042.2016

Wang Z, Zhang Y, Hu F, Ding J, Wang X (2020 Dec) Pathogenesis and pathophysiology of idiopathic normal pressure hydrocephalus. CNS Neurosci Ther 26(12):1230–1240. ▶ https://doi.org/10.1111/cns.13526

Weller RO, Subash M, Preston SD, Mazanti I, Carare RO (2008 Apr) Perivascular drainage of amyloid-beta peptides from the brain and its failure in cerebral amyloid angiopathy and Alzheimer's disease. Brain Pathol 18(2):253–266. ▶ https://doi.org/10.1111/j.1750-3639.2008.00133.x

Wilhelm I, Nyúl-Tóth Á, Suciu M, Hermenean A, Krizbai IA (2016) Heterogeneity of the blood-brain barrier. Tissue Barriers 28;4(1):e1143544. doi: ▶ https://doi.org/10.1080/21688370.2016.1143544

Wilting J, Pabst R (2018) Das Lymphgefäßsystem der äußeren Orbitalregion und seine Beziehung zu lymphatischen Organen. LymphForsch 22:2–6

Wolff, JR, Chao TI (2003) Cytoarchitectonics of non-neuronal cells in the central nervous system. In: Leif Hertz, Non-Neuronal Cells of the Nervous System: Function and Dysfunction. Advances in molecular and cell biology 31-I: 1–51

Xie L, Kang H, Xu Q, Chen MJ, Liao Y, Thiyagarajan M, O'Donnell J, Christensen DJ, Nicholson C, Iliff JJ, Takano T, Deane R, Nedergaard M (2013 Oct 18) Sleep drives metabolite clearance from the adult brain. Science 342(6156):373–377. ▶ https://doi.org/10.1126/science.1241224 PMID: 24136970

Zhang ET, Inman CBE, Weller RO (1990) Interrelationships of the pia mater and the perivascular (Virchow-Robin) spaces in the human cerebrum. J Anat 170:111–123

Trauma und Lymphödem

Marc Schürings

Inhaltsverzeichnis

M. E. Cornely et al. (Hrsg.), *Angewandte Lymphologie*,
https://doi.org/10.1007/978-3-662-61452-5_17

Editor's Tip

Ein erlittenes Trauma ist die häufigste Ursache eines eher lokalisierten oder regionalisierten Lymphödems. Eine rasche Verbesserung der Ödemdrainage ist entscheidend für des Heilung („restitutio ad integrum").
Auch nach iatrogenen Traumata wie Operationen, ja sogar nach z. B. Zahnextraktionen, ist eine rasche Entödemisierung erforderlich.

17.1 Welche traumatischen Lymphödeme muss ich unterscheiden?

Es gibt akute traumatische und chronisch posttraumatische Lymphödeme.

Akute traumatische Lymphödeme sind zeitlich befristete Schwellungen nach Frakturen, operativen Eingriffen, Prellungen, Bänderrissen, Luxationen oder Verbrennungen (◘ Abb. 17.1a, b.). Diese können auch noch drei Monate nach der Verletzung auftreten. Dabei werden zunächst eine progrediente Phase, dann der „Steady State" (Plateau Phase) und schließlich eine resorptive Phase durchlaufen.

Abhängig von der Schwere des Traumas und der Körperregion kann die Dauer dieses regelhaften Verlaufs von wenigen Tagen bis zu einem Jahr betragen (Hirsch und Wahl 2016).

17.2 Was passiert im Gewebe durch ein Trauma?

Die unmittelbaren Auslöser des traumatischen Ödems sind die Verletzung von Zellmembranen und Gefäßen. Es folgt eine Phase verstärkter Durchblutung und erhöhter Gefäßpermeabilität, welche zu einer entzündlichen Aktivität führt.

Die Verletzung von Blutgefäßen lässt sich makroskopisch anhand der Hämatome quantifizieren, derweil die Verletzung der begleitenden Lymphgefäße und die Einschränkung der Lymphangiomotorik eher okkult bleibt,

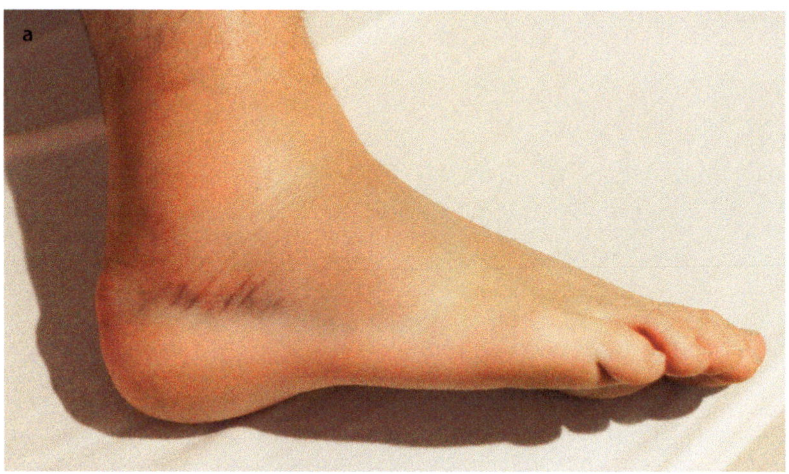

◘ **Abb. 17.1** **a Schwellung, Hämatom und Ödem.** Trauma durch Supination.

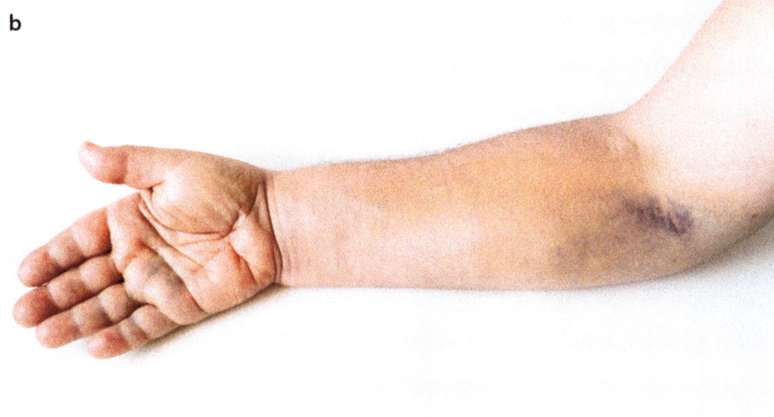

Abb. 17.1 **b Schwellung, Hämatom und Ödem.** Trauma nach Distorsion am Ellenbogen rechts

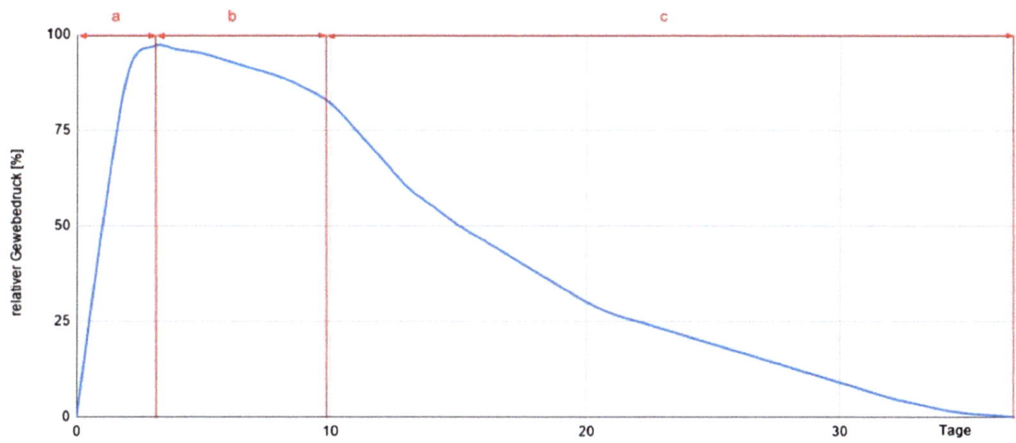

Abb. 17.2 **Typischer Phasenverlauf**

obwohl sie quantitativ in gleichem Ausmaß betroffen sind. Die Lymphgefäße stellen zudem die kritische anatomische Struktur für die resorptive Phase dar (Abb. 17.2).

KeyNote

Die unmittelbare lokale Schwellung ist pathognomonisch für das traumatische Ödem.

17.3 Welche direkten und weiteren Maßnahmen sind lymphologisch-therapeutisch notwendig? PECH-Regel und KPE!

Sofortmaßnahmen (Abb. 17.3) werden durch die sogenannte PECH-Regel zusammengefasst: **P**ause – **E**is – **C**ompression – **H**ochlagerung (Tab. 17.1).

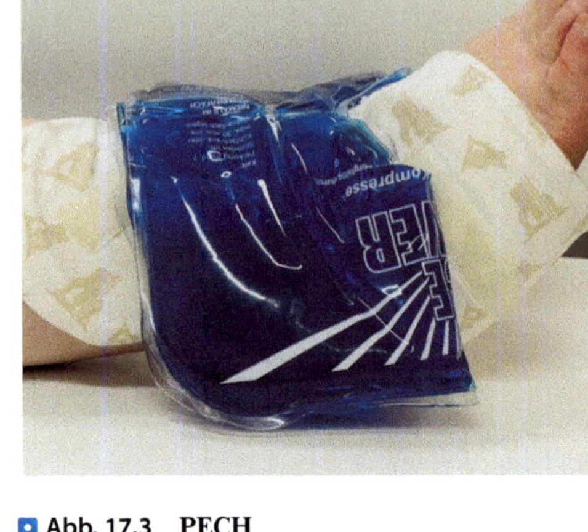

Abb. 17.3 PECH

Mittelfristig wird die Schwellung durch eine komplexe physikalische Entstauungstherapie (KPE) behandelt (Wilting J et al. 2017).

Besteht die Schwellung länger als drei Monate, dann muss als wichtige Differenzialdiagnose das chronische posttraumatische irreversible Lymphödem unterstellt werden. Es entsteht durch die Ruptur oder Abklemmung großer Lymphgefäße. Differenzialdiagnostisch ist spätestens zu diesem Zeitpunkt auch eine Thrombose auszuschließen.

Des Weiteren ist die Schwellung bei der sympathischen Reflexdystrophie (Morbus Sudeck) abzugrenzen. Bei dieser Erkrankung entwickeln sich anhaltende Schmerzen im Bereich der Wunde nach einer Verletzung. Der Morbus Sudeck wird heute meist als komplexes regionales Schmerzsyndrom (engl. Complex regional pain syndrome, CRPS Typ I) bezeichnet.

Eine Abgrenzung zu phlebologischen, kardialen, renalen oder auch arzneimittelinduzierten Ödemen ist besonders in der Übergangsphase des Lymphödem von Stadium II zu Stadium III schwierig. Eine Dellbarkeit des Gewebes ist noch gegeben, da die durch eiweißreiche interstitielle Flüssigkeit ausgelöste Entzündungsreaktion, welche zur Fibrosierung des Gewebes führt, noch aussteht.

Q&A Peter Mortimer

Injuries during sports are not uncommon, followed by swelling, and usually treated with ice, compression and limb elevation.

You are a well-known and still excellent tennis player. Do we get a very personal and promising bit of advice from Wimbledon?

Injuries result in oedema due to increased vascular permeability and ‚paused' lymph drainage. Ice will not necessarily reduce oedema except transiently during vasoconstriction. Exercise and compression will reduce swelling by increasing lymph drainage.

Tab. 17.1 Zum Glück gibts PECH

Pause	Unterbrechung/Beendigung weiterer Belastung
Eis	Kühlung der betroffenen Körperregion, um eine Vasokonstriktion und Stoffwechselverlangsamung zu erreichen
Compression	Reduktion des Hämatoms und der Schwellung durch mechanischen Druck des Verbands
Hochlagerung	Steigerung des venösen und lymphatischen Rückflusses durch Lagerung über Herzhöhe

Die Behandlung lymphostatischer Ödeme hat unabhängig von der Ursache zwei Säulen:
1. Stimulation der verbliebenen bzw. funktionierenden Lymphgefäße zur Beschleunigung des Transports durch manuelle Lymphdrainage (MLD)
2. Kompression der Weichgewebe zur Vermeidung eines Rückflusses in das Interstitium.

Komplexe physikalische Entstauungstherapie ist das grundlegende Element in der Leitlinie zur Behandlung des chronischen Lymphödems. Nur in individuell gut abzuwägenden Einzelfällen sind chirurgische Interventionen sinnvoll.

17.4 Mangelhafte frühzeitige Therapie – Welche, auch gutachterlichen relevanten Auswirkungen hat das?

Durch den chronischen Verlauf mit möglicher Invalidisierung sind posttraumatischen Lymphödeme häufig Gegenstand der Begutachtung. Im Rahmen von Verfahren der gesetzlichen und der privaten Unfallversicherung sind Beinschwellungen nach Arbeitsunfällen ein Hauptgrund für gefäßmedizinische Begutachtungen. Sie finden häufig mit großer Latenz zum Unfallereignis statt (AHP 2008).

Da Lymphödeme nicht nur unmittelbar durch das initiale Trauma ausgelöst werden können, sondern auch im weiteren Behandlungsverlauf als mittelbare Unfallfolge auftreten können, kann eine Kausalität auch ohne direkten zeitlichen Zusammenhang gegeben sein. Überwiegen die objektivierbaren Befunde zur Kausalitätsbegründung, spricht man von hinreichender Wahrscheinlichkeit. Tritt ein Schaden durch physiologische kontrollierte Belastung während der versicherten Tätigkeit auf, so ist dieser als unwesentlich anzusehen (Gelegenheitsursache). Im Gegensatz zu Phlebothrombosen ist der initiale Unfallmechanismus essenziell. Ist die haftungsausfüllende Kausalität zwischen der versicherten Tätigkeit und der schädigenden Einwirkung begründbar, erfolgt die Bewertung der gesetzlich festgelegten Entschädigung. Entsprechende Gesundheitsstörungen werden im Schwerbehindertengesetz durch den Grad der Behinderung und im sozialen Entschädigungsrecht als Grad der Schädigung (GdS, in Prozent) oder Minderung der Erwerbsfähigkeit (MdE) deklariert.

- Klinische Symptomatik GdS/MdE an einer Gliedmaße ohne wesentliche Funktionsbehinderung, Erfordernis einer Kompressionsbandage: 0 –10 %;
- mit stärkerer Umfangsvermehrung (mehr als 3 cm) je nach Funktionseinschränkung: 20 – 40 %;
- mit erheblicher Beeinträchtigung der Gebrauchsfähigkeit der betroffenen Gliedmaße, je nach Ausmaß: 50 –70 %;
- bei Gebrauchsunfähigkeit der ganzen Gliedmaße: 80 %;
- Entstellungen bei sehr ausgeprägten Formen sind ggf. zusätzlich individuell zu berücksichtigen.

In der privaten Unfallversicherung erfolgt die Beurteilung der Invalidität anhand der vertraglich festgelegten Gliedertaxe nach den allgemeinen Unfallversicherungsbestimmungen. Da Wertetabellen fehlen, liegt die Entscheidung über die Höhe des anteiligen Arm-/Beinwertes beim Gutachter.

17.5 Was ist „lymphologisch" wichtig zu wissen?

Akute traumatische Lymphödeme sind zeitlich befristet und können auch noch drei Monate nach der Verletzung auftreten. Sie haben typischerweise einen phasenhaften Verlauf von progredient über stagnierend bis zu resorptiv.

Die Verletzung der begleitenden Lymphgefäße und die Einschränkung der Lymphangiomotorik bleiben eher verborgen. Die Lymphgefäße sind jedoch quantitativ gleichermaßen wie die Blutgefäße betroffen und stellen die kritische Struktur für die resorptive Phase dar.

Das chronische posttraumatische Lymphödem entsteht durch die Ruptur großer Lymphgefäße. Es ist irreversibel und nach einer Bestandsdauer der Schwellung von mehr als drei Monaten zu unterstellen.

Folgende Therapieschritte sind für die restitution ad integrum entscheidend:

- Akut: Pause – Eis – Compression – Hochlagerung. (PECH-Regel)
- Mittelfristig: Komplexe physikalische Entstauungstherapie (KPE)

Literatur

AHP- Anhaltspunkte für die ärztliche Gutachtertätigkeit im sozialen Entschädigungsrecht und nach dem Schwerbehindertenrecht, (Teil 2 SGB IX) 2008

Hirsch T, Wahl U (2016) Das praktische Vorgehen beim posttraumatischen und postoperativen Lymphödem. Zentralbl Chir. ▶ https://doi.org/10.1055/s-0042-110792

Wilting J, Bartkowski R, Baumeister R, Földi E, Stöhr S, Strubel G, Schrader K, Traber J. S2k Leitlinie Diagnostik und Therapie der Lymphödeme AWMF Reg.-Nr. 058–001 Mai 2017

Selten Krankheitsbilder. Lymphatische Congenitale Vaskuläre Malformationen (LCVM)

Hans-Peter Berlien

Inhaltsverzeichnis

M. E. Cornely et al. (Hrsg.), *Angewandte Lymphologie*,
https://doi.org/10.1007/978-3-662-61452-5_18

Editor's Tip

Lymphatische Congenitale Vaskuläre Malformationen (LCVM) stellen eine schwerwiegende Differenzialdiagnose für Lymphödeme dar. Es handelt sich dabei keinesfalls um Tumore, sondern um Fehlbildungen des Gefäßsystems. Dabei sind vaskulogenetische, extratrunkuläre Malformationen von angiogenetischen, trunkulären Malformationen zu unterscheiden; es finden sich auch gemischte Formen. Wichtigste diagnostische Methoden sind der farbcodierte Duplexultraschall und die Thermografie.
Rein lymphatische Malformationen finden sich nur im Säuglingsalter. Lymphatische Malformationen können innerhalb kurzer Zeiträume durch verstärkte Lymphproduktion oder Resorption Volumenschwankungen zeigen.

Lange Zeit galt das Lymphgefäßsystem als Ausstülpung und Anhängsel des Venensystems (Sabin 1902; Srinivasan et al. 2007).

Daher kommt auch die Bezeichnung „zentrifugale" Ausbreitung des Lymphgefäßsystems.

18.1 Dual-Origin-Principle

Obwohl schon 1910 postuliert wurde (Butler et al. 2009), dass das Lymphsystem sich eigenständig entwickelt, konnte erst 2006 (Karkkainen et al. 2001; Wilting et al. 2006; Johnson et al. 2008) gezeigt werden, dass für dessen Entwicklung das „Dual Origin-Principle" gilt:

Die peripheren Anteile mit den initialen Lymphgefäßen und Kollektoren und deren Auskleidung durch Endothelzellen sind primär lymphatischen Ursprungs, die mündungsnahen Anteile und großen Lymphbahnen venösen Ursprungs.

Diese Untersuchungen sind am Zebrafisch (Kuchler et al. 2006) durchgeführt worden, einem Tiermodel, das auch zur Untersuchung für andere Fehlbildungen wie für die Neurofibromatose (Morbus Recklinghausen) herangezogen wird. Die kongenitalen Gefäßanomalien zeigen Verwandtschaft zu den Phakomatosen, also zu einer Gruppe von Krankheiten mit Fehlbildungen im Bereich der Haut und des Nervensystems (auch Neurocutane Syndrome genannt) (Berlien et al. 2016).

Weil aber immer noch das Venensystem als Bezugspunkt gesehen wird, haben sich trotz dieser Eigenständigkeit die Begriffe „zentrifugal" für die venösen und „zentripetal" für die originären lymphatischen Anteile gehalten. Es wäre wertfreier von einer „antegraden" für zentripetal und einer „retrograden" Ausbildung für zentrifugal zu sprechen (Abb. 18.1).

18.2 Klassifikation der vaskulären Malformationen

Die vaskulären Malformationen bilden zusammen mit den angeborenen Gefäßtumoren die Gruppe der Congenitalen Gefäßanomalien (CVA), müssen jedoch streng voneinander unterschieden werden.

- Infantile Hämangiome (iH) sind GLUT 1-positive embryonale Tumore, deren Zellen wahrscheinlich plazentaren Ursprungs sind.
- Congenitale Hämangioendotheliome (cHE) sind GLUT-1-negativ.

Diese müssen von den

- arteriellen,
- kapillären,
- venösen,
- lymphatischen,
- kombinierten Fehlbildungen des Gefäßsystems einschließlich
  - der als „Glomangiom" bezeichneten glomu-venösen Malformation und
  - der kongenitalen systemischen Glomangiomatose als hamartomatöse

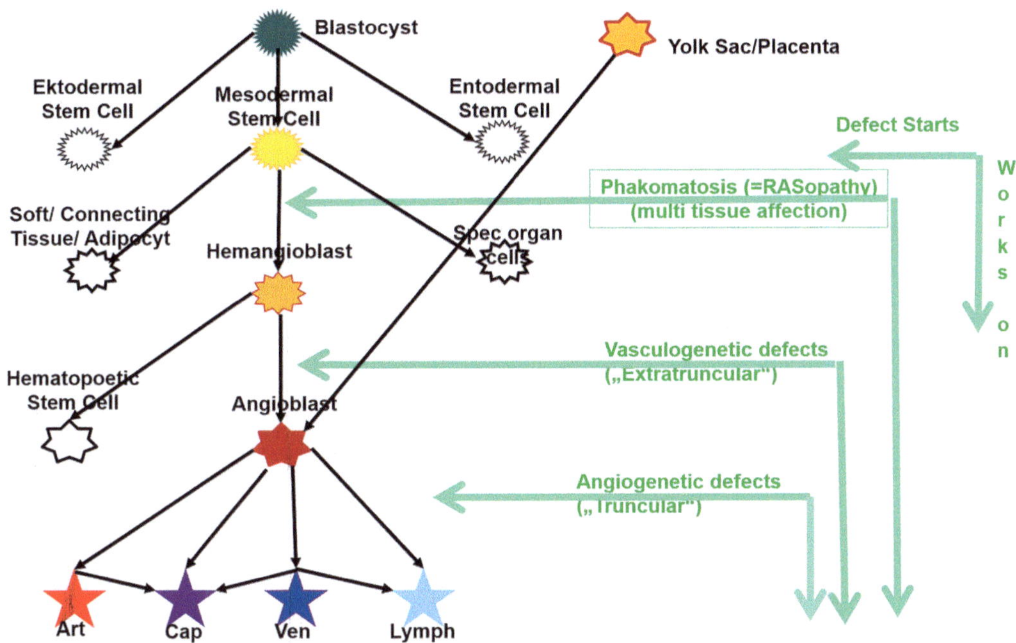

Abb. 18.1 **Vereinfachte Darstellung der mesodermalen Differenzierung zur Vaskulo-Angiogenese**

Fehlbildung, also als ein örtlichen Gewebedefekt als Folge einer embryonalen Fehlentwicklung des Keimgewebes abgegrenzt werden.

KeyNote

Historisch gewachsene Begriffe wie „Kavernom" oder „kavernöses Hämangiom" für die Fehlbildungen sollten nicht mehr benutzt werden.
Ein „-om" ist ein Tumor und damit klar von den dysontogenetischen Fehlbildungen zu unterscheiden.

18.2.1 Wie erfolgt die Zuordnung der „IH", „cHE" und „VM"?

- Die infantilen Hämangiome („iH") werden nach ihrem **Stadium,**
- die kongenitalen Hämangioendotheliome („cHE") nach der **Verlaufsform** und die
- Vaskuläre Malformationen („VM") nach der embryologischen Störung und ihrem **prädominanten Gefäßursprung** als kapilläre, venöse, lymphatische, arterielle, oder kombinierte Fehlbildungen des Gefäßsystems (Abb. 18.2) sowie nach ihrem Wachstumsverhalten, Anzahl, Lokalisation, und der Organzugehörigkeit eingeteilt.

Allen kongenitalen Gefäßanomalien ist gemeinsam, dass sie in allen Organen und allen Körperregionen vorkommen können.

Ebenso ist allen kongenitalen Gefäßanomalien gemeinsam, dass sie solitär, multipel aber auch generalisiert disseminiert auftreten können. Ihr Wachstum kann scharf begrenzt bis flächig diffus-infiltrierend sein.

18.2.2 Die vier Kernfragen

Eine praktikable Ordnung schaffende Klassifikation muss deshalb die vier Kernfragen beantworten:

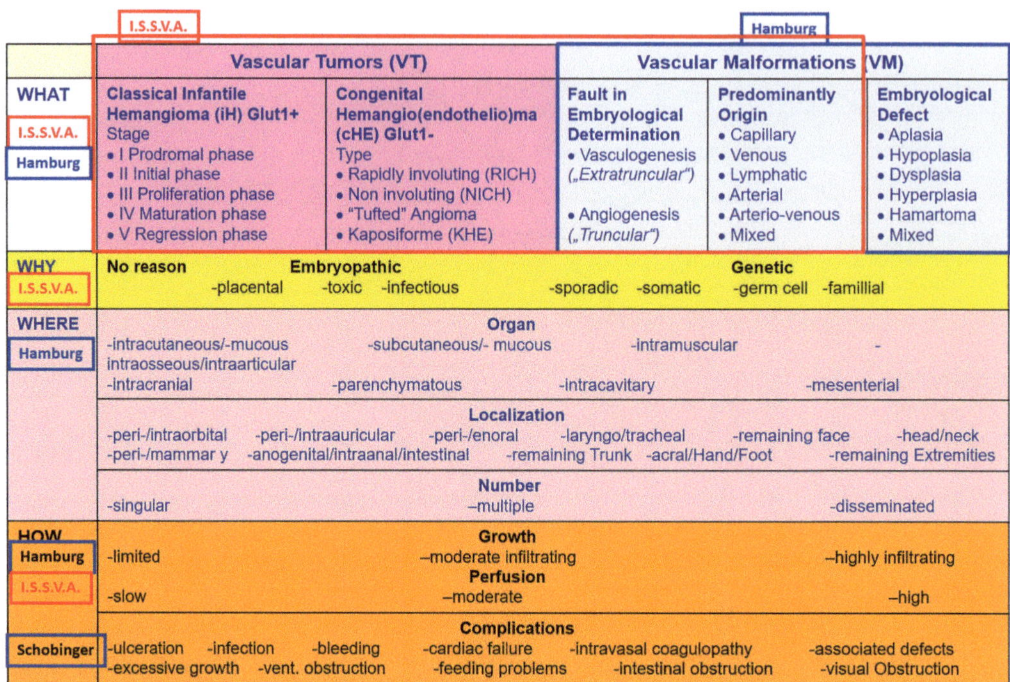

Abb. 18.2 **Klassifikation der kongenitalen vaskulären Anomalien.** Die 4 Hauptfragen des „Was", „Warum", „Wo" und „Wie" gelten sowohl bei vaskulären Malformationen als auch bei den kongenitalen vaskulären Tumoren. Deshalb lehnt sich diese Klassifikation an die Hamburger Klassifikation der vaskulären Malformationen an

- Was?
- Warum?
- Wo?
- Wie?

Hieraus ergeben sich nicht nur Konsequenzen für das diagnostische und therapeutische Vorgehen, sondern liefert auch wichtige Hinweise zur Prognose und drohenden Komplikationen.

Dies ist die Basis der Hamburger-Klassifikation (Belov 1989). Die aktuell überarbeitete Version der ISSVA-Klassifikation hat den embryologischen Aspekt der „Hamburger-Klassifikation" eingearbeitet.

18.2.3 Hamburger-Klassifikation

Die Störung in einer sehr frühen Embryonal-Phase der Onto-/Organogenese extratrunkulär führt zu einer vaskulären Malformation. Dies geschieht noch vor der Differenzierung der mesenchymalen Stammzellen zu den Angioblasten, sodass neben den Gefäßstrukturen auch andere mesenchymale Gewebe in die Fehlbildungen einbezogen sind.

Vereinfacht kann gesagt werden, dass alle Störungen der Embryonalentwicklung, die

- noch vor Abschluss der Vaskulogenese, also vor Differenzierung zu den Angioblasten eintreten, zu den extratrunkulären Malformationen („vasculogenetic") führen,

alle Störungen, die

- nach der Differenzierung in der Ausbildung der Gefäße, also der Angiogenese auftreten, zu den trunkulären vaskulären Malformationen („angiogenetic") führen (Berlien 2017).

Damit sind die Herzfehler typische Vertreter der trunkulären vaskulären Malformationen, die gemischten Malformationen z. B. der Morbus Klippel-Trenaunay extratrunkulär.

KeyNote

Die extratrunkulären Malformationen sind nicht „ausheilbar", auch nicht durch radikal-chirurgische Maßnahmen, weil die Störung in der Gefäßdifferenzierung erhalten bleibt.
Dies ist bei der Indikationsstellung zu einer Therapie bei der Auswahl des Therapieverfahrens zu berücksichtigen.

Trotz der „Nichtheilbarkeit" muss die exakte Diagnosestellung möglichst frühzeitig erfolgen und dann ein individueller Diagnostik- und Therapieplan erstellt werden (Berlien et al. 1988). weil die Folgeschäden unbehandelter vaskulärer Malformationen nicht absehbar und meistens auch nicht mehr revidierbar sind.

Die Ursache der Gefäßmalformationen bedingt aber auch noch einen anderen Aspekt:

Nahezu alle Gefäßmalformationen zählen zu den „gemischten" Formen – sei es, dass sie gemischt extratrunkulär-trunkulär sind oder die embryologischen Defekte von der Aplasie über die Hypoplasie, die Dysplasie, die Hyperplasie zum Hamartom reichen oder die Fehlbildung mehrere Gefäßsysteme betrifft.

Aus diesem Grunde sollte auch „Angiodysplasie" nicht mehr als Oberbegriff verwandt werden, weil er nur eine Form der embryologischen Störung bezeichnet.

18.2.4 ISSVA-Klassifikation

Im Gegensatz zur Hamburger-Klassifikation betrachtet die ISSVA-Klassifikation auch die derzeitig bekannten genetischen Störungen.

Dabei zeigt sich, dass die meisten genetisch determinierten vaskulären Malformationen Störungen im RAS-Signalweg haben. Es besteht also eine Verbindung zu den neuroektodermalen Syndromen, weshalb der Oberbegriff „Phakomatosen" korrekt ist. Für eine systemische Therapie ergeben sich gemeinsame Konzepte (◘ Abb. 18.3).

In diesem Zusammenhang kann auch noch auf eine weitere Entwicklung in den internationalen Klassifikationen hingewiesen werden:

Eigen- und Syndromnamen (Eponyme) bzw. deren Abkürzungen sollten nur noch

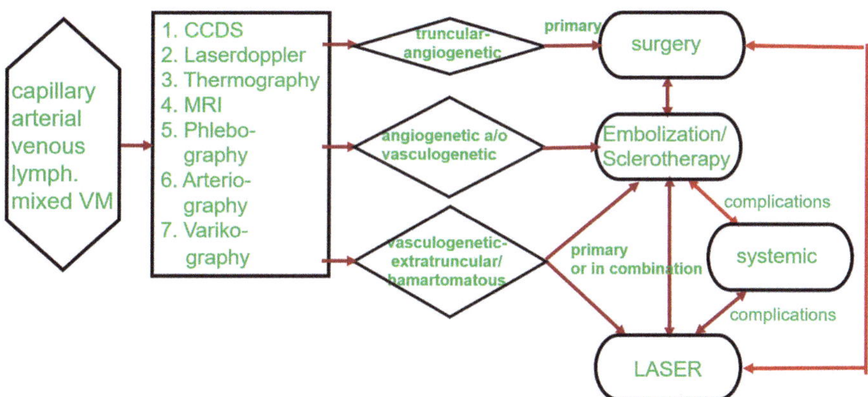

◘ **Abb. 18.3 Algorithmus der verschiedenen Therapieverfahren in Abhängigkeit des embryologischen Defektes und des Gefäßkompartimentes**

dann verwendet werden, wenn sie in ihrer Kombination eindeutig definiert sind und vor allem auf noch nicht manifeste, aber später erhebliche Komplikationen verursachende Begleitfehlbildungen hinweisen (Poetke et al. 1998).

18.3 Wie stelle ich die Diagnose einer Malformation?

In der Diagnosestellung ist neben der Eigen-/Fremdanamnese vor allem die klinische Untersuchung entscheidend und zielführend. Apparative Untersuchungen sind besonderen Fragestellungen in der Feindiagnostik vorbehalten.

- Hier steht die **farbcodierte Duplexsonografie** an erster Stelle (Urban et al. 2009). Diese sollte „eigenhändig", also durch die Kliniker interaktiv mit der klinischen Untersuchung/Anamnese vorgenommen werden.
- Die **Thermografie** ist in der Differenzialdiagnostik von AV-Malformation oder sekundäre Arterialisation einer venösen oder lymphatischen Malformation wichtig. Sie ist vor allem leicht reproduzierbar und ohne Bewegungsartefakte durchführbar, weshalb sie auch für unruhige Säuglinge und Kleinkinder geeignet ist.
- Die Bedeutung der **MRT** liegt in der Detektion dem Ultraschall nicht zugängigen Befunden, insbesondere Kopf, Thorax, Retroperitoneum und kleines Becken. Für die Artdiagnose ist sie nicht erforderlich. Als Angio-MRT-Rekonstruktion kann sie für nachfolgende angiografische Untersuchungen hilfreich sein. Diese Gefäßdarstellung wird nicht mehr als diagnostische Suchmethode eingesetzt, sondern ausschließlich nach Diagnose- und Indikationsstellung bei Embolisation resp. Sklerosierung benötigt.
- Eine **Histologie** ist nur bei Verdacht auf einen Gefäßtumor oder einer anderen Differenzialdiagnose erforderlich.

18

18.3.1 Arterielle Malformationen

Die wichtigste Form dieser Malformationen ist die hamartomatöse AV-Malformation, das sogenannte „Angioma racemosum".

Diese hamartomatösen Formen stellen jedoch häufig Abgrenzungsprobleme zu den vaskulären Tumoren dar. (◘ Abb. 18.4a, b–e).

Das Hamartom ist eindeutig als „tumorähnliche Malformation" definiert. Gerade aber bei den als „Angioma racemosum" bezeichneten vaskulogenetischen extratrunkulären AV-Malformationen kommt es wegen der bestehenden embryonalen Stammzellen zu einer unkontrollierten nicht-tumorösen Proliferation, die sich wegen der fehlenden Differenzierung nicht an Organgrenzen hält.

Die Kernteilungsrate als Ki-67/MIB-1 ist jedoch nicht erhöht.

Gegen die Einordnung als hamartomatöse Malformation spricht auch nicht das bei manchen extratrunkulären hamartomatösen AV-Malformationen gefundenen erhöhten Wilms-Tumor-1(WT1)-Protein in proliferierenden arteriellen Endothelien.

Dieses WT1-Protein ist in der frühen Embryonalphase an der Differenzierung der hämatopoetischen Stammzellen beteiligt und findet sich auch im Erwachsenalter bei jeder Angiogenese.

18.3.2 Venöse Malformationen

Venöse Malformationen im Kopf- und Halsbereich fallen oftmals durch eine bläulich durch die Haut schimmernde Weichteilschwellung auf.

In manchen Fällen zeigen sich erhabene, gut komprimierbare Gefäßpolster der Cutis. Ein multifokales Auftreten ist nicht selten (◘ Abb. 18.5 a, b).

Ferner ist bei multiplem Befall ein assoziiertes Auftreten mit lakunären Venektasien und tiefen Veränderungen des Venensystems möglich.

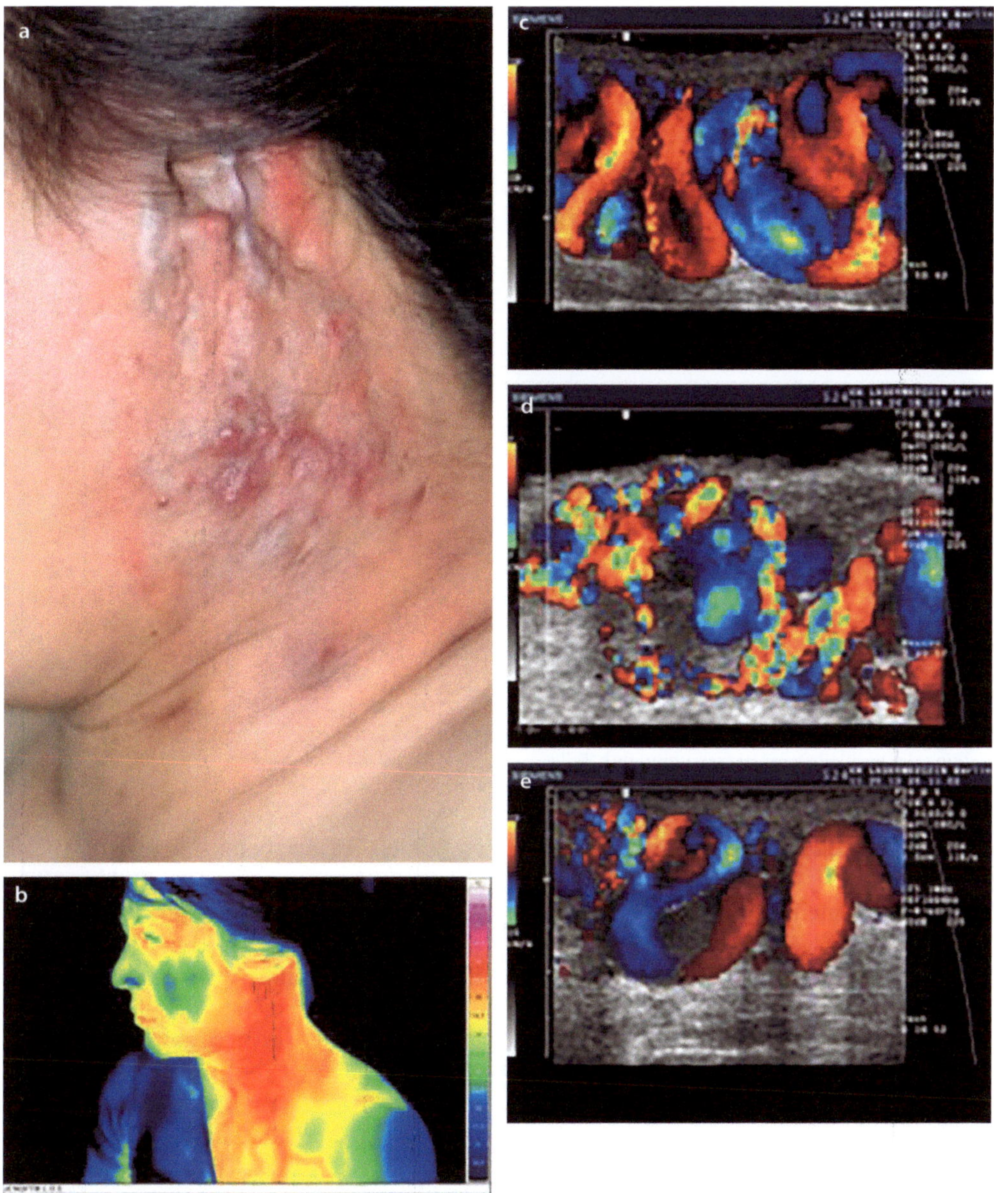

Abb. 18.4 **Hamartomatöse AV-Malformation („Angioma racemosum").** **a** Mit sekundärer Nekrose des Ohres. **b** Die Thermografie zeigt die Ausdehnung und Abstromgebiet des Befunds. **c** Die farbcodierte Duplexsonografie zeigt die Tiefenausdehnung. **d** Tiefenausdehnung im Duplex. **e** Tiefenausdehnung im Duplex.

Bei den tiefen Venenstämmen kann als venöse Form der Malformation eine partielle oder totale Avalvulie beobachtet werden.

Dopplungen, Verlaufs- und Mündungsanomalien der Venen zählen ebenso wie die lokal oder diffus auftretenden Venektasien dazu. Auch persistierende

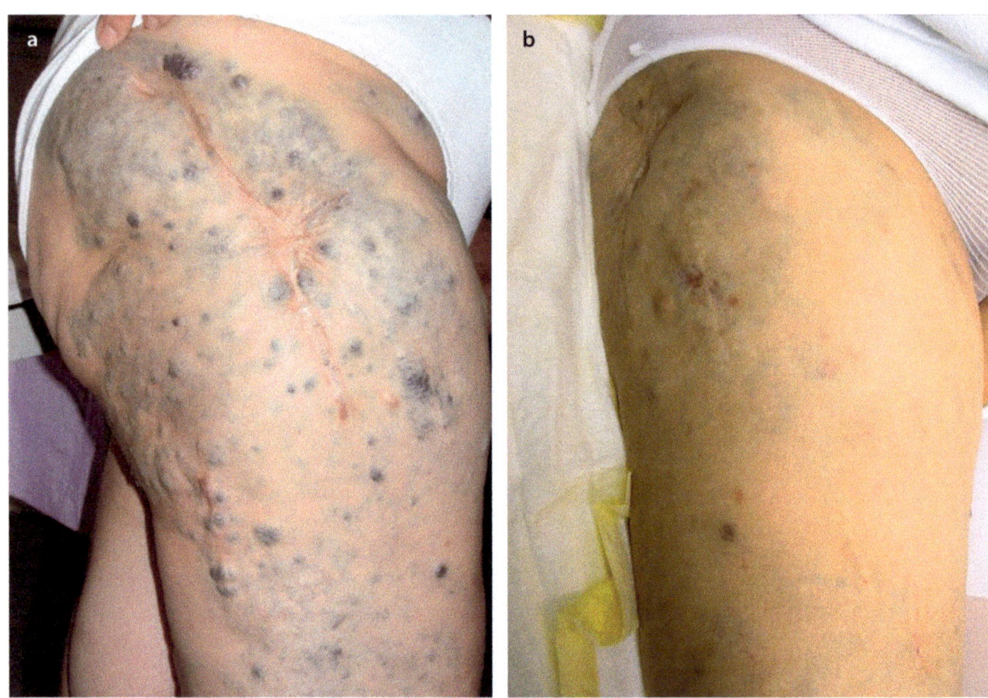

Abb. 18.5 **Gemischt-venöse Malformation.** **a** Zustand nach Resektion der trunkulären Anteile. **b** Laserbehandlung der verbleibenden extratrunkulären Teile

embryonale Gefäße wie die sogenannte Marginalvene sind bekannt. Sie können häufig als Begleitfehlbildung bei ausgeprägten kapillär-venösen Malformationen, aber auch isoliert, auftreten.

18.3.3 Kapilläre Malformationen

Ein Naevus flammeus ist bereits bei Geburt als makuläre Rötung in unterschiedlicher Ausdehnung vorhanden.

Im Ultraschall zeigt sich keine Aufhebung der Doppellamellenstruktur der Haut.

18

In der Optische Kohärenztomografie (OCT), einem bildgebenden Verfahren, mit dem dreidimensionale Aufnahmen der Gewebestruktur hergestellt werden können, stellt sich jedoch bereits frühzeitig die Beteiligung der Subcutis dar (Abb. 18.6 a, b) heraus. Auch ist die vaskuläre Malformation nur selten bei Geburt bereits als Erhabenheit erkennbar.

Unbehandelt führt der Naevus flammeus im Laufe des Lebens zu einer Hypertrophie der Cutis und Subcutis mit Weichteilhypertrophie und Ausbildung von ektatischen Intracutangefäßen. Diese werden als tuberöse Transformationen bezeichnet (Abb. 18.7).

Neben der Hypertrophie kann sich die Färbung verändern: vom dunkler werden der Rottönung bis hin zu Auberginenfarben.

Frühe Formen der Angiokeratome und Lymphangioma circumscriptum können durch ihre livide Färbung leicht unterschieden werden. Die Haut darüber ist

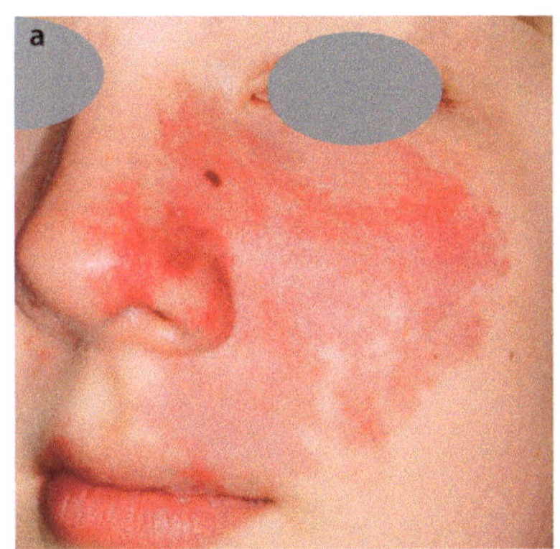

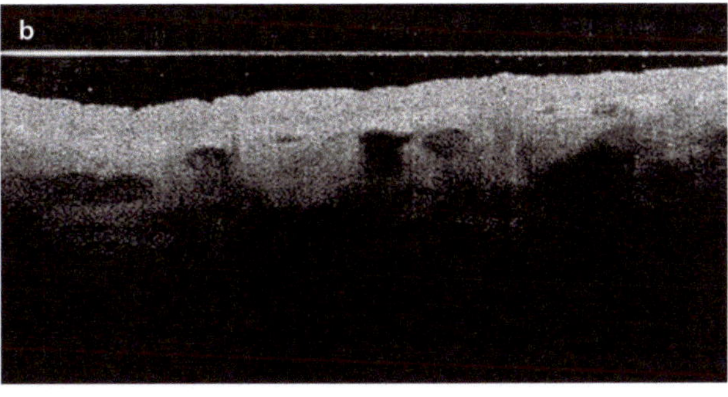

Abb. 18.6 **Kapilläre Malformation. a** „Naevus flammeus". **b** Im OCT ist bereits die subcutane Beteiligung der kapillären Malformation zu erkennen

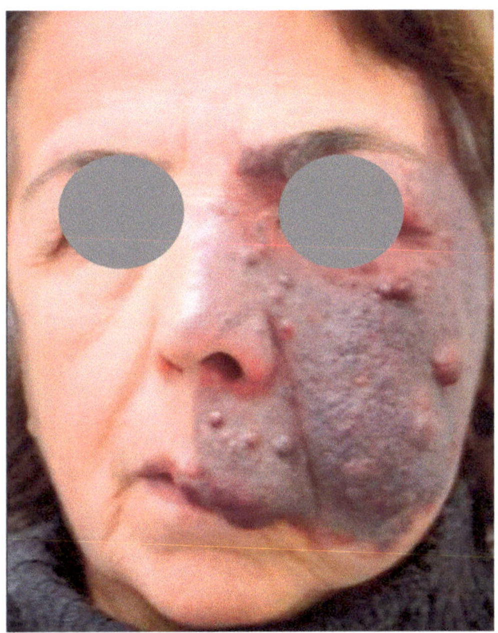

Abb. 18.7 **Die subcutane Beteiligung ist zu erkennen**. Sie führt unbehandelt als Spätfolge zu den tuberösen Transformationen

nicht direkt infiltriert, jedoch häufig livide verändert mit stärkeren Teleangiektasien, wie auch bei den hamartomatösen extratrunkulären Formen der arteriovenösen Malformation (aVM) zu beobachten und damit klinisch manchmal schwierig zu unterscheiden (Abb. 18.8 und 18.9).

Die **kapillär-lymphatischen** Malformationen müssen aufgrund ihrer deutlich helleren Färbung vom klassischen Naevus flammeus unterschieden werden (Abb. 18.6a).

Helle Naevi an den unteren Extremitäten, aber auch umschriebene dunkel-livide Naevi z. B. am Stamm, aber auch den Extremitäten sind häufig nur die Spitze eines Eisberges.

In nahezu allen Fällen verbirgt sich dahinter eine tiefer liegende gemischt venöslymphatische Malformation.

Kapillär-lymphatische Malformationen können assoziiert mit einem Klippel-Trenaunay-Syndrom auftreten, sie können aber auch solitär bestehen.

Die meisten verrukösen kapillären Malformationen sind als Angiokeratome besser bekannt unter ihrem Eponym, das sich vornehmlich auf deren Lokalisation bezieht, wie

- Mibelli für Angiokeratome an den Händen oder Füßen,
- Fordyce bei Befunden am Skrotum, oder
- Morbus Fabry, wenn der Stamm oder die Oberschenkel betroffen sind.

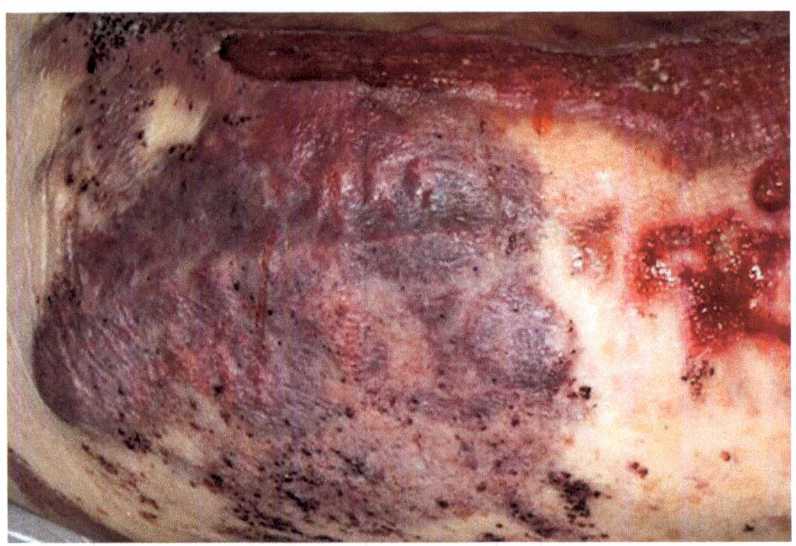

Abb. 18.8 **Gemischt kapillär-lymphatische Malformation.** Mit Ausbildung verruköser Angiokeratome als Spätfolge. Neben dem Blutungsrisiko durch Exulceration sind diese Befunde insbesondere durch Superinfektion gefährdet

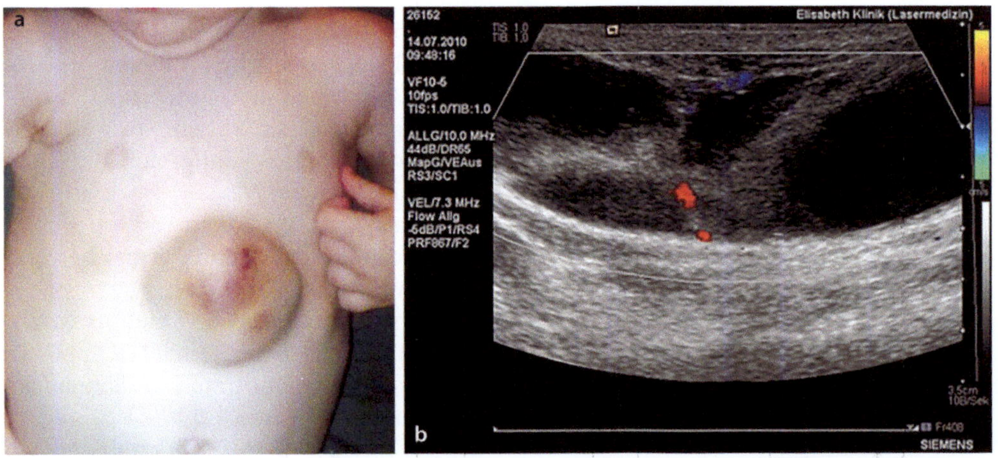

Abb. 18.9 **Teilweise eingeblutete Lymphzyste. a** Mit Interseptalgefäßen. **b** Teilweise eingeblutete Lymphzyste

Vittorio Mibelli (* 18. Februar 1860 in Portoferraio, Elba; † 26. April 1910 in Parma) war ein italienischer Dermatologe. Er studierte in Siena und Florenz und arbeitete anschließend in Siena als Prosektor am anatomischen Institut und später als Assistent an der Hautklinik. Im Jahr 1888 habilitierte er sich und verbrachte das folgende Jahr in Hamburg, wo er bei dem Dermatologen Paul Gerson Unna (1850–1929) arbeitete. Im Jahr 1890 wurde er außerordentlicher Professor und Leiter der Hautklinik an der Universität Cagliari. Zwei Jahre später wechselte er nach Parma, wo er von 1900

bis zu seinem Tod im Jahr 1910 den Titel eines ordentlichen Professors trug.
Sein Name ist mit zwei Hautkrankheiten verbunden: dem Angiokeratom von Mibelli und der Porokeratose von Mibelli, die er in den Ausgaben des Giornale italiano di dermatologia e venereologia (Italienische Zeitschrift für Dermatologie und Geschlechtskrankheiten) beschrieb.
„Di una nuova forma di cheratosi angiocheratoma“. Giornale italiano di dermatologia e venereologia 30 (1889): 285–301.
„L'angiocheratoma.“ Giornale italiano di dermatologia e venereologia 26 (1891): 159–180, 260–276.
„Contributo alla studio della ipercheratosi dei canali sudoriferi (porokeratosi).“ Giornale italiano di dermatologia e venereologia 28 (1893): 313–355.

John Addison Fordyce (* 16. Februar 1858 Guernsey County, Ohio; † 4. Juni 1925, New York City, New York) war ein amerikanischer Dermatologe, dessen Name mit dem Fordyce-Fleck (auch bekannt als Fordyce-Krankheit oder Fordyce-Läsion), dem Angiokeratom von Fordyce, dem Brooke-Fordyce-Trichoepitheliom und der Fox-Fordyce-Krankheit in Verbindung gebracht wird.
Fordyce machte 1881 seinen Abschluss in Medizin am Chicago Medical College. Er begann seine Karriere in Hot Springs, Arkansas, reiste aber 1886 nach Europa. Dort studierte er Dermatologie in Wien und Paris. Er kehrte in die USA zurück und ließ sich in New York nieder, wo er sich auf Dermatologie und Syphilis spezialisierte. Von 1889 bis 1893 lehrte er an der New Yorker Poliklinik, später war er Professor am Bellevue Hospital College und am Columbia University College of Physicians and Surgeons.

Johannes Fabry (* 1. Juni 1860 in Jülich; † 29. Juni 1930 in Dortmund) war ein deutscher Arzt; sein Fachgebiet war die Dermatologie. Sein Medizinstudium absolvierte er in Bern und Berlin. Während des Studiums verlor er bei einem Sportunfall ein Bein und konzentrierte sich fortan auf die Dermatologie. Er wurde in Bonn an der Klinik für Haut- und Geschlechtskrankheiten unter Joseph Doutrelepont, später in Zürich bei Hugo Ribbert ausgebildet. 1885 wurde Fabry „Ueber musculären Schiefhals“ in Bonn promoviert. 1889 ließ er sich in Dortmund nieder, gründete 1900 die Hautklinik im Louisen-Hospital (heute Dortmunder Stadtkrankenhaus) und war bis 1927 ihr medizinischer Leiter. Am 31. Juli 1919 wurde Fabry zum Professor ernannt. Fabry beschäftigte sich fast mit allen Gebieten der Dermatologie. Die Erbkrankheit Morbus Fabry, die er 1898 zeitgleich mit William Anderson als erster beschrieb, ist nach ihm benannt. Er entwickelt auch den nach ihm benannten Fabry-Spiritus zur Behandlung von Akne.

18.3.4 Lymphatische Malformationen

Rein lymphatische Malformationen finden sich nur im Säuglingsalter, aber auch hier sind bereits oftmals kombinierte venöse Fehlbildungen als auch gemischte Formen zu beobachten.

Je älter der Patient ist, desto stärker überwiegt der venöse Anteil, der die Komplikationen verursacht, z. B. Blutungen oder Riesenwuchs.

Lymphatische Malformationen können innerhalb kurzer Zeiträume durch verstärkte Lymphproduktion oder Resorption Volumenschwankungen zeigen.

Ferner können die Interseptalgefäße zu Einblutungen in die Zysten führen (Poetke et al. 2012) (◻ Abb 18.9 a, b) Diese kombinierte Fehlbildung ist ein Zeichen der gemeinsamen Entwicklung des venösen und des lymphatischen Systems, weil beide Anteile in die Fehlbildung eingeschlossen sind.

Nur die rein mikrozystischen Malformationen, die als solides Lymphangiom bezeichnet werden, stellen eine eigene Entität dar.

18.4 Syndrome lymphatischer Malformationen

Im Folgenden sollen hier exemplarisch für die Vielfältigkeit lymphatischer Malformationen jene dargestellt werden, die sich entweder durch Beteiligung aller Gefäßsysteme kennzeichnen oder als rein lymphatische Malformation unterschiedliche Organsysteme betreffen.

18.4.1 Gorham-Stout-Syndrom

Lymphatische Malformationen, die mit einem Chylaskos, Chylothorax, Chyloperikard und Pleuraadhäsion (Fuchs et al. 1993) assoziiert sind, stellen das Gorham-Stout-Syndrom oder „vanishing bone disease" dar, so bezeichnet aufgrund massiver Osteolysen im Bereich des Beckens, des Schultergürtels, der Wirbelsäule, der Rippen und des Schädels (◻ Abb. 18.10, 18.11 und 18.12).

Diese ossäre Beteiligung ist nicht in Röhrenknochen, auch dort nicht im Knochenmark, sondern ausschließlich in den spongiösen platten Knochen zu finden.

Damit stellt diese Fehlbildung das typische Paradigma für die Duale-Origin-Prinzip nach Wilting (Wilting et al. 2006) dar:

- Die Drainagestörung mit Chylaskos, Chylothorax und Chyloperikard ist Teil des venösen Ursprungs,
- der Befall der spongiösen Knochen des primären lymphatischen Ursprungs.

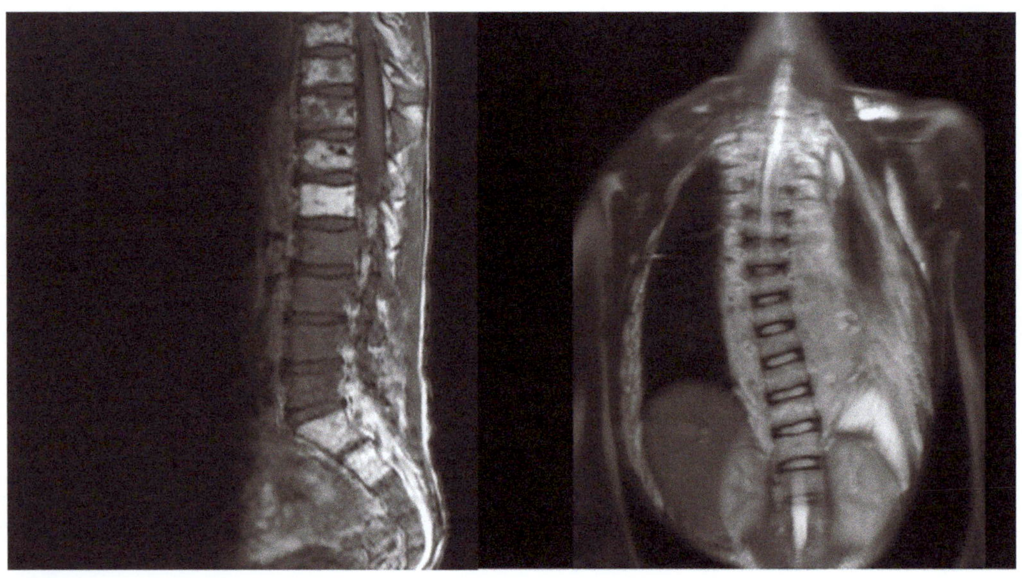

◻ **Abb. 18.10** **Gorham-Stout-Syndrom**. Mit den typischen Osteolysen z. B. Wirbelkörper

18

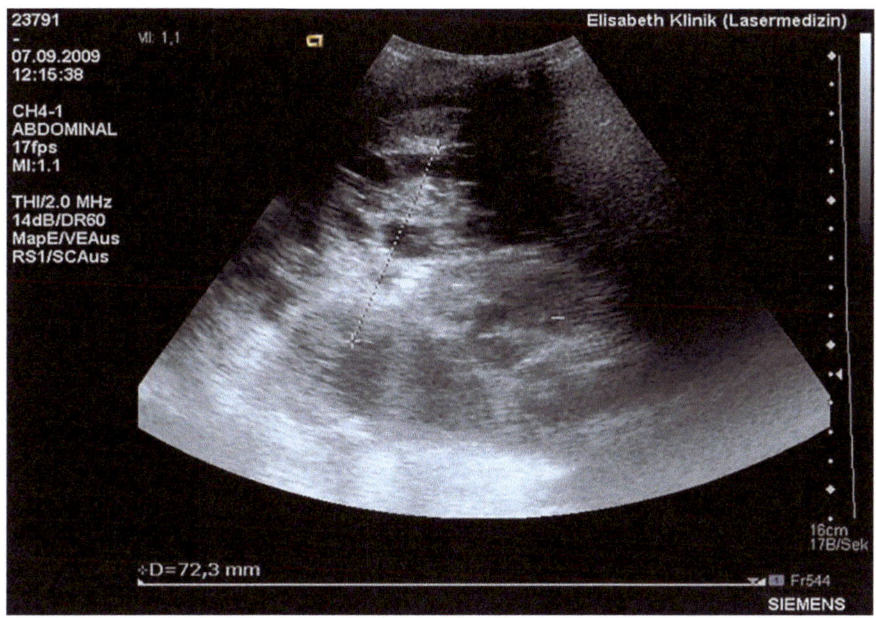

Abb. 18.11 **Sonografie des extrathorakalen Anteils der lymphatischen Malformation**

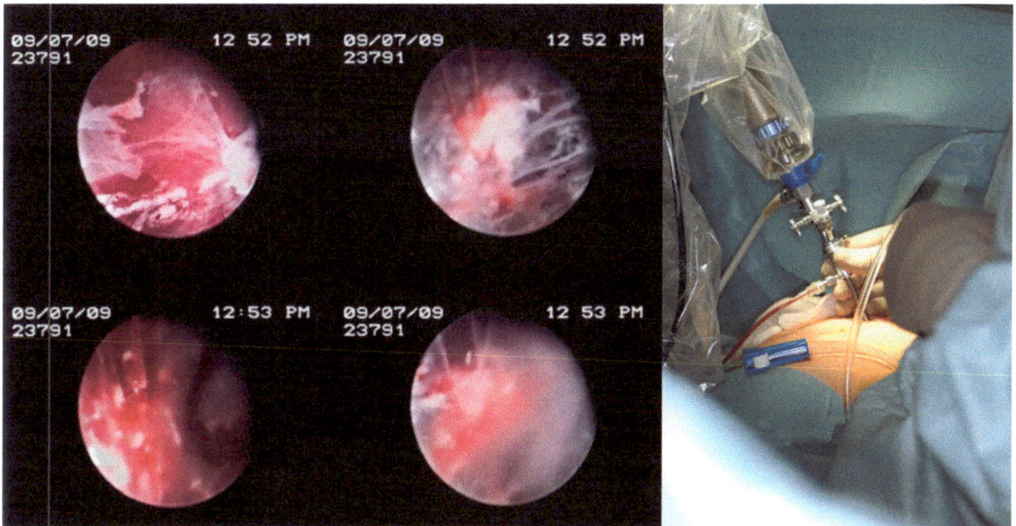

Abb. 18.12 **Thorakoskopische Koagulation der intrathorakalen Anteile der lymphatischen Malformation**

18.4.2 Klippel-Trenaunay-Syndrom

Ein weiteres Beispiel für die Komplexität ist auch der als Klippel-Trenaunay-Syndrom bekannte Symptom-Komplex.

In der Original Hamburger-Klassifikation wird er als Angio-Osteo-Hypertrophes-Syndrom bezeichnet.

Dies beschreibt jedoch nur einen Teil der Problematik. Auf jeden Fall besteht neben der als „Naevus flammeus" bezeichneten blut-kapillären Malformation eine lymphatische Malformation (◘ Abb. 18.13), wobei das Lymphsystem keine initialen Lymphgefäße im eigentlichen Sinne ausbildet, sondern aus den interzellulären Lymphspalten in die Kollektoren und dann die Lymphbahnen übergeht.

Aber darüber hinaus besteht neben dieser extratrunkulären und damit progredienten Komponente auch eine trunkuläre Komponente in Form der persistierenden Marginalvene, die wiederum selbst noch nicht für die spätere Pathologie verantwortlich ist, sondern die transmuskulären AV-Shunts, die im Laufe des Lebens aufgehen und diese klappenlose embryonale Vene so überlasten, dass sie dekompensiert (◘ Abb. 18.14) und dann nur noch entfernt werden kann, was bei einer häufig begleitenden Aplasie des tiefen Venensystems gar nicht möglich ist.

Diese extratrunkuläre-trunkuläre gemischt kapilläre-lymphatische-venöse-arterielle Malformation setzt sich bis ins Becken, den Beckenorganen, einschließlich allen urogenitalen Organen oder sogar dem Stamm fort, manifestiert sich dort aber häufig erst im höheren Lebensalter durch die Komplikationen.

18.4.2.1 Welche Therapie kann erfolgreich sein?

Nur ein frühzeitiger Verschluss dieser Microshunts, z. B. durch paravasale Laserkoagulation (Fuchs et al. 1993), und die frühzeitige Destruktion der kapillären Volumenvermehrung zur Normalisierung der Weichteilperfusion durch den Blitzlampen-gepulsten Farbstofflaser (FDPL) kann diese Komplikationen aufhalten (Poetke et al. 2001).

18

Damit lässt sich allein an diesem Krankheitsbild die gesamte Problematik der vaskulären Malformationen darstellen.

18.4.3 Hemihyperplasie-Syndrome mit lymphatischer kongenitaler vaskulärer Malformation

Während sich bei dem Klippel-Trenaunay-Syndrom die Hypertrophie sekundär durch die vermehrte Perfusion im Laufe des Lebens bei unbehandelter vaskulärer Malformation ausbildet, bestehen bei den Hemihyperplasie-Syndromen diese bereits bei Geburt.

Neben der begleitenden Gefäßmalformation besteht eine Hyperplasie des Binde- und vor allem des Fettgewebes (◘ Abb. 18.15). Dies erklärt sich aus dem gemeinsamen mesodermalen Ursprung.

Typischer Vertreter dafür ist das CLOVES-Syndrom (Congenital Lipomatous Overgrowth Vascular malformation Epidermal nevi Skoliosis Syndrome) (Urban et al. 2013) (◘ Abb. 18.16).

Differenzialdiagnostisch vom CLOVES ist das Proteus-Syndrom anzugrenzen.

Hier überwiegen statt der Hemihypertrophie regionale scharf begrenzte Hamartome, die sich häufig erst in den späteren Lebensjahren ausbilden. Ferner besteht auch eine Beteiligung des ZNS, wie sie auch beim M. Recklinghausen auftritt, von dem das Proteus aber klar abzugrenzen ist. Beiden gemeinsam ist im Gegensatz zum CLOVES-Syndrom jedoch die Häufung von auch malignen Tumoren (Berlien 2020).

18.4.4 Syndrome mit Beteiligung des Lymphsystems

Während bei den o. g. Entitäten die Gefäßmalformation führendes Symptom ist, stellen Gefäßanomalien bei den neuroektodermalen Syndromen Begleitsymptome dar.

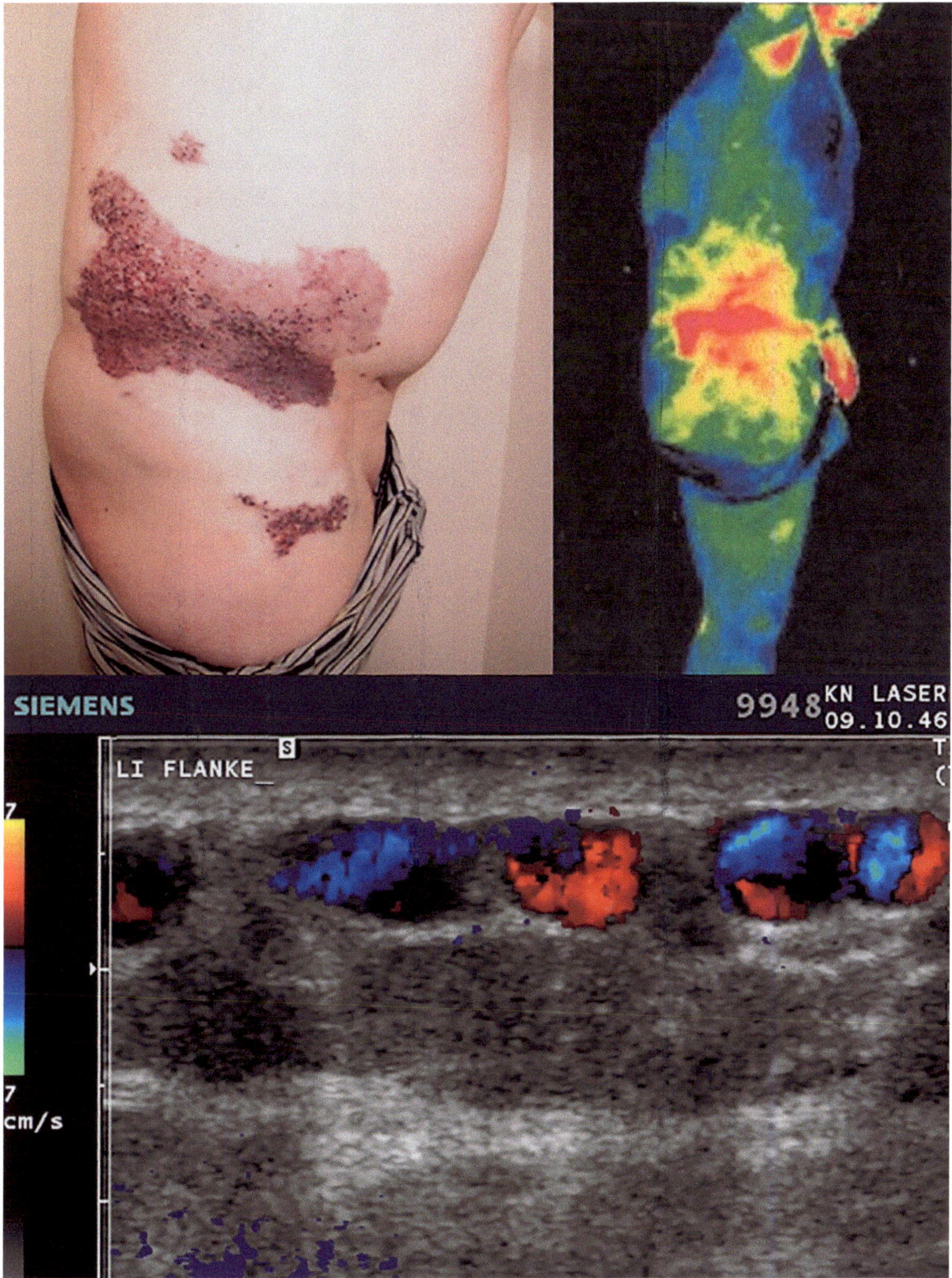

Abb. 18.13 Gemischt kapillär-lymphatische Malformation. Primär als Lymphangiom diagnostiziert. Die Thermografie zeigt die sekundäre Arterialisation des Befundes

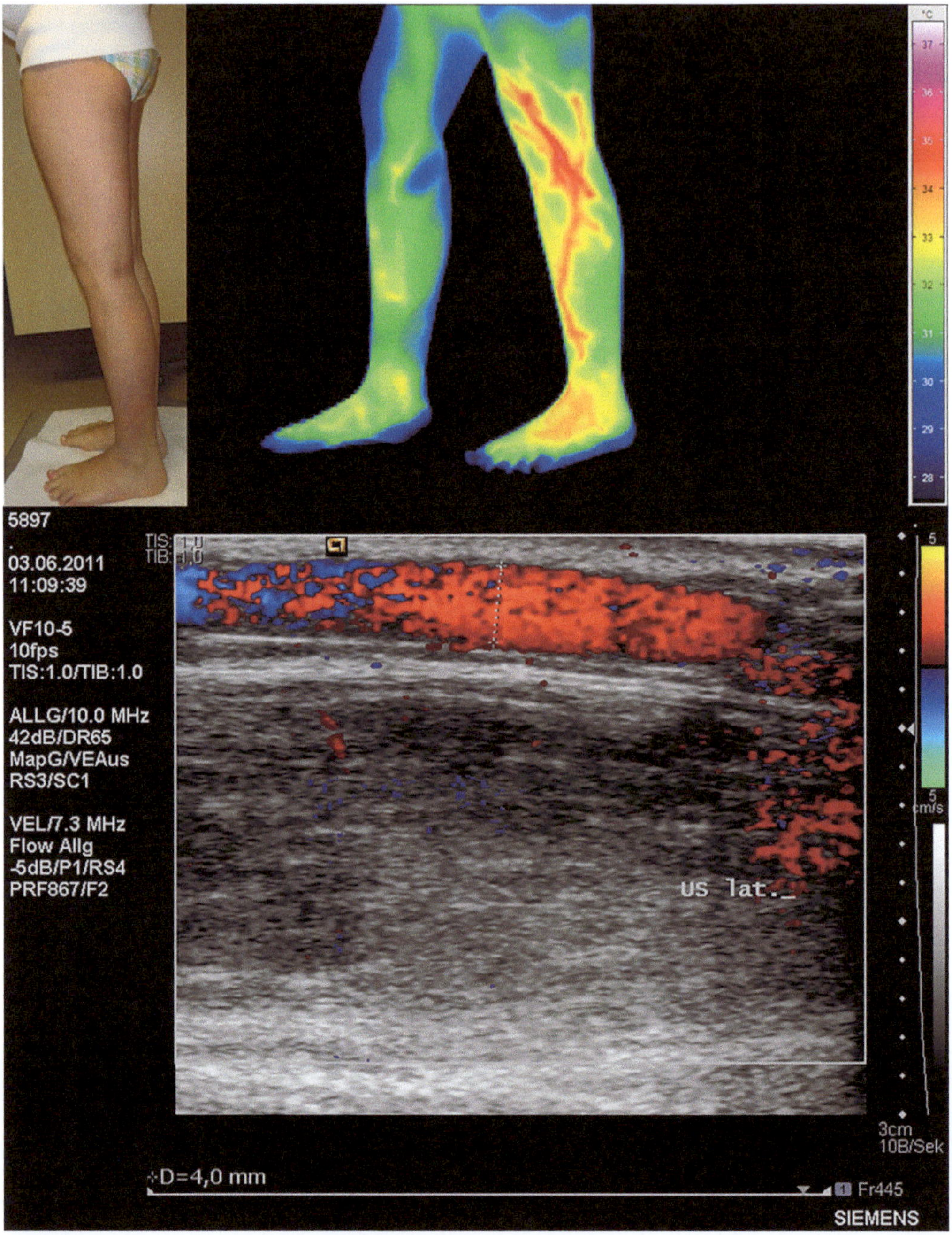

18

Abb. 18.14 Klippel-Trenaunay-Syndrom bei einem jungen Patienten. Klinisch besteht noch keine Hypertrophie, die Thermografie zeigt jedoch bereits die Arterialisation durch Muskelshunts, die dann in der Duplexsonografie nachweisbar sind

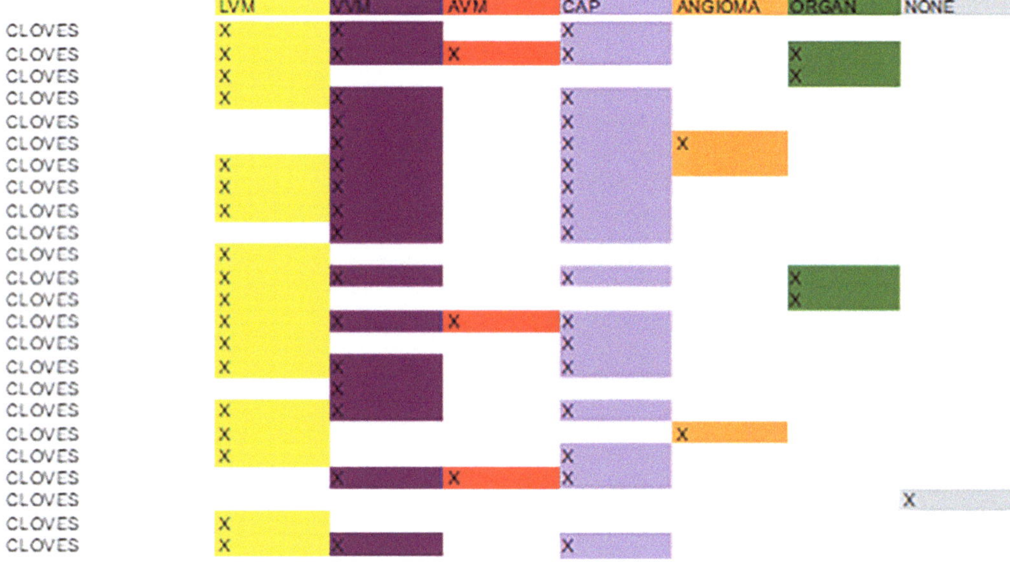

	LVM	VVM	AVM	CAP	ANGIOMA	ORGAN	NONE
CLOVES	X	X		X			
CLOVES	X	X	X	X		X	
CLOVES	X					X	
CLOVES	X	X		X			
CLOVES		X		X			
CLOVES		X		X	X		
CLOVES	X	X		X			
CLOVES	X	X		X			
CLOVES	X	X		X			
CLOVES		X		X			
CLOVES	X						
CLOVES	X	X		X		X	
CLOVES	X					X	
CLOVES	X	X	X	X			
CLOVES	X			X			
CLOVES	X	X		X			
CLOVES		X					
CLOVES	X	X		X			
CLOVES	X				X		
CLOVES	X			X			
CLOVES		X	X	X			
CLOVES							X
CLOVES	X						
CLOVES	X	X		X			

Abb. 18.15 Übersicht über eigene Fälle mit CLOVES-Syndrom. Das führende gemeinsame Merkmal ist die begleitende lymphatische Malformation

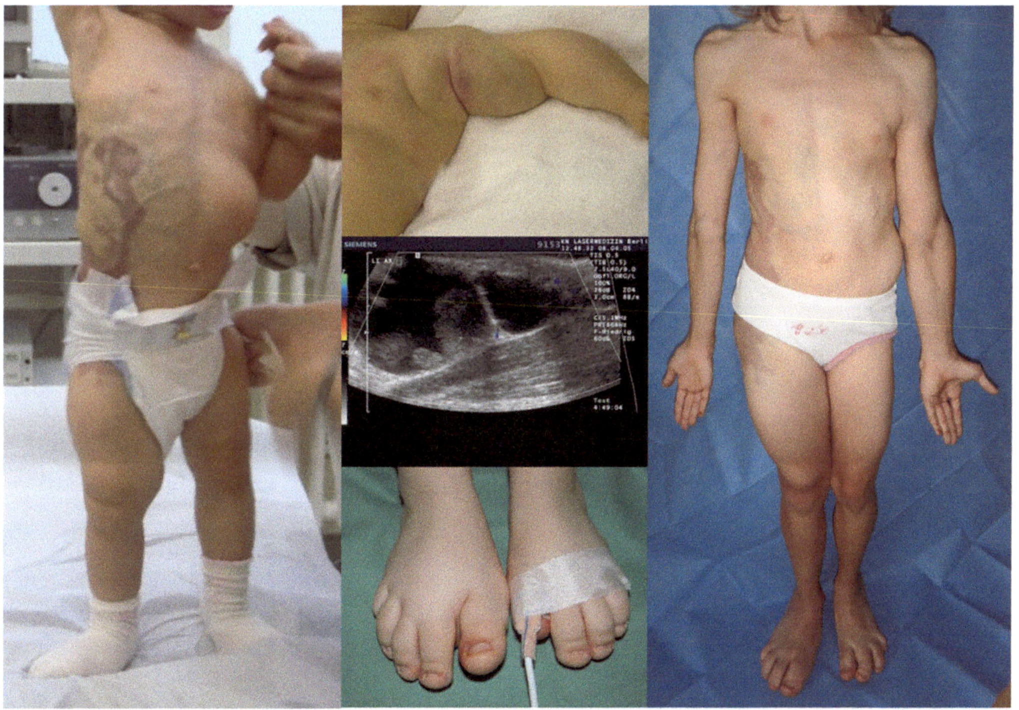

Abb. 18.16 CLOVES-Syndrom. Frühbefund und Verlauf

Beispielhaft kann hier der als Morbus Bourneville-Pringle bekannte Tuberöse Sklerose Complex (TSC) genannt werden.

Désiré-Magloire Bourneville (* 20. Oktober 1840 in Garencières [Département Eure]; † 28. Mai 1909 in Paris) war ein französischer Neurologe zur Zeit der Dritten Republik. Er studierte Medizin in Paris und arbeitete als Assistenzarzt am Hôpital Salpêtrière und am Krankenhaus von Bicêtre. Im Deutsch-Französischen Krieg 1870/71 wurde er als Chirurg und Sanitätsoffizier eingesetzt. Als im Zug der Pariser Kommune 1871 Revolutionäre einige verwundete Gefangene exekutieren wollten, setzte sich Bourneville für diese ein und rettete mehreren das Leben. In den 1870er Jahren war er sowohl Mitglied des Französischen Parlaments als auch des Stadtrates von Paris. Er trat in diesen Funktionen für Reformen des Gesundheitswesens ein. Zwischen 1879 und 1905 war Bourneville Arzt der Kinderklinik am Bicêtre-Hôpital. Er gründete in Paris eine Tagesschule für die Sondererziehung geistig retardierter und von Epilepsie betroffener Kinder. Von Bourneville stammt die Erstbeschreibung der nach ihm und John James Pringle benannten tuberösen Sklerose.

John James Pringle (* 1855 in Borgue, Schottland; † 18. Dezember 1922 in Christchurch, Neuseeland) war ein britischer Dermatologe. Er schloss sein Medizinstudium an der Universität Edinburgh 1876 ab und reiste dann ins Ausland, um seine Ausbildung in Dublin, Wien, Paris und Berlin fortzusetzen, bevor er sich 1882 in London ansiedelte. Von 1888 bis 1920 arbeitete er als Dermatologe am Middlesex Hospital in London. Zusammen mit dem französischen Neurologen Désiré-Magloire Bourneville ist er Namensgeber für die Tuberöse Sklerose (Bourneville-Pringle-Syndrom), eine genetische Erkrankung, die mit Fehlbildungen und Tumoren des Gehirns, Hautveränderungen und meist gutartigen Tumoren in anderen Organsystemen einhergeht.

18

Neben den sog. Angiofibromen, kapillär-lymphatischen Hamartomen (■ Abb. 18.17), vorwiegend im Kopf-Hals-Bereich kann es ab der Pubertät zur Ausbildung einer Lymphangiomyomatose vorwiegend in der Lunge kommen, die bis hin zum Organversagen führen kann.

Einzige Behandlungsmöglichkeit ist dann hier die Lungentransplantation.

18.4.5 Medikamentöse Therapie bei Morbus Bourneville-Pringle

Die dann nachfolgende Immunsuppression mit Rapamycin führte als Nebeneffekt zur Regression der Angiofibrome und der Lymphangiomyomatose an anderen Organen.

18.5 Was kann mit Rapamycin behandelt werden?

Ursächlich dafür ist, dass das Rapamycin in den RAS-Stoffwechsel eingreift, der auch bei den anderen Formen der neuroektodermalen Syndromen, wie der Neurofibromatose (Morbus v. Recklinghausen), gestört ist (■ Abb. 18.18).

Aufgrund dieser Erfahrungen wird Rapamycin jetzt auch bei den lymphatischen Malformationen eingesetzt, aber zeigt nur bei den extratrunkulären vaskulogenetischen Formen Wirksamkeit, nicht jedoch bei den trunkulären angiogenetischen Formen, zu der auch die primären Lymphödeme gehören.

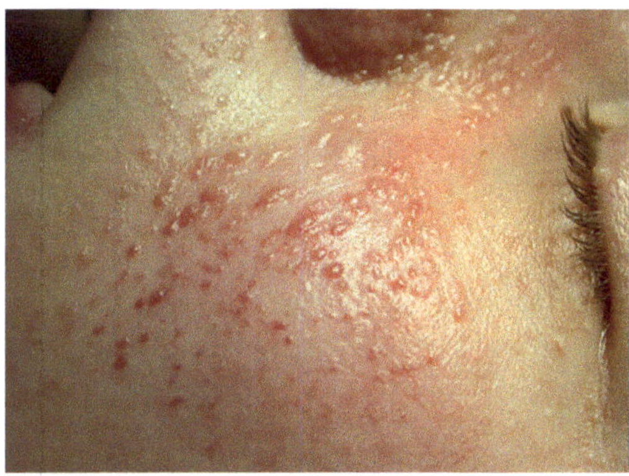

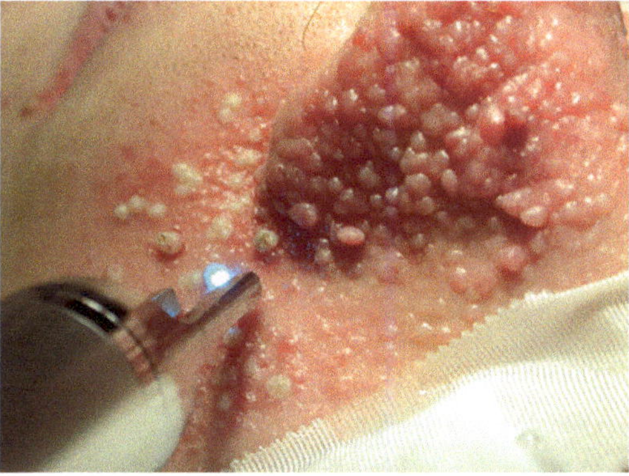

Abb. 18.17 **Morbus Bourneville-Pringle mit Angiofibromen im Gesicht.** Die Struktur ähnelt den cutanen Befunden der extratrunkulären lymphatischen Malformation

RAS-associated Diseases

	RASopathias „Phakomatosis“	other reasons
Vascular Malformations	Noonan-Syndrom Parks-Weber-Syndrome Sturge Weber Crest Glomangiomatose Lymphangioleiomyomatosis(LAM)in TSC	HHT KTS Gorham Stout BRBS? Proteus?
Tumours	M. Bourneville Pringle (TSC) M. v. Recklinghausen (NF 1 & 2 Gorlin-Goltz-Syndrome Leopard (cardio-cutaneous S) Peutz-Jeghers-Syndrome	infant Hemangioma cong. Hämangioendothelioma erupt. angioma
Other Malformations	Mafucci Costello Legius	

Abb. 18.18 **Übersicht über die RASopathien.** Gemeinsam ist ihnen ein Ansprechen auf mTOR-Inhibitoren wie Rapamycin

Ebenfalls unwirksam sind die mTOR-Inhibitoren bei allen Formen der venösen und arteriellen Malformationen, aber wiederum, wenn auch begrenzt, bei dem typischen Vertreter der kapillären Malformation, dem Naevus flammeus.

Dies zeigt die enge Verwandtschaft der kongenitalen vaskulären Anomalien mit den Phakomatosen.

Q&A Peter Mortimer

Examening children: in which congenital vascular malformations do we have the clinical sign of real lymphoedema? Does it disapear after surgical, laser or pharmacological intervention?

Lymphoedema occurs with lymphatic malformations when the malformation interferes with the main lymph drainage pathways so called ‚truncular' lymphatic malformation (Lee BB, Villavicencio JL 2010).

That does not happen with so-called lymphangioma circumscriptum naeviforme where lymphatic malformation is localised. Sugical, laser or sclerotherapy can treat a non-truncular lymphatic malformation but not associated lymphoedema.

18.6 Was ist „lymphologisch" wichtig zu wissen?

- Dual-Origin-Principle:

Die peripheren Anteile mit den initialen Lymphgefäßen und Kollektoren und deren Auskleidung durch Endothelzellen sind primär lymphatischen Ursprungs, die mündungsnahen Anteile und großen Lymphbahnen venösen Ursprungs.

Hamburg-Klassifikation, erweitert um die Genetik: ISSVA-Klassifikation

- Alle Störungen der Embryonalentwicklung, die noch vor Abschluss der **Vaskulogenese**, also vor Differenzierung zu den Angioblasten eintreten, führen zu den extratrunkulären Malformationen („vasculogenetic").
- Alle Störungen, die nach der Differenzierung in der Ausbildung der Gefäße, also der **Angiogenese** auftreten, führen zu den trunkulären vaskulären Malformationen („angiogenetic").

In der Diagnosestellung ist neben der Eigen-/Fremdanamnese vor allem die klinische Untersuchung entscheidend und zielführend.

- **Apparative Untersuchungen sind der Feindiagnostik vorbehalten?**
  - Farbcodierte Duplexsonografie, eigenhändig, das heißt selbst vollzogen.
  - Thermografie ist leicht reproduzierbar und ohne Bewegungsartefakte durchführbar. In der Differenzialdiagnostik von AV-Malformation oder sekundäre Arterialisation einer venösen oder lymphatischen Malformation wichtig.
  - MRT zur Detektion von im Ultraschall nicht zugängigen Befunden am Kopf, Thorax, Retroperitoneum oder kleines Becken. Diese Gefäßdarstellung wird auch therapeutisch nach Diagnose- und Indikationsstellung bei Embolisation resp. Sklerosierung benötigt.
  - Eine Histologie ist nur bei Verdacht auf einen Gefäßtumor oder einer anderen Differenzialdiagnose erforderlich.

Welche Therapieoptionen gibt es?

- Bei Klippel-Trenaunay frühzeitiger Verschluss der Microshunts, z. B. durch paravasale Laserkoagulation und Destruktion der kapillären Volumenvermehrung durch den Blitzlampen-gepulsten Farbstofflaser (FDPL).
- Rapamycin wird auch bei den lymphatischen Malformationen eingesetzt, zeigt aber nur bei den extratrunkulären vasculogenetischen Formen Wirksamkeit, nicht bei den trunkulären angiogenetischen Formen. Es hat also keinen Effekt bei primären Lymphödemen.

Literatur

Belov ST (1989) Classification, terminology and nosology of congential vascular defects. In: Belov S, Loose D, Weber J (Hrsg) Vascular malformations. Periodica Angiologica 16. Einhorn Presse, Hamburg, S 25–28

Berlien HP, Waldschmidt J, Müller G (1988) Laser treatment of cutaneous and deep vessel anomalies. In: Waidelich W (Hrsg) Laser optoelectronics in medicine. Springer, Berlin, S 526–528

Berlien HP, Poetke M, Philipp C (2016) Phakomatosen. In Transitionsmedizin (Hrsg) Oldhafer Schattauer, Stuttgart, S 169–180

Berlien HP (2017) Clinical features and evaluation of superficial & deep capillary malformation. In: Y.-W. Kim et al. (Hrsg) Congenital vascular malformation. Springer, Berlin, S 129–138

Berlien, P. (2020). Port Wine Stains/ Capillary Malformations among the Klippel-Trenaunay Syndrome patients: How to select the candidate for the laser therapy and when? In *Vascular Malformations Advances and Controverseries in Contemporary Management Chapter 88*. ISBN 9780367250126, CRC Press.

Butler MG (2009 Sep) Sumio Isogai Brant M. Weinstein Lymphatic development Birth Defects Res C Embryo Today. 87(3):222–231

Fuchs B, Philipp C, Engel-Murke F, Shaltout J, Berlien H-P (1993) Techniques for endoscopic and non-endoscopic intracorporal laser applications. Endosc Surg Allied Technol 1:217–223

Johnson NC, Dillard ME, Baluk P, McDonald DM, Harvey NL, Frase SL, Oliver G (2008) Lymphatic endothelial cell identity is reversible and its maintenance requires Prox1 activity. Genes Dev 22(23):3282–3291

Karkkainen MJ, Saaristo A, Jussila L, Karila KA, Lawrence EC, Pajusola K, Bueler H, Eichmann A, Kauppinen R, Kettunen MI, Yla-Herttuala S, Finegold DN, Ferrell RE, Alitalo K (2001) A model for gene therapy of human hereditary lymphedema. Proc Natl Acad Sci USA 98(22):12677–12682

Kuchler AM, Gjini E, Peterson-Maduro J, Cancilla B, Wolburg H, Schulte-Merker S (2006) Development of the zebrafish lymphatic system requires VEGFC signaling. Curr Biol 16(12):1244–1248

Lee BB, Villavicencio JL.Primary lymphoedema and lymphaticmalformation: Are they the two sides ofthe same coin? Eur J Vasc Endovasc Surg.2010; 39:646–53

Poetke M, Bültmann O, Urban P, Berlien HP (1998) Vaskuläre Malformationen im Kindes- und Erwachsenenalter. Therapie mit dem Nd: YAG-Laser. Vasomed 10:338–347

Poetke M, Philipp C, Großewinkelmann A et al. (2001) Die Behandlung von Naevi flammei bei Säuglingen und Kleinkindern mit dem blitzlampengepumpten Farbstofflaser. Monatsschrift Kinderheilkunde 32:405–415

Poetke M, Urban P, Berlien HP (2012) Laserbehandlung lymphologischer Malformationen. Vasomed 24(4):4–9

Sabin F (1902) On the origin of the lymphatic system from the veins, and the development of the lymph hearts and thoracic duct in the pig. Am J Anat 1:367–389

Srinivasan RS, Dillard ME, Lagutin OV, Lin FJ, Tsai S, Tsai MJ, Samokhvalov IM, Oliver G (2007) Lineage tracing demonstrates the venous origin of the mammalian lymphatic vasculature. Genes Dev 21(19):2422–2432

Urban P, Philipp CM, Poetke M, Müller U, Berlien HP (2009) Clinical-sonographic diagnostics and laser therapy treatment options in lymphatic vascular malformations. Med Laser Appl 24:265–271

Urban P, Berlien HP, Tinschert S (2013) Vascular Malformations in particular syndromes with regional overgrowth. Eur. J Vasc. Med. 42:35–26

Wilting J, Aref Y, Huang R, Tomarev SI, Schweigerer L, Christ B, Valasek P, Papoutsi M (2006) Dual origin of avian lymphatics. Dev Biol 292(1):165–173

Häufige Krankheitsbilder

Inhaltsverzeichnis

Sekundäres Lymphödem nach Brustkrebs

Manuel E. Cornely und Claudia Schumacher

Inhaltsverzeichnis

M. E. Cornely et al. (Hrsg.), *Angewandte Lymphologie*,
https://doi.org/10.1007/978-3-662-61452-5_19

Editor's Tip

Ein Lymphödem ist keine Katastrophe, sondern muss adäquat behandelt und gemanagt werden. Das individualisierte Therapiekonzept sollte dem Erhalt der Lebensqualität der Patientin dienen.
Deshalb gilt: So wenig Therapie wie nötig, so viel Lebensqualität wie möglich.

Ein sekundäres Lymphödem kann bei Brustkrebspatientinnen nach der chirurgischen Sanierung im Rahmen des Tumor-Staging entstehen, aber auch durch die Radiatio und die Chemotherapien (■ Abb. 19.1). Den Chemotherapeutika aus der Gruppe der Taxane fallen nach heutigem Wissenstand eine besondere Rolle in der Entwicklung postoperativer Lymphödeme zu: Sie sollen eine höhere Durchblutung und damit eine höhere Produktion von Lymphflüssigkeit bewirken.

Dennoch gilt, dass beim häufigsten Tumor der Frau, dem Brustkrebs, nicht bei jeder Patientin durch Operation, Bestrahlung oder Chemotherapie ein Lymphödem entsteht.

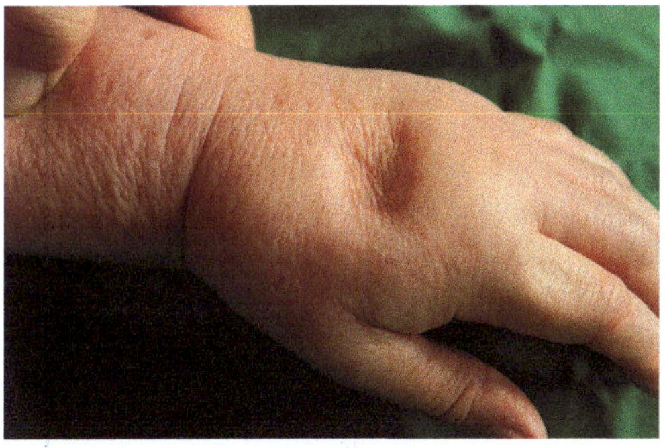

■ **Abb. 19.1 Lymphödem Stadium II**. Unterarm, Hand und Fingern, Kaposi-Stemmer-Zeichen positiv

19.1 Prävalenz

KeyNote

Für die betroffene Frau gilt:
„And the chances are that – like the vast majority of sufferers – you are not aware of having the condition (lymphoedema), and probably haven't even heard of it. Lymphoedema is a hidden epidemic. It is one of the least recognised illnesses – among both doctors and patients."(Mortimer und Levine 2017).

Die Prävalenz eines Lymphödems im Rahmen einer Mammakarzinomerkrankung schwankt in der Literatur erheblich (1 bis 40 %):

- Wurden im Rahmen der Operation nur Sentinel-Nodes entfernt und eine Ausdehnung in Form einer Lymphadenektomie nicht vorgenommen, beträgt das Risiko für ein Lymphödem des Arms oder der Thoraxwand in den heute bekannten Statistiken bis zu 7 %.
- Wenn bei positivem Sentinel-Node das Axillaclearing durch Lymphadenektomie vollständig durchgeführt werden muss, steigt das Risiko auf etwa 40 %.

Eine Metaanalyse aus 2013 ergab eine Lymphödem-Rate von 21,4 %, d. h. eine von fünf Patientinnen ist nach der Therapie eines Mammakarzinoms betroffen (DiSipio T et al. 2013). Im Mittel manifestiert sich das Lymphödem 14 bis 18 Monate nach Therapieende.

Ungeklärt bleibt, warum nicht alle in gleicher Weise behandelten Brustkrebspatientinnen ein Lymphödem bekommen. Die Entstehung korreliert offensichtlich nicht mit der Qualität der chirurgischen Intervention. Ein Grund kann in der individuellen Varianz angelegter Lymphknoten – und damit der Lymphabflussbahnen – liegen. Je mehr Lymphknoten pro Lymphknotenstation vorhanden sind, desto geringer scheint das Risiko, dass die Entfernung nur eines oder weniger Lymphknoten (Sentinel-Node-Adenektomie) zu einem Lymphödem führt.

19.2 Welche Bedeutung haben Risikofaktoren für die Entstehung eines Lymphödems nach Mammakarzinom?

19.2.1 Individuelle unabhängige Risikofaktoren

Das Risiko für ein Lymphödem nach Mammakarzinom-Therapie ist offenbar abhängig von individuellen anatomischen Faktoren der Patientin und dem Tumor selbst. Es wird durch die unterschiedlichen Therapiemaßnahmen beeinflusst. (Kocak et al. 2000; Arrault et al. 2006).

Die wichtigsten unabhängigen Risikofaktoren sind:

- ein erhöhter BMI zum Zeitpunkt der Mammakarzinomdiagnose, fraglich auch starke Gewichtsschwankungen während und nach der Therapie,
- ein fortgeschrittenes Tumorstadium mit einem Befall der Lymphknoten, mit einer peritumoralen. lymphovaskulären Invasion sowie mit einem extranodalen Tumorwachstum,
- operative Maßnahmen sowie die Strahlentherapie im Bereich des Lymphabflussgebiets,
- eine adjuvante Chemotherapie,
- Infekte im operierten Bereich, die unmittelbar nach der chirurgischen Maßnahme entstehen. Sie steigern das Risiko für die Entwicklung eines Lymphödems an Brustwand, Arm und/oder Hand der betroffenen Seite der Patientin,
- ein Erysipel oder Rezidive von Erysipelen nach abgeschlossener Therapie.

19.2.2 Welche Bedeutung hat die Therapie als Lymphödemrisikofaktor?

Die bei jeder Patientin durchgeführte kurative Therapie entfernt den Krebs, gewährleistet die lokale Sicherheit im Bereich der Brust und der Lymphabflussgebiete. Sie verhindert die Entstehung von Fernmetastasen aus versprengten Tumorzellen.

KeyNote

Das Mammakarzinom zeigt eine sehr frühe okkulte, lymphogene und hämatogene Metastasierung.

Es scheint eine therapie unabhängige, genetisch oder durch die individuelle Anatomie der lokalen Lymphabflüsse beeinflusste Prädisposition zur Entwicklung eines postoperativen Lymphödems zu geben.

19.3 Weshalb ist eine Früherkennung wichtig?

Nach einer Brustoperation kann sich Flüssigkeit im Gewebe von Brustwand, Arm, Hand und Fingern ablagern. Die Diagnose eines Lymphödems sollte frühzeitig gestellt werden, damit die konservative oder operative Behandlung nicht verzögert wird.

KeyNote

Die Überlastung der Transportfähigkeit und Ausbildung eines Lymphödems kann jederzeit und lebenslang auftreten.

19.3.1 Direkt posttherapeutische Ödeme und Latenzzeit

Schwellungen, die durch den Eingriff selbst unmittelbar entstehen und bis zu sechs Wochen anhalten, bedürfen keiner weiteren lymphologischen Beobachtung. Hierbei handelt es sich um eine Ödembildung, die im Rahmen von Operationen und Radiatio zu erwarten ist. Die Bestrahlung z. B. kann eine sonnenbrandähnliche Reaktion mit Wassereinlagerung im Gewebe hinterlassen, die unbehandelt reversibel ist (◘ Abb. 19.2).

Bei Persistenz zwischen sechs Wochen und sechs Monaten gilt, die Gewebeveränderung regelmäßig klinisch in der Entwicklung zu untersuchen und ggf. – als Lymphödem taxiert – schon zu therapieren.

Untersucht werden Narbenbildung, Beweglichkeit, Sensibilität/Schmerz und Ödem (Onorato A et al. 1996; Rossitti P et al. 1998).

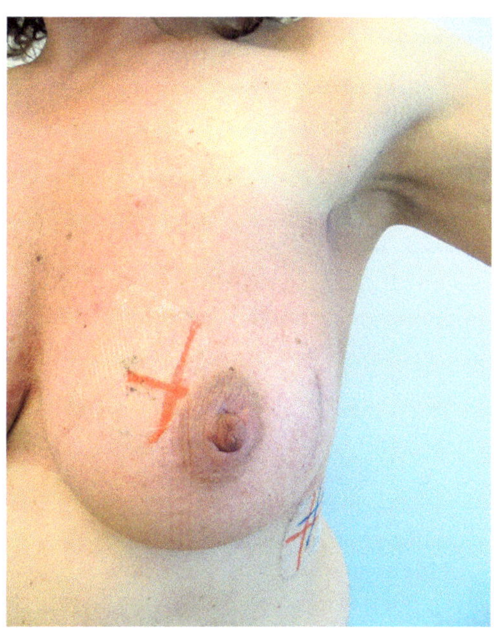

◘ **Abb. 19.2** **Schwellung und Hypodermitis.** Die Brust nach Radiatio

19.3.1.1 Wie lange ist die Latenzzeit?

Ein über 6 Monate klinisch manifestes Ödem ist hochverdächtig, ein Lymphödem zu sein.

Diese Flüssigkeitseinlagerung früh zu erkennen und die konservativen respektive operativen Maßnahmen zur Therapie einzuleiten, ist entscheidend für die weitere Entwicklung: Ein nach dieser Latenzzeit persistierendes Ödem muss drainiert werden. Häufig jedoch folgt auf eine liquide ödematöse Vermehrung des Umfangs eine Wandlung in eine relativ solide subkutane Gewebevermehrung. Wichtig ist, die ersten Merkmale einer Lymphstauung frühzeitig zu entdecken und sie nicht zu verharmlosen.

KeyNote

Wirden das Lymphödem verkannt und die Diagnose verschleppt, wird das Ödem weiter zunehmen. Die Erkrankung ist immer voranschreitend, niemals rückläufig.

Christian Schuchhardt zu: „Wie schnell entsteht das sekundäre Lymphödem"

In der Regel entsteht das sekundäre Lymphödem nach einer Mammakarzinombehandlung innerhalb der ersten beiden postoperativen Jahre. Sieben Prozent entstehen später und müssen, je später sie entstehen, auf das Vorliegen einer malignen Ursache abgeklärt werden (Weissleder und Schuchhardt 2015).

19.4 Prophylaktische Lymphdrainage, warum nicht?

Es wird vermutet, dass eine vorbeugende Lymphdrainagebehandlung als Prophylaxe an einer Extremität, die noch keinerlei Lymphödemzeichen aufweist, geeignet sei, eine Lymphödementwicklung zu vermeiden.

KeyNote

- Ob eine frühe postoperative Drainagebehandlung die Entstehung eines sekundären Lymphödems verzögert oder sogar verhindert, wird in Studien geprüft. Eine frühzeitige Physiotherapie und Lymphdrainage könnte eine wirksame Intervention zur Prävention eines sekundären Lymphödems bei Frauen für mindestens ein Jahr nach einer Brustkrebsoperation mit Dissektion der axillären Lymphknoten sein (Torres Lacomba et al. 2010).
- In der Praxis setzt sich zunehmend durch, unmittelbar nach der Lymphadenektomie in der Regel zehn Anwendungen von Lymphdrainagen ohne Kompression durchzuführen, um „lymphödemprotektiv" zu behandeln.
- Dieser Therapieansatz geht davon aus, dass eine MLD die durch Operation, eventuell sogar durch die Bestrahlung geschädigten (initialen) Lymphgefäße zum Sprossen bringt und damit der Lymphabfluss verbessert wird. (Analogie: Lappenplastik)
- MLD ist auch (ohne Kompression) angezeigt, wenn noch kein manifestes Lymphödem vorhanden ist (Lymphödem im Latenz-Stadium [„Stadium 0"]).

KeyNote

Eine lebenslange Versorgung mit Lymphdrainage und sogar mit Kompressionsbestrumpfung **ohne** Nachweis eines Lymphödems ist nicht sinnvoll.

19

Auch bedarf der Arm der operierten Körperseite keiner besonderen Schonung, um ein Lymphödem zu vermeiden.

Da die konservative Behandlung eines Lymphödems lebenslang erfolgen wird, sollte am Anfang jedweder Behandlung eine eindeutige Diagnose stehen müssen (Schuchhardt et al. 1985; Weissleder und Schuchhardt 2015).

19.5 Welches klinische Bild, welcher Progress ist zu erwarten? Wie erkenne ich ein „Malignes Lymphödem"?

Wenn ein Lymphödem entsteht, ist es initial immer in einem Stadium I, bevor es sich nach der für dieses frühe Stadium charakteristischen spontanen Reversibilität und einer unter Behandlung beschriebenen Reversibilität des Stadiums II zu einem durch Irreversibilität gekennzeichneten Stadiums III entwickelt. Sowohl die Thoraxwand als auch Anteile von Mamma, Hand und Fingern können ein Lymphödem ausbilden (■ Abb. 19.3).

Christian Schuchhardt zu: „Malignes Lymphödem"

In über 90 % der Fälle entsteht das unkomplizierte sekundäre Lymphödem nach Mammakarzinombehandlung innerhalb von zwei Jahren nach der Primärbehandlung (93 %). Später als zwei Jahre nach der Primärbehandlung auftretende Lymphödeme sind mit zunehmender Distanz zum ursprünglichen Behandlungszeitpunkt (gelegentlich 15 bis 20 Jahre später!) des Mammakarzinoms verdächtig auf das Vorliegen eines Rezidivs der Tumorerkrankung. Ist das Lymphödem durch ein tumoröse Verlegung der abführenden Lymphbahnen bedingt, nennen wir es „malignes Lymphödem".

In etwa 10 % aller Lymphödeme nach Brustkrebsbehandlung stellt ein malignes Lymphödem das erste Zeichen eines Tumorrezidivs dar. Lediglich in 1–2 % aller

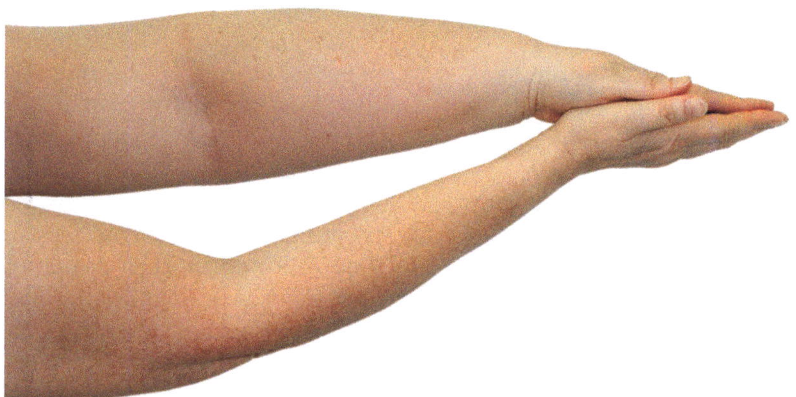

Abb. 19.3 **Lymphödem des linken Arms**

malignen Lymphödeme ist das Lymphödem das erste Zeichen eines bis dahin unbekannten Tumorgeschehens (Schuchhardt et al. 1985).

Pathologisch-anatomische Ursachen des sich so rasch entwickelnden malignen Lymphödems sind meist eine sich rasch ausbreitende Lymphangiosis carcinomatosa der Haut im ehemaligen Operationsgebiet des Mammakarzinoms wie auch gelegentlich tastbare metastatische Lymphknotenvergrößerungen in der Axilla. Im Gegensatz zum Erysipel mit Auftreten der Hautrötung innerhalb von Stunden entwickelt sich die Lymphangiosis carcinomatosa innerhalb von Wochen.

- Das maligne Lymphödem beginnt im betroffenen Rumpfquadranten mit einer rasch zunehmenden ödematösen Auftreibung der Schulterregion, begleitet von einer Bewegungseinschränkung mit eingeschränkter Abduktionsfähigkeit des Armes.
- Eine rasch zunehmende glasige Schwellung des Armes mit einem weichen, Dellen hinterlassenden Ödem, oft begleitet von Spannungsschmerzen bis zum Berstungsgefühl, kennzeichnet das maligne Lymphödem.
- Eine gleichzeitige Tumorinfiltration der axillären Nervengeflechte kann die bestehende Schmerzproblematik verstärken.

Bei der sehr raschen Entwicklung des glänzenden Ödems mit zunehmender Lymphangiektasie der Lymphkollektoren des betroffenen Armes sind gelegentlich Lymphzysten auf der Hautoberfläche zu sehen, welche nach Eröffnung eine wasserklare Lymphorrhoe und bei Persistieren gelegentlich eine Lymphfistel entwickeln können. Eine gezielte Tumorsuche in den entsprechenden Lymphdrainagegebieten (regionäre Lymphknoten) ist unbedingt anzustreben. Aufgrund ihrer diffusen Ausbreitungstendenz ist die Lymphangiosis carcinomatosa diagnostisch oft schwer zu erfassen. Die dadurch verursachten Lymphödeme werden häufig lediglich als therapiebedingtes, sekundäres Lymphödem eingestuft, ohne dass die maligne Ursache erkannt wird.

Das klinische Bild des malignen Lymphödems ist so typisch, dass meist eine apparative Diagnostik nicht notwendig ist.

Klinische Zeichen des Malignen Lymphödems sind:

- rasche Entwicklung (Wochen)
- Schmerzen, analgetikabedürftig
- Ödembeginn zentral (Rumpfquadrant)
- glasig spannendes Ödem
- begleitende Plexusschäden (Lähmung)
- Bewegungseinschränkung

Gelegentlich ist die histologische Sicherung bei Verdacht auf eine Lymphangiosis carcinomatosa der Haut sinnvoll, um das weitere onkologische Vorgehen zu ermöglichen. Durch die Computer tomografie und Magnetresonanz tomografie ist bei malignen Lymphödemen auch eine gezielte Untersuchung der Extremitätenwurzel möglich geworden.

Therapie
An erster Stelle stehen onkologische Therapiemaßnahmen. Die komplexe physikalische Entstauungstherapie (KPE) ist nicht kontraindiziert. Sie hat palliativen Charakter und sollte deshalb nicht als erster Behandlungsschritt, sondern nur in Ergänzung zu den onkologischen Maßnahmen durchgeführt werden.

19.5.1 Weshalb wird aus einem Lymphödem Stadium I ein Lymphödem Stadium III Lymphödem? Eine Hypothese

Während früher die Zunahme des Gewebes noch durch eine Neubildung von Fettgewebe, das aus dem verlangsamten Fluss der Lymphe resultierte, erklärt wurde, geben die Überlegungen zur Sol-/Gelbildung im Interstitium Anlass zu einer neuen Hypothese (▶ Kap. 2).

Aufgrund der Abflussstörung und vermehrten Retention von interstitieller Flüssigkeit in der betroffenen Region der Extremität erfolgt eine vermehrte Ablagerung von Proteoglykanen, die ihrerseits die Wasserbindung steigern. Dieser Mechanismus ist grundsätzlich zur Flüssigkeitsregulation im Körper angelegt und unauffällig in der orthostatischen Regulierung des Gewebes.

Kommt es aber durch die Inkompetenz oder Destruktion des Lymphgefäßsystems zu einer Downregulierung des Abtransportes, entstehen und verbleiben mehr Proteoglykane im Gewebe. Es resultiert eine Störung des interstitiellen Äquilibriums von Sol und Gel. Im Interstitium liegt H_2O nur in geringerem Umfang in freier Form vor; der größere Anteil des Wassers ist reversibel an die Proteoglykane gebunden. Diese können – bedingt durch ihren Zuckeranteil – große Mengen an Wasser binden. Die Verschiebung der Flüssigkeit aus der Gelphase in die Solphase ist gebremst.

Die Zunahme der im Gewebe vorhandenen Flüssigkeitsmengen führt einerseits zu einer Mengenzunahme der Proteoglykane, anderseits verändert eine schon leichte Zunahme der Proteoglykane die Menge an gebundener interstitieller Flüssigkeit.

Die Lymphostase bewirkt eine Zunahme der interstitiellen, diese Flüssigkeitsmenge bindenden Proteoglykane. Es entsteht eine solide Gewebezunahme und Umfangs- sowie Volumenvermehrung, da die Proteoglykane nicht mehr abgebaut werden können.

Diese Hypothese erläutert, warum die Entstehung einer soliden Gewebevermehrung im Sinne einer Dickenzunahme der Cutis selbst, einer Massenzunahme der Subkutis und einer tastbaren „Fibrose“ an den lymphologisch geschädigten Körperarealen unidirektional und irreversibel verläuft.

KeyNote

Auf die anfangs noch durch Flüssigkeitszunahme im Gewebe charakterisierte Umfangsvermehrung der Extremität folgt eine solide Zunahme von Haut und Unterhautgewebe, welche sich nicht mehr durch Drainage oder Kompression beseitigen lassen.

KeyNote

- Zentral betonte, einseitige Extremitätenödeme und plötzlich auftretende Genitalödeme sind dringend verdächtig auf einen bösartigen Tumor bzw. ein Tumorrezidiv bei vorbekannter Tumorerkrankung.
- Häufigste Ursache des malignen Lymphödems ist das Rezidiv nach vorbehandelter maligner Tumorerkrankung.

19.6 Behandlung des Lymphödems

Die moderne Behandlung des Lymphödems sieht manuelle Lymphdrainage (MLD), Kompression, apparative Kompression und Operation vor. Die Anwendung der komplexen Entstauungstherapie mit Lymphdrainage und Kompression ist seit den 60er-Jahren des letzten Jahrhunderts typisch (▶ Kap. 30).

19.6.1 Konservative Therapie und Kompressionstherapie: Bandagierung oder Stumpf? Ambulant oder stationär?

Die komplexe physikalische Entstauungstherapie (KPE) wird in zwei Phasen durchgeführt.

19.6.1.1 Phase 1: MLD und Bandagierung

Manuelle Lymphdrainage (MLD), Kompressionsbandagierung, Bewegungsübung und die notwendige Hautpflege sind Bestandteil dieser ambulanten erste Phase. Die noch flüssige Umfangsvermehrung der Extremität wird durch die Anwendungen zwei- bis dreimal pro Woche für jeweils eine Stunde maximal reduziert. Entscheidend ist die exzellente Kompressionsbandagierung, die das Ergebnis der Arbeit des Physiotherapeuten konserviert (◘ Abb. 19.4). Eine Bestrumpfung ist in der ersten Phase kontraindiziert.

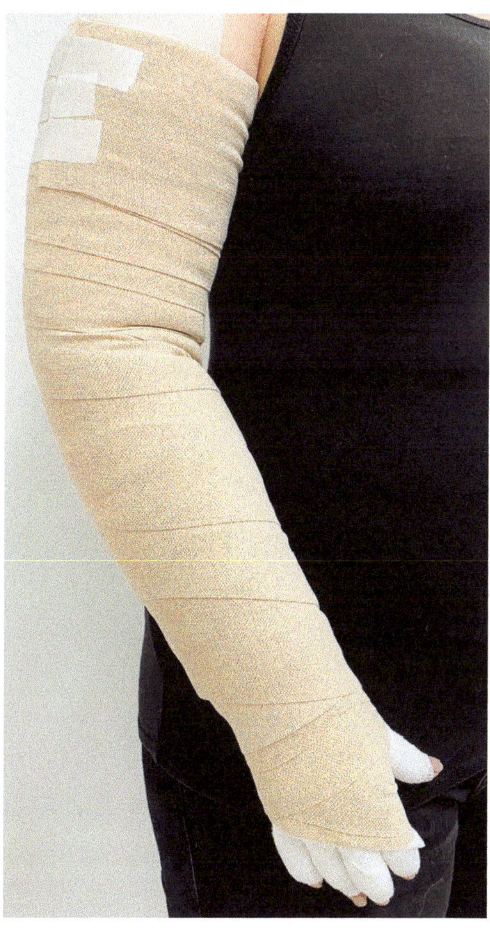

◘ **Abb. 19.4 MLD und Bandage**. Arm, Hand und Fingern in Phase 1

In der Phase 1 muss zu jeder Lymphdrainage eine entsprechende **Kompressionsbandagierung** verordnet werden. Die Zeit für manuelle Lymphdrainage darf nicht um die Zeit für Bandagierung gekürzt werden:

- Die Patientin soll eine Stunde manuelle Lymphdrainage plus die Zeit für die Bandagierung verordnet bekommen.
- Das Material für die Kompression ist als Bandagenset fertig konfektioniert.
- Die Lymphdrainage sollte nicht häufiger als 2–3 × pro Woche nötig sein.

19.6.1.2 Phase 2: MLD und Strumpf, Pelotten, Wraps

Ist das Ödem reduziert, schließt sich die zweite Phase der KPE an. Sie unterscheidet sich von der ersten Phase dadurch, dass Arm und Hand nicht mehr gewickelt werden, sondern ein maßgefertigter **Kompressionsarmstrumpf** nach der manuellen Lymphdrainage angezogen und tagsüber getragen wird (◘ Abb. 19.5). Grundsätzlich gilt, dass ein Kompressionsstrumpf und ein Handteil nur tagsüber und nicht nachts getragen werden sollen. Die Patientinnen können den Rückfluss der Lymphe selbst durch Bewegungsübungen unterstützen.

Wenn das Ödem sich auf Hand und Finger erstreckt, ist es notwendig, hierfür auch ein Kompressionshandteil zu tragen, das die Finger wie ein an den Fingerkuppen offener Handschuh einschließt.

> **KeyNote**
>
> Das alleinige Anziehen dieses Strumpfs ohne Entstauung des Gewebes durch manuelle Lmyphdrainage ist in der Regel nicht hinreichend.

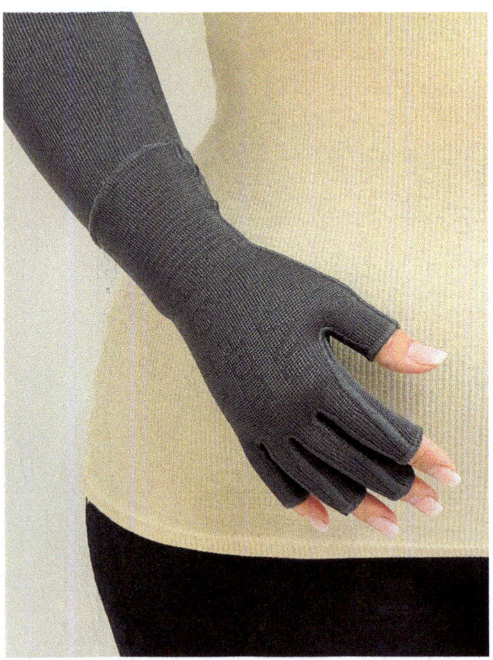

◘ **Abb. 19.5 Maßgefertige Kompressionsversorgung.** Nach Bandagierung der Phase 1, jetzt Strumpf und Handstück in Phase 2

Die erneute Verordnung des nach Maß angefertigten, flach gestickten Strumpfs erfolgt mindestens alle sechs Monate oder öfter, wenn eine Formveränderung der Extremität dies nötig macht. Auch der Sitz von Handteilen oder Pelotten resp. „unruhigen Oberflächen" (Wraps) zur notwendigen Erhöhung des lokalen Drucks muss regelmäßig geprüft und ggf. angepasst werden.

Kompressionsstrümpfe müssen täglich mit handelsüblichen Feinwaschmitteln gewaschen werden, um ihre Lebensdauer nicht zu beeinträchtigen und ihre Wirkung zu erhalten. Da Kompressionsstrümpfe Trockenheit der Haut fördern, ist es sinnvoll, dass der Strumpf abends ausgezogen und die Haut mit Hautpflegemitteln gesalbt wird.

Dermatologen empfehlen hierfür Pflegepräparate, die entweder harnstoffhaltig (Urea pura 3–5 %) oder milchsäurehaltig (Acidum lacticum 2–5 %) sind. Regelmäßige Pflege ist die beste Möglichkeit, das Risiko der Infektion an der Haut sowie die Entstehung von Wundrosen zu vermeiden.

19.6.1.3 Ambulante versus stationäre Behandlung des Lymphödems

Wenn die ambulanten Maßnahmen nicht zum Erfolg führen, ist eine intensivierte stationäre Behandlung notwendig (► Kap. 36–37). Das gilt auch bei Komplikationen. Unter stationären Bedingungen werden zweimal täglich manuelle Lymphdrainage sowie eine ganztätige Bandagierung und eine Entstauungsgymnastik angewendet (Herpertz 2003).

Langjährige Untersuchungen aus lymphologischen Fachkliniken belegen, dass durch die intensive Behandlung 75 % des Ödems in der Regel schon nach einer Woche hinreichend reduziert sind. Um diesen Effekt gut zu konservieren, wird die stationäre Behandlung jedoch für mindestens drei Wochen durchgeführt und ein maßgefertigter Kompressionsarmstrumpf angepasst.

KeyNote

- Sowohl in Phase 1 also auch in der Phase 2 wird die Wirkung der MLD durch eine Bandagierung resp. einen tagsüber zu tragenden Kompressionsstrumpf konserviert.
- Lymphdrainage ohne Kompression oder Bandagierung ist ebenso sinnlos wie Kompression oder Bandagierung ohne Lymphdrainage.

19.6.1.4 Wie sorgsam soll ich mit dem Arm im Alltag sein?

Hat sich am Arm der operierten Seite kein Lymphödem gebildet, ist es nicht sinnvoll, den Arm besonders zu schonen, jedoch soll eine Überlastung vermieden werden. Wo die individuelle Grenze zwischen Schonung und Überlastung liegt, „zeigt" der betroffene Arm der Patientin selbst, wenn sie ihren gewohnten Arbeiten im Beruf, Haus, und Freizeit nachgeht. Wenn die Tätigkeiten dem Lymphfluss nicht förderlich sind und sich ein Ödem entwickelt oder verschlechtert, werden Ruhepausen notwendig sein. Auch Verletzungen der Haut sollten vermieden werden, da sie eine Eintrittspforte für die Erreger des Erysipels darstellen können.

KeyNote

- Ein Lymphödem muss lebenslang gemanagt werden, Verbote helfen nicht!
- Die beste Empfehlung für die Patientin ist: Entängstigen Sie sich!

19.7 Wie viel konservative Therapie ist nötig?

Das alltägliche Leben der Patientin wird durch ein Lymphödem negativ beeinflusst. Es gilt also, diese Behandlung in Maßen zu regeln. Entscheidendes Ziel jedweder Therapie ist der möglichst sparsame Umgang und die Reduzierung auf das Notwendige. Die Patientin wird regelmäßige, ggf. lebenslange Behandlungen wegen des Lymphödems erhalten müssen. Darüber hinausgehende weitere Einschränkungen sind weder sinnvoll noch notwendig.

KeyNote

Alle Behandlungsmöglichkeiten eines Lymphödems sollten frühzeitig beginnen. Die Diagnose muss frühzeitig korrekt gestellt werden.

19.7.1 Verordnung von Lymphdrainage

Nach der aktuellen Gesetzeslage (Januar 2021) kann folgendermaßen verschrieben werden:

- Auf dem Verordnungsblatt für Lymphdrainage nach Krebserkrankungen (Ly) dürfen bei Diagnosen der Anlage 2 mit **„besonderem Verordnungsbedarf"** (z. B. sekundäres Lymphödem nach Mamma Ca. = C50.9Z und I97.22G) die notwendigen Heilmittel für 12 Wochen verschrieben werden.

- Dies bedeutet: Bei einer Frequenz von 1 × pro Woche dürfen 12 MLD verordnet werden, bei einer Frequenz von 2 × pro Woche 24 und bei einer Frequenz von 3 × pro Woche sogar 36 Stück.
- Die „orientierende Behandlungsmenge" von 5 Rezepten à 6 Stück muss hierbei nicht berücksichtigt werden.
- Auf dem Rezept muss im Katalog unter i: die „individuelle Leitsymptomatik" der Patientin dokumentiert werden.
- Außerdem müssen auf dem Rezept für die korrekte Diagnose zwei ICD-Codes dokumentiert werden.
- Die Patientin muss sich jedes Quartal zur Kontrolle beim verordnenden Arzt vorstellen.
- **Dies gilt nur für Lymphödeme der Stadien II und III!**
- Für Lymphödeme des Stadiums I gilt die orientierende Behandlungsmenge von 5 Rezepten à 6 Behandlungen (G-BA 2019).

19.8 Wann darf die intermittierende pneumatische Kompression (IPK) bei der Therapie eingesetzt werden?

Zwei systemische Reviews und Meta-Analysen zum Nutzen der IPK beim Armlymphödem nach Therapie des Mammakarzinoms haben gezeigt, dass KPE und IPK zu einer signifikanten Verbesserung des Ödems und der subjektiven Symptome führen (Shao Yi et al. 2014; Rogan S et al. 2016). Die zusätzliche Anwendung der IPK konnte jedoch keine Überlegenheit im Therapieerfolg zeigen, jedoch die notwendige Zeit der manuellen Lymphdrainage reduzieren. Andere Studien wiederum belegten in Kombination mit der KPE einen vergleichbaren Entstauungseffekt (Haghighat S et al. 2010; Uzkeser H et al. 2015).

Die IPK kann stationär oder ambulant eingesetzt werden. Die Anwendung mittels Heimgerät ist insbesondere bei langfristiger Indikation sinnvoll und fördert das Selbstmanagement der Patientin.

Die Behandlungsmanschetten der Mehrstufensysteme unterscheiden sich in der Anzahl der einzelnen Luftkammern. Es gibt sowohl Manschetten mit überlappenden (▣ Abb. 19.6) als auch mit nebeneinanderliegenden Luftkammern. Überlappende Luftkammern bei Mehrkammermanschetten sind geeignet, unerwünschte Kompartimentierung, Einschnürungen sowie Pendelflüsse der Lymphe mit unphysiologischer Klappenbelastung zu vermeiden. Mehrkammerige Manschetten werden sowohl mit intermittierend als auch mit sequenziell, arbeitenden Steuergeräten zur Therapieunterstützung eingesetzt.

Bei unter KPE nicht kompensierten Lymphödemen sollte die IPK additiv eingesetzt werden.

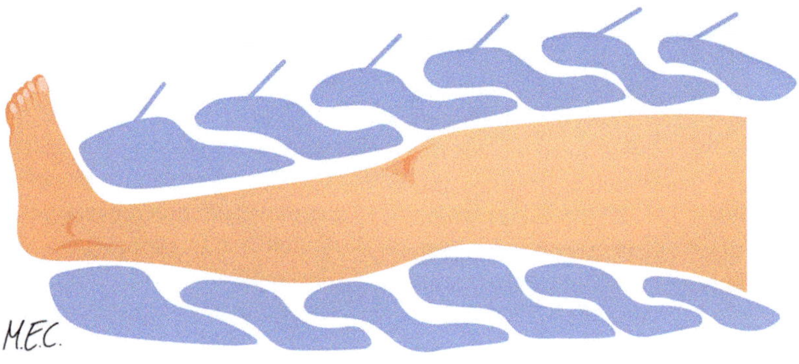

▣ Abb. 19.6 **IPK-Schema eines überlappenden Mehrkammersystems**

Die IPK kann bei Patienten mit Lymphödem als Heimtherapie eingesetzt werden.

Zur Therapie des Lymphödems sollten Mehrstufengeräte am Arm mit intermittierenden Kompressionsdrücken bis zu 40 mmHg angewendet werden. Dabei sollten längere In- und Deflationszeiten (je um 50 s) und ein sequentieller Druckaufbau gewählt werden. Studien zur Evaluierung der angewendeten Drücke gibt es nicht (Schwahn-Schreiber C et al. 2017)

KeyNote

Eine IPK kann den therapeutischen Effekt einer KPE verbessern, aber nicht ersetzen!

Christian Schuchhardt zu: „Intermittierende pneumatische Kompression"

Es ist darauf zu achten, dass es unter der IPK nicht zu einer verstärkten Ödembelastung des betroffenen Rumpfquadranten kommt (cave: zentrales Lymphödem).

19.9 Können Medikamente zum Behandlungserfolg beitragen?

Es gibt keine Medikamente, die den Lymphabfluss verbessern können. Diuretika verbieten sich zur Entstauung des Lymphödems, da sie der Lymphe das Wasser entziehen und so eine Konzentration des Eiweißes im Gewebe verursachen können. Eine Verschlechterung des Lymphödems wäre das Resultat.

19.10 Was können Operationen erreichen?

Seit den 90er-Jahren stehen neben diesen konservativen Maßnahmen auch verschieden operative Möglichkeiten zur Verfügung (▶ Kap. 37–45). Die Rekonstruktion des Lymphgefäßsystems durch Gefäßtransplantation oder Anastomosen zwischen Lymphgefäß und Vene sind jedoch ebenso wenig vergleichend untersucht worden wie die seit 1997 durchgeführten Entfernungen des Subkutangewebes (Brorson und Svensson 1997; Cornely 2006) oder die sogenannte Lymphknotentransplantation (Becker 1996).

Empfehlungen auf vergleichender Studienbasis können also noch nicht gegeben werden. Zurzeit können folgende Verfahren vorgeschlagen werden:

- Lymphologische Liposculptur
- Lymphknotentransplantation (VLNT)
- Lymphovenöse Anastomose (LVA)
- Lymphlymphbypass (LLB)
- Lymphgefäßtransplantation. (LLT)

19.10.1 Lymphologische Liposculptur

Die Lymphologische Liposculptur ist eine besondere Form der Unterhautgewebeentfernung durch lymphgefäßschonende Besaugung (◘ Abb. 19.7) (▶ Kap. 40). Ihr Ziel ist die Verminderung der Notwendigkeit der komplexen Entstauungstherapie (Cornely 2000, 2023a). Die Umfangsreduzierung des Arms und Angleichung an den Umfang des zweiten Arms führen zusätzlich zu einem ästhetischen Effekt. In der Regel gelingt es, die Notwendigkeit der komplexen Entstauungstherapie auf mindestens 20 % des Ausgangswertes zu reduzieren. Das kann auch bedeuten, dass weder Strumpf noch weitere Lymphdrainage notwendig sind. Langzeitergebnisse postoperativer Untersuchungen nach bis zu 15 Jahren zeigten, dass die Hälfte der operierten Patientinnen auf KPE vollkommen verzichten konnte. Bei der anderen Hälfte der Untersuchten war eine Reduzierung auf unter 20 % der ursprünglich notwendigen Anwendungen von KPE möglich (Cornely 2023) (▶ Kap. 39).

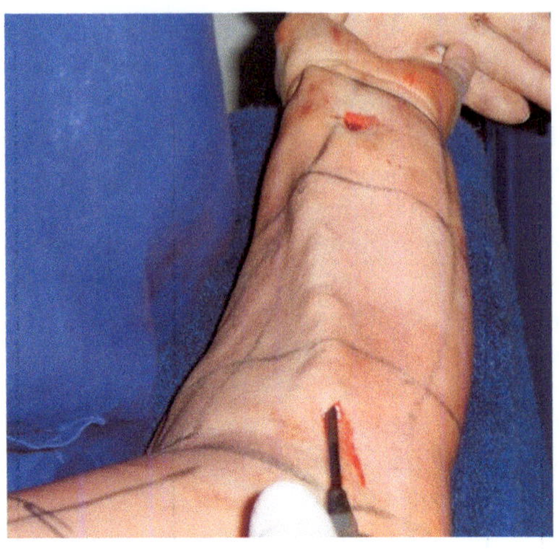

Abb. 19.7 **Lymphologische Liposculptur.** Unterarm volar bei sekundärem Lymphödem

19.10.2 Lymphknotentransplantation (VLNT)

Bei diesem Verfahren werden Lymphknoten mit einem Fettlappen aus der Leisten-, Axilla-, Hals- und Schulterregion in die Regionen der Lymphödeme (Arm oder Beine) transplantiert. Dieser Lappen wird als „freie Lappenplastik" in die betroffene Lymphödemregion eingebracht und arterio-venös angeschlossen (Becker 1996, 2006, 2016; Gould DJ et al. 2018). Dabei wird beim Lymphödem des Armes die nach der Lymphkotenentfernung entstanden Narbe in der Axilla gelöst. Die anatomische Nähe von neu gebildeten Lymphgefäßen und HEVs (high endothelial venules) unterstützt die Hypothese, dass der Lymphknotentransfer das Lymphödem durch Austausch mit der systemischen Zirkulation verbessern kann (Aschen SZ et al. 2014). Der Lymphabfluss verbessert sich durch die vom Lymphknotenlappen induzierte Lymphangiongenese. Durch zusätzliche Absaugung der soliden Gewebemasse ist die Verschlankung des Arms zu erreichen (▶ Kap. 42).

19.10.3 Lymphvenöse Anastomose und Lympholymphatischer Bypass (LVA und LLB)

Beide Verfahren dienen der Förderung des Lymphabflusses, indem Lymphgefäße an vorhandene andere Lymphgefäße respektive Venen angeschlossen werden. (Abb. 19.8) (▶ Kap. 43). Eine Verschlankung um 20–43 % ist nach tiefer LVA auch ohne weitere Suktion zu erwarten (Steinbacher und Tzou 2019; Tzou et al. 2020) (▶ Kap. 41).

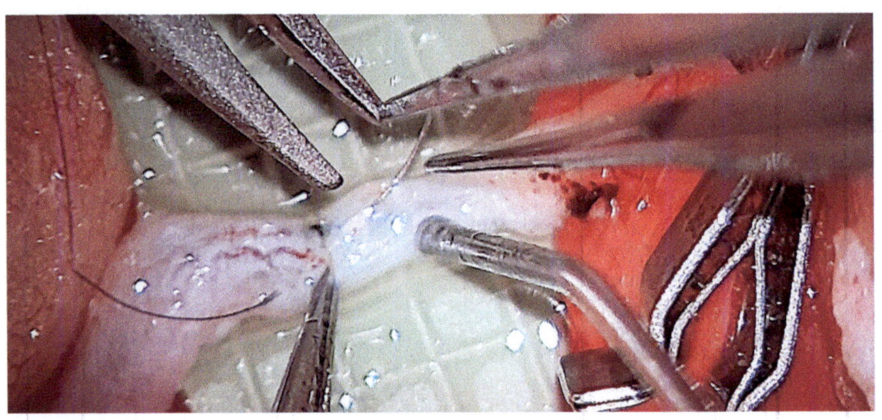

Abb. 19.8 **Lymphvenöse Anastomose.** Vene li, Lymphgefäß re

19

19.10.4 Lymphgefäßtransplantation (LLT)

Das älteste Verfahren zur direkten Einflussnahme auf den Lymphfluss ist die Überbrückung der geschädigten Lymphgefäßstation durch eine Bypass-Chirurgie (Baumeister und Siuda 1990). Ein Lymphgefäß wird hierzu aus einem Bein entfernt und zur Überbrückung zwischen Arm- und Halsregion in die Achselhöhle transplantiert (▶ Kap. 43). Zur weiteren Umfangsreduzierung kann danach noch eine Resektion des subkutanen Gewebes nötig sein.

> **KeyNote**
>
> Operative Lymphologie ist zurzeit wenigen Spezialzentren vorbehalten
> - Die resezierenden Suktionen müssen lymphgefäßschonend durchgeführt werden.
> - Eingriffe am Lymphgefäß werden der „Supermicrosurgery" zugeordnet, denn die Gefäßdurchmesser sind zwischen 0,3–0,8 mm klein.

19.11 Wundrose – Erysipel

Eine Komplikation bei Lymphödemen ist die bakterielle Entzündung in den Lymphbahnen. Diese auch Wundrose (Erysipel) genannte Infektion geht beim ersten Mal mit einer hochfieberhaften, flammenden Rötung der Haut im Bereich der Schwellung einher (◘ Abb. 19.9). Rezidive sind regelhaft fieberlos, aber von „grippeartigen" Missempfindungen begleitet. Ist eine Wundrose entstanden, müssen umgehend eine Behandlung mit Antibiotika und die Entstauung des Gewebes durchgeführt werden. Manuelle Lymphdrainage (MLD) entlastet die geschwollene Brustwand, den Arm und die Hand. Sie wirkt dadurch infekttherapeutisch und prophylaktisch. Diese Lymphdrainage darf jedoch nur unter antibiotischem Schutz durchgeführt werden (▶ Kap. 25 und 26).

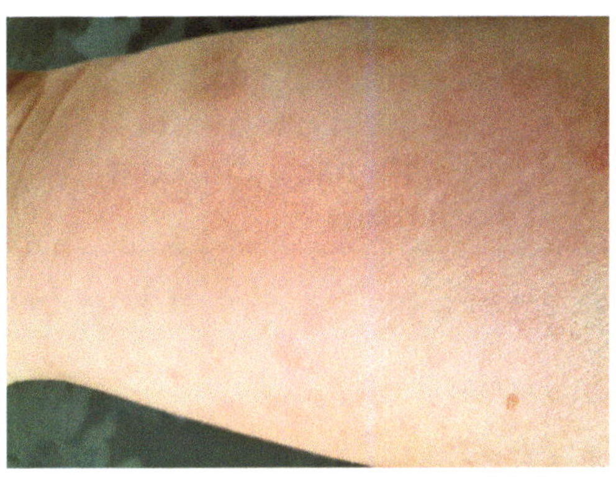

◘ **Abb. 19.9** **Erysipel.** Rechter Oberarm bei sekundärem Lymphödem nach Mammakarzinom

Lokale Behandlungen des Erysipels durch kühlende Umschläge sind entzündungs- und schmerzlindernd, lokale Desinfektion oder gar Waschungen der Haut helfen jedoch nicht.

19.12 Was bedeutet das Lymphödem nach Mammakarzinom für die Lebensqualität der Patientin?

KeyNote

„Lymphoedema is worse than cancer. They cured my cancer. Lymphoedema is forever."
„My docter told me he cured my cancer, that lymphoedema wouldn't kill me, and that I should just be grateful and not complain" (William Repicci in: Mortimer und Levine 2017).

Die Aufklärung der Patientin über die Symptome und das Risiko, ein Lymphödem zu bekommen, sowie über die Notwendigkeit eines raschen Therapiebeginns sollte frühzeitig erfolgen. Das Auftreten eines Lymphödems bedeutet für die betroffene Patientin eine erhebliche Einschränkung der Lebensqualität. Daher ist das Ziel der Beratung, ein Risiko für ein Lymphödem zu minimieren bzw. durch eine frühe Intervention die Progression eines eingetretenen Lymphödems zu verhindern.

19.12.1 Notwendige und überflüssige Restriktionen

Da das Erysipel ein wichtiger Risikofaktor nach der Mammakarzinom therapie ist, werden die Patientinnen darauf hingewiesen, sekundäre Infektionen nach Verletzungen des betroffenen Arms zu vermeiden und ggf. konsequent zu behandeln. Bewegung des betroffenen Arms ist ein wichtiger Faktor zur Verbesserung des Lymphabstroms. Andere Verhaltensmaßregeln haben sich als nicht sinnvoll herausgestellt, da sie keine unabhängigen Risikofaktoren für eine Lymphödem darstellen.

KeyNote

Blutdruckmessungen, Blutabnahmen, Injektionen, Infusionen, Temperaturschwankungen (z. B. Saunabesuch) oder Operationen am betroffenen Arm oder der betroffenen Hand sind keine Risikofaktoren.

19.12.2 Begleiterkrankungen, Rezidivvermeidung und Lebensstil

Ein weiterer wichtiger Aspekt sind Interventionen von Begleiterkrankungen und Lebensstil, um deren Einfluss auf das Lymphödemrisiko und den Krankheitsverlauf zu reduzieren. Jedes Malignomrezidiv wird zu erneuten, sich negativ auf die Lymphödem inzidenz auswirkenden Therapien führen.

Zu diesen Interventionen gehören:

- die Einstellung eines Diabetes mellitus (Typ II),
- die Gewichtsintervention (bei BMI <18,5 und > 40),
- die nächtliche Nahrungskarenz > 13 h,
- die fettreduzierte Diät,
- die Kehrtwende bei Nikotinabusus,
- die Reduktion des Alkoholkonsums unter 6 g/d,
- die moderate Sportintervention bei Bewegungsmangel sowie
- die Disstress-Reduktion (AGO – Mamma: Leitlinien 2020).

19.13 Wie gestaltet sich das Management des Lymphödems? Entängstigen!

Ein Lymphödem ist keine Katastrophe, sondern muss adäquat behandelt und gemanagt werden. Das individualisierte Therapiekonzept sollte dem Erhalt der Lebensqualität der Patientin dienen.

Deshalb gilt: So wenig Therapie wie nötig, so viel Lebensqualität wie möglich.

Erschreckenderweise ist auch heute noch eine andere Auffassung weit verbreitet: „Mein Arzt sagte mir, er habe meinen Krebs geheilt, aber ein Lymphödem würde mich ja nicht umbringen, und ich solle einfach dankbar sein und mich nicht beklagen."

„Ein Lymphödem ist schlimmer als Krebs"

William Repicci ist Präsident des Lymphatic Education & Research Network (LE&RN), einer gemeinnützigen Organisation mit Sitz in New York. Er fasst verschiedene Interviews zu Thema „Awareness" zusammen, in denen Patientinnen eindrucksvoll schildern, was es bedeutet, an einem Lymphödem erkrankt zu sein: „Ich fragte sie, wie es war, die Krankheit zu haben." „Es gibt Schlimmeres auf der Welt", sagten die Patieninnen. „Wollen Sie wirklich wissen, wie ein Leben mit Lymphödem aussieht?".

„Was folgte, war eine schlimme Story, in der die Patientinnen die unzähligen Möglichkeiten aufzählten, wie sich Lymphödeme täglich sowohl physisch als auch psychisch auf ihr Leben auswirken. Sie baten mich zunächst, mir vorzustellen, wie es sich anfühlen würde, wenn man zehn Pfund Gewicht in einer Extremität trägt, aber nicht an der anderen Gliedmaße. Sie erzählten von ihren schlechten Erfahrungen bezüglich des Verlusts von Beweglichkeit, dem Aufgeben geliebter Aktivitäten. Sie fürchten, dass Flugreisen in große Höhen die Schwellung verstärken würden, schilderten ihr Engagement im Umgang mit regelmäßiger Bestrumpfung, ihre Wachsamkeit mit Cellulitis [Erysipel], die zu Besuchen in Krankenhäusern und Notaufnahmen führten. Sie beklagten den Verlust der körperlichen Intimität mit einem geliebten Menschen.

Allen Geschichten gemeinsam ist, dass die Frauen sogar auf der Straße von Fremden angehalten wurden, die sie wegen ihres Armgewichts ansprachen oder dass sie von Restaurants abgewiesen wurden, die befürchteten, dass sie andere Gäste verärgern würden. Reserviert oder zurückhaltend war die Reaktion, selbst wenn sie als die endgültige Erklärung abgaben: Es ist ein Lymphödem." (William Repicci in: Mortimer und Levine 2017).

Durch frühzeitige Intervention bei einem sich entwickelnden Lymphödem eines Stadiums I lässt sich die Verschlechterung des Lymphödems vernünftig managen. Hierzu müssen alle verfügbaren konservativen und operativen therapeutischen Wege mit der Patientin besprochen und beschritten werden.

Eine Zielsetzung der Zukunft wird sein, durch weitere Fortschritte in der präoperativen Diagnostik und neoadjuvanten medikamentösen Therapie auf die Entfernung der Lymphknoten verzichten zu können und damit das Risiko für ein sekundäres Lymphödem zu minimieren.

19.14 Was ist „lymphologisch" wichtig zu wissen?

Das Lymphödem ist die wichtigste Langzeitnebenwirkung im Rahmen einer Mammakarzinomerkrankung. Es mindert die Lebensqualität einer Patientin auf Dauer erheblich, sowohl in Bezug auf ihre körperliche Leistungsfähigkeit als auch auf die psychosozialen Interaktionen.

Ein sekundäres Lymphödem kann bei Brustkrebspatientinnen durch die chirurgische Sanierung im Rahmen des Tumor-Staging entstehen, aber auch durch die Radiatio und die Chemotherapien.

Eine Metaanalyse ergab eine Lymphödemrate von 21,4 %, d. h. eine von fünf Patientinnen ist nach der Therapie eines Mammakarzinoms betroffen. Im Mittel manifestiert sich das Lymphödem nach einer Latenz von 14 bis 18 Monate postonkotherapeutisch.

Es gibt kein durch Studien gesichertes Wissen, ob eine frühe postoperative Drainagebehandlung die Entstehung eines sekundären Lymphödems verzögert oder gar verhindert.

In der Phase 2 wird die Wirkung der MLD durch einen tagsüber zu tragenden Kompressionsstrumpf konserviert. Das alleinige Anziehen dieses Strumpfs ist in der Regel nicht ausreichend.

Es stehen verschiedene operative Möglichkeiten zur Behandlung von sekundären Lymphödemen zur Verfügung. Die Erfolge sind frappierend. Empfehlungen auf Basis vergleichender Evaluationen für die Rekonstruktion des Lymphgefäßsystems durch Gefäßtransplantation, die Anastomosen zwischen Lymphgefäß und Vene, die Entfernungen des Subkutangewebes oder die sogenannte Lymphknotentransplantation können jedoch noch nicht gegeben werden.

Literatur

AGO – Die Arbeitsgemeinschaft Gynäkologische Onkologie Mamma (2020) Leitlinien

Arrault M, Vignes S (2006) Risk factors for developing upper limb lymphedema after breast cancer treatment. Bull Cancer 93(10):1001–1006

Aschen SZ, Farias-Eisner G, Cuzzone DA et al (2014) Lymph node transplantation results in spontaneous lymphatic reconnection and restoration of lymphatic flow. Plast Reconstr Surg 133:301–310

Baumeister RG, Siuda S (1990) Treatment of lymphedemas by microsurgical lymphatic grafting: what is proved? Plast Reconstr Surg 85(1):64–74; discussion 75–66. ▶ https://doi.org/10.1097/00006534-199001000-00012

Becker C (1996) Transplantation of lymphnodes: an alternative method for treatment of lymphoedema. Linfologia 8:54

Becker C, Assouad J, Riquet M, Hidden G (2006) Postmastectomy lymphedema: long-term results following microsurgical lymph node transplantation. Ann Surg 243(3):313–315. ▶ https://doi.org/10.1097/01.sla.0000201258.10304.16

Becker C (2016) Autologous Lymph Node Transfers. J Reconstr Microsurg 32(1):28–33. ▶ https://doi.org/10.1055/s-0035-1563393

Brorson H, Svensson H (1997) Complete reduction of lymphoedema of the arm by liposuction after breast cancer. Scand J Plast Reconstr Surg Hand Surg 31(2):137–143. ▶ https://doi.org/10.3109/02844319709085480

Cornely ME (2000) Liposuktion (Liposculpture.) In: Weissleder H, Schuchhardt CH (Hrsg) Erkrankungen des Lymphgefäßsystems, 3. Aufl. Viavital, Köln, S 384–397

Cornely ME (2006) Lipedema and lymphatic edema. In: Shiffman MA, Di Guiseppe A. (Hrsg) Liposuction. Principles and practice. Springer, Berlin, S 547–549

Cornely ME. (2023a) Surgical lymphology. Therapy option for lymphoedema and lipohyperplasia dolorosa. J Dtsch Dermatol Ges. 2023;21(2):147-68

Cornely M. Lymphological Liposculpture for secondary Lymphoedema after breast cancer and gynaecological tumours. Long-term results after 15 years. Arch Plast Surg 2023;50:288–304.

DiSipio T, Rye S, Newman B, Hayes S (2013 May) Incidence of unilateral arm lymphoedema after breast cancer: a systematic review and meta-analysis. Lancet Oncol 14(6):500–515. ▶ https://doi.org/10.1016/S1470-2045(13)70076-7 Epub 2013 Mar 27

Gemeinsamer Bundesausschuss (G-BA) Bekanntmachung eines Beschlusses des Gemeinsamen Bundesausschusses über eine Änderung der Heilmittel-Richtlinie (2019) Änderung der HeilM-RL einschließlich des Heilmittelkatalogs vom: 19.09.2019 BAnz AT 31.12.1019 B7. Bundesministerium für Gesundheit, Berlin

Gould DJ, Mehrara BJ, Neligan P, Cheng MH, Patel KM (2018) J Surg Oncol. Oct;118(5):736–742. ► https://doi.org/10.1002/jso.25180

Haghighat S, Lotfi-Tokaldany M, Yunesian M, Akbari ME, Nazemi F, Weiss J (2010) Comparing two treatment methods for post mastectomy lymphedema: complex decongestive therapy alone and in combination with intermittent pneumatic compression. Lymphology 43(1):25–33

Herpertz U (2003) Ödeme und Lymphdrainage. Diagnose und Therapie von Ödemkrankheiten. Schattauer, Stuttgart

Kocak Z (2000) Overgaard J Risk factors of arm lymphedema in breast cancer patients. Acta Oncol 39(3):389–392. ► https://doi.org/10.1080/028418600750013168

Mortimer PS, Levine G (2017) Let‘s talk lymphoedema. The essential guide to everything you need to know. Elliott and Thompson, London

Onorato A, Rossitti P, Lovati L (1996) Le problematiche della spalla nella donna operata al seno. In: Atti del Convegno Interregionale „Spalla- Approfondimenti multidisciplinari nella prospettiva riabilitativa“, Udine, November 1996

Rogan S, Taeymans J, Luginbuehl H, Aebi M, Mahnig S, Gebruers N (2016) Therapy modalities to reduce lymphoedema in female breast, cancer patients: a systematic review and meta-analysis. Breast Cancer Res Treat 159:1–14

Rossitti P, Onorato A, Anania G, Pinat F (1998) Trattamento riabilitativo precoce della donna operata al seno. In: Bresadola F, Anania G (Hrsg) La mammella operata per carcinoma – aspetti multidisciplinari. Gnocchi Ed. 1998

Schuchhardt C et al. (1985) Diagnostic-therapy-long term observation of lymphedema following cancer treatment. J. Exper Clin Hematology 51:175–175

Schwahn-Schreiber C et al. (2017) S1-Leitlinie Intermittierende pneumatische Kompression (IPK, AIK) AWMF Registernummer: 037/007

Shao Yi, Kang Qi, Qing-Hua Zhou, Dian-Sheng Zhong (2014) Intermittent pneumatic compression pump for breast cancer-related lymphedema: a systematic review and meta-analysis of randomized controlled trials, Oncol Res Treat 37:170–174

Steinbacher J (2019) Tzou CHJ Chirurgische Aspekte bei der Behandlung des Lymphödems mittels lymphovenöser Anastomosen und vaskularisiertem Lymphknotentransfer. Lymphologie in Forschung und Praxis 23(1):41–44

Torres Lacomba M, Yuste Sánchez MJ, Zapico Goñi A, Prieto Merino D, Mayoral del Moral O, Cerezo Téllez E, Minayo Mogollón E (2010) Effectiveness of early physiotherapy to prevent lymphoedema after surgery for breast cancer: randomised, single blinded, clinical trial. BMJ. 2010 Jan 12; 340:b5396. ► https://doi.org/10.1136/bmj

Tzou C-H J et al. (2020) Institutionalization of reconstructive lymphedema surgery in Austria – Single center experience. J Surg Oncol 121(1):91–99. ► https://onlinelibrary.wiley.com/doi/abs/10.1002/jso.25740

Uzkeser H, Karatay S, Erdemci B, Koc M, Senel K (2015) Efficacy of manual lymphatic drainage and intermittent pneumatic compression pump use in the treatment of lymphedema after mastectomy: a randomized controlled trial. Breast Cancer 22:300–307

Weissleder H, Schuchhardt C (2015) Erkrankungen des Lymphgefäßsystems, 6. Aufl. Viavital, Köln. ISBN 978-3-934371-53-8

Lymphatische Filariose

Melina Heinemann

Inhaltsverzeichnis

M. E. Cornely et al. (Hrsg.), *Angewandte Lymphologie*,
https://doi.org/10.1007/978-3-662-61452-5_20

Editor's Tip

- Die Weltgesundheitsorganisation empfiehlt Albendazol in Gegenden, die ko-endemisch für Loa Loa sind und eine Kombination von Ivermectin und Albendazol in Ländern die ko-endemisch für Onchozerkose sind.
- Außerhalb der Onchozerkose-Endemiegebiete ist die Therapie der Wahl eine Kombination von Diethylcarbamazin und Albendazol. In bestimmten Situationen wird eine Dreifachtherapie mit Diethylcarbamazin, Albendazol und Ivermectin empfohlen.
- Durch die Einführung eines globalen Programms zur Massenbehandlung konnte das Übertragungsrisiko deutlich reduziert werden. Laut WHO sind jedoch weiterhin 893 Mio. Menschen weltweit von lymphatischer Filariose bedroht und benötigen eine prophylaktische Chemotherapie, damit die Ausbreitung der Infektion gestoppt wird (WHO 2020).

Die Lymphatische Filariose ist eine parasitäre Erkrankung, welche durch extraintestinal lebende Nematoden (Fadenwürmer) der Familie Filarioidea ausgelöst wird. Diese kommen die in den Tropen und Subtropen vor. Infektiöse Larven werden durch Mücken übertragen.

Gemäß Schätzungen der Weltgesundheitsorganisation waren im Jahr 2000 etwa 120 Mio. Menschen weltweit infiziert. Ungefähr zwei Drittel der infizierten Personen leben in Asien. Die Filariose ist eine Hauptursache für Behinderung in endemischen Gebieten und hat gravierende soziale und wirtschaftliche Folgen (WHO 2020; Klion 2019a).

20.1 Welche Filarien gibt es?

Die Erkrankung wird durch drei Filarien ausgelöst:

- *Wuchereria (W.) bancrofti* (◘ Abb. 20.1),
- *Brugia (B.) malayi* und
- *Brugia timori* (Babu et al. 2014).

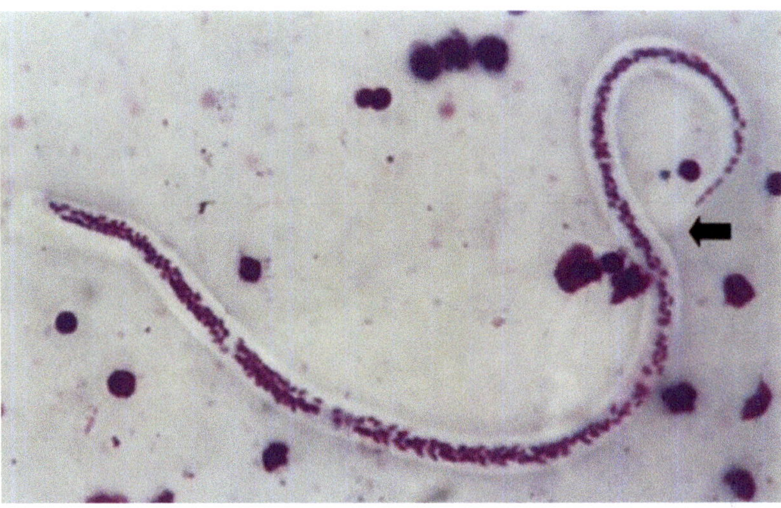

◘ **Abb. 20.1** ***Wuchereria bancrofti-Mikrofilarie***. Im dicken Blutausstrich, Giemsa-Färbung

20.2 Wo kommen welche Filarien vor? Welchen Schaden richten sie an?

- *W. bancrofti* verursacht die lymphatische Filariose in Subsahara-Afrika, Südostasien, im Indischen Subkontinent, vielen Pazifischen Inseln und manchen Regionen Lateinamerikas (Klion 2019a) (◘ Abb. 20.2). Der Wurm ist für 90 % aller Infektionen verantwortlich, die übrigen Infektionen sind größtenteils auf *B. malayi* zurückzuführen (Taylor et al. 2010). Bisher ist kein tierisches Reservoir für *W. bancrofti* bekannt, während *B. malayi* neben Menschen auch Haus- und Wildtiere infiziert (McNulty et al. 2013).
- *B. malayi* kommt hauptsächlich in Asien und auf verschiedenen pazifischen Inseln vor.
- *B. timori* verursacht die Erkrankung auf der indonesischen Insel Timor.

Die Filariose verursacht 2,8 Mio. Disability Adjusted Life Years (DALYs: Um Behinderung bereinigte Lebensjahre), wobei diese Schätzung nicht die psychische Belastung als wesentliche Komorbidität beinhaltet (Murray et al. 2012). Eine aktuelle Studie zeigt, dass die Prävalenz von depressiven Erkrankungen bei Menschen mit lymphatischer Filariose hoch ist. Sie bedingt 5,1 Mio. DALYs (Ton et al. 2015).

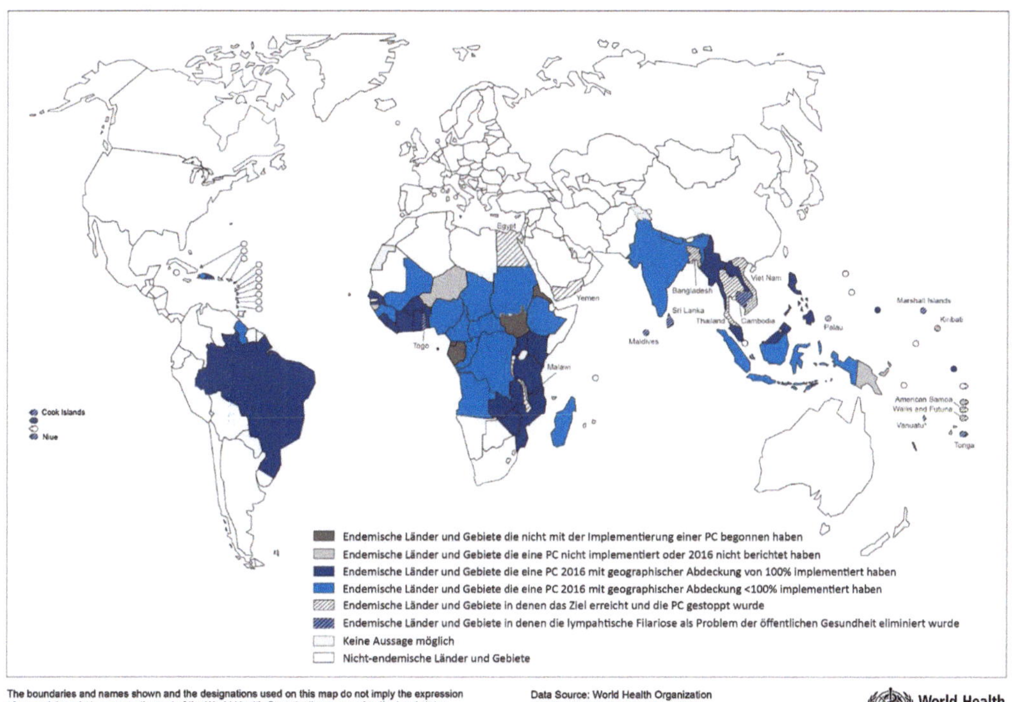

Data Source: World Health Organization
Map Production: Control of Neglected Tropical Diseases (NTD)
World Health Organization

World Health Organization

◘ **Abb. 20.2 Lymphatische Filariose.** Weltweite Verteilung der Erkrankung und Status der präventiven Chemotherapie in endemischen Ländern. Stand 2016

20.3 Welche klinischen Manifestationen kann der Lymphologe erkennen? Gibt es Unterschiede der Infektion bei Reisenden und Bewohnern von Endemiegebieten?

Ja: Reisende und Ausgewanderte in Endemiegebiete infizieren sich selten. Sofern dies geschieht, können sie akute Symptome entwickeln. Diese Reaktionen auf die sich entwickelnden Larven können zu folgenden Beschwerden führen und den Verdacht begründen, es könne sich um eine Filarien-bedingte Infektion handeln:

- Adenolymphangitis,
- Akutes juckreizgeprägtes urtikarielles Exanthem
- Blut-Eosinophilie.

Chronische Verläufe sind bei Reisenden sehr selten, da in der Regel eine ausreichend hohe Wurmlast nicht erreicht wird.

Die meisten in Endemiegebieten lebenden infizierten Personen sind asymptomatisch, akute und chronische klinische Manifestationen kommen ebenfalls vor.

Subklinische Verläufe mit sonografisch nachweisbarer scrotaler Lymphangiektasie und mikroskopischer Hämaturie und/oder Proteinurie sind häufig (Klion 2019a; Goel und Goel 2016a; WHO 2020). Etwa 30–40 % der infizierten Personen in Endemiegebieten leiden an chronischen Beschwerden, wobei Lymphödem und Hydrozele am häufigsten sind (WHO 2020).

20.4 Welche klinischen Bilder sind nach der Infektion zu erwarten?

20.4.1 Systemisch

Beim Filarienfieber handelt es sich um akute und selbst-limitierende Fieber-Episoden, welche zumeist unabhängig von Lymphangitis oder Lymphadenopathie auftreten (Goel und Goel 2016a; Klion 2019a).

20.4.2 Lymphologisch

20.4.2.1 Adenolymphangitis

Die akute Adenolymphangitis geht mit plötzlich auftretendem Fieber und schmerzhafter Lymphadenopathie für meist 4–7 Tage einher und ist wahrscheinlich eine Immunreaktion auf sterbende adulte Würmer. Häufig sind inguinale Lymphknoten und die untere Extremität durch ein Lymphödem betroffen. Rezidive kommen ein- bis viermal pro Jahr vor und häufen sich mit zunehmendem Schweregrad des Lymphödems (Klion 2019a).

20.4.2.2 Lymphödem

Durch eine Entzündungsreaktion im Bereich der Leistenlymphgefäße kommt es zu einer chronischen uni- oder bilateralen Schwellung der unteren Extremität. Eine Beteiligung der axillären Lymphknoten mit Schwellung der oberen Extremität und – bei Frauen – der Brust ist möglich. Das Lymphödem stellt eine häufige Spätfolge dar. In seinem frühen Stadium ist es dellbar (▫ Abb. 20.3). Daraus entwickelt sich im weiteren Verlauf ein non pitting oedema Stadium II. Mit Gewebeinduration, Hyperpigmentation, Hyperkeratose, Papillomatose und gelegentlich monströser Formveränderung entsteht ein Stadium III (Goel & Goel 2016c; Klion 2019a) (▫ Abb. 20.4) (Panda und Mohapatra 2018).

Bei Infektionen mit Brugia-Arten beschränkt sich das Lymphödem typischerweise auf die Region distal des Knies oder Ellbogens (Goel und Goel 2016c; Klion 2019a).

20.4.3 Bakteriell

Die akute Dermatolymphangioadenitis ist eine erysipelartige Weichgewebeerkrankung, die durch eine oberflächliche bakterielle Infektion geschädigter Haut verursacht wird (▫ Abb. 20.5). Sie geht mit ödematösen entzündlichen Plaques und systemischen Symptomen wie Fieber, Schüttelfrost, Myalgie und Kopfschmerzen einher. Häufig tritt sie nach interdigitalen Verletzungen. Mit zunehmendem Schweregrad des Lymphödems kommt es vermehrt zu Rezidiven (Klion 2019a; Nutman 2013).

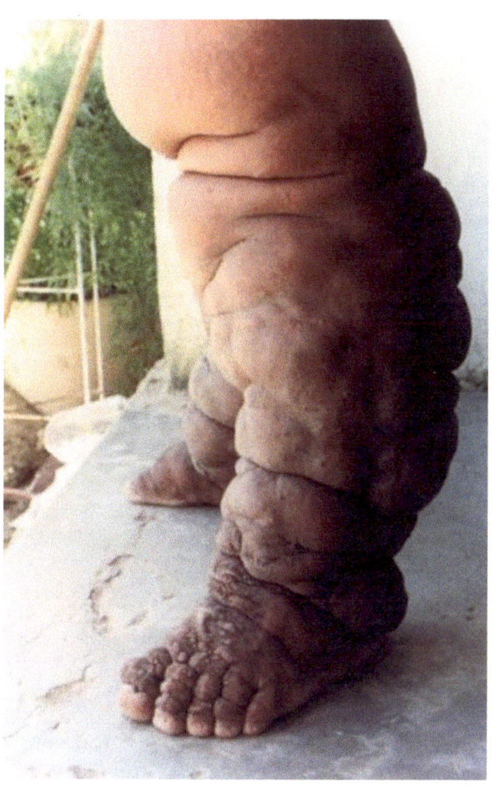

▫ **Abb. 20.4 Lymphödem Stadium III.** Gewebeinduration, Hyperpigmentation, Hyperkeratose, Papillomatose und gelegentlich monströser Formveränderung

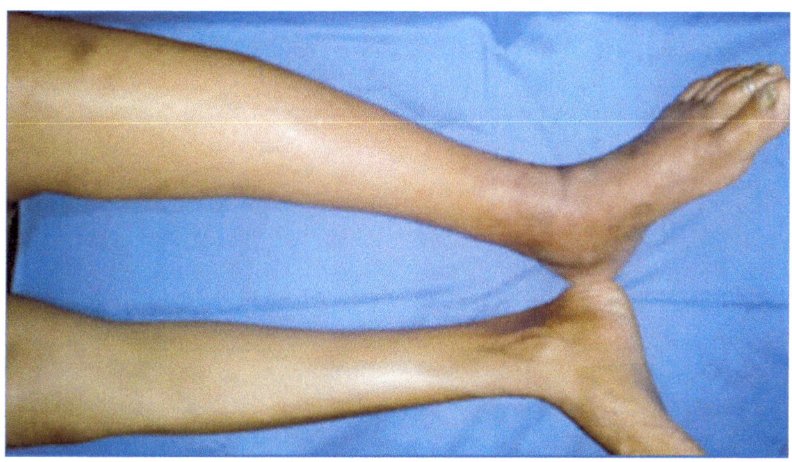

▫ **Abb. 20.3 Dermatolymphangioadenitis**. Am linken Bein distal mit Ödem, Pigmentierung und entzündlichen Veränderungen

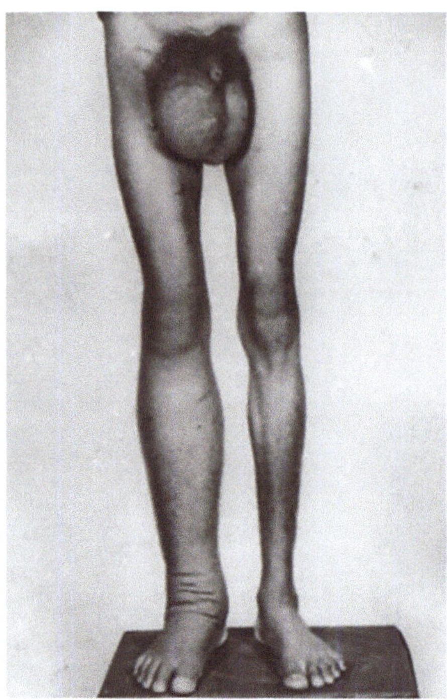
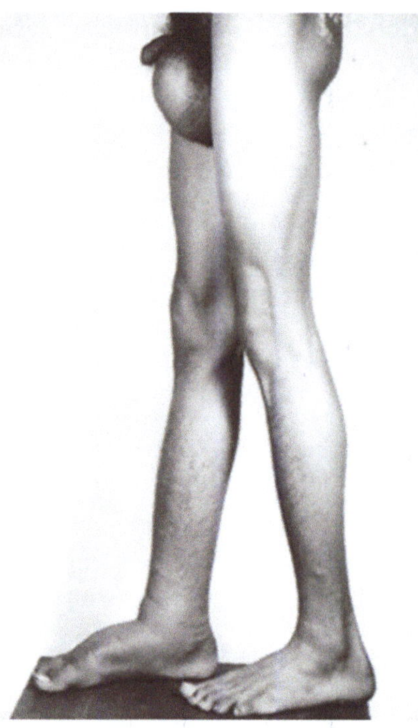

▣ Abb. 20.5 **Lymphödem und Hydrozele.** Leichtes chronisches filariöses Lymphödem der rechten unteren Extremität, das bis oberhalb des Knies reicht. Dieser Patient hat auch eine bilaterale Filariahydrozele

20.4.4 Organisch

20.4.4.1 Hydrozelen und andere genitale Manifestationen

In Regionen, in denen *W. bancrofti* endemisch ist, werden genitale Manifestationen beobachtet. Durch adulte Würmer in den Lymphgefäßen des Samenstrangs kommt es zu dessen tastbarer Verdickung (▣ Abb. 20.6).

Bei Männern sind akute Epididymitis sowie chronische Hydrozelen häufig (▣ Abb. 20.7). Die meist schmerzlosen, uni- oder bilateralen Hydrozelen können einen Durchmesser von 30 cm und mehr erreichen (▣ Abb. 20.8).

Bei Frauen wurden Manifestationen an Ovarien, Mesosalpinx und Vulva beschrieben, diese sind jedoch vergleichsweise selten (Klion 2019a; Sethi et al. 2001).

20.4.4.2 Tropische pulmonale Eosinophilie

Die tropische pulmonale Eosinophilie ist durch einen, insbesondere nachts, ausgeprägten, trockenen Husten sowie Asthma-ähnliche Attacken mit Keuchen und Luftnot gekennzeichnet. Die Erkrankung tritt vor allem in Endemiegebieten auf. Die Symptome werden wahrscheinlich durch eine Hypersensitivitätsreaktionen gegenüber Mikrofilarien in der Lungenstrombahn verursacht (Mullerpattan et al. 2013; Goel und Goel 2016b; Klion 2019b).

20.4.4.3 Chylurie

Eine Nierenaffekte ist selten. Durch Ausscheidung der Lymphe über den Urin (Chylurie) können Hypoproteinämie und Anämie entstehen, der Urin sieht milchig aus. Es kann auch zu Hämaturie und Proteinurie kommen,

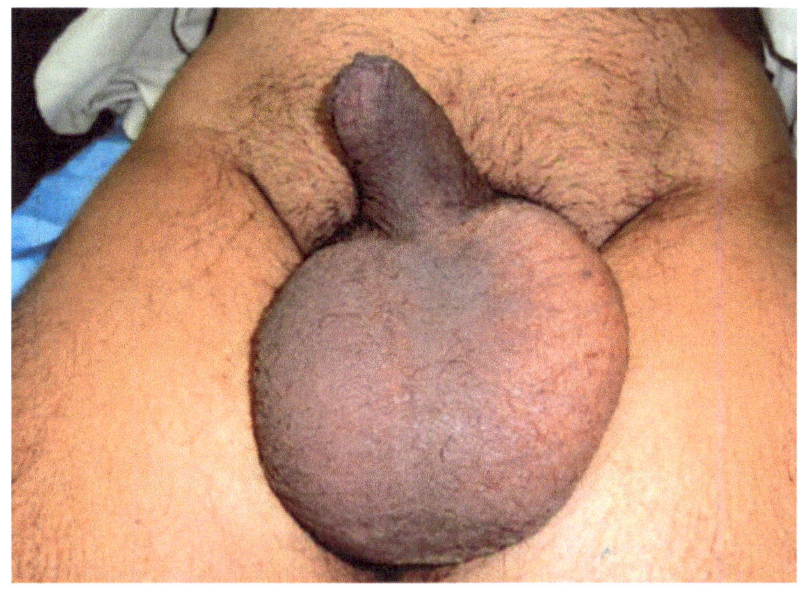

Abb. 20.6 **Bilaterale scrotale Hydrozele.** Die Haut des Skrotums weist leichte elephantiatische Veränderungen auf. (Mit freundlicher Genehmigung von Professor D. Dalela)

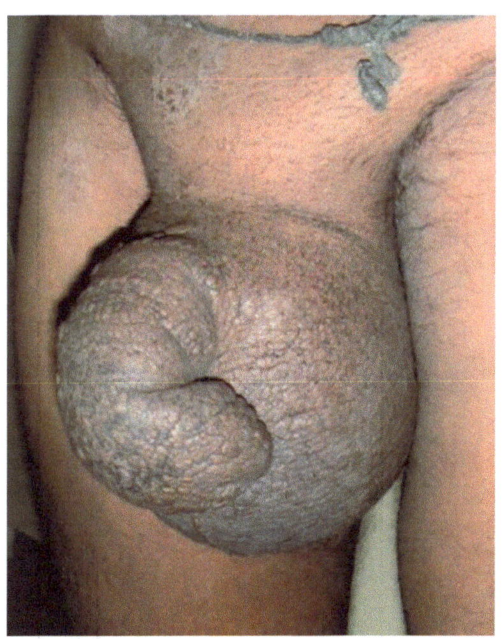

Abb. 20.7 **Im Jahr 2000 waren weltweit 25 Mio. Männer an einer Hydrozele erkrankt.** Hier: Elephantiasis von Hodensack und „Widderhorn-Penis"

die Ätiologie und klinische Bedeutung dieser seltenen Komplikation sind unklar (Klion 2019a; Goel und Goel 2016d).

KeyNote

Unter den geschätzt 120 Mio. Infizierten im Jahr 2000 leiden etwa 25 Mio. Männer an einer Hydrozele und etwa 15 Mio. Menschen an Lymphödemen der Beine (WHO 2020).

20.5 Wie wird der Wurm übertragen, wie überlebt er?

20.5.1 Die Stechmücke als Vektor

Die Lymphatische Filariose wird durch Stechmücken übertragen. Die Gattung variiert nach Region. *W. bancrofti* wird

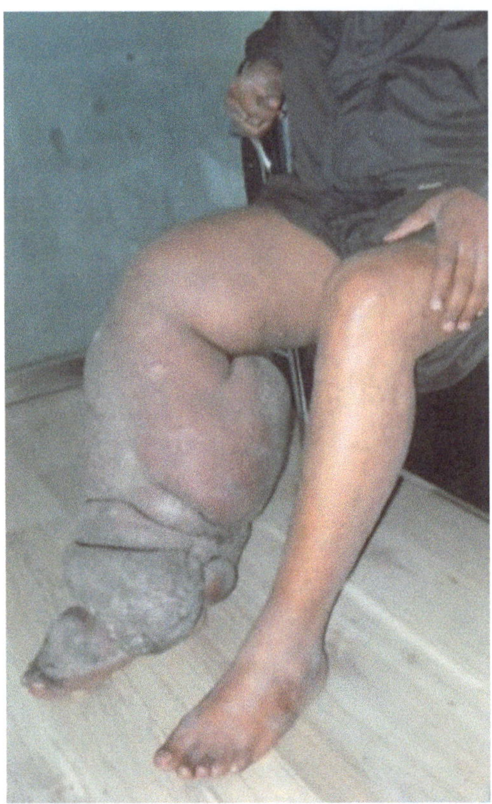

Abb. 20.8 Etwa 15 Mio. Menschen waren im Jahr 2000 an einem Lymphödemen der Beine durch Filarien erkrankt. Hier: Massive chronische Lymphödem-Elephantiasis der rechten unteren Extremität, an der auch der Oberschenkel beteiligt ist. Die Haut der unteren Extremität ist pigmentiert, rau und trocken und weist mehrere tiefe Hautfalten auf. (Mit freundlicher Genehmigung von Dr. RK Mishra von SIPS)

durch Culex, Anopheles, Aedes, Mansonia und Coquillettidia, *Brugia*-Arten meistens durch Mansonia und Aedes verbreitet (CDC 2018).

Das Infektionsrisiko besteht sowohl in städtischen als auch in ländlichen Regionen. Da Stechmücken ineffektive Vektoren sind, geht einer Infektion normalerweise ein relativ langer Aufenthalt in einem Endemiegebiet voraus. Dort wird die Infektion meist schon in der Kindheit erworben (Klion 2019a).

20.5.2 Was geschieht durch den Mückenstich?

Larven des dritten Stadiums (L3) dringen durch den Stich einer infizierten Mücke während der Blutmahlzeit in die menschliche Haut ein und migrieren in lokale Lymphgefäße (Abb. 20.9).

Innerhalb eines Zeitraums von etwa 6–9 Monaten entwickeln sich diese Larven in den Lymphgefäßen zu adulten Würmern:

- Weibchen von *W. bancrofti* erreichen eine Länge von bis zu 100 mm, der männliche Wurm wird etwa 40 mm lang.
- Bei *Brugia*-Arten wird der weibliche Wurm bis zu 55 mm und der männliche Wurm bis zu 23 mm lang (CDC 2018; Klion 2019a).

Die Weibchen produzieren im Laufe ihres Lebens Millionen Mikrofilarien, welche in die Lymphe migrieren und die Blutbahn erreichen.

Während der Blutmahlzeit einer Mücke kommt es zur Ingestion der Mikrofilarien, welche sich in der Mücke wiederum zu Larven des dritten Stadiums entwickeln und weitere Menschen infizieren können (CDC 2018; WHO 2020). Das Zeitintervall zwischen Infektion mit Larven des dritten Stadiums durch einen Mückenstich und nachweisbaren Mikrofilarien im Blut beträgt etwa zwölf Monate (Klion 2019a).

20.5.3 Die nächtliche Periodizität

Im überwiegenden Teil der weltweiten Endemiegebiete zeigen Mikrofilarien eine nächtliche Periodizität, denn sie haben sich dem Tagesrhythmus ihrer Vektoren (Mücke) angepasst. Während sich tagsüber keine Mikrofilarien im peripheren Blut des Menschen nachweisen lassen, ist deren Konzentration zwischen 22 Uhr und 2 Uhr

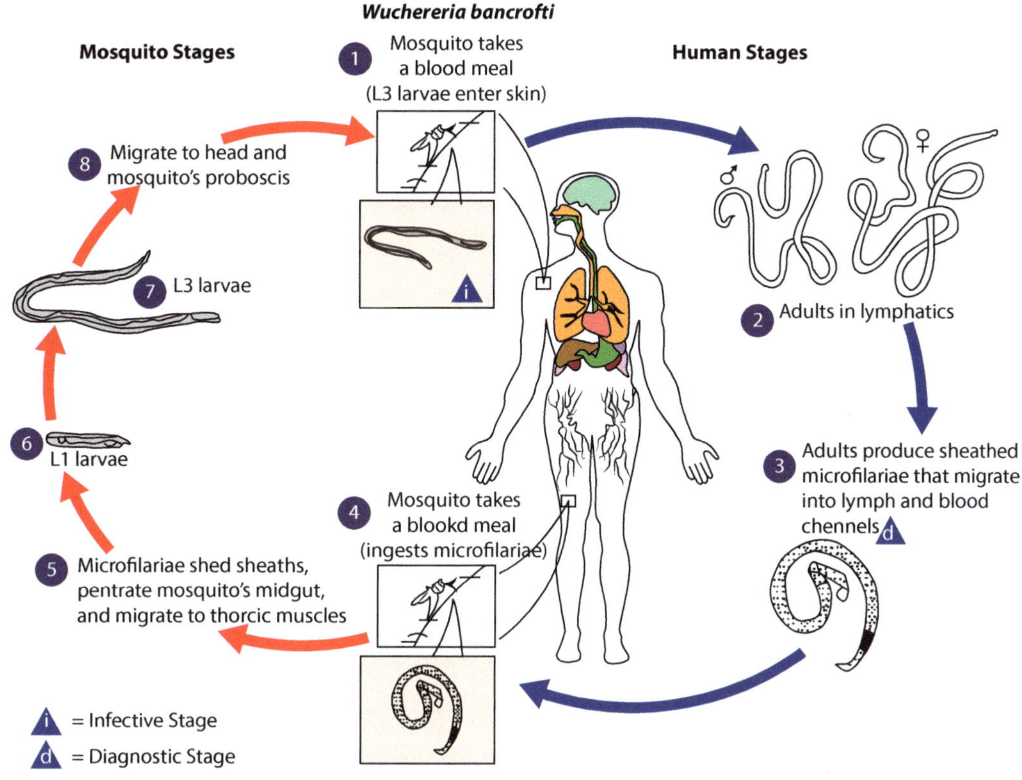

Abb. 20.9 **Lebenszyklus der Wuchereria bancrofti**. Aus: Wuchereria bancrofti: CDC 7 ► https://link.springer.com/chapter/10.1007/978-1-4614-3961-5_7

morgens am höchsten. Es existieren jedoch auch subperiodische *Brugia*-Varianten sowie subperiodische *W. bancrofti* im Südpazifik. Bei diesen sind die Mikrofilarien zu jeder Tageszeit nachweisbar, wobei ihre Anzahl um die Mittagszeit am höchsten ist (Klion 2019a).

20.6 Was ist zur Pathogenese bekannt?

Es wird eine multifaktorielle Pathogenese angenommen. Die Immunantwort des Wirtes spielt eine wesentliche Rolle und scheint abhängig vom Zeitpunkt der ersten Exposition, der Intensität der Exposition, dem Ausmaß der pränatalen Sensibilisierung und weiteren noch nicht genauer charakterisierten Wirts- und Parasitenmerkmalen. Das Risiko für Lymphödeme und das Ausmaß der Mikrofilariämie werden wahrscheinlich ebenfalls genetisch beeinflusst (Klion 2019a).

Paradoxerweise kommt es bei Personen ohne nachweisbare Mikrofilariämie häufig zu schwerwiegenden Symptomen, während Personen mit nachweisbaren zirkulierenden Mikrofilarien häufig asymptomatisch sind (Dissanayake 2001). Im idealen Fall entwickelt sich ein immunologisches Gleichgewicht, in dessen Rahmen das Immunsystem des Wirts den Parasiten in Maßen toleriert (Babu et al. 2014).

20.6.1 Welche Rolle spielen die Entzündungsreaktion, die Immunsuppression und weitere Koinfekte bei der Entwicklung der Lymphödeme?

KeyNote

Lebende adulte Würmer in den Lymphgefäßen können mechanische Schäden hervorrufen, lösen jedoch normalweise keine Entzündungsreaktion aus (Klion 2019a).

Eine hohe Frequenz und Intensität der Immunantwort auf den toten oder sterbenden Wurm scheint die Entwicklung von klinischen Symptomen durch Entzündungsprozesse ebenso zu fördern wie die Menge des durch den Parasiten freigesetzten Antigens in den Lymphgefäßen.

Hinzu kommen sekundäre Infektionen durch Bakterien und Pilze. Die Immunantwort des Wirts gegen das endosymbiontische Bakterium (Gattung *Wolbachia*) des Parasiten trägt zur Entzündungsreaktion und der klinischen Manifestation bei (Taylor et al. 2010; Klion 2019a; Nutman 2013). Zu Beginn der Infektion induzieren die Antigene des Wurms eine Immunreaktionen vom Th2-Typ, die zur Produktion von Zytokinen und zu erhöhten Spiegeln von Immunglobulin IgE und IgG4 führt. Später kommt es zu einer Down-Modulation der Immunantwort mit Unterdrückung der T-Lymphozyten-Proliferation und Beeinträchtigung der Zytokin-Produktion durch Th1- und Th2-Zellen.

Es wird vermutet, dass diese Immunsuppression zur Chronizität der parasitären Erkrankung beiträgt. Besonders ausgeprägt ist diese bei Personen mit nachweisbaren Mikrofilarien (Klion 2019a).

20.7 Wie stelle ich frühzeitig die richtige Diagnose?

Eine Diagnostik sollte bei Personen mit relevanter epidemiologischer Exposition und typischen Symptomen erfolgen. Die Diagnose wird nach Sonografie, Labor und ggf. Lymphszintigrafie gestellt.

20.7.1 Sonografie für Diagnostik und Therapiemonitoring

Bildgebungsmethoden einschließlich Ultraschall und Lymphszintigrafie können zur Detektion adulter Würmer eingesetzt werde (Abb. 20.10).

Lebende Würmer befinden sich typischerweise in steter, aber unregelmäßiger Bewegung („filarial dance sign"), im Ultraschalldoppler können diese von Gefäßen abgegrenzt werden. Die adulten Würmer sind bei Männern meist in den Lymphgefäßen des Hodens lokalisiert, bei Frauen werden sie in Lymphgefäßen verschiedener Regionen einschließlich Leiste, Oberschenkel, Brust, Achseln und Uterus beobachtet (Mand et al. 2003).

Die Sonografie hilft die Wirksamkeit der Therapie zu überwachen (Monitoring).

In der Mammografie können verkalkte (tote) Würmer sichtbar sein. Diese sind nur schwer von einem Malignom abgrenzbar (Klion 2019a) (Abb. 20.11).

20.7.2 Labor

Die endgültige Diagnose kann durch den Nachweis von zirkulierendem Antigen (nur bei *W. bancrofti*), Mikrofilarien oder Filarien-DNA im Blut sowie von adulten Würmern in den Lymphgefäßen gestellt werden (Klion 2019a; Taylor et al. 2010).

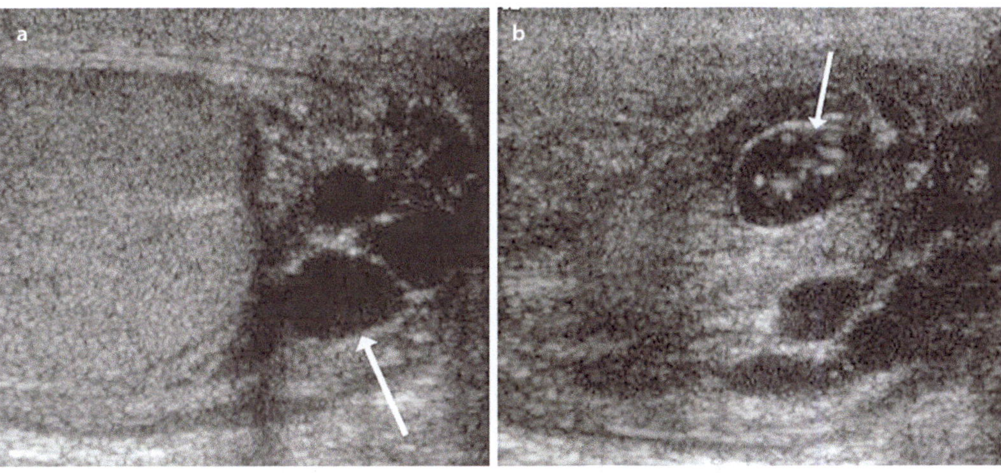

Abb. 20.10 **Ein 17-jähriger Junge stellte sich mit einer Scrotalschwellung vor. a** Transversale US-Aufnahme zeigt multiple echofreie zystenähnliche Strukturen (Pfeil) unterschiedlicher Größe innerhalb des Nebenhodens. **b** Transversale US-Aufnahme zeigt lebende erwachsene Filarienwürmer als lineare röhrenförmige echogene Strukturen innerhalb der Zyste mit wirbelnder Bewegung (Pfeil) innerhalb des Nebenhodens.

20.7.2.1 Antigen-Bestimmung bei *Wuchereria (W.) bancrofti*

Eine spezifische Methode zur Diagnostik einer Infektion mit *W. bancrofti* ist die Bestimmung vom hitzestabilen zirkulierendem Filarienantigen („circulating filarial antigen“, CFA) im Blut. Die Antigene werden durch adulte Würmer freigesetzt und können somit auch bei Personen ohne Mikrofilariämie nachgewiesen werden. Der Test ist somit sensitiver als die Mikroskopie. Bei Loa Loa können sind jedoch falsch positive Ergebnisse möglich.

KeyNote

Der Ausschluss einer Filariose als Ursache einer chronischen Lymphgefäßschädigungen ist durch Antigenuntersuchungen nicht sicher möglich.

Bei Infektion mit *Brugia*-Arten ist der Test ungeeignet (Klion 2019a; Goel und Goel 2016e).

20.7.2.2 Blutausstrich

Bei Personen mit möglicher Exposition gegenüber *Brugia*-Arten sollte ein Blutausstrich erfolgen, da eine Antigenbestimmung hier nicht möglich ist. Auch bei Infektionen mit *W. bancrofti* kann der Blutausstrich angewandt werden.

Cave: Die nächtliche Periodizität

Die Blutentnahme sollte zwischen 22:00 Uhr und 2:00 Uhr morgens erfolgen, da die Konzentration der Mikrofilarien während dieser Zeit am größten ist. Dies gilt nicht für *W. bancrofti*-Mikrofilarien im Südpazifik und einige subperiodische Brugia-Varianten.

Zur Darstellung der Mikrofilarien wird meistens ein „Dicker Tropfen“ mit Giemsa-Färbung angefertigt. Eine höhere Sensitivität kann durch Anreicherungsverfahren erreicht werden.

Die drei Filaria-Arten können mikroskopisch durch ihre morphologischen Merkmale voneinander und von anderen Filarien differenziert werden:

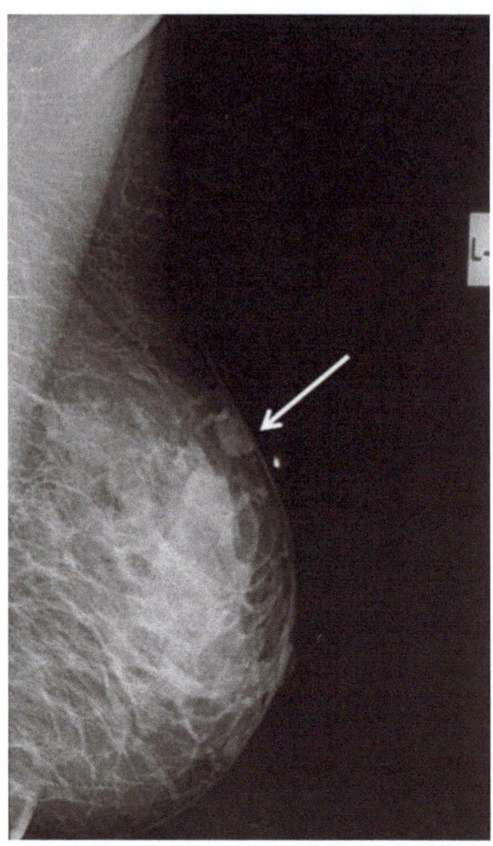

Abb. 20.11 **Mammografie**. Diese Untersuchung (medio-laterale Schrägansicht [MLO], Pfeil) zeigt eine ovale isodense Läsion im oberen äußeren Quadranten der linken Brust

- *W. bancrofti* und beide *Brugia*-Arten haben eine azelluläre Hülle, die sich mit Giemsa anfärbt.
- Bei *B. malayi* liegen Kerne im Schwanzbereich vor, bei *W. bancrofti* nicht (Klion 2019a; Rebollo und Bockarie 2014; CDC 2018; Goel und Goel 2016e).

20.7.2.3 PCR, Antikörper und Eosinophilie

Die Polymerasekettenreaktion wurde bisher bereits in Forschungsprojekten eingesetzt, ist jedoch nicht kommerziell erhältlich. Im Serum können typischerweise erhöhte IgG4-Antikörper gemessen werden. Mit den meisten Antikörpertests ist eine Differenzierung verschiedener Filarien-Arten jedoch nicht möglich, zudem sind Kreuzreaktionen mit Antigenen anderer Helminthen häufig.

> **KeyNote**
>
> Die Antikörper-Bestimmung erlaubt keine Unterscheidung zwischen aktiver und früher abgelaufener Infektion. Negative Ergebnisse sind bei länger zurückliegender Infektion möglich. Daher eignet sich der Antikörper-Test vor allem zum Nachweis von Infektionen bei Reisenden aus nicht endemischen Gebieten sowie zum Ausschluss einer eher kürzlich aufgetretenen Infektion.

Neben erhöhten IgG-Antikörpern lassen sich häufig erhöhte IgE-Antikörper und eine Eosinophilie nachweisen, die eine Zellzahl von 3000/μL überschreiten kann (Klion 2019a; Rebollo und Bockarie 2014).

20.7.3 Lymphszintigrafie

Die Lymphszintigrafie dient zur Beurteilung des Ausmaßes von Lymphschäden. Sie kann lymphatische Anomalien in einem frühen Stadium und vor Manifestation klinischer Symptome nachweisen (Klion 2019a).

20.8 Welche therapeutischen Optionen habe ich?

20.8.1 Diethylcarbamazin

Die Therapie der Wahl ist Diethylcarbamazin (DEC).

DEC wirkt gegen *W. bancrofti* und beide *Brugia*-Arten und tötet neben den Mikrofilarien die Hälfte der adulten Würmer ab, wirkt somit mikrofilarizid und makrofilarizid. Nebenwirkungen wie Schwindel, Übelkeit, Fieber, Kopf- und Gelenkschmerzen sind durch die schnelle Abtötung von Mikrofilarien zu erwarten (CDC 2018; Klion 2018).

Ob bei anhaltend positivem Antigentest nach erfolgter Therapie eine erneute Behandlung erfolgen sollte, ist weiterhin offen (Klion 2019a, Goel und Goel 2016e).

20.8.1.1 Wer sollte die Therapie steuern?

Die Therapie sollte durch Spezialisten für Tropenmedizin unter Berücksichtigung der aktuellen Studienlage erfolgen:

- Die Centers for Disease Control and Prevention (CDC) empfehlen für Erwachsene und Kinder > 18 Monaten mit lymphatischer Filariose DEC als Einmalgabe oder alternativ über 12 Tage (6 mg/kg/Tag), wobei die Einmalgabe in der Regel so effektiv ist wie die 12-tägige Gabe.
- Bei Patienten mit tropischer pulmonaler Eosinophilie sollte die Gabe von DEC (6 mg/kg/Tag) über 14–21 Tage erfolgen (CDC 2018).
- In Studien wurde eine Verbessering der Krankheitssymptome bei leichtem bis mittelschweren Verlauf durch Gabe von Doxycyclin 200 mg/Tag für 4–6 Wochen beobachtet. Daher wird die zusätzliche Gabe des mikrofilarizid und makrofilarizid wirkendem Doxycyclin empfohlen (Klion 2018).

20.8.1.2 Kontraindikation für DEC

Bei Patienten mit gleichzeitig vorliegender Onchozerkose und/oder Loiasis mit hoher Mikrofilariämie ist DEC kontraindiziert, denn es kann bei Onchozerkose zu einer schweren Exazerbation der Haut- und Augenbeteiligung kommen. Die Gabe von DEC bei Loa Loa-Patienten mit hoher Mikrofilariämie kann zu potenziell lebensbedrohlichen Nebenwirkungen wie Enzephalopathie führen.

Eine Onchozerkose und Loiasis mit hoher Mikrofilariämie müssen deshalb vor Einleitung einer Behandlung mit DEC unbedingt ausgeschlossen werden (CDC 2018; Klion 2018).

20.8.2 Ivermectin und Albendazol

Ivermectin und Albendazol können bei lymphatischer Filariose angewendet werden.

- Ivermectin ist microfilarizid, es kann bei gleichzeitiger Onchozerkose eingesetzt werden. Die Substanz ist bei Loa Loa mit hoher Mikrofilariämie kontraindiziert.
- Albendazol wirkt makrofilarizid und kann bei gleichzeitiger Onchozerkose oder Loiasis angewendet werden (CDC 2018).

20.8.3 Prophylaxe von Sekundärinfektionen

Zur Prophylaxe von Sekundärinfektionen ist eine konsequente Hygiene von entscheidender Bedeutung. Die betroffene Haut muss zweimal täglich gewaschen werden, Nagelpflege und das Tragen von Schuhen sind obligat. Kleine Schürfwunden werden lokal mit antibakteriellen Salben behandelt. Rezidivierende Infektionen müssen durch eine Antibiotikaprophylaxe therapiert werden.

Um den Lymphfluss zu fördern, sollte die betroffene Extremität regelmäßig mit KPE behandelt werden (Klion 2018; WHO 2020).

20.8.4 Lymphchirurgische Therapien

Der langfristige Nutzen von rekonstruktiven Operationen mit lymphatisch-venösen Anastomosen ist noch nicht geklärt. Bei Hydrozele kann eine Drainage unmittelbare Linderung bewirken. Es kommt jedoch fast immer zur erneuten Flüssigkeitsansammlung. Die Hydrozelektomie ist ein relativ sicheres und effektives Verfahren, Rezidive sind möglich.

20.8.5 Substitution bei Chylurie

Bei Chylurie mit sekundärem Nährstoffmangel werden fettarme, proteinreiche Diäten mit mittelkettigen Triglyceriden empfohlen (Klion 2018).

20.9 Gibt es eine wirksame Prävention?

Entscheidend ist der Schutz vor Mücken mittels imprägnierter Moskitonetze in Endemiegebieten sowie die Verwendung von Repellentien für Haut und Kleidung (Klion 2018; WHO 2020).

Eine Impfung gibt es bisher nicht.

20.10 Was ist „lymphologisch" wichtig zu wissen?

- Das Risiko für Lymphödeme und das Ausmaß der Mikrofilariämie werden wahrscheinlich genetisch mit beeinflusst. Eine hohe Frequenz und Intensität der Immunantwort auf den toten oder sterbenden Wurm scheint die Entwicklung von klinischen Symptomen durch Entzündungsprozesse ebenso zu fördern wie die Menge des durch den Parasiten freigesetzten Antigens in den Lymphgefäßen. Es wird vermutet, dass die regelhafte infektspezifische Immunsuppression zur Chronizität der Infektion beiträgt.
- Eine Diagnostik sollte bei Personen mit relevanter epidemiologischer Exposition und typischen Symptomen erfolgen. Möglich sind Sonografie, Labor und Lymphszintigrafie.

Akute Symptome sind eine Reaktion auf die sich entwickelnden Larven. Sie können zu folgenden Beschwerden führen

- Adenolymphangitis,
- urtikarielles Exanthem
- Blut-Eosinophilie.

Chronische Verläufe sind bei Reisenden sehr selten, da in der Regel eine ausreichend hohe Wurmlast nicht erreicht wird.
Die meisten in Endemiegebieten lebenden infizierten Personen sind asymptomatisch, akute und chronische klinische Manifestationen kommen ebenfalls vor.
Subklinische Verläufe mit sonografisch nachweisbarer scrotaler Lymphangiektasie und mikroskopischer Hämaturie und/oder Proteinurie sind häufig.

Klinische Entwicklungen der Infektion

- Systemisch: Akute und selbst-limitierende Episoden von Filarienfieber, zumeist unabhängig von Lymphangitis oder Lymphadenopathie
- Lymphologisch:
  - Adenolymphangitis

Die akute Adenolymphangitis geht mit plötzlich auftretendem Fieber und schmerzhafter Lymphadenopathie für meist 4–7 Tage einher und ist wahrscheinlich eine Immunreaktion auf sterbende adulte Würmer. Häufig sind inguinale Lymphknoten und die untere Extremität durch ein Lymphödem betroffen. Rezidive kommen ein- bis viermal pro Jahr vor und häufen sich mit zunehmendem Schweregrad des Lymphödems.

Lymphödem
Durch eine Entzündungsreaktion im Bereich der Leistenlymphgefäße kommt es zu einer uni- oder bilateralen chronischen Schwellung der unteren Extremität. Eine Beteiligung der axillären Lymphknoten mit Ödem der oberen Extremität und – bei Frauen – der Brust ist möglich.

Bakteriell:
Die akute Dermatolymphangioadenitis ist eine erysipelartige Weichgewebeinfektion, die durch eine oberflächliche bakterielle Infektion geschädigter Haut verursacht wird. Sie geht mit ödematösen entzündlichen Plaques und systemischen Symptomen wie Fieber, Schüttelfrost, Myalgie und Kopfschmerzen einher und tritt häufig nach Verletzungen, insbesondere im interdigitalen Bereich auf. Mit zunehmendem Schweregrad des Lymphödems kommt es vermehrt zu Rezidiven.

Organisch:
Hydrozelen und andere genitale Manifestationen
Bei Männern sind akute Epididymitis sowie chronische Hydrozelen häufig.

Bei Frauen wurden Manifestationen an Ovarien, Mesosalpinx und der Vulva beschrieben, diese sind jedoch vergleichsweise selten.

Tropische pulmonale Eosinophilie
Die tropische pulmonale Eosinophilie ist durch einen, insbesondere nachts, ausgeprägten, trockenen Husten sowie Asthma-ähnliche Attacken mit Keuchen und Luftnot gekennzeichnet.

Chylurie
Eine Nierenbeteiligung ist selten. Durch Ausscheidung der Lymphe über den Urin (Chylurie) können Hypoproteinämie und Anämie entstehen, der Urin sieht milchig aus.

Etwa 30–40 % der infizierten Personen in Endemiegebieten leiden an chronischen Beschwerden, wobei Lymphödem und Hydrozele am häufigsten sind.

Im überwiegenden Teil der weltweiten Endemiegebiete zeigen Mikrofilarien eine nächtliche Periodizität, denn sie haben sich dem Tagesrhythmus ihrer Vektoren (Mücke) angepasst.

Die medikamentöse Therapie der Wahl ist Diethylcarbamazin (DEC), es wirkt mikrofilarizid und makrofilarizid. Bei leichtem bis mittelschweren Verlauf ist zusätzliche Gabe des ebenfalls mikrofilarizid und makrofilarizid wirkendem Doxycyclin möglich. Ivermectin und Al-

bendazol können bei lymphatischer Filariose angewendet werden.
Eine Onchozerkose und Loiasis mit hoher Mikrofilariämie müssen vor Einleitung einer Behandlung mit DEC unbedingt ausgeschlossen werden.

- Mit KPE wird der Lymphfluss gefördert. Die betroffene Extremität soll nachts erhöht gelagert werden.
- Der langfristige Nutzen von rekonstruktiven lymphchirurgischer Therapien wie z. B. lymph-venösen Anastomosen (LVA) ist noch nicht abschließend geklärt. Bei Hydrozele kann eine Drainage unmittelbare Linderung bewirken, Rezidive nach Hydrozelektomie sind möglich

Literatur

Babu S, Nutman TB (2014) Immunology of lymphatic filariasis. Parasite Immunol 36(8):338–346. ▶ https://doi.org/10.1111/pim.12081

Centers for Disease Control and Prevention (CDC) (2018) Parasites – lymphatic filariasis. ▶ https://www.cdc.gov/parasites/lymphaticfilariasis/. Published 2018. Zugegriffen: 4. Apr. 2020

Dissanayake S (2001) In Wuchereria bancrofti filariasis, asymptomatic microfilaraemia does not progress to amicrofilaraemic lymphatic disease. Int J Epidemiol 30(2):394–399

Goel TC, Goel A (2016a) Clinical manifestations of filariasis. In: Goel TC, Goel A (Hrsg) Lymphatic filariasis. Springer, Singapore, S 111–117

Goel TC, Goel A (2016b) Filarial fever. In: Goel TC, Goel A (Hrsg) Lymphatic filariasis. Springer, Singapore, S 121–123

Goel TC, Goel A (2016c) Chronic Lymphedema-Elephantiasis. In: Goel TC, Goel A (Hrsg) Lymphatic Filariasis. Springer, Singapore, S 165–168

Goel TC, Goel A (2016d) Chyluria. In: Goel TC, Goel A (Hrsg) Lymphatic filariasis. Springer, Singapore, S 273–297

Goel TC, Goel A (2016e) Investigations. In: Goel TC, Goel A (Hrsg) Lymphatic filariasis. Springer, Singapore, S 65–79

Klion AD (2018) Lymphatic filariasis: Treatment and prevention. UpToDate. ▶ https://www.uptodate.com/contents/lymphatic-filariasis-treatment-and-prevention/. Published 2018. Zugegriffen: 4. Apr. 2020

Klion AD (2019a) Lymphatic filariasis: Epidemiology, clinical manifestations, and diagnosis. UpToDate. ▶ https://www.uptodate.com/contents/lymphatic-filariasis-epidemiology-clinical-manifestations-and-diagnosis/. Published 2019a. Zugegriffen: 4. Apr. 2020

Klion AD (2019b) Tropical pulmonary eosinophilia. UpToDate. ▶ https://www.uptodate.com/contents/tropical-pulmonary-eosinophilia/. Published 2019b. Zugegriffen: 4. Apr. 2020

Mand S, Marfo-Debrekyei Y, Dittrich M, Fischer K, Adjei O, Hoerauf A (2003) Animated documentation of the filaria dance sign (FDS) in bancroftian filariasis. Filaria J 2(1):3

McNulty SN, Mitreva M, Weil GJ, Fischer PU (2013) Inter and intra-specific diversity of parasites that cause lymphatic filariasis. Infect Genet Evol 14(1):137–146. ▶ https://doi.org/10.1016/j.meegid.2012.11.002

Mullerpattan JB, Udwadia ZF, Udwadia FE (2013) Tropical pulmonary eosinophilia-A review. Indian J Med Res 138(3):295

Murray CJ, Vos T, Lozano R, Naghavi M, Flaxman AD, Michaud C et al (2012) Disability-adjusted life years (DALYs) for 291 diseases and injuries in 21 regions, 1990–2010: a systematic analysis for the Global Burden of Disease Study 2010. Lancet 380:2197–2223

Nutman TB (2013) Insights into the pathogenesis of disease in human lymphatic filariasis. Lymphat Res Biol 11(3):144–148

Panda DK, Mohapatra DP (2018) Dermato-lymphangitis in filariasis resembles infected chronic venous insufficiency: two case reports and review of literature. J Clin Diagn Res Sep 2018 (9):PE01–PE04. ▶ https://doi.org/10.7860/JCDR/2018/37460.12046

Rebollo MP, Bockarie MJ (2014) Shrinking the lymphatic filariasis map: Update on diagnostic tools for mapping and transmission monitoring. Parasitology 141(14):1912–1917. ▶ https://doi.org/10.1017/S0031182014001231

Sethi S, Misra K, Singh UR, Kumar D (2001) Lymphatic filariasis of the ovary and mesosalpinx. J Obstet Gynaecol Res 27(5):285–292

Taylor MJ, Hoerauf A, Bockarie M (2010) Lymphatic filariasis and onchocerciasis. Lancet 376(9747):1175–1185. ▶ https://doi.org/10.1016/S0140

Ton TGN, Mackenzie C, Molyneux DH (2015) The burden of mental health in lymphatic filariasis. Infect Dis Poverty 4(1). ▶ https://doi.org/10.1186/s40249-015-0068-7

World Health Organization (WHO) (2020) Facts sheets – Lymphatic filariasis. ▶ https://www.who.int/news-room/fact-sheets/detail/lymphatic-filariasis. Published 2020. Zugegriffen: 4. Apr. 2020

Lipohyperplasia dolorosa vulgo „Lipödem"

Inhaltsverzeichnis

Lipohyperplasia dolorosa

Manuel E. Cornely

Inhaltsverzeichnis

M. E. Cornely et al. (Hrsg.), *Angewandte Lymphologie*,
https://doi.org/10.1007/978-3-662-61452-5_21

Editor's Tip

„Work in progress" umschreibt am besten die bemerkenswerten Erkenntnisse der letzte Jahre zur Lipohyperplasia dolorosa, gemeinhin auch immer noch „Lipödem" genannt.

- Die seit 1940 bekannte Erkrankung „Lipedema of the legs" wird zunehmend besser verstanden. Im Fokus der Erforschung stehen zurzeit zytologische, immunologische, inflammatorische, hormonelle und genetische Aspekte des Krankheitsbilds ebenso wie die Untersuchung der Ödematisierung des Fettgewebes, besser: seines Interstitiums. Das noch von den Erstbeschreibern protokollierte orthostatische Ödem des „Lipödem" entsteht nicht an den Armen und nicht zwingend an den Beinen. Diese Art „Ödem" verliert bei der Fettverteilungsstörung der Frauen an Armen und Beine – anders als das Phänomen Schmerz – seine pathophysiologische Bedeutung. Die Schmerzhaftigkeit jedoch ist in ihrer weiten klinischen Ausprägung obligat für die korrekte Diagnose. „Lipödem tut weh". Die Ursache des Schmerz ist sicher nicht psychosomatisch, sondern somatisch, am ehesten nozizeptiv/mechanozeptiv. Hierzu gibt es erste Messungen zur Objektivierung: Veränderungen des Vibrationsvermögens sind auffällig.
  Diese und weitere wissenschaftliche Erkenntnisse sind „work in progress", sie werden zu einem Renaming der Erkrankung führen. Ein proper name ist „Lipohyperplasia dolorosa" (LiDo), denn bei Lipohyperplasia dolorosa ist die Volumenzunahme durch hyperplastische Adipozyten genetisch fixiert, die Schmerz-Sensation im Verlauf dynamisch zunehmend, also progredient.

Eine LiDo muss von anderen symmetrischen, schmerzlosen Fettverteilungsstörungen – insbesondere von der koinzidenten Adipositas an Armen und Beinen – prima vista und nach palpatorischer Untersuchung unterschieden werden. Adipositas ist bei LiDo nicht komorbid, aber häufig koinzident. Körperliche Aktivität und Ernährungsumstellung können zwar das Übergewicht reduzieren, nicht aber die ausschließlich LiDo bedingte disproportionale Fettgewebsvermehrung an den Extremitäten beseitigen. Bei mit Adipositas koinzidenten LiDo Patientinnen gibt es keinen Effekt der Magenchirurgie auf die obligate Schmerzhaftigkeit der LiDo.

- Die Lipohyperplasia dolorosa ist kein Ödem, kein Lymphödem und keine Adipositas.

Bis auf einen verschwindend kleinen Anteil von Männern leiden nur Frauen an dieser lymphologischen Erkrankung, die zwei Hauptmerkmale – Fettverteilungsstörung an den Extremitäten und Schmerz – hat. Regelhaft besteht der mitunter dramatische Leidensweg der Patientinnen, seine Ausprägung und Gewichtung ist unterschiedlich, das Unverständnis der nicht von LiDo Betroffenen ist die Regel. Deshalb sollten Sie als Lymphologe bitte beherzigen:

- Hören Sie Ihrer Patientin aufmerksam und umfänglich zu, lauschen Sie zwischen den Zeilen. Ihre Patientin ist in der Lebensqualität schwerer betroffen als klinisch evident sein mag. Nicht selten gilt für diese Patientinnen immer noch das Zitat von Allen und Hines: „It ruined her life".

Für die mit einfachen Mitteln leicht und eindrucksvoll zu stellende klinische Diagnose der Lipohyperplasia dolorosa gibt es sowohl konservative als auch operative Behandlungsmöglichkeiten.

- Ein seit 1997 etabliertes Verfahren ist die chirurgische Behandlung durch die Lymphologische Liposculptur™. Diese Methode kann das Desaster wirkungsvoll beenden.

21.1 Was wird zur Epidemiologie vermutet?

Die Lipohyperplasia dolorosa (LiDo) tritt nur und ausschließlich an den Extremitäten der betroffenen Frauen auf.

Die Prävalenz der Erkrankung ist unklar. Angaben schwanken je nach Bezugsquelle zwischen 10 % und 19 % der weiblichen Bevölkerung (Herpertz 1995; Marshall und Schwahn-Schreiber 2011; Herbst et al. 2015; Herbst et al. 2021; Amato et al. 2022). Dies entspräche in Deutschland einer Zahl zwischen vier und acht Millionen Frauen, die von der Erkrankung betroffen sein könnten.

80 % bis 90 % der Patientinnen sind an allen vier Extremitäten erkrankt (Cornely 2010; Herbst 2012).

21.1.1 Welche Erkenntnis gibt es zur Genetik oder gar zu epigenetischen Prozessen?

LiDo-Patientinnen haben sehr häufig eine positive Familienanamnese (■ Abb. 21.1). In bis zu 66 % der Fälle wird eine autosomal dominante Vererbung oder besser Prädisposition mit Einschränkung auf das weibliche Geschlecht vermutet (Child et al. 2010).

Es wird angenommen, dass die LiDo in den meisten Fällen erblich bedingt ist. Eine positive Familienanamnese wurde bei bis zu 64 % der Frauen festgestellt, so dass eine genetische Ätiologie stark vermutet wird (Paolacci et al. 2019). Es wird ein autosomal-dominanter Erbgang mit unvollständiger Penetranz und Geschlechtsrestriktion angenommen (Paolacci et al. 2019). Eine X-chromosomale Vererbung wurde ausgeschlossen. (Child et al. 2010). Andererseits zeigte die Sequenzierung des gesamten Exoms von LiDo-Familien eine genetische Heterogenität. (Maltese et al. 2019). Die Konzentrationen des Plättchen-Faktors 4 in den Exosomen des zirkulierenden Blutplasmas waren bei Patienten mit LiDo erhöht, was die derzeitige Annahme stützt, dass zumindest einige der dieser Krankheit zugrundeliegenden Merkmale auch das Ergebnis von Lymphdefekten sind (Ma et al. 2020). Das Risiko, eine LiDo zu entwickeln, steigt um das 5,92-fache, wenn ein IL-6-Polymorphismus (re1800795) vorhanden ist (Di Renzo et al. 2020). Eine genomweite Assoziationsstudie (GWAS) ergab genetische Loci, die mit dem Phänotyp der LiDo in Verbindung gebracht werden können (Grigoriadis et al. 2022). Die drei wichtigsten LiDo-assoziierten Einzelnukleotid-Polymorphismen (SNPs; rs1409440, rs7994616 und rs11616618) befinden sich in einem Block mit Kopplungsungleichgewicht (LD) auf Chromosom 13. Alle drei SNPs befinden sich in einer LHFLP6-Interaktionsregion. LiDo-Patientinnen, die die Varianten stromaufwärts von LHFPL6 trugen, berichteten mit signifikant höherer Wahrscheinlichkeit von einem direkten Verwandten mütterlicherseits (Mutter, Tochter, Schwester) mit LiDo-Symptomen, was den mutmaßlichen Beitrag dieses Locus stromaufwärts von LHFPL6 zum genetischen Aspekt der Krankheit unterstreicht. (aus: Brenner 2023)

Es ist zu erwarten, dass die weitere Forschung auch epigenetische, genregulierende Prozesse aufdecken wird.

21.2 Misnomer: „Lipödem"

21.2.1 Historisches

„The basic difficulty in lipedema is the deposition of an unusual amount of fat beneath the skin" (Allen und Hines 1940).

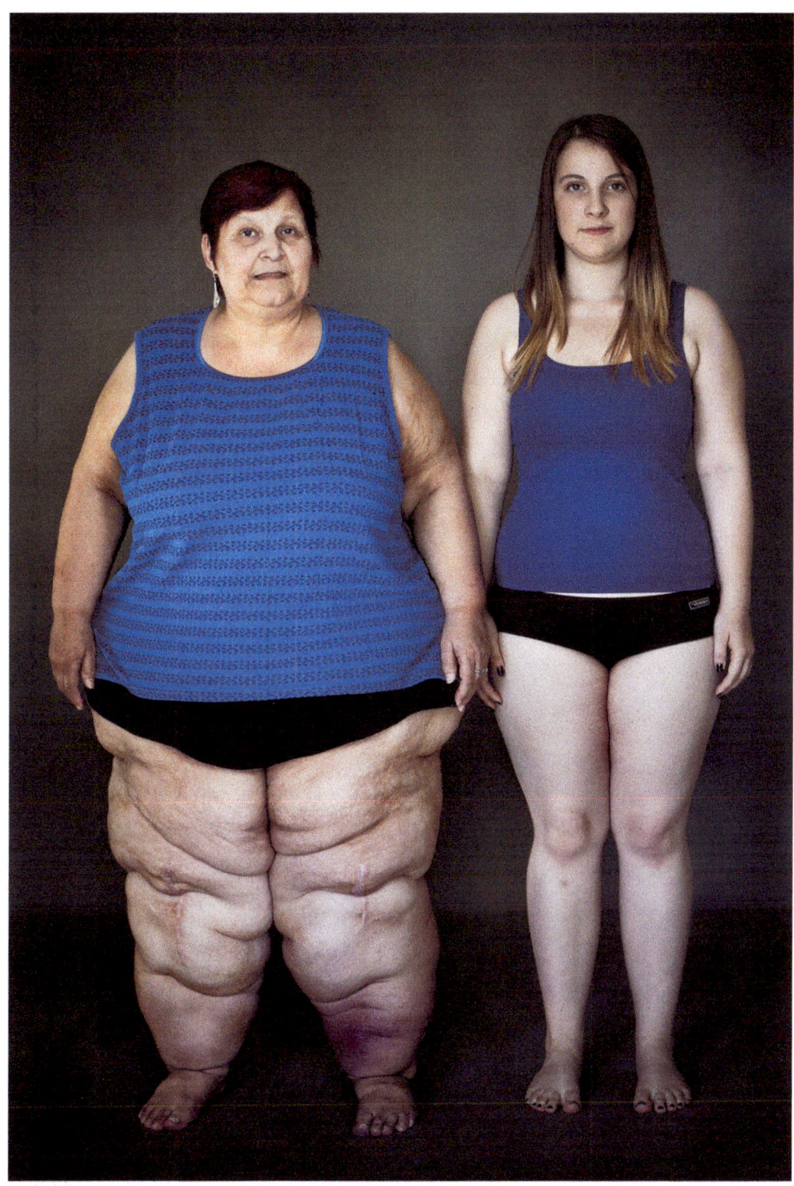

Abb. 21.1 **Großmutter und Enkelin** © Corinna Hansen-Krewer

Edgar Van Nuys Allen (*22. Juni 1900; † 14. Juni 1961) war ein amerikanischer Arzt, der aus Cozad, Nebraska, stammte. Er begann seine Karriere an der Mayo-Klinik im Jahr 1930.

Edgar Allen war ein Spezialist für kardiovaskuläre Medizin und besonders bekannt für seine Forschungen zu peripheren Gefäßerkrankungen. Nach ihm ist der gleichnamige „Allen-Test" benannt, ein Verfahren zur Bestimmung der Blutversorgung der Hand. Er führte umfangreiche Forschungen und die Entwicklung von Dicumarol, einem Antikoagulans, das aus Cumarin hergestellt wird, durch.

Er war Autor des Standardlehrbuchs der Gefäßmedizin, „Peripheral Vascular Diseases", das erstmals 1946 veröffentlicht wurde., Von 1935 bis 1949 war er Mitglied des Editorial Board des American Heart Journal und von 1954 bis 1960 Mitherausgeber von „Circulation".

Im Jahr 1940 veröffentlichten Dr. Allen gemeinsam Dr. Hines die erste Beschreibung der Krankheit Lipödem.

Edgar Alphonso Hines, Jr, (* 9. November 1905; †13.Sept.1978) Amerikanischer Arzt, stammt aus Seneca, Oconee County, South Carolina. Er begann seine Karriere an der Mayo-Klinik.

Auf ihn gehen folgende Eponyme zurück:

»Hines-und Brown-Test (1936), auch Cold-Pressure-Test genannt (Klinische Prüfung der Kreislaufregulation durch Blutdruckkontrollen während und nach dem Eintauchen einer Hand in Eiswasser),

»Hines-Bannick-Syndrom (1934) (rezidivierende Hypothermie in Verbindung mit beeinträchtigendem Schwitzen) und das

»Allen–Hines–Syndrom (1940) zurück.

Die Erstbeschreiber des „Lipödems" erkannten, dass den Patientinnen eine disproportionierte Fettverteilungsstörung an den Beinen, eine Gefäßfragilität und eine orthostatische Ödemneigung gemein war. „The term ‚Lipedema' is one which has been coined by two of us (E.V.A. and E.A.H. [Allen &Hines]) to describe large legs due to the subcutaneous deposition of fat in the buttocks and lower extremities and the accumulation of fluid in the legs." (Wold et al. 1951)

Die Begriffe Lipödem, Lymphödem, Fettleibigkeit, Lipohypertrophie und neuerdings Loose connective tissue disease (LCT) (Herbst, Kahn et al. 2021) konkurrieren im Verständnis dieser Formveränderung der Extremitäten.

Schon die variantenreichen Benennungen des Krankheitsbilds „Lipödem" zeigen, auf welches mangelnde Verständnis die Erkrankung, die erstmals im März 1940 von Allen und Hines in einem Staff Meeting der Mayo Clinic in Minnesota in der Sektion „Vascular Clinics.X. *LIPEDEMA OF THE LEGS: A SYNDROME CHARACTERIZED BY FAT LEGS AND ORTHOSTATIC EDEMA*" vorgestellt wurde, noch heute trifft. Eine nach der Erstbeschreibung bis heute folgende Kakophonie zu dieser Entität hat übrigens Tradition. So wehrt sich schon Wold gegen nomenklatorische Verwirrung, welche durch Begriffe wie „oedeme hystérique" und „pseudo-edema" (Lyon 1910), „Lipodystrophie" oder „Steatopygie" gestiftet würden (Wold et al. 1951). Die Allen und Hines nachfolgenden Generationen haben viele weitere, teils sehr unterschiedliche sinnverwandte Ausdrücke für das gemeinsame Auftreten der Symptome

- Fettverteilungsstörung an den Extremitäten,
- Schmerz und
- Ödemneigung

favorisiert. Die Vielzahl der Synonyme illustriert die bis heute fortwährende Unsicherheit in Diagnose, Diagnostik und Therapie, welche sicher auch dem Mangel an wissenschaftlicher Erforschung der Erkrankung geschuldet ist (Brenner 2005).

Neben

- das dicke Bein der gesunden Frau

wird auch von

- Fettbein,
- Fettödem,
- Lipidose,
- Lipödemsyndrom,
- Lipohypertrophie,
- Lipomatosis dolorosa der Beine,
- Reithosenfettsucht,
- Säulenbein,
- schmerzhaftem Lipödemsyndrom
- Lipalgie,
- schmerzhaftes Säulenbein,
- Sülzbein,
- zonaler Adipositas,
- Pommerschem Landbein,
- Sauerkrautstampfer

gesprochen.

Allen-Hines-Syndrom Egyptian Column, stove–pipe–legs oder Two–Body–Syndrome runden die babylonische Verwirrung der deskriptiven Nomenklatur auch international ab.

21.3 The proper name: „Lipohyperplasia dolorosa "

Die

- genetisch disponierte,
- mit Diät und Sport nicht positiv beeinflussbare,
- an Armen und Beinen disproportional zum Körper ausgebildete,
- symmetrische,
- zu Sugillationen neigende,
- druckschmerzhafte,
- Füße und Hände nicht betreffende,
- nur bei Frauen, weil – offensichtlich Östrogeninduziert – auftretende
- Fettgewebeverteilungsstörung

ist umfassend mit dem Begriff „Lipohyperplasia dolorosa" (LiDo) charakterisiert und kann gegen ihre Differenzialdiagnosen abgegrenzt werden (Cornely 2005).

KeyNote

Warum statt „Lipödem" nun „Lipohyperplasia dolorosa" (LiDo)?
Die Bezeichnung LiDo berücksichtigt ausdrücklich, dass keine Ausbildung eines formverändernden Ödems bei dieser Fettverteilungsstörung vorliegt, wohl aber eine die Extremitäten in ihrer Form verändernde, druckschmerzhafte Hyperplasie der Adipozyten – mit oder ohne zusätzliche Hypertrophie des Adeps. So ist das Krankheitsbild auch zytologisch korrekt beschrieben.

21.3.1 Adipozytären Hyperplasie der LiDo

Eine die Form der Extremitäten verändernde, normvolumig kleine, univakuoläre Fettzelle („Lipödemzelle") ist pathognomonisch für LiDo („Lipödem"). Sie tritt bei Adipositas nicht auf. Die Hyperplasie dieser Adipozyten ist für das „Lipödem" charakteristisch, die Hypertrophie jedoch nicht (Abb. 21.2a). Die ursprüngliche Form der hyperplastischen Zellen kann sich ändern, da auch diese Zellen („Lipödemzellen") alimentär hypertrophieren können. Dieser alimentäre Volumenzuwachs ist reversibel bis zum ursprünglichen isoplastischen Volumen, welches nicht weiter verringert werden.

Zur LiDo kann sich zusätzlich auch noch eine koinzidente Hypertrophie anderer Adipozyten („Adipositaszellen") gesellen.

Umgekehrt gedacht: Die Hypertrophie der Adipozyten ist bei der Adipositas, aber auch bei der asymptomatischen Veränderung der geformten Körperlinie, der Silhouette, (Herpertz 2021) charakteristisch, nicht aber die Hyperplasie; natürlich kann sich eine hypertrophe Erkrankung auch mit einer Lipohyperplasia dolorosa vergesellschaften.

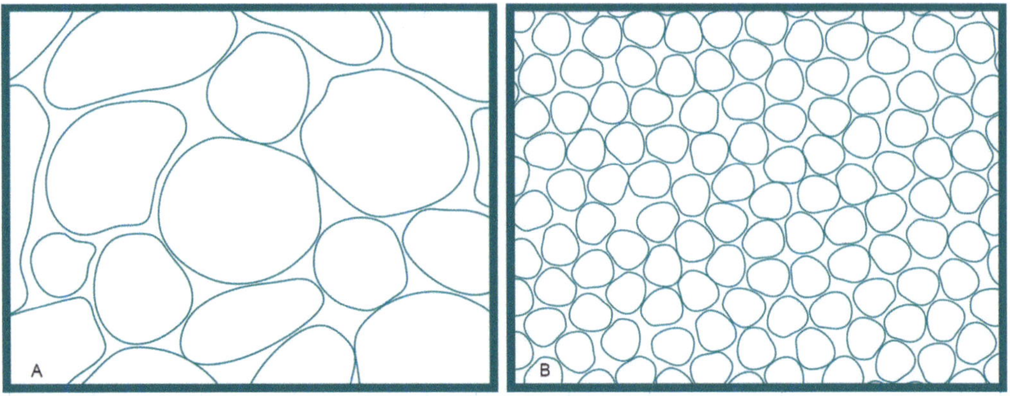

Abb. 21.2a **Der bedeutende Unterschied zwischen Lipohypertrophie und Lipohyperplasie. A** Hypertrophe Adipozyten. Univakuoläre, ggf. unterschiedlich große Zellen, die ihr Volumen ändern können. Eine **Veränderung des Volumens** ist der Zunahme der gespeicherten Fettmenge in der einzelnen Zelle geschuldet. **B** Hyperplastische Adipozyten. Initiale Lipohyperplasie bei Lipohyperplasia dolorosa (LiDo): Monomorphes Gewebe, dessen Volumen von gleichbleibend kleinen Adipozyten geprägt ist. Adipozytäre Hyperplasie durch **Erhöhung der Zellzahl.** Das initiale Zellvolumen kann nicht hypo-, wohl aber reversibel hypertrophiert werden

21.3.2 Zur Druckschmerzhaftigkeit der LiDo

Die Schmerzhaftigkeit ist obligat für die Diagnosestellung.

Diese Fettverteilungsstörung geht schon bei sanfter Palpation mit moderater bis erheblicher Empfindlichkeit einher. Da dieses Symptom am akkumulierten Gesäß– oder Bauchfett nicht ausgelöst werden kann, ist die historische Beschreibung des „Lipödems am Gesäß und Bauch“ in der heutigen Lesart nicht mehr zu halten (Cornely 2000). Auch schon Wold verweist darauf, dass die Schmerzhaftigkeit nur an den Beinen, nicht an anderen Regionen oder am Körperstamm selbst ausgelöst werden kann: „and rather marked tenderness of the legs; the last can be easily demonstrated by digital pressure.“ (Wold et al.1951).

21.3.3 Ödem bei LiDo

Es gibt kein pathognomonisch relevantes, formveränderndes (Lymph)-Ödem bei LiDo.

Das passagere, ggf. formverändernde orthostatische Ödem, welches Allen und Hines beschrieben, ist pathognomonisch irrelevant, weil reversibel, nicht bei allen Patientinnen und nicht in allen Stadien regelhaft nachzuweisen. Es tritt natürlich niemals an den Armen auf.

„The enlargement of the limbs is accentuated by orthostatic activity, particularly in warm weather, and although rest in bed may cause some decrease in size of the limbs, owing to removal of fluid, even prolonged rest in bed will not cause the limbs to become normal in size.“ (Wold et al. 1951). Strößenreuther bestätigte beim „Lipödem“ einen in der Orthostase verzögerten und verminderten veno-arteriellen Reflex (VAR). Die Störung des VAR begünstigt orthostatische Ödeme, sie lässt sich unter einer Kompressionsbandage signifikant verbessern (Strößenreuther 2001). Orthostatische Flüssigkeitseinlagerungen mögen im Laufe des Tages bei der Patientin hinzutreten und sich durch Lagern oder Bandagieren wieder auflösen: Die zugrunde liegende Fettverteilungsstörung der

Lipohyperplasia dolorosa wird dadurch nicht beeinflusst.

KeyNote

Bei Lipohyperplasia dolorosa entsteht kein dellbares, gelegentlich zur Fibrose neigendes Ödem, wie es in den Stadien des Lymphödems üblich oder bei anderen Ödemerkrankungen möglich ist.

Ein Fokus der wissenschaftlichen Forschung zur LiDo wird auf der Ödemfähigkeit, der Ödematisierung des Interstitiums, liegen. Der Bindung von Flüssigkeit in Sol– und Gelform durch die Proteoglykanen (◘ Abb. 21.3), die Beeinflussung der Adipozyten selbst und des diese Zellen umgebenden Gewebes durch dieses Fluid sind nicht aufgedeckt. Hierzu wurden seit Unna unterschiedliche wissenschaftliche Überlegungen diskutiert und Konzepte entwickelt (Unna 1896; Ryan und Curri 1989; Ryan 1995; Brenner 2005, 2009).

KeyNote

Diese Bindung von Fluid im Interstitium ist klinisch bei LiDo nicht als formveränderndes Ödem zu erkennen.

Erich Benner zu: „Konzept der Ödematisierung des Gewebes, hier bei LiDo"

» „Ich weiß, dass es kompliziert klingt. Wir haben da erst einmal das Hyaluronan, von der es kurze und lange und sehr lange gibt. Hyaluronane sind Glykosaminoglykane aus hunderten bis hundert–tausenden Disaccharid-Einheiten. Ein solcher Hyaluronan-Kiel besitzt hunderte Proteinzentralfilamente, die wie bei einem Flaschenputzer gebunden sind. An jedem dieser Proteinzentralfilamente wiederum sind andere Glykosaminoglykane gebunden (i. d. R. Keratansulfat, Chondroitinsulfat, Dermatansulfat oder Heparansulfat), etwa 50 Keratansulfate und 100 Chondroitinsulfate pro Proteinzentralfilament; wieder sieht es wie ein Flaschenputzer aus. Das so entstandene Molekül nennt man dann Proteoglykan.
Und nun wird es noch größer: Ein (zusätzliches) Hyaluronan kann nun mehrere Proteoglykane zu einem noch größeren Makromolekül, also einem „Makro-Proteoglykan" zusammenfassen.
Man kann sich die Glykosaminoglykane und Proteoglykane als Schwamm vorstellen. Den Schwamm wässert man und dann hält er bis zu einer Obergrenze Wasser fest. Irgendwann ist eine Obergrenze erreicht.

- Schwamm mit großen Poren —> wenig Wasser,
- Schwamm mit kleinen Poren —> viel Wasser,
- kein Wasser verfügbar —> trockener Schwamm,
- etwas Wasser vorhanden —> alles Wasser wird aufgesaugt (aber der Schwamm könnte noch mehr aufsaugen),
- sehr viel Wasser —> Schwamm ist voll, Wasser bleibt aber übrig.

» Durch ihren hohen Disaccharid-Gehalt können die Proteoglykane viel Wasser binden, in Abhängigkeit von den zugrunde liegenden Glykosaminoglykanen zwischen 800 und 1600 g H_2O/g" (◘ Abb. 21.2c).

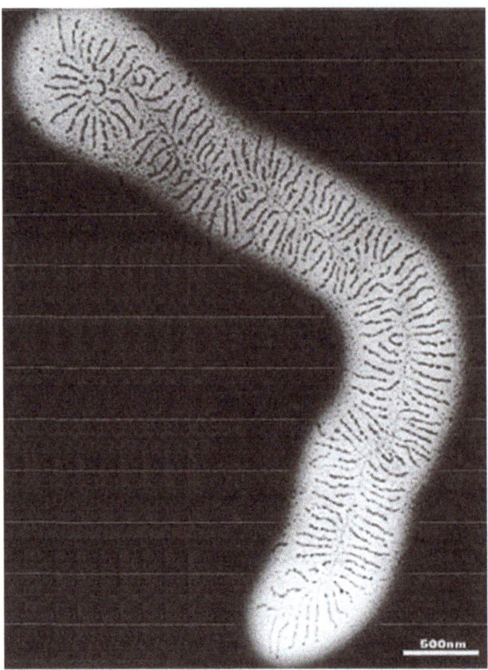

Abb. 21.2b Hyaluronan-Kiel und die Proteinzentralfilamente. Man erkennt den Hyaluronan – Kiel und die Proteinzentralfilamente, die Glykosaminoglykane (50 Keratansulfate, Chondroitinsulfat, Dermatansulfat oder Heparansulfat) sind nicht sichtbar. Der „weiße Raum" ist der Bereich, in dem Wasser eingelagert werden kann, wenn es denn vorhanden ist

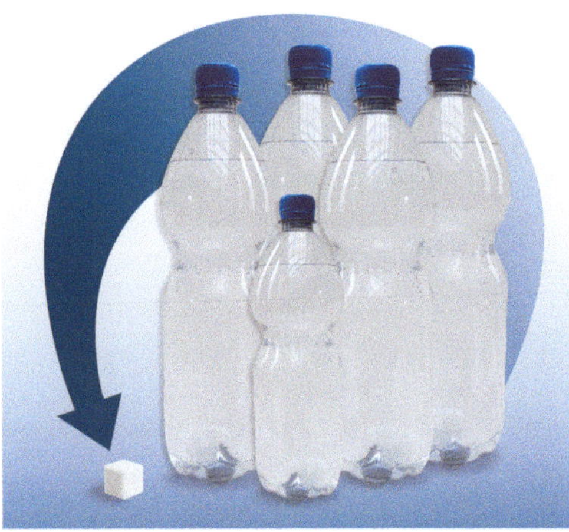

Abb. 21.2c Wieviel Wasser kann gebunden werden? In 1 Gramm Proteoglykan können bis zu 1,6 Liter Fluid gebunden werden. Hier am Zuckerwürfelmodell: Der Zuckerwürfel (3g) würde bis zu 4,8 Liter Wasser fassen können

21.3.4 Sind bei LiDo auch die Arme betroffen?

Ja. Allen und Hines übersahen, dass bis zu 90 % der erkrankten Patientinnen an den Armen in der gleichen Weise betroffen sind. (Cornely 2002b; Herbst 2012) (Abb. 21.3)

Abb. 21.2b Die Stadien der Arme bei LiDo

KeyNote

- Die Berücksichtigung der pathophysiologischen Veränderungen im Fettgewebe betroffener Patientinnen führt zur korrekten Bezeichnung: Lipohyperplasia dolorosa. (Cornely 2005).
- Der historische Begriff „Lipödem" sollte als Misnomer, als unzutreffende Bezeichnung, verstanden werden.

KeyNote

Lipohyperplasia dolorosa

- Beginn mit Pubertät, Schwangerschaft oder Menopause
- disproportionale Fettgewebevermehrung (Extremitäten/Stamm)
- Kragen-oder Muffbildung im Bereich der Gelenkregionen
- Hände und Füße nicht betroffen
- Schwere-und Spannungsgefühl in den betroffenen Extremitäten
- Schmerzhaftigkeit bei Palpation oder spontan – im Tagesverlauf zunehmend
- ggf. orthostatische Ödeme
- Hämatomneigung
- Kaposi-Stemmer -Zeichen negativ

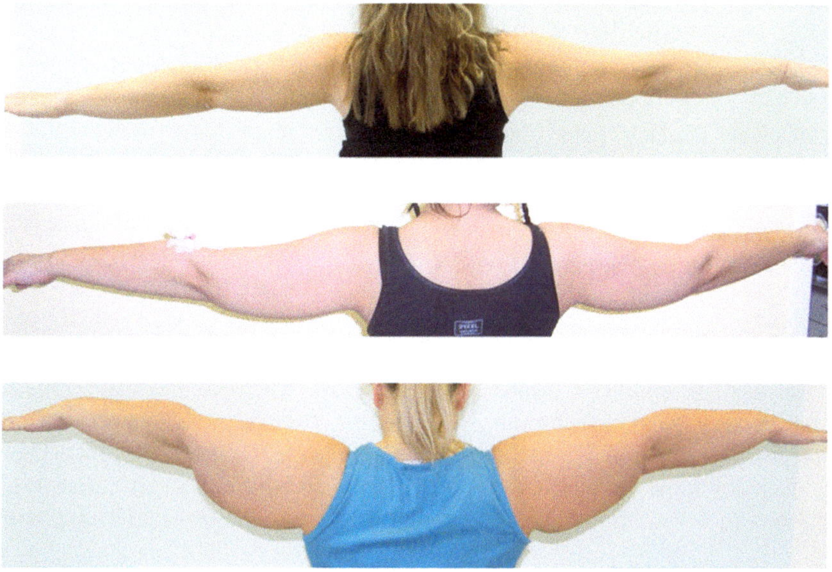

Abb. 21.3 Die Stadien der Arme bei LiDo

21.4 Was ist weiterhin zur Pathophysiologie der Lipohyperplasia dolorosa heute bekannt oder wird aktuell erforscht?

Trotz mancher Bemühungen und beeindruckender Erfolge in den letzten Jahren konnte bis heute die Grundlagen der Ätiopathogenese und Pathophysiologie nicht erschöpfend aufgedeckt und die Ursache auf histologischer sowie molekularer Ebene nicht abschließend geklärt werden. Gegenwärtig wird der Einfluss von genetischen, hormonellen oder metabolischen Faktoren wie auch der Einfluss verschiedener Zell- und Gewebetypen (u. a. Adipozyten, Bindegewebe) und der Gefäßsysteme (Lymph– und Blutgefäßsystem) untersucht (Al–Ghadban 2019; Felmerer et al. 2020a, b; Hägerling et al. 2017; Hägerling 2020; Brenner & Cornely 2022; Mortimer und Rockson 2014).

21.4.1 Fettgewebe. Lipohypertrophie, Lipohyperplasie und Adipositas

Das subkutane Gewebe der Lipohyperplasia dolorosa (LiDo) unterscheidet sich wesentlich von Nicht-Lipödem-Geweben. So belegen neue Forschungsergebnisse die seit langem bekannte, auf die klinische Beurteilung gestützte These (Cornely 2002b), dass die LiDo eine von Adipositas oder Lymphödemen unterscheidbare Erkrankung mit typischer Gewebearchitektur und aberrantem Lipidstoffwechsel ist. Die differenziell exprimierten Gene und das Profil der Immunzellinfiltration bei „Lipödem"-Patientinnen unterstützen diese Befunde zusätzlich. „Lipödem"-Patientinnen zeigen gegenüber einer BMI-gematchten Kontrollgruppe einen abnormalen Lipidstoffwechsel, nicht aber gegenüber einer

Stichprobe aus der Gesamtpopulation (Felmerer et al. 2020b; Al-Ghadban et al. 2020).

21.4.1.1 Lipohypertrophie

Im medizinischen Bereich liegt eine Hypertrophie vor, wenn ein Gewebe oder ein Organ sich bedingt durch Zellvergrößerung bzw. Volumenzunahme vergrößert, wobei allerdings die Zellzahl nicht vermehrt wird.

Die Lipohypertrophie (Lip = Fett, Hypertrophie = Vergrösserung) zeichnet sich durch eine meist symmetrische Vermehrung und Vergrösserung des Unterhautfettgewebes von Extremitäten bei Frauen aus. Wenn die Zellzahl der Adipozyten gleichbleibt, das Zellvolumen sich aber durch die diätetisch bedingte Zu- oder Abnahme verändern kann, werden solche Zellen als hypertroph bezeichnet (▶ Kap. 4).

Eine klinische – nicht die zytologische – Lipohypertrophie (Herpertz 2021) (auch Reithose genannt) unterscheidet sich von Lipohyperplasia dolorosa dadurch, dass bei letzterer eine Zellzahlvermehrung, also Hyperplasie der Adipozyten, vorliegt.

21.4.1.2 Lipohyperplasie

Eine Hyperplasie bezeichnet die Vergrößerung eines Organs oder Gewebes durch abnorme Vermehrung der Zellen. Die hyperplastischen Fettzellen sind alle von gleicher Größe (◻ Abb. 21.4). Die Lipohyperplasie bei „Lipödem", also die pathognomonische Zellzahlzunahme von Beginn

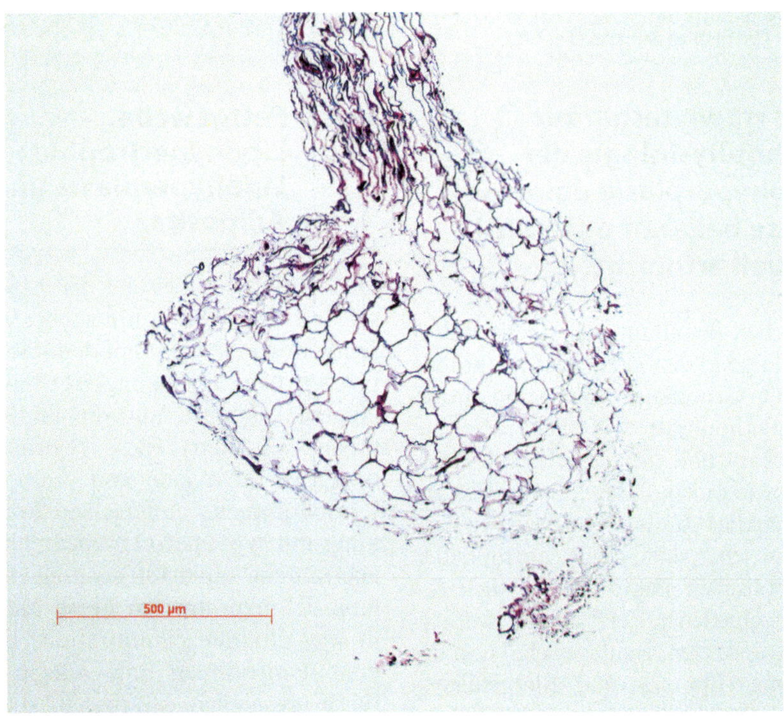

◻ **Abb. 21.4 Lipohyperplasie.** Histologie von Fettgewebe vom Oberschenkel rechts unten, HE–Färbung. Regulär konfiguriertes Fettgewebe (einige Artefakte durch Biopsie). Die Adipozyten zeigen eine reguläre Größe (90–110 µm). Die Zellmembranen sind jedoch nicht gleichförmig glatt, sondern zeigen im Anschnitt einen wellenförmigen bzw. undulierenden Verlauf. Diese Aufzweigungen und Einfältelungen im Zytoplasamasaum könnten die Folge einer strukturellen Schwäche sein. Eine „crown-like structure" ist nicht sicher nachweisbar. Crown–like structures (CLS) sollen Kennzeichen eines proinflammatorischen Prozesses im Fettgewebe sein und bestehen aus Makrophagen, die meist aus Monozyten im Blut stammen und tote oder absterbende Fettzellen umgeben. (Mit freundlicher Genehmigung aus der Sammlung von Erich Brenner)

der Erkrankung an, ist diätetisch unbeeinflussbar und offensichtlich genetisch bedingt. Histologische Belege für die Besonderheit der „Lipödemzellen" als lipohyperplastische Zellen wurden von Brenner (Brenner 2005), aber auch von zahlreichen anderen Untersuchern vorgelegt (Kayserling 2001).

- Ungeklärt ist, warum die hyperplastischen Adipozytenmassen sich so wie bei der LiDo verhalten, also umschrieben zonal und anatomisch scharf begrenzt wachsend: an den Armen von der Articulatio radiocarpalis (Handgelenk) bis zum Humeruskopf, an den Beinen von der Articulatio talocruralis (OSG) bis zur inguinalen Lymphknotenregion.
- Ungeklärt ist, warum es ausschließlich nur an den Extremitäten zu dieser spezifischen Zellzahlvermehrung kommt.
- Ungeklärt ist, ob diese Zellen über spezifische Östrogenrezeptoren verfügen, die nur bei genetisch determinierten Patientinnen zu dieser Fettverteilungsstörung führt.

Im subkutanen Gewebe der LiDo-Patientinnen an Armen und Beinen werden jedoch nicht nur hyperplastische Zellen, sondern auch hypertrophe Zellen gefunden. (Schmeller und Meier-Vollrath 2010). Dies ermöglicht Patientinnen durch Diät und Sport die Beeinflussung der lipohypertrophen Fraktion der Zellen im subkutanen Fett an den Extremitäten. Die hyperplastischen Zellen allerdings bleiben unbeeindruckt. Deren **nummerische Reduktion** ist durch konservative Therapien nicht möglich.

An Adipositas und LiDo koinzident erkrankte Patientinnen können durch Gewichtsreduktion nach bariatrischen Behandlungen, Diäten sowie sportlichen Aktivitäten das Volumen der der Adipositas zuzurechnenden lipohypertrophen Zellen an den Extremitäten ebenso wie an allen anderen Körperstellen reduzieren (▶ Kap. 40). Die Versuche der Gewichts-und Umfangsreduktion werden erfolgreich sein, haben allerdings keinen wesentlichen Einfluss auf die weiteren obligaten Symptome der Lipohyperplasia dolorosa, nämlich Schmerz und Ödematisierung des Gewebes. (Cornely et al. 2022)

KeyNote

Eine LiDo kann als lymphologisches Krankheitsbild durch eine Koinzidenz mit Adipositas kaschiert sein, sie darf nicht mit ihr verwechselt werden. Koinzident erkrankte Patientinnen müssen konsequent multimodal therapiert werden, denn die Gewichtsverbesserung der alimentär bedingten Erkrankung hat positive Effekte auf das lymphologische Krankheitsbild.

21.4.1.3 Die Koinzidenz: Adipositas

Die Lipohyperplasia dolorosa ist eine eigenständige, von Adipositas zu diskriminierende koinzidente Erkrankung. Sie kann jedoch aufgrund der klinischen Überlappung fälschlicherweise als primäre Adipositas fehldiagnostiziert werden (◘ Abb. 21.5, 21.6). Aber schon die obligaten, spätestens durch sanfte Palpation auslösbaren Schmerzen im Gewebe, die akzidentellen, leicht zu provozierenden Blutergüsse und vor allem die lokalisatorische Beschränkung nur auf die Extremitäten mit scharfer klinischer Begrenzung an den Knöcheln und Handgelenken („Muffbildung") unterscheidet Lipohyperplasia dolorosa eindeutig von Adipositas (◘ Abb. 21.7).

Eine koinzidente Adipositas besteht sehr häufig bei Lipohyperplasia dolorosa (▶ Kap. 24).

Neben psychosomatischen Aspekten (▶ Kap. 22) sollen hormonelle Faktoren und entzündliche Prozesse eine Bedeutung bei der Entstehung der Adipositas haben. In der Diskussion steht, ob und in welcher Weise entzündliche Prozesse selbst wiederum Einfluss auf die Entwicklung der LiDo haben oder aber Folge anderer körperlicher Veränderungen wie

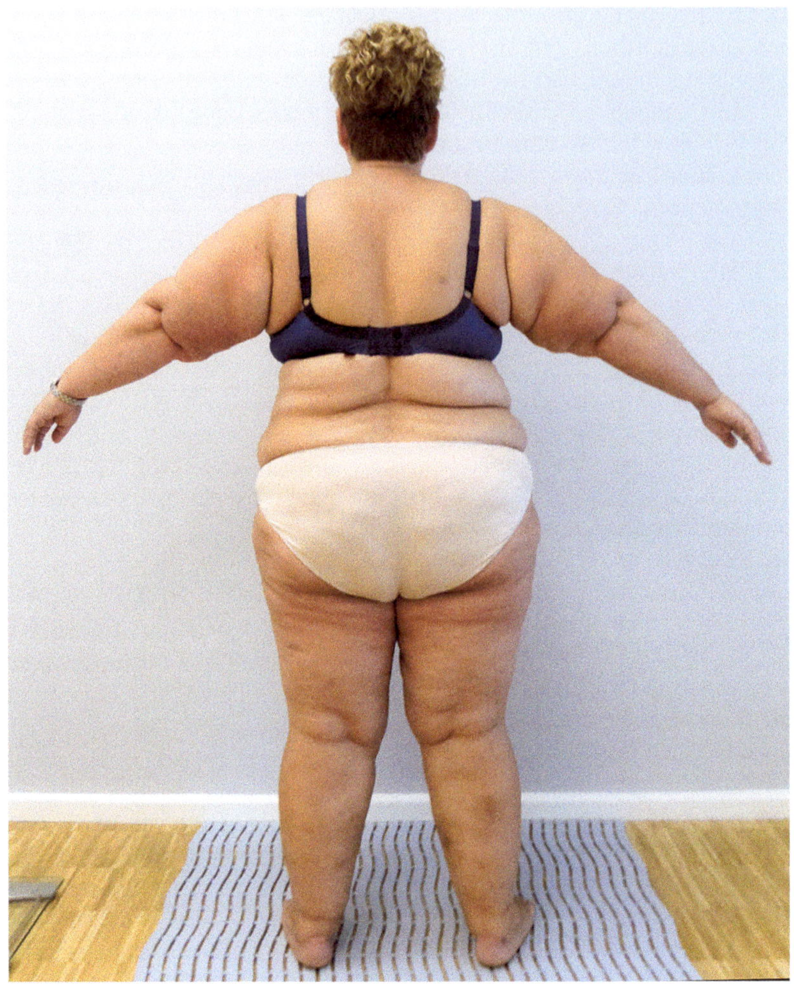

Abb. 21.5 **Adipositas.** Schmerzfrei

hormoneller Dysbalancen sind. So steht z.B. für Faerber die Hyperinsulinämie im Mittelpunkt sinnvoller diätischer Maßnahmen zur Gewichtsreduktion ernährungsbedingter Fettmassen. Für die Dauer dieser Ernährungsmaßnahmen ist offensichtlich eine Verbesserung der typischen Beschwerden – Dolenz und Spannungsgefühl (Faerber 2017) – zu erreichen, nicht aber eine dauerhafte Beschwerdefreiheit, eine Heilung der Lipohyperplasia dolorosa. Ein Rebound-Effekt typischer Beschwerden ist nach Beendigung der diätetischen Maßnahmen sicher.

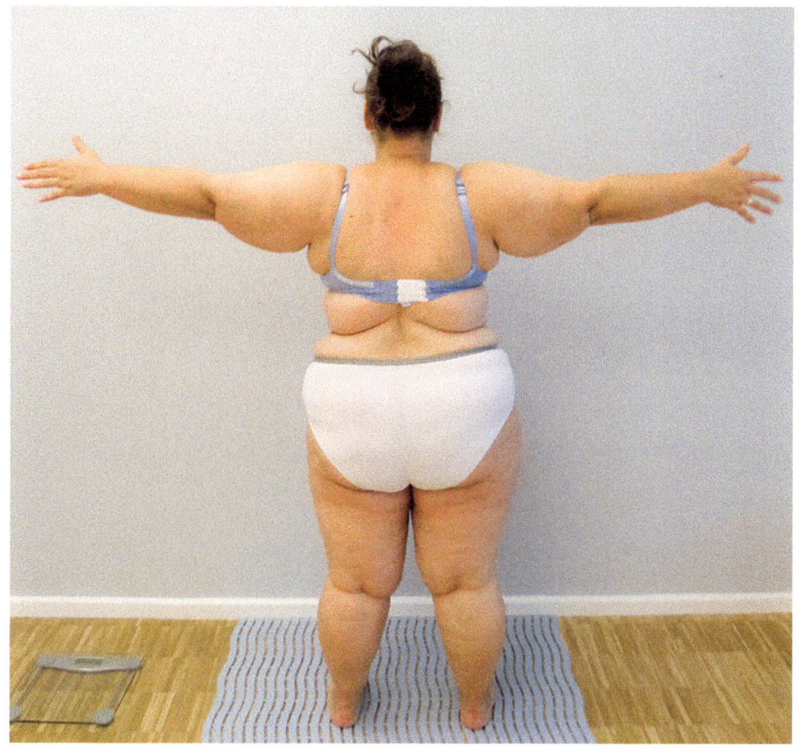

Abb. 21.6 **Lipohyperplasia dolorosa mit koinzidenter Adipositas**

21.4.2 Das Ödem. Was ist noch „lymphologisch" an der Lipohyperplasia dolorosa?

Eine Permeabilitätsstörung der Blutkapillaren scheint evident. (Kayserling 2001; Al-Ghadban et al. 2019). Neben einem gelegentlichen orthostatischen Ödem ist ein spezifisches Lymphödem mit Formveränderung der Extremitäten nur in seltenen Fällen bei Lipohyperplasia dolorosa, dann als komorbides „Lipolymphödem" zu finden (Brenner 2005).

Eine Dellbarkeit fehlt bei LiDo, sie ist bei dieser Fettverteilungsstörung nur dann zu erwarten, wenn ein primäres oder sekundäres Lymphödem, z. B. bei Dekompensation der Hochvolumentransportinsuffizienz, hinzutritt.

21.4.2.1 Gibt es Veränderungen an den Lymphgefäßen?

Mikroaneurysmata?

Nein, dem „Lipödem" liegt keine offensichtliche Anomalie der Lymphgefäße zugrunde.

Die Untersuchung des lymphatischen Gefäßsystems mittels Fluoreszenz-Mikrolymphografie bei „Lipödem"-Patientinnen zeigt Mikroaneurysmata ohne weitere lymphatische Veränderungen (Abb. 21.8). „Multiple microlymphatic aneurysms of lymphatic capillaries *[initiale Lymphgefäße. Anm. des Autors]* are a consistent finding in the affected skin regions of patients with lipedema. Its significance remains to be elucidated although its occurrence appears to

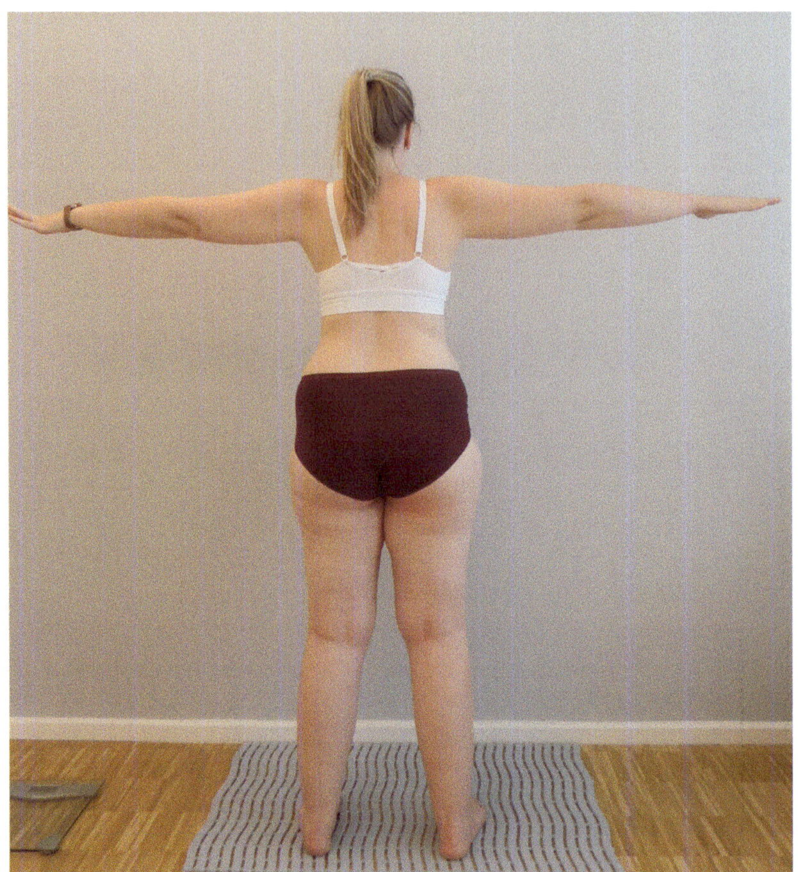

Abb. 21.7 **Lipohyperplasia dolorosa ohne Adipositas**

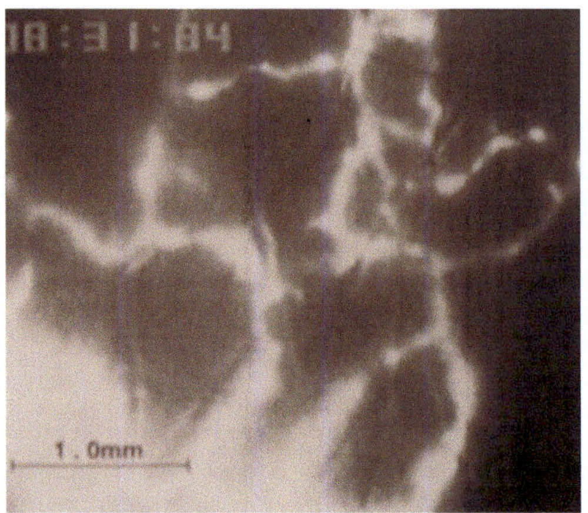

Abb. 21.8 **Ein Mikroaneurysma einer Lymphkapillare *[initiale Lymphgefäße. Anm. des Autors]* wurde definiert als ein Segment, das mindestens das Doppelte des minimalen Einzeldurchmessers des Lymphgefäßes überschreitet.** Bei allen acht Patientinnen mit Lipödem des Oberschenkels wurden an dieser Stelle Mikroaneurysmen gefunden (7,9 + /– 4,7 Aneurysmen pro abgebildetem Netzwerk) und bei zehn der elf Patientinnen mit übermäßiger Fettbeteiligung des Unterschenkels wurden mehrere mikrolymphatische Aneurysmen in der Knöchelregion gefunden. Keine der gesunden Kontrollpersonen wies mikrolymphatische Aneurysmen an Fuß und Knöchel auf

be unique to these patients". (Amann–Vesti et al. 2001)

Zytokine und Lymphangiogenese?

Die Veränderungen im lymphatisch-assoziierten Zytokin-Milieu könnten mit einer modifizierten vaskulären Permeabilität zusammenhängen, die sich sekundär zur „Lipödem"-Progression entwickelt (Felmerer et al. 2020a). Das Vorhandensein von Ödemen konnte jedoch nicht nachgewiesen werden. Insbesondere bildgebende Untersuchungen und Sonografie konnten das Vorhandensein von vermehrter Flüssigkeit bei „Lipödem"-Patientinnen nicht belegen.

Der Versuch, die systemischen Spiegel der häufigsten lymphangiogenen Zytokine zu bewerten war wegweisend. Im Serum von LiDo–Patientinnen werden erhöhte Spiegel von VEGF-C festgestellt, während die Spiegel von VEGF-A und VEGF-D mit denen der Kontrollpersonen vergleichbar waren. Detaillierte Nachforschung weiterer Lymphgefäß- und Blutgefäßmarker zeigte, dass die systemisch erhöhten VEGF-C-Spiegel dennoch nicht mit morphologischen Veränderungen im Lymph– und/oder Blutgefäßsystem assoziiert sind. Es konnten von der Göttinger Gruppe um Felmerer keine morphologischen Veränderungen in Bezug auf Anzahl, Größe und prozentualen Anteil der Lymph- und Blutgefäße festgestellt werden (Felmerer et al. 2020a).

Das Fehlen der Lymphangiogenese könnte dadurch erklärt werden, dass ein ca. 25 %iger Anstieg von VEGF–C im Serum von „Lipödem"-Patientinnen möglicherweise nicht ausreicht, um die Lymphangiogenese zu initiieren. Damit stehen diese Ergebnisse im Einklang mit früheren bildgebenden Studien und deuten darauf hin, dass bei fehlender morbider Adipositas das Lymph- und Blutgefäßsystem bei LiDo morphologisch unverändert ist.

21.4.2.2 Was spricht für die „Lymphologische Hochvolumentransportinsuffizienz"?

Der pathophysiologische Hintergrund der Hochvolumentransportinsuffizienz bei Lipohyperplasia dolorosa hat anatomisch strukturelle Ursachen:

- Fettgewebe ist nicht durchsetzt von Lymphgefäßen. Sie mögen in kleinen Einheiten auch in den Fettzellen vorliegen, werden allerdings erst in den Septen, die das Fettgewebe durchziehen, zu größeren Einheiten zusammenkommen. Die größeren Lymphgefäße münden in Kollektoren, die der orthotopen Struktur des Lymphabflusssystems folgen (Marsch 2005).
- Die Annahme, dass die lipohyperplastischen Zellverbände die Lymphbahnen von außen okkludieren oder zusammendrücken und es deshalb zu einer verringerten Abtransportrate und Stauung der Flüssigkeit zwischen die Fettzellen käme, ist unzutreffend (Cornely 2006). Bei Analysen der Uptake-Raten von Funktionslymphszintigrafien an den Beinen wird jedoch eine altersadaptierte Hochvolumentransportschwäche nachgewiesen.

Tiedjen war einer der ersten, der den Unterschied zwischen „Lipödem"-, Lymphödem- und lymphologisch gesunden Probanden nuklearmedizinisch belegte (Tiedjen und Schultz–Ehrenburg 1985; Tiedjen et al. 1992; Weissleder et al. 1995). Bestätigt wurde dieser Befund später von Brauer, der in seinen Untersuchungen durch indirekte Isotopen-Funktions-Lymphangiografie (Dynamische Lymphszintigrafie) (▶ Kap. 9) ebenfalls eindrucksvoll nachwies, dass Patientinnen mit einem „Lipödem" erheblich mehr Lymphe aus dem Gewebe der Beine abtransportieren, als dies bei einer gesunden Vergleichspopulation der Fall ist. Diese Hinweise auf die zugrunde liegende Hochvolumentransportleistung belegen weiterhin, dass mit zunehmendem Alter die Transportfähigkeit des Lymphgefäßsystems jedoch nachlässt.

Es resultiert eine Hochvolumentransportinsuffizienz ohne Ausbildung eines Lymphödems, ohne Dellbarkeit. Die alterskorrelierte Funktionslymphszintigrafie deckt bei Patientinnen mit lang bestehenden Lipohyperplasia dolorosa auf, dass die schlechten Uptake-Raten (◘ Abb. 21.9) sogar die Transportfähigkeitsraten von Patientinnen mit sekundären Lymphödemen unterbieten können (Brauer 2000; Brauer und Weissleder 2002; Brauer und Brauer 2008).

21.4.2.3 „Marsch-These", das fundamentale Erklärungsmodell

Es lag also nahe anzunehmen, dass die durch Hochvolumen bedingte Transportschwäche der Lymphgefäße an Armen und Beinen dazu führt, dass Wasser zwischen den Fettzellen im Gewebe der Arme und Beine verbleibt, an Proteoglykan und GAG gebunden ist und hierdurch eine Druckzunahme im Gewebe entsteht. Diese Zusammenhänge wurden erstmals von Wolfgang Marsch in die Diskussion gebracht (Marsch 2001).

Die Drucksteigerung könnte die Schmerzhaftigkeit, das obligate Symptom der Lipohyperplasia dolorosa-Patientinnen, befördern.

Das Modell der „Marsch-These" sollte unter Berücksichtigung

- der Dynamik der altersadaptierten Fortentwicklung dieser Hochvolumentransportinsuffizienz, im Besonderen unter Berücksichtigung der Uptake-Raten nach Tiedjen und Brauer,
- des Unterschieds zwischen den Uptake-Raten an Armen und Beinen,
- der ungeklärten zeitlichen Verzögerung beim Auftreten der klinischen Beschwerden der Fettverteilungsstörung an den Armen und
- des klinischen Phänomens, dass die aus der Druckzunahme resultierende Schmerzempfindung unabhängig vom Volumen der Fettmantels ist,

modifiziert werden.

Auch an den Armen kann bei der Fettverteilungsstörung eine dynamische

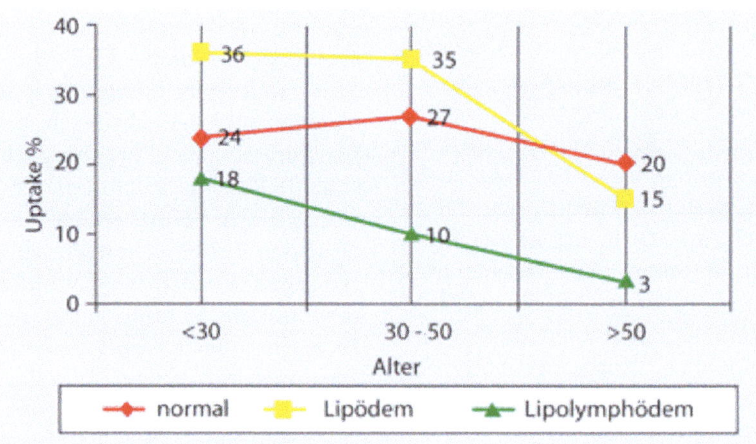

◘ **Abb. 21.9** **Uptake-Raten.** Die alterskorrelierten Uptake-Raten der dynamischen indirekten Isotopen-Funktions-Lymphangiografie (Lymphszintigrafie) decken die Hochvolumentransportinsuffizienz auf (nach: Brauer 2008)

Verschlechterung der Transportrate durch Überlastung des vorhandenen Lymphgefäßsystems zugrunde gelegt werden. Die höhere Produktion von Fluid, welches interstitiell an Proteoglykane und GAG gebunden ist und auf die strukturelle Drainageschwäche trifft, führt zu dem ungeklärten klinischen Phänomen, dass die Schmerzhaftigkeit häufig erst vier bis fünf Jahre später als an den Beinen auffällig wird. Selten beschreiben Patientinnen initial druckdolente Arme (Cornely 2004).

KeyNote

Die Marsch-These der Hochvolumentransportinsuffizienz sollte modifiziert werden um:

- die altersadaptierte Dynamik,
- die Diskrepanz der Uptake-Raten an Armen und Beinen,
- die Chronologie der Symptome an Armen und Beinen und
- die Diskrepanz zwischen Fettvolumen und Schmerzintensität.

Effekte der Komplexen Physikalischen Entstauungsbehandlung als Beleg der Hochvolumentransportinsuffizenz

Einen Beleg ex juvantibus für die lymphologische Hochvolumentransportinsuffizienz bei Lipohyperplasia dolorosa liefert die Komplexe Physikalische Entstauungstherapie: Manuelle Lymphdrainage und Kompression respektive apparative Lymphdrainage und Kompression werden seit den 60er-Jahren des letzten Jahrhunderts bei LiDo angewendet. Patientinnen, die manuelle Lymphdrainage wegen LiDo erhalten, beschreiben, dass sie posttherapeutisch eine Leichtigkeit und Beschwerdefreiheit der Extremitäten verspüren. Dieser positive Effekt hält nur für 60 bis 90 Minuten an. Dann ist der status quo ante wieder erreicht. Diese erneute Verschlechterung lässt sich nur durch eine Kompressionsbekleidung für Arme und Beine verzögern.

KeyNote

- Die KPE ist nicht nur aus therapeutischen, sondern auch aus diagnostischen Überlegungen bei der Lipohyperplasia dolorosa sinnvoll.
- Die Kompression konserviert den Effekt der Lymphdrainage.

Eine Lipohypertrophie, eine Zellulite oder eine Adipositas lassen sich durch manuelle Lymphdrainage nicht therapeutisch beeinflussen. Diesen Veränderungen des Unterhautfettgewebes fehlt sowohl die Umfangsvermehrung durch lipohyperplastische Zellen als auch die Imbalance von Lymphproduktion und Abtransport.

Christian Schuchhardt zu: „Das Problem *Hochvolumentransportinsuffizienz* oder *Transportschwäche*"

Hochvolumentransportinsuffizienz ist richtig, korrekterweise handelt es sich aber nicht um eine Transportschwäche (s. u.) des Lymphgefäßsystems, sondern um eine Überforderung eines gesunden Lymphgefäßsystems. Wie beschrieben kann diese jahrelang bestehende Überforderung des Lymphgefäßsystems auf die Dauer zu einem Lymphödem führen mit jetzt erheblich eingeschränkter Transportkapazität, wie das auch von Brauer beschrieben wurde.

Unter Hochvolumeninsuffizienz versteht man eine normale Transportkapazität des Lymphgefäßsystems, welche jedoch nicht mehr in der Lage ist, eine zu stark erhöhte interstitielle Flüssigkeitsmenge (Lymphpflichtige Last [LL]) zu transportieren. Das Lymphgefäß arbeitet auf „vollen Touren", wie das ja auch die Untersuchungen von Tiedjen und Brauer bestätigen. Die interstitielle Flüssigkeit entspricht nicht der Lymphe. „Lymphe" nennt man sie erst, wenn diese Flüssig-

keit in das Lymphgefäßsystem aufgenommen ist.
Deswegen ist es auch problematisch, im letzten „Overview“ (s. u.) von „lymphogenen Schmerzen“ zu sprechen. Sie sind m. E. ödematogen oder „ödembedingt“. Im Text wird es so dargestellt, als seien die Schmerzen durch ein Ödem, welches „lymphogen“ sein soll, bedingt. Die Lymphgefäße sind nicht die Ödemursache; sie arbeiten auf vollen Touren und sind lediglich überfordert. Wenn eine Vermehrung der interstitiellen Flüssigkeit (LL) die Ödemursache darstellt (z. B. kardial, renal, entzündungsbedingt) „lymphogen“ wäre, wäre ja jedes Ödem „lymphogen“. Unter „lymphogen“ würde ich nur verstehen, dass eine Minderung der Transportkapazität der Lymphgefäße den verantwortlichen Faktor für das bestehende Ödem darstellt.
Mitbegründet wird im Text die „lymphogene“ Ursache damit, dass die MLD hilft. Diese Wirkung ist aber, wie ja auch zu Recht beschrieben wird, rein subjektiv. Was tatsächlich mit der MLD bei der reinen LiDo bewirkt wird, ist unklar: Schmerzlinderung durch vegetative Einflüsse, durch Druckentwicklung verstärkter venöser und evtl. auch lymphatischer Rücktransport? Wellnesseffekt? Wir wissen es nicht. Ebenso richtig dargestellt ist, dass eine Volumenminderung praktisch nicht nachweisbar ist und in erster Linie die Schmerzhaftigkeit reduziert wird. Aber eben nicht dauerhaft. In der Quintessenz ist damit die MLD bei LiDo ohne zusätzliche Lymphödem nicht indiziert. Das kommt ja im Text auch zur Darstellung.
Zusammengefasst halte ich eben die zwei Begriffe, 1. Transportschwäche und 2. lymphogen, in diesem Zusammenhang für problematisch.

[Anmerkung des Autors: Diese beiden problematisierten Begriffe sind normativ bedeutsam. Die Gedanken von Christian Schuchhardt wurde deshalb an dieser Stelle in den Text integriert. Eine Diskussion über die Frage, ob nicht jedes Ödem, also jede Bewässerung des Gewebes, egal welcher Provenienz, als „Lymphe“ bezeichnet werden muss oder die Flüssigkeit erst ab Aufnahme in die initialen Lymphgefäße als Lymphe zu gelten hat— so wie es nach der heutigen Sprachregelung gilt —, ist nicht abgeschlossen. Wie nennt man die Flüssigkeit außerhalb der Lymphgefäße? Prälymphe? Wo kommt sie her? Wie wird sie abtransportiert? Die Ödemisierungsfähigkeit der Gewebe und des Interstitiums stehen zur Diskussion. Übereinkunft besteht zur Frage der Transportschwäche: Ein überanspruchtes, aber ohne Schäden am Gefäß arbeitendes Transportsystem kann dennoch als insuffizient bezeichnet werden, weil es die Gesamtmenge der lymphpflichten Last nicht bewältigen und abtransportieren kann. Eine Schädigung der Gefäße ist nicht die Ursache dieser Transportschwäche.]

21.4.2.4 Orthostatisches Ödem

Ein lagerungs-und belastungsabhängiges Ödem kann jederzeit, zum Beispiel bei Flugreisen oder in Alltagssituationen, besonders bei langem Stehen, zusätzlich auftreten, ist aber nicht pathognomonisch für die Lipohyperplasia dolorosa.

21.4.2.5 Lymphödeme

Wenn zusätzliche Lymphödeme, seien sie primär oder sekundär verursacht, bei Lipohyperplasia dolorosa auftreten, verschlechtert sich die Hochvolumentransportinsuffizenz. Nomenklatorisch werden solche Befunde fälschlicherweise noch als Lympho-Lipödem bezeichnet. In der geltenden ICD-Codierung ist die LiDo separat von Lymphödem zu nennen und zu codieren. Die beiden Erkrankungen LiDo und Lymphödem müssen unabhängig voneinander notiert werden (▶ Kap. 49).

KeyNote

Bei LiDo besteht per se kein formveränderndes Ödem.

21.5 Der Schmerz, das obligate Symptom der Lipohyperplasia dolorosa

Die Schmerzhaftigkeit ist das Schlüsselsymptom der Lipohyperplasia dolorosa, dieser ansonsten genetisch bedingten Fettverteilungsstörung, die der diätetischen Beeinflussung unzugänglich bleibt (Wollina 2019) und eine massive Einschränkung der Lebensqualität darstellt. Dieses obligate Symptom entwickelt und verhält sich dynamisch, offensichtlich in Korrelation zu dem Ausmaß der Hochvolumentransportinsuffizienz.

Während die Transportkapazität der Lymphgefäße anfangs noch hinreichend ist und nur selten Flüssigkeit, die nicht als Lymphe abtransportiert werden kann, interstitiell zwischen den Fettzellen durch GAG und PG organisiert im Gewebe verbleibt, kommt es dennoch schon in diesem frühen Stadium zu kaum merklichen, gelegentlich auftretenden schmerzhaften Attacken auch ohne einfaches Touchieren.

KeyNote

Bei der Palpation ist diese Missempfindung immer schon superfiziell, nicht erst tief subkcutan im Gewebe auszulösen.

Das Auftreten des Symptoms wird durch den unaufdringlichen Beginn in den ersten Jahren der Entwicklung der Lipohyperplasia dolorosa selten ernst genommen. Die weitere Entwicklung ist schleichend und verschlechtert sich dynamisch im Verlauf der Jahre. Die Frequenz und Amplitude der Attacken nehmen zu.

21.5.1 Messbarkeit

Da sich das subjektive Symptom „Schmerz“ bislang einer objektivierbaren Messung entzieht, gilt dies auch für die Objektivierung der Progression dieses Symptoms im Verlauf der Erkrankung.

Zu Erfassung und Dokumentation steht die VisuelleAnalogSkala (VAS), deren Skalierung von 0 (= schmerzfrei) bis 10 (= sehr schmerzhaft) reicht, zur Verfügung. Gegenstand der Forschung ist, die Wertigkeit der VAS mittels exakter neurologischer Untersuchungen zu validieren (Dinnendahl et al. 2023) und eine biologisch erfassbare Substanz zu messen, die den Schmerz objektiv abbildet.

Bis es in dieser wichtigen Frage der Diagnostik Ergebnisse gibt, kommen der Anamnese und der subtilen klinischen Untersuchung eine erhebliche Bedeutung zu, damit die korrekte Diagnose gestellt und der Patientin adäquate therapeutische Optionen angeboten werden können.

21.5.1.1 Wie wird der Schmerz beschrieben?

Der Schmerz selbst wird unterschiedlich charakterisiert (▫ Tab. 21.1).

Schon die von Allen and Hines beschriebenen ersten Patientinnen beklagten zu

▫ Tab. 21.1 Schmerzempfindung bei Lipohyperplasia dolorosa

dumpf	Drücken	Stechen
Pochen	Klopfen	Ziehen
Brennen	Hitze	Spannung
Kribbeln	unerträglich	Bersten

diesem Krankheitsbild nicht nur die Optik und Ästhetik ihrer Beine, sondern besonders auch die Schmerzhaftigkeit: „Aching in the legs is common." (Allen und Hines 1940). Wold präzisiert: Die emotionale Reaktion der Patientinnen auf dieses Syndrom geht von interessierter Kenntnisnahme bis hin zu deutlichen Anzeichen von Angst und Anspannung. Im Schlimmsten führt sie zu Erschöpfung, Schlaflosigkeit, Nervosität, Anspannung, Melancholie, Angst und Frustration. „Patients are ordinarily ashamed of their legs or feel that their large legs have ‚ruined my life'." (Wold et al. 1951).

21.5.2 Palpation zur intraindividuellen Schmerzerfassung und Diagnosesicherung

Eingeschränkte Messbarkeit und mangelnde Objektivierbarkeit bleibennicht zu unterschätzende diagnostische Probleme. Auch wenn die interindividuelle Objektivierung der Schmerzen (VAS) unzureichend ist, ermöglicht jedoch die vergleichende bimanuelle Palpation an derselben Patientin, den Schmerz intraindividuell im Vergleich zwischen Armen, Beinen und nicht durch Lipohyperplasia dolorosa verändertem Fettgewebe, also z. B. am Bauch, zu erfassen.

Vorgehen

Während bei der Palpation mit flach auf der Haut aufliegender Untersucherhand die Schmerzhaftigkeit

- an den Unterschenkeln medioproximal,
- an den Oberschenkeln lateral und
- an den Oberarmen und Unterarmen dorsal

deutlich nachzuweisen ist, kann zur selben Zeit bei derselben Patientin ein

- schmerzloses Palpieren, ja sogar einen Pinching-Test im Bereich des abdominalen Fettes oder der Hüften

ausgeführt werden.

Dieser intraindividuelle Befund ist typisch bei Lipohyperplasia dolorosa und obligat positiv.

Patientinnen erleben bei diesen Untersuchungen häufig zum ersten Mal, dass sie schmerzhaftes und nicht schmerzhaftes Fett am eigenen Körper haben. Dieser Befund (Cornely 2002b, 2011) ist bei der Palpation der LiDo immer eindeutig: Schmerzlosigkeit im Bereich des Abdomens im Gegensatz zur Schmerzhaftigkeit an Armen und Beinen.

21.5.3 Bei Lipohyperplasia dolorosa ist die Volumenzunahme genetisch fixiert, der Schmerz jedoch dynamisch progredient

Der dynamisch sich verschlechternde Verlauf der Lymphgefäßtransportleistung und ihrer Hochvolumentransportinsuffizienz ist klinisch evident. Nicht nur durch Pubertät, Schwangerschaft und Menopause verschlechtert sich die Schmerzhaftigkeit, sie nimmt auch im Laufe des Lebens postmenopausal weiter zu und ist konservativ ausschließlich nur durch Lymphdrainage, die auf die Ödematisierung des Gewebes wirkt, behandelbar (Gensior und Cornely 2019). Jedweder Versuch einer medikamentösen Beeinflussung des Schmerzes schlägt fehl. In Unkenntnis der Zusammenhänge werden Lipohyperplasia dolorosa-Patientinnen häufig als Schmerzpatientinnen oder Rheumapatientinnen medikamentös und ohne Effekt behandelt. Auch Schmerzschemata der Stufe 3 nach WHO mit Einsatz von hochpotenten Opioidanalgetika und Nicht-Opioidanalgetika sind bei solchen Patientinnen bzgl. der Schmerzbeeinflussung ineffizient und kontraindiziert.

Auch im höheren Lebensalter berichten die Patientinnen zur Dolenz über „gute" und „schlechte" Tage. Schmerzfreie Zeiten wechseln mit schmerzhaften Zeiten, in diesen wiederum gibt es Tage mit geringerer oder stärkerer Intensität der Schmerzen (◘ Abb. 21.10). Die Schmerzintensität verhält sich bezüglich der Frequenz und Amplitude dynamisch, ist aber progredient steigend. Schmerzlosigkeit als dauerhaften Zustand erleben die Patientinnen in ihrem Leben nicht mehr.

Christian Schuchhardt zu: „Zu Schmerz beim Lipödem"

Meiner Erfahrung nach klagen Patientinnen, die in das Stadium des Lipolymphödems (LiDo mit komorbidem sekundärem Lymphödem) gekommen sind, nicht mehr über Schmerzen. Wahrscheinlich kommt es bei begleitender Fibrose wegen reduzierter Dehnungsfähigkeit nicht mehr zu dem schnellen Einschießen von Flüssigkeit. Schnelle Volumenzunahmen tun weh.

21.5.4 Gibt es ein Schmerzgedächtnis und bildet sich eine „LiDo"-Persönlichkeit aus?

KeyNote

Pathognomonisches Zeichen der Erkrankung Lipohyperplasia dolorosa ist die Druckschmerzhaftigkeit der Fettverteilungsstörung an den Extremitäten. Sie ist Effekt und klinischer Ausdruck der lymphologischen Hochvolumentransportinsuffizienz, sie entwickelt sich progredient mit einer dynamischen Verschlechterung. Schleichend beginnend und in ihrer Akzentuierung zunehmend ist die Schmerzentwicklung in das hormonelle Leben einer Frau von Pubertät, Schwangerschaft bis in die Postmenopause eingebettet (► Kap. 23).

Der schleichende Prozess ist Ursache für das von den Patientinnen häufig entwickelte Schmerzgedächtnis, welches dazu führt, dass das Phänomen Schmerz als normaler Zustand empfunden wird.

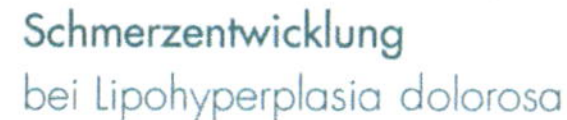

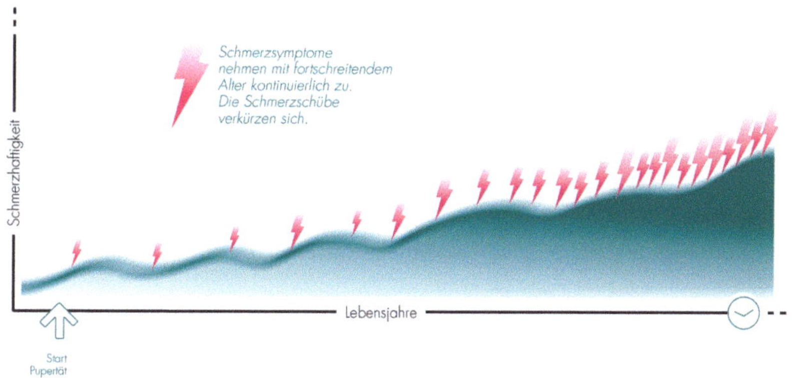

◘ **Abb. 21.10 Dynamische progrediente Schmerzentwicklung in Lebensrhythmus der Patientinnen durch Lipohyperplasia dolorosa**

Weiterer essenzieller Bestandteil der Lipohyperplasia dolorosa ist die angeborene, zum Körperstamm disproportionale Fettverteilungsstörung an den vier Extremitäten, jeweils begrenzt vom Knöchel bis zur Leiste respektive vom Handgelenk bis zur axillaren Linie.

Diese beiden Phänomene – Körperform und Schmerz – führen zu der Frage, ob es unter diesen Bedingungen eine besondere Persönlichkeitsentwicklung gibt. Über den oben zitierten Hinweis von Allen, Hines und Wold hinausgehend („It ruined my life") wurde bisher versäumt, der Belastungsstörung, die durch die Fettverteilungsstörung bei Patientinnen entstehen könnte, systematisch wissenschaftlich nachzugehen.

Entscheidend für die Entwicklung einer bio-psycho-sozialen Gesundheit ist über das Säuglings-und Kindesalter hinaus die im ca. 10. Lebensjahr beginnende Pubertät, in der tiefgreifende Veränderungen im Körper stattfinden. Diese hormonelle Phase im Leben von Menschen bildet eine besonders sensible und vulnerable Zeit ab, in deren Anpassung eine Neuorientierung des Körperselbstbildes erforderlich ist und eine Anpassung der Ich-Identität erfolgt. Die intuitive Erfassung des Ichs ist an körperliche Verfasstheit gebunden.

Die erlebte Veränderung der Körperform unter „LiDo"-Bedingungen führt zur Diskrepanz zwischen dem realen Körper-Selbst der jungen Frau und dem gesellschaftlich favorisierten weiblichen Körperideal. Um dem Ideal zu entsprechen, werde in den meisten Fällen Diäten und/oder exzessiver Sport versucht. Zur Frustration, dass weder Sport noch Diät in irgendeiner Weise zu einer Verbesserung der körperlichen Form führt, kommt die Schmerzhaftigkeit, die ebenfalls nicht mit konservativen Maßnahmen oder Medikationen beeinflusst werden kann (▶ Kap. 22).

Es kann heute noch nicht beantwortet werden, ob von einer LiDo–Persönlichkeit per se zu reden sein wird. Der Gedanke liegt jedoch nahe und sollte als Hypothese in die Debatte aufgenommen werden.

21.5.4.1 Bio oder Psyche? Was ist von der Idee des auslösenden Traumas zu halten?

Nichts, von der Idee ist nichts zu halten. Die Fettverteilungsstörung an den Armen und Beinen kann bei den betroffenen Frauen zu einer erheblichen Einschränkung der Lebensqualität führen. Schon die Erstautoren der 40-Jahre des letzten Jahrhunderts beschreiben dies in ihrem Artikel zum klinischen Bild. Bis heute ist diesem Aspekt der Erkrankung Lipohyperplasia dolorosa jedoch nicht hinreichend Aufmerksamkeit gewidmet worden.

Klar und verständlich ist, dass nicht ein initiales auslösendes Trauma, sondern eine genetische Disposition zur lipohyperplastischen Körperformveränderung führt. Therapeutischen Ansätzen, die initial von der psychischen Verfasstheit ausgehend die Entstehung der Körperformveränderung und die Dolenz an Armen und Beinen erklären wollen, kann eine Absage erteilt werden (▶ Kap. 22).

KeyNote

- Nur die Schmerzhaftigkeit ist progredient.
- Die Fettverteilungsstörung selbst ist genetisch bedingt, Die Entwicklung der Silhouette entspricht der Anlage der normalen, erblich bedingten, Formung des eigenen Körpers, so wie es in der „Blaupause" vorgesehen ist. Sie ist nicht alimentär erworben und deshalb nicht beeinflussbar. Dies stellt also keine Progredienz im Sinn des Fortschreitens, der zunehenden Verschlimmerung einer Erkrankung dar.
- LiDo ist keine psychosomatische Erkrankung.
- Deshalb gilt: Soma vor Psyche.

21.6 Die klinische Untersuchung der Lipohyperplasia dolorosa

21.6.1 Wie untersuche ich die Patientin? Drei Untersuchungschritte und fünf Griffe klären die Diagnose: Palpation statt Pinching!

Die Diagnose Lipohyperplasia dolorosa basiert auf der Anamnese, dem Ausschluss anderen Fettgewebeveränderungen wie Lipohypertophie oder Adipositas und der sorgfältigen klinischen Untersuchung durch subtile Inspektion und Palpation.

21.6.2 Erster Schritt: Die Inspektion aus Distanz

- Grundsätzlich erfolgt bei Patientinnen mit Verdacht auf Lipohyperplasia dolorosa eine Untersuchung des vollständigen Integuments.
- Die Patientin steht in Unterwäsche bekleidet face to face mit einem Abstand von 3–4 m zum Untersucher, sodass die Gesamtkonstitution des Körpers von Kopf bis Fuß inspiziert werden kann. Üblicherweise ist eine Disproportion zwischen den Gliedmaßen und dem Körperstamm zu sehen. Man sieht en passant, ob eine über diese Disproportion hinausgehende Adipositas des Stammes vorliegt (▫ Abb. 21.11).

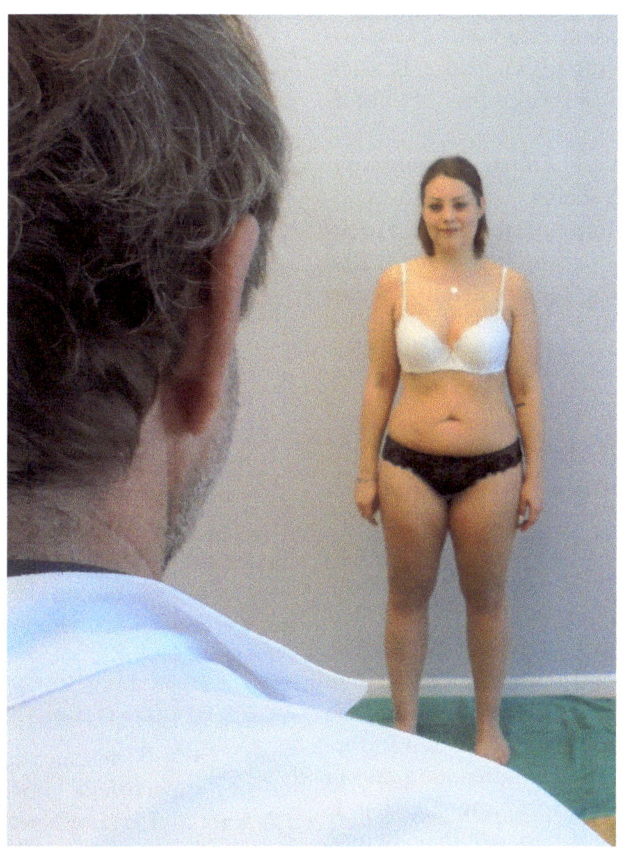

▫ Abb. 21.11 **Die Inspektion aus Distanz**

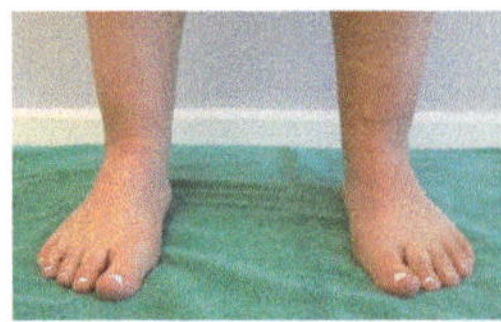 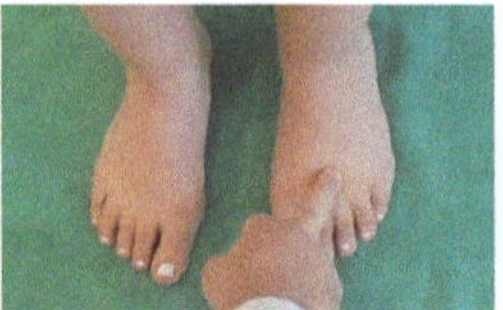 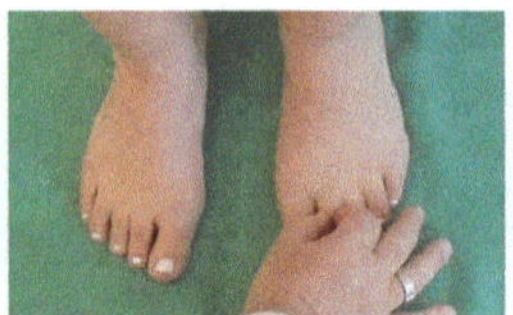 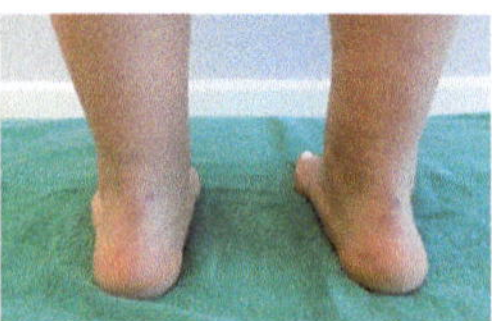

Abb. 21.12 Die Füße bei LiDo. Kein Fußrückenödem, Kaposi-Stemmer-Zeichen negativ. Bisgaard'sche Kulisse verstrichen, ggf. begrenzender Fettmuff am Sprunggelenk

- Der nächste Blick richtet sich auf die Füße (Abb. 21.12).
- Neben der üblicherweise freien Sicht durch die Spatien der Zehen sind bei ödemfreiem Vorfuß die Venen des Fußrückens zu erkennen, eine Zehenfalte kann abgehoben werden, eine Dellbarkeit am Fußrücken ist nicht auslösbar.
- Bei positivem Kaposi-Stemmer-Zeichen (Stemmer 1976) ist zu überlegen, ob ein Lympho-„Lipödem" (Primäres Lymphödem oder sek. Lymphödem zusätzlich zur LiDo, also z. B. nach Trauma oder onkologischer Behandlung), vorliegt.
- In sehr seltenen Fällen besteht ein „Lipo"- Lymphödem– also die vollständige Dekompensation der Hochvolumentransportinsuffizienz mit Ausbildung der klinischen Zeichen eines Lymphödem am Fußrücken, ggf. inklusive der Zehen (▶ Kap. 4).

21.6.3 Zweiter Schritt: Die Inspektion aus der Nähe

- Nun folgt die Inspektion des oberen Sprunggelenks und hier im Besonderen der Bisgaard'schen Kulisse. Eine Verstreichung oder Füllung dieser Kulisse mit Fett ist bei LiDo regelhaft. Auch eine symmetrische Fettmuffbildung ist an beiden Unterschenkeln bei Lipohyperplasia dolorosa stadienadäquat in entsprechender Ausprägung als distale Begrenzung der LiDo an den Beinen zu sehen (Abb. 21.13). Ausnahmen von diesem Befund sind Sondertypen, wie z. B. LiDo ausschließlich der Oberschenkel oder LiDo nur an den Armen.
- Häufig ist im Bereich des proximalen Unterschenkels medial ein wulstförmiges Konvolut von Fettgewebe zu sehen (Abb. 21.14). Die weitere Inspektion der Beine findet eine entsprechende Fettgewebezunahme symmetrisch an beiden Beinen bis zur Leiste.

21.6.4 Dritter Schritt. Palpation statt Pinching

Bei Lipohyperplasia dolorosa sollten die Extremitäten an fünf Stellen zur Prüfung auf Schmerzhaftigkeit des Gewebes palpiert werden:

1. Unterschenkel medial
2. Oberschenkel bimanuell lateral
3. Arme dorsal
4. Bauch periumbilikal und lateral
5. bimanuelle Palpation von Bauch versus Arme und Beine

Der oft beschriebene Pinching-Test (Kneif-Test nach Nürnberger) ist deutlich zu grob, um bei der Palpation der LiDo angewendet zu werden (Nürnberger und Müller 1978, Cornely 2002b).

21.6.4.1 LiDo-Untersuchungsgriff

Der LiDo-Untersuchungsgriff ist eine sanfte superfizielle horizontale Palpation (Abb. 21.15) zum Nachweis von Schmerzempfindlichkeit (Druckdolenz).

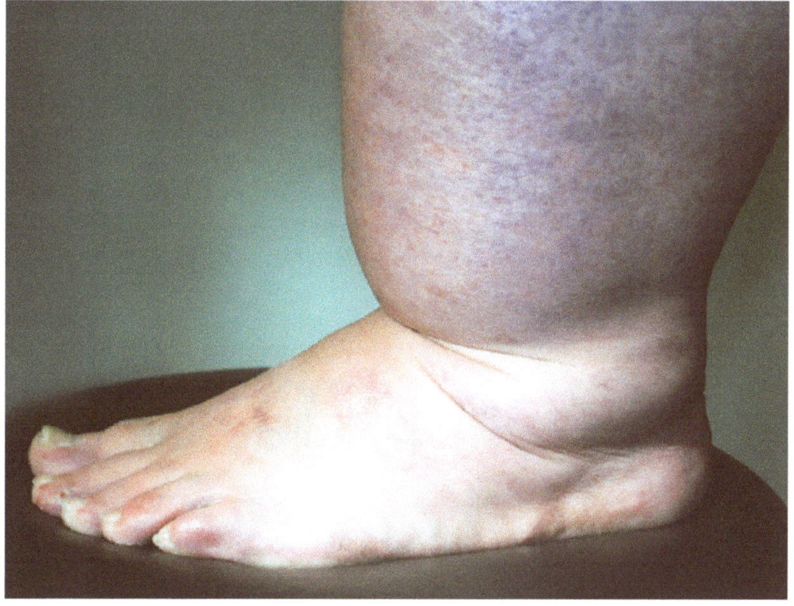

Abb. 21.13 Zirkumferenter Fettmuff am oberen Sprunggelenk. Die distale Begrenzung der Lipohyperplasia dolorosa an den Beinen

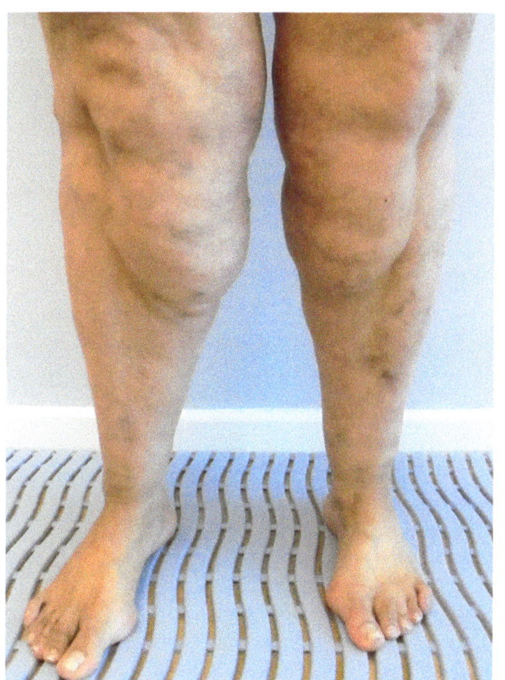

Abb. 21.14 Fettwulst medioproximal am Unterschenkel

- Palpation mit flach aufgelegter Hand.
- Die Hand wird auf planer Ebene zusammengezogen.
- Kein Druck durch die Fingerkuppen in die Tiefe des Gewebes.
- Keine Quetschung der Haut oder gar ein „Kneifen" (Pinching), wie es bei der ansonsten schmerzlosen Zellulite angewendet werden kann.

KeyNote

Palpation statt Pinching

Der oft beschriebene Pinching-Test (Kneif-Test nach Nürnberger) ist schnell schmerzhaft und zu grob, um bei der Palpation der LiDo angewendet zu werden. Hier ist der LiDo-Untersuchungsgriff angezeigt.

Palpation bedeutet: Untersuchung durch Abtasten und Befühlen von dicht unter der Körperoberfläche liegenden (inneren) Organen, in diesem Fall des Fettgewebes.

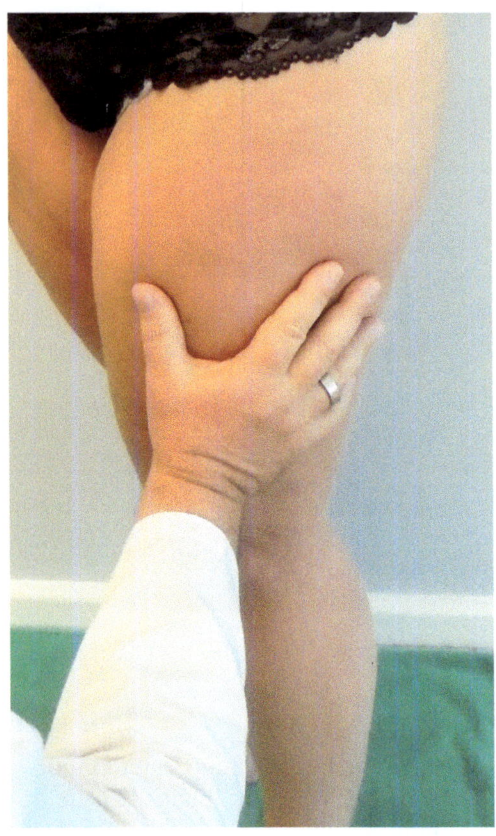

▪ **Abb. 21.15 Grifftechnik.** Der LiDo-Untersuchungsgriff

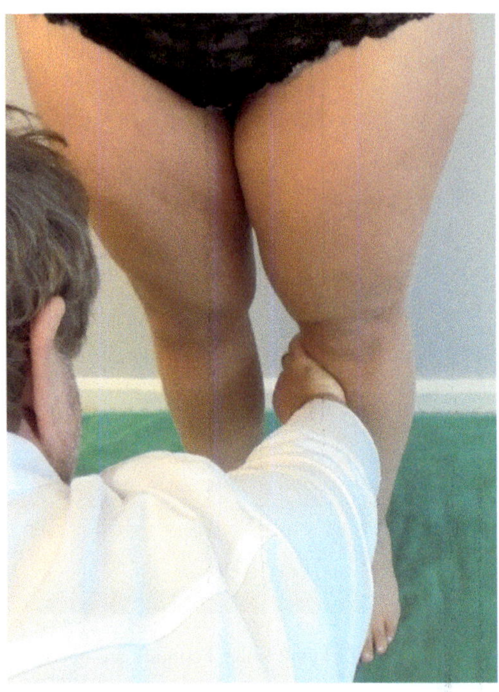

▪ **Abb. 21.16 Erste Palpation bei Lipohyperplasia dolorosa.** Die Unterschenkel

Bei den beiden ersten palpatorischen Untersuchungen kann der Untersucher vor der Patientin knien, sodass er den zu untersuchenden Fettmantel der beiden Beine gut vor Augen hat.

1. Die Unterschenkel
   - Palpatorisch wird mit flach aufgelegter rechter Hand unterhalb der linken Kniescheibe am medialen proximalen Unterschenkel ein diskreter Druck ausgeübt.
     Wichtig ist, dass die Hand beim Ausüben des sanften Drucks keine kneifende Griffbewegung macht, sondern weiterhin flach aufliegt. Es darf kein Druck mit den Fingerkuppen in die Tiefe des Fettgewebes gebracht wird.
   - Die Schmerzhaftigkeit ist in der superioren, kutisnahen Fettschicht auslösbar.
   - Während der Untersucher diesen Handgriff ausführt, fragt er die Patientin, ob sie in diesem Bereich Druckschmerzen hat (▪ Abb. 21.16).
2. Die Oberschenkel
   - Der nächste LiDo-Untersuchungsgriff erfolgt bimanuell an den lateralen Oberschenkeln zeitgleich beidseits (▪ Abb. 21.17).
     Bevor nun die beiden Arme inspiziert und palpiert werden, empfiehlt es sich, die freie Schwingung des Fettmantels der beiden Oberschenkel um die Beinachse zu prüfen. Bei Adipositas ist eine solche seitliche Achsbewegung schwerlich, bei LiDo regelhaft und leicht, ggf. bis zum Nachschwingen möglich.
   - Im Stehen werden die Hände der Patientin untersucht. Zu erwarten ist,

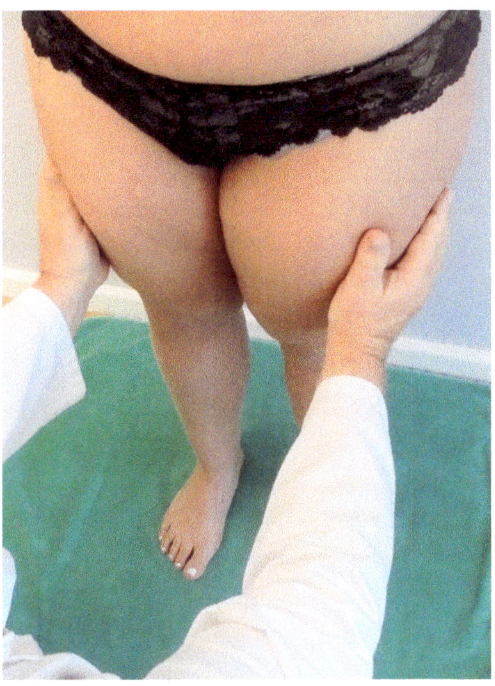

Abb. 21.17 **Zweite Palpation bei Lipohyperplasia dolorosa.** Die Oberschenkel

dass die Finger und Hände selber schlank, Kaposi-Stemmer-Zeichen negativ, eine Dellbarkeit nicht auszulösen, die Venenzeichnung der Handrücken unauffällig ist.

- Ein Kalibersprung des Fetts beginnt in aller Regel ab den Handgelenken und ist, abhängig vom Stadium, unterschiedlich stark ausgeprägt (Abb. 21.18).
- Die der Lipohyperplasia dolorosa geschuldete Fettverteilungsstörung der Arme kann bis an die Schulter reichen, niemals darüber hinaus.

3. Die Arme
   - Die Patientin dreht sich nun mit dem Rücken zum Untersucher, sodass die Palpation des dorsalen Fettes der Oberarme einfach gelingt. Auch hier ist der palpatorische LiDo-Griff durch flaches Auflegen und diskretes Zusammenziehen der Hände hinreichend. Jedwede in die Tiefe des Fettmantels gerichteten Drücke sind zu vermeiden. Druckschmerz in diesem Bereich wird von mehr als 90 % der Patientinnen angegeben (Abb. 21.19).
4. Der Bauch
   - Der vierte Handgriff folgt nun am Bauch der Patientin, indem die untersuchende rechte Hand zwischen Arm und Stamm der Patientin durchgestreckt und auf das Fettgewebe des Bauchs, idealerweise unterhalb des Nabels, gelegt wird, während die Patientin mit dem Rücken zum Untersucher steht. Mit der flach

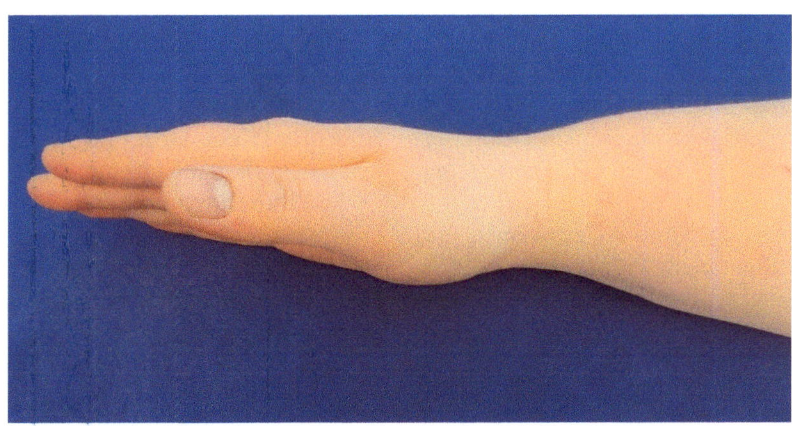

Abb. 21.18 **Kalibersprung.** Die Grenze am Handgelenk bei Lipohyperplasia dolorosa

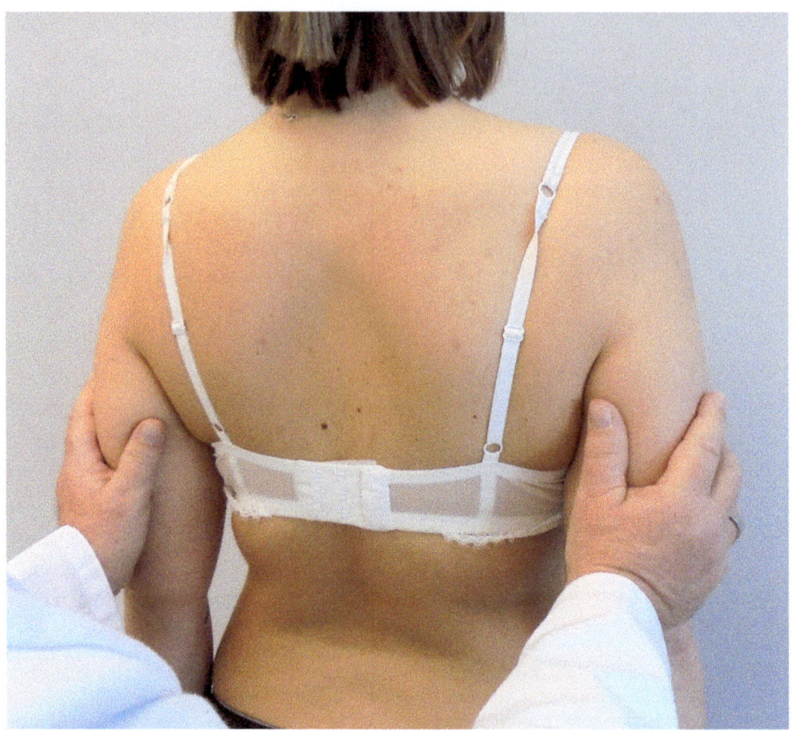

Abb. 21.19 **Dritte Palpation bei Lipohyperplasia dolorosa.** Die Arme

aufliegenden rechten Hand wird am Bauch in beschriebener Weise auf Schmerz palpiert. Die LiDo-Patientin wird hier keinerlei Druckschmerz angeben.

Da die Lipohyperplasia dolorosa obligat auf die Extremitäten begrenzt ist, verursacht die Untersuchung am abdominalen subkutanen Fett keinen Schmerz. Wenn die Patientin auch hier eine Schmerzhaftigkeit angibt, sind Differenzialdiagnosen, z. B. des rheumatischen Formenkreises, zu überlegen.

5. Der Bauch im Kontrast zu Armen und Beinen. Bimanuelle Palpation
   - Im letzten, fünften Schritt der Untersuchung der LiDo wird jetzt die Schmerzhaftigkeit an den Armen versus Bauch respektive Beinen versus Bauch gesucht. Mit der linken Hand wird am linken Oberarm respektive am Oberschenkel lateral links untersucht, während die rechte Hand zeitgleich das Bauchfett wie in Schritt vier beschrieben palpiert. Vice versa werden die rechten Extremitäten im Kontrast zum Bauch untersucht (Abb. 21.20).

Der Vergleich zwischen der Palpation des subkutanen Abdominalfettes mit dem Fett an den Extremitäten ist bei LiDo immer eindeutig: Kein Druckschmerz am Bauch, wohl aber an den Extremitäten!

So kann durch eine erste Inspektion auf Distanz im Raum, die zweite Inspektion in Nähe und die Palpation der Fettverteilungsstörungen mit fünf Griffen an den Regionen

- medioproximaler Unterschenkel,
- laterale Oberschenkel,
- dorsale Oberarmesowie
- peri- bis subumbilikaler und lateraler Bauch

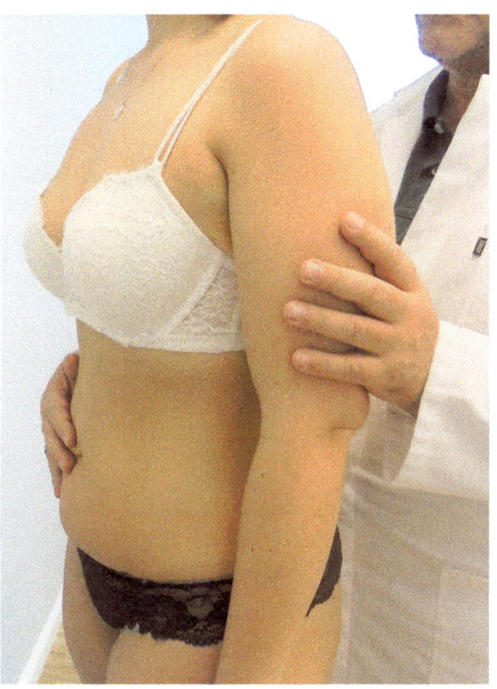

Abb. 21.20 **Fünfte Palpation bei Lipohyperplasia dolorosa.** Der Bauch im Kontrast zu Armen und Beinen. Bimanuelle Palpation. Rechte Hand am Bauch, linke Hand am Arm

die klinisch evidente Erkrankung auch bzgl. der Schmerzhaftigkeit untersucht und die Diagnose Lipohyperplasia dolorosa gestellt werden.

21.6.5 Wenn doch ein Dellbarkeit vorliegt – welche möglichen Ursachen kann das haben?

Eine Dellbarkeit des Fettgewebes ist bei Lipohyperplasia dolorosa nicht vorhanden.

Wenn eine Dellbarkeit vorliegt, sollten nach weiteren ödembildenden, auch lymphologischen Diagnosen gefahndet werden.

- Zeitgleiches Vorliegen eines primären Lymphödems erfordert getrennte Codierung. Historisch wurden solche Koinzidenzen als „Lympholipödem“ bezeichnet.
- Liegt zeitgleich ein sekundäres Lymphödems nach z. B. Trauma oder onkologischer Therapie, wie z. B. bei Armlymphödem nach Mammakarzinom oder einer karzinösen Erkrankung im Bauch wie bei Uterus-, Ovarial- oder Zervixkarzinom, (► Kap. 14) vor? Dann wären beide Diagnosen unabhängig voneinander zu codieren. Früher wurden diese Komorbiditäten „Lympholipödem“ genannt.
- Gemeinsames Auftreten eines komorbiden sekundären Lymphödems mit Lipohyperplasia dolorosa an den Beinen aufgrund der Dekompensation der Hochvolumentransports, üblicherweise einseitig betont, wird ebenfalls getrennt voneinander codiert und wurde historisch fälschlicherweise als „Lipolymphödem“ bezeichnet.

Bei all diesen additiven Lymphödemen ist zu erwarten, dass obligat die Dellbarkeit am Fußrücken oder Handrücken zu sehen ist. Auch ist eine sich aus der Ödemschwellung ergebende Invisibilität der Blutgefäße am betroffenen Fußrücken respektive Handrückenund ggf. eine solide Umwandlung des Lymphödems in ein Stadium II oder III zu erwarten. Das Kaposi-Stemmer-Zeichen kann positiv sein.

21.6.6 Was sind „Fettpads“ an den Fuß-oder Handrücken?

Von solchen Ödemen sind differentialdiagnostisch Fettpads abzugrenzen, die an den Fuß-und Handrücken auftreten können. Sie sind nicht dellbar, druckschmerzlos, unabhängig von einer zugrunde liegenden lymphologischen Erkrankung und können sich bei koinzidenter primärer Adipositas entwickeln (Abb. 21.21).

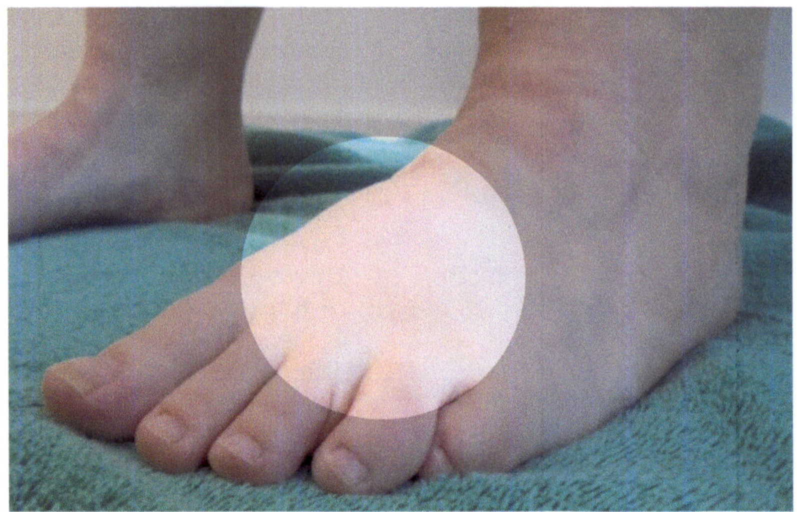

Abb. 21.21 **Fettpads an den Fußrücken.** Bei primärer Adipositas und LiDo

21.6.7 Was leistet die Sonografie in der Diagnostik bei Lipohyperplasia dolorosa? Die Kompressibilität des Fettgewebes

Sonografisches Charakteristikum der Lipohyperplasia dolorosa ist die homogene Verbreiterung der Subkutis mit weitgehend gleichmäßig vermehrter Echogenität und die betonte Darstellung echoreicher Septen. Echolose Spalten, so wie sie für ein Lymphödem typisch wären, fehlen gänzlich (▶ Kap. 5).

Bei der Lipohyperplasia dolorosa sowie bei der Adipositas ist nur die Subkutis verbreitert, nicht aber – wie beim Lymphödem – die Cutis. Dennoch hilft die Sonografie, bei der Differenzialdiagnostik zwischen der erworbenen Adipositas, der anlagebedingten Hypertrophie und der durch Schmerz symptomatischen Lipohyperplasia dolorosa zu unterscheiden.

KeyNote

- Eine sonografische „optische" Unterscheidung der Fettgewebestruktur bei Lipohyperplasia dolorosa, der Lipohypertrophie und Adipositas ist nicht möglich.
- Allerdings ist die Kompressibilität der Subkutis („Sonoelastografie") ein objektives Kriterium der Unterscheidung von der Lipohyperplasia dolorosa und der beschwerdefreien Adipositas

Eine Kompressibilität der Subkutis bis zu 40 % ist ein offenbar typischer Befund für normales Fettgewebe, die Lipohypertrophie und die erworbene Adipositas.

Bei Lipohyperplasia dolorosa ist die Subkutis kaum kompressibel und erreicht höchstens Werte von 10 % (Hirsch et al. 2018).

Die standardisierte Kompressionssonografie ist ein objektives Kriterium für die Diagnose einer Lipohyperplasia dolorosa (Kasseroller und Brenner 2019).

21.7 Welche Stadieneinteilung ist aktuell gültig?

Es werden drei ICD – codierte Stadien, hier: ICD-10-GM Ver 2022 [ICD-11: EF02.2] unterschieden. Der ICD-11 (WHO) kodiert das Lipödem unter EF02.2. (► Kap. 49).

E88.20	Lipödem, Stadium I (◻ Abb. 21.22). Lokalisierte schmerzhafte symmetrische Lipohypertrophie der Extremitäten mit Ödem, mit glatter Hautoberfläche, mit gleichmäßig verdickter Subkutis
E88.21	Lipödem, Stadium II (◻ Abb. 21.23). Lokalisierte schmerzhafte symmetrische Lipohypertrophie der Extremitäten mit Ödem, mit unebener, wellenartiger Hautoberfläche, mit knotigen Strukturen in verdickter Subkutis
E88.22	Lipödem, Stadium III (◻ Abb. 21.24) Lokalisierte schmerzhafte symmetrische Lipohypertrophie der Extremitäten mit Ödem, mit ausgeprägter Umfangsvermehrung und großlappig überhängenden Gewebeanteilen von Haut und Subkutis
E88.28	Sonstiges oder nicht näher bezeichnetes Lipödem

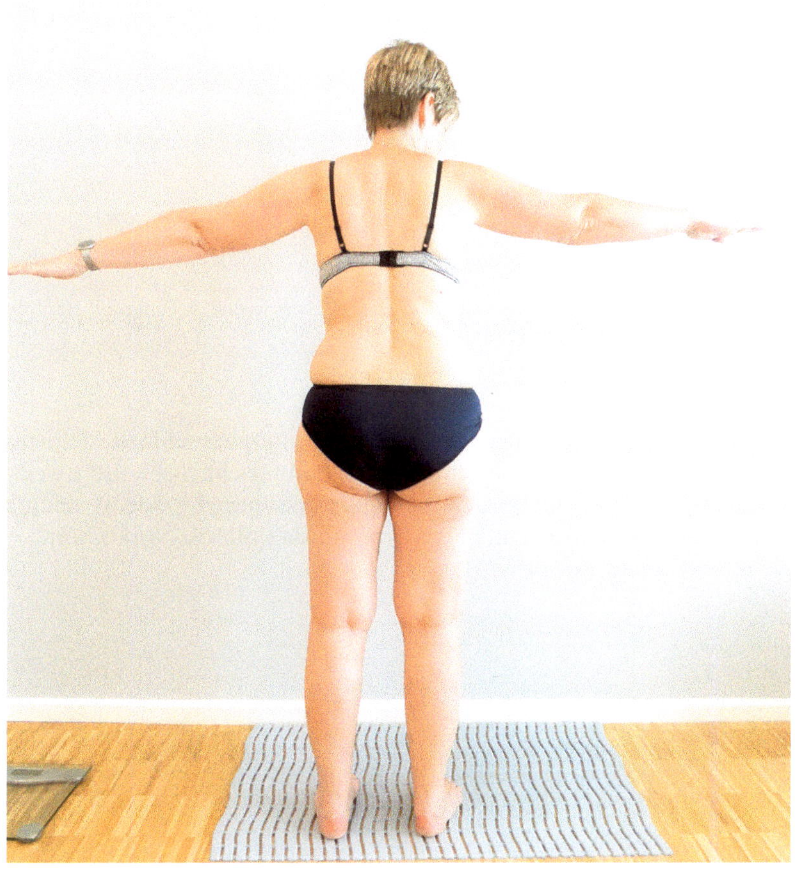

◻ **Abb. 21.22 Lipohyperplasia dolorosa Stadium I.** Glatte Hautoberfläche mit gleichmäßig verdickter, homogen imponierender Subkutis

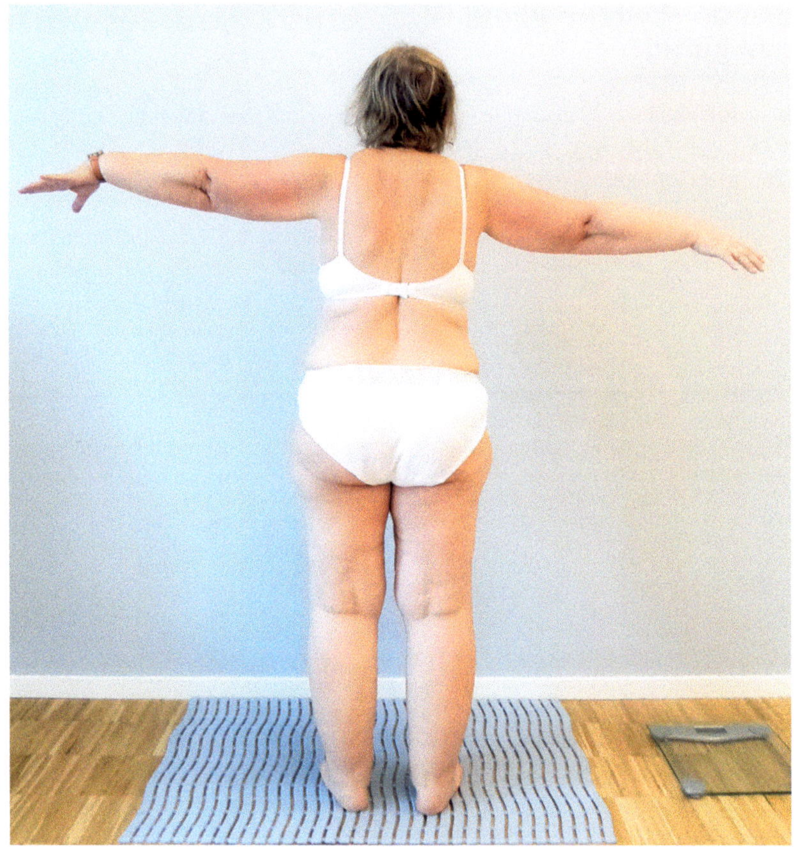

Abb. 21.23 **Lipohyperplasia dolorosa Stadium II.** Unebene, überwiegend wellenartige Hautoberfläche, knotenartige Strukturen in der verdickten Subkutis

Die aktuellen Inhalte der Codierungen beschreiben die Körperformveränderung („Lipohypertrophie") sowie die Hautveränderungen des Status protrusus cutis resp. der Dermopanniculosis deformans (Zellulite) und fälschlicherweise jeweils ein Ödem, das weder bei „Lipödem" noch bei Lipohyperplasia dolorosa vorkommt.

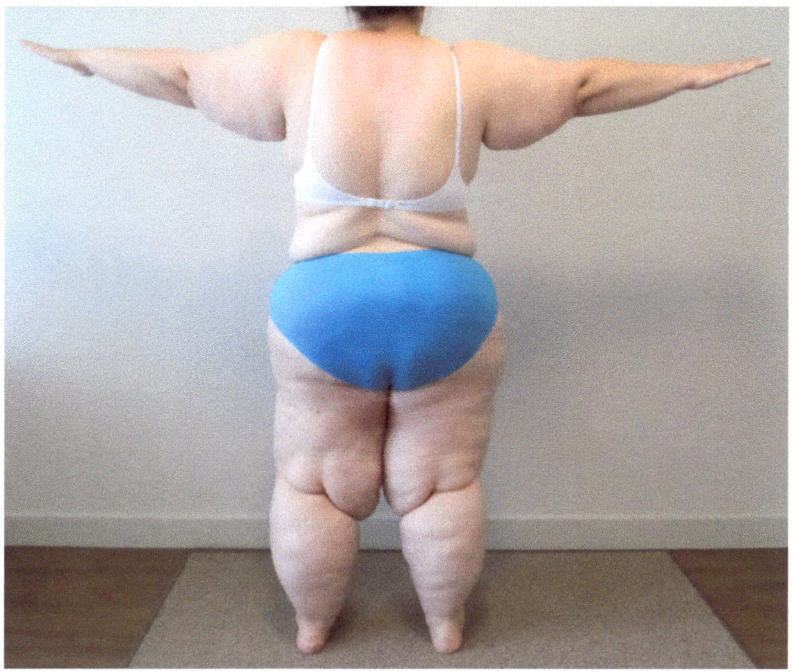

Abb. 21.24 **Lipohyperplasia dolorosa Stadium III.** Ausgeprägte Umfangsvermehrung mit überhängenden Gewebeanteilen (Wammenbildung)

21.7.1 Welche klinischen Stadien der Lipohyperplasia dolorosa erkenne ich auf einen Blick?

21.7.2 Weshalb gibt es auch noch „Typen" der Lipohyperplasia dolorosa?

Entsprechend der Lokalisation werden sieben unterschiedliche Typen der Lipohyperplasia dolorosa unterschieden:

- Oberschenkel-Typ,
- Unterschenkel-Typ,
- Waden-Typ,
- Ganzbein-Typ,
- Oberarm-Typ,
- Unterarm-Typ,
- Ganzarm-Typ

Auch diese Einteilung ist rein deskriptiv und hat keine Relevanz für die Therapie.

21.7.3 Warum gelten für das „Lipödem" die Stadien der Zellulite, einer nicht-lymphologischen, schmerzlosen, geschlechtsspezifischen anatomischen Variante des Bindegewebes bei Frauen?

Lipohyperplasia dolorosa wird einer Stadieneinteilung unterworfen, die auf der Stadieneinteilung der Zellulite basiert.

Der Dermatologe Nürnberger beschrieb 1978 als Erster die besonderen geschlechtsspezifischen Unterschiede der Unterhautstruktur, ihre hormonelle Abhängigkeit sowie die Altersveränderungen der Cutis und Subkutis mit ihren Auswirkungen auf das Relief der Hautoberfläche (Abb. 21.25).

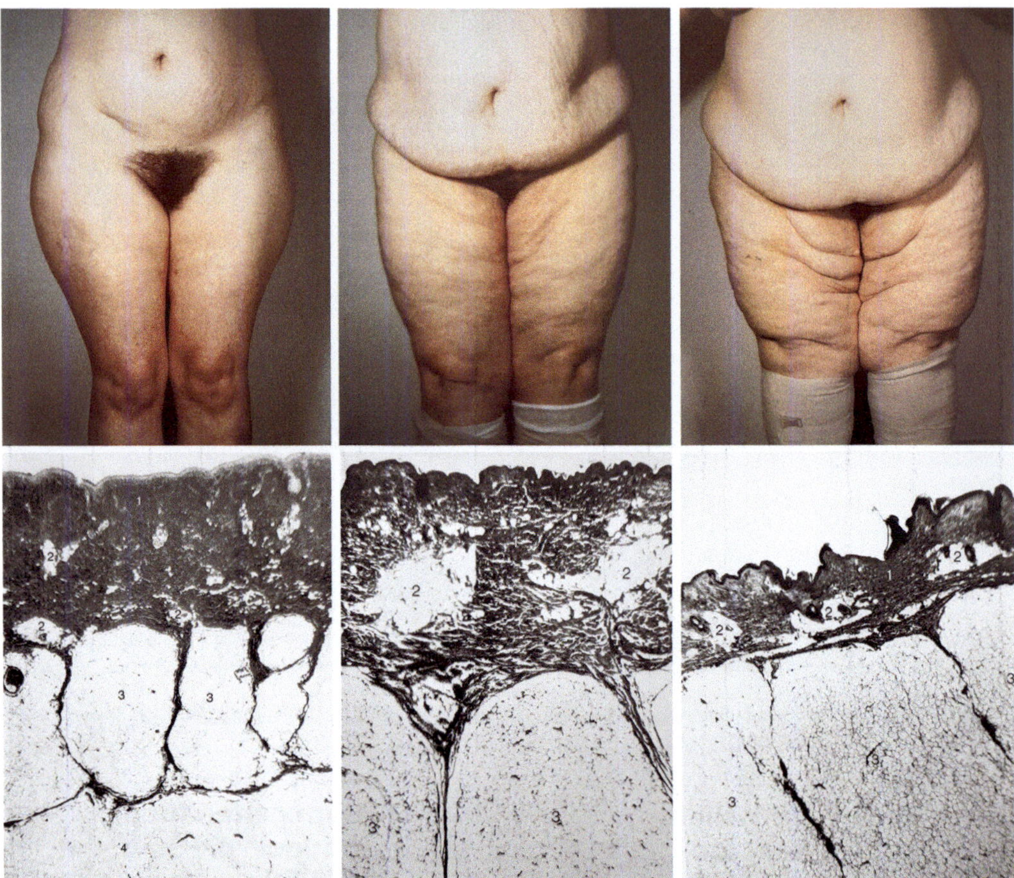

■ Abb. 21.25 **Hormonelle und altersadaptierte Adepsentwicklung bei Frauen. Links: Eine 33-jährigen Frau mit Reithosenfettsucht.** Oben: Status protrusus cutis Stadium I. Histologie: Tiefe Biopsie der lateralen Oberschenkelhaut. **1** = dickes, grobfaseriger Korium (1360 µm), **2** = kleine Papillae adiposae mit Haarwurzeln, Schweißdrüsen und Blutgefäßen, **3** = obere Subkutisschicht mit stehenden Fettzellkammern, Koriumdellen und relativ dicken, radiär verlaufenden Bindegewebssepten, **4** = mittlere Subkutisschicht mit liegenden Fettzellkammern und tangential zur Fascia lata verlaufenden Bindegewebssepten, (Paraffinschnitt 10 µm, HE, Vergr. 12-fach). **Mitte: 59-jährige Mutter der Patientin von Abbildung links.** Oben: Dermopanniculosis deformans = (Status protrusus cutis. Stadium III) im Oberschenkelbereich *[Anm. Autor: eher klinisch als Stadium II anzusprechen];* außerdem allgemeine Obesitas mit Fettschürze und Striae distensae cutis. Histologie: tiefe Biopsie der lateralen Oberschenkelhaut. **1** = mäßig verschmälertes, aufgelockertes Korium (1250 µm), **2** = vergrößerte Papillae adiposae (im Querschnitt), **3** = obere Subkutisschicht mit großen, stehenden Fettzellkammern, Koriumdellen, dünnen, interlobulären Bindegewebssepten mit hypertrophen Fettzellen (Paraffinschnitt, 10 µm, HE, Vergrößerung 23-fach). **Rechts, 79-jährige Großmutter der Patientin von Abbildung links.** Oben: Dermopanniculosis deformans = (Status protrusus cutis, Stadium III), allgemeine Obesitas mit Fettschürze und Striae distensae. Das „Schrotkugelphänomen“ ist tastbar. Histologie: tiefe Biopsie der lateralen Oberschenkelhaut. **1** = stark verdünntes, aufgelockertes, feinfaseriges Korium (900 µm), **2** = sehr große Papillae adiposae (anatomische Grundlage des „Schrotkugelphänomens“), die fast die Epidermis erreichen, **3** = obere Subkutisschicht mit großen, stehenden Fettzellkammern, verstrichenen Coriumdellen, sehr dünnen, interlobulären Bindegewebssepten und hypertrophen Fettzellen (Paraffinschnitt 10 µm, HE, Vergrößerung 12-fach)

Besonders seine Veröffentlichungen zur Zellulite gelten auch heute noch als „finest hour“: Anhand von systematischen klinisch-histologischen Untersuchungen konnte er belegen, dass die Dellenbildung nicht krankhaft, sondern natürliche Folge der bei Frauen angelegten Struktur und Verzahnung des subkutanen Fettgewebes ist. Die Publikation mit dem prägnanten Titel „So-called cellulite: an invented disease“ wird bis heute international zitiert (Nürnberger und Müller 1978, 1979).

Friedrich Nürnberger (*13.Mai 1929 in Kaiserslautern; † 20. April 2013 in Berlin) Er studierte Humanmedizin an der Johannes-Gutenberg-Universität in Mainz. Nach der Promotion 1959 war er bis 1961 Assistent an der Medizinischen Klinik der Universität Mainz, ab 1964 folgte die dermatologische Weiterbildung bei G.W. Korting in der Universität Mainz. Seit 1970 Oberarzt bei G.Stüttgen an der Hautklinik des Rudolf-Virchow-Krankenhauses der Freien Universität Berlin. Nürnberger habilitierte 1971 und wurde noch im selben Jahr zum Universitätsprofessor und Vertreter von G.Stüttgen berufen. Bis zu seiner Pensionierung im Jahre 1994 war er zugleich Leiter der Poliklinik und Leiter der histologischen Laboratorien.

Nürnberger war ein ausgezeichneter Dermatologe, der mit histologisch geschultem Blick das klinische Bild und umgekehrt mit klinischem Blick die feingewebliche Struktur begutachtete. Er war einer der ersten deutschen Dermatologen, die die Elektronenmikroskopie in Diagnostik und Forschung einsetzten. Als Schlüsselarbeiten gelten neben seiner elektronenmikroskopischen Untersuchung der Akantholyse beim Morbus Hailey-Hailey seine licht- und elektronenmikroskopische Charakterisierung der aktinischen Elastose, die er in Kooperation mit Schober, Marsch und Dogliotti durchführte, sowie seine Veröffentlichungen zum Wesen der „Cellulite“.

Über Jahrzehnte war er bis ins hohe Alter ein führendes Mitglied der Berliner Dermatologischen Gesellschaft.

Besonders am weiblichen Oberschenkel lässt sich wegen der Protrusus cutis oder Dermopanniculosis deformans im Kneiftest das sog. Matratzenphänomen auslösen.

> „Das Matratzenphänomen ist nach unseren Untersuchungen an ca. 1000 Frauen verschiedenen Alters bei fast jeder Frau im Kneiftest nachweisbar. Es ist ein geschlechtstypisches Merkmal der weiblichen Oberschenkelhaut und kein Krankheitssymptom. Es wurde deshalb von uns als Status protrusus cutis bezeichnet, um damit auszudrücken, dass es sich lediglich um eine Kompression und Vorwölbung der oberen Fettzellkammersysteme handelt, welche die darüberliegende Cutis protrudieren. Bei der vergleichbaren männlichen Oberschenkelhaut dagegen ist die obere Subcutisschicht dünner und zeigt scherengitterartig schräg überkreuzende Bindegewebssepten, die kleine polygonale Fettzellkammern abgrenzen. Außerdem ist das Korium dicker als bei der weiblichen Oberschenkelhaut. Tangentialer Druck oder Zug (Kneiftest) kann daher beim normalen Mann die Hautoberflache zwar falten und furchen, ein Status protrusus cutis tritt aber im Normalfall nicht auf (wohl aber bei Androgendefizit).“ (Nürnberger 1979).

Während all diese Phänomene auch im Fettgewebe der Lipohyperplasia dolorosa nachweisbar sind, ist der entscheidende Unterschied zwischen der Erkrankung

Lipohyperplasia dolorosa und der kosmetischen Befindlichkeitsstörung Zellulite, dass eine Zellulite niemals schmerzhaft ist, wie auch schon Nürnberger festhielt.

KeyNote

- Der Kneiftest nach Nürnberger ist bei der Untersuchung der Lipohyperplasia dolorosa zu grob und deshalb nicht indiziert, um die durch schon superfizielle Palpation auslösbare Schmerzhaftigkeit zu prüfen!
- Zellulite ist obligat schmerzlos, LiDo ist obligat schmerzhaft.

21.7.4 Nach welchen Kriterien weise ich heutzutage die Ausprägung der Lipohyperplasia dolorosa welchem Stadium zu?

- Entscheidend für die Zuordnung zu einem Stadium ist das disproportionale Verhältnis des Volumens des subkutanen Adeps an Stamm und Extremitäten.
- Die Schmerzhaftigkeit hat bei der Stadienzuordnung keinen Einfluss.
- Die Hautqualität (ggf. Zellulite) unterscheidet die Stadien.
- Die Stadienzuweisung hat keinen Einfluss auf die Therapieoptionen.
- Die Stadien sind altersunabhängig.

21.7.5 Ist ein Upsizing obligat und kann es ein Downsizing geben?

Nein und Nein! Ob ein Übergang von einem zum nächsten Stadium obligat stattfindet und welche Faktoren dies triggern, ist bislang ungeklärt (Cornely 2010). In der Praxis kann jedoch häufig beobachtet werden, dass es keine obligate Weiterentwicklung in ein höheres Stadium gibt. Die intrinsische genetische Anlage („Bauplan", „Blaupause") und ihre hormonelle, altersadaptierte Entwicklung des Adeps einer Lipohyperplasia dolorosa ändert sich nicht.

Ebenso ist ein Downsizing noch nie beschrieben worden.

21.7.6 Welche Häufigkeitsverteilung der Stadien ist bekannt?

Zu dieser Frage gibt es keine systematische wissenschaftliche Literatur. Eine statistische Untersuchung von 1194 LiDo-Patientinnen in einer dermatologischen Praxis mit lymphologischem Schwerpunkt ergibt folgende Verteilung (Tab. 21.2):

Tab. 21.2 Verteilung der Stadien bei Lipohyperplasia dolorosa

Stadium I	148	12,3 %
Stadium II	673	56,3 %
Stadium III	373	31,3 %
	1194	99,9 %

21.7.7 Welche Schwächen hat die Klassifikation nach Stadien oder Typen?

Bei keiner Einteilung, sei es nach Stadien oder Typen, werden

- das Symptom Schmerz (Brenner 2017),
- eine Ausdehnung der LiDo auf die Extremitäten unter Berücksichtigung des gesamten Körpers,
- der anthropometrische Parameter Waist-to-Height-Ratio (WHtR),
- die akzidentelle Ödemneigung,
- eine koinzidente Adipositas,
- das Alter der Erkrankung (nicht das der Patientin!) sowie
- die akzidentelle Hämatomneigung

zusammenfassend berücksichtigt (Schrader 2022). Für Prognose und Therapie wären diese Zuordnungen aber wichtig und sollten deshalb erfasst werden. Dem oftmals verwendeten Parameter Body-Mass-Index (BMI) fehlt die Konstruktvalidität. Eine Alternative stellt die Waist-to-Height-Ratio (WHtR) dar. Der BMI überschätzt offensichtlich systematisch das kardiovaskuläre und metabolische Risiko von LiDo-Patientinnnen. In der Diagnostik und Verlaufskontrolle sowie in der Planung von Vergleichsstudien sollte der BMI durch die WHtR ersetzt werden (Brenner und Cornely 2022).

21.8 Was kann ich meiner Patientin sagen, wenn sie mich nach der Progression der Lipohyperplasia dolorosa bei sich selbst und ihrer eigenen Tochter fragt?

21.8.1 Welcher genetisch bedingte Verlauf ist zu erwarten? Die Entstehung

Der chronologische Verlauf der Entwicklung der Erkrankung beginnt in der Pubertät mit Ausbildung einer Körperform des Mädchens, bei der die Beine anders als der restliche Körperstamm an Umfang und Masse disproportional zunehmen. Die Veränderungen an den Armen treten in aller Regel erst 4–5 Jahre später in Erscheinung.

Während also der Körperstamm schlank bleiben kann, entwickeln sich die Gewebezunahmen an den Extremitäten überproportional und am Anfang ggf. ohne eine starke Schmerzhaftigkeit. Bei einer Schwangerschaft und am Ende der Reproduktionsfähigkeit, in der Menopause, kommt es erneut zu hormonellen Veränderungen, die eine weitere Verschlechterung des Lipohyperplasia dolorosa-Gewebes verursachen. Dessen ungeachtet entwickelt sich der weibliche Körper auch an anderen Arealen und hierbei sehr wohl auch mit der Zunahme eines Fettgewebes, welches durch Diät und Sport beeinflussbar ist.

21.8.2 Welche Progredienz des Fettgewebes ist zu erwarten? Ist eine Regredienz möglich? Die Entwicklung

Fälschlicherweise wird angenommen, dass sich aus einem Stadium I immer ein Stadium II und dann ein Stadium III entwickele. Dieses Fortschreiten der LiDo wird dann als Progredienz bezeichnet. Hierfür gibt es jedoch keinen wissenschaftlichen Beleg. Verantwortlich für die Körperentwicklung sind neben der genetischen Disposition hormonelle Einflüsse. Sie bewirken die biologische Entwicklung und sind Grundlage für die Form und Entstehung des Körpers. Diese Entwicklung ist biologisch und stellt keine Progredienz im Sinn einer Verschlechterung der LiDo dar (▶ Kap. 23). Ein Stadium I kann in der Pubertät entstehen und auch noch bis ins hohe Alter in unveränderter Weise vorliegen. Ebenso kann ein Stadium III schon mit der Pubertät entstanden sein und bis ins Senium fortbestehen.

Eine Regredienz der Stadien von III zu I wurde noch nie beschrieben.

21.8.3 Das Senium

In seltenen Fällen stellen sich Patienten erst in der Postmenopause mit der erstmaligen Entwicklung des Adeps einer Lipohyperplasia dolorosa und einer adäquaten Schmerzhaftigkeit vor.

21.9 Welche konservativen Therapien stehen zu Verfügung?

21.9.1 Die konservative Domäne der Lymphologie: Komplexe Physikalische Entstauungstherapie (KPE)

Seit den Sechzigerjahren des 20. Jahrhunderts werden konservative Therapien in der Lymphologie – hier besonders zur Behandlung des Lymphödems – eingesetzt. Auch bei LiDo findet die komplexe physikalische Entstauungstherapie (KPE) Anwendung (Herpertz 2003). Die Indikation ist fragwürdig, da eine lymphödematöse Komponente bei Lipohyperplasia dolorosa nicht besteht. Die interstitielle Ödematisierung des Gewebes wird allerdings offensichtlich positiv beeinflusst, da die Schmerzhaftigkeit unter der Behandlung des Therapeuten und der nachfolgenden Kompressionsbekleidung für Arme und Beine schwindet.

Der positive Effekt ist nicht dauerhaft, die Fettgewebeverteilungsstörung muss regelmäßig von Hand oder durch intermittierende apparative Kompression drainiert werden. Wenn die konservativen Verfahren abgesetzt werden, hat sich strukturell an der Lipohyperplasia dolorosa der Arme und Beine nichts verändert, Umfänge und Schmerzen sind unverändert vorhanden. Die Schmerzhaftigkeit entwickelt sich dynamisch progessiv.

21.9.1.1 „Lymphdrainage" im Jahr 1940

Sie entlastet suffizient die lymphologische Last des Gewebes und wird als erleichternd empfunden: „Heat and gentle massage may relieve the distress. If activity on the feet causes much accentuation of swelling, elastic stockings may be tried but the discomfort caused by them frequently exceeds the benefit realized from their use. A sympathetic discussion of the nature of the condition (with the patient) and an explanation of the physiologic basis is usually helpful." (Allen und Hines 1940).

21.9.2 Wie viel Lymphdrainage kann im Besonderen bei Lipohyperplasia dolorosa verordnet werden?

Nach der aktueller Gesetzeslage (Januar 2021) kann folgendermaßen verordnet werden:

- Auf einem Verordnungsblatt für Lymphdrainage (MLD) dürfen bei Diagnosen der Anlage 2 mit „besonderem Verordnungsbedarf" die notwendigen Heilmittel für 12 Wochen verschrieben werden. LiDo gilt als „Diagnose des besonderen Verordnungsbedarf"
- Dies bedeutet für alle Stadien der LiDo, dass bei einer Frequenz von 1 × pro Woche 12 MLD verordnet werden dürfen, bei einer Frequenz von 2 × pro Woche 24 und bei einer Frequenz von 3 × pro Woche 36 Anwendungen.
- Die „orientierende Behandlungsmenge" von 5 Rezepten à 6 Anwendungen muss nicht berücksichtigt werden.
- Die Patientin muss sich einmal im Quartal zur Kontrolle beim verordnenden Arzt vorstellen.
- Auf dem Verordnungsblatt muss die Symptomatik mit „i" für: „individuelle Leitsymptomatik" dokumentiert werden.
- Für die korrekte Diagnose im besonderen Verordnungsbedarf reicht eine ICD-Codierung aus.

21.9.3 Kompression

Wie bei allen anderen lymphologischen Indikationen ist aufgrund der Bein-und Armform eine rund gestrickte Versorgung in aller Regel nicht möglich. Die besonderen Passformen werden nur als flach gestrickte Kompressionsgewirke hergestellt werden können, da hierbei durch Zugabe und nicht wie beim Rundstrick durch Dehnung der Maschen eine genaue Passform erreicht wird. Hinzu kommt, dass die Stärke (Stiffness) des Gestricks einen drainierenden Effekt auf das Hautgewebe haben soll. Die haptischen Qualitäten des Gestricks werden mit dem Begriff der Steifigkeit (Rigidity) beschrieben und sind für die Adhärenz der Patientin von besonderer Bedeutung.

Formveränderte Beine müssen häufig mit einer mehrteiligen, flach gestrickten Kompression versorgt werden, da die Strümpfe bis zur Hüfte als Hose getragen werden. Es empfiehlt sich dann, eine angepasste Caprihose oder Leggings sowie Beinstücke herstellen zu lassen. Hände und Füße sind bei Lipohyperplasia dolorosa nie betroffen. Wenn es beim Tragen der Armstrümpfe zu Schwellungen an den Händen kommt, sind in aller Regel die Armstümpfe am Handgelenk zu eng gemessen worden.

Die Kompression konserviert nur die Effekte der manuellen Lymphdrainage, sie drainiert selbst nicht. Es ergibt bei Lipohyperplasia dolorosa also keinen Sinn, nur Kompression zu tragen und keine Lymphdrainage vornehmen zu lassen. Dies gilt vice versa: keine MLD ohne Kompression.

Christian Schuchhardt zu: „Flach gestrickte Strümpfe"

Flach gestrickte Strümpfe reduzieren bei Bewegung etwas das Volumen, da der interstitielle hydrostatische Druck steigt (Muskelvolumen gegen steifes Gestrick) und es zu einer besseren venösen und lymphatischen Flüssigkeitsaufnahme kommt.

KeyNote

Manuelle Lymphdrainage wird bei LiDo immer als Ganzbehandlung durchgeführt, um an Armen und Beinen eine Schmerzreduktion zu erreichen. Solang die KPE angewendet wird kann dieses Ziel erreicht werden. Eine Gewebereduktion oder strukturelle Veränderung der LiDo ist durch KPE nicht erreichbar, deshalb muss diese konservative Therapie lebenslang von der Patientin durchgeführt werden.

21.9.4 Diäten

Lipohyperplastische Zellen sind durch Diäten nicht veränderbar, Versuche, die Erkrankung durch Ernährungsumstellungen **dauerhaft** zu therapieren misslingen.

Gelegentlich werden dramatische Fälle, wie hier ein Proteinmagelödem berichtet.

Eine koinzidente Adipositas zu behandeln ist aus allgemeinen Erwägungen allerdings sinnvoll, da die lipohypertrophen Zellen die lymphpflichtige Last erhöhen und so eine zusätzliches Abflusserschwernis bei krankheitsspezifischer Hochvolumentransportinsuffizienz entsteht. Gewichtsreduktion hat ergo positive Effekte auf die Schmerzhaftigkeit (▶ Kap. 24). Die Ausbildung eines sekundären Lymphödems auf dem Boden einer Adipositas ist bekannt.

„A Case of Stage III Lipedema"

41-jährige Frau mit Adipositas seit der Pubertät, die postbariatrisch weiterhin übermäßiges Fett an den Beinen hatte und sich wegen geschwollener Knöchel und Füßen trotz kalorischer Restriktion vorstellte. Sie hatte sich einer Protein-Kalorien-Restriktion unterzogen. Die Labortestergebnisse zeigten Hypoalbuminämie (2,0 g/dL), Lymphopenie und Hypolipoproteinämie. Es wurde eine Protein- und Kalorienmangelernährung mit ausgeprägtem Darmödem diagnostiziert, eine verlängerte parenterale Ernährung war erforderlich. Nach Wiederherstellung der normalen Proteinzufuhr wurde sie gesund und ihr Ödem verschwand, aber ihre Extremitäten blieben vergrößert. Nun erst wurde das schon seit der Pubertät bestehende und unter der Adipositas kaschierte Lipödem (LiDo) der Beine diagnostiziert (Wright und Herbst 2021; Herbst 2021).

21.9.5 Sport

Die schmerzhafte Fettverteilungsstörung LiDo steht sportlichen Bemühungen nicht im Wege. Sie wird allerdings durch Sport im Volumen der Extremitäten nicht wirksam verbessert werden, da der genetisch fixierte Progress der Fettverteilung durch körperliche Übungen nicht aufgehalten wird.

21.10 Welche Operationsverfahren kann ich meiner Patientin empfehlen?

Ergibt sich ein nächster Paradigmenwechsel in der Therapie „Lymphologische Liposculptur" oder doch besser bariatrische Operationen?

Auf den Adeps an Armen und Beine fokussiert sind zwei Ansätze denkbar:

- die fettresezierenden Operationsverfahren
  - Lymphologische Liposculptur
  - WAL
- die bariatrischen Operationsverfahren
  - Magenband
  - Sleeve-Magen
  - Roux-en-Y-Magenbypass

21.10.1 Welche Wirkung ist durch bariatrische Operationen zu erwarten?

Für Adipositas ist bekannt: „Am Ende des Berufslebens sind 74,2 % der Männer und 56,3 % der Frauen übergewichtig (DGE–Ernährungsbericht 2017)".

Es ist also zu erwarten, dass von den an LiDo erkrankten Patientinnen auch mindestens 56 % an einer Adipositas leiden. Vermutlich ist die Zahl der koinzidenten Erkrankungen Adipositas und Lipohyperplasia dolorosa (LiDo) noch deutlich höher (Faerber 2017). Adipositas und der LiDo sollten gleichermaßen therapiert werden.

21.10.1.1 Das Magenband

Durch ein Magenband (englisch: Gastric Banding) wird der Magen im oberen Anteil eingeengt, ein sogenannter Vormagen entsteht. Wird dieser Vormagen mit wenig Speise gefüllt, dehnt sich die Magenwand und es entsteht ein schnelles und lang anhaltendes Sättigungsgefühl. Dadurch isst der Patient deutlich weniger als bisher. Das Magenband stellt eine dauerhafte Maßnahme zur langfristigen Gewichtsabnahme dar und ist das am wenigsten eingreifende Operationsverfahren. Da Magen und Verdauungswege ansonsten unverändert bleiben, bestehen weniger Probleme bei der Aufnahme von Nährstoffen. Es ist möglich, das Magenband wieder zu entfernen und den Eingriff dadurch rückgängig zu machen. Bis zu 50 % des Ausgangsgewichtes können abgenommen werden, manchmal sogar mehr (◘ Abb. 21.26).

21.10.1.2 Der Sleeve-Magen

Unter einer Schlauchmagenbildung (englisch: Sleeve Gastrectomy) versteht man eine Operationstechnik, bei der eine irreversible Verkleinerung des Magenvolumens vorgenommen wird. In der Regel wird eine Reduzierung des Übergewichts von etwa 70–80 % nach etwa 1–2 Jahren erreicht. Die Effekte

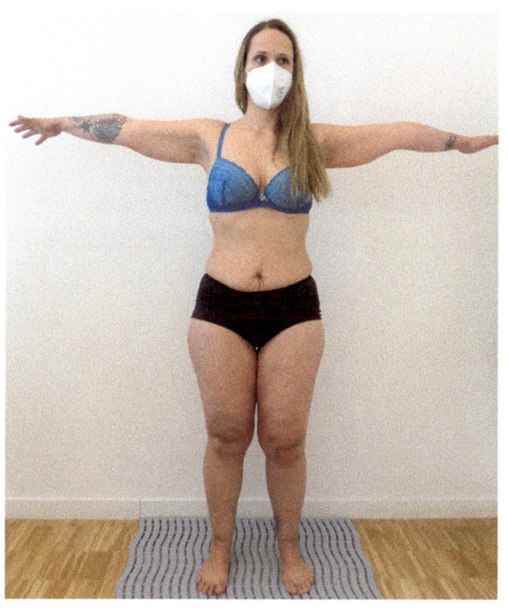
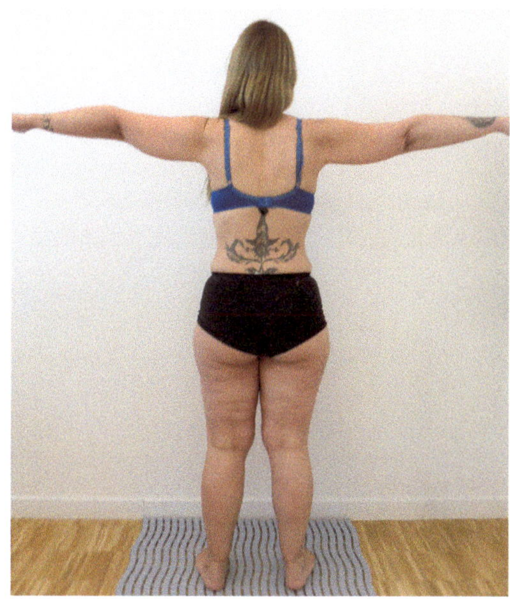

Abb. 21.26 Lipohyperplasia dolorosa Stadium II. Bei dieser Patientin mit einem Ausgangsgewicht von 140 kg KG wurden durch die Anlage eines Magenbands 75 kg KG reduziert. Auch mit nunmehr 65 kg KG besteht der Druckschmerz der Lipohyperplasia dolorosa unverändert weiterhin an den Beinen mit acht, an den Armen mit sechs auf der visuellen Analogskala (VAS)

dieses restriktiven, irreversiblen Operationsverfahrens auf die Adipositas werden sowohl durch die Reduzierung der zuführbaren Nahrungsmenge als auch durch Veränderungen neurohumoraler Wirkmechanismen bei verschiedenen gastrointestinalen Hormonen (z. B. Ghrelin) erzielt.

Das Verfahren kommt nur nach ausgeschöpften konservativen Behandlungen der Adipositas in Betracht (Abb. 21.27).

21.10.1.3 Roux-en-Y-Magenbypass

Beim Roux-en-Y-Magenbypass (RYGB), kurz Magenbypass (englisch: Gastric Bypass) wird der Vormagen vom Restmagen abgetrennt und mit einer Dünndarmschlinge verbunden. Bei extrem adipösen Personen wird eine Gewichtsreduktion erzielt, weil der Eingriff den natürlichen Weg der Nahrung durch den Magen-Darm-Trakt verändert, zu einer Malabsorpiton führt und bewirkt, dass die Patienten geringere Mengen an fester und flüssiger Nahrung aufnehmen. Die Veränderungen des Körpergewichts und des Stoffwechsels durch einen RYGB sind auf die postoperative Änderung des Essverhaltens und des Kalorienverbrauchs zurückzuführen. Außerdem bewirkt der Magenbypass Änderungen des Mikrobioms, welche vermutlich über 20 % des Effekts der Operation zur Gewichtsreduktion und Verminderung der Adipositas ausmachen. Es gibt Berichte über Patienten, die nach mehreren Jahren etwa wieder 5 bis 10 % des verlorenen Gewichtes zunehmen.

Der Eingriff gilt als das Mittel der letzten Wahl, wenn konservative Methoden zur Gewichtsreduktion versagt haben (Abb. 21.28).

Bariatrische Operationen alleine sind nicht in der Lage, ein positives Ergebnis auf die Adipositas zu erzielen, sondern sind immer nur Mittel zum Zweck. Im Anschluss an den Eingriff sind

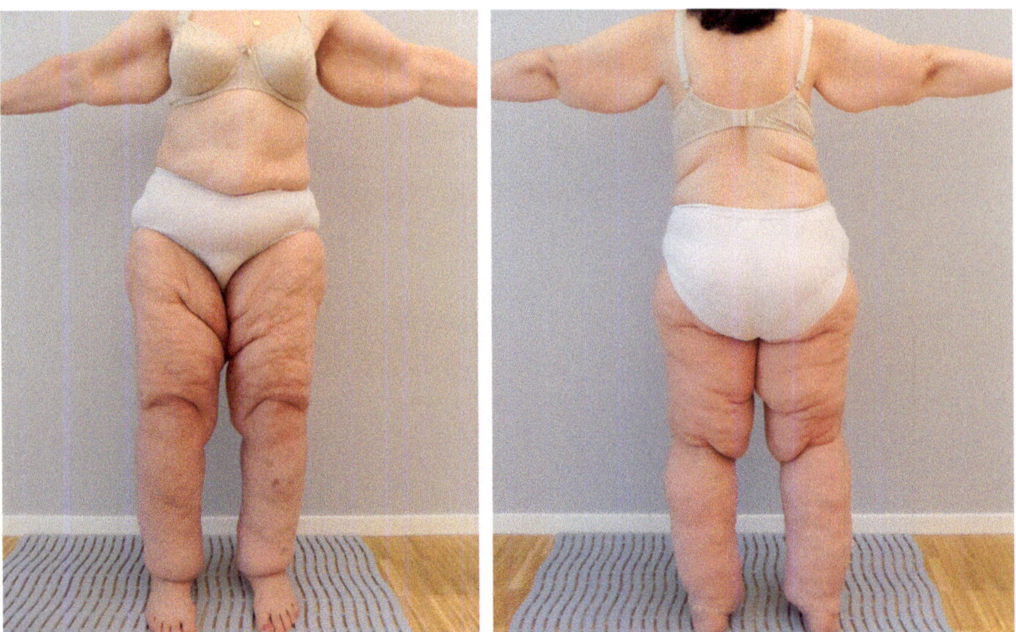

Abb. 21.27 Sleeve–Magen-Operation. Bei dieser Lipohyperplasia dolorosa-Patientin wurde mit einem Ausgangsgewicht von 150 kg bei einer Größe von 1,65 m eine Sleeve-Magen-Operation durchgeführt. Die Patientin nahm durch diese Maßnahme 40 kg binnen eines Jahres ab. Die Druckschmerzhaftigkeit der Patientin mit LiDo Stadium III wird postbariatrisch unverändert für Arme und Beine mit zehn auf der Visuellen Analogskala angegeben. Hierbei differenziert die Patientin, dass „die Schmerzhaftigkeit in den Beinen zugenommen habe, an den Armen aber besser geworden sei"

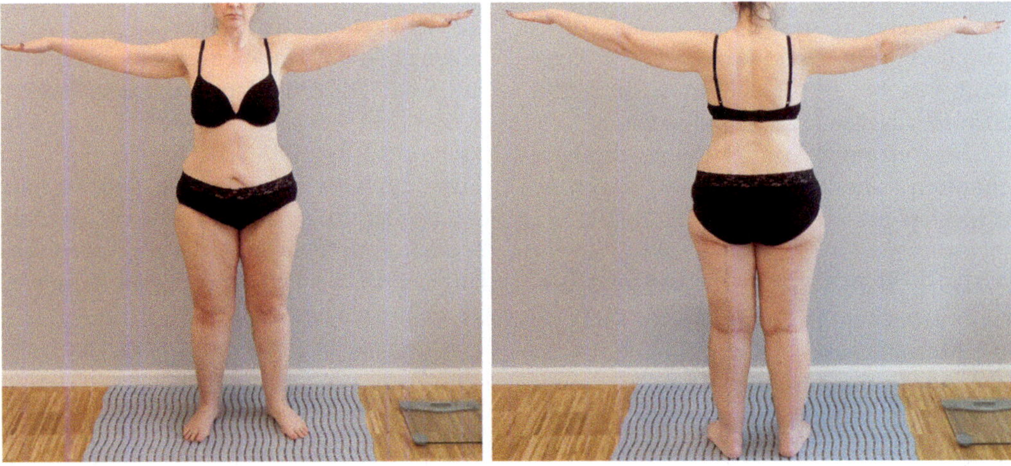

Abb. 21.28 Roux-en-Y-Magenbypass. Die Patientin ist 1,65 m groß und hat sich einen Roux-en-Y-Magenbypass operieren lassen. Die Lipohyperplasia dolorosa an Armen und Beinen ist unverändert, obwohl die Patientin nach einem Ausgangsgewicht von 144 kg nach der chirurgischen Maßnahme nur noch 77 kg wog. Die Druckschmerzhaftigkeit wird gleichbleibend mit sechs auf der visuellen Analogskala angegeben

- eine langfristige Umstellung des Lebensstils und
- der Ernährung,
- die obligate Substitution von Nährstoffen und Vitaminen und
- regelmäßige Kontrolluntersuchungen

erforderlich.

Viele Menschen nehmen mehrere Jahre nach einer bariatrischen Operation wieder zu.

KeyNote

In Anlehnung an die Suchterkrankung durch Alkohol sollte auch bei der psychosomatischen Suchterkrankung „Übergewicht" von **TROCKENEN DICKEN** gesprochen werden, denn eine postoperative Umstellung der Ernährungsgewohnheiten ist notwendig, um Verdauungsprobleme wie Sodbrennen, Bauchschmerzen, Übelkeit und Erbrechen zu vermeiden. Abhängig von der Art der Operation wird es erforderlich sein,

- kleine Portionen zu essen,
- langsam zu essen und gut zu kauen,
- nicht gleichzeitig zu trinken und zu essen, da das Fassungsvermögen des Magens sonst nicht ausreicht. Es wird empfohlen, 30 Minuten vor und nach dem Essen nicht zu trinken.
- fettreiche und zuckerhaltige Lebensmittel zu meiden, da sie zu Verdauungsproblemen führen können.

Vor allem nach einem Magenbypass können Lebensmittel mit viel Zucker aufgrund des Dumping-Syndroms zu starken Nebenwirkungen führen.

21.10.1.4 Verbessert die Magenchirugie die Lipohyperplasia dolorosa?

Nein. Bei der Magenchirurgie zur Behandlung der LiDo wurde vermutet, dass diese Eingriffe einen ebenso positiven Effekt auf die Lipohyperplasia dolorosa wie auf die koinzidente Adipositas haben (Fink et al. 2020). LiDo-Patientinnen haben an Armen und Beinen auch hypertrophe Adipozyten, deren Volumen sich durch Diäten oder bariatrische Maßnahmen positiv verändert.

Auch wenn man unterstellen kann, dass aus klinischer Sicht bei LiDo häufig eine Kombination von adipöser Lipohypertrophie und einer Lipohyperplasia dolorosa zu diagnostizieren ist, kann die „Leitzelle" bei Lipohyperplasia dolorosa (LiDo) – der lipohyperplastische Adipozyt – nicht wie die hypertrophe Zelle der Adipositas durch kalorienreduzierende Maßnahmen, seien es Diäten, Sport oder sogar als Maximalvariante die Operation des Magens, in ihrer Größe substanziell verändert werden. (Cornely 2014).

Aus dermatologisch-lymphologischer Sicht bleibt deshalb festzuhalten, dass die Lipohyperplasia dolorosa eben keine besondere Form einer Adipositas darstellt. Das LiDo-Fettgewebe an Armen und Beinen kann weder durch Diät oder Sport noch durch Chirurgie des Magens verbessert, geschweige denn geheilt werden, wenn man unter Heilung versteht, dass die Schmerzhaftigkeit verschwunden und deshalb eine weitere Therapie nicht mehr nötig ist (Cornely 2001, 2007).

Die Extremitäten mögen um das lipohypertrophe Fett verringert sein, die Lipohyperplasia dolorosa mit ihren hyperplastischen Adipozyten und dem Kardinalsymptom „Schmerz" bleibt bestehen (Cornely et al. 2022).

21.10.1.5 Wird die Schmerzsymptomatik der Lipohyperplasia dolorosa durch bariatrische Operationen verbessert?

Nein. Trotz bemerkenswerten Gesamtgewichtsverlusts nach bariatrischer Chirurgie zeigen LiDo-Patientinnen nur eine proportionale geringe Abnahme des Umfangs der Extremitäten im Gegensatz zu Bauch und Hüften und berichten über persistierende Druckschmerzen an Armen und Beinen (◘ Abb. 21.26, 21.27 und 21.28). Häufig wurde die persistierende Lipohyperplasia dolorosa erst nach bariatrischer Chirurgie diagnostiziert.

KeyNote

Die lebensverändernden Maßnahmen der bariatrischen Chirurgie haben keinen relevanten Einfluss auf die koinzidente Lipohyperplasia dolorosa. Umfangsveränderungen mögen proportional stattfinden – und dies nicht einmal immer –, an der Schmerzhaftigkeit, dem Kardinalsymptom der Lipohyperplasia dolorosa, verändern Magenoperationen und Diäten nichts.

Die Identifizierung der LiDo vor einer Operation zur Gewichtsreduktion würde helfen, eine konzertierte Behandlung beider Erkrankungen zu optimieren und die Erwartungen der Patienten nach der Gewichtsreduktion zu erfüllen. Noch gibt es keinen geprüften Algorithmus zur chirurgischen Behandlung der Koinzidenz „LiDo und Adipositas“

KeyNote

Um die Koinzidenz von LiDo und Adipositas zu behandeln, ergeben sich drei Szenarien:

1. Absaugung des pathologisch veränderten Fettgewebes an den Extremitäten (Lymphologische Liposculptur), wodurch die LiDo beseitigt wird.
2. Bariatrische Chirurgie, die die Schmerzsymptomatik der LiDo nicht verändert, aber dem Patienten hilft, das Fett, vor allem am Rumpf, zu beseitigen.
3. Lymphologische Liposculptur und Behandlung der Adipositas, entweder durch Diät und Bewegung oder durch bariatrische Chirurgie, wobei in diesem Fall beide Erkrankungen geheilt werden.

In unserer täglichen Klinikroutine empfehle ich bei Patienten mit einem BMI bis 40 oder einem Gewicht bis 120 kg die LiDo-Operation, ggf. gefolgt von einer bariatrischen Operation.
Liegt das Gewicht über 120 kg oder der BMI über 40, empfehle ich, zuerst die Adipositas bariatrisch konservativ oder ggf. in Abhängigkeit vom BMI (danach bemisst sich die Indikation zu Operation des Magens) chirurgisch zu behandeln und dann die LiDo lymphchirurgisch zu behandeln (Cornely et al. 2022) (◘ Abb. 21.29).

21.10.2 Die „Lymphologische Liposculptur“

Die These der Hochvolumentransportinsuffizienz und die dadurch ausgelöste Imbibierung des lipohyperplastischen Fettgewebemantels der Extremitäten mit konsekutiver interstitieller Ödematisierung (ab Aufnahme in die initialen Lymphgefässe = Lymphe) wurden zur Blaupause für den operativen therapeutischen Ansatz der „Lymphologischen Liposculptur“. Nach Erforschung, Entwicklung und Bewertung der pathophysiologischen Grundlagen zur operativen Behandlung (Cornely et al. 1998) und Analyse der publizierten Daten (Sattler et al. 1997) zum Krankheitsbild „Lipödem“ konnte die Erkrankung Lipohyperplasia dolorosa 1997 in Düsseldorf erstmals mit dem Verfahren der Fettgewebeentfernung durch mikrokanüläre Operationen in lymphgefäßschonender Weise (Bender et al. 2007; van de Pas et al. 2020) behandelt werden. Eine Änderung des Blickwinkels in der Therapie der Lipohyperplasia dolorosa wurde dadurch an-

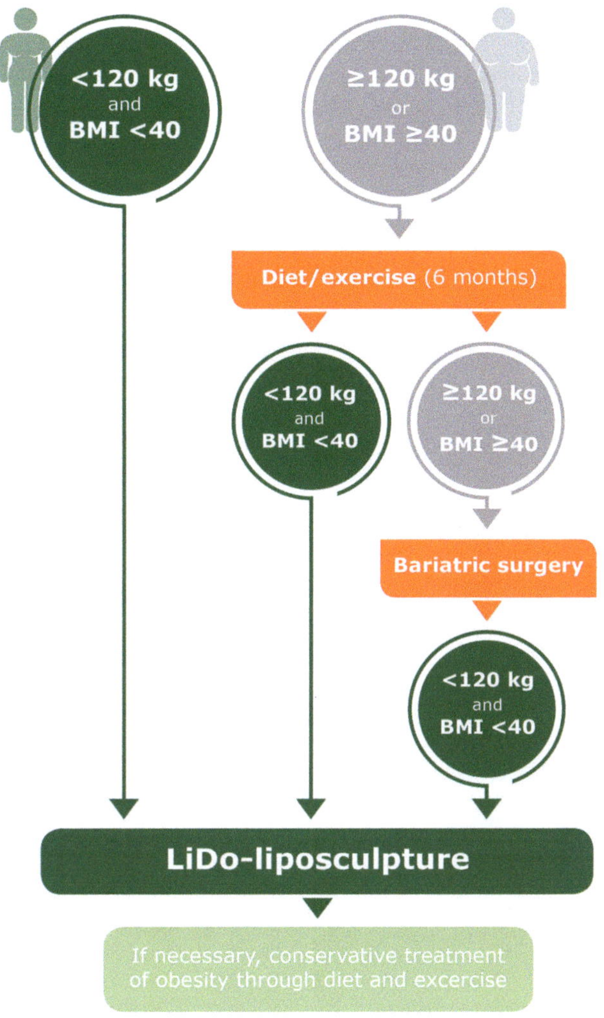

Abb. 21.29 Die Behandlung der Lipohyperplasia dolorosa bei koinzidenter Adipositas

gestoßen (Cornely 2000) (▶ Kap. 40). Dieses Operationsverfahren, das initial für die LiDo eingesetzt wurde, bewirkte nicht nur in der Behandlung der LiDo-Patientinnen, sondern auch für Patientinnen und Patienten mit sekundären oder primären Lymphödemen einen Paradigmenwechsel (▶ Kap. 39).

21.10.2.1 Welche Ergebnisse sind nach „Lymphologischer Liposculptur" zu erwarten?

Das Ziel der operativen Behandlung der Lipohyperplasia dolorosa ist eine subtotale Entfernung des subkutanen Gewebes ähnlich einer Amputation und will damit eine Rebalancierung von Produktion und Abtransport der Lymphe erreichen.

Im Vordergrund steht also nicht nur eine Formung der Silhouette der Extremitäten, sondern die Erkrankung lymphchirurgisch zu entfernen, sodass die Hochvolumentransportinsuffizienz wieder normalisiert und die Imbalance von Produktion und Abtransport des Fluids eliminiert werden sowie in der Folge Schmerzen der LiDo nicht mehr vorhanden sind (▶ Kap. 40). Nach Abschluss der Operationen und der postoperativen, akzentuierten manuellen Lymphdrainage (AMLD) ist eine komplexe Entstauungstherapie in aller Regel nicht mehr notwendig. Da es sich um ein resezierendes, amputatives Verfahren bei einer angeborenen Fettverteilungsstörung handelt, sind die Ergebnisse lebenslang dauerhaft.

KeyNote

Bei korrekt durchgeführter Anwendung der suprafasziale-subkutane-subtotale Aspirationsexhairese des Fettgewebes sind Rezidive nicht möglich.

KeyNote

Bemerkenswert ist, dass es keine Relation zwischen dem totalen Volumen des Lipoaspirats und der nachweislichen Verbesserung der Schmerzhaftigkeit gibt.

Da das Gewicht des Fettvolumens durch Bindegewebe äquilibriert wird, sieht man nach solchen Operationen eine Umfangsreduktion der Extremitäten, aber keine signifikante Gewichtsreduktion der Patientinnen.

21.10.2.2 Welches postoperative Konzept wird bei der „Lymphologischen Liposculptur“ angewendet?

Die Patientinnen werden postoperativ jeweils für weitere vier Wochen behandelt. Das Konzept der Akzentuierten Manuellen Lymphdrainage (AMLD) ist Bestandteil des Verfahrens der Lymphologischen Liposculptur (▶ Kap. 40).

Zehn einstündige Ganzkörperbehandlungen werden als akzentuierte Lymphdrainagen vom Therapeuten durchgeführt. Der Akzent liegt jeweils auf den operierten Arealen. Die Lymphdrainage wird nach entsprechender Vorbereitung der Patientin und hygienischer Reinigung der Haut so durchgeführt, dass die Inzisionslöcher weiter Flüssigkeit sezernieren können. Nach erneuter abschließender hygienischer Reinigung der Haut werden stark saugende Kompressen auf den Inzisionslöchern fixiert. Eine Kompressionsbekleidung wird in der ersten Woche mit Ausnahme von Dusche, Toilette und Anwendung der Lymphdrainage durchgehend 24 h getragen. In den darauffolgenden drei Wochen wird die Kompressionsbekleidung 12-stündig-Tag oder Nacht, wie es der Patientin angenehm ist – getragen.

KeyNote

- Die postoperative Lymphdrainage nach „Lymphologischer Liposculptur“ darf niemals schmerzhaft sein.
- Diese Lymphdrainage ist eine soft-intensive Behandlung, deren Ziele die Drainage verbleibender Wundsekrete aus der Wunde, die Unterstützung des Lymphflusses zur Re-Balancierung der Hochvolumentransportinsuffizienz und die Förderung der Heilung sind.

- Es wird kein besonderer Druck auf das Gewebe ausgeübt.
- Fibrose-Lockerungsgriffe sind nicht angezeigt.

21.10.2.3 Welche Komplikationen muss ich nach der operativen Behandlung erwarten?

Bei der Lymphologischen Liposculptur der LiDo wird in drei Sitzungen die subkutane Fettmenge der Extremitäten entfernt. Es hat sich bewährt, zuerst die Beine beidseits ventro-latero-dorsal von den Leisten bis zu den oberen Sprunggelenken zu operieren. Vier Wochen später werden beide Arme vom Handgelenk bis zur Schulter operiert, weitere vier Wochen später die Beine innen ventro-medio-dorsal von den Leisten bis zum OSG. Durch diese Eingriffe entsteht jeweils eine Wundhöhle, die nach der „Neuner-egel" (Wallace 1951) 18 % der Körperoberfläche entspricht. Die Kubikzentimeter-enge des Aspirates bildet allerdings nicht die Oberflächenvergrößerung ab, die durch die Saugkanäle entsteht. Diese postoperative Situation bietet – in seltenen Fällen Gelegenheit zu unerwünschten Wirkungen nach Operationen (Sattler und Eichner 2013; Gensior et al. 2022).

Folgende Komplikationen wurden, bei einer Gesamtquote von 3,07 %, im Rahmen der Lymphologischen Liposculptur nach Cornely™ notiert (Tab. 21.3).

Tab. 21.3 Unerwünschte Wirkungen nach „Lymphologischer Liposculptur (aus Gensior et al. 2022)

Weichgewebeinfektionen und Entzündungen	1,79 %
Erysipel	0,28 %
Serombildungen	0,79 %
Thrombosen	0,07 %
Nekrosen	0,14 %

21.11 Welche Daten gibt es zur Lebensqualität nach den beiden lymphologischen Therapieoptionen?

21.11.1 Konservative Behandlung

Es liegen keine statistisch gesicherten Daten zur Verbesserung der Gesamtlebensqualität unter konservativer Behandlung vor.

Eine Untersuchung zum **Schmerz** bei konservativ behandelter Lipohyperplasia dolorosa-Patientinnen wurde 2019 publiziert und bestätigte den erheblichen negativen Einfluss auf die Lebensqualität (Gensior und Cornely 2019).

21.11.2 Nach der Operation

Die Verbesserung der Lebensqualität nach operativen Verfahren ist über annähernd fast drei Dekaden mannigfaltig belegt. Von Arbeitsgruppen, die operativ „Lipödeme" behandeln, werden ähnliche Erfolge der Behandlung in TLA berichtet (Cornely 2004; Rapprich et al. 2011; Cornely und Gensior 2014; Baumgartner und Hueppe 2016; Wollina und Heinig 2019; Sandhofer et al. 2020; Herbst et al. 2021).

21.11.2.1 Nach „Lymphologischer Liposculptur"

Geradezu typisch ist das Privatfoto der unbehandelten Patientin mit LiDo: Sie sitzt (!) bei einem frühsommerlichen Spaziergang im Park auf einer Schildkröte.

Der Schildkrötenpanzer mag Symbol für die seelische Verfassung mancher LiDo-Patientin sein, die sich in ihre Krankheit zurückgezogen hat und sich hinter ihr schützt. Wenn die Patientinnen in ihrer häufig vorliegenden emotionalen und sozialen Deprivation entlastet werden können – und dies gelingt in der Folge der Lymphologischen Liposculptur regelhaft – so

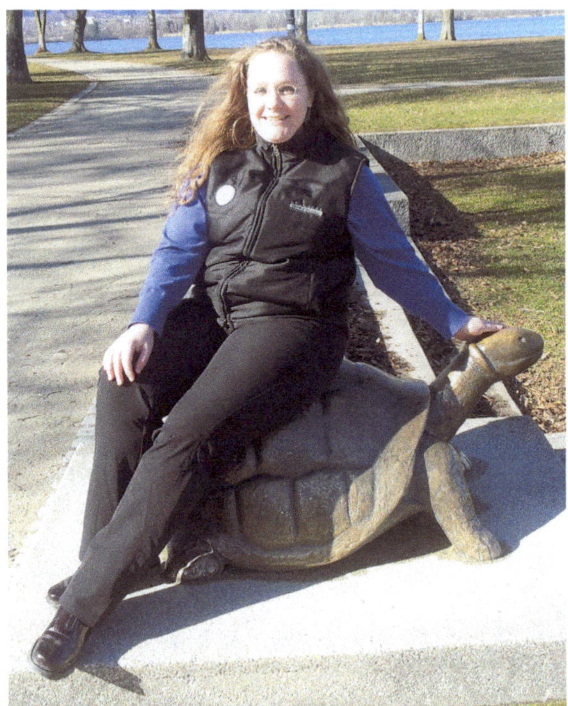

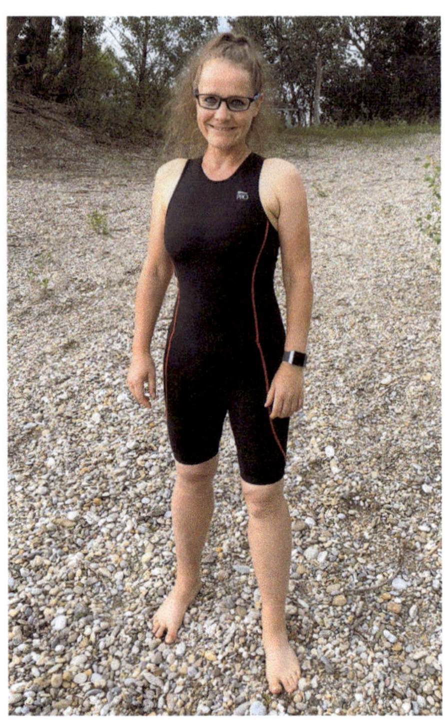

Abb. 21.30 **LiDo-Patientin.** Die neu gewonnene Lebensqualität führt zu ganz neuen Möglichkeiten. Die Operationen der LiDo sind der erste Schritt in diese Befreiung auf dem Weg zu einem neuen Körpergefühl. Bei dieser Dame waren es nachfolgend Sport und Diät. Mehr Lust an Bewegung, raus aus der Isolation, hin zu mehr Lebensqualität – in diesem Fall zum Triathlon als neuem Hobby: „It improves her life"

ändern sich nicht nur die durch LiDo bedingten Lebensumstände (Abb. 21.30).

Ergebnisse des Operationsverfahrens „Lymphologische Liposculptur" wurden zuletzt 2014 einer Überprüfung unterzogen. In der Befragung „Kölner Lipödemstudie" wurden 300 Patientinnen mit einem bis zu fünfzehnjährigen postoperativen Verlauf erreicht.

- Alle Patientinnen gaben an, schmerzlos zu sein. an.
- Die Frage: „Führen Sie noch komplexe Entstauungstherapie durch?" beantworteten nur 97 % mit: Nein.

Hinter der Diskrepanz verbirgt sich, dass schmerzlose (!) Patientinnen auch nach der Operation gelegentlich manuelle Lymphdrainage anwenden ließen, weil sie dies als angenehm empfanden. Trotz völliger Beschwerdefreiheit wollten einige dieser Patientinnen auch nicht auf die Kompressionsbekleidung verzichten. Sie seien über Jahrzehnte hinweg gewohnt, diese Kleidung an den Beinen morgens an- und abends auszuziehen. Der Versuch, die Patientinnen aus dieser Gewohnheit abzutrainieren, misslang (Cornely und Gensior 2014).

KeyNote

Das wichtigste Ergebnis konsequenter operativer Behandlung der Lipohyperplasia dolorosa ist der Einfluss auf die Lebensqualität: Aus „It ruined her life" wird „It improves her life".

21.11.3 LIPLEG-Studie

Die Daten der LIPLEG-Studie, die im Jahre 2021 als Anwendungsstudie zur Überprüfung der Wertigkeit von Operationen und konservativen Maßnahmen durch den Gemeinsamen Bundesausschuss initiiert wurde, sind nicht vor September 2026 zu erwarten. Dann werden unter Studienbedingungen 405 der in die Studie initial eingeschlossenen 450 Patientinnen an den Beinen operiert und nachbeobachtet worden sein. Als primärer Endpunkt wurde die Schmerzreduktion definiert (Podda et al. 2021).

21.12 Was ist „lymphologisch" wichtig zu wissen?

LiDo-Patientinnen sind häufig unzufrieden und enttäuscht. Deshalb klären Sie sie bitte auf: „Sie sind an Ihrer Erkrankung nicht schuld, Sie haben nichts falsch gemacht".
Nichts spricht für eine initial psychische, sondern alles für eine biologische-„lymphogene"-, lymphgetriggerte ödematogene Ursache der Schmerzauslösung und Missempfindung.

Untersuchungen an großen Kollektiven von Patientinnen ergaben in bis zu 90 % der an den Beinen Erkrankten auch LiDo an den Armen in voller Ausbildung (Brauer et al. 2015; Cornely 2006, 2010, 2014; Herbst 2012).
Primär genetisch bedingt und hormonell getriggert, sekundär durch Obesitas und Schwangerschaft in der Form veränderlich, entwickelt sich die Körperform im Lauf des Lebens der Frau. Die Entwicklung des Adeps ist ebenso wie die Entwicklung des Fettmantels der Lipohyperplasia dolorosa an Armen und Beinen genetisch fixiert. Unbestritten kann sich die Lipohyperplasie durch Zufuhr von Kalorien respektive durch Schwangerschaft in ihrer Form weiter verändern. Diese extrinsisch entstandenen Formveränderungen sind allerdings wieder rückführbar. Die im genetischen „Bauplan" vorgesehene Form der Fettverteilungsstörung ist jedoch keinerlei konservativen Maßnahmen bzgl. ihrer Umfänge und Vergrößerung zugängig.

- Der Schmerz ist das Kardinalsymptom der Lipohyperplasia dolorosa an Armen und Beinen.
- Es gibt keine Lipohyperplasia dolorosa ohne Schmerz.
- Er diskriminiert die Lipohyperplasia dolorosa von anderen symmetrischen, schmerzlosen Fettverteilungsstörungen an Armen und Beinen.

Es gibt Hinweise, dass eine Reduktion der alimentär zusätzlich zur angeborenen LiDo vermehrten Fettmassen – also das hypertrophe Fett an den Extremitäten – durch Sport und Diät Einfluss auf die Gewebeschmerzhaftigkeit hat, solange die Reduktion anhält. Durch diese diätetischen Maßnahmen ist LiDo allerdings nicht kurabel.
Ein Rebound-Effekt typischer Beschwerden ist nach Beendigung der diätetischen Maßnahmen sicher.

Literatur

Allen E, Hines EA (1940) Lipedema of the legs: a syndrome characterized by fat legs and orthostatic edema. Proc Staff Meet Mayo Clin Vascular Clinics. X.:15184–15187

Al-Ghadban S, Cromer W, Allen M et al. (2019) Dilated Blood and Lymphatic Microvessels, Angiogenesis, Increased Macrophages, and Adipocyte Hypertrophy in Lipedema Thigh Skin and Fat Tissue. J Obes 2019:8747461. ▶ https://doi.org/10.1155/2019/8747461

Al-Ghadban S, Diaz ZT, Singer HJ, Mert KB, & Bunnell BA (2020) Increase in Leptin and PPAR-γ Gene Expression in Lipedema Adipocytes Differentiated in vitro from Adipose-Derived Stem Cells. Cells, 9(2):430. ▶ https://doi.org/10.3390/cells9020430

Amann-Vesti BR, Franzeck UK, Bollinger A (2001 Dec) Microlymphatic aneurysms in patients with lipedema. Lymphology 34(4):170–175 PMID: 11783595

Amato ACM, Amato FCM, Amato JLS, Benitti DA. Lipedema prevalence and risk factors in Brazil. J Vasc Bras. 2022 May 23;21:e20210198. doi: 10.1590/1677-5449.202101981. PMID: 35677743; PMCID: PMC9136687.

Baumgartner A, Hueppe M (2016 May) Schmeller W Long–term benefit of liposuction in patients with lipoedema: a follow–up study after an average of 4 and 8 years. Br J Dermatol 174(5):1061–1067. ▶ https://doi.org/10.1111/bjd.14289 Epub 2015 Dec 26 PMID: 26574236

Bender H, Cornely ME, Pleiß C, Risse JH (2007) Lymphszintigraphie beim Lipödem. Einfluss einer Liposuktion. Vasomed 19:60–62

Brauer WJ (2000) Altersbezogene Funktionslymphszintigraphie beim Lipödem und Lipolymphödem. LymphForsch 2:74–77

Brauer WJ, Weissleder H (2002) Methodik und Ergebnisse der Funktionslymphszintigraphie: Erfahrungen bei 924 Patienten. Phlebologie 31:118–125

Brauer W, Cornely M, Faerber G, Lulay GR, Miller A, Rapprich S, Reich–Schupke S, Schmeller W, Schrader K, Stücker M (2015) S1–Leitlinie Lipödem. AWMF online, AWMF

Brauer WJ, Brauer VS (2008) Comparison of standardised lymphoscintigraphic functiontest and high-resolution sonography of the lymphoedema of legs. Phlebologie 37:247–252

Brenner E (2005) Lipödem–Lipohyperplasia dolorosa. Phlebologie 6/2005:327

Brenner E (2009) Plasma – interstitielle Flüssigkeit – Lymphe. LymphForsch 13(01):25–27

Brenner E (2017) Wie kommt der Schmerz ins Lipödem? LymphForsch 21:1–9

Brenner E, Cornely ME (2022) Der anthropometrische Parameter Waist-to-Height-Ratio bei Lipohyperplasia dolorosa vulgo Lipödem. LymphForsch 26(1):6–14

Brenner E, Cornely M. (2022) Adipocyte size in lipoedema patients. 116th Annual meeting of the Anatomical Society; September 20–23; Berlin.

Brenner E, Forner Cordero I, Faerber G, Rapprich S, Cornely M (2023) Body-Mass-Index vs Waist-to-Height-Ratio in Lipoedema Patients. (Ahead for publikation)

Chen SG, Hsu SD, Chen TM, Wang HJ (2004 Apr) Painful fat syndrome in a male patient. Br J Plast Surg 57(3):282–286. doi: ▶ https://doi.org/10.1016/j.bjps.2003.12.020. PMID: 15006533

Child AH, Gordon KD, Sharpe P, Brice G, Ostergaard P, Jeffery S, Mortimer PS (2010) Lipedema: An inherited condition. Am J Med Genet Part A 152A:970–976. Cornely M (2001) Behandlung des Lipödems beim niedergelassenen Dermato–Chirurgen. J Lymphol 1:30–31

Cornely M, Schnabel H, Moser S, Marsch W (1998) Diagnostik und Differentialdiagnostik des Lipödems. Halle/Saale.

Cornely ME (2000) Liposuktion (Liposculpture.). In: Weissleder H, Schuchhardt CH (Hrsg) Erkrankungen des Lymphgefäßsystems, 3. Aufl. Köln S, Viavital, S 384–397

Cornely M (2001) Behandlung des Lipödems beim niedergelassenen Dermato-Chirurgen. J Lymphol 1:30–31

Cornely M (2002a) Liposculptur bei Lipödem – ein Eingriff in höchster Sicherheit. J Lymphol 1:1–3

Cornely M (2002b) Lipödem und Lymphödem. In: Plewig G, Prinz J (Hrsg) Fortschritte der praktischen Dermatologie und Venerologie. Fischer, Stuttgart, S p255–263

Cornely M (2004) Liposuktion bei Lipödem (Cellulite) Follow–up bei 140 operierten Patienten nach 7 Jahren. Aktuelle Dermatologie 30(10):21

Cornely M (2005) Terminologie des Lipödems. Phlebologie 6/2005:326

Cornely ME (2006) Liposuction of lipedema. In: Shiffman MA, Di Giuseppe A (Hrsg) Liposuction principles and practice, Chapter 86. Springer, Berlin

Cornely M (2007) Lymphologische Liposkulptur. Hautarzt 58:653–658. ▶ https://doi.org/10.1007/s00105-007-1367-0

Cornely M (2010) Dicker durch Fett oder Wasser – Lipohyperplasia dolorosa vs Lymphödem. Hautarzt 61:873–879

Cornely M (2011) Das Lipödem an Armen und Beinen Teil 1: Pathophysiologie. Phlebologie 40:21–25

Cornely M (2014) Fatter through lipids or water: lipohyperplasia dolorosa versus lymphedema. Am J Cosmet Surg, 31

Cornely M, Gensior M (2014) Update Lipödem 2014 Kölner Lipödemstudie. Lymphol Forsch Prax 18:66–71

Cornely M, Gensior M (2022) Complications and their management in the surgical treatment of Lipohyperplasia dolorosa. English version. Dermatologie (Heidelb). Dec 22. English. doi: 10.1007/s00105-022-05075-5. Epub ahead of print. PMID: 36547681.

Cornely ME, Hasenberg T, Cornely OA, Ure C, Hettenhausen C & Schmidt J (2022) Persistent lipedema pain in patients after bariatric surgery: a case series of 13 patients. Surgery for obesity and related diseases: official journal of the American Society for Bariatric Surgery, S1550-7289(21)00618-3. Advance online publication. ▶ https://doi.org/10.1016/j.soard.2021.12.027

Cornely ME (2023a) Surgical lymphology. Therapy option for lymphoedema and lipohyperplasia dolorosa. J Dtsch Dermatol Ges. 2023;21(2):147-68.

DGE-Ernährungsbericht zur Übergewichtigkeitsentwicklung Presseinformation DGE aktuell Februar (2017)

Di Renzo L, Gualtieri P, Alwardat N, De Santis G, Zomparelli S, Romano L, Marchetti M, Michelin S, Capacci A, Piccioni A, Costacurta M, Tarsitano MG, Franceschi F, Merra G, 2020. The role of IL-6 gene polymorphisms in the risk of lipedema. Eur Rev Med Pharmacol Sci 24:3236–3244. ▶ https://doi.org/10.26355/eurrev_202003_20690

Dinnendahl R, Tschimmel D, Löw V, Cornely M, Hucho T. Lipedema patients show a distinctly altered Quantitative Sensory Testing (QST) profile. medRxiv. 2023:2023.04.25.23289086.

Faerber G (2017) Antiinflammatorische Ernährung, was ist das und was bringt sie uns beim Lipödem? Vasomed 29(5):228–229

Fink J (2020) M, Schreiner L, Marjanovic G, Erbacher G, Seifert G, J, Foeldi M, Bertsch T: Leg Volume in Patients with Lipoedema following Bariatric Surgery. Visc Med. ▶ https://doi.org/10.1159/000511044

Felmerer G, Stylianaki A, Hollmén M et al. (2020a) Increased levels of VEGF–C and macrophage infiltration in lipedema patients without changes in lymphatic vascular morphology. Sci Rep 10:10947. ▶ https://doi.org/10.1038/s41598-020-67987-3

Felmerer G, Stylianaki A, Hägerling R, Wang A, Ströbel P, Hollmén M, Lindenblatt N, Gousopoulos E (2020b) Adipose Tissue Hypertrophy, An Aberrant Biochemical Profile and Distinct Gene Expression in Lipedema. J Surg Res 9(253):294–303. ▶ https://doi.org/10.1016/j.jss.2020.03.055 Epub 2020 May 11 PMID: 32407981

Gensior MHL, Cornely M (2019) Der Lipödemschmerz, seine Folgen auf die Lebensqualität betroffener Patientinnen – Ergebnisse einer Patientenbefragung mittels Schmerzfragebogen [Pain in lipoedema, fat in lipoedema and its consequences: results of a patient survey based on a pain questionnaire]. Handchir Mikrochir Plast Chir 51:249–254. German. doi: ▶ https://doi.org/10.1055/a-0942-9607. Epub 2019 Aug 14. PMID: 31412388

Gensior M, Cornely M (2023) Komplikationen und deren Management bei der chirurgischen Behandlung der Lipohyperplasia dolorosa [Complications and their management in the surgical treatment of lipohyperplasia dolorosa]. Dermatologie (Heidelb). 2023 Feb;74(2):114-120. German. doi: 10.1007/s00105-022-05073-7. Epub 2022 Nov 9. PMID: 36350372.

Grigoriadis D, Sackey E, Riches K, van Zanten M, Brice G, England R, Mills M, Dobbins SE, Lee LL Lipoedema Consortium, Genomics England Research Consortium, Jeffery S, Dong L, Savage DB, Mortimer PS, Keeley V, Pittman A, Gordon K, Ostergaard P (2022) Investigation of clinical characteristics and genome associations in the ‚UK Lipoedema' cohort. PloS One 17:e0274867. ▶ https://doi.org/10.1371/journal.pone.0274867

Hägerling R, Drees D, Scherzinger A et al. (2017) VIPAR, a quantitative approach to 3D histopathology applied to lymphatic malformations. JCI Insight 2(6):e93424. ▶ https://doi.org/10.1172/jci.insight.93424

Hägerling R (2020) Lichtblattmikroskopie–basierte 3–dimensionale Histopathologie des Lymphgefäßsystems beim Emberger-Syndrom. Phlebologie 49:1–7. ▶ https://doi.org/10.1055/a-1191-8380

Herpertz U (1995) Das Lipödem. Lymphologie 1995(19):1–7

Herpertz U (2003) Ödem und Lymphdrainage. Diagnostik und Therapie von Ödemkrankheiten. Schattauer, Stuttgart

Herpertz (2021) Lipödem und Lipohypertrophie-Quotient. Vasomed 32:2

Herbst KL (2012) Rare adipose disorders (RADs) masquerading as obesity. Acta Pharmacol Sin 33(2):155–172

Herbst KL, Mirkovskaya L, Bharhagava A, Chava Y, Te CHT (2015) Lipedema fat and signs and symptoms of illness, increase with advancing stage. Arch Med 7(4–10):1–8

Herbst KL, Hansen E, Cobos S, Leopoldo M, Wright TF, Larson E, Schwartz JS (April 2021) Survey outcomes of lipedema reduction surgery in the United States, Plastic and Reconstructive Surgery. Global Open 9(4): e3553 ▶ https://doi.org/10.1097/GOX.0000000000003553

Hirsch T, Schleinitz J, Marshall M, Faerber G (2018) Ist die Differenzialdiagnostik des Lipödems mittels hochauflösender Sonografie möglich? (Is the Differenzial diagnosis of lipoedema by means of high-resolution ultrasonography possible?). Phlebologie 47(04):182–187. ▶ https://doi.org/10.12687/phleb2431-4-2018

Kasseroller R, Brenner E (2019) Das Verhältnis der Hautfaltendicke von Abdomen und Oberschenkel und die Kompressibilität der Subkutis sind objektivierbare Kriterien zur Diagnostik des Lipödems. Lymphol Forsch Prax 23(2):6–12

Kayserling E (2001) Zur Histologie des Lipödems. In Strößenreuther RHK. Lipödem und Cellulitis sowie andere Erkrankungen des Fettgewebes. Viavital Verlag, Köln

Lyon IP (1910) Adiposis and lipomatosis; considered in reference to their constitutional relations and symptomatology. Arch Int Med 6:28–120

Ma W, Gil HJ, Escobedo N, Benito-Martín A, Ximénez-Embún P, Muñoz J, Peinado H, Rockson SG, Oliver G (2020) Platelet factor 4 is a biomarker for lymphatic-promoted disorders. JCI Insight. ▶ https://doi.org/10.1172/jci.insight.135109

Maltese PE, Manara E, Paolacci S, Marceddu G, Michelini S, Bertelli M (2019) Target and whole exome sequencing in families with lymphedema and lipedema. Journal of Biotechnology 305:S7–S7. ▶ https://doi.org/10.1016/j.jbiotec.2019.05.040.

Marsch WC (2001) Ist das Lipödem ein lymphologisches Krankheitsbild? J Lymphol 1:22–24

Marsch WC (2005) Lymphgefäßsystem und Haut. Orthologie, Klinik und Pathologie. Hautarzt 56:277–295

Marshall M, Schwahn-Schreiber C (2011) Prävalenz des Lipödems bei berufstätigen Frauen in Deutschland. (Lipödem-3-Studie). Phlebologie 40:127–134

Mortimer PS, Rockson SG (2014) New developments in clinical aspects of lymphatic disease. J Clin Invest 124:915–921. ▶ https://doi.org/10.1172/jci71608

Nürnberger F, Müller G (1978) So-called cellulite: an invented disease. J Dermatol Surg Oncol 4(3):221–229. ▶ https://doi.org/10.1111/j.1524-4725.1978.tb00416.x PMID: 632386

Nürnberger F (1979) Krankheiten des subkutane Fettgewebes Dermopanniculosis deformans (sog. Zellulitis 33.31–33.38). In: Günter w. Korting (Hrsg) Dermatologie in Praxis und Klinik für die fachärztliche Weiterbildung: in 4 Bd, Bd 3. Thieme, Stuttgart

Paolacci S, Precone V, Acquaviva F, Chiurazzi P, Fulcheri E, Pinelli M, Buffelli F, Michelini S, Herbst KL, Unfer V, Bertelli M, GeneOb P (2019) Genetics of lipedema: new perspectives on genetic research and molecular diagnoses. Eur Rev Med Pharmacol Sci 23:5581–5594. ▶ https://doi.org/10.26355/eurrev_201907_18292

Podda M, Kovacs M, Hellmich M, Roth R, Zarrouk M, Kraus D, Prinz-Langenohl R, Cornely OA (2021 Oct 30) A randomised controlled multicentre investigator-blinded clinical trial comparing efficacy and safety of surgery versus complex physical decongestive therapy for lipedema (LIPLEG). Trials 22(1):758. ▶ https://doi.org/10.1186/s13063-021-05727-2.PMID:34717741;PMCID:PMC8557553

Rapprich S, Dingler A, Podda M (2011) Liposuktion ist eine wirksame Therapie beim Lipödem – Ergebnisse einer Untersuchung mit 25 Patientinnen. J Dtsch Dermatol Ges 9:33–41

Ryan TJ, Curri SP (1989) Cutaneous adipose tissue. Clin Dermatol 7(4)

Ryan TJ (1995) Lymphatics and Adipose Tissue. Clin Dermatol 13:493–498

Sandhofer M, Hanke CW, Habbema L, Podda M, Rapprich S, Schmeller W, Herbst K, Anderhuber F, Pilsl U, Sattler G, Sandhofer M, Moosbauer W, Sattler S, Schauer P, Faulhaber J, Maier S, Barsch M, Mindt S (2020 Feb) Halk AB Prevention of progression of lipedema with liposuction using tumescent local anesthesia: results of an international consensus conference. Dermatol Surg 46(2):220–228. ▶ https://doi.org/10.1097/DSS.0000000000002019 PMID: 31356433

Sattler G (1997) Schmerzhaftes Lipödemsyndrom nach Allen und Hines. New approaches. Benign lipodystrophia H+G 8(72):579–582

Sattler G, Eichner S (2013) Komplikationen bei Liposuktion. Hautarzt 64(3):171–179

Tiedjen KU, Schultz-Ehrenburg U (1985) Isotopenlymphographische Befunde beim Lipödem. In: Holzmann H, Altmeyer P, Hör G et al. (Hrsg) Dermatologie und Nuklearmedizin. Springer, Berlin, S 432–434

Tiedjen K, Heimann K, Tiedjen-Kraft U (1992) Indirect xero-lymphography in lymphedema, lipedema and venous insufficiency. In: Raymond-Martinbeau, P., Prescott, R., Zummo, M., editors. Phlebologie 92. Paris: John Libbey Eurotext. p 396–398

Schmeller W, Meier-Vollrath I (2010) Langzeitveränderungen nach Liposuktion bei Lipödem. LymphForsch 14(2):17–28

Schrader K (2022) SPQR – Vorschlag für eine neue Klassifikation des Lipödems. LymphForsch. 26(2):98–9.

Stemmer R (1976) Ein klinisches Zeichen für Früh- und Differenzialdiagnostik des Lymphödems. VASA 3:261–262

Strößenreuther RHK (2001) Lipödem und Cellulitis sowie andere Erkrankungen des Fettgewebes. Viavital Verlag, Köln, S 79–86; 161–168

Unna PG (1896) The histopathology of the diseases of the skin. William F. Clay, Edinburgh, S 1–616

van de Pas CB, Boonen RS, Stevens S, Willemsen S, Valkema R, Neumann M (2020 May) Does tumescent liposuction damage the lymph vessels in lipoedema patients? Phlebolog 35(4):231–236.

▶ https://doi.org/10.1177/0268355519885217. Epub 2019 Nov 1. PMID: 31674863; PMCID: PMC7178148

Wallace A (1951) Treatment of burns. Med press 225(8):191–194

Weissleder H, Brauer WJ, Schuchhardt C, Herpertz U (1995) Aussagewert der Funktions-Lymphszintigraphie und indirekten Lymphangiographie beim Lipödem-Syndrom. Z Lymphol 19(2):38–41

Wollina U, Heinig B (2019 Mar) Treatment of lipedema by low–volume microcannular liposuction in tumescent anesthesia: Results in 111 patients. Dermatol Ther 32:e12820. ▶ https://doi.org/10.1111/dth.12820. Epub 2019 Jan 30. PMID: 30638291

Wold LE, Hines EA, Allen EV (1951). Lipedema of the legs; a syndrome characterized by fat legs and edema. Ann Intern Med 34(5):1243–1250. https://doi.org/10.7326/0003-4819-34-5-1243

Wright TF, Herbst KL (2021) A 41–year–old woman with excessive fat of the lower body since puberty with progression to swollen ankles and feet despite caloric restriction, due to lipedema and protein–calorie malnutrition: a case of stage 3 lipedema. Am J case reports, 22, e930306. ▶ https://doi.org/10.12659/AJCR.930306

Schmerzempfinden bei der Lipohyperplasia dolorosa-Patientin. Überlegungen zur Psychodynamik

Beate West-Leuer

Inhaltsverzeichnis

M. E. Cornely et al. (Hrsg.), *Angewandte Lymphologie*,
https://doi.org/10.1007/978-3-662-61452-5_22

Editor's Tip

„Ordinarily, such patients are very sensitive about the appearance of their limbs; they wear long skirts and stand behind chairs when in the presence of strangers. They avoid swimming. Evidence of neurosis is likely to be found. Occasionally, a patient feels that her legs have ‚ruined her live'. Many are ‚ashamed' of their legs." (Allen und Hines 1940). Schon damals war bekannt, dass die Patientinnen nicht nur körperlich, sondern auch seelisch leiden. Diese Belastung stand aber bis vor wenigen Jahren nicht im Fokus der Überlegungen, wo die Erkrankung herkommt und wie sie behandelt werden kann. Heute, in Zeiten großer Awareness in der Fachdebatte und erheblicher Laiendiskussion gibt es zunehmendes Verständnis auch für die Psychodynamik der Erkrankung, auch wenn die Fettverteilungsstörung primär ein somatisches Krankheitsbild der Körperform und des Schmerzes bleibt.

> *„Alle jungen Frauen tragen Shorts und Sandalen, denn es ist ein schillernder Frühlingsmorgen. Die Sandalen klatschen mit einer Art entschlossener Fröhlichkeit gegen die Fußsohlen. Worin liegt dabei die Sinnlichkeit? In dem etwas losen Riemen, der dem Fuß ein wenig Spiel lässt und die Ferse gegen die Sohle schlagen lässt, oder im Anblick der entblößten Beine? Worin liegt die Sinnlichkeit, und ist es notwendig, dass die Beine schön sind, dass sie glänzend, glatt und lang sind? Oder ist die Schönheit der Beine, der Knie, der Knöchel gar nicht nötig, um in der Hauptstraße an diesem Frühlingsmorgen die Erotik erwachen zu lassen?"*

22.1 Körperliche Schmerzen wirken sich auf die Psyche aus

Die Lipohyperplasia dolorosa oder das „Lipödem" ist eine genetisch bedingte, schmerzhafte Fettverteilungsstörung mit einer Hochvolumentransportinsuffizienz (Cornely 2005).

Das heißt, es handelt sich – anders als man aufgrund des äußeren Erscheinungsbildes vermuten könnte – weder um eine psychosomatische Erkrankung, noch um eine somatoforme Störung.

Doch bedingen sich somatische Schmerzen und psychisches Schmerzempfinden gegenseitig. Körperliche Schmerzen wirken sich auf die Psyche aus und vice versa. Zusätzlich wird das Schmerzempfinden von sozialen Faktoren und Reaktionen der Umwelt beeinflusst, zumeist verstärkt.

22.1.1 Bio-psycho-soziales Phänomen

Auch und besonders das Schmerzempfinden der „Lipödem"-Patientin muss als ein bio-psycho-soziales Phänomen verstanden werden, denn weibliche Geschlechtsidentität entwickelt sich zwar ganz wesentlich aus dem Körperselbst heraus, bedarf aber der positiven Verstärkung durch die Umwelt. Diese positive Verstärkung ist gerade bei der Lipohyperplasia dolorosa-Patientin während der vulnerablen Phase der Pubertät häufig nicht gegeben. Stattdessen muss sie Diffamierungen, bezogen auf das Aussehen ihre Beine und Arme verkraften.

Dies wird nicht nur in der Theorie, sondern auch anhand der Psychodynamik von zwei Fallbeispielen I und II erläutert werden.

22.2 Entwicklung weiblicher Identität – ein vulnerabler Prozess

22.2.1 Selbstdarstellung und Selbstinszenierung

Heute kann und muss jede Frau, jeder Mann stärker wählen, wer sie oder er sein will und wer nicht. Verbunden mit diesen Individualisierungsprozessen ist die zunehmende Bedeutung von – vielleicht kann man sogar sagen: Der zunehmende Zwang – zur Selbstdarstellung und Selbstinszenierung (Beck 1995, zit. nach Borkenhagen 2003). Selbstinszenierung und Selbstdarstellung sind keine neuen Phänomene. Doch kommt diesem Phänomen mit der zunehmenden Omnipräsenz sozialer Medien und der fortschreitenden Auflösung der Grenzen zwischen Öffentlichkeit und Privatsphäre besondere Bedeutung zu.

So hat sich die Vorstellung, wonach die äußerliche Erscheinung in besonderer Weise das Selbst auszudrücken vermag, immer stärker durchgesetzt. Im Zuge dieser Entwicklung entsteht vielfach das Bedürfnis, das körperliche Aussehen zu kontrollieren und es zu einem Mittel der „richtigen" sozialen Botschaft werden zu lassen. Es gilt sowohl die Erscheinung der Anderen zu decodieren, als auch den Anderen den „richtigen" Eindruck von sich selbst zu vermitteln. Das körperliche Erscheinungsbild wird in der Folge zu einem immer bedeutsameren Medium der Identitätsgestaltung und der Identitätsinszenierung (Sennett 1995, zit. bei Borkenhagen 2003).

22.2.1.1 Verschränkung von Identität und Verkörperung. Das Körperbild

Für Frauen gilt von Identität und Verkörperung in sehr viel radikalerer Weise als für Männer.

- Männlichkeit – und das ist bis heute gültig – wird über Leistung und sozialen Status definiert
- Weiblichkeit vorrangig über den Körper der Frau, genauer ausgedrückt über das Aussehen des Körpers.

Jede und jeder, die schon mal eine Modezeitschrift durchblättert haben, konnte feststellen: In der Modewerbung geht es heute nicht mehr primär um die Präsentation von Kleidern, mit der die Frau früher ihre Individualität und Unverwechselbarkeit zum Ausdruck brachte. Es ist der Körper, der das „wahre Wesen" zu verbürgen scheint (Lehnert 1996, S. 12, zit. bei Borkenhagen 2003). Diese Darstellungsform dokumentiert eine tief greifende Veränderung im Verhältnis zum eigenen Körper, das zugleich distanzierter und intensiver wird. Der eigene Körper wird zum Kunstwerk, wobei es nicht länger darum geht, ein Wunschbild nur zu imaginieren oder durch die Kleidung vorzutäuschen, sondern zunehmend darum, ein solches Wunschbild zu verkörpern.

22.2.2 Weibliche Identitätsentwicklung – aus psychoanalytischer und bindungstheoretischer Sicht

Psychoanalytisch ist die Verschränkung von Identität und Körper in Anlehnung an die Vorgänge des Spiegelstadiums (6–24 Monat) (Lacan 1991, zit. bei Borkenhagen 2003) und des Konzepts von Weiblichkeit als Maskerade (Riviere 1994, zit. bei Borkenhagen 2003) erklärbar.

In diesen Konzepten ist ein „Spiegelbild" zentrales Moment einer Entwicklung, in der sich das Körperbild zum Selbst-Bild des Menschen formt.

Die Entstehung des Ich oder der Ich-Identität ist explizit an das Gewahr-Werden des Bildes vom eigenen Körper und die

Identifizierung mit diesem Bild gebunden. Beim Spiegelstadium erkennt das Kind nicht nur seinen Körper, sondern es erkennt sich in der Gestalt seines Körpers. Das Kind identifiziert sich mit diesem Spiegelbild als idealem Ich, weil der Körper im Spiegel einheitlicher und vollendeter ist als das, was ihm sein Körper als Erfahrung vermittelt. Das, was das Kind – in seiner konsequent narzisstischen Wahrnehmung – im Spiegel erblickt, ist jedoch kein realistisches oder objektives Abbild seines Seins, sondern ein (subjektives) Idealbild. Das Kind ist voller Freude und Begeisterung über das, was es im Spiegel sieht. Es verinnerlicht dieses unrealistische Bild eines idealen Selbst und „entwirft" in diesem Akt der Spiegelung das eigene Selbst und die eigene Identität.

KeyNote

Wenn die narzisstische Phase der omnipotenten Fantasien ganz allmählich durch das Realitätsprinzip ersetzt wird, bleibt das Ideal-Ich, das in dieser frühen Phase konzipiert wurde, als objektiv nie erreichbare intrapsychische Repräsentanz erhalten (Borkenhagen 2003).

22.2.2.1 Gelingende und misslingende mütterliche Spiegelung

Für die gelingende Identitätsentwicklung einer lustvoll-sexuellen Identität ist nicht nur die Selbst-Spiegelung, sondern auch die Spiegelung durch bedeutsame Andere – zumeist die Mutter – von zentraler Bedeutung; Dies gilt insbesondere auch für die Aneignung autoerotischem Lustempfinden. Dies ist wesentlich, da die Autoerotik unersetzlicher Vorläufer einer positiv besetzten weiblichen Geschlechtsidentität ist mit Fähigkeit zur Objektliebe, das heißt zur Liebe eines Gegenübers.

Die Aneignung von Lust am eigenen Körper beginnt nach neueren entwicklungspsychologischen Studien im zweiten Lebensjahr und fällt damit in die gleiche Zeit, in der Kinder sich selbst im Spiegel „erkennen". Die ersten Versuche lustvoller Selbstberührungen sind auf die nahen Bezugspersonen bezogen und die Integration der Lust an der Selbst-Berührung ist stark abhängig vom liebevollen Blick der Mutter (Bell 1991, S. 120, zit. bei Flaake 2000). Die lustvollen Selbsterforschungen ihrer kleinen Töchter sind für viele Mütter jedoch mit besonderen Irritationen verbunden sind. Nur selten scheint es den „erotischen Glanz im Auge der Mutter" zu geben, der die Tochter in der frühen Lust an ihrem Körper bestätigt. Gemäß kulturellen Normen sind Sexualität und Mütterlichkeit prinzipiell nicht vereinbar, sondern immer noch besonders tabuisiert (Bell 1996, S. 135, zit. bei Flaake 2000).

22.2.2.2 Selbstliebe und die Objektliebe

In der ödipalen Phase, in der Zeit zwischen dem dritten und fünften Lebensjahr, wird die Selbstliebe dann ergänzt durch die Objektliebe, die Liebe zu einem anderen Menschen. Auch bei kleinen Mädchen ist die Mutter das erste Objekt dieses Begehrens. Im nächsten Schritt bedarf es dann des stolzen Blicks des Vaters, der den aufkeimenden erotischen Körperinszenierungen seiner kleinen Tochter aktiv positive Bedeutung verleiht. Die starken hormonellen und körperlichen Veränderungen in der Pubertät, das Wachsen der Brüste und die Veränderungen der inneren und äußeren Genitalien, sind Auslöser für jene psychischen und sozialen Prozesse, die als „Adoleszenz" bezeichnet werden.

Unabhängig davon, ob das Spiegelstadium mit gelingender oder misslingender elterlicher Unterstützung verlaufen ist, ist das Körpergefühl vieler junger Frauen gekennzeichnet durch Unsicherheit über das eigene Aussehen, durch Unbehagen und Unzufriedenheit sowie eine starke Angst, bestimmten, kulturell als maßgeblich angesehenen Vorstellungen von Schönheit, die sich oft auch am Körpergewicht festmachen, nicht genügen zu können.

22.2.2.3 Vorstellungen von Schönheit

In diesen internalisierten und externen Vorstellungen von „Schönheit" ist die Nicht-Erfüllbarkeit immer schon angelegt. Zugleich weist die prinzipielle Unsicherheit über den eigenen Körper den Blicken – ursprünglich des Vaters, nun übertragen auf andere als bedeutsam identifizierte Männer – eine besondere Bedeutung zu. Die männliche Wertschätzung des weiblichen Körpers wird zum wesentlichen Kriterium einer positiv bewerteten Weiblichkeit.

22.2.3 Ausbildung der Lipohyperplasia dolorosa „Lipödem" als schwere, narzistische Kränkung

In dieser vulnerablen zweiten Phase der weiblichen Identitätsentwicklung kommt es zur Ausbildung des „Lipödems" an den Beinen oder Armen und Beine, ein körperlicher Makel, der mit den normativen Vorstellungen von Schönheit vollständig unvereinbar und der durch keine Diät zu beheben ist. Dies ist immer eine schwer zu verkraftende, narzisstische Kränkung

Es gibt Krankheiten, bei denen die Menschen den Betroffenen gegenüber spontan Mitgefühl und Hilfsbereitschaft zeigen. Bei manchen anderen Krankheiten hingegen bringen viele Mitmenschen den Betroffenen Abscheu, Verachtung und Spott entgegen. Geradezu ein Paradebeispiel für eine derartige Krankheit ist die Lipohyperplasia dolorosa. Ein Grund dafür ist, dass das Aussehen der Beine nicht einer somatischen Erkrankung zugeschrieben wird.

Bei den betroffenen jungen Mädchen und Frauen ist Scham über das Aussehen des eigenen Körpers vorprogrammiert, und zwar besonders dann, wenn die Spiegelung durch bedeutsame Andere an Anfang des Lebens gefehlt hat oder misslungen ist. Auch Schuldgefühle können entstehen.

> **KeyNote**
>
> Vorbewusst oder unbewusst formulieren sich Fragen wie: „Was habe ich nur ‚Schlimmes' getan, dass ich mit diesem Makel gezeichnet und bestraft wurde."

22.3 Lipohyperplasia dolorosa: „bio", nicht „psycho" – eine Vergleichsanalyse

Die behandelnden Ärzte von Schmerzpatientinnen werden ihre Behandlung entsprechend ausrichten, ob der Schmerz auf eine somatische oder eine psychosoziale Grunderkrankung zurückzuführen ist. Die Lipohyperplasia dolorosa oder das „Lipödem" ist weder eine psychosomatische Erkrankung, noch eine somatoforme Störung. Dies soll im Folgenden durch eine kurze Vergleichsanalyse erläutert werden.

22.3.1 Somatoforme Störungen und psychosomatische Erkrankungen

Anders als beim „Lipödem" liegen bei somatoformen Störungen, trotz sorgfältiger fachärztlicher Abklärung keine oder kaum nachweisbare Organ- oder Gewebebefunde vor. Wachsende Erkenntnisse über die multifaktorielle Genese der „typischen" psychosomatischen Erkrankungen (Asthma bronchiale, rheumatoide Arthritis, Neurodermitis, Morbus Colitis ulcerosa, Ulcus ventriculi et duodeni) haben zwar ein einseitiges Psychogenese-Konzept in den Hintergrund treten lassen. Unstrittig ist jedoch, dass in der Genese psychosomatischer Erkrankungen psychische Faktoren eine große Rolle spielen (Albus et al. 2010).

KeyNote

Im engeren Sinne als psychosomatisch werden Krankheitsbilder verstanden, bei denen organische bzw. Gewebsschädigungen zwar aufzufinden sind, die Grunderkrankung jedoch eine psychische ist.

Ursächlich sind seltener spezifische Persönlichkeitsprofile, sondern bestimmte allgemeine Muster der Affektregulation, der Krankheitsbewältigung und belastende Lebensereignisse (Albus et al. 2010). Das heißt, bei den psychosomatischen Erkrankungen ist das, was die Organ- oder Gewebeveränderung verursacht, ein Konversionsgeschehen.

Affekte, die aus einem unbewussten seelischen Trauma oder Konflikt herrühren, werden in ein körperliches Symptom umgewandelt. Das Körpersymptom drückt dabei den zugrunde liegenden unbewussten Konflikt symbolisch aus; der damit einhergehende Schmerz kann als „body memory" von Affekten verstanden werden, die vom Bewusstsein dissoziiert wurden (Cohen 1981; Perlman 1996, zit. bei Söllner und Schüßler 2001).

Genetische Faktoren können die „Wahl" der Begleiterkrankung beeinflussen, liegen jedoch bei der psychischen Grunderkrankung nicht vor.

22.4 Adipositas: erst „psycho", dann „bio"

Ein gutes Vergleichsbeispiel für die Lipohyperplasia dolorosa ist die Adipositas (lat. adeps „Fett") oder Fettleibigkeit, auch Fettsucht, eine der häufigsten psychosomatischen Erkrankungen. In ihren äußeren Erscheinungsformen mögen Adipositas und Lipohyperplasia dolorosa ähnlich, selbst von Fachgutachtern gelegentlich verwechselt werden; in vielen Fällen gehen beide Erkrankungen auch Hand in Hand (▶ Kap. 24). (Cornely 2014; Faerber 2017).

KeyNote

- Die Fettverteilungsstörung und die Hochvolumentransportinsuffizienz, anders als die Fettleibigkeit, bleiben einer diätetischen Beeinflussung unzugänglich.
- Während die Lipödem-Patientin auf dem Pinching-Test mit Schmerzen reagiert (▶ Kap. 21) kann derselbe Test bei der adipösen Patientin schmerzfrei durchgeführt werden.
- Als weiteres Unterscheidungsmerkmal sei am Rande darauf hingewiesen, dass die Adipositas-Erkrankung geschlechtsneutral vorkommt, das Lipödem sich nur bei weiblichen Patientinnen findet.

22.4.1 Adipöse Vertuschung: Koinzident oder unabhängiges psychosomatisches Konversionsgeschehen?

Bei „Lipödem"-Patientinnen kann die Adipositas eine bedeutsame Begleiterkrankung (koinzident) sein. Sie wird genutzt, um Scham- und Schuldaffekte wegen der genetischen Disproportionalität der Beine hinter einer Fettleibigkeit zu verstecken.

Die Entwicklung der Lipohyperplasia dolorosa ab der Pubertät oder auch nach einer Schwangerschaft wird psychisch wie ein destruktiver Übergriff des Körperselbst auf das Gesamtselbst erlebt, dem die Patientin ohnmächtig ausgeliefert ist. Die dadurch ausgelösten Ängste, Scham- und Schuldaffekte werden mithilfe der Fettleibigkeit verdrängt. Denn diese ist – anders als das genetisch bedingte Lipödem –

durch eine entsprechende Diät beeinflussbar. Und die Patientin kann vor sich selbst und anderen die Fantasie aufrechterhalten, ihr Körperselbst unterliege ihrer Kontrolle und Selbstregulation. Oder aber die Adipositas ist ein von der Lipohyperplasia dolorosa unabhängiges psychosomatisches Konversionsgeschehen, das jedoch die „Lipödem"-Erkrankung verschärft, weil auch das Fettgewebe an den Beinen und Armen proportional zunimmt.

22.5 Fallbeispiel I „M.H."

► Fallbeispiel „M.H", Teil 1

„So bekommst Du nie einen Mann!"

Eine an einem Lipödem erkrankte Frau, 52, „M.H.", ist mit Kleidergröße 38 recht schlank; nur ihre Arme und Beine sind außergewöhnlich umfangreich. M.H., die jüngste von fünf Kindern, war seit der Pubertät pummelig bis dick; Familie und Freunde empfahlen diverse Schlankheitskuren, die trotz tapferen Bemühens alle nicht geholfen haben. Die Mutter befürchtet, sie würde keinen Mann finden, so wie sie aussähe. Seit ihrer Ausbildung zu dem kaufmännischen Angestellten arbeitet sie in einem Industriebetrieb; dort hat sie jedoch wenig Sozialkontakte.

Zur Erleichterung ihrer Familie heiratet sie mit Mitte dreißig dann doch. Ihre Familie sagt: „Doch noch!" Der Ehemann ist fast zehn Jahre älter und stellte sich nach und nach als manisch-depressiv heraus. Sexualität ist kaum Thema in dieser Ehe. In seinen depressiven Phasen ist der Ehemann von seiner mütterlich wirkenden Frau emotional abhängig; sexuelles Begehren hat er in diesen Phasen nicht. In seiner manischen Phase entwertet er sie wegen ihres Gewichts und unattraktiven Aussehens. Er sucht sexuellen Kontakt zu anderen Frauen. In einer solch manischen Phase beginnt er eine ernsthafte Affäre und trennt sich nach sieben Ehejahren von seiner Ehefrau.

Der Kummer bewirkt nun das, was diverse Schlankheitskuren nicht vermochten. Als die Ehe zerbricht, verliert M.H. deutlich an Gewicht; doch Armen und Beine sind nach wie vor durch Fettansammlung, Flüssigkeit und Knubbel für den Betrachter ziemlich unansehnlich, und wollen so gar nicht zu der neuen „Wespentaille" von M.H. passen. Dass Beine und Arme druckempfindlich sind, gelegentlich auch Schmerzen und dass sie dort häufig blaue Flecken hat ist ihr nichts Neues. Sie hat früher das Übergewicht für diese Beschwerden verantwortlich gemacht. Ein Arzt diagnostiziert Lipödeme an Armen und Beinen. Er verordnet dreimal in der Woche Lymphdrainage und Kompressionsstrümpfe. Die Drainagetermine nimmt sie gewissenhaft wahr, um vorübergehend Erleichterung von den Spannungs- und Druckgefühlen zu haben. Die Strümpfe trägt sie eher selten, weil sie so unbequem sind. ◄

Ob die Adipositas in diesem Fallbeispiel eine reaktive Begleiterkrankung des „Lipödems" darstellt, oder ob es sich um eine zufällige Koinzidenz handelt, ist nicht eindeutig. Das Fallbeispiel zeigt jedoch, dass die Lipohyperplasia dolorosa „Lipödem" für die betroffenen Patientinnen eine massive Einschränkung der Lebensqualität darstellt, wobei die Schmerzhaftigkeit, wie der Namen schon sagt, das Schlüsselsymptom ist.

Die Schmerzhaftigkeit entwickelt sich schleichend und dynamisch im Verlauf der Jahre. Sie wird im Alter bei nachlassender Transportfähigkeit des Lymphgefäßsystems verschärft und daher von älteren Patientinnen deutlicher wahrgenommen (► Kap. 21) (Gensior und Cornely 2019). Ihre Messbarkeit und Objektivierbarkeit bleiben jedoch ein nicht zu unterschätzendes Problem. Es fehlen Messmöglichkeiten zur Objektivierung der Schmerzsensationen, die die Patientinnen angeben. Eine Patientin könnte – beispielsweise – auch Schmerzhaftigkeit angeben, um auf der Basis einer entsprechenden Krankheitsdiagnose eine Therapie der Arme und der Beine zu erlangen.

Der Schmerz selbst wird von den Patientinnen unterschiedlich charakterisiert. Es wechseln schmerzfreie Zeiten mit schmerzhaften Zeiten und in diesem wiederum Tage mit geringerer oder stärkerer Intensität der Schmerzen regelmäßig ab. Schmerzlosigkeit als dauerhaften Zustand erleben diese Patientinnen allerdings nicht (Gensior und Cornely 2019).

22.5.1 Psychodynamische Faktoren im Fallbeispiel „M.H."

In M.H.s Fall scheint die Mutter – wie viele andere Mütter auch – bei der Entwicklung einer aktiven weiblichen Geschlechtsidentität nicht besonders unterstützend gewesen zu sein. Vielleicht hat ihr einfach die Zeit gefehlt, sich mit der kleinen Tochter zu beschäftigen, denn es gab ja bereits vier Geschwister. Mit ihrer Befürchtung, die Tochter könne keinen Mann finden, spricht sie ihr die erotische Ausstrahlung ab. Und M.H. zeigt sich als brave Tochter, die die Mutter nicht Lügen straft; durch ihre Gewichtszunahme in der Pubertät macht sie sich äußerlich unattraktiv. Als sie sich in einen Mann verliebt, wird sie von diesem wegen ihrer Mütterlichkeit, nicht wegen ihrer sexuellen Attraktivität geschätzt.

Intrapsychische Abwehrmechanismen sind immer Selbstheilungsversuche, manchmal funktional, manchmal dysfunktional.

M.H. entscheidet sich (unbewusst) „pummelig bis dick" zu werden. Fühlt sie sich von ihrem Körper durch die Entwicklung des „Lipödem" aktiv entmachtet und vor der Umwelt beschämt, so bemächtigt sie sich ihres Körpers wieder, indem sie Gewicht zunimmt; dadurch gelingt es ihr, vor der Umwelt die körperliche Behinderung – als eine solche wird das „Lipödem" empfunden – zu kaschieren und eine Auseinandersetzung mit dem als defizitär erlebten Körperselbst zu vermeiden. Dieses Verhalten entspricht dem Abwehrmechanismus „Vermeidung". Bei der Partnerwahl wird das Konzept der Vermeidung konsequent beibehalten. Da es in der Ehe kaum Sexualität gibt, sind auch keine unterschiedlichen Empfindlichkeiten – beispielsweise zwischen Liebkosungen der Brust und Streicheln von Armen und Beinen – vorrangig spürbar.

22.6 Schmerz: erst akut, dann chronisch

Der fachärztliche Befund zur Entwicklung der Schmerzhaftigkeit bei der Lipohyperplasia dolorosa legt nahe, dass das Schmerzerleben bei „Lipödem"-Patientinnen eine Chronifizierung erfährt.

22.6.1 Akut

Bei Beginn der Erkrankung werden häufig keine Schmerzen empfunden. Aber auf Druck hin – wie beim Pinching-Test – ist akuter Schmerz regelmäßig nachweisbar. Im weiteren Verlauf schreitet die Schmerzentwicklung schleichend und dynamisch voran. Eine dauerhafte Schmerzfreiheit wird nicht erreicht (▶ Kap. 21) (Gensior und Cornely 2019, Dinnendahl et al. 2023).

Das Wort „akut" meint einen plötzlich auftretenden Schmerz, der nicht für längere Zeit anhält. Akute Schmerzen machen darauf aufmerksam, dass irgendwo im Körper etwas nicht stimmt. Sie zeigen an, wo Reizungen, Wunden oder Entzündungen entstanden sind und ob sie sich möglicherweise ausbreiten. Akute Schmerzen empfinden Patienten zum Beispiel bei Zahnschmerzen, Verstauchungen, Prellungen, Schnittverletzungen, Sonnenbrand oder Muskelverspannungen. In der Regel klingen diese Schmerzen von selbst ab, sobald die auslösende Ursache geheilt und beseitigt worden ist.

22.6.2 Chronisch: Die Entwicklung des Schmerz-Engramm

Anders bei den Schmerzen, die durch die Lipohyperplasia dolorosa erzeugt werden. Denn das „Lipödem" ist als eine chronische Erkrankung einzustufen, wenn die genetisch bedingte Fettverteilungsstörung und Hochvolumentransportinsuffizienz nicht geheilt oder beseitigt werden. Entsprechend ist auch von einer Chronifizierung der Schmerzen auszugehen. Länger andauernde Schmerzreize aus den Geweben des Körpers können die weiterleitenden Nervenzellen von Rückenmark und Gehirn sensibler für nachfolgende Schmerzreize machen. Als Folge werden selbst leichte Reize wie eine leichte Berührung, mäßige Hitze oder Druck plötzlich als starker Schmerz empfunden (Nobis und Rolke 2012).

Solche Prozesse werden etwas vereinfachend als „Schmerzgedächtnis" oder „Schmerz-Engramm" bezeichnet (vgl. oben die Bezeichnung „body memory").

Das Schmerzgedächtnis oder Schmerz-Engramm ist von akuten Reizen geprägt und kann auch dann bestehen bleiben, wenn die eigentlichen Schmerzursachen bereits beseitigt sind. Chronische Schmerzen werden ganz unterschiedlich wahrgenommen, selbst wenn die Patientinnen das gleiche Krankheitsbild aufweisen.

Neben einer genetischen Veranlagung sind es vor allem psychosoziale Faktoren, die Einfluss darauf nehmen, ob und wie stark zusätzlich zur Grunderkrankung (hier die Lipohyperplasia dolorosa)

- eine psychosomatische Begleiterkrankung als ein diagnostisch abgrenzbares Krankheitsbild oder Syndrom entsteht,
- dadurch weitere organische oder Gewebeschäden entstehen und
- ggf. zusätzliche Schmerzen verursacht werden.

Menschen mit psychischen Erkrankungen wie z. B. Depressionen oder Ängsten sind stärker gefährdet sind als psychisch unauffällige Personen. Auch soziale Faktoren wie das familiäre Umfeld und die berufliche Situation spielen eine wichtige Rolle (vgl. Nobis und Rolke 2012).

22.6.3 Vom Schmerz zur Depression

▶ Fallbeispiel „M.H.", Teil 2

„Aber meine Wohnung ist ein Schmuckkästchen!"

Seit ihr Mann sie verlassen hat, lebt M.H. ganz zurückgezogen, man kann auch sagen isoliert. Nach dem Auszug des Ehemanns wollte sie die Wohnung umgestalten. Dabei hat sie einen jungen, gutaussehenden und freundlich zugewandten Innenarchitekten eines Konzept-Stores kennengelernt. Er kommt als Berater in ihre Wohnung und sie hat sich in ihn verliebt; in ihrer Fantasie sind die beiden ein Paar. In der Realität würde M.H. körperliche Nähe nicht dulden. Das schmerzhafte Druckgefühl, das durch die Berührungen ausgelöst würde, gilt es zu vermeiden. Der junge Mann reagiert instinktiv und geschäftstüchtig auf diese Schwärmerei. Innerhalb der vergangenen fünf Jahre hat sie sich mit seiner Hilfe mehrfach neu eingerichtet.

Mit ihrem Äußeren gibt sie sich keine Mühe, weil es sich in ihren Augen nicht lohnt; Angebote einer Nichte, mit ihr „Shoppen" zu gehen, und nach Kleidung zu suchen, die sich von den wallenden Säcken unterscheidet und die sie äußerlich attraktiv machen würden, werden ausgeschlagen. Peinlich sauber und aufgeräumt ist es jedoch ihre Wohnung, ein sogenanntes Schmuckkästchen. ◀

Wie ist diese depressive Entwicklung zu verstehen?

Durch die Gewichtsabnahme war die Wahrnehmung des Lipödems nicht länger zu verbergen. Die Vertuschungsstrategie funktioniert nicht mehr. Die Illusion einer übergewichtigen Frau: „Wenn ich nur wollte, könnte ich ja meinem idealen Selbstbild entsprechen“, ist nicht aufrecht zu erhalten. Die adipöse Vertuschung wird ersetzt durch eine depressive Symptomatik, gemildert durch eine libidinöse Verschiebung: Der eigene Körper lässt sich nicht zum kulturell angepassten Kunstwerk modellieren, die eigene Wohnung schon; diese dient nun ersatzweise der Identitätsgestaltung und wird für M.H. in besonderer Weise zum Ausdruck eines schönen und erotischen Selbst, in dem sie sich heimisch und zugleich begehrt fühlt.

Erschaffen wird dieses Selbst im Außen unter Anleitung eines illusionären jungen Liebhabers, der die schöne Wohnung zu schätzen weiß und in dessen Augen sich Bewunderung für ihren Gestaltungswillen zeigt, die man fast für Begehren halten könnte. Dadurch gelingt es ihr, trotz einer insgesamt deutlich depressiven Entwicklung, ein in Grenzen zufriedenes Leben zu führen. Sie kann dauerhaft auf ihr Übergewicht verzichten, muss die Schmerzen an den Beinen nicht als banal abspalten und ist einer Behandlung des Lipödems zugänglich.

All dies deutet darauf hin, dass ihr Übergewicht eine Begleiterkrankung war, angelegt um unbewusste Schuldgefühle „Was habe ich Schlimmes getan, dass mein Körper mich so bestraft?“ in Schach zu halten.

KeyNote

Bei einer Heilung der Lipohyperplasia dolorosa „Lipödem“ wäre diese Kettenreaktion von einer adipösen zu einer depressiv vermeidenden Entwicklung wohl nicht nötig gewesen.

22.7 Lipohyperplasia dolorosa: nicht nur schmerzhaft, auch existentiell kränkend

KeyNote

Die Beine und Arme von Frauen werden als erotisch empfunden und lösen sexuelles Begehren aus.

Im Mainstream der Betrachtungserotik besonders hoch im Kurs stehen lange, schlanke, nicht zu muskulöse, wohl geformte Beine. Hat frau dicke Beine und Arme, wenden sich viele Männer mit Grausen, Frauen mit Fremdschämen oder auch Schadenfreude. Denn sie werten die „Kartoffelstampfer“ nicht als körperliche Erkrankung, sondern als Ergebnis einer Willensschwäche der Betroffenen.

Dies wissen die Patientinnen. Eine Lipödem-Erkrankung stellt daher eine schmerzhafte Kränkung dar. Die Beine müssen nicht nur vor Blicken geschützt werden. Es gilt auch und besonders, erotische Berührungen zu vermeiden. Dabei zeigen aktuelle Studien, dass gerade die Exposition und nicht die Schmerzvermeidung eine Besserung der Schmerzsymptomatik einleitet. Schmerzvermeidung steuert dagegen zur Chronifizierung und dann zu psychischen Reaktionen wie Depressivität, Ängstlichkeit und Unsicherheit im Sozialverhalten (Glombiewski und Vlaeyen 2019).

22.7.1 Schmerzdiagnostik erfasst psychischen und sozialen Faktoren

Eine umfassende Schmerzdiagnostik wird neben den biologischen auch die psychischen und sozialen Faktoren erfassen.

Beide sind verantwortlich für den individuellen Umgang mit dem Schmerzerleben und der Schmerzverarbeitung. Denn das Schmerzempfinden wird wesentlich auch von sozialen Faktoren und Reaktionen der Umwelt beeinflusst. Verursachen diese Faktoren Stress, und davon ist beim Lipödem auszugehen, so führt dieser Stress verstärkt zu Schmerzen, die nicht von den Schmerzen zu unterscheiden sind, die durch die Gewebeschäden verursacht werden (Egle 2016).

Eine psychodynamische Diagnostik fokussiert darüber hinaus auf die unbewussten Anteile der Schmerzverarbeitung und Schmerzkommunikation, auf lebensgeschichtlich entstanden Beziehungsmuster, die zur Verschärfung von Schmerzempfindungen beitragen (vgl. Söllner und Schüßler 2001). Schon in den „Studien zur Hysterie" weist Freud (1895) darauf hin, dass sich der unbewusste neurotische Konflikt häufig auf vorbestehende körperliche Störungen „aufpfropft" und diese in eine Störung mit hohem Leidensdruck transformieren kann (zit. bei Söllner und Schüßler 2001).

KeyNote

Das „Lipödem" als chronische Schmerzerkrankungen ist eine körperliche Störung, auf die sich ein neurotischer Konflikt leicht aufpfropfen lässt.

Dies soll an einem weiteren Fallbeispiel erläutert werden.

Während „M.H." eine adipöse Begleiterkrankung nutzt, um das Lipödem unkenntlich zu machen, liegt beim zweiten Fallbeispiel weder eine somatoforme, noch eine psychosomatische Begleiterkrankung vor.

Stattdessen ist es ein biografisch erworbener, narzisstischer Selbstwertkonflikt, der sich auf die „Lipödem"-Erkrankung aufpfropft, dort die psychische Stabilität weiter unterminiert und gleichzeitig der Bearbeitung des psychischen Konflikts im Wege steht. Denn im Rahmen der narzisstischen Regulation kann der Schmerz Bedeutung zur Begrenzung oder zur Vermeidung einer subjektiv existentiellen Krise des Selbstwertgefühls gewinnen (Beck 1977; Blazer 1980/1981; Hirsch 1989, zit. bei Söllner und Schüßler 2001; Hirsch 2018). Für diese Subgruppe typisch ist ein als „Koryphäen-Killer-Syndrom" charakterisiertes Interaktionsverhalten. Der behandelnde Arzt wird zunächst stark idealisiert, um abschließend massiv entwertet zu werden, weil das Ergebnis der Behandlung nicht den Wunschvorstellungen der Patientin entspricht (vgl. Söllner und Schüßler 2001).

22.8 Fallbeispiel II „K.P."

▶ Fallbeispiel „K.P.":

„Wie sehen denn Deine Beine aus?"

K.P. ist eine 43-jährige große, schlanke Frau. Im Interview legt sie Wert darauf, dass die Therapeutin versteht, welch entscheidenden Einfluss die Umwelt auf ihre persönliche Situation hat. Ihr Sohn ist ein Wunschkind. Doch nach der Schwangerschaft haben ihre Beine nicht mehr den Vorstellungen des gesellschaftlich gewünschten Schlankheitsideals entsprochen, was ihr Freund mit den Worten kommentiert: „Wie sehen denn Deine Beine aus? Das sieht echt übel aus!" Und er schlägt vor: „Du solltest Sport treiben." Stattdessen sucht sie einen plastischen Chirurgen auf. „Der Depp hat gesagt, er kennt sich aus mit Lipödemen", erzählt die Patientin; sie habe ihm vertraut, doch dann habe er ihre Beine dauerhaft „vermurxt". „Die OP war sehr, sehr schmerzhaft, denn beide Oberschenkel waren Wundfläche", erzählt sie.

Die Beziehung zu dem Vater ihres Kindes war durch die OP nicht zu retten. K.P.

trennt sich nach drei Jahren. Armin war K.P. Traummann. Gutaussehend und sportlich, ist er Lehrer wie sie selbst, jedoch parallel in der Unterhaltungsszene als Musiker aktiv. Als K.P. Armin kennenlernt, ist sie 37. Sie wollte unbedingt ein Kind. Dies sagt sie ihm bereits beim zweiten Date. Dennoch ist Armin überrascht, als sie kurz darauf schon schwanger ist. Der gemeinsame Sohn ist Schreikind und Armin hält es zu Hause kaum aus. Er verbringt immer mehr Zeit mit seinen Musikerfreunden. Als K.P. entdeckt, dass er parallel Affären hat, beendet sie die Beziehung.

Der Vater von K.P. ist Arzt, die Mutter Lehrerin. Die Eltern sind getrennt. Das Alkoholproblem der Mutter hat die Familie viele Jahre belastet. Als Gymnasiallehrerin ist Frau P. erfolgreich. Schnell macht sie Karriere als Ableitungsleiterin. Ihrer Beziehung zu Armin hat sie nicht verarbeitet. Sie meidet „Plätze", an denen sie ihn sehen könnte und doch hofft sie insgeheim auf eine Begegnung. Sie weiß, dass er wieder in einer Beziehung lebt. Sie ist unzufrieden mit ihrem Leben trotz ihrer beruflichen Karriere und trotz des reizenden Sohns, den sie heute allein erzieht. Bei Facebook hat sie alte Fotos von sich gepostet, auf denen sie Shorts trägt. Heute trägt sie nur noch lange Hosen und lange Röcke, weil ihre Beine aufgrund der Narben nach der OP „vollständig unansehnlich" seien. ◄

Während andere junge Frauen sich vielleicht ihrer dicken Beine schämen, andere Aspekte des Körperselbst jedoch ganz in Ordnung oder auch schön finden, steht für K.P., so will es ihr scheinen, das ganze Lebenskonzept auf dem Spiel. Als die Ausprägung der Lipödeme an den Beinen nach der Schwangerschaft deutlich wird und ihr Freund dies entwertend anspricht, reagiert sie zunächst mit Aktionismus, um nicht in eine existentielle Krise zu geraten: Diese Beine kann sie so nicht akzeptieren, sie dürfen nicht Teile ihres Körperselbst sein.

Mithilfe einer OP sollen sie modelliert werden, sodass sie in ihr idealisiertes Körpergrößenselbst re-integriert werden können. Und das möglichst schnell. Sie wendet sich an ein Gefäßzentrum für die Diagnose und berichtet später: „Nach 5 Minuten war ich mit der niederschmetternden Diagnose wieder draußen. Nicht nett."

Empfohlen wurde ein Fachzentrum. Doch die Kosten für drei OPs müsste sie erst ansparen. Das hieße abwarten. Doch abwarten kann sie nicht, Sie wendet sich an einen plastischen Chirurgen, der die Operation in einer satt in drei Sitzungen baldmöglichst vornimmt. Eine Enttäuschung über die Ergebnisse ist vorprogrammiert. Durch sichtbare Narben hat der Operateur ihr äußerlich dauerhaft Schaden zugefügt. Dafür trifft ihn ihre durchaus berechtigte, ganze narzisstische Wut.

22.8.1 Psychodynamische Faktoren im Fallbeispiel „K.P."

Aus psychoanalytischer Sicht ist zu vermuten, dass die berechtigte Wut auf den Operator zum Teil Übertragungswut ist, die dem Vater gilt, der auch Arzt ist.

Aufgrund der Alkoholerkrankung der Mutter hat K.P. weder in der vorpubertären Phase noch während der Adoleszenz ausreichend emotionalen Halt und Unterstützung durch emotionale Spiegelung erfahren können, um mit den Frustrationen umzugehen, die sich einstellen, wenn das idealisierte Spiegelselbstbild nicht mit der Realität übereinstimmt. Und in der Pubertät flüchtete der Vater in eine zweite Ehe, und lässt seine Töchter gerade dann alleine, als sie ihn in ihrer weiblichen Identitätsentwicklung am meisten gebraucht hätten.

22.8.1.1 Narzisstisches Spiegelselbst

Damit das narzisstische Spiegelselbst aufrechterhalten werden kann, muss die Bestätigung von anderer Stelle erfolgen. Und wer eignet sich da besser als ein männlicher Narzisst – quasi als männliches Alter Ego – an ihrer Seite? In diesem Kontext wird die Partnerwahl von K.P. als komplementär-narzisstisch verständlich. In seiner eigenen Selbstbezogenheit dient der Freund als idealisiertes Ersatz-Spiegelselbst, was ihre Abhängigkeit erklärt. Wenn Armin ihr Äußeres entwertet und sie durch Affären verletzt, kollaboriert und bestätigt er zutiefst verleugnete, aber hoch wirksame Beschämungsängste,

- doch nicht begehrenswert zu sein,
- doch nicht zu genügen,
- vielleicht es nicht wert zu sein, überhaupt zu existieren,

die sie von Kindheit an schmerzhaft quälen.

Doch diese schmerzhafte Einsicht gilt es zu vermeiden. Dagegen sind die durch das „Lipödem“ erzeugten Schmerzen ein Leichtes. Die „Objektwahl“, die Wahl des Geliebten wird nicht infrage gestellt und in Folge kommt es auch nicht zu einer Auseinandersetzung und Bearbeitung der so schmerzlich vermissten liebevollen Spiegelung durch die Eltern – egal, wie perfekt das Körperselbst ist.

Nach wie vor besteht für K.P. kein Zweifel daran, dass sie ohne die Entwicklung des Lipödems mit Armin zusammenleben würde.

Bleibt im Moment nur der Sohn, der wie ein Selbstobjekt, Balsam auf die quälerischen Selbstzweifel legen kann, Selbstzweifel, die durch berufliche Erfolge nicht aufgefangen werden können.

22.9 Was ist „lymphologisch“ wichtig zu wissen?

Theorie und Fallbeispiele konnten zeigen, dass Schmerzempfinden bei der Lipödem-Patientin im Körperselbst biologisch verankert ist und durch intrapsychische Prozesse aufgegriffen und verstärkt wird.

Reaktionen der Umwelt bestätigen die kränkenden Erfahrungen von körperlicher Beeinträchtigung und führen zu einer erhöhten Schmerzsensibilität. Das heißt, die Lipohyperplasia dolorosa bedeutet für die Patientinnen immer eine narzisstische Kränkung. Denn aufgrund der kulturell gültigen Weiblichkeitsvorstellung ist das körperliche Erscheinungsbild für die Sozialisation und Identitätsentwicklung bei allen Mädchen und Frauen von herausragender Bedeutung.

Wie die im bio-psycho-sozialen Sinne schmerzhafte Erkrankung einer genetisch bedingten Fettverteilungsstörung und Hochvolumentransportinsuffizienz verarbeitet wird, hängt davon ab, ob es den Patientinnen bis zum Ausbruch der Erkrankung gelungen ist, ein relativ stabiles Selbst oder eine relativ stabile Ich-Identität auszubilden.

Zu wünschen ist allen Erkrankten, dass sie sich – statt passiv Schmerzen zu erdulden – ihres Körpers wieder bemächtigen, und mithilfe fachärztlicher Kompetenz, Möglichkeiten der Gestaltung ausloten und aktiv in die Tat umsetzen.

Literatur

Albus Ch, Wöller W, Kruse J (2010) Die körperliche Seite nicht vernachlässigen. Patienten mit somatischen und „psychosomatischen“ Erkrankungen. In: Wöller W, Kruse J (Hrsg) Tiefenpsychologisch fundierte Psychotherapie. Basisbuch und Praxisleitfaden. Schattauer, Stuttgart, S 408–420

Allen EV, Hines EA (1940) Lipedema of the legs: a syndrome characterized by fat legs and orthostatic edema. Proc Staff Meet Mayo Clin 15:184–187

Borkenhagen A (2003) Pygmalions Töchter: Weibliche Selbstinszenierung mittels Schönheitschirurgie – Eine Studie mit dem Digitalen Körperfoto-Test und qualitativen Interviewsequenzen an Brustreduktionspatientinnen. Psychosozial 26:45–53

Cornely ME (2005) Terminologie des Lipödems. Phlebologie 34:143–145

Cornely ME (2014) Fatter through lipids or water: lipohyperplasia dolorosa versus lymphedema. Am J Cosmet Surg 31(3):189–195

Dinnendahl R, Tschimmel D, Löw V, Cornely M, Hucho T. Lipedema patients show a distinctly altered Quantitative Sensory Testing (QST) profile. medRxiv. 2023:2023.04.25.23289086.

Egle UT (2016) Stress induzierte Schmerzsyndrome. Agora Düsseld Beitr zu Psychoanalyse Ges 22:10–16

Faerber G (2017) Ernährungstherapie bei Lipödem und Adpositas – Ergebnisse eines leitliniengerechten Therapiekonzepts. Vasomed 29:122–123

Flaake K (2000) Weibliche Adoleszenz und Körperlichkeit. In: Plebuch-Tiefenbacher L, Rodrian-Pfennig M, Heitz S (Hrsg) Geschlechterfrage in der Schule. Wie wird (Zwei-)Geschlechtlichkeit gelebt? Deutscher Studienverlag, Weinheim, S 59–72

Freud S (1895/1997) Zur Psychotherapie der Hysterie (aus: Studien über Hysterie). Schriften zur Behandlungstechnik. Studienausgabe, Ergänzungsband. Fischer, Frankfurt a. M. S 37–98

Gensior MHL, Cornely M (2019) Cornely ME pain in lipoedema, fat in lipoedema and its consequences: results of a patient survey based on a pain questionnaire. Handchir Mikrochir plast Chir 51(04):249–254

Glombiewski J, Vlaeyen J (2019) Chronischer Schmerz. Vortrag 21.03.2019. Deutscher Kongress für Psychosomatische Medizin und Psychotherapie. 20. bis 22. März, Berlin

Hirsch M (2018) Körperdissoziation. Vandenhoeck & Ruprecht, Göttingen

NDiaye M (2011) Selbstporträt in Grün. Arche Literatur Verlag, Zürich

Nobis H-G, Rolke R (2012) Akute und chronische Schmerzen. ► https://www.dgss.org/patienteninformationen/herausforderung-schmerz/akute-und-chronische-schmerzen/. Zugegriffen: 1. Apr. 2019

Söllner W, Schüßler G (2001) Psychodynamische Therapie bei chronischen Schmerzerkrankungen. Z Psychosom Med Psychother 47:115–139

„Lipödem“ in der Gynäkologie

Evangelia Michou-Madel

Inhaltsverzeichnis

M. E. Cornely et al. (Hrsg.), *Angewandte Lymphologie*,
https://doi.org/10.1007/978-3-662-61452-5_23

Editor's Tip

Patientinnen mit Lipohyperplasia dolorosa werden wegen „schwerer Beine" häufig zuerst beim Venenspezialisten, Hausarzt oder beim Hautarzt vorstellig. Zur gynäkologischen Untersuchung gehen die Frauen aus anderen Gründen. Die Autorin dieses Kapitels, eine niedergelassene Gynäkologin, beobachtete bei eine Prävalenz von 10,6 % (86 Pat. mit Lipödem bei 811 Untersuchungen). In der frauenärztlichen Praxis ist es also geboten, Awareness für die schmerzhafte, angeborene Fettverteilungsstörung bei Frauen zu haben.

23.1 Blickdiagnose Lipohyperplasia dolorosa „Lipödem"

Die Blickdiagnose „Lipödem" ist in der gynäkologischen Praxis sehr einfach möglich, da die Beine bei der vaginalen Vorsorgeuntersuchung vom Knöchel bis zur Leiste unbedeckt sind. Bei der Untersuchung an der Brust können die Arme ebenfalls unbekleidet gesehen werden. Daher ist die Blickdiagnose Lipohyperplasia dolorosa „naheliegend" und kann durch Palpation (▶ Kap. 21) sowie anamnestische Fragen bestätigt werden. Dieser „Seitenblick" ist für betroffene Patientinnen ungemein hilfreich, wie der folgende Case-Report beschreibt.

Der typische Fall mit optisch geringer Ausprägung, aber erheblichen Beschwerden

A. J., 33 Jahre, Größe 160 cm, Gewicht 55 kg; BMI 21,5; ist seit ihrem 18. Lebensjahr in meiner Betreuung. Zunächst mit Pillenverordnung zur Aknetherapie, später zur Betreuung einer Schwangerschaft und aktuell unter Einstellung mit einer Östrogen-freien Pille in der Stillphase, stellt sie sich zur Nachsorgeuntersuchung nach der Geburt vor.

Sie klagt erstmals über Spannungs-, Schweregefühl, dumpfe, teils brennende Schmerzen in den Beinen. Ihre zögerliche Frage, ob das an ihrer neuen Pille liegen könne, beantwortet sie gleich selbst: *„……. aber eigentlich hatte ich das ja schon immer, schon früher ohne Hormone, …erst mit der alten und dann auch mit der neuen Pille, … schwere Beine wie meine Mutter……die bekommt auch immer so schnell blaue Flecken beim kleinsten Stoß…"*

Tatsächlich hatte ich das gering ausgeprägte „Lipödem" meiner Patientin schon vor Jahren vermutet: Oberarme und Oberschenkel waren eher „kräftig" im Vergleich zur schlanken Taille, ihre Knie und Knöchel waren nicht sehnig, sondern eher gepolstert mit Unterhautfettgewebe – allerdings, so glaubte ich, ohne Beschwerden.

Jetzt berichtet die Patientin auf Nachfrage von einem seit Jahren bestehenden Leidensdruck mit Konsultationen von Hausarzt, Gefäßmediziner, Neurologen, ohne Verständnis für ihre Beschwerden zu finden, eine Erklärung oder gar eine Therapie angeboten zu bekommen: *„…alles war immer ohne Befund. Ich habe mich schon damit abgefunden, dass ich wohl überempfindlich bin, wenn auch milde Berührung schmerzhaft sind…mein Mann glaubt schon, dass ich spinne…"*

Die Nennung der Diagnose „Lipödem" mit einer kurzen Erklärung über typische Symptome und mögliche Therapieoptionen ist für die Patientin offensichtlich eine Erlösung: Sie ist stark emotional berührt, weint, dankt für Hinweise auf weitere Informationsmöglichkeiten: *„…das muss ich gleich meiner Mutter erzählen. Die hat das genauso. Die wird sich auch freuen, dass sie nicht hysterisch ist…"*.

Bei klinisch deutlicheren Fällen, auffälligen Hämatomen oder Beschwerdeangaben kann die Diagnose schon beim ersten Kontakt gestellt werden. Die Anamnese ist häufig gleich: Es bestehen ein langer Leidensweg, Unverständnis im Umfeld oder das Unglück der Betroffenen, nicht ernst genommen zu werden. Auch gleichen sich die Reaktionen nach dem Diagnosegespräch: Erleichterung, endlich die Ursache ihrer Beschwerden zu kennen.

23.2 Wie steht es mit der familiären Häufung?

Die Angaben einer (anderen) Patientin aus einer großen und gut vernetzten Familie (Abb. 23.1) sind in folgendem Stammbaum erfasst:

Betroffen sind in dieser Familie fünf von elf weiblichen Nachkommen der Urgroßmutter, die laut Schilderung ihrer Kinder und Enkel (*„… …sie konnte wegen Fettlappen an den Beinen kaum noch laufen….“*) vermutlich ein Lipödem Stadium III hatte. Viele der von mir diagnostizierten Patientinnen sind inzwischen mit einer passenden Kompression versorgt und damit zufrieden, andere planen eine Liposuktion, kämpfen für die Kostenübernahme oder sind bereits operiert. Bei nächsten Vorsorgeuntersuchungen werde ich regelmäßig über den Verlauf ihrer „Lipödem"- Erkrankung informiert, meist eingeleitet mit der Formulierung wie: *„Ihnen habe ich ja zu verdanken, dass ich es jetzt weiß… meine Beschwerden im Griff habe…“*, oder *„Sie waren diejenige, die mich endlich ernst genommen hat, mir die entscheidende Diagnose nannte, damit ich…“.*

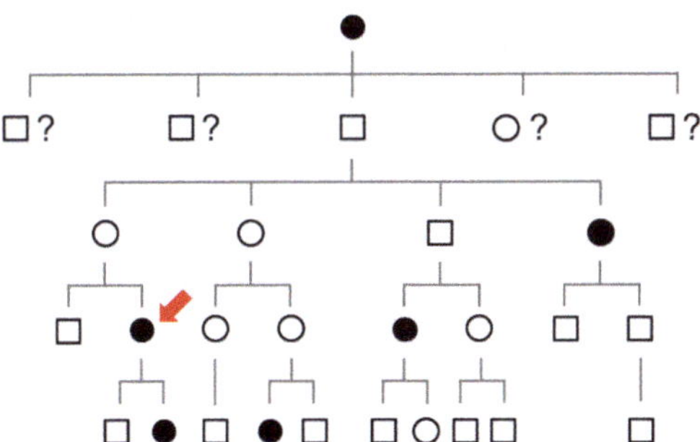

Abb. 23.1 Stammbaum einer LiDo-Patientin. Der Pfeil zeigt die Patientin, „gefüllte Kreise" sind betroffene Verwandte; „?" steht für unbekannte Situation

23.2.1 Der „Seitenblick". Früherkennung der Lipohyperplasia dolorosa en passent bei der gynäkologischen Untersuchung

Die meisten Frauen haben in langen Phasen ihres (gesunden) Lebens lediglich ärztlichen Kontakt zu nur einem Gynäkologen für Vorsorge und Familienplanung. Frauenärzte können auch bei dieser Erkrankung durch Früherkennung einen großen Beitrag leisten. Der „Seitenblick" hat für der Patientinnen mit LiDo erhebliche Konsequenzen: Patientinnen werden mit Ihren Beschwerden oft nicht ernstgenommen, für zu dick und überempfindlich gehalten. Da die Betroffenen also oft spontan nicht klagen, könnten ihre Gynäkologen einen großen Beitrag als „Hausarzt der Frau" durch Aufklärung und Entlastung leisten.

KeyNote

Meine langjährige Erfahrung in der ambulanten Gynäkologie hat mich gelehrt, dass sich durch die Awareness für Lipohyperplasia dolorosa ohne nennenswerten diagnostischen Aufwand ein großer Gewinn für Patientinnen und eine große Arbeitszufriedenheit auch für die ärztliche Seite erzielen lässt.

23.3 Welche Rolle spielen die Hormone bei dieser lymphologischen Erkrankung?

Hormone sind lebenswichtige Botenstoffe, die genetisch vorbestimmte Aufbauleistungen in den Körperzellen auslösen und im Zellkern verschlüsselten Eigenschaften zur Ausprägung bringen (◘ Abb. 23.2). Sexualhormone wiederum sind spezielle Botenstoffe, die alle für unsere Fortpflanzung notwendigen Arbeitsvorgänge in den Zellen steuern (Kuhl 2005; Rabe et al. 2012; Runnebaum und Rabe 1987; Siegenthaler 1987).

Östrogen und Progesteron sind die weiblichen Sexualhormone. Sie wirken auch extragenital auf die weibliche Körperform, den Aufbau und Stimulation der Knochenstruktur, die Wassereinlagerung, die Muskelkraft, den Stoffwechsel von Kohlenhydraten, Protein und Fetten. (◘ Abb. 23.3). Sie entspannen die glatte Muskulatur an z. B. an Darm, Galle und Uterus (Leidenberger et al. 2009; Runnebaum und Rabe 1987; Runnebaum et al. 1994).

Die bekannteste extragenitale Wirkung ist die Ausbildung die hormonell bedingte Körperform: Auch von der Rückseite betrachtet ist noch erkennbar wer Frau und wer Mann ist. Die Hauptfunktion ist jedoch die Beeinflussung der Fortpflanzung.

Die extragenitalen Wirkung von Sexualhormonen

Eine besondere Rolle kommt der extragenitalen Wirkung der weiblichen Sexualhormone zu (Rabe et al. 2012; Reinwein 1996; Runnebaum und Rabe 1987; Runnebaum et al. 1994)

- Östrogen fördert die Proliferation des Fettgewebes, stellt die Gefäße weit und vermehrt so die extrazelluläre Flüssigkeit. Unter zyklusabhängigen Hormonverschiebungen und in Lebensphasen einer Östrogendominanz (Pubertät, Klimax) wird daher die vermehrte Ödematisierung des Gewebes gefördert.
- Progesteron (Gelbkörperhormon) wirkt überwiegend synergetisch mit Östrogen, teils aber auch als Antagonist: Es promoviert die Gewebsdifferenzierung, steigert Energiestoffwechsel, Körpertemperatur und fördert die Wasserausscheidung.

Zusammen beeinflussen diese beiden Hormone die Ausbildung der typisch gynoiden Fettverteilung mit Betonung des Adeps an Gesäß und Oberschenkeln. Dies geschieht erstmals in der Pubertät und besonders deutlich während einer Schwangerschaft (Leidenberger et al. 2009; Runnebaum und Rabe 1987; Runnebaum et al. 1994).

Die physiologischen Wirkungen der weiblichen Sexualhormone sind die Ursache für die klinische Beobachtung vom ersten Auftreten der Lipohyperplasia dolorosa in der Pubertät, bzw. einer „Ausreifung“ von LiDo in der Gravidität und schließlich auch der vermehrten Beschwerden im Präklimakterium. Hierfür ist die in diesen Lebensphasen physiologische Östrogendominanz verantwortlich.

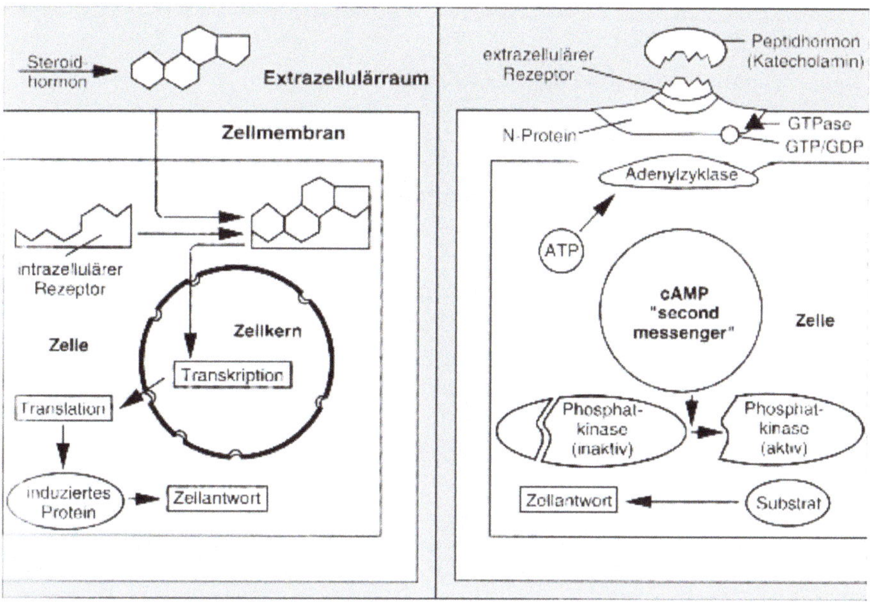

Abb. 23.2 Wie steuern die Hormone die Zellen?

Wirkungsort	Östrogen	Progesteron
Körperbau	Ausprägung der „weiblichen“ Form Wachstumsförderung (Wachstumshomon ↑)	↔
Knochen	Aufbaustimulation (Hemmung von Abbau) Verbesserung der Gelenke, Sehnen, Bänder	↔ ↔
Muskel (Skelett)	Muskelkraft ↑	(Entspannung)
Gefäße/Haut	Erweiterung von Arterien + Venen Hautdurchblutung, Besserung d.Hautbildes	z.B. Erhaltung der Kollagenproteine
Stoffwechsel -Kohlehydrate -Fette -Wasser	Beschleunigung Verbesserte Aufnahme in die Zelle (Insulin) Fettablagerung (HDL ↑, LDL ↓,Triglyceride ↓) Wasserretention (Einlagerung)	? ↓ (Gestationsdiabetes) ↔ Wasserausscheidung
Leber (SD, NNR)	Proteinproduktion ↑ (Bausteine, Wirkstoffe, z.B:Thyroxin, Cortisol, Gerinnung ↑)	↔
Magen-Darm (glatte Muskeln)	Abnahme der Motilität	Entspannung (z.B. Galle, Uterus)
Abwehr	Entzündungshemmung	Entzündungshemmung
ZNS	Aktivierung, Stimmungsverbesserung	Beruhigung (Schlaf ↑)

Abb. 23.3 Was steuern die Hormone im Körper? Die extragenitalen Hormonwirkungen

23.3.1 Warum sind nur Frauen betroffen?

Frauen verfügen im Gegensatz zu Männern über hohe Östrogen-Spiegel und damit – offenbar – einen Hauptschlüssel für die Determination zur LiDo. Im Laufe des Lebens erreicht die Östrogenkurve nach einem steilen Anstieg in der Pubertät ein Plateau bis zur Menopause und sinkt dann ebenso schnell wieder ab (Abb. 23.4). Nach den klinischen Beobachtungen ist die

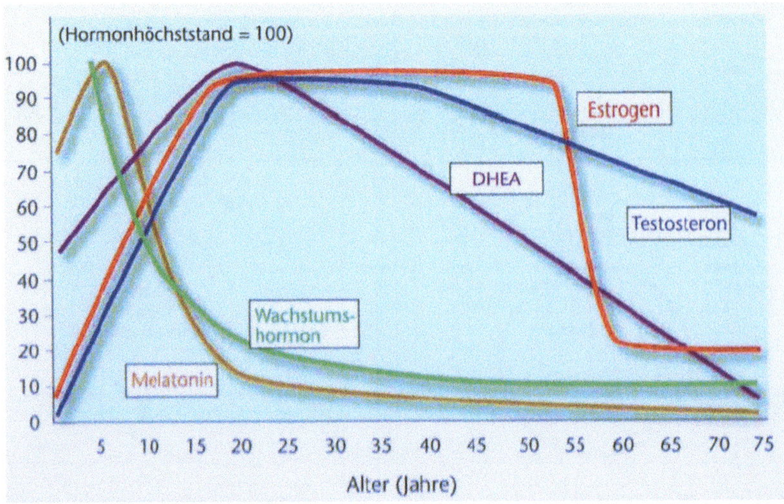

Abb. 23.4 **Hormone in Abhängigkeit zum Alter der Frau**

Entwicklung der Lipohyperplasia dolorosa als östrogensensitive genetische Anlage der Fettverteilungsstörung an den Verlauf der Östrogenwerte angelehnt.

23.4 Welche Phasen sind bei der Ausbildung der Lipohyperplasia dolorosa bekannt? Das Denkmodel: Die Östrogendominanz bewirkt die Entwicklung und den Wandel lebenslang!

23.4.1 Östrogendominanz in der Pubertät

Östrogen formt den weiblichen Körper. In der pubertären Phase entstehen die Adepsentwicklung der Beine und der Arme. Die genetische Anlage kommt hormonell gesteuert in dieser Lebensphase zur Ausprägung. Die Grenzen der Weiterentwicklung sind genetisch gesetzt. In der Pubertät wird der Einfluss der extragenitalen und genitalen Wirkung auf den „Bauplan" der Körperform initiiert, seine Entwicklung gesteuert und begrenzt. Auch die weibliche Brust kommt durch den Anstieg des Östrogens in der Pubertät zur Ausprägung – jeweils in der genetisch vererbten festgelegten Form und Größe. Dies ist unabhängig von der Höhe des Hormonspiegels.

Insgesamt finden sich in der Pubertät häufig noch „unreife" Zyklen ohne Ovulation mit daraus resultierendem Mangel an Progesteron/Gelbkörperhormon und damit einer sog. Östrogendominanz. Klinisch imponieren Zyklusunregelmäßigkeiten, Stimmungslabilität, rasche Gewichtszunahme mit Ausbildung der typisch weiblichen Körperform (Leidenberger et al. 2009; Reinwein 1996; Runnebaum und Rabe 1987; Runnebaum et al. 1994).

Unabhängig von der intrinsischen Steuerung können durch extrinsische Faktoren wie Nahrung oder Sport weiter Körperformmodifikationen entstehen. Diese sind dann beeinflussbar, die intrinsischen Entwicklungen sind es nicht.

23.4.2 Schwangerschaft

In der Schwangerschaft kommt es zu einem enormen Anstieg der Sexualhormone. Die Blutspiegel sind – mit erheblichen individuellen Schwankungen – 20 bis 200 fach höher als in einem normalen Zyklus (Leidenberger et al. 2009; Rabe et al. 2012; Runnebaum und Rabe 1987; Runnebaum et al. 1994). Die LiDo verschlechtert sich sowohl in Form und Schmerzhaftigkeit.

Es werden vermehrt Fettdepots angelegt und auch Flüssigkeit eingelagert. Diese in der Evolution sinnvollen Wirkungen vermehren nach den Beobachtungen in der Praxis die Beschwerden der Patientinnen mit Lipohyperplasia dolorosa. Eine Kompressionsbestrumpfung, die vor der Schwangerschaft keinen nennenswerten subjektiven Effekt hatte, bringt jetzt eine deutlichere Linderung als im normalen Zyklus.

23.4.3 Östrogendominanz in der Menopause

KeyNote

Hormonmangel reduziert den Grundumsatz (= Kalorienbedarf) und erhöht das Gewicht (Birkhäuser 2013; Kuhl 2005; Reinwein 1996; Siegenthaler, W 1987)!

Die Menopause, besonders die Prä-Menopause ist charakterisiert durch ein zunehmendes Ausbleiben der Ovulation mit sinkendem Progesteronspiegel und Zyklusveränderungen. Die (erneute) Östrogendominanz hat eine entsprechende proliferativen Wirkung auf

- Endometrium (verstärkte Blutungen, Auftreten von Polypen),
- Wachstum von Östrogen-abhängigen Tumoren (Myome, Brustkrebs),
- Fettgewebe (Gewichtszunahme).

Lipohyperplasia dolorosa kann durch die koinzidente Adipositas dekompensieren, da auch die Fettmasse der LiDo zunehmen wird.

Die Wirkung der prämenopausalen Östrogendominanz wird noch durch die Östrogenproduktion im Fettgewebe selbst verstärkt, wodurch vermehrt Ödeme auftreten, die lymphpflichtige Last zunimmt und damit auch das LiDo-Symptom „Schmerz“ an Intensität steigt (◘ Abb. 23.5).

Ein Mangel an Gelbkörperhormon mit resultierender Östrogendominanz sind altersgemäße Hormonveränderungen mit Verstärkung der Beschwerden durch eine genetisch bedingte Fettverteilungsstörung, aber nicht die Ursache für die Entstehung der Lipohyperplasia dolorosa (▶ Kap. 21).

23.5 Die Hormone sind schuld, was mache ich jetzt? Genetik und Hormone

Der empfindlichste Parameter für die normale, gesunde Hormonregulation ist die Fortpflanzungsfähigkeit. Da Frauen mit LiDo sich fortpflanzen, also ihre Veranlagung an ihre Töchter vererben können, haben sie normale Hormonspiegel. Mit der genetisch induzierten Aktivierung der Hormone kommt es dann zu ersten Beschwerden durch LiDo und eine Belastung durch die Körperform.

23.5.1 Warum ist Hormonentzug keine Lösung?

Die Entstehung der Lipohyperplasia dolorosa lässt sich nicht verhindern. Als einziger theoretischer Ansatz wäre vielleicht der völlige Hormonentzug, also eine Kastration denkbar. Der möglichen Vermeidung des Ausbildens einer genetischen Veranlagung zur LiDo folgen dann mit Ausbleiben der Geschlechtsentwicklung viele unerwünschte Hormonmangeleffekte und der Verlust der Fortpflanzungsfähigkeit. Dieser inakzeptable massive

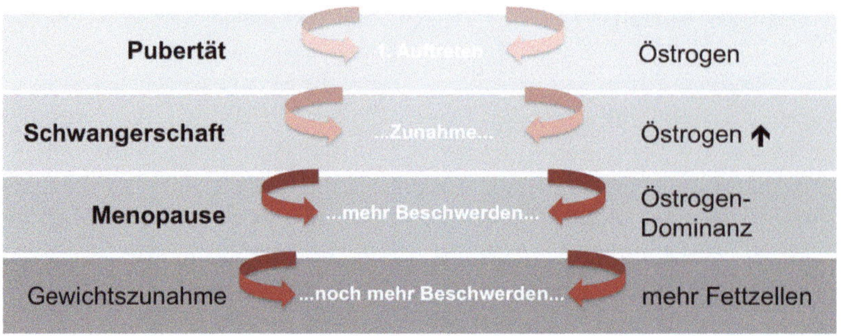

Abb. 23.5 **Die hormonelle Dependenz der Lipohyperplasia dolorosa**

Eingriff müsste weit vor der Pubertät erfolgen, bevor man wissen kann, ob eine Tochter dieses Merkmal überhaupt trägt.

23.5.2 Östrogen und Progesteron. Kann man mit den Sexualhormonen therapieren?

Frauen haben mit und ohne Lipohyperplasia dolorosa im Zyklus- und Lebensverlauf ihre normalen und durchaus starken Hormonschwankungen. Die üblicherweise in der Gynäkologie eingesetzten Hormonpräparate (Antikonzeptiva = „Pille“ und Hormonersatz im Klimakterium) liegen in der Dosierung stets im unteren Bereich der physiologischen Schwankungsbreite (Birkhäuser 2013; Leidenberger et al. 2009; Rabe et al. 2012).

Sie können – eingesetzt in Phasen „hormoneller Schieflage“ – sogar Beschwerden der Lipohyperplasia dolorosa lindern.

KeyNote

Für die Lipohyperplasia dolorosa sind Sexualhormone weder Ursache noch Heilmittel.
Eine hormonelle Dysbalance sollte – insbesondere von Frauen mit LiDo – vermieden werden.

Hilfreich für die Hormonbalance ist die Verwendung von Progesteron, da es unter anderem in der zweiten Zyklushälfte die Wasserausscheidung begünstigt und die Östrogendominanz ausgleicht (Birkhäuser 2013; Kuhl H 2005; Leidenberger et al. 2009; Rabe et al. 2012).

Das Gelbkörperhormon kann zyklisch bei jungen Mädchen ohne Verhütungsbedarf eingesetzt werden. Bei Kontrazeptionsbedarf kann eine (moderne, niedrig dosierte) Mikropille oder eine Gestagenpille gewählt werden. Damit liegen dann die Hormonspiegel im unteren Bereich der natürlichen Schwankungsbreite (Rabe et al. 2012).

In der Prä-Menopause gleicht Progesteron – teils über Jahre hinweg – die Zyklusschwankungen, verstärkten Blutungen und Stimmungsschwankungen aus und lindert den Druckschmerz bei LiDo, weil es positiv auf die Wassereinlagerungen wirkt. Es kann aber die Lipohyperplasia dolorosa nicht beseitigen. Bei Bedarf ist schließlich im Klimakterium eine Hormonersatztherapie mit Östadiol und Progestan – am besten percutan als Gel oder Pflaster – einzusetzen. Dabei bleibt die zur Behandlung übliche Dosierung stets im unteren Bereich der natürlichen Hormonspiegel im normalen Zyklus (Birkhäuser 2013; Kuhl 2005; Rabe et al. 2012).

KeyNote

Progesteron hilft in bestimmten Phasen des Lebens zu verhindern, dass die Symptome zu stark werden.
Alimentäre Gewichtsreduktion kann mit zur Verminderung der Schmerzen beitragen, weil eine geringere Fettmasse die Östrogen-Produktion und damit die Ödemneigung senkt und dann auch weniger Volumen für Wassereinagerung zur Verfügung steht.

23.6 Was ist „lymphologisch" wichtig zu wissen?

Eine hormonell gesunde Frau – mit oder ohne Lipödem – kann sich fortpflanzen und erlebt ihre normalen Hormonschwankungen. Das Auftreten eines Lipödems im Lebensverlauf zu verhindern wäre nur durch konsequenten frühzeitigen Hormonentzug – also Kastration – vielleicht theoretisch denkbar, aber letztlich ausserhalb ärztlicher Ethik.

Unter zyklusabhängigen Hormonverschiebungen zugunsten des Östrogens und in Lebensphasen einer Östrogendominanz (Pubertät, Klimax) wird die Schmerzhaftigkeit auch durch die vermehrte Ödembildung gefördert.
Progesteron antagonisiert die Östrogenwirkung im Wasserhaushalt und hat ansonsten überwiegend synergetische Wirkungen in der Proliferation und im Energiehaushalt (Kuhl H 2005; Leidenberger et al. 2009; Rabe et al. 2012).

Die physiologischen Wirkungen der weiblichen Sexualhormone geben Hinweise auf Ursachen der klinischen Beobachtung vom ersten Auftreten der Lipohyperplasia dolorosa in der Pubertät, bzw. einer „Ausreifung" in der Gravidität und schließlich auch der vermehrten Beschwerden im Präklimakterium (Östrogendominanz).

Literatur

Birkhäuser M (2013) Präventionskonzepte und aktuelle Therapieempfehlungen in der Peri- und Postmenopause. Uni-Med Verlag, Bremen. ISBN 978-3-8374-2181-1

Kuhl H (2005) Klimakterium, Postmenopause und Hormonsubstitution, UNI-MED; 3. Aufl. Edition (1. Dezember 2005), Bremen. ISBN 978-3895999284

Leidenberger A et al. (2009) Klinische Endokrinologie für Frauenärzte. Springer, Heidelberg. ISBN 3-540-52296-4

Rabe T et al. (2012, 2013, 2014) Seminar in Gynäkologischer Endokrinologie, Thomas Rabe Verlag, Heidelberg. Band 1: ISBN 978-3-00-039077-7, Band 2: ISBN 978-3-00-042948-4, Band 3: 978-3-00-046543-7

Reinwein D (1996) Endokrinologie und Stoffwechsel. Thieme, Stuttgart. ISBN 3-13-627003-7

Runnebaum B, Rabe T (Hrsg) (1987) Gynäkologische Endokrinologie: Grundlagen, Physiologie, Pathologie, Prophylaxe, Diagnostik. Therapie. Springer, ISBN 3-540-17055-3

Runnebaum B et al. (1994) Gynäkologische Endokrinologie. Springer, Heidelberg. ISBN 978-3-662-07634-7

Siegenthaler W (1987) Klinische Pathophysiologie. Thieme, Stuttgart. ISBN 3-13-449606-2

Lipohyperplasia dolorosa und Adipositas

Gabriele Faerber

Inhaltsverzeichnis

M. E. Cornely et al. (Hrsg.), *Angewandte Lymphologie*,
https://doi.org/10.1007/978-3-662-61452-5_24

24

Editor's Tip

Lipohyperplasia dolorosa (LiDo) ist eine disproportionale, bilaterale und symmetrische Ansammlung von subcutanem Fett der unteren und oberen Extremitäten. Die Fettpolster erstrecken sich bis zu den Knöcheln/Handgelenken, während die Füße und Hände verschont bleiben, was zu dem charakteristischen Manschettenzeichen führt. Im Gegensatz zur Adipositas leiden die Patienten unter Schmerzen in den Extremitäten, Empfindlichkeit bei Palpation und Neigung zu Blutergüssen Das Fettgewebe in den betroffenen Bereichen besteht aus hypertrophen und hyperplastischen Adipozyten. Während sich erstere unter Diät und Bewegung oder nach bariatrischer Chirurgie verkleinern und sich die Adipositas bessert, kann LiDo die Schmerzlosigkeit nur durch operative Entfernung, d. h. numerische Reduktion der hyperplastischen Zellen, erreicht werden.

Das „Lipödem" ist definiert als eine schmerzhafte Fettverteilungsstörung, die mit Sport oder Diät nicht positiv verändert werden kann. Augenfällig erkennbar ist eine Disproportion zwischen schlankem Oberkörper und den Extremitäten, die eine umschriebene, symmetrisch lokalisierte und mehr oder weniger ausgeprägte Unterhautfettgewebsvermehrung aufweist. Da beim „Lipödem" kein formveränderndes Ödem der Extremitäten per se besteht, werden diese Disproportion und ihr obligates Symptom „Beschwerden in Form von Schmerzen und Druckempfindlichkeit" terminologisch neu gefasst und als Lipohyperplasia dolorosa („Lipödem") bezeichnet (Cornely 2005; Brenner 2005).

24.1 Koinzident oder komorbid – wie ist das gemeinsame Auftreten von Lipohyperplasia dolorosa und Adipositas zu bewerten?

Unter einer Komorbidität ist ein diagnostisch abgrenzbares Krankheitsbild oder Syndrom zu verstehen, das zusätzlich zu einer anderen Erkrankung vorliegt. Eine besondere Schwierigkeit bei der Bestimmung von Komorbiditäten besteht in der Frage, welche zusätzlichen Befunde als Symptome gewertet und welcher Krankheit sie zugeordnet werden.

Komorbiditäten können, müssen aber nicht – im Sinne einer Folgeerkrankung – ursächlich mit der Grunderkrankung zusammenhängen. Da es sowohl schlanke LiDo Patientinnen als auch adipöse Frauen ohne „Lipödem" gibt, gilt die Adipositas bei LiDo als koinzident. Die wenigsten LiDo-Patientinnen sind jedoch normalgewichtig. Der Anteil normalgewichtiger Lipohyperplasia-Patientinnen wird von 3 bis 30 % angegeben, der Anteil koinzident adipöser LiDo-Patientinnen mit mehr als 50 bis zu 88 % (Bertsch und Erbacher 2018; Schmeller et al. 2010; Reich-Schupke et al. 2012; Reich-Schupke 2014; Rapprich et al. 2002) beziffert.

Die Werte sind untersucherabhängig: Frauen in stationären Reha-Maßnahmen sind nach Angaben der Kliniken häufiger schwer adipös. Adipositas verschlechtert die Beschwerden von LiDo und fördert die Entstehung eines sekundären Lymphödems beim „Lipödem".

KeyNote

Die adipositasbedingte Gewichtszunahme führt in der Regel auch zu einer starken Volumenzunahme an den durch LiDo betroffenen Gliedmaßen.
Dies kann die Disproportion der genetisch bedingten LiDo allmählich in den Hintergrund treten lassen.

24.1.1 Was hilft bei der Diagnose: Adipositas bei „Lipödem"? BMI, Waist-Hip-Ratio oder Waist-Height-Ratio?

Die Verwendung des BMI ist für die Diagnosestellung bei LiDo nicht aussagekräftig, da die alimentäre Adipositas je nach Ausmaß der Fettmengen an Hüften und Beinen überschätzt werden kann.

Häufig wird die Waist-Hip-Ratio (WHR-Normwert bei Männern < 0,9, bei Frauen < 0,85) empfohlen (WHO Report 2008). Hier wird die Adipositas jedoch bei sehr großen Hüftumfängen unter Umständen unterschätzt (◘ Abb. 24.1).

Am besten geeignet ist die Waist-Height-Ratio (WHtR). Sie ist einfach zu ermitteln und liefert außer in der Schwangerschaft und bei Aszites zuverlässige Werte (Schneider et al. 2010), auch bei ausgeprägten Formen von LiDo. Gemessen wird der Taillenumfang in der Mitte zwischen Rippenbogen und Hüftkamm, also nicht an der schmalsten Stelle, die sich oft direkt unter dem Rippenbogen findet, und auch nicht in Höhe des Bauchnabels (◘ Abb. 24.2).

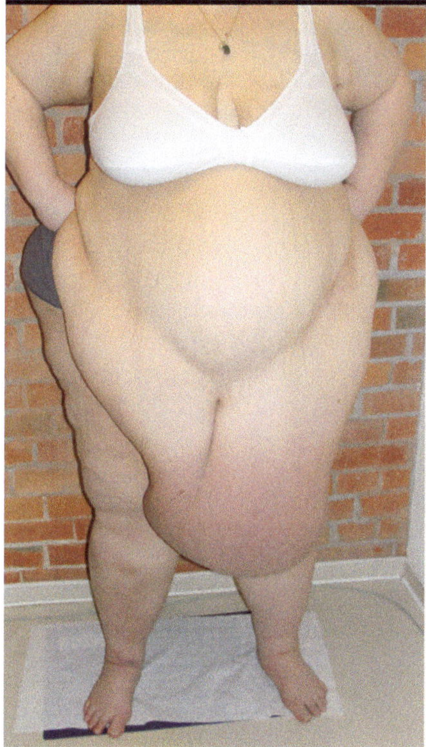

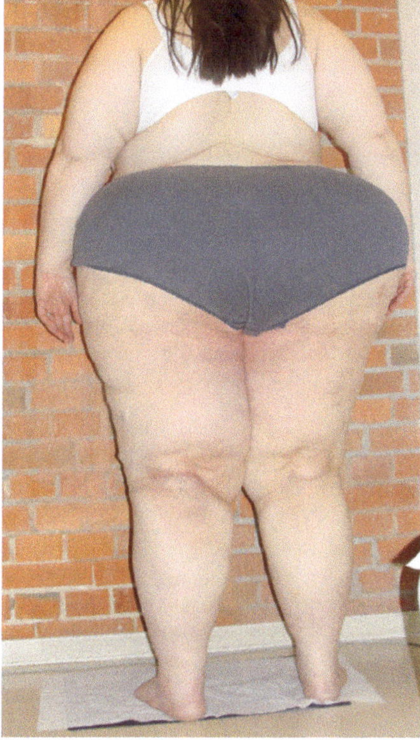

◘ **Abb. 24.1** **Gewicht 260 kg, BMI 81 kg/m².** Taillenumfang 140 cm, Körpergröße 181 cm, normale WHR von 0,81, dagegen pathologische WHtR von 0,77

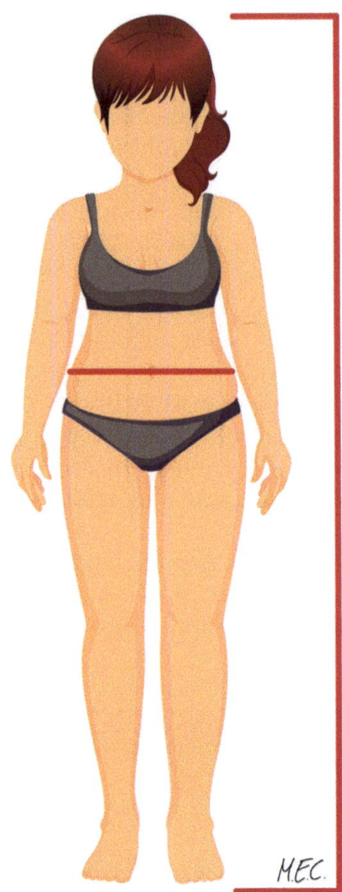

◘ Abb. 24.2 **Wie ich bei WHtR richtig messen und berechne!** Die Waist-to-Height Ratio gibt das Verhältnis zwischen Taillenumfang (gemessen auf Höhe der Mitte zwischen Rippenbogen und Hüftkamm) und Körperlänge an. Die Formel lautet: WHtR = Taillenumfang (in cm) / Körpergröße (in cm)

Die WHtR sollte bei Menschen unter 40 Jahren unter 0,45–0,5 liegen, über 50 Jahren unter 0,55. Eine genauere Einteilung auch für schwere Adipositasgrade kann anhand der Nauheimer-Adipositas-Skala (Herpertz 2009) vorgenommen werden (◘ Abb. 24.3).

24.2 Was bewirkt Adipositas bei LiDo: Inflammation – Insulinresistenz – Östradiol

Es gibt Hinweise, dass neben hormonellen Faktoren auch entzündliche Prozesse in der Pathogenese der Lipohyperplasia dolorosa eine Rolle spielen.

24.2.1 Inflammation

Im Liposuktionsaspirat von LiDo-Patientinnen sind im Vergleich zum Aspirat gesunder Patientinnen mit ästhetischer Operationsindikation bei vergleichbarem BMI proinflammatorische Zytokine erhöht und das antiinflammatorische Adiponektin erniedrigt (Bauer 2018).

Histologisch finden sich interzelluläre Fibrose. Während die Adipokine im Serum nicht verändert sind, zeigen sowohl Genarray als auch die histologische Analyse des Immunzellinfiltrats eine vermehrte Makrophagenpräsenz als Hinweis auf eine Inflammation (Felmerer et al. 2020; Al-Ghadban et al. 2019).

Die Bedeutung dieser Befunde ist jedoch unklar: Ob und in welcher Weise diese entzündlichen Prozesse primär ursächlich sind für die Ausbildung der LiDo oder Folge der LiDo und weiterer anderer körperlicher Veränderungen wie Adipositas oder hormoneller Dysbalancen wird derzeit noch erforscht.

24.2.2 Insulinresistenz

Dass die Adipositas die Symptomatik bei gesicherter „Lipödem"-Diagnose verschlechtert, ist lange bekannt (S1-Leitline Lipödem.; Marshall und Schwahn-Schreiber 2008).

Abb. 24.3 Nauheimer-Adipositas-Skala

WHTR	Nauheimer Adipositas-Skala
0,4	Untergewicht
0,4-0,45	Normalgewicht
0,45-0,54	Übergewicht
0,55-0,63	Geringe Adipositas (Grad I nach BMI)
0,64-0,72	Mäßige Adipositas (Grad II nach BMI)
0,73-0,81	Starke Adipositas (Grad III nach BMI)
0,82-0,9	Massive Adipositas (Grad IV)
>0,9	Adipositas permagna (Grad V)

Häufig besteht über Jahre eine schmerzlose Disproportion, bevor sich, meist im Zusammenhang mit Veränderungen der Ernährung, des Gewichts oder der hormonellen Situation, besonders im Klimakterium, eine Schmerzhaftigkeit entwickelt (Abb. 24.4a, b). Ursächlich sind vermutlich die damit einhergehenden Veränderungen beim Insulinspiegel und/oder den Hormonen.

Nach Gewichtsreduktion und vor allem Ernährungsumstellung kann in diesen Fällen die Symptomatik reversibel sein (Faerber 2017a, b).

Bei Lipohyperplasia dolorosa kommt es durch den Circulus vitiosus aus Adipositas und zunehmender Hyperinsulinämie zu einer weiteren Fettgewebszunahme des subcutanen Fettgewebes im Bereich der betroffenen Extremitäten. Diskutiert wird auch eine höhere Insulin-Sensitivät der LiDo-Adipozyten mit der Folge, dass selbst bei systemisch normalen Insulinwerten die Lipogenese erhöht bzw. die Lipolyse vermindert sind (Keith et al. 2020). Bei weiterer Zunahme von Gewicht und Insulinresistenz nimmt das viszerale Fettgewebe mit seinen proinflammatorischen und ödemfördernden Effekten zu.

Bei eigenen Untersuchungen fällt auf, dass die Insulinresistenz in einem Kollektiv adipöser LiDo-Patientinnen trotz eines höheren Durchschnittsgewichts weniger ausgeprägt ist als in einem Vergleichskollektiv adipöser Patientinnen ohne LiDo. Dieser Unterschied verliert sich mit zunehmender abdominaler Adipositas (Abb. 24.5) (Faerber 2018). Der Befund mag als Hinweis zu werten sein, denn bei LiDo-Patientinnen wurde trotz eines mittleren BMI von 35 kg/m^2 eine relative Risikoreduktion für das metabolische Syndrom, speziell für Diabetes Typ II und Hypertonie, gefunden (Sanchez-de la Torre et al. 2018).

24.2.3 Östradiol

Insulin stimuliert außerdem direkt die Aromataseaktivität im Fettgewebe, die wiederum mit der Zunahme des Fettgewebes korreliert, und fördert so die Umwandlung von Androstendion und Testosteron in Östron und Östradiol (Abb. 24.6) (Cohen 2001).

Auch die Aromatase war in den Fettgewebeaspiraten erhöht (Bauer 2018). Insulin reduziert zudem das Sexualhormon bindende Globulin (SHBG) und erhöht so das freie Östradiol weiter (Ivandić et al. 1998; Nestler et al. 1991). Die Hyperinsulinämie fördert eine Verschiebung des hormonellen Gleichgewichts zwischen Östradiol und Progesteron zugunsten des Östradiols, das wiederum ödemverstärkend wirkt und die

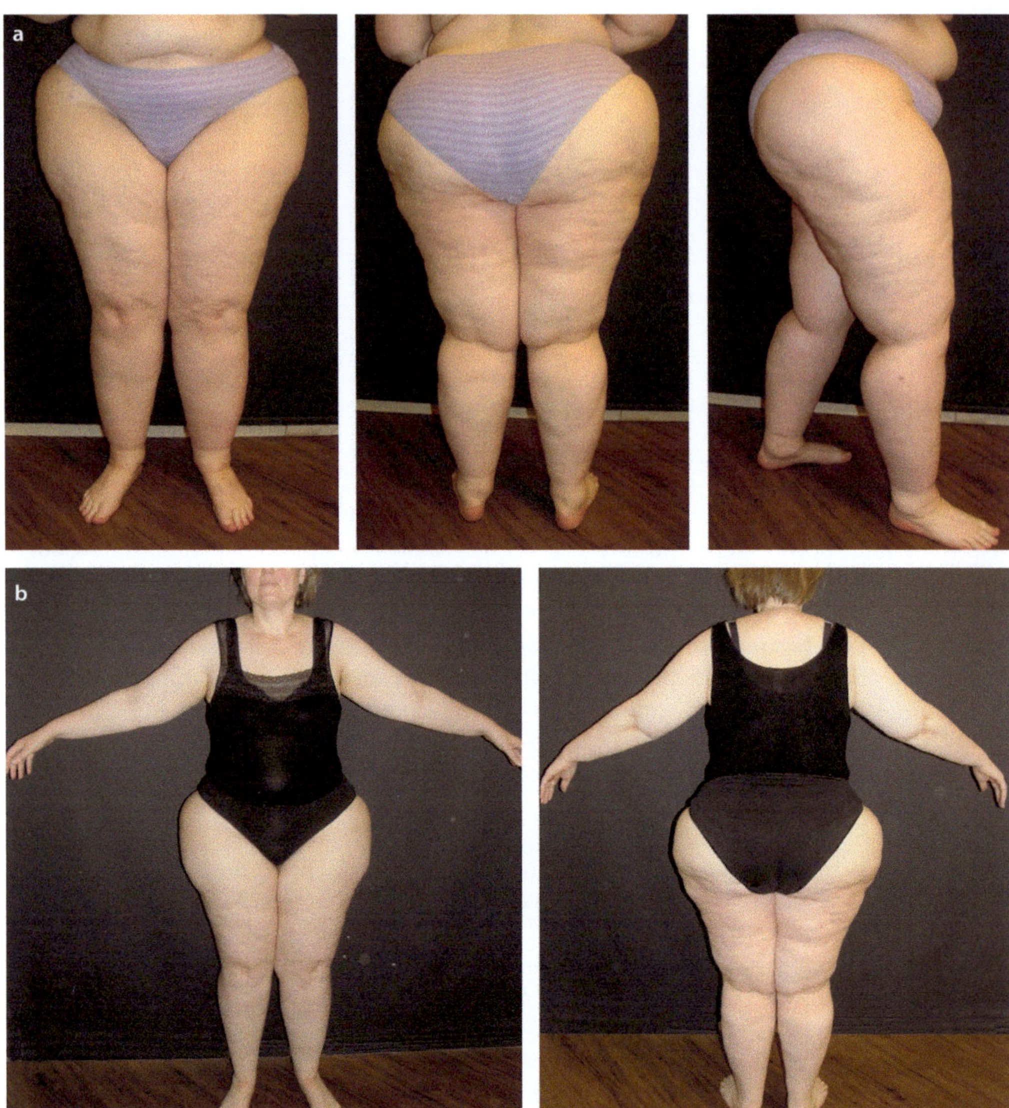

Abb. 24.4 **Lipohypertrophie mit Übergang zur LiDo im Klimakterium. a** Adipositas-asoziiertes Lymphödem, Gewicht 141 kg, BMI 48kg/m². **b** Die Patientin aus 24.4 a Nach Gewichtsabnahme von 36,5 kg (104,5 kg) Umfangsabnahmen von 10–18 cm. Immer noch massive Lipohypertrophie. Keine Beschwerden, kein Lymphödem mehr

gynoide Lipogenese, also die typisch weibliche Fettverteilung, verstärkt.

Die Rolle des Fettgewebes als alternative Östradiolbildungsstätte ist insbesondere in der prä- bzw. perimenopausalen Phase mit ihrer physiologischerweise vorliegenden Östradioldominanz von Bedeutung, da diese zusammen mit der Adipositas zur Verschlechterung der Lipohyperplasia dolorosa oder zur Spätmanifestation der Erkrankung beitragen kann (Faerber 2017a, b).

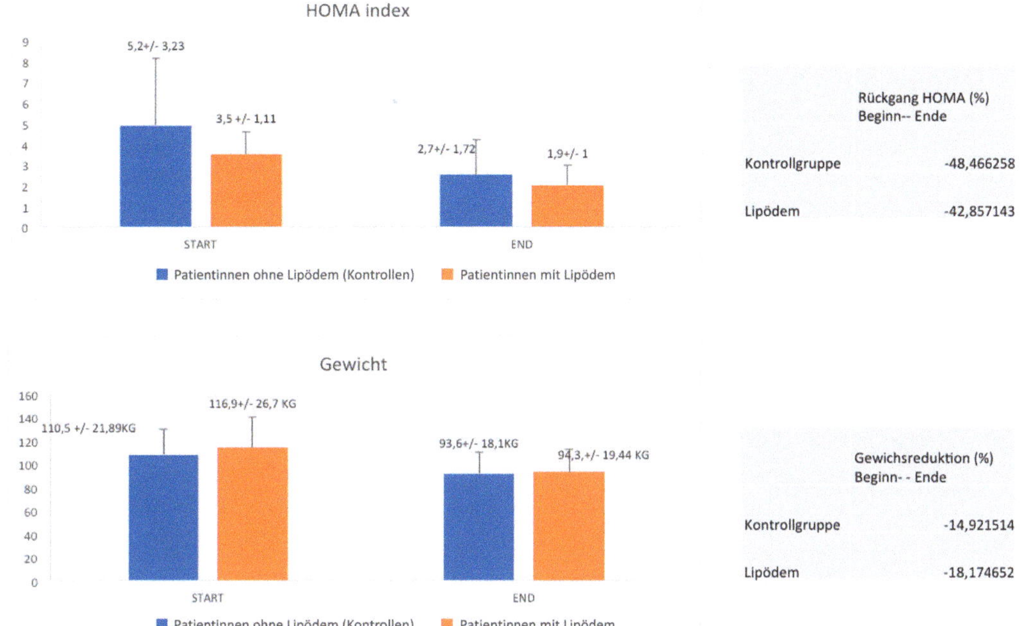

Abb. 24.5 Insulinresistenz. Bei Lipödempatientinnen und adipösen Patientinnen im Vergleich. Der HOMA-Index (Homeostasis Model Assessment) dient der Abschätzung der endogenen Insulin-Resistenz und wird aus der Nüchtern-Insulin- und Nüchtern-Glucose-Konzentration nach einer etwa 12-stündigen Nahrungskarenz berechnet.

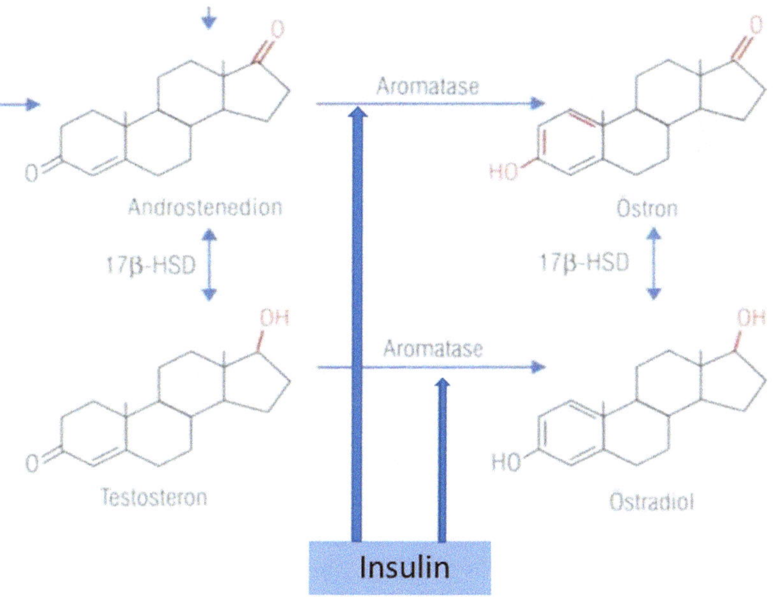

Abb. 24.6 Umwandlung von Testosteron und Androstendion in Östradiol und Östron. Aktivierung der Aromatose durch Insulin

KeyNote

Die positiven Auswirkungen ketogener Ernährung auf die Beschwerden der Lipohyperplasia dolorosa lassen sich außer durch die antiinflammatorischen und gewichtsreduzierenden Effekte möglicherweise auch durch die Verringerung der Östradioldominanz aufgrund der Reduktion der Hyperinsulinämie erklären.

24.3 Gibt es eine Progredienz? LiDo mit sekundärem, adipositasassoziiertem Lymphödem

Für das koinzidente Krankheitsbild aus LiDo und Adipositas mit sekundärem Lymphödem ist die Krankheitsbezeichnung „Lipolymphödem" immer noch verbreitet (Buck und Herbst 2016; Rüger 2008).

Die Bezeichnung „Lipolymphödem" ist nicht sinnvoll, da sie suggeriert, dass das sekundäre Lymphödem Folge der Lipohyperplasia dolorosa ist und nicht der Adipositas. Sie ist die häufigste Fehldiagnose bei Patientinnen, die sich in einer spezialisierten Fachabteilung vorstellen.

Der falsche Gedanke, dass die LiDo als chronisch progrediente Erkrankung schicksalhaft und unausweichlich für die stetige Gewichtszunahme bzw. Unfähigkeit abzunehmen verantwortlich ist, führt bei den betroffenen Frauen zu Ängsten, aber auch zu Fatalismus in Bezug auf Körperform, Gewicht und Adipositas. Die frühe Diagnosestellung und die damit verbundene Aufklärung über das Krankheitsbild und die Bedeutung eines gesunden Lebensstils sind für die Compliance und Therapieadhärenz von wesentlicher Bedeutung. Mit individuell angepassten Ernährungs- und Trainingsprogrammen können stabile Krankheitsverläufe ohne gravierende Volumen- und Gewichtszunahme erreicht werden (◘ Abb. 24.7).

Zur Progredienz führt bei der Lipohyperplasia dolorosa in der Regel die Adipositas.

Sowohl die Verschlechterung der Mobilität durch die zusätzlichen Fettmassen als auch die zunehmenden Hyperinsulinämie in Verbindung mit der alternativen Östradiolbildung im Fettgewebe verschlechtern das klinische Bild der LiDo.

Eine morbide Adipositas ist häufig die Ursache für das komorbide sekundäre Lymphödem und die dazugehörenden Sekundärveränderungen (◘ Abb. 24.8 und im Vergleich dazu ◘ Abb. 24.9).

24.4 Was ist „lymphologisch" wichtig zu wissen?

Komorbiditäten können, müssen aber nicht – im Sinne einer Folgeerkrankung – ursächlich mit der Grunderkrankung zusammenhängen. Da es sowohl schlanke LiDo-Patientinnen als auch adipöse Frauen ohne „Lipödem" gibt, gilt die Adipositas bei LiDo als koinzident.

Die alimentär bedingte Adipositas an Stamm und Extremitäten lässt die Disproportion der genetisch bedingten LiDo allmählich in den Hintergrund treten, da die adipositasbedingte Gewichtszunahme immer auch zu einer starken Volumenzunahme an den durch LiDo betroffenen Gliedmaßen führt und so die abdominale Adipositas die Disproportion kaschiert.
Adipositas verschlechtert die Beschwerden von LiDo und fördert die Entstehung eines sekundären Lymphödems beim „Lipödem".

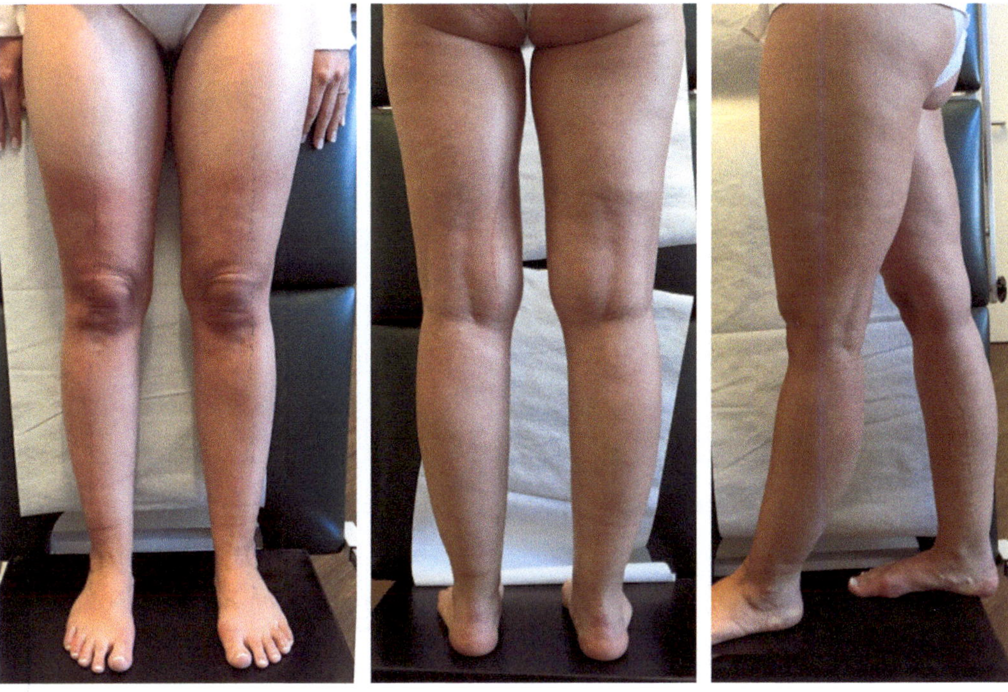

Abb. 24.7 **Positive Effekte von Compliance und Therapieadhärenz.** Lipödem Stadium I. 51 Jahre, BMI 24.7, stabiler Verlauf seit der Jugend

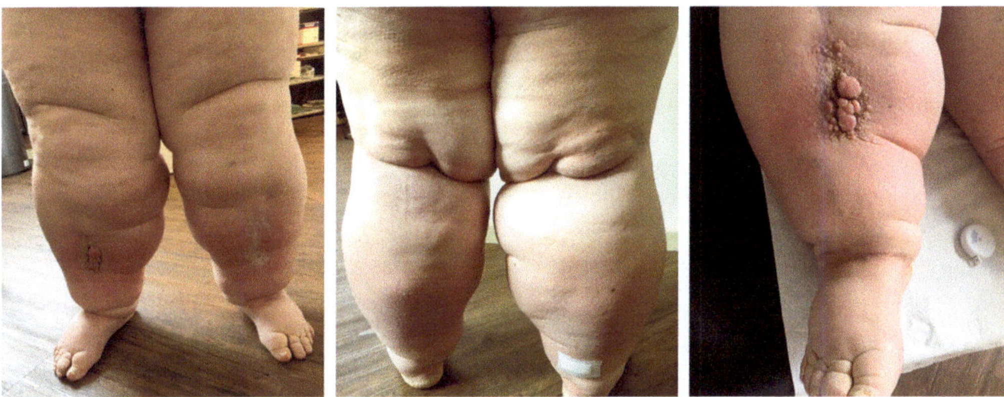

Abb. 24.8 **Adipositassoziiertes Lymphödem und LiDo, beides im Stadium III.** 178 kg, BMI 67 kg/m^2. Papillomatose, Kaposi-Stemmer-Zeichen positiv, Kastenzehen

24

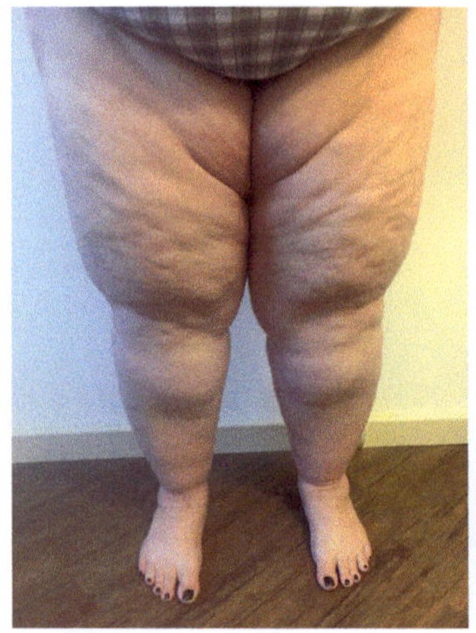

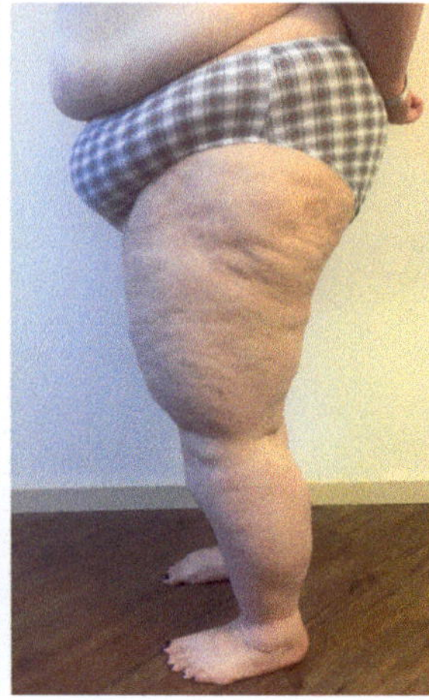

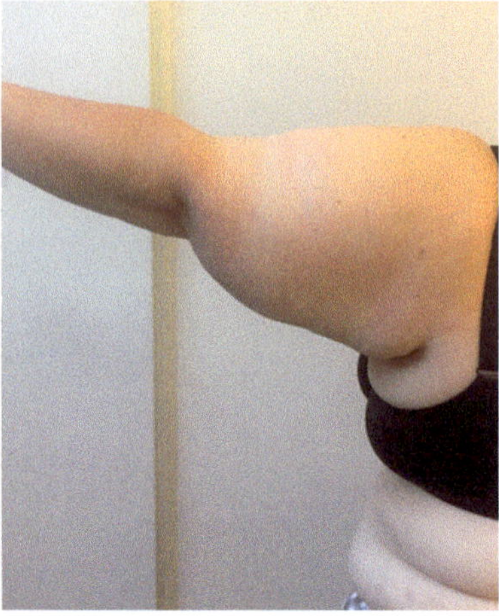

Abb. 24.9 **Adipositas**. Ohne Beschwerden, keine Disproportion, kein Lipödem, kein Lymphödem

Inflammation, Insulinresistenz und vermehrte, z. T. Insulin getriggerte Östradiolbildung im Fettgewebe wirken bei Lipohyperplasia dolorosa morbiditätsbeschleunigend.

Die Adipositas führt bei der Lipohyperplasia dolorosa zur Progredienz der Symptomatik, oft auch der Druckschmerzhaftigkeit.
Deshalb sind antiinflammatorische und gewichtsreduzierenden Ernährung und Sport aus hormoneller und lymphologischer Sicht in der Therapie notwendig.

Eine morbide Adipositas ist häufig die Ursache für das komorbide sekundäre Lymphödem und die dazugehörenden Sekundärveränderungen.

Literatur

Al-Ghadban S, Cromer W, Allen M, et al. (2019). Dilated Blood and Lymphatic Microvessels, Angiogenesis, Increased Macrophages, and Adipocyte Hypertrophy in Lipedema Thigh Skin and Fat Tissue. J Obes. 2019:8747461. Published 2019 Mar 3. ► https://doi.org/10.1155/2019/8747461

Bauer A-T (2018) Zellbiologische und Proteinexpressionsuntersuchungen an Adipozyten von Lipödem Patientinnen im Vergleich zu gesunden Patientinnen. Vortrag bei der Jahrestagung der Deutschen Gesellschaft für Lymphologie 2018 in Cottbus

Bertsch T, Erbacher G (2018) Lipödem – Mythen und Fakten Teil I. Phlebologie 47:84–92

Brenner E (2005) Lipödem - Lipohyperplasia dolorosa. Phlebologie (5)

Buck DW, Herbst KL (2016 Sep 28) Lipedema: a relatively common disease with extremely common misconceptions. Plast Reconstr Surg Glob Open 4(9):e1043. 10.1097/GOX.0000000000001043. PMID: 27757353; PMCID: PMC5055019

Cohen PG (2001) Aromatase, adiposity, aging and disease. The hypogonadal-metabolic-atherogenic- disease and aging connection. Med Hypotheses 56:702–708

Cornely ME (2005) Terminologie des Lipödems. Phlebologie (5)

Faerber G (2017a) Ernährungstherapie bei Lipödem und Adpositas – Ergebnisse eines leitliniengerechten Therapiekonzepts. Vasomed 29:122–123

Faerber G (2017b) Antiinflammatorische Ernährung, was ist das und was bringt sie uns beim Lipödem? Vasomed 29:2–3. Vortrag, 59. Jahrestagung der Deutschen Gesellschaft für Phlebologie, Stuttgart, 20.–23. September 2017

Faerber G (2018) Adipositas und chronische Inflammation bei phlebologischen und lymphologischen Erkrankungen. Phlebologie 47:55–65

Felmerer G, Stylianaki A, Hägerling R et al. (2020 Sep) Adipose tissue hypertrophy, an aberrant biochemical profile and distinct gene expression in lipedema. J Surg Res.·Scientific Reports 10(1):10947, 294–303. ▶ https://doi.org/10.1038/s41598-020-67987-3

Herpertz U (2009) Adipositas-Diagnostik in der Lymphologie. Warum der BMI bei Ödemen unsinnig sein kann! LymphForsch 13(2):34–9

Ivandić A, Prpić-Krizevac I, Sucić M et al. (1998) Hyper- insulinemia and sex hormones in healthy premenopausal women: relative contribution of obesity, obesity type, and duration of obesity. Metab Clin Exp 47:13–19

Keith L, Seo CA, Rowsemitt C et al. (2020) Ketogenic diet as a potential intervention for lipedema. Medical Hypotheses. Elsevier. 27 November 2020. ▶ https://doi.org/10.1016/j.mehy.2020.110435

Marshall M, Schwahn-Schreiber C (2008) Das Lipödem – ein wenig beachtetes Krankheitsbild. Vasomed 20:59–65

Nestler JE, Powers LP, Matt DW et al. (1991) A direct effect of hyperinsulinemia on serum sex hormone-binding globulin levels in obese women with the polycystic ovary syndrome. J Clin Endocrinol Metab 72:83–89. ▶ https://doi.org/10.1210/jcem-72-1-83

Rapprich S, Loehnert M, Hagedorn M (2002) Therapy of lipoedema syndrome by liposuction under tumescent local anaesthesia. Ann Dermatol Venereol 129:1S711

Reich-Schupke S (2014) Die besondere Rolle der Adipositas in der Lymphologie. Vasomed 5:230–236

Reich-Schupke S, Altmeyer P, Stücker M (2012) Pilotstudie zur Kompressionsversorgung von Patienten mit Lipödem, Lymphödem und Lipolymphödem. LymphForsch 16:65–69

Reich-Schupke S, Schmeller W, Brauer WJ, Cornely ME, Faerber G, Ludwig M, Lulay G, Miller A, Rapprich S, Richter DF, Schacht V, Schrader K, Stücker M, Ure C (2017) S1-Leitlinie Lipödem. JDDG: Journal der Deutschen Dermatologischen Gesellschaft 15: 758–768. ▶ https://doi.org/10.1111/ddg.13036_g

Rüger K (2008) Das Adipositas-Lymphödem. Vasomed 20:56–58

S1-Leitlinie Lipödem – AWMF: ▶ www.awmf.org/leitlinien/detail/ll/037–012

Sanchez-de la Torre Y, Wadeea R, Rosas V, Herbst K (2018) Lipedema: friend and foe. Hormone molecular biology and clinival investigation 33(1). ▶ https://doi.org/10.1515/hmbci-2017-0076

Schmeller W, Hüppe M, Meier-Vollrath I (2010) Langzeitveränderungen nach Liposuktion bei Lipödem. LymphForsch 14(2):17–28

Schneider HJ, Friedrich N, Klotsche J et al. (2010 Apr) The predictive value of different measures of obesity for incident cardiovascular events and mortality. J Clin Endocrinol Metab 95(4):1777–1785. Epub 2010 Feb 3

Waist Circumference and Waist–Hip Ratio: Report of a WHO Expert Consultation Geneva, 8–11 December 2008, Meeting report. 16 May 2011 1.Body mass index. 2.Body constitution. 3.Body composition. 4.Obesity. I.World Health Organization. ISBN 978 92 4 150149 1

Infektiologie und Lymphologie

Inhaltsverzeichnis

Lymphödem und Erysipel: Die Sicht des Dermatologen

Markus Stücker

Inhaltsverzeichnis

M. E. Cornely et al. (Hrsg.), *Angewandte Lymphologie*,
https://doi.org/10.1007/978-3-662-61452-5_25

25

Editor's Tip

„Infektiologie und Lymphologie“

Es gibt zwei Infektionskrankheiten an der Haut und den keratinhaltigen Nägeln, die eine Relevanz für die Lymphologie haben: Eine große beim zumeist Streptokokken-bedingten Erysipel und eine eher geringe bei der Mykose. Die pathogenetischen Zusammenhänge zwischen einem Lymphödem und den Infektionen sind noch unzureichend geklärt, vieles ist eher tradiert denn erforscht.

Wir beginnen mit zwei Beiträgen zum Erysipel: Zuerst mit der Sicht des Dermatologen und Phlebologen, da diese Infektion der Haut seinem Fachgebiet zufällt und der Aktionsort für Lymphödem und Erysipel zumeist das Bein ist. Dann folgt die Sicht des internistischen Infektiologen, der sich den schweren klinischen Verläufen und Varianten und allgemein der systemischen antibiotischen Therapie naturgemäß zuwendet.

Weshalb liegt es auf der Hand, zwei fachärztliche Stellungnahmen aus differenten klinischen Disziplinen zu Weichgewebeinfektionen bei Lymphödem-Patienten aufzurufen? Allein schon die rapide flächenhafte Ausbreitung eines allgemein im Hautniveau bleibenden zentripetalen Erysipels ist formal-pathogenetisch immer noch recht rätselhaft, auch die Ursachen (exogene oder endogene Re-Infektion) der ja recht häufigen Rezidive. Es gibt jedenfalls bis heute zwei wesentliche Gründe, die bakterielle infektiologische Lymphologie dual „auszuleuchten“: es existiert bislang „keine spezifische Leitlinie und auch keine Facharztgruppe, der das Erysipel gezielt zugeordnet werden kann“ (Kröger et al. 2021).

Deshalb präsentieren die folgenden Autoren (Markus Stücker und Oliver Cornely) zwei betont pointierte Sichten auf die nicht seltene infektiologische Komplikation beim Lymphödem, naturgemäß überwiegend am Bein, dargestellt zwischen Empirie, gesicherten Daten, modernen Diagnostikhilfen und konsensuellen Therapiemodalitäten. Das führt zu gemeinsamen, eher deckungsgleichen, aber auch zu polaren Forderungen (z. B. hält der Dermatologe eine Erregerdiagnostik in der Regel nicht für erforderlich, während der Internist eine Erregerdetektion aus Blutkultur und bioptiertem Gewebe begründet als Standard fordert).

Für den lymphologisch Tätigen ergeben sich damit Spielräume für fundierte situative Abwägungen in Diagnostik und Therapie.

Der Dermatologe wird sich mit folgenden Fragen befassen: Was ist ein Erysipel? Wie äußert es sich klinisch? Welche Varianten gibt es? Wie stütze ich die klinische Verdachtsdiagnose? Welche dermatologischen pathogenetischen Gesichtspunkte sind für die antibiotische, physikalische und topische Therapie eines akuten Erysipels wichtig?

Der internistische Infektiologe hingegen wird sich den Häufigkeiten der akuten Weichgewebeinfektion und deren Erregerspektrum zuwenden. Darüber hinaus beleuchtet er die schweren Komplikationen eines Erysipels, das nahestehende Krankheitsbild der Fasciitis necroticans und die potenzielle Bedrohung durch eine Sepsis. Er gibt uns schließlich eine begründete Wegweisung für eine effektive systemische antibiotische Pharmakotherapie und schließt wichtige Entscheidungen bei Verläufen mit hochfrequenten Erysipelrezidiven ein.

25.1 Was ist ein Erysipel? Befund und Pathogenese

- Das Erysipel ist eine oberflächliche kutane Weichgewebeinfektion, welche auf die Dermis konzentriert ist und die oberen Anteile der Subcutis mitbetrifft. Klinisch imponiert die Trias hyperthermes Erythem, Fieber und Lymphadenitis.
- Das Erysipel ist eine horizontal in der Dermis fortschreitende Infektion durch beta-hämolysierenden Streptokokken der Gruppe A. Sehr selten tritt *Staphylococcus aureus* hinzu. Die häufigsten Erreger von Erysipelen bei Neugeborenen sind Streptokokken der Gruppe B.

25.1.1 Was ist über die Pathogenese bekannt?

Die Eintrittspforte für die Krankheitserreger ist häufig ein Epitheldefekt, wie eine Wunde, eine Rhagade oder Pilzinfektion am Fuß. Bei Onychomykosen können durch Verformung des Nagels Verletzungen des Nagelbetts selbst und damit Eintrittspforten für Bakterien entstehen (► Kap. 27). Patienten mit Wassereinlagerungen im Gewebe sind stärker gefährdet, an einem Erysipel zu erkranken. Insbesondere bei vorbestehendem Lymphgefäßschädigung oder einem Lymphödem mit pachydermen Effloreszenzen und konsekutiver lokaler Immunschwäche entstehen diese Infektion offensichtlich häufiger als bei ungestautem Gewebe. Hierbei sollen die Streptokokken durch die Haut in die kutanen Lymphgefäße („Wundrose“) eindringen können. Persistierende Lymphödeme gelten als Wegbereiter für eine lokales Erysipel.

Drei pathogenetische Faktoren begünstigt die Manifestation eines Erysipels:

- Störung der Hautbarriere (▫ Tab. 25.1),
- Störung der Blutzirkulation und der lymphovaskulären Drainage (▫ Tab. 25.2),
- Störung des Immunstatus (▫ Tab. 25.3).

Christian Schuchhardt zu: „Erysipel und Lymphödem“

In der Dermatologie macht ein Erysipel ein Lymphödem, in der Lymphologie macht ein Lymphödem ein Erysipel.

Dafür das typische Beispiel: Ein latentes Lymphödem, primär oder sekundär, wird durch eine Erysipelinfektion als chronisches Lymphödem manifest. Der Dermatologe denkt, Erysipele können Lymphödeme machen, der Lymphologe denkt, die latente lymphatische Abflussstörung bedingt eine Immunschwäche und kann so Erysipele auslösen.

25.2 Welche Hautveränderungen sehe ich? Welche zusätzlichen klinischen Symptome sind typisch?

Typisch für das Erysipel ist ein sich rasch ausbreitendes hellrotes, an der Front scharf begrenztes und schmerzhaftes Erythem (▫ Abb. 25.1). Die gerötete Haut liegt zunächst noch im Niveau der Umgebung, schwillt später an und ist deutlich überwärmt. Die Symptome können von kleinen punktförmigen Hämorrhagien (Petechien) ohne Begleiterscheinungen bis zur hochfieberhaften Infektion mit Schüttelfrost und schwerer Beeinträchtigung des Allgemeinbefindens reichen. In einigen Fällen bilden sich gar Blasen, in die es einbluten kann.

Charakteristisch ist:

- Die Rötung ist scharf begrenzt und überwärmt.
- Die erkrankte Haut ist eindeutig von der gesunden Haut abzugrenzen.
- Häufig besteht eine Berührungsempfindlichkeit.

25

Tab. 25.1 Pathogenetischer Faktor: Die Störung der Hautbarriere

Krankheitsgruppe	Krankheitsentität
Entzündliche Dermatosen	
	Ekzeme unterschiedlicher Genese
	Psoriasis
	Pyoderma gangraenosum
	Lupus erythematodes
Bullöse Erkrankungen	
	Pemphigus
	Bullöses Pemphigoid
	Sonnenbrand
	Porphyria cutanea tarda
Chronische Wunden	
	Dekubitus
	Ulcus cruris venosum
	Diabetisches Fußsyndrom
Dermatophytosen	
	Tinea pedis
	Interdigitalmykose
Trauma	
	Verbrennungen
	Bisswunden/Insektenstiche
	Schürfwunden, Stichwunden, Schnittwunden
Iatrogene Wunden	
	Operative Wunden
	Venenkatheter

Die Veränderungen sind auf die Epidermis und Dermis beschränkt. Die Subcutis ist nicht oder allenfalls nur sehr oberflächlich beteiligt, eine klinisch erkennbare Lymphangitis („Blutvergiftung") ist fakultativ.

Tab. 25.2 Pathogenetischer Faktor: Die Blutzirkulation und die lymphvaskuläre Drainage

Pathogenetischer Faktor	Krankheitsbild
Lymphologisch	
	Lymphödem
Phlebologisch	
	Phlebödem
Arteriell	
	Arterielle Verschlusskrankheit
Stoffwechsel	
	Internistisch bedingte Ödeme

Tab. 25.3 Pathogenetischer Faktor: Der Immunstatus

Erkrankung mit verschlechtertem Immunstatus	
Diabetes mellitus	
Tumorleiden	
Chemotherapie	
Nierenversagen	
Alkoholabusus	
Malnutrition	
Iatrogene Immunsuppression	
Kongenitale Immundefizienz-Syndrome	

Als Inkubationszeit werden wenigen Stunden bis zu zwei Tagen angenommen. Das Erysipel beginnt meistens sehr plötzlich („perakut") mit Unwohlsein und gar Erbrechen, Schüttelfrost und hohem Fieber, das bis zu einer Temperatur von 41 °C steigen kann. Erst Stunden später zeigt sich dann die charakteristische erythematöse Hautveränderungen. Der Patient ist sehr krank.

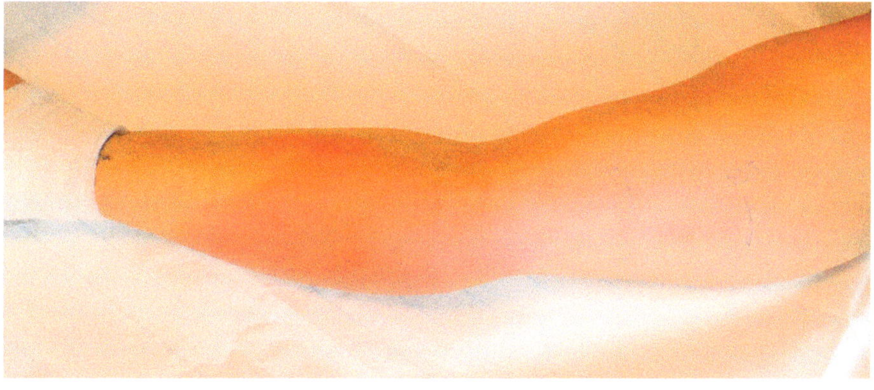

Abb. 25.1 **Typisches Bild eines Erysipels.** Hier mit Lymphangitis, nach Insektenstich am rechten Unterschenkel

KeyNote

Der Patient ist sehr krank und hat ein klinisches Bild mit einer typischen Trias: Hyperthermes Erythem, hohes Fieber und schmerzhafte Lymphadenitis!

25.2.1 Formenreichtum des Erysipels

Die einfachste Ausprägung ist ein glattes oder flaches Erysipel.

- Erysipelas glabrum – ein Frühstadium mit einer glatten und glänzenden Oberfläche im übrigen Hautniveau.

Gelegentlich jedoch kann es in Abhängigkeit von der bakteriellen Spezies zur Gewebezerstörung kommen (Ulcus). Auch eine hämorrhagische Komponente muss als Verschlechterung der Infektionskrankheit mit folgenden Varianten angesehen werden:

- hämorrhagisches Erysipel – bei Einblutungen in die Läsion

Weitere komplikative, gar schwere Verlaufsformen sind:

- bullöses Erysipel,
- gangränöses Erysipel,
- phlegmonöses Erysipel,
- abszedierendes Erysipel
- Eine chirurgische Intervention ist dringend notwendig.

25.2.2 Welche Differenzialdiagnosen des Erysipels am Unterschenkel sind zu beachten? Selten, aber wichtig

25.2.2.1 (Begrenzte) Phlegmone

Die begrenzte Phlegmone entsteht perifokal um ein bestehendes Ulkus. Sie wird häufig durch *Staphylococcus aureus* oder andere Bakterien ausgelöst (Sunderkötter et al. 2019; Drerup et al. 2020).

Phlegmone und begrenzte Phlegmone sind unterschiedliche Formen der Entzündung. Beide sind Infektionen der Haut und des Subkutangewebes mit spezifischen typischen klinischen Symptomen: Die Phlegmone ist mit einer teigigen, matten, flächigen, progredient dolenten dunklen Rötung und Überwärmung mit Ödem unscharf begrenzt.

Bei der Phlegmone treten ausgeprägte, bei der begrenzten Phlegmone keine oder nur geringe Allgemeinsymptome auf. Eine Gefahr für die gesamte Extremität stellt die nekrotisierende Fasziitis dar (Kückelhaus et al. 2017)

25

25.2.2.2 Hypodermitis

Kein Fieber, keine Lymphknotenschwellung, aber schmerzhafte, gerötete, indurierte Infiltrate als entzündliches Hautzeichen bei chronisch-venöser Insuffizienz. Die Dermatoliposklerose kann in ihrer akut-entzündlichen Phase (Hypodermitis) lokal das Bild eines Erysipels phänokopieren. (Reich-Schupke 2009) (▶ Kap. 4).

25.2.3 Welche weitere Differenzialdiagnose des Erysipels am Körperstamm weist auf eine unmittelbar dramatische Ursache hin?

25.2.3.1 Erysipelas carcinomatosum (Lymphangiosis carcinomatosa)

An diese Erkrankung muss bei einem chronischen Verlauf mit langsamem Beginn ohne Fieber und Abgeschlagenheit gedacht werden. Ein Alarmzeichen ist eine brettharte derbe Verhärtung. Das Krankheitsbild kann bei bestehender, gar klinisch noch okkulter Metastasierung in die Haut durch eine Medikation mit sog. Checkpoint-Inhibitoren ausgelöst werden (Pföhler et al. 2021) Bei entsprechender Karzinomanamnese, insbesondere bei entsprechenden Rötungen im Thoraxbereich bei Zustand nach Mammakarzinom, sollte eine Biopsie zur histologischen Untersuchung entnommen werden (◻ Abb. 25.2).

25.3 Welche Diagnostik ist bei Verdacht auf die Infektionskrankheit sinnvoll?

Das Erysipel ist eine klinische Diagnose, bei der der Befund und die Anamnese mit einer Beschwerdeentwicklung innerhalb von 48 h typisch sind. Eine mikrobiologische Diagnostik ist in der Regel nicht erforderlich. Bei

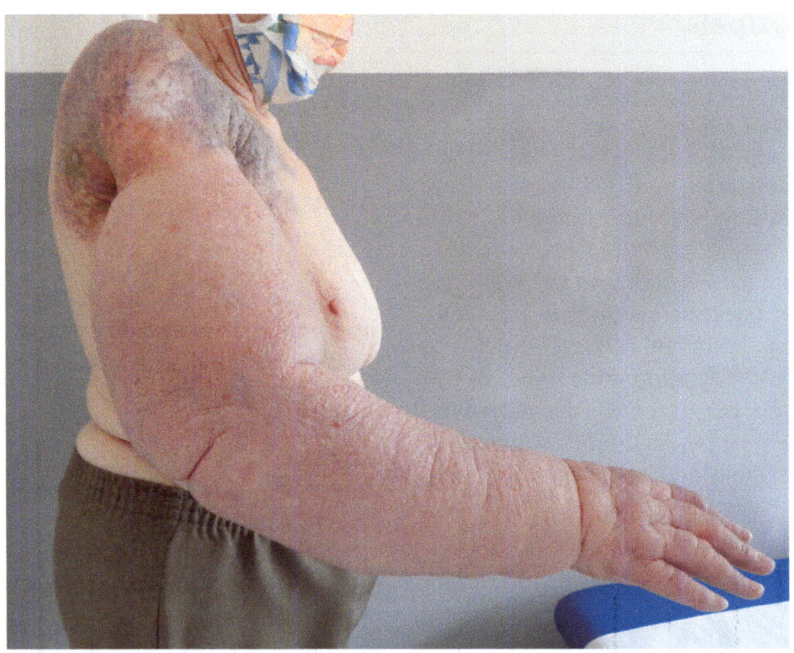

◻ **Abb. 25.2** **Lymphangiosis carcinomatosa.** (Mit freundlicher Genehmigung aus der Sammlung von Franz Schingale)

der Routinelabordiagnostik ist das C-reaktive Protein erhöht, eine Leukozytose muss nicht unbedingt vorliegen. Blutkulturen sind lediglich erforderlich, wenn die kalkulierte Antibiose nicht greift bzw. ein Übergang in eine tiefer greifende Weichgewebeinfektion zu befürchten ist.

Zur Diagnostik gehört immer auch die Suche nach der Eintrittspforte. Bei Erysipelen an der unteren Extremität muss insbesondere auf die Interdigitalmykose geachtet werden. Zeichen einer solchen Mykose können gering ausgeprägte Fissuren, Schuppungen oder Mazerationen sein. Zu berücksichtigen ist, dass bei einer Eintrittspforte des Erysipels im Interdigitalraum unmittelbar am Fuß keine klinischen Zeichen eines Erysipels zu sehen sind. Diese imponieren jedoch umso eindrucksvoller am Unterschenkel.

KeyNote

Bei Erysipelen am Bein sollten auch die interdigitalen Räume an den Füßen untersucht werden: Eine Tinea manus tritt erheblich seltener als eine Tinea pedis auf und ist in der Regel durch Selbstübertragung von dort ausgelöst.

25.4 Welche Therapie ist dringend und umgehend erforderlich? Systemisch, physikalisch und topisch

25.4.1 3 A: Antibiose, Analgesie, Antipyrese

Nachdem eine tiefe bzw. nekrotisierende Weichgewebeinfektion ausgeschlossen ist, sollte die systemische antibiotische Behandlung des Erysipels unmittelbar nach Diagnosestellung beginnen.

KeyNote

Bei Infektionen mit Streptokokken ist die Therapie der ersten Wahl nach wie vor die Gabe von Penicillin V 1–1,5 MIE 4 × tgl. p.o. über zehn Tage (▫ Tab. 25.4).

Bei unkomplizierten leichteren Fällen kann die Therapie ambulant und oral gegeben werden, bei stärkerer Beeinträchtigung des Allgemeinbefindens, ausgedehnterem Befund oder komplizierenden Grunderkrankungen ist eine stationäre intravenöse

▫ **Tab. 25.4** Antibiotika bei Erysipel. (Nach Seybold et al. 2018)

Unkompliziert	Penicillin V 1,2–1,5 MIE 3 × tgl. p.o. oder Penicillin V 1–1,5 MIE 4 × tgl. p.o
Bei Risikofaktoren/Komplikationen	Penicillin G 10 MIE 3 × tgl. i. v. oder Penicillin G 5 MIE 4 × tgl. i. v. oder Penicillin G 2–4 MIE 6 × tgl. i. v.
Bei Penicillinallergie (p.o. oder i. v.)	Clindamycin (300-) 600 (-900) mg 3 × tgl. oder Moxifloxacin 400 mg 1 × tgl. oder Carithromycin 500 mg 2 × tgl
Bei V. a. S. aureus (-Mitbeteiligung)	Flucloxacillin oder Cefalexin
Bei V. a. Gram-negative Erreger (-Mitbeteiligung)	Aminopenicillin + Betalaktamaseinhibitor oder Piperacillin + Betalaktamaseinhibitor oder Fluorchinolon

MIE = Million Internationale Einheiten

Therapie indiziert. Bei Penicillinallergie ist Clindamycin die bevorzugte Therapiealternative (▶ Kap. 26).

Eine spontane Rückbildung sollte nicht abgewartet werden, denn ohne Behandlung können durch das entzündungsbedingte „Verlöten" der Lymphgefäße (weitere) Einschränkungen des Lymphabflusses auftreten und Rezidive gefördert werden. Beim rezidivierenden Erysipel besteht die Gefahr eines sekundären Lymphödems.

Eine Markierung der Ausbreitung des Erythems und der Lymphadenitis vor Therapiebeginn erleichtert es, den Verlauf und das Ansprechen auf die Therapie zu beurteilen.

Eine „beste Behandlung" ist nicht definiert, die meisten Empfehlungen basieren auf einzelnen Studien. Therapeutisch gesichert ist die dringliche Anwendung von:

- Antibiotika,
- Analgetika,
- Antipyretika.

Bettruhe, Antikoagulation, Kühlen durch dauerhafte feuchte dünne Umschläge (Verdunstungskälte), Entstauung mit Manueller Lymphdrainage und Kompression im Verlauf sollten zusätzlich angewendet werden.

25.4.2 Physikalische und topische Maßnahmen

Als unterstützende Therapiemaßnahmen können Bettruhe und Hochlagerung der betroffenen Körperareale sinnvoll sein. Bei hohem Fieber sollten fiebersenkende Medikamente eingesetzt werden. Kühlende dünne, ständig feuchtgehaltene Schwarzteeumschläge sind aus dermatologischer Sicht die beste Option, da die Verdunstungskälte zur Kühlung durch Vasokonstriktion genutzt wird. Von weiteren topische Behandlungen mit Antiseptika oder Wickeln mit Quark und ähnlichem kann Abstand genommen werden.

25.4.2.1 Manuelle Lymphdrainage und Kompression bei Erysipelen und Lymphödem

Kontrovers diskutiert wurde die Anwendung von manueller Lymphdrainage (MLD) und Kompression bei Patienten mit Erysipel. Für lange Zeit galt, dass sowohl die MLD als auch die Kompression bei Erysipel kontraindiziert seien. Heute besteht Einigkeit, dass unter antibiotischem Schutz und Entfieberung die KPE wieder begonnen werden und sich auf den weiteren Verlauf positiv auswirkt kann. Dies ist in der Regel innerhalb von drei Tagen nach Beginn der Antibiose möglich. Reströtungen und Restschwellungen nach Erysipelen stellen keine Kontraindikation für die MLD und Kompressionstherapie dar (Eder et al. 2021).

25.5 Welche Prophylaxe gibt es für Erysipel und dessen Rezidiv?

25.5.1 Typische subfebrile Klinik des Rezidivs

Die klinischen Bilder von Erysipel und seinen Rezidiven unterscheiden sich.

Während die Erstinfektion von hellrotem, an der Front scharf begrenztem und schmerzhaftem Erythem, starkem Fieber, Schüttelfrost und Lymphadenitis begleitet ist, fehlt bei den Rezidiven diese Dramatik: Das Erythem ist deutlich blasser, eine Lymphadenitis fehlt in der Regel. Der Patient fühlt sich dennoch krank, er verspürt gelegentlich leichten Muskelschmerz wie bei einer grippeähnlichen Symptomatik und ist subfebril. Ausschließlich die Anamnese des früheren Erysipels hilft, ein Rezidiv in loco zu erkennen und umgehend zu behandeln.

25.5.2 Erysipelprophylaxe

Da Hautläsionen die Voraussetzung für die Entstehung eines Erysipels zu sein scheinen, sollte die Haut zur Vermeidung von Erysipelen regelmäßig gepflegt, Verletzungen und Infektionen mit Bakterien oder Pilzen sollten vermieden werden. Falls schon Hautläsionen vorhanden sind, sollten diese als mögliche Eintrittspforten saniert werden (z. B. Tinea pedis).

25.5.3 Erysipelrezidivprophylaxe

Erysipelrezidive sind häufig, die Prävalenz wird mit bis zu 40 % angegeben. Sie können die Ausbildung eines sekundären Lymphödems mit allen hierdurch entstehenden möglichen Folgezuständen fördern.

Zur Erysipelrezidivprophylaxe kann eine antibiotische Therapie verwendet werden. Früher wurde diese erst nach drei bis vier Rezidiven empfohlen. Heute erscheint eine Antibiose schon nach dem ersten Rezidiv sinnvoll (Allard et al. 1999; Kröger et al. 2021) (► Kap. 26). Eine eindeutige Empfehlung, nach welchem Schema vorzugehen ist, gibt es jedoch nicht. Über die Dauer der Antibiose hinaus scheint keine präventive Wirkung zu bestehen.

KeyNote

Von besonderer Bedeutung in der Rezidivprophylaxe sind folgende Aspekte

- Ausreichend lange Antibiose, über die Entfieberung hinaus
- Sanierung der Eintrittspforten
- Ödembehandlung

25.5.4 Medikamentöse, physikalische, lokale, oder chirurgische Therapie?

Neben der zu kurzen antibiotischen Behandlungsdauer (sie sollte mindestens zehn Tage sein) können zwei verschiedene Mechanismen der Rezidivbildung von Erysipelen zugrunde liegen:

- Erregerpersistenz
- Neuinfektion über Eintrittspforten

25.5.4.1 Antibiose und Entstauung

Elektronenmikroskopische Untersuchungen bestätigten die Wirkschwäche von Penicillin bei Persistenz der Erreger im Gewebe. Wirksamer waren Erythromycin, Azithromycin, Cephalosporin und Clindamycin (Kaplan et al. 2007). Eine Erregerpersistenz wird insbesondere bei permanent ödematösen Körperarealen unterstellt. Deshalb sollte bei Rezidiverysipelen unter antibiotischem Schutz möglichst rasch eine Entstauungstherapie begonnen werden. Nach der Entstauung sollte eine konsequente Kompressionstherapie zur Erhaltung des entstauten Zustands durchgeführt werden.

25.5.4.2 Kompression

Chronische Ödeme am Bein sind ein Risikofaktor für dortige Erysipele. Der Mechanismus, durch den die Kompressionstherapie rezidivierende Erysipele verhindert, ist nicht bekannt. Der Zusammenhang zwischen chronischen Ödemen und Infektion scheint multifaktoriell zu sein:

Chronische Ödeme bieten einen Nährboden für bakterielles Wachstum, eine veränderte Lymphfunktion und ein verminderter Lymphabfluss können die Immunreaktion auf Krankheitserreger beeinträchtigen. Chronische Ödeme können die Hautintegrität beeinträchtigen, wodurch die Anfälligkeit für das Eindringen von Bakterien durch die Haut erhöht werden soll.

Die Kompressionstherapie könnte das Risiko eines Erysipels verringern, indem sie Ödeme reduziert, die Immunreaktion und die Hautintegrität verbessert und einen physischen Schutz für die Haut bietet. Die tägliche Verwendung von Kompressionskleidung am Bein wird empfohlen, um das Wiederauftreten der Infektion zu verhindern, aber es gibt nur begrenzte Evidenz aus Studien bezüglich der Wirksamkeit.

In einer monozentrischen, randomisierten, nicht verblindeten Studie wurden Teilnehmer mit chronischem Beinödem und rezidivierenden Erysipelen im Verhältnis 1:1 einer Beinkompressionstherapie plus Schulung zur Erysipelprävention (Kompressionsgruppe) oder einer Schulung allein (Kontrollgruppe) zugeteilt. Die Studie wurde wegen der Wirksamkeit in der Kompressionsgruppe abgebrochen: Die Kompressionstherapie zeigte eine geringere Inzidenz eines Erysipelrezidiv als die konservative Behandlung ohne Kompression (Webb et al. 2020).

25.5.4.3 Lokale Therapien

Bei Prädispositionen wie unbehandelter Tinea pedis, Lymphödemen, chronischervenöser Insuffizienz erhöht sich die Rezidivgefahr. So kommt bei der Sanierung der Eintrittspforten der Behandlung der Tinea pedis et unguium bei Erysipelen am Bein einen besonders hohen Stellenwert zu (▶ Kap. 27).

25.5.4.4 Chirurgischen Therapien

Eine operative Sanierung des subkutanen Gewebes durch resezierende Eingriffe ist bei Lymphödem sowohl am Arm als auch am Bein denkbar, kontrollierte randomisierte Studien zu den Effekten auf rezidivierende Erysipele liegen jedoch nicht vor (▶ Kap. 39).

25.6 Was ist „lymphologisch" wichtig zu wissen?

Die Streptokokken-bedingte Infektionskrankheit Erysipel hat drei pathogenetische Faktoren
- Störung der epidermalen Hautbarriere
- Störung der Blutzirkulation und lymphovaskulären Drainage
- Störung des lokalen und allgemeinen Immunstatus

Nicht selten entsteht ein Erysipel aus völliger Gesundheit innerhalb weniger Stunden. Das Erysipel beginnt meistens sehr plötzlich („perakut") mit Schüttelfrost, hohem Fieber, das bis auf 41 °C steigen und Unwohlsein, gar Erbrechen auslösen kann. Der Patient ist offensichtlich sehr krank.

Lokale Symptome
- Rasch ausbreitendes hellrotes, an der Front scharf begrenztes, schmerzhaftes hyperthermes Erythem
- Fieber
- Lymphadenitis

Eine Markierung des Erythemrandes vor Therapiebeginn erleichtert es, den Verlauf und das Ansprechen auf die Therapie zu beurteilen.

Therapeutisch sind systemische Antibiose über mindestens zehn Tage, Fiebersenkung, Schmerzbehandlung und Entstauung (unter antibiotischer Behandlung) umgehend indiziert.

Erysipelprophylaxe bei Lymphödem
- Regelmäßige Hautpflege und Entstauung
- Verletzungen und Infektionen mit Bakterien oder Pilzen sollen vermieden, Eintrittspforten saniert werden

Rezidivprophylaxe
- Antibiotisch
- Komplexe Physikalische Entstauung
- derzeit in der Diskussion, aber nicht belegt: Operative Sanierung durch resezierende Eingriffe bei Lymphödem

Literatur

Allard P, Stücker M, von Kobyletzki G, el Gammal S, Altmeyer P (1999) Zyklische intravenöse Antibiose als effizientes Therapiekonzept des chronisch-rezidivierenden Erysipels. Hautarzt 50:34–38

Drerup C, Eveslage M, Sunderkötter C, Ehrchen J (2020 Dec) Diagnostischer Wert von Laborparametern zur Unterscheidung zwischen Erysipel und begrenzter Phlegmone. J Dtsch Dermatol Ges 18(12):1417–1425. German. ▶ https://doi.org/10.1111/ddg.14252_g. PMID: 33373139

Eder S, Stücker M, Läuli S, Dissemond J (2021) Ist die Kompressionstherapie bei Erysipel des Unterschenkels kontraindiziert? Resultate einer retrospektiven Analyse. Hautarzt 72:34–41

Kaplan E, Chhatwal G, Rohde M (2007) Reduced ability of penicillin to eradicate ingested group a Streptococci from epithelial cells: clinical and pathogenetic implications. Clin Infect Dis: An Official Publ Infect Dis Soc Am 43:1398–1406. ▶ https://doi.org/10.1086/508773

Kröger K, Schwarzkopf A, Eder S, Protz K, Münter C, Dissemond J (2021 Jun) Diagnostik und Therapie des Erysipels: Ein Positionspapier der Initiative Chronische Wunden (ICW) e. V. [Diagnosis and therapy of erysipelas: a position paper of the Society Initiative Chronische Wunde (ICW) e. V.]. Dtsch Med Wochenschr 146(12):822–830. German. ▶ https://doi.org/10.1055/a-1392-8128. Epub 2021 Jun 15. PMID: 34130325

Kückelhaus M, Hirsch T, Lehnhardt M, Daigheler A (2017) Nekrotisierende Fasziitis der oberen und unteren Extremität. Chirurg 88:353–366

Pföhler C, Hassel JC, Heinzerling L, Müller CSL (2021) Vier Fälle einer Erysipel-ähnlichen Entzündung bei Patienten mit metastasierendem Melanom unter Therapie mit Checkpoint-Inhibitoren. ▶ https://doi.org/10.1111/ddg.14309_9 JDDG Heft 4 April 2021 19:398–602

Reich-Schupke S, Kreuter A, Altmeyer P, Stücker M (2009) Fehldiagnose Erysipel: Hypodermitis–Fallserie und Literaturübersicht. J Dtsch Dermatol Ges 7:222–226. ▶ https://doi.org/10.1111/j.1610-0387.2008.06866_supp.x

Seybold U, Stubbe H, Draenert R, Bogner JR (2018) MMW – Fortschritte der Medizin 160:37–39

Sunderkötter C, Becker K, Eckmann C et al. (2019) S2k guideline skin- and soft tissue infection – Excerpt from S2k guideline calculated initial parenteral therapy of bacterial infections in adults. J Dtsch Dermatol Ges 17(3):345–369

Webb E, Neeman T, Bowden FJ, Gaida J, Mumford V, Bissett B (2020) Compression therapy to prevent recurrent cellulitis of the leg. N Engl J Med 383:630–639. ▶ https://doi.org/10.1056/NEJMoa1917197

Lymphödem und Erysipel: Die Sicht des Infektiologen

Oliver A. Cornely

Inhaltsverzeichnis

M. E. Cornely et al. (Hrsg.), *Angewandte Lymphologie*,
https://doi.org/10.1007/978-3-662-61452-5_26

26

Editor's Tip

Wir haben im vorangegangenen Kapitel soeben das Erysipel als eine bakterielle Infektionskrankheit kennengelernt, die sich schnell, aber doch nur flächenhaft umschrieben in der Dermis der Haut, den Lymphgefäßen und der zugehörigen Lymphknotengruppe ausdehnt. Wir lassen nun im folgenden Kapitel den infektiologischen Internisten zu Wort kommen. Der Focus liegt auf der differenzierten antibiotischen Primärbehandlung, der medikamentösen Vermeidung von Rezidiven sowie der desaströsen, weil lebensbedrohlichen Fasciitis necroticans.

Das Lymphödem ist ein Risikofaktor für die Entstehung eines Erysipels, aber auch umgekehrt kann der Infektion ein Lymphödem folgen. Deshalb sind Infektionen eine der Forschungsprioritäten der *Lymphedema Research Prioritization Partnership* (Underwood et al. 2019). Ein Hauptproblem ist die Frage der Anwendbarkeit der herkömmlichen Erysipel-Definition auf Patienten mit vorbestehendem Lymphödem: Während das Erysipel als unkomplizierte Infektion der Haut gilt, ist es auf dem Boden eines Lymphödems grundsätzlich kompliziert, denn die Gefahr der Ausbreitung auf tiefere Hautschichten ist in höherem Maße gegeben. Es bedarf daher der raschen und treffsicheren therapeutischen Intervention.

Man sollte sehr früh alles nutzen, was zur Isolation und Identifikation des oder der krankheitsauslösenden bakteriellen Erreger führt. Eine antibiotische Behandlung ohne Diagnostik durch Biopsie und Blutkultur (Tag 0 und Tag 3) sollte der Vergangenheit angehören.

Das Erysipel, im englischen Sprachraum auch Cellulitis genannt, ist eine bakterielle Infektion der oberen Hautschichten und Lymphgefäße. Charakteristisch ist eine scharf begrenzte intensive Rötung. Das Erysipel entwickelt sich durch Hautverletzungen, die nicht immer sichtbar sind.

26.1 Epidemiologie und Erregerspektrum

26.1.1 Weshalb ist die Häufigkeit der Erkrankung bei Lymphödemen unbekannt?

Die jährliche Inzidenz von Erysipelen wird zwischen 50 und 200/100.000 angegeben. Die Häufigkeit von Hautinfektionen ist in den vergangenen Jahren stark angestiegen. Dennoch sind genaue Daten zur Prävalenz aus kaum einem Land verfügbar. Die Zunahme der Hautinfektionszahlen ist in den USA am besten belegt. Sie wird u. a. auf die steigende Zahl immunsupprimierter Patienten zurückgeführt. Diese Ursache besteht in Europa gleichermaßen. Da die Häufigkeit der Lymphödeme in Deutschland unbekannt ist, kann deren Anteil am Anstieg der Hautinfektionszahlen nicht angegeben werden. Dies ist nur ein Beispiel für die geringe Aufmerksamkeit, die das Lymphödem als klinisches Forschungsfeld erhält.

26.1.2 Welche Erreger sind die wichtigsten?

Das Erysipel wird weit überwiegend durch gram-positive Kokkenbakterien verursacht (Cornely und Hof 2019). Vor allem *Streptococcus* spp. (◘ Abb. 26.1) und *Staphylococcus aureus* sind dafür verantwortlich (◘ Abb. 26.2). Streptokokken sind der hauptsächliche Erreger des Erysipels. Sind tiefere Schichten der Haut involviert oder entstehen Abszesse, dann treten

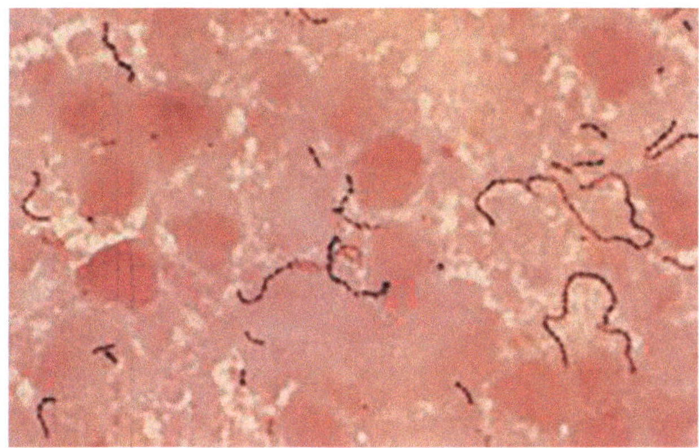

Abb. 26.1 **Streptokokken**

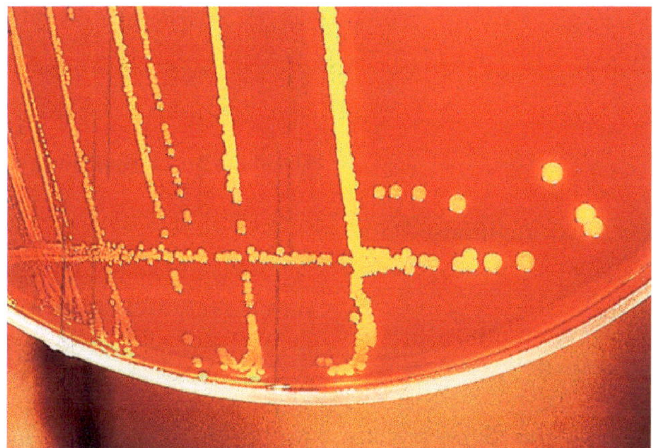

Abb. 26.2 **Staphylokokken**

Staphylokokken in den Vordergrund. Regionale Unterschiede in der Erregerverteilung, wie zum Beispiel eine Häufung Methicillin-resistenter *S. aureus* (MRSA) bei Patienten in den USA von bis über 60 % und die häufige empirische Therapie ohne den Versuch einer Erregersicherung tragen zur unklaren Datenlage bei (Woo et al. 2000; Singer und Talan 2014). In einer europaweiten epidemiologischen Studie wurden etwa 50 % der Patienten derartig empirisch behandelt (Garau et al. 2013).

26.1.2.1 Beziehung zwischen Lymphödem und Hautinfektionen ist wechselseitig

Infektionen können die Ausbildung eines Lymphödems nach sich ziehen, zugleich erhöht ein bestehendes Lymphödem das Risiko für eine Infektion der Haut (Asdourian et al. 2016).

Ein Lymphödem erhöht das Infektionsrisiko vermutlich aufgrund der lokalen Immunsuppression durch die erschwerte

Migration von Abwehrzellen (Carlson 2014). Hinzu treten Faktoren wie die Formveränderung der Extremitäten und der Phalangen (Querfurchen und Kastenzehen). Dortige komorbide Infekte durch Bakterien und Pilze unter okklusiven Bedingungen fördern intertriginöse Mazeration und die Ausbreitung einer Infektion in den Lymphbahnen und „interpapillär" bei Papillomatosen.

26.2 Welche klinischen Zeichen sind typisch?

Die Symptome des Erysipels sind

- Hautrötung,
- Überwärmung,
- Ödem,
- Fieber,
- Tachykardie,
- Schmerz.

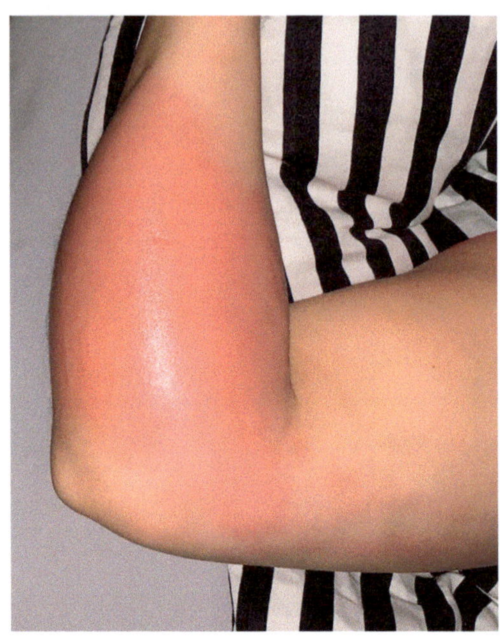

Abb. 26.3 **Erysipel mit Erythem und Ödem**

Laborchemisch stehen Akute–Phase-Parameter einschließlich einer Leukozytose im Vordergrund. Fieber und Leukozytose bestehen anfangs nicht, treten dann jedoch regelhaft hinzu, wenn sich die Infektion weiter ausdehnt (Abb. 26.3).

Fieber, Leukozytose und Schmerz aszendieren, je länger der Therapiebeginn verzögert wird.

26.2.1 Wenn der Schmerz nicht zur Wunde passt: Die Nekrotisierende Fasziitis

Stehen sehr ausgeprägte Schmerzen im Widerspruch zu einem eher kleinen Hautbefund, so muss differenzialdiagnostisch eine Nekrotisierende Fasziitis bedacht und diese sicher ausgeschlossen werden.

Die Nekrotisierende Fasziitis ist eine foudroyant verlaufende, bakterielle Weichteilinfektion der Haut und Unterhaut, bei der die Faszie mitbetroffen ist. Diese schwerwiegendste Form einer durch Bakterien vermittelten Gewebenekrose wird regelhaft ausgelöst durch *Streptococcus pyogenes*. Dieser Keim ist grampositiv, fakultativ anaerob und beta-hämolysierend. Die Infektionen verlaufen rasant und sind mit Komplikationen wie ausgedehnten Nekrosen und toxischem Schock verbunden. Sie können tödlich enden. Rechtzeitig erkannt ist die Infektion mit einer medikamentösen Behandlung und der Entfernung des betroffenen Gewebes heilbar.

26.2.1.1 Was muss der Lymphologe zur nekrotisierenden Fasziitis wissen?

Eine umgehende MRT-Diagnostik und die chirurgische Therapie sind bei dieser Erkrankung lebensrettend. Therapie der Wahl ist die Kombination aus chirurgischem Vorgehen und hoch dosierter Antibiotikatherapie. Eine alleinige Antibiotikatherapie ist nicht ausreichend.

Die sofortige breite chirurgische Eröffnung muss ein ausgedehntes Debridement des nekrotischen Bezirks bis dorthin, wo Haut und Subcutangewebe von der Faszie nicht mehr getrennt werden können, beinhalten. Diese Abtragung nekrotisierender Anteile, Reinigung des Wundbetts, offene Wundbehandlung und ggf. Wiederholung der Revision und Nekrektomie sind unverzichtbar (◘ Abb. 26.4).

KeyNote

Der Verdacht auf eine Nekrotisierende Fasziitis – Schmerz passt nicht zur Wunde – erfordert die unverzügliche Diagnostik durch eine MRT oder CT und bei Bestätigung außer medikamentöser eine sofortige chirurgische Behandlung.

26.3 Welche diagnostischen Maßnahmen sind aus Sicht des Infektiologen beim Patienten mit LÖ zu fordern?

26.3.1 Blutkulturen oder Abstriche?

KeyNote

Die Diagnostik geht bei Patienten mit Lymphödem über die beim ansonsten Gesunden hinaus.

Die Anlage von Blutkulturen vor Beginn der antibiotischen Therapie (Tag 0) ist ein

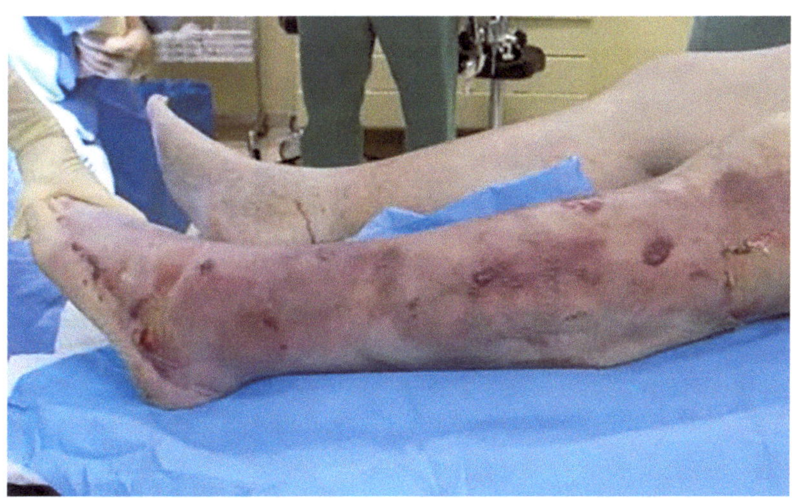

◘ **Abb. 26.4** **Nekrotisierende Fasziitis**

zu beachtender Standard. Bei Patienten mit sekundärem Lymphödem infolge einer Tumorerkrankung ist die diagnostische Ausbeute der Blutkulturen höher als bei Patienten ohne Lymphödem.

Zu Beginn sind Entzündungswerte und kleines Blutbild durchzuführen. Sie geben Auskunft über die systemische Ausdehnung des Erkrankungsprozesses und dienen als Basis für Verlaufskontrollen. Persistiert das Fieber an Tag 3 trotz antibiotischer Therapie, sollte die Blutkulturdiagnostik wiederholt werden (Woo et al. 2000).

KeyNote

Abstriche sind weder von intakter Haut noch von vorbestehenden Wunden zielführend, da Besiedlungen prinzipiell nicht von Infektionen unterschieden werden können. Bei Patienten mit sekundärem Lymphödem infolge einer Tumorerkrankung sollte die zielgerichtete Therapie durch Blutkulturen an Tag 0 und Tag 3 gesteuert und abgesichert sein.

26.3.2 Sonografie? Feinnadelaspiration?

Da die Induration oberer Hautschichten eine Fluktuation tiefer liegender Abszesse verdecken kann, ist eine Sonografie des betroffenen Areals immer sinnvoll (Singer und Talan 2014). Dies gilt umso mehr im Falle eines Lymphödems. Ziel ist die Erregersicherung, welche die weitere Behandlung lenkt und eine ungezielte empirische Therapie verhindert.

Eine Feinnadelaspiration eventueller tiefer Flüssigkeitsverhalte oder oberflächlicher Bullae ist obligatorisch.

KeyNote

Die Erregersicherung durch einen Abstrich bei intakter Hautbarriere ist nutzlos. In Abstrichen nachgewiesene Bakterien haben einen fatalen Einfluss auf die Therapie, da sie nicht zu einer zielgerichteten Antibiotikawahl führen. Es soll daher regelhaft biopsiert werden (Garau et al. 2013).

26.4 Welche pharmakotherapeutischen Optionen habe ich?

26.4.1 Antibiotika

Eine Therapie mit Antibiotika ist beim Erysipel stets notwendig und sollte nach der Diagnostik umgehend beginnen. Bei kleinen unkomplizierten Erysipelen sind fünf Therapietage meist ausreichend. Wenn ein Abszess entstanden ist, werden eine adäquate Inzision und Drainage obligater Teil der Therapie.

Ein Erysipel breitet sich ohne Behandlung weiter aus. Sistiert die Erysipelausbreitung, ist dies als das erste objektive Zeichen eines Therapieerfolgs zu werten. Dieser sollte bereits am zweiten Therapietag eintreten. Größere Prozesse oder zugrundeliegende Immundefekte können ein späteres Ansprechen zeigen und eine längere Therapie von etwa 7–10 Tagen erfordern.

KeyNote

Bei Lymphödem soll ein Erysipel so rasch wie möglich behandelt werden, um eine Verschlechterung des Lymphabflusses zu verhindern. Nach zwei Tagen antibiotischer Therapie ist das Sistieren der Ausbreitung als objektives Zeichen des Erfolgs zu erwarten.

26.4.1.1 Monotherapie versus Kombination? Welches Antibiotikum ist das richtige?

Eine Analyse von 15 publizierten Studien, die Monotherapien mit ß-Laktamen (Cloxacillin, Dicloxacillin, Flucloxacillin, Penicillin, verschiedene Cephalosporine) mit Makroliden (Azithromycin, Erythromycin, Roxithromycin, Telithromycin) oder Clindamycin verglichen, ergab annähernd gleiche Therapieergebnisse in Wirksamkeit und Sicherheit für alle genannten Substanzgruppen (Ferreira et al. 2016).

Hingegen haben Antibiotikakombinationen in der Erstlinientherapie keinen Stellenwert. Mehrere Studien sehr guter Qualität kamen alle zum gleichen Ergebnis: Kein therapeutischer Gewinn, allerdings mehr unerwünschte Wirkungen.

26.4.1.2 Oral oder intravenös? Was gilt, wenn ein Erysipel bei Lymphödem entsteht?

Eine orale Antibiotikagabe ist der intravenösen Gabe grundsätzlich nicht unterlegen (Aboltins et al. 2015).

Allerdings ist ein Erysipel bei Lymphödem prinzipiell als komplizierte Infektion einzuschätzen, sodass eine intravenöse Applikation zumindest der ersten Dosis verlässlicher scheint. Um möglichst rasch einen Therapieerfolg zu erreichen, sollten bei ungewisser Konzentration am Wirkort die gewählten Dosierungen im oberen Bereich des jeweiligen therapeutischen Fensters liegen.

Die Auswahl an Substanzen ist groß, da Hautinfektionen aufgrund ihrer Häufigkeit und der guten Messbarkeit des Therapieergebnisses Standardindikationen in der Entwicklung von Antibiotika sind.

26.4.1.3 Penicillin, Amoxicillin, Clavulansäure

Aufgrund des günstigeren Profils unerwünschter Wirkungen sind ß-Laktame Mittel der Wahl. Üblicherweise wird eine Therapie mit Penicillin G i. v. begonnen und im Verlauf auf Amoxicillin +/– Clavulansäure peroral umgestellt. Eine Kontrolle der Leberwerte ist hierunter sehr sinnvoll, um eine Idiosynkrasie zu erkennen.

26.4.1.4 Erythromycin, Azithromycin, Clarithromycin

Im sehr seltenen Fall einer nachgewiesenen ß-Laktam-Allergie stehen die Makrolide Erythromycin (oral oder parenteral), Azithromycin (oral oder parenteral) und oral Clarithromycin zur Verfügung. Makrolide verlängern jedoch als Klasseneffekt das QTc-Intervall (frequenzkorrigiertes QT-Intervall). Weitere Medikamente mit dieser unerwünschten Wirkung sollten möglichst vermieden oder nur unter wiederholter EKG-Kontrolle gegeben werden. Serumkaliumkonzentrationen sollten dann kontrolliert und das Serummagnesium ggf. angehoben werden.

26.4.1.5 Clindamycin

Alternativen sind Lincosamine, bzw. die Monotherapie mit dem einzigen Vertreter dieser Klasse, dem Clindamycin. Nachteil dieses Medikaments sind die gastrointestinalen unerwünschten Wirkungen (Daum et al. 2017). Clindamycin wurde als Kombinationspartner von Flucloxacillin in einer randomisierten doppel-blinden Studie gegen Placebo verglichen. Es wurde keine signifikante Verbesserung der Erfolgsrate erreicht, aber antibiotika-assoziierte Diarrhoen traten deutlich häufiger auf (Brindle et al. 2017).

26.4.1.6 Die Alternativen: Delafloxacin, Linezolid, Tedizolid, Cotrimoxazol

Folgende Substanzgruppen, die bei Erysipelen eingesetzt wurden, sind zum großen Teil hierfür zugelassen:

Unter den Fluorchinolonen wurde zuletzt **Delafloxacin** in dieser Indikation untersucht. Delafloxacin wies in einer kleinen mit Vancomycin vergleichenden Studie höhere Ansprechraten auf und ist insofern eine therapeutische Möglichkeit. Die Erfolgsrate mit Linezolid lag in dieser Studie mit Delafloxacin gleich auf (Kingsley et al. 2016). Insgesamt sollte die Gruppe der Fluorchinolone aber möglichst sparsam eingesetzt werden. Das Spektrum unerwünschter Wirkungen der Fluorchinolone wird immer besser erkannt. Zu den meistbeobachteten Nebenwirkungen zählen Übelkeit, Durchfall sowie Hautausschläge. Auch kann sich die Struktur von Sehnen und Sehnenansätzen u. a. durch die Anwendung von Ciprofloxacin verändern. Dadurch können Schmerzen, Schwellungen und Risse vor allem im Bereich der Achillessehne auftreten.

In Indikationen, in denen wie im Falle des Erysipels Alternativen bestehen, sollten sie vermieden werden. Das hohe Verteilungsvolumen der Substanzklasse wiegt in diesem Fall ihre Nachteile nicht auf.

Die Oxazolidinone stellen mit **Linezolid** eine Referenzsubstanz in vergleichenden Studien zu akuten bakteriellen Hautinfektionen (Itani und Shorr 2014). Ein Grund liegt in seiner Wirksamkeit gegen MRSA, ein Erreger, der in den USA für einen großen Anteil der Hautinfektionen ursächlich ist. In Europa ist die Epidemiologie jedoch eine andere und MRSA ist von untergeordneter Bedeutung. **Tedizolid** ist dem Linezolid in einer Phase 3-Studie ebenbürtig. Auch in der Rate unerwünschter Wirkungen fand sich kein klinisch relevanter Unterschied (Moran et al. 2014).

Trimethoprim/Sulfamethoxazol (Cotrimoxazol) ist bei Hautbefunden ohne Abszessbildung eine therapeutische Option, es wird bei Verdacht auf eine ambulant erworbene Infektion durch MRSA – einschließlich PVL-Bildnern – erwogen, da diese trotz ihrer namengebenden breiten Resistenz gegenüber Cotrimoxazol meist sensibel sind (Daum et al. 2017; Miller et al. 2015). Das Panton-Valentine-Leukozidin, kurz PVL, ist ein potenter Virulenzfaktor, der in *Staphylococcus aureus*-Stämmen vorkommen kann. Das bakterielle Exotoxin zählt zur Gruppe der β-porenbildenden Toxine.

Die Verträglichkeit von Cotrimoxazol war in einer großen vergleichenden Studie ähnlich der von Placebo (Daum et al. 2017). Zwei weitere Studien verglichen eine Kombination aus Cephalexin und Cotrimoxazol mit einer Monotherapie mit Cephalexin; es wurde – wie in sämtlichen Kombinationsstudien – kein zusätzlicher Nutzen belegt (Moran et al. 2017; Pallin et al. 2013).

26.4.1.7 Wie kann ich trotz schlechter Patienten-Compliance gut therapieren? Dalbavancin und Oritavancin

Ein wichtiger Grund für eine intravenöse Therapie kann in einer unsicheren Therapieadhärenz des Patienten bestehen.

Es gibt aber auch dann noch die Möglichkeit der ambulanten Therapie, wenn Antibiotika mit langer Eliminationshalbwertzeit gewählt werden. Zwei Lipoglykopeptide wurden mit diesem Ziel entwickelt (Chambers 2014). **Dalbavancin** kann einmal wöchentlich infundiert werden. Spätestens mit der zweiten Infusion (Tag 8) ist die Therapie selbst ausgedehnterer Haut-Weichgewebe-Infektionen in 80–90 % erfolgreich abgeschlossen (Boucher et al. 2014). In einer weiteren großen Studie wurde gezeigt, dass die erste Gabe meist bereits ausreichend ist (Dunne et al. 2016).

Oritavancin erlaubt die Therapie der akuten Infektion der Haut mit einer parenteralen Einzelgabe, die zu ähnlichen Erfolgsraten führt (Corey et al. 2014).

Die Stärke dieser Lipoglykopeptide liegt darin, dass weniger ambulante Termine wahrgenommen werden müssen. Im Kontext eines Lymphödems ist eine engere ambulante Kontrolle des Therapieansprechens sinnvoll, insofern ist die Stärke dieser Lipoglykopeptide relativiert.

KeyNote

Ein Erysipel bei Lymphödem ist prinzipiell als komplizierte Infektion einzuschätzen, eine intravenöse Applikation zumindest der ersten Dosis ist verlässlich. Mittel der Wahl ist eine Therapie mit Penicillin G i. v., die im Verlauf mit Amoxicillin +/– Clavulansäure peroral fortgeführt werden kann.
Verhindert eine Allergie-Anamnese eine ß-Laktam-Therapie, muss nach Therapieabschluss eine Allergietestung erfolgen, damit im Rezidiv der Therapiestandard ggf. wieder zur Verfügung steht.
Die Bestimmung des spezifischen IgE innerhalb von zwei Wochen bis sechs Monaten nach stattgehabter Reaktion kann leitliniengerecht empfohlen werden. Bei Patienten mit schweren vital bedrohlichen Reaktionen sollte, soweit möglich, die Bestimmung des sIgE vor Durchführung des Hauttests und der Arzneimittelprovokationstestung durchgeführt werden (Wurpts et al. 2019).

26.5 Ist eine Schmerztherapie mit Ibuprofen hilfreich?

Der Schmerz beim Erysipel schwindet mit sich einstellendem Therapieerfolg rasch. Eine kleine Studie, die Ibuprofen mit Placebo vergleicht, fand einen Unterschied in der rascheren Abnahme der entzündlichen Reaktion, jedoch keinen Effekt auf den eigentlichen Schmerzverlauf (Davis et al. 2017).

Eine Schmerztherapie sollte im Einzelfall abgewogen werden, aussagekräftige Studien liegen zum Thema nicht vor.

26.6 Entstauung unter antibiotischem Schutz: Physikalische Therapie?

Gemäß der aktuellen deutschen Leitlinie soll bei Vorliegen eines Erysipels keine KPE erfolgen (relative Kontraindikation; Wilting et al. 2017). Die Datenlage hierzu ist jedoch unzureichend, Studien zur KPE bei Erysipel stehen nicht zur Verfügung.

Die Hypothese des vermehrten Übergangs von Bakterien in die Blutstrombahn durch die KPE ist unbewiesen, nach begonnener antibiotischer Therapie ist ein solcher Übergang auch nicht zu erwarten, da eine bestehende Bakteriämie mit jeder der oben aufgeführten Therapien regelmäßig erfolgreich behandelt wird.

KeyNote

Aus Sicht des lymphologischen Klinkers beschleunigt eine Ödementlastung durch Manuelle Lymphdrainage unter antibiotischem Schutz die lokale Kühlung mit Schwarzteeumschlägen und ggf. eine Schmerztherapie die Abheilung eines Erysipels bei Lymphödem erheblich.

Christian Schuchhardt zu: „Erysipel und Lymphdrainage"

Die Manuelle Lymphdrainagetherapie kann begonnen werden, sobald die akuten Infektzeichen (Fieber, Übelkeit, Schmerzen) abgeklungen sind.

26

26.7 Weshalb kommt es zu Rezidiven und was ist dann zu tun? Antibiotikaprophylaxe?

Rezidive von Hautinfektionen sind bei Lymphödem von Arm oder Bein häufig und betreffen 30–50 % der Patienten, sodass sich spätestens ab dem zweiten Rezidiv die Frage nach einer effektiven Vorbeugung stellt. Ödemisierung und Erysipelhäufigkeit korrelieren positiv (▫ Abb. 26.5), aus klinischer Sicht ist eine profunde Entstauung die beste Prophylaxe des Rezidivs.

Eine prophylaktische dauerhafte Gabe von Antibiotika ist stets kritisch zu sehen, da sie einer bakteriellen Resistenzbildung Vorschub leistet und im Falle eines weiteren Rezidivs mit einer erschwerten Therapie gerechnet werden muss. Hinzu kommen unerwünschte Effekte auf die Homöostase der intestinalen Mikrobiota.

26.7.1 Was ist von einer Antibiotikaprophylaxe zu erwarten?

Als tradierte, nicht durch Studien abgesicherte Behandlung wird bei mehr als vier Rezidiven im Jahr Benzylpenicillin-Benzathin 1,2 Mio. Einheiten i.m. alle vier Wochen über ein halbes Jahr gegeben.

Wenige Studien zeigten eine Reduktion der Rezidivhäufigkeit durch eine Antibiotika-Prophylaxe. Diese Studien wurden zumeist mit Penicillin durchgeführt.

Eine 6-monatige Rezidivprophylaxe mit oralem Penicillin führte bei Erysipelen des Beins im Vergleich zu Placebo zu einer Reduktion der Rezidivrate von 33 % auf 20 %. Es müssen folglich acht Patienten prophylaktisch behandelt werden, um ein Rezidiv zu verhindern (number needed to treat, NNT). Die Studie schloss sowohl Erstmanifestationen als auch Patienten mit Rezidiv ein. Knapp die Hälfte der Patienten hatte

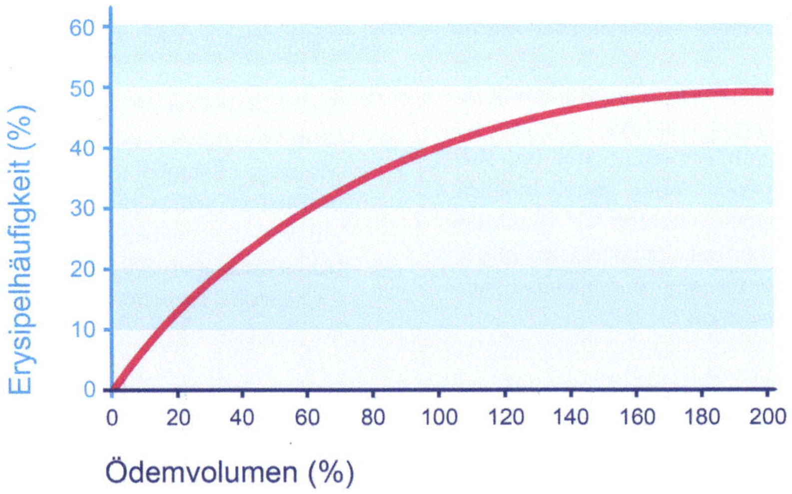

▫ **Abb. 26.5 Ödem und Erysipelhäufigkeit**

ein vorbestehendes Lymphödem (Thomas et al. 2012).

Eine ähnlich strukturierte Folgestudie wendete eine 12-monatige Penicillin-Gabe an und bestätigte die Ergebnisse (NNT = 5); zwei Drittel der Patienten hatten ein vorbestehendes Ödem des betroffenen Beins (Thomas et al. 2013).

Bei Unverträglichkeit von Penicillin oder anderen Kontraindikationen bestünde eine Alternative in der Prophylaxe mit Erythromycin (Dalal et al. 2017). Studien liegen jedoch nicht vor, QTc-Verlängerung und gastrointestinale Wirkungen sind zu berücksichtigen.

KeyNote

Zur Beurteilung der Wirksamkeit einer Prophylaxe kann bei Ausbleiben eines Rezidivs die individuelle Dauer der Intervalle zwischen den vorherigen Rezidiven herangezogen werden.
Eine erfolgreiche Dauergabe sollte zeitweilig unterbrochen werden, um zu erkunden, ob sie weiterhin benötigt wird.
Ein durch Studien fundiertes Schema besteht leider nicht.

26.7.2 Rezidiverreger und die Eintrittspforten

Die Häufigkeit von Rezidiven führt die Bedeutung des Erregernachweises nochmals vor Augen. Rezidive bieten die Möglichkeit durch die Forcierung des Erregernachweises zwischen nicht hinreichender, also zu kurz oder zu niedrig dosierter Antibiotikatherapie, und neuer Infektion mit anderem Erreger zu unterscheiden.

Im Sonderfall des Wiederauftretens einer Infektion durch *S. aureus* sollte eine Eradikation eines eventuellen nasalen oder dentalen Reservoirs erwogen werden.

Eintrittspforten wie Rhagaden, Dermato- oder Onychomykosen müssen im Rahmen eines Lymphödems konsequent behandelt werden, um rezidivierenden bakteriellen Infektionen vorzubeugen. Eine Vermeidung von Insektenstichen als potenzieller Eintrittspforte liegt nahe, ist jedoch nicht in Studien untersucht worden. Die medikamentöse Therapie im Rezidiv unterscheidet sich nicht von der bei einer ersten Episode indizierten Behandlung. Sollte unter einer Antibiotikaprophylaxe ein Rezidiv als Durchbruchinfektion auftreten, muss eine Erregerresistenz angenommen und mit einer Substanzklasse mit anderem Wirkmechanismus behandelt werden. Es gelten damit die gleichen Regeln wie bei anderen Durchbruchinfektionen (Cornely et al. 2019).

KeyNote

Bei wiederholtem Auftreten eines Erysipels bei Lymphödem sollte eine Stand-by-Medikation erwogen werden.

26.8 Was ist „lymphologisch" wichtig zu wissen?

Das Erysipel ist die Komplikation Nummer 1 chronischer Lymphödeme.

Die Symptome des Erysipels sind scharf begrenzte intensive Rötung, Überwärmung, Ödem, Fieber, Tachykardie und Schmerz.
Fieber, Leukozytose und Schmerz aszendieren, je länger der Therapiebeginn verzögert wird.
Streptokokken sind der hauptsächliche Erreger des Erysipels. Sind tiefere Schichten der Haut involviert oder entstehen Abszesse, dann treten Staphylokokken in den Vordergrund.
Empirische Therapien ohne den Versuch einer Erregersicherung tragen zur unkla-

ren Datenlage bei. In einer europaweiten epidemiologischen Studie wurden etwa 50 % der Patienten empirisch behandelt. Zur Keimanalyse sind repetitive Blutkultur (Tag 0 und Tag 3), Feinnadelaspiration/Sonografie ggf. Hautbiopsie beim Erysipel bei Lymphödem der gewünschte Goldstandard.

Die Anlage von Blutkulturen vor Beginn der antibiotischen Therapie ist ein Standard.
Die Erregersicherung durch einen Abstrich bei intakter Hautbarriere ist nutzlos. In Abstrichen nachgewiesene Bakterien haben jedoch einen fatalen Einfluss auf die Therapie, wenn sie zur Entscheidung über die Wahl der antibiotischen Therapie herangezogen werden: Sie verhindern eine zielgerichtete Behandlung. Dieser Fehler kann nur durch Biopsien vermieden werden.

Ein Lymphödem erhöht das Infektionsrisiko aufgrund der lokalen Immunsuppression. Hinzu treten weitere Faktoren wie die Formveränderung der Extremitäten und der Phalangen (Querfurchen und Kastenzehen). Komorbide Infektionen durch Bakterien und Pilze unter lokalen okklusiven Bedingungen fördern die intertriginöse Mazeration und die Ausbreitung einer Infektion in den Lymphbahnen.

Eine Therapie mit Antibiotika ist beim Erysipel stets notwendig und sollte nach der Diagnostik umgehend beginnen.

Ödemisierung und Erysipelhäufigkeit korrelieren positiv. Die beste Prophylaxe ist eine profunde Entstauung.

Eine 6-monatige Rezidivprophylaxe mit oralem Penicillin führte bei Erysipelen des Beins im Vergleich zu Placebo zu einer Reduktion der Rezidivrate von 33 % auf 20 %. Im Sonderfall des Wiederauftretens einer Infektion durch *S. aureus* sollte eine Eradikation eines eventuellen nasalen oder dentalen Reservoirs erwogen werden.
Eintrittspforten wie Rhagaden, Dermato- oder Onychomykosen müssen im Rahmen eines Lymphödems konsequent behandelt werden, um rezidivierenden bakteriellen Infektionen vorzubeugen.

Wenn der Schmerz nicht zur Wunde passt, ist bei Verdacht auf Nekrotisierende Fasziitis die umgehende MRT-Diagnostik und die chirurgische Therapie lebensrettend. Therapie der Wahl ist die Kombination aus ausgedehntem Debridement und hoch dosierter Antibiotikatherapie. Eine alleinige Antibiotikatherapie ist nicht ausreichend.

Literatur

Aboltins CA, Hutchinson AF, Sinnappu RN, Cresp D, Risteski C, Kathirgamanathan R et al. (2015) Oral versus parenteral antimicrobials for the treatment of cellulitis: a randomized non-inferiority trial. J Antimicrob Chemother 70(2):581–586

Asdourian MS, Skolny MN, Brunelle C, Seward CE, Salama L, Taghian AG (2016) Precautions for breast cancer-related lymphoedema: risk from air travel, ipsilateral arm blood pressure measurements, skin puncture, extreme temperatures, and cellulitis. Lancet Oncol 17(9):e392–e405

Boucher HW, Wilcox M, Talbot GH, Puttagunta S, Das AF, Dunne MW (2014) Once-weekly dalbavancin versus daily conventional therapy for skin infection. N Engl J Med 370(23):2169–2179

Brindle R, Williams OM, Davies P, Harris T, Jarman H, Hay AD et al. (2017) Adjunctive clindamycin for cellulitis: a clinical trial comparing flucloxacillin with or without clindamycin for the treatment of limb cellulitis. BMJ Open 7(3):e013260

Carlson JA (2014) Lymphedema and subclinical lymphostasis (microlymphedema) facilitate cutaneous infection, inflammatory dermatoses, and neoplasia: a locus minoris resistentiae. Clin Dermatol 32(5):599–615

Chambers HF (2014) Pharmacology and the treatment of complicated skin and skin-structure infections. N Engl J Med 370(23):2238–2239

Corey GR, Kabler H, Mehra P, Gupta S, Overcash JS, Porwal A et al. (2014) Single-dose oritavancin in the treatment of acute bacterial skin infections. N Engl J Med 370(23):2180–2190

Cornely OA, Hof H (2019) Klinische Infektiologie. In: Hof H, Dörries R (Hrsg) Medizinische Mikrobiologie, Bd. 7. Thieme, Stuttgart. S 672–673

Cornely OA, Hoenigl M, Lass-Florl C, Chen SC, Kontoyiannis DP, Morrissey CO et al. (2019) Defining breakthrough invasive fungal infection-position paper of the mycoses study group education and research consortium and the European confederation of medical mycology. Mycoses 62(9):716–729

Dalal A, Eskin-Schwartz M, Mimouni D, Ray S, Days W, Hodak E, et al. (2017) Interventions for the prevention of recurrent erysipelas and cellulitis. Cochrane Database Syst Rev 6:CD009758

Daum RS, Miller LG, Immergluck L, Fritz S, Creech CB, Young D et al. (2017) A placebo-controlled trial of antibiotics for smaller skin abscesses. N Engl J Med 376(26):2545–2555

Davis JS, Mackrow C, Binks P, Fletcher W, Dettwiller P, Marshall C et al. (2017) A double-blind randomized controlled trial of ibuprofen compared to placebo for uncomplicated cellulitis of the upper or lower limb. Clin Microbiol Infect 23(4):242–246

Dunne MW, Puttagunta S, Giordano P, Krievins D, Zelasky M, Baldassarre J (2016) A randomized clinical trial of single-dose versus weekly dalbavancin for treatment of acute bacterial skin and skin structure infection. Clin Infect Dis 62(5):545–551

Ferreira A, Bolland MJ, Thomas MG (2016) Meta-analysis of randomised trials comparing a penicillin or cephalosporin with a macrolide or lincosamide in the treatment of cellulitis or erysipelas. Infection 44(5):607–615

Garau J, Ostermann H, Medina J, Avila M, McBride K, Blasi F et al. (2013) Current management of patients hospitalized with complicated skin and soft tissue infections across Europe (2010–2011): assessment of clinical practice patterns and real-life effectiveness of antibiotics from the REACH study. Clin Microbiol Infect 19(9):E377–E385

Itani KM, Shorr AF (2014) FDA guidance for ABSSSI trials: implications for conducting and interpreting clinical trials. Clin Infect Dis 58(Suppl 1):4–9

Kingsley J, Mehra P, Lawrence LE, Henry E, Duffy E, Cammarata SK et al. (2016) A randomized, double-blind, phase 2 study to evaluate subjective and objective outcomes in patients with acute bacterial skin and skin structure infections treated with delafloxacin, linezolid or vancomycin. J Antimicrob Chemother 71(3):821–829

Miller LG, Daum RS, Creech CB, Young D, Downing MD, Eells SJ et al. (2015) Clindamycin versus trimethoprim-sulfamethoxazole for uncomplicated skin infections. N Engl J Med 372(12):1093–1103

Moran GJ, Fang E, Corey GR, Das AF, De Anda C, Prokocimer P (2014) Tedizolid for 6 days versus linezolid for 10 days for acute bacterial skin and skin-structure infections (ESTABLISH-2): a randomised, double-blind, phase 3, non-inferiority trial. Lancet Infect Dis 14(8):696–705

Moran GJ, Krishnadasan A, Mower WR, Abrahamian FM, LoVecchio F, Steele MT et al. (2017) Effect of cephalexin plus trimethoprim-sulfamethoxazole vs cephalexin alone on clinical cure of uncomplicated cellulitis: a randomized clinical trial. JAMA 317(20):2088–2096

Pallin DJ, Binder WD, Allen MB, Lederman M, Parmar S, Filbin MR et al. (2013) Clinical trial: comparative effectiveness of cephalexin plus trimethoprim-sulfamethoxazole versus cephalexin alone for treatment of uncomplicated cellulitis: a randomized controlled trial. Clin Infect Dis 56(12):1754–1762

Singer AJ, Talan DA (2014) Management of skin abscesses in the era of methicillin-resistant Staphylococcus aureus. N Engl J Med 370(11):1039–1047

Thomas K, Crook A, Foster K, Mason J, Chalmers J, Bourke J et al. (2012) Prophylactic antibiotics for the prevention of cellulitis (erysipelas) of the leg: results of the UK dermatology clinical trials network's PATCH II trial. Br J Dermatol 166(1):169–178

Thomas KS, Crook AM, Nunn AJ, Foster KA, Mason JM, Chalmers JR et al. (2013) Penicillin to prevent recurrent leg cellulitis. N Engl J Med 368(18):1695–1703

Underwood E, Woods M, Riches K, Keeley V, Wallace A, Freeman J (2019) Lymphedema research prioritization partnership: a collaborative approach to setting research priorities for lymphedema management. Lymphat Res Biol 17(3):356–361

Wilting J, Bartkowski R, Baumeister R, Földi E, Stöhr S, Strubel G, et al. (2017) S2k Leitlinie – Diagnostik und Therapie der Lymphödeme - AWMF Reg.-Nr. 058-0012017

Woo PC, Lum PN, Wong SS, Cheng VC, Yuen KY (2000) Cellulitis complicating lymphoedema. Eur J Clin Microbiol Infect Dis 19(4):294–297

Wurpts G, Aberer W, Dickel H, Brehler R, Jakob T, Kreft B, Mahler V, Merk HF, Mülleneisen N, Ott H, Pfützner W, Rö-seler S, Ruëff F, Sitter H, Sunderkötter C, Trautmann A, Treudler R, Wedi B, Worm M, Brockow K (2019) S2k Guideline: diagnostics for suspected hypersensitivity to beta-lactam antibiotics. Guideline of the German Society for Allergologyand Clinical Immunology (DGAKI) in collaboration with the Medical Association of German Allergologists (AeDA), German Society for Pediatric Allergology and Environmen-tal Medicine (GPA), the Austrian Society for Allergology and Immunology (ÖGAI), and the Paul-Ehrlich Society for Chemotherapy (PEG). Allergo J Int 28:121–51. ► https://doi.org/10.1007/s4062901901008

Mykosen, Tinea pedis, Onychomykosen beim Lymphödem

Katharina Schürings und Hans-Jürgen Tietz

Inhaltsverzeichnis

M. E. Cornely et al. (Hrsg.), *Angewandte Lymphologie*,
https://doi.org/10.1007/978-3-662-61452-5_27

Editor's Tip

Das dritte Kapitel des Abschnitts VIII ist den Pilzen gewidmet, die in der Lymphologie als Wegbereiter für bakterielle Infekte erkannt wurden. Anders als bei Lymphödem und Erysipel gibt es keine bislang gesicherten wechselseitigen Beziehungen zwischen lymphovaskulären Erkrankungen und Pilzinfektionen der Haut und Nägel. Der Lymphologe sollte die wesentlichen diagnostischen und therapeutischen Optionen kennens, um kurativ und prophylaktischen handeln zu können.

27.1 Weshalb sind Mykosen nicht nur ein hygienisches und „ästhetisches" Problem, sondern haben in der Lymphologie eine bedeutende infektiologische Rolle?

Der Leidensdruck bei Patienten mit einer Onychomykose ist meist hoch. Denn wer Nagelpilz hat, sieht es und wird gesehen. Man schämt sich dessen, in der Familie und gegenüber dem medizinischen Personal. Es ist aber nicht nur ein kosmetisches Problem. Im Kern ist die Onychomykose eine Infektionskrankheit, die übertragbar ist: In der Familie, von Nagel zu Nagel, vom Nagel zur Haut, von Fuß bis Kopf. Gefährlich ist die Infektion allerdings nicht. Aufgrund ihrer biologischen Eigenschaften sind Dermatophyten nicht in der Lage, das Innere des Körpers zu befallen. Dafür sind sie im Wachstum zu langsam und ihr Temperaturoptimum von nur 25 °C zu gering.

27.1.1 Pilze und Bakterien gehen „Hand in Hand"

Neben den Veränderungen an der Haut, die beim Lymphödem in Form von Papillomatosen und Panniculitis, also entzündlichen abakteriellen Verdickungen der Haut entstehen können, sind noch Entzündungen, die bakteriell begründet sind, gefürchtet. Solche Inflammationen, also Erysipele, gehen bei der ersten Episode immer mit hohem Fieber einher, sie sind durch eine scharf begrenzte Rötung der Extremität im betroffenen Bereich gekennzeichnet, sie setzen voraus, dass die Bakterien ins Gewebe eindringen konnten (▶ Kap. 25 und 26). Hierfür sind häufig Pilzerkrankungen als Pförtner durch die Hautbarriere im Bereich der Zwischenzehenräume oder der Finger ursächlich.

KeyNote

Der Sanierung der Eintrittspforten fällt eine besondere Bedeutung zu, denn Erysipele entstehen – gebahnt durch Mykosen – auf dem Boden von Lymphödemen. Die Behandlung von Erysipelen ist dann immer zeitgleich mit Antibiotika zur Keimeradikation und manueller Lymphdrainage zur Ödembewältigung durchzuführen.

27.2 Welche prädisponierenden Faktoren für Pilzerkrankungen gibt es beim Lymphödem?

Pilzerkrankungen können auf der Haut, den Nägeln und Haaren dann entstehen, wenn die lokalen oder systemischen Bedingungen für das Wachstum der Sporen ideal sind (Seebacher et al. 2005).

Keratin, Okklusion, Wärme und Feuchtigkeit sind solche guten Voraussetzungen für eine Infektion. Weltweit sind zurzeit eine Milliarde Menschen von einer Pilzinfektion betroffen (Tietz und Gunkel 2021) Unter Verwendung lokaler Daten und Literaturschätzungen zur Inzidenz

27

bzw. Prävalenz von Pilzinfektionen leiden in Deutschland jährlich etwa 9,6 Mio. (12 %) Menschen an einer Pilzinfektion (Ruhnke et al. 2021). Die weltweite Prävalenz alleine für Onychomykose wird mit 5,5 % angegeben (Lipner und Scher 2019).

Obwohl die Hautveränderungen bei Lymphödemen alle Voraussetzungen für den idealen Nährboden bieten und die Vermutung naheliegt, dass Pilzinfektionen sehr häufig bei diesen Patienten vorkommen müssten, gibt es leider weltweit keine Daten zu Prävalenz oder Inzidenz von Tinea corporis, Tinea pedis oder Onychomykose bei Lymphödemen.

27.2.1 Pachydermie

Ein Lymphödem resultiert aus einer anlagebedingten oder erworbenen Abflussstörung des Lymphgefäßsystems, der sich eine regionale Lymphostase und eine dermale Lymphangiopathie (Dissemond et al. 2018) anschließen können. Diese Prozesse induzieren den Gewebeumbau der Epidermis und Dermis in Form von Pachydermie und Fibrosierung. Die Haut verliert an Elastizität, ihre mechanische Schutzfunktion verschlechtert sich. Das Risiko für Verletzungen durch Trauma, manuellem Druck oder enger Bekleidung steigt. Auch der Abrieb der Epidermis durch die Kompressionstherapie oder Rasur können zu einer physikalischen Destruktion der Hautbarriere führen.

27.2.2 Lokale Immunschwäche

Eine chronisches Lymphödems fördert eine lokale Immunschwäche, die durch den reduzierten Lymphabfluss des betroffenen Gewebes entsteht. Ihr folgt eine geschwächte Antigenpräsentation. Durch die reduzierte Immunantwort ist das betroffene Areal empfänglicher für Dermatomykosen.

27.2.3 Günstige Standortbedingung

Ein weiterer prädisponierender Faktor für Pilzinfektion bei bestehendem Lymphödem sind krankheitsbedingte Formveränderung wie Verdickung der Cutis, Querfurchen, „Kastenzehen“ und „Elephantiasis“. Sie bieten durch Temperatur und Feuchtigkeit ein perfektes Milieu für das Wachstum der Dermatomykosen. Die Hautbarriere wird geschwächt, Eintrittspforten, wie etwa Rhagaden, können entstehen. Durch kleinste Verletzungen, die auch unbemerkt bleiben können, gelangen pathogene Keime durch die Cutis. Erschwerend kommt hinzu, dass durch die chronische Lymphostase die Wundheilung gestört ist (▣ Abb. 27.1).

27.2.4 Komorbiditäten

Durch gelegentlich gleichzeitig auftretende dermatologische Komorbiditäten wie atopische Dermatitis, Psoriasis vulgaris, Akne inversa, Urtikaria sowie Kontaktekzeme kann sich der Hautzustand weiter verschlechtern. Dies führt in Kombination mit einer dermalen Lymphangiopathie zu einer Exazerbation und Rezidiven der Mykosen. Daher ist die Behandlung der lymphologischen Erkrankungen primäres Ziel.

27.2.5 Fördernde Kofaktoren

Neben einer gestörten Hautbarriere fördern andere Faktoren wie hohes Alter und krankheitsbedingte oder therapeutische Immunsuppression eine Pilzinfektionen der Epidermis und der Dermis.

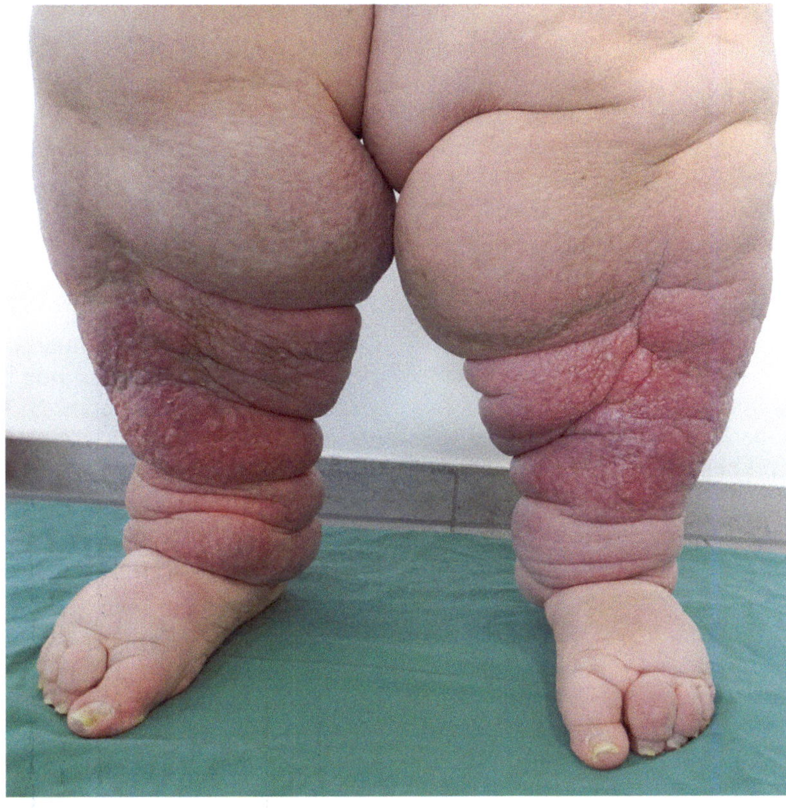

Abb. 27.1 **Sekundäres Lymphödem.** Nach Zervixkarzinom mit dermalen Veränderungen an den Unterschenkeln, Füßen und Zehen

27.3 Welche drei Mykosen sind lymphologisch relevant? Wo treten sie auf?

Die menschliche Hautflora besteht aus Pilzen sowie Bakterien und ist Teil des Mikrobioms Sie hat die Aufgabe den gesamten Organismus vor eindringenden Krankheitserregern zu schützen. Ist die Hautbarriere z. B. aufgrund eines Lymphödems gestört, können diese Keime opportunistische Infektionen hervorrufen. Je nach Lokalisation der Lymphabflussstörung können sie lokal an der Haut, den Spatien an Füßen und Händen und besonders an den Nägeln auftreten.

- Die Fußmykose ist die häufigste Pilzerkrankung des Menschen.
- Die Onychomykose ist eine der am schwierigsten zu behandelnden Pilzerkrankungen der Haut und ihrer Anhangsgebilde. Sie ist eine häufige chronische Erkrankung. Nagel- und Fußpilz sind meist dem gleichen Erreger geschuldet.
- Die Dermatomykose betrifft Haut, Schleimhaut und Hautanhangsgebilde.

27.3.1 Erreger

Bei den Mykosen der Haut und ihrer Anhangsgebilden können Dermatophyten, Hefen und Schimmelpilze unterschieden werden.

27

27.3.1.1 Dermatophyten

Die Dermatophyten sind Fadenpilze der Gattungen Trichophyton, Epidermophyton und Microsporum. Sie sind nicht Bestandteil der physiologischen Hautflora, werden über Menschen, Tiere oder das Erdreich übertragen und befallen oberflächlich die Haut und deren Anhangsgebilde. Im Gegensatz zu anderen Hautpilzen ernähren sich Dermatophyten von Kohlenhydraten und Keratin. Sie können Hornsubstanz durch das Enzym Keratinase aufschließen und dringen über Mikroläsionen in das Keratin von Oberhaut oder Nägeln vor. Sie können Krankheitsbilder wie Tinea pedis, Tinea manus, Tinea corporis, Tinea cruris oder Tinea capitis hervorrufen.

Tinea pedis

Die meisten Infektionen werden durch Trichophyton rubrum, Trichophyton interdigitale und Epidermophyton floccosum ausgelöst. Mischinfektionen mit Dermatophyten, Schimmelpilzen und Hefen sind möglich (◘ Abb. 27.3).

Onychomykose

Der häufigste Erreger der Onychomykose sind Dermatophyten. Bis zu 80 % aller Infektionen werden von Trichophyton rubrum und Trichophyton interdigitale ausgelöst (Seebacher et al. 1997). Mischinfektionen mit Dermatophyten, Schimmelpilzen und Hefen sind möglich.

27.3.1.2 Hefen

Die wichtigste menschenpathogene Spezies der Hefepilze sind Candida und Malassezia. Am häufigsten treten die klassischen physiologischen Hefen wie Candida albicans und Malassezia furfur auf.

Ist die intertriginöse Candidose als Erregerreservoir zu bewerten?

Eine Sonderstellung besitzt die Hefe C. albicans, welche überall dort Infektionen hervorrufen kann, wo Haut auf Haut (Intertrigo) trifft (◘ Abb. 27.2). Unbehandelt kann eine solche Mykose das Auftretens eines Erysipels begünstigen und ist somit bei Patienten mit Diabetes und Lymphödem ernst zu nehmen.

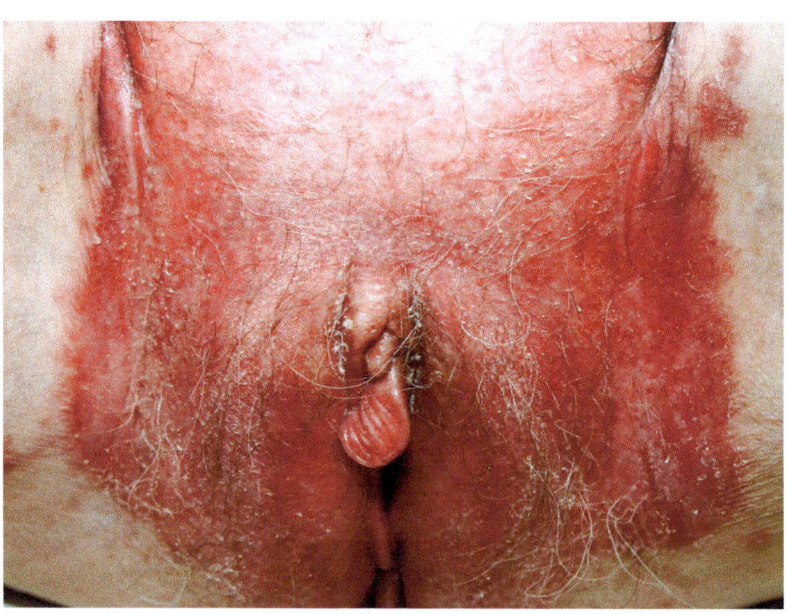

◘ **Abb. 27.2** **Der Windelsoor.** Bei Lymphödem-Patientinnen als Beispiel für ein Intertrigo sicher am häufigsten. Der Erreger ist immer C. albicans. (Mit freundlicher Genehmigung aus der Sammlung von H.-J. Tietz)

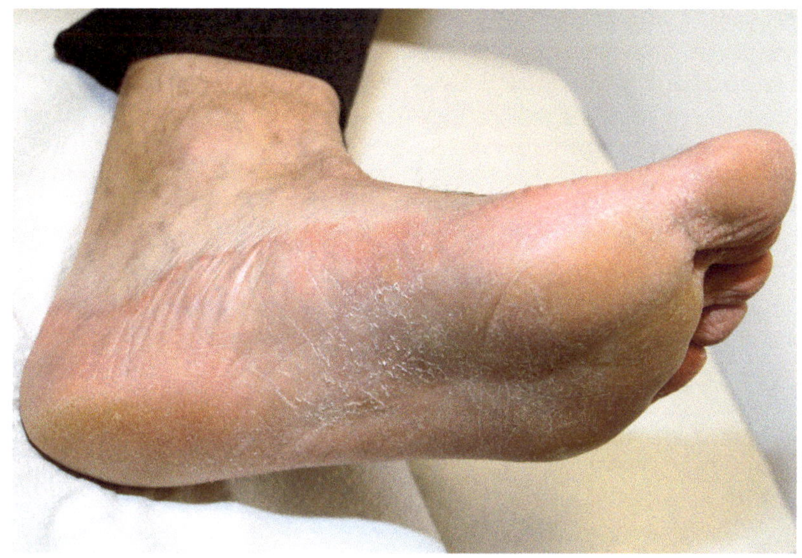

Abb. 27.3 **Tinea pedis.** (Mit freundlicher Genehmigung aus der Sammlung von H.-J. Tietz)

Mittel der Wahl sind Cremes mit Nystatin, Bifonazol, Miconazol oder Ciclopirox, in schweren Fällen mit Zusatz von Dexamethason und Chlorhexidin. Bei chronischem Verlauf therapiert man zusätzlich systemisch mit Fluconazol 200 mg, Tag 1–3 täglich, danach 1 × 200 mg pro Woche für etwa sechs Monate oder darüber hinaus.

27.3.1.3 Schimmelpilze

Selten sind Schimmelpilze Erreger von Nagelmykosen und Interdigitalmykosen.

27.4 Was sehe ich wann und wo? Auf welche Symptome sollte der Lymphologe achten?

Lymphödeme treten bevorzugt an den Extremitäten und im Genitalbereich auf. Seltener sind Kopf, Hals oder Rumpf betroffen. Krankheitsbedingten Hautfalten der betroffenen Areale komplizieren und exazerbieren die lokale Stauungserkrankung: Sie sind feucht gerötet, mazeriert, teilweise eingerissen und schmerzhaft.

Pilzerkrankungen an der Haut und den Fußnägeln sind bei einem Patientenkontakt im Rahmen einer Ganzkörperuntersuchung oder einer lymphologischen Therapiemaßnahme wie der KPE, gewissermaßen en passant, rasch als solche zu erkennen. Dermatomykosen können jedoch an allen Körperstellen auftreten. Die ersten Anzeichen dafür sind Juckreiz, Erythem und Hautschuppenbildung.

27.4.1 Hautfalten

Sproßpilz-Infektionen (Candidosen; Soor). befallen typischerweise Umschlagfalten der Haut (Intertrigines). Sie führen zu roten, leicht erosiven, gelegentlich nässenden Flächen und weisen kleine gleichartige Satelliten („Streuung") auf.

Diese Hautveränderungen sind in der Regel schwer zu sanieren, es folgen häufige Rezidive der Infekte. In schweren Fällen können sie eine Eintrittspforte für sekundäre Infektionen wie Erysipele bieten.

- Abhängig von Erreger und betroffener Körperpartie entstehen gerötete, juckende Hautpartien an Rumpf und Extremitäten bei Tinea corporis.
- Es kann sich eine abstreifbare Leukoplakie auf der Zunge bei einer Candidose im Rahmen eines Kopflymphödems bilden.
- Bei Genitallymphödem können weiße Ablagerungen an den regionalen Schleimhäuten zu finden sein.

27.4.2 Füße und Hände

Die häufigste Mykose ist die Tinea pedis, von der es drei Erscheinungsformen gibt:

- Die interdigitale Form beginnt meist mit Mazeration und Aufquellen der Hautoberfläche im Zehenzwischenraum der Kleinzehe (Seebacher et al. 2008). Als Effloreszenzen können Rötung, Schuppung, Bläschen, weiße mazerierte Epidermis und Rhagaden zu finden sein.
- Die squamös-hyperkeratotische Form bzw. „Mokassin-Mykose" ist an den Fußsohlen lokalisiert. Besonders die Fußkanten und Fußrücken sind betroffen. Sie beginnt mit einer mehligen Schuppung auf entzündeter Haut, im weiteren Verlauf bilden sich Hyperkeratosen. Wenn diese Verhornungen belastet werden kommt es besonders an der Ferse zu schmerzhaften Rhagaden. Diese Form von Pilzinfektion wird häufig als trockene Haut fehlinterpretiert (◘ Abb. 27.2).
- Die vesikulös-dyshidrosiforme Variante der Tinea pedis bildet Bläschen mit Spannungsgefühl und Juckreiz im Bereich des Fußgewölbes und der Fußkanten.

Bei der Inspektion der Füße sollten auch immer die Hände und Finger auf eine Infektion mit Pilzen untersucht werden um einem Erysipel bei Armlymphödem vorbeugen zu können (▶ Kap. 25).

27.4.3 Zehen- und Fingernägel

- Die Onychomykose ist eine destruierende Erkrankung der Nägel. Sie tritt häufiger an den Fußnägeln, speziell am Groß – und Kleinzehennagel auf und verfärbt das Hornmaterial weiß, grau, gelb oder braun. Der Nagel verliert seinen Glanz und wird porös. Der Krankheitsverlauf ist langsam und kann zum Stillstand kommen. Nägel von Patienten mit einem Lymphabstromdefizit sind in der Regel häufiger und ausgeprägter infiziert (◘ Abb. 27.4).

KeyNote

Pilzinfektion der Füße: Randbetonte erythemato-squamöse Flächen (Fadenpilze: Tinea)

- Verteilung zunächst unilateral, wenn bilateral, dann aber asymmetrisch
- Zehenzwischenräume: dritter und vierter Raum mazeriert und feucht
- Typisch für Fadenpilz: Tinea pedis interdigitalis
- Alle Zehenzwischenräume massiv exsudativ und übelriechend: Bakterielle interdigitale Infektion!
- Zehennägel verdickt und verfärbt, vom Nagelbett abgehoben, distal subungual vermehrtes Hornmaterial: Tinea unguis (Tinea unguium)

CAVE: Fälschlich mit Kortisonssalben behandeltes Unterschenkel- „Ekzem", auch mit zusätzlichen Pusteln: sog. Tinea incognita.

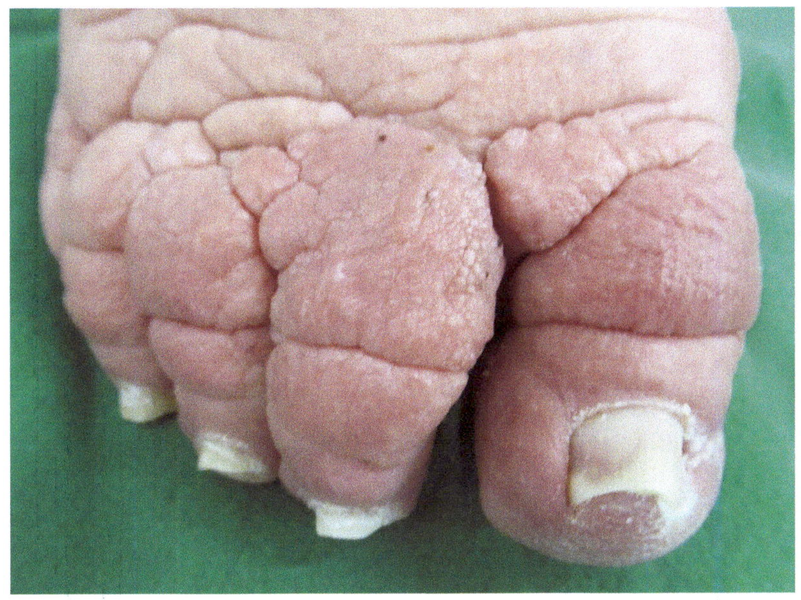

Abb. 27.4 **Distale subunguale Onychomykose, Onychodystrophie und Tinea pedis.** Lymphologisch deformierte Haut an Fuß und Zehen

27.5 Welche prädisponierenden Faktoren fördern bei Lymphödem zusätzlich die Entwicklung einer Mykose?

Patienten mit Lymphödem scheinen besonders von Tinea pedis und Onychomykose betroffen zu sein. Zudem prädisponieren

- genetische Faktoren,
- männliches Geschlecht,
- Hyperhidrose,
- Rauchen,
- Diabetes mellitus und andere Stoffwechselerkrankungen,
- Durchblutungsstörungen,
- Angiopathien,
- periphere Neuropathien,
- Fuß- und Zehenfehlstellungen,
- okklusives Schuhwerk, speziell Arbeitsschuhe,
- Traumata z. B beim Sport,
- Benutzung von öffentlichen Einrichtungen wie Bäder und Saunen,
- Teppichböden in Hotels,
- Mitbewohner im eigenen Haushalt,
- Lebensalter

zu einer Infektion.

27.6 Welche Diagnostik ist bei lymphologischen Patienten angezeigt?

Sowohl die Tinea pedis als auch die Onychomykose sind Blickdiagnosen. Nach der Anamnese inklusive Reiseanamnese, um untypisch Infektionsmöglichkeiten aufzudecken und der körperlichen Untersuchung folgt ein Erregernachweis im Nativpräparat (Abb. 27.5) sowie eine Pilzkultur zur Erregerbestimmung.

Da eine Pilzinfektion bei lymphologischen Patienten zu der erheblichen Komplikation „Erysipel“ führen kann, sollte immer ein Erregernachweis veranlasst werden, um spezifisch therapieren zu können.

27

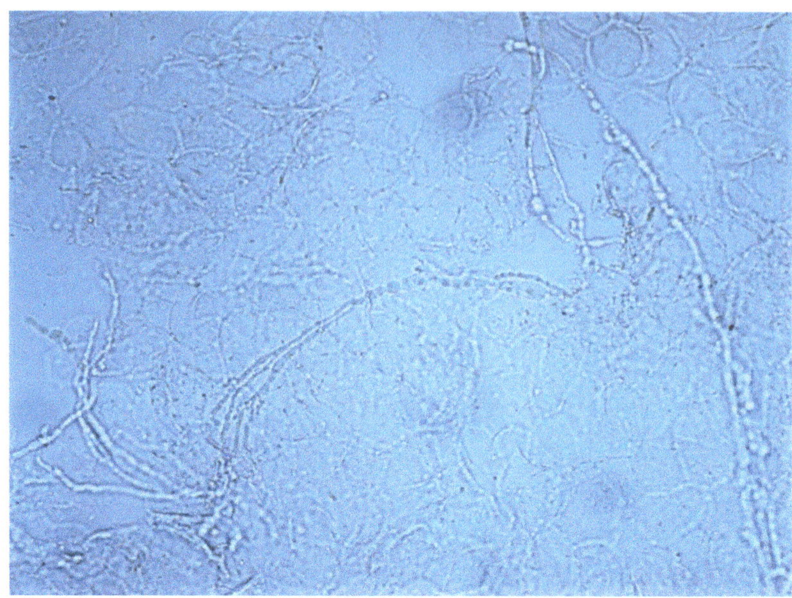

Abb. 27.5 **T. rubrum im Nativpräparat.** (Mit freundlicher Genehmigung aus der Sammlung von H.-J. Tietz)

Die Kombination aus Direktnachweis unter dem Mikroskop und einer Pilzkultur ist der Goldstandard (Wollina et al. 2016).

Eine Entnahme von Hautmaterial aus dem Randbereich des Befalls durch mechanische Abtragung gelingt einfach. Der direkte Erregernachweis erfolgt mittels Kalilaugen-Nativpräparat. Die Hautschuppen werden in 20 %iger Kalilauge aufgelöst und direkt mikroskopiert (Nenoff et al. 2014). Gesehen werden Hyphen oder Sporen, wie auch bei den ebenfalls möglichen histologischen Untersuchungen, die jedoch alleine keinen Hinweis auf Art- oder Gruppenzugehörigkeit zulassen.

Um den genauen Erreger zu identifizieren wird aus dem gewonnenen Material eine Kultur angelegt und ggf. die Therapie nachjustiert (Abb. 27.6). Diese Kultivierung ist zeitintensiv. Sie dauert zwei bis drei Wochen, da die Keime bei 28 °C bis 30 °C bebrütet werden um allen Pilzen eine Entwicklung zu ermöglichen.

Bei klinischem Verdacht auf eine Mykose und negativem Nativpräparat sowie Pilzkultur kann eine histopathologische Untersuchung durchgeführt werden (Abb. 27.7).

Alternativ ist der molekulare Nachweis von erregerspezifischen Genabschnitten mittels Polymerase-Kettenreaktionen (PCR) möglich (Abb. 27.8).

27.7 Wann beginne ich mit welcher Therapie? Warum ist die Onychomykose für Lymphpatienten besonders gefährlich? Die Autoinokulation

Nach der Blickdiagnose, der Entnahme des Nativpräparats und der Anlage zur Kultivierung sollte das Ergebnis der Bebrütung nicht abgewartet werden. Die medikamentöse Therapie kann ohne konkreten

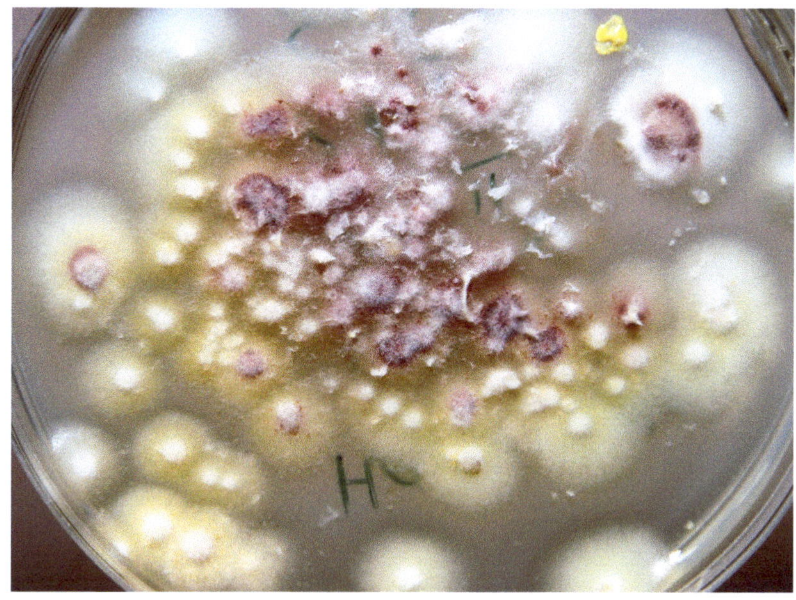

Abb. 27.6 **T. rubrum in der Kultur.** (Mit freundlicher Genehmigung aus der Sammlung von H.-J. Tietz)

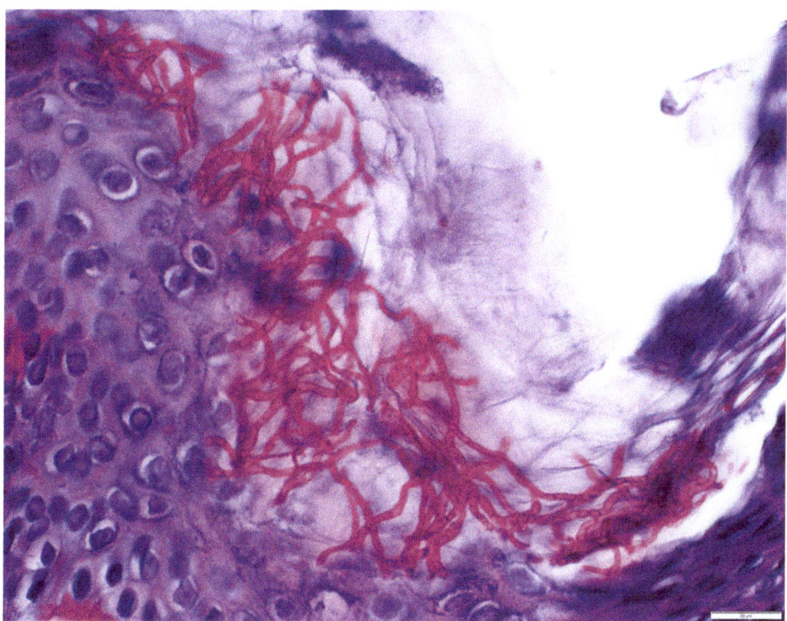

Abb. 27.7 **T. rubrum in der Histologie (PAS-Färbung).** (Mit freundlicher Genehmigung aus der Sammlung von H.-J. Tietz)

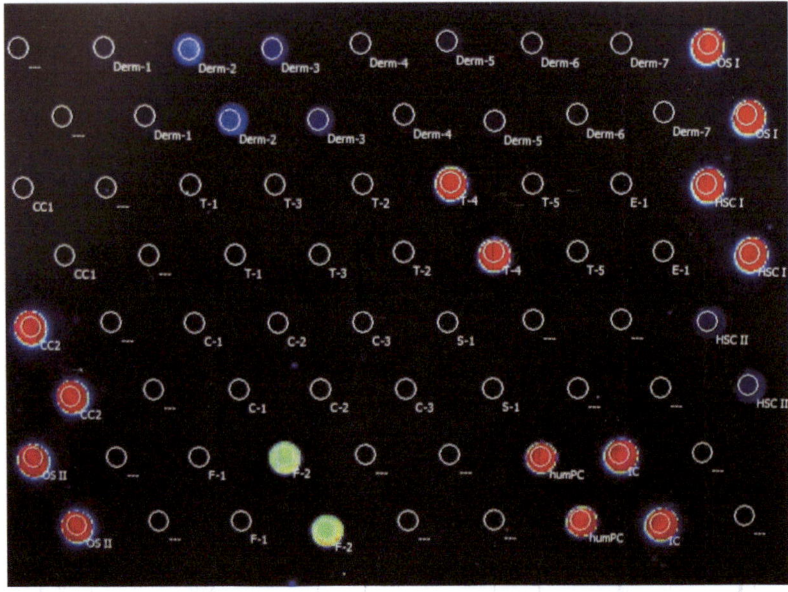

Abb. 27.8 T. rubrum in der PCR (Microarray, EUROIMMUN). (Mit freundlicher Genehmigung aus der Sammlung von H.-J. Tietz)

Erregernachweis beginnen. Oberflächliche Pilzinfektionen sollten topisch therapiert werden. Systemische Therapeutika sind therapierefraktären oder tiefen Mykosen der Haut vorbehalten.

- Dermatomykose
  - Dermatophyten können mit Azolen oder dem Allylamin-Derivat Terbinafin behandelt werden.
  - Bei Hefepilzen ist Nystatin das Therapeutikum der Wahl.
  - Bei Schimmelpilzen ist Amphotericin B als Breitspektrum-Antimykotikum für die Therapie geeignet.
  - ggf. erfolgt eine Justierung der Therapie nach dem Erregernachweis in der Kultur.
- Tinea pedis
  - Eine topische Therapie ist bei unkompliziertem Befund an der Fußhaut ausreichend. Hierzu appliziert man Ciclopiroxolamin oder ein Imidazol Derivat als Creme 1 × täglich auf beiden Füßen plantar, ggf. auch dorsal, in den Spatien und den Fußkanten zirkumpedal.
  - Um die Anzahl der Sporen zu reduzieren und die Erregerlast zu verringern, wird das Abtragen der Hornhaut und Abschleifen des Nagels durch eine professionelle medizinische Fußpflege empfohlen.
  - Eine chemische Keratolyse mit Harnstoff kann zusätzlich in Erwägung gezogen helfen.
  - Bei hartnäckigem oder ausgeprägtem Befund kann eine systemische Therapie mit Antimykotika wie Terbinafin, Itraconazol, oder Fluconazol in Erwägung gezogen werden.
- Onychomykose
  - Eine zeitkonsumierende und aufwendige Sanierung erfordert eine Onychomykose bei Lymphödempatienten. Befallene Nägel sind ein Erregerreservoir, sie stellen eine Gefährdung dar (Wollina et al. 2016). Sie können nicht nur jederzeit erneut die Füße

reinfizieren, sondern auch zur Infektion mit Pilzen an anderen Stellen des Körpers durch Autoinokulation führen. Häufig sind sie Ausgangspunkt rezidivierender Erysipele bei chronischem Lymphödem. Dennoch sind die früher propagierten Nagelextraktionen nicht hilfreich, da der nachwachsende neue Nagel erneut mit Sporen befallen ist und die Infektion so nicht gebannt werden kann.

- Der kombinierten systemischen Sanierung von Nagel, Nagelbett, Zwischenzehenräumen und Fußsohle ist in der Therapie der Vorgang einzuräumen.
- Die Dauer der Therapie und die Ausheilung des Befundes ist von der Wachstumsgeschwindigkeit des infizierten Nagels abhängig. Er muss vollständig aus seinem Bett herauswachsen und deshalb ist sie in aller Regel nicht kürzer als ein Jahr! Eine Wachstumsbeschleunigung zur Therapieverkürzung ist nicht möglich.
- Bei der Therapie der Onychomykose ist die Aufklärung und Erläuterung der Erkrankung bedeutsam, um sich der Therapieadhärenz des Patienten zu versichern. Man sollte den Patienten ausführlich über Dauer und Aufwand der Therapie aufzuklären. Durch die lange und zeitintensive Therapie kommt es sonst häufig zu Therapieabbrüchen und Rezidiven. Konsequente Kooperation des Patienten und regelmäßige Befundkontrollen durch den Arzt verbessern die Heilungschancen.
- In den meisten Fällen besteht eine Koinfektion mit Tinea pedis. Daher sollte immer eine lokale Therapie der umliegenden Haut und des Nagels mit einem topischen Antimykotikum durchgeführt werden. Abtragen der Hornhaut und Abschleifen des Nagels durch eine professionelle medizinische Fußpflege, ggf auch eine chemische Keratolyse mit Harnstoff sind angezeigt.
- Sind mehr als 50 % der Nagelplatte und/oder die Matrix befallen wird zusätzlich zu der lokalen Therapie eine systemische Therapie einleitet. Vor der Einleitung sollte erneut eine Kultur angelegt werden, damit man bei Bedarf das Präparat anpassen kann. Es stehen systemische Antimykotika wie Terbinafin, Itraconazol, Fluconazol und Griseofulvin zur Verfügung.

27.8 Welche Prognose gibt es? Restitutio ad integrum?

Da eine erneute Infektion jederzeit möglich ist, fallen Prävention und Sanierung von Mykosen – nicht nur bei Lymphödempatienten – eine entscheidende Rolle zu.

- Dermatomykosen
  Eine vollständige Abheilung ohne bleibende Hautschäden kann bei oberflächlichen Pilzinfektionen der Haut bei konsequenter Behandlung prognostiziert werden. Jedoch ist bei zugrunde liegenden chronischen Hautveränderungen des Lymphödems häufiger mit Rezidiven zu rechnen. Bei tiefen Dermatomykosen ist mit einer längeren Therapie, meist systemisch und topisch, zu rechnen. Diese heilen gelegentlich narbig ab.
- Tinea pedis
  Der Fußpilzerreger ist für den Menschen quo ad vitam ungefährlich. Der Verlauf ist jedoch meist chronisch ohne Selbstheilungstendenz. Die infizierte Haut begünstigt das Milieu für Bakterien. Die Tinea pedis kann der Ausgangspunkt für andere Pilzinfektionen sein, z. B. Tinea unguium.
  Autoinokulation auf andere Hautareale wie z. B. die Hände im Sinne einer „one hand two feet Infektion“ ist möglich. Auch kann der Pilz den angrenzenden Nagelapparat infizieren.

- Oft bleibt eine Pilzinfektion jahrelang unerkannt. Der Zehenzwischenraum des Kleinzehs ist dann oft ein Reservoir für Fadenpilze mit allen Risiken, die der Mazeration der Epidermis folgen können. Die Infektion der Haut kann das Erysipel bahnen.
- Onychomykose
- Eine Pilzerkrankung der Nägel, speziell der Fußnägel, muss medikamentös behandelt werden, sonst droht eine Progression des Befundes bis hin zur Entzündung der tiefen Hautschichten wie z. B. Paronychie, Erysipel oder Phlegmone. In den seltensten Fällen wächst der unbehandelte Pilz mit dem Hornmaterial heraus (Tietz 2017). Patienten mit chronischen Erkrankungen der Extremitäten – wie z. B. Lymphödem – müssen frühzeitig therapiert werden, denn das Lymphödem ist häufig ein Wegbereiter für ein Erysipel (▶ Kap. 25) und umgekehrt sind rezidivierende Erysipele ursächlich für Störungen des Lymphabtransports (▶ Kap. 26).

27.9 Welche Prävention soll ich meinen Patienten mit Lymphödem empfehlen?

Die beste Prävention einer Infektion ist die intakte Haut. Pilze profitieren von einem feucht warmen Klima, daher wird empfohlen in Schwimmbädern, Saunabereichen und Hotelanlagen stets Schuhwerk zu tragen. Nach dem Duschen oder Baden sollten alle Hautfalten und Zehenzwischenräume, Leisten und Hautlappen sorgfältig mithilfe eines Handtuchs oder eines Föhns getrocknet werden. Danach empfiehlt es sich, den gesamten Körper, mit Aussparung der Hautfalten, mit einer feuchtigkeitsspendenden Creme zu pflegen. Kleine Verletzungen und auch das Schuhwerk können mit einem Desinfektionsmittel eingesprüht werden. Tritt eine Mykose unter antimikrobieller Chemotherapie auf sollte die Indikation kritisch geprüft werden. Antibiotika greifen die residente physiologische Flora aus apathogenen Keimen wie z. B. *Staphylococcus epidermidis*, Propioni- und Corynebakterien an und verändern somit das lokale Mikrobiom. Dadurch werden pathogene Keime selektiert.

Das Waschen von Strümpfen und Handtüchern, der tägliche Wechsel der Socken und das Einsprühen der Schuhe ist besonders wichtig zur Prävention. Der Waschgang bei 60 °C oder unter Zusatz von Desinfektionsmitteln wird empfohlen. Die Reinigung von Teppichböden und Fußmatten kann in Erwägung gezogen werden.

27.10 Was ist „lymphologisch" wichtig zu wissen?

Anders als bei Lymphödem und Erysipel gibt es keine bislang gesicherten wechselseitigen Beziehungen zwischen lymphovaskulären Erkrankungen und Pilzinfektionen der Haut und Zehennägeln.

Der Arzt sollte im lymphologischen Alltag (klinische Untersuchung, therapeutische Anwendung, z. B. KPE) mit dem klinischen Bild einer Fadenpilz- oder Sproßpilz-Infektion des Körpermantels vertraut sein („Blickdiagnostik"), um den Ansprüchen einer personalen Ästhetik und Umfeldhygiene zu entsprechen. Hautbarrierestörungen sind zu beseitigen, da sie als Eintrittspforten für Bakterien, insbesondere Streptokokken (Erysipel) fungieren können.

Erysipele entstehen auf dem Boden von Lymphödemen. Die Sanierung der Eintrittspforten ist neben der spezifischen Therapie des Erysipels durch Keimeradikation und Ödembewältigung wesentlicher Bestandteil der Behandlung und Baustein der Rezidivprophylaxe.

Sproßpilz-Infektionen (Candidosen) befallen typischerweise Umschlagfalten der Haut (Intertrigines) und führen zu roten, leicht erosiven und nässenden Flächen und weisen kleine gleichartige Satelliten („Streuung") auf.
Fadenpilzinfektionen der Haut bieten rote schuppende („erythematöse-squamöse") Flächen. Diese sind zumeist unilateral oder bilateral, dann aber auffällig asymmetrisch verteilt. Charakteristisch ist eine elevierte leistenartige Begrenzung zur noch normalen Haut. Am Fuß sind zumeist die lateralen dritten und vierten Zehenzwischenräume mit weißlich verquollenen („mazerierten") Horn und nur leichtem Nässen, aber deutlichem Juckreiz betroffen. Der Nagelapparat der Großzehen ist der übliche Infektionsort der Tinea unguium und fällt durch gelbliche Nagelverfärbung und subunguale weißliche bröckelige Hyperkeratosen an den (distalen) Spitzen auf.

Was tun? Ermunterung zu einer Eigenbehandlung oder ist eine hautärztliche Betreuung notwendig?

- Eine prätherapeutische Pilzidentifikation ist unerläßlich (mikroskopischer Direktnachweis, auch spezifische Pilzkultur).
- Die sachgerechte Auswahl des Antimykotikums und häufig notwendige Begleitmaßnahmen sind weitere Gründe, die Beseitigung der Hautläsion(en) und die Pilzsanierung dem Dermatologen zu überlassen.
- Dem auch haut-infektiologisch erfahrenen lymphologisch tätigen Arzt obliegt die wichtige Ersterkennung von Mykosen an Haut und Nägeln.
- Konsequente Hautpflege zur Prävention von Mykosen.
- Kurzzeitige Weiterführung der Therapie bei abgeheilter, symptomfreier Haut.
- Proaktive antimykotische Therapie der Prädilektionsstellen.

Bei Onychomykose
- Patient sehr ausführlich aufklären, dass die Therapie bei täglicher Anwendung mindesten ein Jahr dauert.
- Gut angepasste Kompression und Schuhwerk.
- Socken und Handschuhe bei mindestens 60 °C waschen.

Zur Prophylaxe der Tinea pedis:
- In öffentlichen Einrichtungen geeignetes Schuhwerk tragen (Schwimmbad, Sauna, Hotel).
- Desinfektion von Schuhen und Strümpfe mit einem pilzwirksamen Desinfektionsmittel.

Literatur

Dissemond J, Jockenhöfer F, Miller A, Kurzhals G, Noori S, Reich-Schupke S, Schlaeger M, Schubert E, Stücker M, Weberschock T, Jungkunz HW (2018 Apr) Dermatosen bei dermaler Lymphostase. J Dtsch Dermatol Ges 16(4):512–524. ▶ https://doi.org/10.1111/ddg.13496_g PMID: 29645385

Lipner SR, Scher RK (2019 Apr) Onychomykose: clinical overview and diagnosis. J Am Acad Dermatol 80(4):835–851. ▶ https://doi.org/10.1016/j.jaad.2018.03.062 Epub 2018 Jun 28 PMID: 29959961

Nenoff P, Krüger C, Schaller J, Ginter -Hanselmayer G, Schulte-Beerbühl R, Tietz H-J (2014 August) Mykologie – ein Update Teil 2: Dermatomykosen: Klinisches Bild und Diagnostik. J Dtsch Dermatol Ges 29 ► https://doi.org/10.1111/ddg.12420_suppl

Ruhnke M, Groll A-H, Mayser P, Ullmann A J, Mendling W, Hof H, Denning DW, The University of Manchester in association with the LIFE program (2021) Estimated burden of fungal infections in Germany. Gaffi

Seebacher C et al. (1997) Onychomykose. AWMF Leitlinie

Seebacher C et al. (2005) Tinea der freien Haut. J Dtsch Dermatol Ges 11:921–926

Tietz HJ (2017) Onychomykose bei Erwachsenen und Kindern. Erfolgreiche Therapie in der täglichen Praxis. Der Allgemeinarzt 39:42–47

Tietz H-J, Gunkel U. (2021) Mykosen bei Kindern und Erwachsenen. Consilium Themenhaft 01/2021, InfectoPharm Arzneimittel und Consilium GmbH. ISSN 2365–7618

Wollina U et al. (2016) Diagnostik und Therapie von Nagelerkrankungen. Dtsch Arztebl Int 113:509–518. ► https://doi.org/10.3238/arztebl.2016.0509

Ernährung und Lymphologie

Inhaltsverzeichnis

Ernährung und Lymphologie. Insulinresistenz und Inflammation

Gabriele Faerber

Inhaltsverzeichnis

M. E. Cornely et al. (Hrsg.), *Angewandte Lymphologie*,
https://doi.org/10.1007/978-3-662-61452-5_28

Editor's Tip

Auch bei lymphologischen Erkrankungen ist die Adipositas eine zusätzliche Morbidität, die zur Aggravation der Grundkrankheit führt. Der epidemischen Ausbreitung von Übergewichtigkeit kann nur mit individueller und langfristiger Ernährungsumstellung begegnet werden:

- Hyperinsulinämie reduzieren,
- Die Inflammation bekämpfen,
- Lymphfluss verbessern.

28.1 Warum ist eine Hypoproteinämie bei lymphologischen Erkrankungen zu vermeiden?

In der Literatur findet sich wenig über die Bedeutung der Ernährung in der Lymphologie. In den aktuellen Leitlinien zur Therapie des Lymphödems (Koller et al. 2017) wird lediglich allgemein die Adipositasprophylaxe empfohlen sowie auf spezielle Ernährungsformen bei chylösen Ergüssen, beim lymphostatischen Eiweißverlust und beim chylösen Refluxsyndrom verwiesen (Lymphology 2013, Wu Pan et al. 2016). Immer noch wird beim Lymphödem von einigen Ärzte eine eiweißarme Diät propagiert, vermutlich unter der abwegigen Vorstellung, dass hierdurch das proteinreiche Ödem gebessert werden könnte. Das Gegenteil ist der Fall: Eine Hypoproteinämie kann bekanntermaßen selbst zu Ödemen führen, so dass für Lymphödempatienten und Lipohyperplasia dolorosa-Patientinnen eine optimale Eiweißversorgung essenziell ist, eine Eiweißmangelernährung hingegen die Symptomatik verschlechtert.

28.2 Adipositasepidemie und ihre Auswirkungen auf Lymphödem und Lipohyperplasia dolorosa

In der täglichen Praxis werden wir jedoch von einer anderen Entwicklung geradezu überrollt: Wir sehen immer mehr schwerst adipöse Patientinnen mit Lymphödemen. Weniger als 30 % aller Lymphödempatientinnen sind normalgewichtig (Reich-Schupke 2014), das Adipositas-assoziierte Lymphödem stellt inzwischen den größten Anteil unter den sekundären Lymphödemen. Die Adipositas bewirkt aber bei allen Lymphödemen eine signifikante Verschlechterung der Lymphgefäßfunktion, auch bei einem vorbestehenden primären Lymphödem und bei postoperativen oder anderen sekundären Lymphödemen (Faerber 2014, Shaw C et al. 2007).

28.2.1 Wie sieht es bei LiDo aus?

Hier schwanken die Angaben zum Anteil adipöser Patientinnen je nach klinischem oder ambulantem Umfeld zwischen mehr als 50 (Reich-Schupke 2014) bis 88 % (Bertsch 2018). Die bei ihnen im Verlauf zu beobachtenden sekundären Lymphödeme sind in aller Regel Folge der Adipositas, nicht der Lipohyperplasia dolorosa.

28.2.2 Wie entwickelt sich die Adipositas in der Bevölkerung?

Diese Zahlen spiegeln die allgemeine Entwicklung in Deutschland wider. Am Ende ihres Berufslebens sind inzwischen 74,2 % der Männer und 56,3 % der Frauen übergewichtig. Seit einigen Jahren stagniert die Zahl der Übergewichtigen nicht: Der Anteil der Adipösen betrug im Jahr 2000 12 %, in 2009 lag er bei 15 %. Es folgte ein sprunghafter Anstieg auf 23,6 % im Jahr 2015.

Insbesondere bei den über 65-Jährigen hat der Anteil der Personen mit morbider Adipositas (BMI ≥ 40) in der Zeit von 1999 bis 2013 bei den Männern um 300 % und bei den Frauen um 175 % zugenommen (DGE aktuell Februar 2017).

28.2.3 Welche Ursachen hat die Adipositasepidemie?

Viele Ursachen tragen dazu bei, dass es im Laufe des Lebens zur Gewichtszunahme kommt:

- Familiäre Disposition (Stunkard et al. 1986),
- Medikamente,
- endokrinologische und psychische Erkrankungen,
- niedriger Sozial- und Bildungsstatus (Schienkiewitz et al. 2017),
- Lebensstil.

Für die rasante Ausbreitung der Adipositasepidemie ist aber vor allem der heutige Lebensstil verantwortlich, denn Essen ist überall und immer verfügbar, wird aber immer seltener frisch zubereitet. Feste Essenszeiten in der Familie gibt es immer weniger, stattdessen werden fett- und zuckerreiche Fertigprodukte „to go" ganztägig konsumiert (Convenience food) (Cameron et al. 2010).

Nicht nur deshalb ist unsere Umwelt obesigen: Schon die meisten Kinder, auf jeden Fall aber Berufstätige, sitzen täglich viel zu lange in geschlossenen Räumen und bewegen sich zu wenig. Dazu kommen chronischer Stress und Schlafmangel (Rosmond et al. 1998, Watanabe et al. 2010, Hasler et al. 2004).

28.2.4 Welche Auswirkungen auf Erkrankungen des Lymphgefäßsystems werden vermutet?

Während unter den Folgeerkrankungen der Adipositas die kardiovaskulären und orthopädischen Erkrankungen, das metabolische Syndrom und der weltweit zu beobachtende rasante Anstieg des Diabetes Typ II viel Beachtung finden (Gregg et al. 2017), sind die Auswirkungen der Adipositas auf Erkrankungen des Lymphsystems kaum bekannt. In der S3-Leitlinie der Deutschen Adipositas Gesellschaft wird das sekundäre Lymphödem bei der Auflistung der Folgeerkrankungen der Adipositas überhaupt nicht erwähnt ([DAG] 2014).

Auch wenn mechanische Faktoren wie das Gewicht des abdominalen Fetts und der Fettschürze sowie die zunehmende Immobilität den Lymphabfluss erschweren (Quirion 2010, Herpertz 2010), kommt wahrscheinlich den metabolischen und proinflammatorischen Folgen der Adipositas die entscheidende pathophysiologische Bedeutung zu (Karaman et al. 2015, 2016).

28.3 Makronährstoffe: Fette, Kohlenhydrate, Proteine – wie viel von was ist gesund?

Ein Gramm Fett hat neun Kilokalorien (39 kJ), ein Gramm Kohlenhydrate nur vier (17 kJ).

Gesättigte Fette wurden seit den siebziger Jahren des letzten Jahrhunderts von Ernährungsgesellschaften und medizinischen Fachgesellschaften als Hauptverursacher von Hypercholesterinämie, Herz- und Gefäß-Erkrankungen beschuldigt. Die Nahrungsmittelindustrie stellte daraufhin die Produktion um, reduzierte das Fett und setzte stattdessen Zucker als Geschmacksträger zu.

Als fatale Empfehlung für eine gesunde Ernährung galt jahrzehntelang für übergewichtigen Menschen:

- Kalorien zählen,
- fettarm, dafür kohlenhydratreich essen,
- mehrere kleinen Mahlzeiten am Tag zu sich nehmen.

Das spart zwar Kalorien pro Mahlzeit, aber das Essen macht nicht satt, weshalb mehr gegessen wird.

28.3.1 Fettverzicht oder mehr gesunde Fette: Was wirkt antiinflammatorisch?

Tatsächlich sollten die Empfehlungen zum Fettverzehr darauf abzielen, mehr gesunde Fette zu essen, also Fettmodifikation statt Fettverzicht zu betreiben.

Wünschenswert ist ein möglichst hoher Anteil antiinflammatorisch wirkender Omega-3-Fettsäuren aus pflanzlichen und marinen Quellen und ein möglichst geringer Anteil proinflammatorischer Omega-6-Fettsäuren. Sie finden sich vor allem in Pflanzenölen wie Traubenkern-, Sonnenblumen-, Distel-, Maiskeim-, und Weizenkeimöl. Diese sollten allesamt vermieden werden.

Anzustreben ist ein Verhältnis von 1:3 bis 1:5, tatsächlich liegt es in Deutschland eher bei 1:15 bis 1:25.

KeyNote

Gute und schlechte Fette

Gute Fette:

- Omega-3-Fettsäuren in fetten Fischen
- Milchprodukte mit natürlichen Transfetten
- Wegen ihres höheren Gehaltes an Omega-3-Fettsäuren und konjugierter Linolsäure sind vollfette Milchprodukte aus Weidehaltung zu empfehlen.

Schlechte Fette:

- Traubenkern-, Sonnenblumen-, Distel-, Maiskeim- und Weizenkeimöl.
- Industrielle Transfette, also künstlich gehärtete Fette

Gute Quellen von Omega-3-Fettsäuren sind fette Fische (Hering, Makrele, Wildlachs, Thunfisch). Für eine gute Omega-3-Versorgung ist Leinöl nicht ausreichend. Die darin reichlich enthaltene pflanzliche Alpha-Linolensäure kann die lebenswichtigen marinen Omega-3-Fettsäuren nicht ersetzen, da sie nur in geringem Maße in die lebenswichtige Eicosapentaensäure (EPA) und gar nicht in die Docosahexaensäure (DHA) umgewandelt werden kann, sie reduziert aber die zu den Omega-6-Fettsäuren zählende Arachidonsäure (Stossier et al. 2009).

Unbedingt zu meiden sind industrielle Transfette, also künstlich gehärtete Fette, die z. B. in vielen Backwaren wie Croissants, Keksen, Donuts, in Pommes frites, Pizza und Chips, aber auch in Fertigpanaden und sogar in Müsliriegeln vorkommen. Im Gegensatz dazu fanden sich für die in Milchprodukten enthaltenen natürlichen Transfette positive Wirkungen auf HDL, Entzündungsmarker und Gefäßgesundheit. Wegen ihres höheren Gehaltes an Omega-3-Fettsäuren und konjugierter Linolsäure sind vollfette Milchprodukte aus Weidehaltung zu empfehlen (Hoenselaar 2012, Sofi 2010).

28.3.2 Magermasse und Sättigung. Wie viel Eiweiß braucht der Körper mindestens täglich?

Der Proteinbedarf wird meistens in % der Gesamtkalorienzufuhr angegeben. Empfohlen wurden z. B. 15 Energieprozent.

Tatsächlich hängt der Proteinbedarf aber vom Körpergewicht und der zu erhaltenden Magermasse ab, nicht von der Gesamtkalorienzufuhr. Zahlreiche neuere Arbeiten (Westerterp-Plantega et al. 2012) gehen von einem Bedarf von mindestens 1 bis 1,2 g pro kg Normalgewicht aus.

Die meisten Ernährungsempfehlungen stammen aus einer Zeit, in der Menschen körperlich viel mehr leisten mussten. Die Berechnung zeigt das Dilemma:

- Ein körperlich schwer arbeitender, 80 kg schwerer Mann mit einem täglichen Energiebedarf von 3000 oder gar 4000 Kilokalorien käme bei 15 Energieprozent aus Protein auf 450–600 Kilokalorien aus Protein, das entspräche 112 bis 150 g Protein. Ausgehend von seinem Gewicht errechnet sich ein Proteinbedarf von 96 g, entsprechend knapp 400 Kilokalorien, also weniger als 15 Energieprozent. Derselbe Mann braucht als Schreibtischarbeiter wesentlich weniger Energie, vielleicht 2000 bis 2300 Kilokalorien.

Braucht er deshalb weniger Eiweiß?

- Nein, er braucht genau die gleiche Menge, die entspricht aber dann schon ca. 20 Energieprozent. Dabei bliebe es auch, wenn dieser Mann Gewicht verlieren wollte und nur noch 1500 Kilokalorien zu sich nähme, prozentual würde der Anteil weiter anwachsen.

Aus diesem Rechenbeispiel wird klar, dass die prozentuale Berechnung des Proteinbedarfs keinen Sinn ergibt. Gerade bei einer Gewichtsreduktion ist die Erhaltung der Magermasse von entscheidender Bedeutung, um eine Verringerung des Grundumsatzes, eine der Hauptursachen des Jo-Jo-Effekts, zu vermeiden.

KeyNote

Proteine sättigen besser und länger als Kohlenhydrate oder Fette und führen dadurch zu einer geringeren Kalorienaufnahme bei den folgenden Mahlzeiten (Anderson et al. 2004; Leidy HJ 2015).
Ein Bedarf von mindestens 1,0 bis 1,2 g pro kg Normalgewicht sollte zugrunde gelegt werden.

Liegt bei einer prädiabetischen oder diabetischen Stoffwechsellage bereits eine Leberverfettung vor, reduziert eine hochnormale Proteinzufuhr außerdem den Fettgehalt der Leber, verbessert Leberenzyme, Entzündungsparameter und Insulinresistenz (Markova et al. 2017). Eine Schädigung der Nierenfunktion bei gesunden Erwachsenen kann bei einer Zufuhr von 1,2 g/KG ausgeschlossen werden (Devries et al. 2018); lediglich bei fortgeschrittener chronischer Niereninsuffizienz soll die Eiweißzufuhr auf 0,8 bis 1,0 g/KG begrenzt werden (Hamdy et al. 2008).

28.3.3 Braucht der Körper täglich Kohlenhydrate?

Grundsätzlich kann der Körper durch Glukoneogenese die z. B. für den Gehirnstoffwechsel benötigte Glukose – das Gehirn ist zu 20–25 % von Glukose abhängig – selbst herstellen.

Essenzielle Fettsäuren und Aminosäuren müssen mit der Nahrung unbedingt zugeführt werden, Kohlenhydrate hingegen nicht.

Im Gegensatz zum Proteinbedarf ist die Menge an Kohlenhydraten, die der Organismus ohne Probleme verarbeiten kann, neben genetischen Faktoren ganz entscheidend von der körperlichen Aktivität abhängig. Es sollten vor allem komplexe Kohlenhydrate aus Gemüse und Salat gegessen werden, da diese Lebensmittel die für unsere Darmbakterien dringend benötigten Ballaststoffe enthalten, für die eine tägliche Mindestzufuhr von 30 g am Tag empfohlen wird (Duncan et al. 2007).

KeyNote

Als Faustregel für Gemüse und Salat kann gelten: Zweimal zwei große Hände voll pro Tag.

Je weniger hoch verarbeitete kohlenhydrathaltige Lebensmittel, wie z. B. Brot, verzehrt werden, desto besser.

Industriell hergestelltes Fein- oder Mischbrot erhöht den Blutzuckerspiegel und damit die Insulinsekretion extrem stark: Selbst Weizenvollkornbrot hat einen höheren glykämischen Index als Haushaltszucker. Getreide hat außerdem ein ungünstiges Verhältnis von Omega-6- zu Omega-3-Fettsäuren und enthält weitere Inhaltstoffe wie Lektine und Amylase-Trypsin-Inhibitoren (ATI), die proinflammatorisch wirken können (Cordain 2011).

28.4 Gibt es eine lymphprotektive Ernährungsweise? Hyperinsulinämie reduzieren, die Inflammation bekämpfen

Insulin ist ein Masthormon: solange Insulin im Blut zirkuliert, wird nicht nur die Lipogenese gesteigert, sondern auch die Lipolyse blockiert.

Die Hyperinsulinämie führt zur Zunahme des viszeralen Fettgewebes und damit zur Bildung von proinflammatorischen Zytokinen (Abb. 28.1).

- Beim Lymphödem wird die Ödembildung durch die inflammatorisch erhöhte Kapillarpermeabilität und die

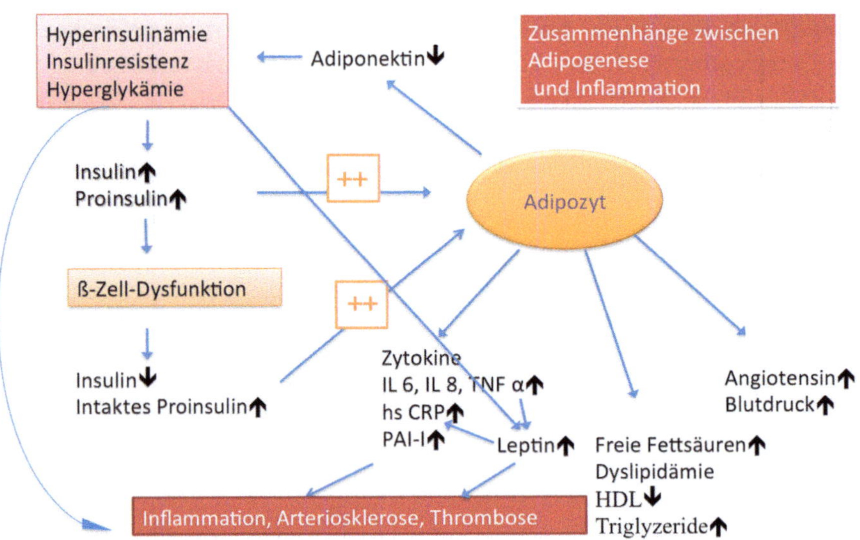

Abb. 28.1 Zusammenhänge zwischen Adipogenese, Insulinresistenz und Inflammation. Leptinerhöhung durch Hyperinsulinämie und TNF-alpha, Leptin aktiviert die Thrombozytenaggregation, aktiviert IL-6-Rezeptoren und damit CRP. (Modifiziert nach Pfützner 2005)

gesteigerte Retention von Wasser und Natrium verstärkt.

- Bei Lipohyperplasia dolorosa kommt noch die Östrogenwirkung des Fettgewebes hinzu: Insulin stimuliert die Aromatase, die wiederum im Fettgewebe die Umwandlung von Androstendion in Östron und von Testosteron in Östradiol bewirkt (Cohen 2001).

Die Ernährungsumstellung als therapeutische Maßnahme bei lymphologisch erkrankten Menschen muss also in erster Linie auf die Reduktion der Hyperinsulinämie bzw. die Durchbrechung der Insulinresistenz sowie auf die Bekämpfung der chronischen Entzündung abzielen (Abb. 28.2).

28.4.1 Was verursacht Hyperinsulinämie?

Hauptursachen für die Entstehung einer Hyperinsulinämie sind neben einer Reihe weiterer Faktoren (Abb. 28.3) Bewegungsmangel und der zu häufige Verzehr leicht verdaulicher Kohlenhydrate mit der Folge zahlreicher Blutzuckerspitzen und häufig vor allem dauerhaft erhöhter Insulinwerte.

Bei geringer bis mäßiger Insulinresistenz kann die Insulinsensitivität allein durch Veränderungen der Ernährungsgewohnheiten und des Lebensstils verbessert werden (Abb. 28.4).

Vermehrte körperliche Bewegung, vor allem Ausdauertraining im aeroben Belastungsbereich, fördert die Fettverbrennung,

Marker , Bildungsstätte	
Adiponektin Peptidhormon, Fettzellen; antiatherogen, antiinflammatorisch	**Niedrige Werte assoziiert mit:** viszeraler Adipositas (unterdrückt die Sekretion) Insulinresistenz und Hyperinsulinämie Dyslipidämie (hohe Triglyzeride, niedriges HDL) Inflammation Stress erhöhtem Risiko für Diabetes mell. Typ II, KHK
Intaktes Proinsulin Vorläufer von Insulin β-Zellen des Pankreas	**Erhöhte Werte assoziiert mit:** fortgeschrittener Dysfunktion der β-Zellen Prädiabetes erhöhtem kardiovaskulärem Risiko (stimuliert PAI-I, blockiert Fibrinolyse) weiterer Gewichtszunahme
Leptin Proteohormon, Adipozyten Regulation des Körpergewichts	**Hohe Werte assoziiert mit:** Leptinresistenz viszeraler Adipositas Hyperinsulinämie, β-Zell-Dysfunktion, hohen Triglyzeride, niedrigem HDL Inflammation
hs-CRP Akut-Phase-Protein Leber, Gefäßmuskelzellen	**HoheWerte assoziiert mit:** chronischer Inflammtion Insulinresistenz, erhöhtem Diabetes-II-Risiko Hypertension,metabolischem Syndrom Erhöhtem Risiko für vaskuläre Ereignisse
Plasminogen-Aktivator-Inhibitor-1 (PAI-1) v.a. viszerales Fettgewebe Hemmung der Fibrinolyse	**Hohe Werte assoziiert mit:** viszeraler Adipositas Inflammation und oxidativem Stress Erhöhtem Risiko für thrombembolische Ereignisse, Atherosklerose Insulinresistenz, metabolischem Syndrom, Diab.mell. Typ II
Inflammatorische Zytokine: **IL-6, IL-8, TNF-α** Viszerales Fettgewebe Stimulation von Entzündungsprozessen	**Hohe Werte assoziiert mit:** chronischer Inflammation viszeraler Adipositas Insulinresistenz, Diab.mell. Typ II vaskulären Ereignissen

Abb. 28.2 **Metabolische und inflammatorische Marker, Zytokine**

Abb. 28.3 Ursachen der Insulinresistenz

Ursachen der Insulinresistenz:

- **Fehlernährung:**
  - Überangebot an leicht verdaulichen Kohlenhydraten
  - Zu häufiger Verzehr von schnellen Kohlenhydraten („Snacken")
- **Bewegungsmangel**
- **Viszerale Adipositas**
- Alter
- Gene
- Störungen der Darmbarriere, Dysbiose
- Stress
- Schlafmangel
- Vitamin-D-Mangel, Mineralstoffmangel
- Rauchen

Labormarker	Empfehlungen zur Lebensführung	Empfehlungen zur Ernährung	Empfehlungen zur Nahrungsergänzung
Inflammation Marker: hs-CRP IL 6, IL8 TNFα **Metabolische Marker:** HOMA-IR Adiponektin Proinsulin intakt	**Entzündliche Erkrankungen ausschließen/behandeln** **Ggf. Darmsanierung** **Insulinsensitivität erhöhen durch:** Mehr Bewegung (v.a. aerob) Ausreichend Schlaf Stressabbau Gewichtsreduktion Reduktion der Mahlzeitenzahl Ggf. Intermittierendes Fasten Ggf. ketogene Ernährung	**Vermeidung von:** **Zucker, Fructose, verarbeiteten Kohlenhydraten, Transfetten, Omega-6-reichen Ölen Konservierungsstoffen und Zusatzstoffen, verarbeiteten Fleischprodukten, Fleisch aus Intensivmast, Weizen, artifiziellen Süßungsmitteln** **Gesunde Fette erhöhen:** Omega-3-Fettsäuren (Kaltwasserfische) Olivenöl, Nüsse und Samen, Fleisch und Milchprodukte (vollfett) bevorzugt von Weidetieren **Ballaststoffreiche Ernährung:** viel frisches Gemüse, mäßig Obst (vorzugsweise Beeren)	Fischöl Vitamine D, C, B, Präbiotika. Bei Bedarf: Zink, Magnesium, Mangan, Chrom, Selen, CoQ10. Grünteeextrakt (EGCG), Resveratrol, Kurkumin Knoblauch, Ingwer Rosmarin, Basilikum Gymnema silvestre Hormone: Ggf. DHEA (falls erniedrigt) Ggf. Progesteron (transdermal)

Abb. 28.4 Therapieempfehlungen bei Insulinresistenz und Inflammation

dient aber weniger dem Kalorienverbrauch, der meistens überschätzt wird, sondern in erster Linie der Steigerung der Insulinsensitivität der Muskelzellen (Church et al. 2010).

Vor allem stark übergewichtige Patientinnen fühlen sich im Wasser am wohlsten, weshalb gerade bei Ödemerkrankungen Bewegungsformen wie Aqua Cycling oder Aqua Jogging wegen der Wirkungen des hydrostatischen Drucks und des Wasserwiderstands besonders geeignet und effizient sind und außerdem eine Überlastung der Gelenke vermeiden.

28.5 Was ist „lymphologisch" wichtig zu wissen?

Eine Hypoproteinämie kann selbst zu Ödemen führen, sodass für LymphödempatientInnen und LiDo-Patientinnen eine optimale Eiweißversorgung essenziell ist, eine Eiweißmangelernährung hingegen die Symptomatik verschlechtert.

Die Adipositas bewirkt bei allen Lymphödemen und Lipohyperplasia dolorosa-Patientinnen eine signifikante Verschlechterung der Lymphgefäßfunktion.

- 70 % aller Lymphödempatientinnen sind nicht normalgewichtig.
- Zwischen 50 und 88 % aller LiDo-Patientinnen sind übergewichtig.

Faktoren wie das Gewicht der Fettschürze und Immobilität mögen den Lymphfluss erschweren, den metabolischen und proinflammatorischen Folgen der Adipositas kommt jedoch die entscheidende pathophysiologische Bedeutung zu.

Fettmodifikation statt Fettverzicht

Erreicht werden sollte ein hoher Anteil antiinflammatorisch wirkender Omega-3-Fettsäuren aus pflanzlichen und marinen Quellen und ein möglichst geringer Anteil proinflammatorischer Omega-6-Fettsäuren. Anzustreben ist ein Verhältnis von 1:3 bis 1:5.

Wegen ihres höheren Gehaltes an Omega-3-Fettsäuren und konjugierter Linolsäure sind vollfette Milchprodukte aus Weidehaltung zu empfehlen.

Unbedingt zu meiden sind industrielle Transfette, also künstlich gehärtete Fette.

Der Proteinbedarf hängt nicht von der Gesamtkalorienzufuhr, sondern vom Körpergewicht und der zu erhaltenden Magermasse ab. Ein Bedarf von mindestens 1,0 bis 1,2 g pro kg Normalgewicht sollte zugrunde gelegt werden.

Im Gegensatz zum Proteinbedarf ist die Menge an Kohlenhydraten, neben genetischen Faktoren ganz entscheidend von der körperlichen Aktivität abhängig.

Ballaststoffe: Eine tägliche Mindestzufuhr von 30 g am Tag aus Gemüse und Salat wird empfohlen.

Je weniger hoch verarbeitete kohlenhydrathaltige Lebensmittel, wie z. B. Brot, verzehrt werden, desto besser.

Die Ernährungsumstellung als therapeutische Maßnahme bei lymphologisch erkrankten Menschen muss in erster Linie auf die Reduktion der Hyperinsulinämie bzw. die Durchbrechung der Insulinresistenz sowie auf die Bekämpfung der Adipositas bedingten chronischen Entzündung abzielen.

Literatur

Anderson GH, Moore SE (2004) Dietary proteins and the regulation of food intake and body weight in humans. J Nutr 134(4):974S–S979. ► https://doi.org/10.1093/jn/134.4.974S

Bertsch T, Erbacher G (2018) Lipödem - Mythen und Fakten Teil 1. Phlebologie 47:84–92

Cameron JD, Cyr MJ, Doucet E (2010 Apr) Increased meal frequency does not promote greater weight loss in subjects who were prescribed an 8-week equi-energetic energy-restricted diet. Br J Nutr 103(8):1098–1101

Church TS, Blair SN, Cocreham S, Johannsen N, Johnson W, Kramer K, Mikus CR, Myers V, Nauta M, Rodarte RQ, Sparks L, Thompson A, Earnest CP (2010) Effects of aerobic and resistance training on hemoglobin A1c levels in patients with type 2 diabetes: a randomized controlled trial. JAMA 304:2253–2262

Cohen PG (2001) Aromatase, adiposity, aging and disease. The hypogonadal-metabolic-atherogenic-disease and aging connection. Med Hypotheses 56:702–708

Cordain L (2011) Getreide- das zweischneidige Schwert der Menschheit, Novagenics

Deutsche Adipositas Gesellschaft (DAG) 2014. S3-Leitlinie. Interdisziplinäre Leitlinie der Qualität S3 zur Prävention und Therapie der Adipositas. Stand April 2014. ▶ http://www.adipositas-gesellschaft.de/fileadmin/PDF/Leitlinien/S3_Adipositas_Praevention_Therapie_2014.pdf

Devries MC, Sithamparapillai A, Brimble KS et al. (2018) Changes in Kidney Function Do Not Differ between Healthy Adults Consuming Higher- Compared with Lower- or Normal-Protein Diets: A Systematic Review and Meta-Analysis. J Nutr 148(11):1760–75. ▶ https://doi.org/10.1093/jn/nxy197

Duncan SH et al. (2007) Reduced dietary intake of carbohydrates by obese subjects results in decreased concentrations of butyrate and butyrate-producing bacteria in feces. Appl Environ Microbiol 73:1073–1078

Faerber G (2014) Der übergewichtige Patient mit CVI oder Lymphödem: Risikofaktor oder Ursache? Vasomed. Bonner Venentage 26:10–11

Gregg EW et al. (2017) Global Health Effects of Overweight and Obesity. N Engl J Med 377:80–81 July 6

Hamdy O et al. (2008) Why WAIT program. Curr Diab Rep 8(5):413–420

Hasler G, Buysse J, Klaghofer R et al. (2004 Jun) The association between short sleep duration and obesity in young adults: a 13-year prospective study. Sleep 27(4):661–666

Herpertz U (2010) Ödeme und Lymphdrainage: Diagnose und Therapie von Ödemkrankheiten; mit 36 Tabellen, 4., überarb. und erw. Aufl. Stuttgart: Schattauer

Hoenselaar R (2012) Saturated fat and cardiovascular-disease: The discrepancy between the scientific literature and dietary advice. Nutrition 28:118–123

Karaman S, Hollmén M, Robciuc MR et al. (2015) Blockade of VEGF-C and VEGF-D modulates adipose tissue inflammation and improves metabolic parameters under high-fat diet. Molecular Metabolism. 4(2):93–105

Karaman S, Hollmén M, Yoon S-Y et al. (2016) Transgenic overexpression of VEGF-C induces weight gain and insulin resistance in mice. Sci Rep 6:31566

Koller M et al. (2017) Diagnostik und Therapie der Lymphödeme. AWMF ▶ https://www.awmf.org/leitlinien/detail/ll/058-001.html

Leidy HJ, Hoertel HA, Douglas SM et al. (2015 Sep) A high-protein breakfast prevents body fat gain, through reductions in daily intake and hunger, in „Breakfast skipping" adolescents. Obesity (Silver Spring) 23(9):1761–1764. ▶ https://doi.org/10.1002/oby.21185 Epub 2015 Aug 4

Markova M, Pivovarova O, Hornemann S et al. (2017 Feb) Isocaloric diets high in animal or plant protein reduce liver fat and inflammation in individuals with type 2 diabetes. Gastroenterology 152(3):571–585. ▶ https://doi.org/10.1053/j.gastro.2016.10.007y

Pfützner A., Kerner W (2005) Fallstricke in der Diabetesdiagnostik. MMW-Fortschr. Med. Nr. 12 / 2005 (147. Jg.) 223/47–246/50.

Quirion E. Recognizing and treating upper extremity lymphedema in postmastectomy/lumpectomy patients: a guide for primary care providers. J Am Acad Nurse Pract 22(9):450–9. 1

Reich-Schupke S (2014) Die besondere Rolle der Adipositas in der Lymphologie. Vasomed 5:230–236

Rosmond R, Dallmann MF, Björntorp P (1998 Jun) Stress-related cortisol secretion in men: relationships with abdominal obesity and endocrine, metabolic and hemodynamic abnormalities. J Clin Endocrinol Metab 83(6):1853–1859

Schienkiewitz A, Mensink GBM, Kuhnert R, Lange C (2017) Übergewicht und Adipositas bei Erwachsenen in Deutschland. Journal of Health Monitoring 2(2) Berlin: Robert Koch-Institut. ▶ https://doi.org/10.17886/RKI-GBE-2017-025

Shaw C, Mortimer P, Judd PA (2007) A randomized controlled trial of weight reduction as a treatment for breast cancer- related lymphedema. Cancer 110:1868–1874

So dick war Deutschland noch nie. Ergebnisse des 13. DGE-Ernährungsberichts zur Übergewichtsentwicklung. Presseinformation: Presse, DGE aktuell, Februar 2017

Sofi F, Buccioni A, Cesari F et al. (2010) Effects of a dairy product (pecorino cheese) naturally rich in cis-9, trans-11 conjugated linoleic acid on lipid, inflammatory and haemorheological variables: a dietary intervention study. Nutr Metab Cardiovasc Dis 20:117–124. ▶ https://doi.org/10.1016/j.numecd.2009.03.004

Stossier H, Bayer W (2009) Studie zum Einfluss von Leinöl und Fischöl als Quellen für Omega-3-Fettsäuren auf den Fettsäurestatus. Zs f Orthomol Med 7:11–15

Stunkard AJ, Sørensen TI, Hanis C et al. (1986 Jan 23) An adoption study of human obesity. N Engl J Med 314(4):193–198

The diagnosis and treatment of peripheral lymphedema (2013) Consensus Document of the International Society of Lymphology. Lymphology 46(1):1–11. 6

Watanabe M, Kikuchi H, Tanaka K et al. (2010 Feb) Association of Short Sleep Duration with Weight Gain and Obesity at 1-Year Follow-Up: A Large-Scale Prospective Study. Sleep 33(2):161–167. ▶ https://doi.org/10.1093/sleep/33.2.161

Westerterp-Plantega MS, Lemmens S, Westerterp KR (2012 August) Dietary protein – its role in satiety, energetics, weight loss and health. British Journal of Nutrition 108(S2): 105–12 ▶ https://doi.org/10.1017/S0007114512002589

Wu Pan et al. (2016) The application of nutrition support in conservative treatment of chylous ascites after abdominal surgery. Therapeutics and Clinical Risk Management (12):607– 12. 2

Optimale Ernährung bei Lymphödem und bei Lipohyperplasia dolorosa-Patientinnen

Gabriele Faerber

Inhaltsverzeichnis

M. E. Cornely et al. (Hrsg.), *Angewandte Lymphologie*,
https://doi.org/10.1007/978-3-662-61452-5_29

Editor's Tip

Lymphödem und LiDo sind durch eine ausgewogene Ernährung positiv in ihrem Lymphfluss und der Symptomatik beeinflussbar, insbesondere kann eine ketogene proteinoptimierte Ernährung die Hyperinsulinämie und das adipositasassozierte Ödem, sowie die chronische Inflammation reduzieren.

29

Lebensmittel, die eine starke Wirkung auf den Blutzuckerspiegel, also einen hohen glykämischen Index haben, sollen möglichst konsequent vermieden werden, um Blutzucker- und Insulinspitzen zu vermeiden (Feinman et al. 2015). In erster Linie sind dies alle Zucker und stark verarbeitete Kohlenhydrate.

29.1 Low Carb, Intervallfasten, Keto – was ist gut für Lymphödempatienten und LiDo?

Bei der FlexiCarb-Methode nach Worm wird die Kohlenhydratzufuhr an der körperlichen Aktivität ausgerichtet (Worm et al. 2017). Ausschlaggebend ist aber die Reduktion der Mahlzeitenhäufigkeit, vor allem der Verzicht auf häufige Snacks zwischendurch, die immer wieder zum Blutzuckeranstieg führen. Dieses Konzept steht im Gegensatz zu den über Jahrzehnte vor allem auch von Fachgesellschaften wie der Deutschen Gesellschaft für Ernährung vertretenen Empfehlungen viele kleine, vor allem kohlenhydratbetonte Mahlzeiten zu essen.

Um längere Pausen zwischen den Mahlzeiten durchhalten zu können, ist eine gute Sättigung notwendig.

29.1.1 Wie wird man satt?

Sättigung wird durch das Zusammenspiel zahlreicher Mechano- und Chemorezeptoren (CCK, PYY, GLP1) sowie Hormone (Leptin) im Gastrointestinaltrakt erreicht.

Eingeleitet wird das Gefühl der Sättigung durch die Aktivität der Kaumuskulatur. Ein großer Salat zu Beginn einer Mahlzeit wirkt sich günstig aus, zumal es eine Weile braucht, bis dieser gegessen ist, womit die zweite Voraussetzung für Sättigung, der Zeitfaktor, erfüllt wird.

Eine besondere Rolle spielt aber die ausreichende Dehnung der Magenwand, die die Freisetzung des Hungerhormons Ghrelin (Growth Hormone Release Inducing) in den Belegzellen der Magenschleimhaut und im Pankreas verhindert.

Für diese Dehnung ist ein Volumen von etwa 500 mL notwendig, das entspricht z. B. zwei großen Händen voll Gemüse. Bleibt diese Dehnung aus, wie z. B. bei einer reinen Reduktion der Nahrungsmenge bei konventionellen Diäten, muss permanent gegen den steigenden Ghrelinspiegel und das dadurch ausgelöste Hungergefühl angekämpft werden. Der Ghrelinspiegel bleibt noch etwa ein Jahr nach dem Ende einer solchen Diät erhöht, es ist also dann um so schwerer das Gewicht zu halten (Cummings et al. 2002).

29.1.1.1 Was ist für die Sättigung besser: Proteine oder Kohlenhydrate?

Proteine sättigen unter den Nährstoffen am stärksten und längsten, der Eiweißgehalt in der Nahrung scheint der Schlüssel für die die Sättigung und die Regulierung des Appetits zu sein (Schoeller und Buchholz 2005; Weigle et al. 2005; Rolls et al. 1988). Verschiedene Studien haben gezeigt, dass nach einer Proteinmahlzeit bei ad libitum Ernährung bei den darauffolgenden Mahlzeiten die Kalorienaufnahme deutlich reduziert war (Rolls et al. 1988), beim Austausch von Kohlenhydratenn durch

Protein um bis zu 400 kcal pro Tag (Schoeller und Buchholz 2005).

29.1.2 Warum ist Intervallfasten für lymphologische Patienten förderlich?

Während prolongiertes Fasten über mehrere Wochen unweigerlich zu einem Verlust an Magermasse führt, scheinen die Ausdehnung z. B. der nächtlichen Fastenphase auf 14 bis 16 h oder das Einlegen von einzelnen Fastentagen nicht nur Gewicht und Insulinsensitivität günstig zu beeinflussen sondern auch antiinflammatorische Effekte zu haben (Mizushima et al. 1998; Harvie et al. 2013; Klempel et al. 2012), Voraussetzung ist, dass während des Nahrungsintervalls gesunde, vollwertige Nahrungsmittel gegessen werden. Den meisten Menschen fällt es leichter über einen längeren Zeitraum, der noch dazu die Schlafenszeit einschließt, nichts zu essen, wenn sie sich dafür am Tag satt essen können.

Intervallfasten, vor allem wenn es mit Low Carb kombiniert wird, eignet sich also gut für Patienten mit lymphologischen Erkrankungen.

29.1.3 Was versteht man unter der physiologischen Ketose und wie kommt es dazu?

Beim Fasten oder bei drastischer Reduktion der Kohlenhydratzufuhr muss der Körper, dem damit seine unmittelbare Energiequelle entzogen wird, auf seine Reserven zurückgreifen. Zuerst wird das in den Muskeln und in der Leber gespeicherte Glykogen in Glukose umgewandelt.

KeyNote

Drei Effekte des Fastens
- Glykogen aus Muskel und Leber wird abgebaut.
- Muskelprotein wird in Glukose umgewandelt.
- Durch Ketose erfolgt Umwandlung von Fettreserven in Energie.

Nach Erschöpfung dieser Reserven setzt die Glukoneogenese ein: Glukogene Aminosäuren aus dem Abbau von Muskelprotein werden in Glukose umgewandelt, sodass es zum schrittweisen Abbau der Muskelmasse und damit zur Reduktion des Grundumsatzes kommt.

Während diese Strategie für die Frühmenschen die Überlebenswahrscheinlichkeit erhöhte, gerade weil der Energieverbrauch sinkt und dadurch der Substanzverlust schnell wieder aufgeholt werden kann, muss der Verlust von Muskelmasse beim Abnehmen natürlich möglichst vermieden werden. Deshalb müssen bei einer therapeutischen ketogenen Ernährung ausreichend Proteine zugeführt werden (proteinoptimierte ketogene Ernährung), um den endogenen Proteinabbau zu verhindern (Westman et al. 2007).

Nach zwei bis drei Tagen tritt ein drittes Phänomen ein: Der Organismus verwandelt durch Beta-Oxidation, die die freien Fettsäuren aus dem Abbau von Triglyzeriden in Ketone oder Ketonkörper, kurzkettige Fettsäuren, (Azetoazetat, Beta-Hydroxabutyrat, Azeton) umwandelt, seine Fettreserven in Energie (Abb. 29.1).

29.1.4 Individuelle Ketoseschwelle

Die sogenannte Ketoseschwelle ist individuell unterschiedlich, setzt aber in der Regel eine Reduktion der Kohlenhydratzufuhr auf unter 50 g pro Tag voraus (Westman et al. 2003). Die Leber kann durch diese Ketogenese große Mengen an Fettsäuren oxidieren, die damit zur Hauptenergiequelle werden. Die Ketone, vor allem das Beta-Hydroxybutyrat, dienen den meisten

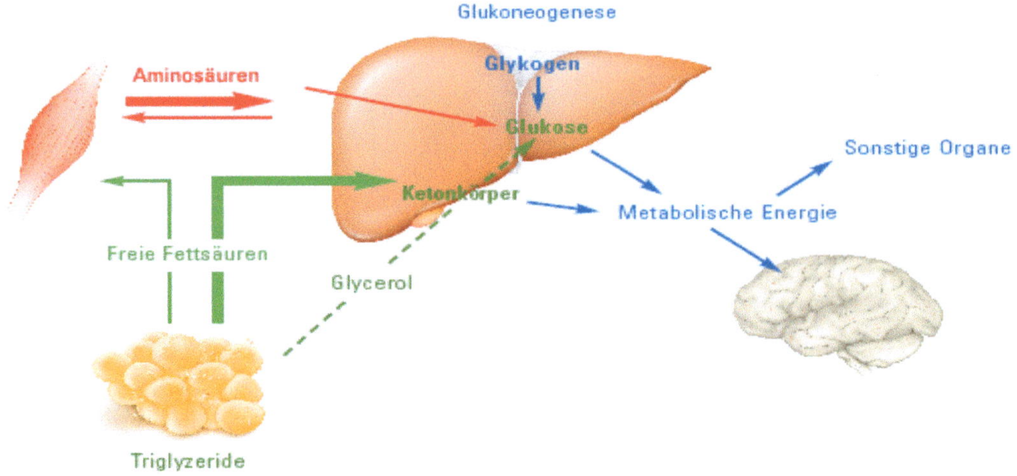

29

Abb. 29.1 **Fastenstoffwechsel der Ketose**

Organen als Energieträger, auch das Gehirn verwendet dann zu 70 % Ketone. Sie mindern dort das Hungergefühl, tragen zur Sättigung (Volek et al. 2002) und damit zum Erfolg einer Gewichtsreduktion bei.

29.1.5 Welche positiven Effekte sind durch eine ketogene proteinoptimierte Ernährung für Lymphödem und Lipohyperplasie dolorosa zu erwarten?

Zahlreiche Studien belegen für die Ketose bereits eine Reduktion von Entzündungsparametern und kardiovaskulären Risikofaktoren (Westman et al. 2007; Yancy et al. 2004; Noakes et al. 2013); bei neurodegenerativen Erkrankungen zeichnen sich ebenfalls günstige Effekte ab (Maalouf et al. 2009; Stafstrom und Rho 2012). Die Reduktion der Kohlenhydratzufuhr unter die individuelle Ketoseschwelle normalisiert Glukose und Insulin auf niedrigem Niveau. Die Sekretion proinflammatorischer Enzyme (Interleukine 6 und 8, TNFα) wird reduziert, Diurese und Natriurese werden gesteigert, die Blutkonzentration von Arachidonsäure und Omega-6-Fettsäuren nimmt ab. Beta-Hydroxybutyrat wirkt direkt antiinflammatorisch durch Blockierung eines Teils des Immunsystems, der an verschiedenen entzündlichen Erkrankungen beteiligt ist (Youm 2015).

Es liegt also nahe, dass mit der ketogenen proteinoptimierten Ernährung bei Lipohyperplasia dolorosa und Lymphödem nicht nur eine effiziente Gewichtsreduktion erreicht werden kann, sondern dass sie aufgrund ihrer ödemreduzierenden und antiiflammatorischen Eigenschaften bei diesen Krankheitsbildern auch besonders geeignet ist die Symptome zu verbessern (Faerber 2017a, b).

29.2 Ketogene Ernährung – immer High Fat (LCHF)?

Im Gegensatz zur der extrem fettreichen ketogenen Ernährung bei anderen Krankheitsbildern, bei denen eine Gewichtsabnahme unerwünscht ist (Epilepsie,

Erkrankungen des Nervensystems, Tumorerkrankungen), kann bei Übergewicht durch eine geringere bis mäßige Fettzufuhr ein erhebliches Energiedefizit herbeigeführt werden, da die Bildung der Ketone aus der Lipolyse erfolgt.

Die zum Schutz der Magermasse und zur Sättigung erforderliche Proteinzufuhr kann im Hinblick auf ihre pro- oder antiinflammatorischen Eigenschaften modifiziert werden:

Neben Fisch, vor allem fettreichen Kaltwasserfischen, enthält auch Fleisch von Tieren aus Weidehaltung (Lamm, Rind) oder Wild nicht nur mehr Omega-3-Fettsäuren, sondern auch deutlich weniger Arachidonsäure als Schwein und Pute sowie Fleisch von Tieren aus industrieller Massenmast. Die empfohlene Menge von 1,2 bis 1,5 g pro Kilogramm Normalgewicht reicht nicht nur aus die Magermasse zu erhalten (Westerterp-Plantega et al. 2011), sondern, da das Gehirn trotz der guten Verwertbarkeit von Ketonen zu 20 bis 30 % von Glukose abhängig bleibt, auch für die dafür notwendige Glukoneogenese (◘ Abb. 29.2).

Erst bei deutlich höherer Proteinzufuhr (>2 g/kg) steigt die Insulinsekretion aufgrund der vermehrten Glukoneogenese wieder an.

Die Argumentation der Befürworter einer hohen Fettzufuhr (üblicherweise werden 50–60 g Protein und 100–120 g Fett als notwendig angegeben), ist also unbegründet. Eine extrem fettreiche Ernährung ist gerade bei Lymphödem und LiDo kontraproduktiv und kann außerdem zu einer von Fäulnis geprägten Dysbiose führen.

Die ketogene Ernährung kann sehr gut mit dem Intervallfasten, z. B. in der 14/10 oder 16/8 Variante kombiniert werden.

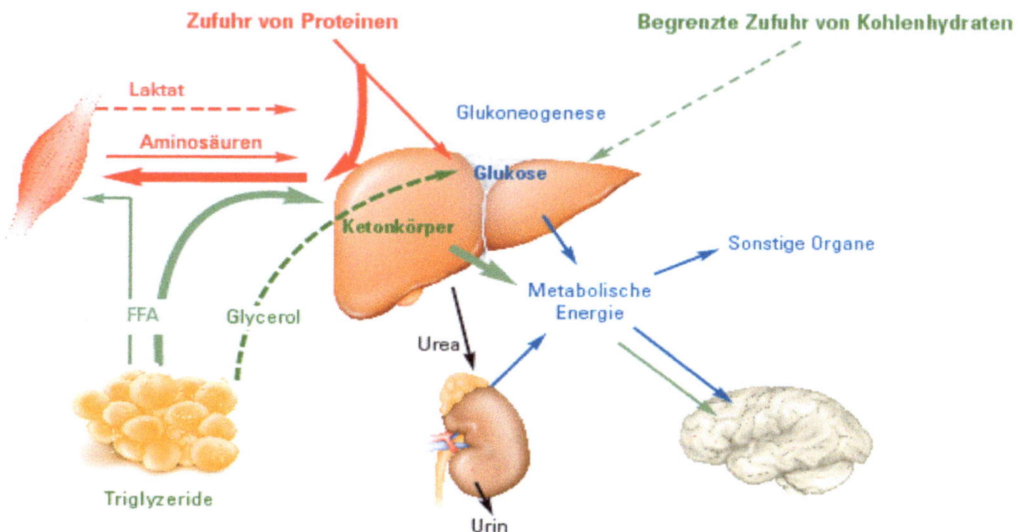

◘ **Abb. 29.2** **Nutritive Ketose.** Erhaltung der Muskelmasse durch optimale Proteinversorgung

29.2.1 Ketogene proteinoptimierten Ernährung und LiDo

Bei Lipohyperplasia dolorosa ist die die ketogene Ernährung in Bezug auf Gewichtsreduktion und Beschwerdesymptomatik besonders wirksam.

Sie führt nicht nur zu Gewichtsverlust und Abbau des viszeralen Fetts, sondern auch zu einer Reduktion des alimentären, also nicht ausschließlich durch die LiDo bedingten subcutanen Fettgewebes an den Extremitäten (◘ Abb. 29.3).

29

Nach eigenen Untersuchungen werden in über 80 % der Fälle die typischen Beschwerden wie Spannungsgefühle, Ödemneigung, oft auch die Druckdolenz, während der ketogenen proteinoptimierten Ernährung gebessert, so dass häufig eine Reduktion der Therapiemaßnahmen möglich wird (◘ Abb. 29.4) (Faerber 2017a, b, 2018). Diese Effekte sind aber auf die Dauer der Ernährungsumstellung begrenzt, nach Rückkehr zu alter Ernährungsweise kehren die klinischen Symptome der LiDo auch wieder zurück (◘ Abb. 29.5.).

29.2.2 Ketogene proteinoptimierten Ernährung bei Normgewichtigen mit LiDo

Interessanterweise verspüren häufig auch normalgewichtige Patientinnen mit LiDo durch Vermeiden von raffinierten Kohlenhydraten und Zucker eine Linderung ihrer Beschwerden. Diese Beschwerdebesserung ist also nicht nur auf die Gewichtsreduktion, sondern sehr wahrscheinlich auf die antiinflammatorischen und antiödematösen Effekte der Stoffwechselumstellung zurückzuführen (Cannataro et al. 2019, Cannataro und Cione 2020, Cannataro et al. 2021, Amato 2020, Amato und Benitti 2021, Di Renzo et al. 2021, Keith et al. 2020, Jeziorek et al. 2022, Sørlie et al. 2021).

In jedem Fall muss nach einer ketogenen Phase die Ernährung, speziell die Kohlenhydratmenge, langsam aufgebaut bzw. gesteigert werden. Dies erfordert eine genaue Beobachtung des Gewichts, des Befindens und der Symptomatik. In der Regel wirkt es sich wesentlich günstiger aus, grundsätzlich auf

	Prä M	Prä SD	Post M	Post SD	Veränderung in %	P-Wert (t-Test)	Effektstärke (d Cohen)
ZKA	35,26	12,1	19,18	11,62	45,6	<0,001***	-1,92
OS prox	73,96	7,75	64,47	7,15	12,83	<0,001***	-1,27
OS 15 cm	62,43	6,85	54,93	5,86	12,01	<0,001***	-1,17
Knie	46,74	6,2	41,8	5,1	10,57	<0,001***	-0,87
Us 10cm	45,75	5,21	41,34	4,16	9,64	<0,001***	-0,93

◘ **Abb. 29.3 Umfangsreduktionen durch ketogene proteinoptimierte Ernährung** (M: Mittelwert; SD: Standardabweichung; ZKA: Zwischenknöchelstand [n=50])

a) Vergleich vor Therapie – direkt nach Therapie

	Prä Median	Prä SD	Post Median	Post SD	Veränderung (%)	P-Wert (t-Test)
Intensität	6,5	3	2	2	**- 69,23 %-**	< 0,001

b) Vergleich vor Therapie - aktuell (mittlere Nachbeobachtugnszeit 3 Jahre 8 Monate)

	Prä Median	Prä SD	Aktuell Median	Aktuell SD	Veränderung (%)	P-Wert (t-Test)
Intensität	6,5	3	3	2,5	- 53,85	<0,00

Abb. 29.4 **Beschwerdereduktion durch ketogene proteinoptimierte Ernährung.** Veränderung erfasst anhand der Visuellen-Analog-Skala (VAS) 1–10

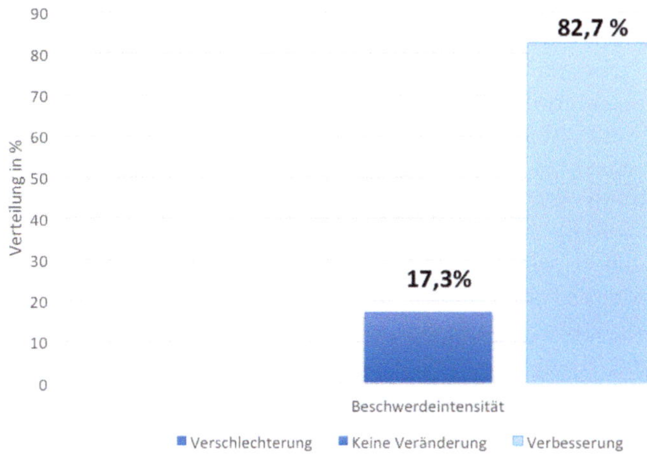

Abb. 29.5 **Beschwerdeintensität nach ketogener proteinoptimierter Ernährung im Follow up.** Mittlere Nachbeobachtugszeit 44 Monate

verarbeitete Kohlenhydrate zu verzichten und dafür gelegentliche Ausnahmen zu erlauben. Die langfristige Nachsorge und Betreuung ist, wie nach jeder Ernährungstherapie und auch nach Adipositaschirurgie zwingend erforderlich, denn nur dann sind zufriedenstellende Langzeitergebnisse möglich (Ditschuneit et al. 1999).

29.3 Welche weiteren Empfehlungen zur Ernährung für lymphologische Patienten sind sinnvoll? Künstliche Süßungsmittel und die kephalische Phase der Insulinsekretion

Zuckerfreie artifizielle Süßungsmittel stehen im Verdacht Übergewicht und Diabetes zu fördern statt zu vermeiden. Diese zuckerfreien Süßungsmittel sollten so selten wie möglich und nicht in größeren Mengen konsumiert werden. In der sogenannten kephalischen Phase können sie aufgrund ihrer im Vergleich zum Zucker stärkeren Süßkraft über den Geschmackssinn eine vom Gehirn gesteuerte Insulinsekretion verursachen, obwohl sie keine verwertbaren Kohlenhydrate enthalten, sodass es anschließend zum Blutzuckerabfall kommt (Just et al. 2008; Pepino et al. 2013).

Für einige Süßungsmittel wird zudem eine Schädigung des Darmmikrobioms diskutiert (Abou-Donia et al. 2008; Suez et al. 2014). Hingegen fand eine Studie aus Basel für die Polyole Erythrol und Xylitol deutliche Vorteile. Sie zeigen nicht nur keine (Erythrol) oder nur geringe (Xylitol) Wirkung auf Plasmaglukose und Plasmainsulin, sondern wirken zudem sättigend, da sie die Magenentleerung verlangsamen und die Inkretion der sättigenden Hormone CCK und GLP-1 steigern (Wölnerhanssen et al. 2016).

Auch andere chemische Zusatz- und Konservierungsmittel können das Mikrobiom schädigen und so zu chronischer Inflammation und Übergewicht beitragen. Sie sollten deshalb vermieden werden. Das geht am besten, wenn auf Fertiggerichte verzichtet und das Essen aus Grundnahrungsmitteln selbst gekocht wird.

29.4 Was ist essenziell für eine gesunde Ernährung bei Lymphödem und Lipohyperplasia dolorosa?

Folgenden Empfehlungen können gegeben werden:

- Ausreichende Pausen zwischen den Mahlzeiten
  - Tagsüber vier bis sechs Stunden Pausen
  - Einmal, am besten über Nacht, mindestens 12 bis 14 h die Nahrungsaufnahme zu pausieren (fasten)
- Eine ballaststoffreiche, auf Gemüse basierende Ernährung, am bestens selbst gekocht
- Keine Blutzucker- und Insulinspitzen
- Verzicht auf zuckerfreie artifizielle Süßungsmittel, Konservierungsmittel und andere Zusatzstoffe
- Ausreichend Proteine zur Erhaltung der Muskelmasse
- Gesunde Fette
- Kohlenhydrate angepasst an die körperliche Aktivität vor allem aus Gemüse. Mäßig Obst und so weit verträglich Hülsenfrüchten und Vollkorn
- Vor allem bei Übergewicht, aber auch bei Beschwerden lohnt sich der Versuch mit einer ketogenen Phase eine Art Reset zu erreichen, von dem aus man dann langsam die Ernährung wiederaufbaut

29.5 Was ist „lymphologisch" wichtig zu wissen?

Lebensmittel mit hohen glykämischen Index sollen möglichst konsequent vermieden werden. Convenience food ist inconvenient für den Lymphfluss.

Die Reduktion der Mahlzeitenhäufigkeit, vor allem der Verzicht auf häufige Snacks zwischendurch, die immer wieder zum Blutzuckeranstieg führen, ist ebenso wichtig wie eine gute proteinbasierte Sättigung.

Proteine sättigen unter den Nährstoffen am stärksten und längsten. Die empfohlene Menge von 1,2 bis 1,5 g pro Kilogramm Normalgewicht reicht aus, um die Magermasse zu erhalten.

Eine proteinoptimierte ketogene Ernährung kombiniert mit Intervallfasten eignet sich besonders gut für Patienten mit lymphologischen Erkrankungen wie Lymphödem und Lipohyperplasia dolorosa.
Mit der ketogenen proteinoptimierten Ernährung bei LiDo und Lymphödem kann nicht nur eine effiziente Gewichtsreduktion erreicht werden. Diese Ernährungsform ist aufgrund ihrer ödemreduzierenden und antiiflammatorischen Eigenschaften bei diesen Krankheitsbildern besonders geeignet die Symptome zu verbessern.

In über 80 % der Patientinnen mit LiDo werden die typischen Beschwerden wie Spannungsgefühle, Ödemneigung, oft auch die Druckdolenz, während der ketogenen proteinoptimierten Ernährung gebessert, so dass häufig eine Reduktion der Therapiemaßnahmen möglich wird.

Bei einer Rückkehr zur alten kohlenhydratreichen Ernährungsweise kehren die klinischen Symptome der LiDo wieder zurück. Es ist deshalb eine dauerhafte Ernährungsumstellung mit gelegentlichen Ausnahmen anzustreben.

Zuckerfreie artifizielle Süßungsmittel sind in der Ernährung bei lymphologischen Erkrankungen wegen der sogenannten „kephalischen Phase der Insulinsekretion“ zu vermeiden.

Literatur

Abou-Donia M, El-Masry E, Abdel-Rahman A et al. (2008) Splenda alters gut microflora and increases intestinal P-glycoprotein and cytochrome P-450 in male rats. J Toxicol Environ Health 71:1415–1421

Cannataro R, Perri M, Gallelli L et al. Ketogenic Diet and microRNAs Linked to Antioxidant Biochemical Homeostasis. Antioxidants 8.8 (2019): 269.

Cannataro R, Cione E. Lipedema and Nutrition: What's the Link? Acta Scientific Nutritional Health 4.11 (2020): 86-89.

Cannataro R, Michelini S, Ricolfi L, Caroleo MC, Gallelli L, De Sarro G, Onorato A, Cione E. Management of Lipedema with Ketogenic Diet: 22-Month Follow-Up. Life 2021, 11, 1402. ▸ https://doi.org/10.3390/life11121402

Cummings DE, Weigle DS, Scott FR (2002) Plasma ghrelin levels after diet-induced weight loss or gastric bypass surgery. N Engl J Med 346:1623–1630. ▸ https://doi.org/10.1056/NEJMoa012908

Di Renzo L, Cinelli G, Romano L, et al. Potential effects of a modified Mediterranean diet on body composition in lipoedema. Nutrients. 2021;13(2)

Ditschuneit HH, Flechtner-Mors M, Johnson TD, Adler G (1999) Metabolic and weight-loss effects of a long-term dietary intervention in obese patients. Am J Clin Nutr 69(2):198–204. ▸ http://www.ncbi.nlm.nih.gov/pubmed/9989680

Faerber G (2017a) Ernährungstherapie bei Lipödem und Adpositas – Ergebnisse eines leitliniengerechten Therapiekonzepts. Vasomed 29:122–123

Faerber G (2017b) Antiinflammatorische Ernährung, was ist das und was bringt sie uns beim Lipödem? Vasomed 29: 2–3. Vortrag, 59. Jahrestagung der Deutschen Gesellschaft für Phlebologie, Stuttgart, 20–23

Faerber G (2018) Adipositas und Inflammation bei phlebologischen und lymphologischen Erkrankungen. Phlebologie 47:55–65. ▸ https://doi.org/10.12687/phleb2413-2-2018

Feinman RD, Pogozelski WK, Astrup A et al. (2015) Dietary carbohydrate restriction as the first approach in diabetes management: Critical review and evidence base. Nutrition 31:1–13. ▸ https://doi.org/10.1016/j.nut.2014.06.011

29

Harvie M, Wright C, Pegington M et al. (2013) The effect of intermittent energy and carbohydrate restriction vs. daily energy restriction on weight loss and metabolic disease risk markers in overweight women. Br J Nutr 110:1534–1547. ▶ https://doi.org/10.1017/S0007114513000792

Jeziorek M, Szuba A, Kujawa K, Regulska-Ilow B. The Effect of a Low-Carbohydrate, High-Fat Diet versus Moderate-Carbohydrate and Fat Diet on Body Composition in Patients with Lipedema. Diabetes, Metabolic Syndrome and Obesity: Targets and Therapy 2022:15 2545–2561

Just T, Pau HW, Engel U et al. (2008) Cephalic phase insulin release in healthy humans after taste stimulation? Appetite 51:622–627

Keith L, Seo CA, Rowsemitt C et al. (2020) Ketogenic diet as a potential intervention for lipedema. Medical Hypotheses, 146 (2021) Elsevier 2020. ▶ https://doi.org/10.1016/j.mehy.2020.110435

Klempel MC et al. (2012) Intermittent fasting combined with calorie restriction is effective for weight loss- and cardio-protection in obese women. Nutr J 11:98. ▶ https://doi.org/10.1186/1475-2891-11-98

Maalouf M, Rho JM, Mattson MP (2009) The neuroprotective properties of calorie restriction, the ketogenic diet, and ketone bodies. Brain Res Rev 59(2):293–315

Mizushima N, Noda T, Yoshimori T et al. (1998) A protein conjugation system essential for autophagy. Nature 1998(395):395–398

Noakes T (2013) Low-carbohydrate and high-fat intake can manage obesity and associated conditions: Occasional survey. S Afr Med J 103(11):826–830. ▶ https://doi.org/10.7196/SAMJ.7302

Pepino MY et al. (2013) Sucralose affects glycemic and hormonal responses to an oral glucose load. Diabetes Care 36(9):2530–3253

Rolls BJ, Hetherington M, Burley VJ (1988) The specificity of satiety: The influence of foods of different macronutrient content on the development of satiety. Physiol Behav 43:145–153

Schoeller DA, Buchholz AC (2005) Energetics of obesitiy and weight control: does diet composition matter? J Am Diet Assoc 105:524–528

Sørlie V, De Soysa AK, Hyldmo ÅA, Retterstøl K, Martins C, Nymo S. Effect of a ketogenic diet on pain and quality of life in patients with lipedema: The LIPODIET pilot study. Obes Sci Pract. 2021;1–11. wileyonlinelibrary.com/journal/osp4 DOI: 10.1002/osp4.580

Stafstrom CE, Rho JM (2012) The ketogenic diet as a treatment paradigm for diverse neurological disorders. Frontiers in pharmacology 3

Suez J, Korem T, Zeevi D, Zilberman-Schapira G (2014) Artificial sweeteners induce glucose intolerance by altering the gut microbiota. Nature 514:181–186

Volek JS, Westman EC (2002) Very-low-carbohydrate weight-loss diets revisited. Clin J Med 69(11): 849, 853, 856–8

Weigle DS, Breen DA, Matthys CC (2005) A high protein diet induces sustained reduction in appetite, ad libitum caloric intake and body weight despite compensatory diurnal changes in plasma leptin and ghrelin concentrations. Am J Clin Nutr 82:41–48

Westerterp-Plantega MS, Lemmens S, Westerterp KR (2011 August) Dietary protein – its role in satiety, energetics, weight loss and health. Br J Nutr 108(S2):105–112. ▶ https://doi.org/10.1017/S0007114512002589

Westman EC, Mavropoulos J, Yancy WS (2003) A review of low-carbohydrate ketogenic diets. Curr Atheroscler Rep 5(6):476–483

Westman EC, Feinman RD, Mavropoulos JC et al. (2007) Low-carbohydrate nutrition and metabolism. Am J Clin Nutr 86(2):276–284

Worm N, Lemberger H, Mangiameli F (2017) Die Flexi-Diät. Abnehmen mit mediterranem Low Carb – mit und ohne Mahlzeitenersatz. Riva

Wölnerhanssen B, Cajacob L, Keller N et al. (2016) Gut hormone secretion, gastric emptying, and glycemic responses to erythritol and xylitol in lean and obese subjects. Am J Physiol Endocrinol Metab 310:E1053–E1061. ▶ https://doi.org/10.1152/ajpendo.00037.2016

Yancy WS, Olsen MK, Guyton JR et al. (2004) A low-carbohydrate, ketogenic diet versus a low-fat diet to treat obesity and hyperlipidemia: a ran- domized, Controlled Trial. Ann Intern Med 140:769–777. ▶ https://doi.org/10.7326/0003-4819-140-10-200405180-00006

Youm YH, Nguyen KY, Grant RW (2015) The ketone metabolite β-hydroxybutyrate blocks NLRP3 in- flammasome–mediated inflammatory disease. Nat Med 21:263–269. ▶ https://doi.org/10.1038/nm.3804

Konservative Behandlungen

Inhaltsverzeichnis

Komplexe Physikalische Entstauungstherapie (KPE) – Indikationen und Kontraindikationen

Helmut Rogge

Inhaltsverzeichnis

M. E. Cornely et al. (Hrsg.), *Angewandte Lymphologie*,
https://doi.org/10.1007/978-3-662-61452-5_30

Editor's Tip

Die Verordnung und das Monitoring der Anwendung der Komplexen Physikalischen Entstauungstherapie ist vergleichbar mit der Verordnung einer Medikation zur Therapie. Indikationen und Kontraindikationen, Wirkung und Nebenwirkung müssen bekannt sein um dem Patienten zu nutzen und nicht zu schaden. Johannes Asdonk hat die Manuelle Lymphdrainage-Therapie nach Vodder mit sogenannten „Ödemgriffen“ und der „Kompressionsbehandlung“ kombiniert und das Behandlungskonzept unter der Bezeichnung „Komplexe Physikalische Entstauungstherapie“ oder „Physikalische Ödemtherapie“ fest etabliert. Seitdem ist die Therapie in dieser Kombination die erfolgreichste Behandlungsmethode vieler Ödemformen.

30.1 Komplexe Physikalische Entstauungstherapie – Definition

Die Komplexe Physikalische Entstauungstherapie (KPE) bezeichnet die umfassende Betreuung von Patienten mit einem Lymphödem, also einer Flüssigkeitsvermehrung im Gewebe, die auf einer Lymphabflußstörung beruht. Wie die AWMF-Leitlinie ausführt (AWMF Reg. Nr. 058–001 2017), geht die Betreuung über die alleinige physikalische Entstauung (PE) durch Manuelle Lymphdrainage (MLD) und Kompressionstherapie hinaus und bezieht weitere Elemente ein:

- Hautpflege,
- Bewegungsübungen,
- geeigneten Sport,
- Aufklärung und Schulung der Patienten.

Contributing therapist Eric Breuer

Ernährungsberatung, Faszientechniken, manuelle Therapie, Kinsesio- oder auch medical taping können die KPE ergänzen.

Umfassend wird die Aufzählung erst, wenn sie weiterhin einbezieht:

- Die seelische Begleitung des Patienten.
- Die ärztliche Betreuung von wichtigen Begleitstörungen bzw. Komplikationen, z. B. durch Verordnung einer Medikation.

Das „K“ kann stehen für komplex, kombiniert oder komplett; inhaltlich verbirgt sich in der Substanz das Gleiche.

Im englischen und internationalen Sprachraum wird das Kürzel CDT verwandt, das für Complex/Complete Decongestive Therapy steht.

30.2 Indikation, Heilmittelrichtlinen und Heilmittelkatalog

Die Indikation für die kombinierte physikalische Entstauung ist das behandlungsbedürftige Lymphödem. Zur Praxis der Verschreibung gibt der Heilmittelkatalog Auskunft, zuletzt in der Fassung (HeilM-RL 2021).

Da die Heilmittelrichtlinen häufig geändert werden sei aus historischer Sicht die bis 12–2020 gültige Version hier dennoch vorgestellt.

Heilmittelrichtlinen und Leistungskatalog bis 12–2020

Die wesentlichen Positionen waren LY1 bis LY3, also Lymphödeme mit kürzerem oder längerem Betreuungsbedarf bzw. Lymphödeme aufgrund einer manifesten bösartigen Erkrankung.

- Die Diagnosengruppe „LY1“ umfasst Lymphabflussstörungen mit prognostisch kurzzeitigem Behandlungsbedarf, z. B. bei venöser Insuffizi-

enz mit Hautschädigungen (z. B. Ulcus cruris), postthrombotischem Syndrom, nach interventioneller/operativer Behandlung von Gefäßerkrankungen, primären (angeborene) Schädigung des Lymphsystems, sekundären (erworbene) Schädigung des Lymphsystems, etwa nach Operationen, Verletzungen, Entzündungen.
- Die Diagnosengruppe „LY2" umfasst Lymphabflußstörungen mit prognostisch längerandauerndem Behandlungsbedarf, z. B. primäre (angeborene) Schädigung des Lymphsystems, sekundäre (erworbene) Schädigung des Lymphsystems, etwa nach Operationen, Bestrahlungen, Verletzungen, Entzündungen, bei venöser Insuffizienz mit Hautschädigungen (z. B. Ulcus cruris), bei postthrombotischem Syndrom, nach interventioneller/operativer Behandlung von Gefäßerkrankungen, oder Lipödem mit oder ohne Lymphödem.
- Die Diagnosengruppe „LY3" umfasst chronische Lymphabflussstörungen bei bösartigen Erkrankungen, z. B. nach OP/Radiatio von Mammakarzinomen, Malignomen im Kopf/Hals-Bereich oder Malignomen des kleinen Beckens.

30.2.1 Das neue „Der_Die_Das" zur Verordnung der aktuell gültigen Systematik der Heilmittelrichtlinen 1–2021

Systematisch sind drei Begriffe wichtig:
- Der Verordnungsfall
- Die orientierende Behandlungsmenge
- Das Verordnungsdatum (HeilM-RL 2021).

30.2.2 Verordnungsfall

Bezugsgröße ist nicht mehr der Regelfall, sondern der Verordnungsfall. Er bezieht sich auf den Arzt, die Erkrankung seines Patienten und auf das Verordnungsdatum. Ein Verordnungsfall endet sechs Monate nach dem ersten Verordnungsdatum – sofern der Arzt in dieser Zeit keine weitere Verordnung aufgrund derselben Erkrankungen für diesen Patienten ausstellt.

Der Verordnungsfall ist auf den Arzt bezogen, der verordnet – damit ist klar geregelt, dass dieser Arzt nicht die Verordnungsmengen anderer Ärzte berücksichtigen muss. Die frühere Regelung hatte dazu geführt, dass der Arzt bei jeder Verordnung immer erst herausfinden musste, ob und wann der Patient schon von anderen Ärzten Heilmittel verordnet bekommen hatte.

30.2.3 Orientierende Behandlungsmenge

Für jede Diagnosegruppe ist im Heilmittelkatalog eine orientierende Behandlungsmenge angegeben, mit der das Behandlungsziel erreicht werden soll. Innerhalb der Diagnosegruppen wird nicht mehr wie früher unterschieden zwischen kurzfristigem (Ly1) oder mittelfristigem (Ly2) beziehungsweise langfristigem (Ly3 [onkologische Fälle]) Behandlungsbedarf.

Die orientierende Behandlungsmenge definiert die Summe der Behandlungseinheiten, mit der das angestrebte Therapieziel in der Regel erreicht werden kann.

Konnte das angestrebte Therapieziel mit der orientierenden Behandlungsmenge nicht erreicht werden, sind weitere darüberhinausgehende Verordnungen möglich, die demselben Verordnungsfall zuzuordnen sind. Dies gilt unabhängig davon, ob es sich um eine kontinuierliche Behandlung, um Rezidive oder neue Erkrankungsphasen handelt. Wird die Verordnungsmenge überschritten, dokumentiert der Arzt die Gründe für den höheren Heilmittelbedarf in der Patientenakte. Die individuellen medizinischen Gründe werden aus der Patientendokumentation des Verordners übernommen.

Allerdings: Wie bisher gibt es für jede Verordnung Höchstmengen. Diese dürfen Ärzte nur in Ausnahmefällen überschreiten – etwa bei langfristigem Heilmittelbedarf oder bei einem besonderen Verordnungsbedarf.

Im Heilmittelkatalog ist zudem die zulässige Höchstmenge an Behandlungseinheiten je Verordnung festgelegt. Bei den in der Anlage 2 gelisteten Diagnosen in Verbindung mit der jeweils aufgeführten Diagnosegruppe des Heilmittelkatalogs ist vom Vorliegen eines langfristigen Heilmittelbedarfs im Sinne von § 32 Absatz 1a SGB V auszugehen.

> **KeyNote**
>
> Ein Antrags- und Genehmigungsverfahren findet nicht statt.

30.2.4 Verordnungsdatum

Ein Verordnungsfall besteht solange bis die Behandlung abgeschlossen ist. Die Praxissoftware speichert das Datum, an dem ein Arzt einem Patienten zuletzt Heilmittel verordnet hat. Dadurch kann die Software sicher einen neuen Verordnungsfall erkennen und einen Vergleich mit der orientierenden Behandlungsmenge anstellen.

Vergehen sechs Monate, ohne dass derselbe Arzt demselben Patienten Heilmittel verordnet hat, entsteht ein neuer Verordnungsfall. Maßgeblich ist das letzte Verordnungsdatum.

> **KeyNote**
>
> **Fortführung Verordnungsfall:** Das Datum der letzten Verordnung liegt keine sechs Monate zurück. **Neuer Verordnungsfall:** Das Datum der letzten Verordnung liegt sechs Monate oder länger zurück.

Bisher mussten Ärzte ein „behandlungsfreies Intervall" von zwölf Wochen mit Bezug zur letzten Heilmittelbehandlung beim Therapeuten beachten. Erst dann handelte es sich um einen neuen Regelfall. Da Ärzte nicht sicher wissen konnten, wann der letzte Termin ihres Patienten in der Heilmittelpraxis war, konnten sie das behandlungsfreie Intervall nicht rechtssicher bemessen. Der Begriff suggerierte außerdem fälschlicherweise, dass zwischen Heilmittelverordnungen eine Behandlungspause erfolgen müsste.

30.2.4.1 Anlage 2 für Lymphödem und Lipödem

Aus der Anlage 2 gilt für Verordnungen bei Lymphödem und Lipödeme.

Indikation		Heilmittelverordnung	
Diagnosegruppe	**Leitsymptomatik** **Schädigung von Körperfunktionen und -strukturen zum Zeitpunkt der Diagnosestellung**	**Heilmittel**	**Verordnungsmengen** ---------------- **weitere Hinweise**
<u>LY</u> **Lymphabflussstörungen** - **Stadium I:** Ödem von weicher Konsistenz, Hochlagern reduziert Schwellung - **Stadium II:** Ödem mit sekundären Gewebeveränderungen, Hochlagern beseitigt die Schwellung nicht - **Stadium III:** deformierende harte Schwellung, z. T. lobuläre Form, z. T. mit typischen Hautveränderungen. - Lipödem im Stadium I bis III (auch ohne Lymphödem) z.B. - Primäres heriditäres Lymphödem - Sekundäre Lymphödeme, z.B. nach operativen Eingriffen, nach Bestrahlung, malignen Prozessen, traumatisch/posttraumatisch - Phlebo-Lymphödem	**a) Schädigung der Lymphgefäße, Lymphknoten, Kapillaren** **b) Schädigung der Haut** **(Verdickung von Kutis, Subkutis, trophische Veränderungen der Epidermis)** **c) Schmerzen** **x) [patientenindividuelle Symptomatik]**	**Vorrangige Heilmittel:** - MLD-30 - MLD-30 + Kompressionsbandagierung* - MLD-45 - MLD-45 + Kompressionsbandagierung* - MLD-60 - MLD-60 + Kompressionsbandagierung* **Ergänzende Heilmittel:** - Wärmetherapie (insbesondere heiße Rolle) - Kältetherapie - Elektrotherapie - Übungsbehandlung - Übungsbehandlung Gruppe - Übungsbehandlung im Bewegungsbad - Übungsbehandlung im Bewegungsbad Gruppe	**Höchstmenge je VO:** - bis zu 6x/VO **Orientierende Behandlungsmenge:** - bis zu 30 Einheiten **Frequenzempfehlung:** - 1-3x wöchentlich *Die Verordnungsmenge richtet sich nach dem medizinischen Erfordernis des Einzelfalls. Nicht bei jeder funktionellen oder strukturellen Schädigung ist es erforderlich, die Höchstverordnungsmenge je Verordnung bzw. die orientierende Behandlungsmenge auszuschöpfen.* Langfristiger Heilmittelbedarf gemäß § 32 Absatz 1a SGB V siehe Anlage 2 * Erforderliche Kompressionsbinden sind als Verbandsmittel gesondert zu verordnen, sofern keine Hilfsmittel zur Kompressionstherapie vorhanden sind.

Die Leitsymptomatik in der Lymphologischen Verordnung.

Für die Leitsymptomatik stehen nach Heilmittelkatalog diese Angaben zur Auswahl:

Leitsymptomatik Primäres Lymphödem
- A Schädigung der Lymphgefäße, Lymphknoten, Kapillaren
- B Schädigung der Haut (Verdickung von Cutis, Subcutis, trophische Veränderungen der Epidermis)
- C Schmerzen
- X Patientenindividuelle Symptomatik

Leitsymptomatik Sekundäres Lymphödem
- A Schädigung der Lymphgefäße, Lymphknoten, Kapillaren
- B Schädigung der Haut (Verdickung von Cutis, Subcutis, trophische Veränderungen der Epidermis)
- C Schmerzen
- X Patientenindividuelle Symptomatik

Leitsymptomatik Lipödem
- A Schädigung der Lymphgefäße, Lymphknoten, Kapillaren
- B Schädigung der Haut (Verdickung von Cutis, Subcutis, trophische Veränderungen der Epidermis)
- C Schmerzen
- X Patientenindividuelle Symptomatik

30.2.4.2 Beispiele für Verordnungen von manueller Lymphdrainage

Im Folgenden werden Beispiele für Verordnungen der Manuellen Lymphdrainage genannt (◘ Abb. 30.1, 30.2 und 30.3).

30.2.4.3 Für Lipödem gilt eine zeitlich begrenzte Sonderregelung! Neue Diagnose für den besonderen Versorgungsbedarf

Die Diagnoseliste Anlage 2 „Patienten mit besonderem Verordnungsbedarf" wurde zeitlich befristet erweitert: Manuelle Lymphdrainagen bei einem Lipödem fallen nun unter die Regelungen des besonderen Verordnungsbedarfs. Damit werden die Kosten für die Verordnung von Lymphdrainagen bei Wirtschaftlichkeitsprüfungen nicht mehr berücksichtigt.

Besonderer Bedarf gilt für Lipödem Stadium I bis III

Die KBV und der GKV-Spitzenverband haben sich darauf verständigt, das Lipödem Stadium I bis III (ICD-10-GM-Schlüssel E88.20-E88.22) ab dem 01. Januar 2020 als Erkrankung mit einem besonderen Verordnungsbedarf anzuerkennen und in die Diagnoseliste aufzunehmen (◘ Abb. 30.3). Die Aufnahme wird nach Angaben der KBV zunächst bis zum 31. Dezember 2025 befristet. Dann sollen den Angaben zufolge erster Ergebnisse aus der Erprobungsstudie zur Liposuktion (LIPEG-Studie) vorliegen, von der auch Erkenntnisse zum Nutzen der konservativen Behandlung – einschließlich manueller Lymphdrainage – erwartet werden.

Gleichzeitig werde die Diagnose Lipödem ab Januar 2021 auch ohne Lymphödem als Indikation für eine Manuelle Lymphdrainage in die Heilmittel-Richtlinie aufgenommen. Diese Entscheidung hatte der Gemeinsame Bundesausschuss mit Beschluss vom 22. November gefasst (HeilM-RL 2021).

30

Heilmittelverordnung 13

Zuzahlungsfrei / Zuzahlungspflicht / Unfallfolgen / BVG

Krankenkasse bzw. Kostenträger
AOK Rheinland/Hamburg

Name, Vorname des Versicherten
Testmann
Emil Kundennr.: 10722 geb. am 05.05.00
xy
D 41516 Grevenbroich

Kostenträgerkennung 104212505 Versicherten-Nr. Status 1000000

Betriebsstätten-Nr. 241655500 Arzt-Nr. 598332021 Datum 01.02.21

[X] Physiotherapie
[ ] Podologische Therapie
[ ] Stimm-, Sprech-, Sprach- und Schlucktherapie
[ ] Ergotherapie
[ ] Ernährungstherapie

Behandlungsrelevante Diagnose(n)
ICD-10 - Code
Q82.01G Hereditäres Lymphödem der oberen und unteren Extremität(en), Stadium II
I89.01G

Diagnosegruppe LY **Leitsymptomatik** gemäß Heilmittelkatalog [X] a [X] b [X] c patientenindividuelle Leitsymptomatik [ ]

Leitsymptomatik (patientenindividuelle Leitsymptomatik als Freitext angeben)
Schädigung der Lymphgefäße, Lymphknoten, Kapillaren; Schädigung der Haut (Verdickung von Kutis, Subkutis, trophische Veränderungen der Epidermis); Schmerzen

Heilmittel nach Maßgabe des Kataloges

Heilmittel	Behandlungseinheiten
MLD-60	6

Ergänzendes Heilmittel

[X] **Therapiebericht** **Hausbesuch** [ ] ja [X] nein **Therapiefrequenz** 1-3x wöch.

[ ] **Dringlicher Behandlungsbedarf** innerhalb von 14 Tagen

ggf. Therapieziele / weitere med. Befunde und Hinweise

IK des Leistungserbringers

MVZ Praxis
Dr. med. M. Cornely Düsseldorf
Facharzt für Haut- und Geschlechtskrankheiten
Kaiserswerther Str. 296
40474 Düsseldorf
Tel.: 0211-35 28 25
Dr. med. Umar [illegible]
LANR:598332021 BSNR: 241655500

Vertragsarztstempel / Unterschrift des Arztes

Muster 13 (10.2020)

Abb. 30.1 Beispiel der Verordnung für Primäres Lymphödem

Heilmittelverordnung 13

Zuzahlungsfrei	Krankenkasse bzw. Kostenträger: AOK Rheinland/Hamburg
Zuzahlungspflicht X	Name, Vorname des Versicherten: Testmann Emil Kundennr.: 10722 — geb. am 05.05.00
Unfallfolgen	xy, D 41516 Grevenbroich
BVG	Kostenträgerkennung: 104212505 — Versicherten-Nr. — Status: 1000000
	Betriebsstätten-Nr.: 241655500 — Arzt-Nr.: 598332021 — Datum: 01.02.21

X Physiotherapie
☐ Podologische Therapie
☐ Stimm-, Sprech-, Sprach- und Schlucktherapie
☐ Ergotherapie
☐ Ernährungstherapie

Behandlungsrelevante Diagnose(n)

ICD-10 - Code: I89.04G, I97.82G

Lymphödem nach medizinischen Maßnahmen am axillären Lymphabflussgebiet, Stadium II

Diagnosegruppe LY — **Leitsymptomatik** gemäß Heilmittelkatalog: X a X b X c — patientenindividuelle Leitsymptomatik ☐

Leitsymptomatik *(patientenindividuelle Leitsymptomatik als Freitext angeben)*

Schädigung der Lymphgefäße, Lymphknoten, Kapillaren; Schädigung der Haut (Verdickung von Kutis, Subkutis, trophische Veränderungen der Epidermis); Schmerzen

Heilmittel nach Maßgabe des Kataloges

Heilmittel	Behandlungseinheiten
MLD-60	6

Ergänzendes Heilmittel

X **Therapiebericht** — **Hausbesuch** ☐ ja X nein — **Therapiefrequenz** 1-3x wöch.

☐ **Dringlicher Behandlungsbedarf** innerhalb von 14 Tagen

ggf. Therapieziele / weitere med. Befunde und Hinweise

MVZ Praxis
Dr. med. M. Cornely Düsseldorf
Facharzt für Haut- und Geschlechtskrankheiten
Kaiserswerther Str. 296
40474 Düsseldorf
Tel.: 0211-35 28 25
Dr. med. Umar [illegible]
LANR: 598332021 BSNR: 241655500

Vertragsarztstempel / Unterschrift des Arztes

IK des Leistungserbringers

Muster 13 (10.2020)

Abb. 30.2 Beispiel der Verordnung für Sekundäres Lymphödem

30

Heilmittelverordnung 13

Zuzahlungsfrei
Zuzahlungspflicht
Unfallfolgen
BVG

Krankenkasse bzw. Kostenträger
AOK Rheinland/Hamburg

Name, Vorname des Versicherten
Testmann
geb. am
Emil Kundennr.: 10722 05.05.00
xy
D 41516 Grevenbroich

Kostenträgerkennung | Versicherten-Nr. | Status
104212505 | | 1000000

Betriebsstätten-Nr. | Arzt-Nr. | Datum
241655500 | 598332021 | 01.02.21

X Physiotherapie
☐ Podologische Therapie
☐ Stimm-, Sprech-, Sprach- und Schlucktherapie
☐ Ergotherapie
☐ Ernährungstherapie

Behandlungsrelevante Diagnose(n)
ICD-10 - Code
E88.22G Lipödem, Stadium III

Diagnosegruppe LY **Leitsymptomatik** gemäß Heilmittelkatalog X a X b X c patientenindividuelle Leitsymptomatik ☐

Leitsymptomatik (patientenindividuelle Leitsymptomatik als Freitext angeben)
Schädigung der Lymphgefäße, Lymphknoten, Kapillaren;
Schädigung der Haut (Verdickung von Kutis, Subkutis,
trophische Veränderungen der Epidermis); Schmerzen

Heilmittel nach Maßgabe des Kataloges
Heilmittel | Behandlungseinheiten
MLD-60 | 6

Ergänzendes Heilmittel

X **Therapiebericht** **Hausbesuch** ☐ ja X nein **Therapiefrequenz** 1-3x wöch.

☐ **Dringlicher Behandlungsbedarf** innerhalb von 14 Tagen

ggf. Therapieziele / weitere med. Befunde und Hinweise

IK des Leistungserbringers

MVZ Praxis
Dr. med. M. Cornely Düsseldorf
Facharzt für Haut-
und Geschlechtskrankheiten
Kaiserswerther Str. 296
40474 Düsseldorf
Tel.: 0211-35 2[illegible]
Dr. med. Umar [illegible]
LANR:598332021 BSNR: 241655500

Vertragsarztstempel / Unterschrift des Arztes

Muster 13 (10.2020)

■ **Abb. 30.3** **Beispiel der Verordnung für Lipohyperplasia dolorosa „Lipödem"**

30.2.5 Welche Indikation ist die häufigste?

Die häufigsten lymphostatischen Krankheitsbilder sind sekundäre Lymphödeme als Folgezustände nach onkologischen Erkrankungen und deren Behandlung (■ Abb. 30.2).

30.2.5.1 Das posttherapeutische Armlymphödem der Frau mit Mammakarzinom

Die Hauptindikation für die KPE war im Zeitraum von 1960 bis 1990 das posttherapeutische Armlymphödem der Frau mit Mammakarzinom.

Dieses ist selten geworden, da Fortschritte in der gynäkologisch-onkologischen Chirurgie und in der Strahlentherapie zur deutlichen Reduktion der Inzidenz geführt haben. Die wesentlichen Schritte waren die Begrenzung der axillären Lymphknotenentnahme auf bis zu fünf Wächterlymphknoten, sofern diese tumorfrei waren (pN0[0/X sn]). Diese liegen häufig in der vorderen Axillarlinie, fern von dem Lymphabfluss aus dem Arm; dennoch kann die Thoraxwand betroffen sein Die Reduktion des Strahlenfeldes, nach Möglichkeit auf die Restmamma, minderte das Risiko ebenso wie die Verwendung von nunmehr hochenergetischen Wellenlängen. Einen gleichsinnigen Effekt hatte die Hebung der therapeutischen Standards durch Formulierung von Leitlinien und durch die Zertifizierung von Brustzentren.

Eine statistisch repräsentative Auskunft über die derzeitige Häufigkeit von posttherapeutischen Armlymphödemen kann die Klientel einer Klinik der Rentenversicherungsträger geben, die eine Anschlussheilbehandlung (AHB) nach Abschluss der Primärtherapie durchführt. Dort sind chronisch behandlungsbedürftige Armlymphödeme im Jahre 2019 eine Rarität.

30.2.5.2 Weiter onkologische Indikationen

Andere onkologische Ursachen sind Therapiefolgen nach gynäkologischen Karzinomen, Melanomen, Hals-Nasen-Ohren-Tumoren sowie die Folgezustände nach Sarkom-Operationen; weiterhin aktive, fortschreitende Tumorleiden, häufig palliative Situationen.

30.2.5.3 Seltene Indikationen

Selten werden primäre Lymphödeme gesehen, die entweder bei Geburt vorhanden sind oder erst später manifest werden (▶ Kap. 18). Lymphödeme können auch auf traumatischer oder infektiologischer Grundlage beruhen (◻ Abb. 30.1).

30.2.6 Worauf begründen sich die Indikationen zur Komplexen Entstauungstherapie?

Die Indikation gründet sich auf:

- Diagnose und der Symptomatik, also auf den objektiven Gegebenheiten
- Wissenschaftlichen Literatur
- Erfahrungen von MLD-Therapeuten und Ärzten

Im individuellen Falle muss geprüft werden, ob bei objektiv bestehenden Symptomen überhaupt ein Leidensdruck und somit das Bedürfnis für die Therapie durch KPE bestehen. Mit den Vorschriften der Kostenträger, z. B. den Heilmittelrichtlinien des GBA und dem Heilmittelkatalog wird versucht, Hilfestellungen für die Umsetzung der Indikation und für die korrekte Verordnung zugeben (HeilM-RL 2021).

30.2.7 Ist eine sachgerechte Versorgung wirtschaftlich leistbar?

Spürbar ist der Kostendruck des Gesundheitssystems, der die sachgerechte Versorgung von ausgeprägten chronischen Lymphödemen erschwert.

30.2.7.1 Akutklinik und Fachklinik

Beispielsweise ist die Behandlung von Lymphödemen in Akutkliniken im Zeitalter der DRG (diagnosis related groups) in der Versorgungsrealität fast unmöglich, wenn z. B. eine MLD-Behandlung von 2 × 60 min/d mit anschließender Bandagierung indiziert ist.

In Fachkliniken mit tagesgleichen Entgelten wird aufgrund von wirtschaftlichen Zwängen kaum die optimale lymphologische Versorgung der Patienten zu erwarten sein.

30.2.7.2 Praxis

In der Niederlassung, z. B. als vertragsärztlicher Allgemeinarzt, wird bei vorwiegend lymphologischer Heilmittelverordnung auf das Budget der Fachgruppendurchschnitts verwiesen, was über einen Regress zum finanziellen Ruin führen kann (▶ Kap. 48). Ungewiss ist, ob die Entgelte für Physiotherapeuten existenzsichernd sind, wenn überwiegend Lymphödem-Patienten behandelt werden.

30.3 KPE – ja oder nein: Wie entscheide ich mich? Vier typische Kasuistiken

- Eine Frau mit Armlymphödem nach Mammakarzinom (◘ Abb. 30.4) und eine Frau mit Beinlymphödem nach Resektion von inguinalen Lymphknoten (◘ Abb. 30.5).

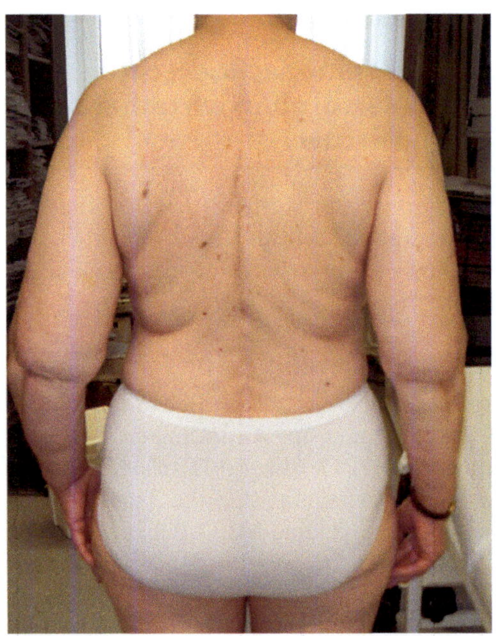

◘ **Abb. 30.4 Armlymphödem links.** Typische Behandlungsfolge vor 1995 nach Mastektomie mit Entnahme von mindestens zwölf Lymphknoten. Unzureichende Versorgung mit Kompressionsware: Die Patientin trug nur einen unterarmlangen Strumpf

In diesen Fällen ist die Diagnosestellung unproblematisch und bedarf keiner apparativen Abklärung. Die Patientinnen weisen eine typische Anamnese auf mit Operationen, typischerweise an den Extremitätenwurzeln oder onkologische Bestrahlungen der dort gelegenen Lymphabflusswege. Bei der Inspektion und Palpation lassen sich im geschwollenen Gebiet mit dem Druck des Daumens Dellen hervorrufen, die mindestens 20 Sek. stabil sind (◘ Abb. 30.6).

Bei diesen Patientinnen muss lediglich die unten beschriebene Eingangsdiagnostik durchgeführt und dokumentiert werden.

- Die nächsten Fälle zeigen Gegenbeispiele.

Die erste Patientin (◘ Abb. 30.7) war 24 Jahre alt, gesund, mit schlankem Oberkörper. Die Vermehrung des subcutanen Fettgewebes fand sich lediglich in der unteren Körperhälfte. Leidensdruck bestand nicht, die Patientin wurde lediglich vom behandelnden Arzt zur Abklärung vorgestellt: Keine Indikation zur KPE.

Die zweite Patientin (◘ Abb. 30.8) war über 45 Jahre alt und wurde unter der Arbeitsdiagnose „Lipödem“ zur stationären Heilbehandlung vorgestellt. Ein Leidensdruck bestand. Die Indikation zur KPE ist ungewiss, muss aber geprüft werden.

30.4 Wann ist die KPE die Therapie der Wahl? Die Differenzialdiagnostik, Labor

Die Differenzialdiagnostik beim Erstkontakt gestaltet sich mit wenigen Ausnahmen einfach. Nach geklärter Diagnose müssen sich Erstdokumentation und Folgeuntersuchungen im vertretbaren zeitlichen Rahmen halten.

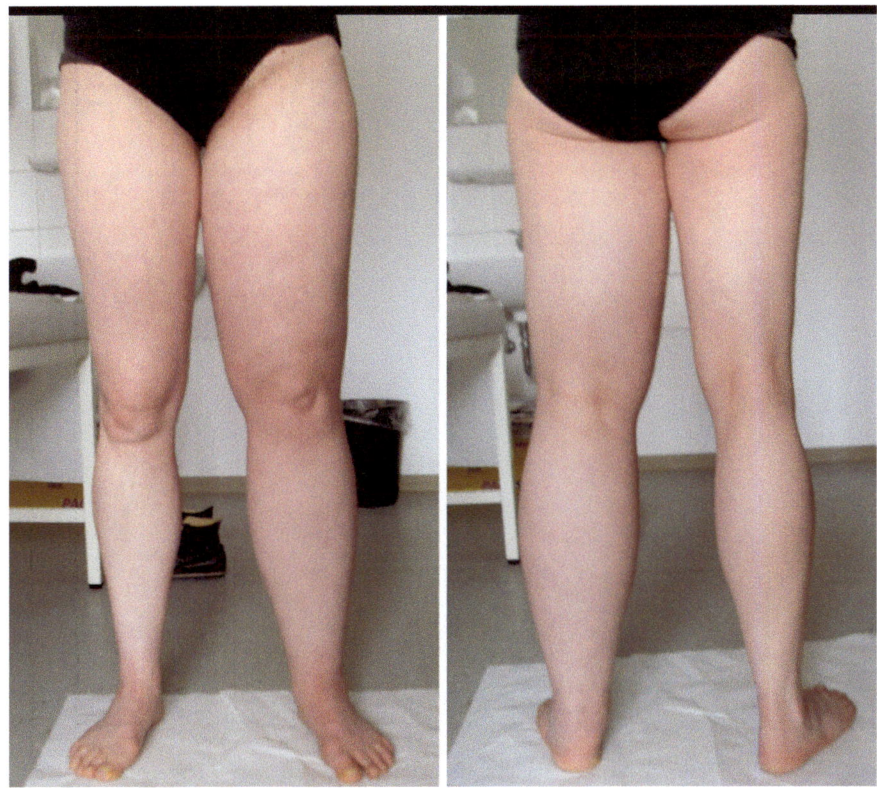

Abb. 30.5 **Beinlymphödem links.** Nach Entnahme von inguinalen Lymphknoten infolge eines malignen Melanoms des Beines

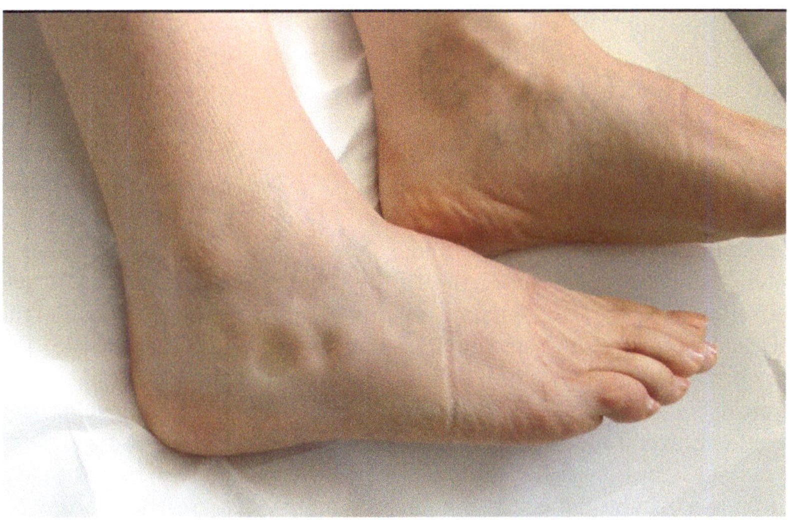

Abb. 30.6 **Dellenbildung nach 20 Sek. Druck mit dem Daumen.** Differenziert zwischen Ödem und ödemfreiem subcutanem Fettgewebe

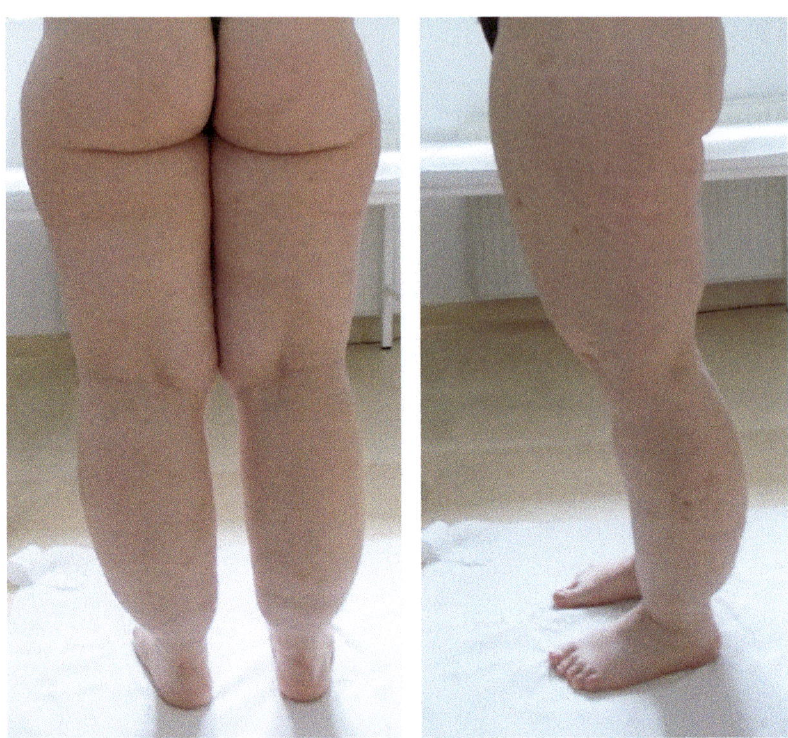

Abb. 30.7 **Konstitutionsmässige Vermehrung des subcutanen Fettgewebes an der unteren Körperhälfte.** Subjektiv kein Leidensdruck, Keine Dellenbildung bei Imprimierung mit dem Daumen

30.4.1 Differenzialdiagnostik

Vor der Anamnese- und Befunderhebung reicht der erste Blick auf den Patienten in der Mehrzahl der Fälle als Differenzialdiagnostik aus:

- Einseitige Extremitätenschwellungen sind zumeist auf lymphatische oder venöse Abflußhindernisse zurückzuführen, selten auf sonstige Ursachen, und noch seltener sind sie angeboren. Mit einer ergänzenden Frage zur Anamnese ist die Diagnose grundsätzlich geklärt. Ähnliches gilt auch für Schwellungen im Kopfbereich.
- Beidseitige Extremitätenschwellungen können zunächst auf beiden Seiten die gleiche lokale Ursache haben, z. B. bei Zustand nach Mammakarzinom Armlymphödeme auf beiden Seiten.

Beim Mammakarzinom gibt es Kasuistiken, bei denen einseitig ein typisches Armlymphödem besteht, auf der anderen Seite eine thrombotische Abflussbehinderung der V subclavia nach Komplikationen eines dort angelegten Infusionsports. Auch hier genügt eine Frage zur Anamnese.

Bei den geschilderten klinischen Situationen kann die Differenzialdiagnostik somit eingegrenzt und belastende Untersuchungen vermieden werden.

- Beidseitige Beinschwellungen sind hingegen problematischer und erfordern weitergehende diagnostische Schritte, da neben den möglicherweise bestehenden

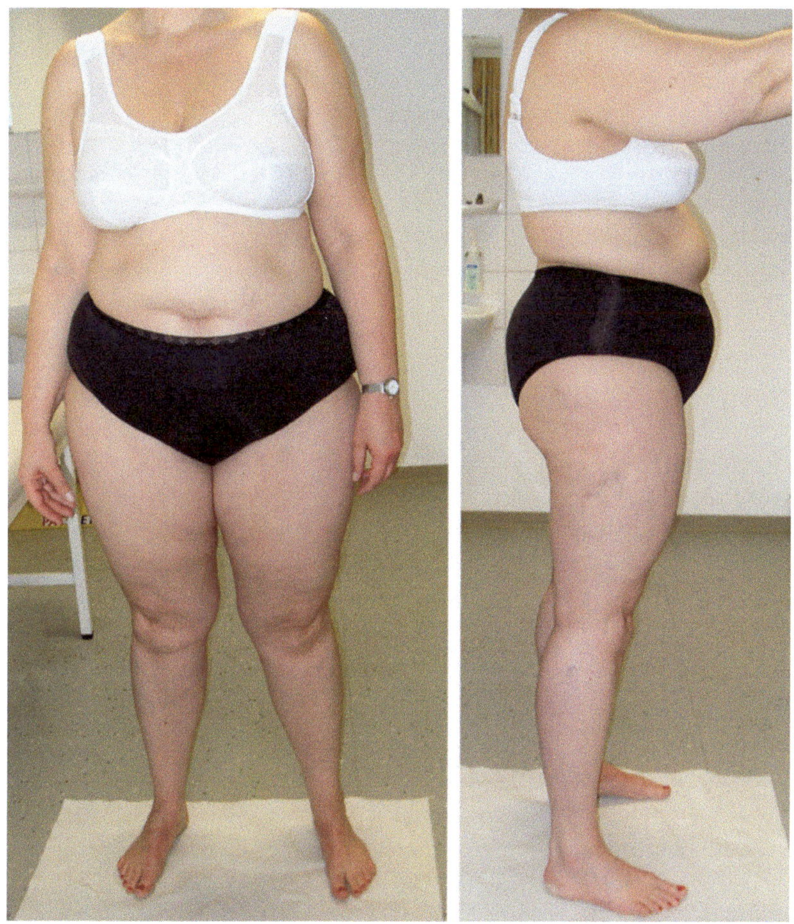

Abb. 30.8 **Externe Diagnose eines Lipödems.** Leidensdruck wegen Diskrepanz zwischen Idealbild und Realbild; keine sonstige somatische Symptomatik: also kein Lipödem, sondern eine Lipohypertrophie

venösen und lymphatischen Abflussstörungen zusätzliche internistische Störungen vorliegen können.

Nebeneinander können z. B. vorliegen: Lymphabflussstörung, Herzinsuffizienz oder Behinderung des venösen Abstroms durch Klappeninsuffizienzen, eine diabetische Mikroangiopathie bzw. hypostatische oder Eiweißmangelödeme. Diese Fragen kann der behandelnde Arzt üblicherweise in seinem beruflichen Beziehungsgeflecht abklären. Im Gegensatz zur reinen Lymphabflussstörung können bei den Mischformen gezielte Medikationen zur Behandlung der nicht-lymphologischen Begleiterkrankungen sinnvoll sein.

- Erst bei den übrigen Krankheitsbildern, bei denen Schwellungen von Extremitäten, Körperstamm oder Kopf an eine Mitursache im lymphatischen System denken lassen, wird die Differenzialdiagnostik kompliziert.

Dies gilt insbesondere für die konnatalen Syndrome. Im ersten Schritt ist zu erwägen, ob die detaillierte Diagnostik Konsequenzen hat, von denen der Patient mit Wahrscheinlichkeit profitiert. Dies kann telefonisch mit einem lymphologischen Spezialisten bzw. Zentrum vorgeklärt werden, dann sollte ggf. eine konsiliarische Vorstellung erfolgen. Bezüglich der sehr seltenen Krankheitsbilder wird auf ▶ Kap. 18 verwiesen.

30.4.2 Laboruntersuchungen

30

Für die Basisdiagnostik reichen aus:
- C-reaktives Protein (CRP),
- Hämoglobin (bzw. das „kleine Blutbild"),
- γ-GT,
- Gesamteiweiß mit Serumelektrophorese,
- Nüchternblutzucker,
- Kreatinin.

Damit liegen die wesentlichen Informationen darüber vor, ob eine relevante Entzündung, eine Anämie bzw. andere hämatologische Störungen, hepatische Erkrankungen mit Einfluss auf den Mineralokortikoidstoffwechsel, Dysproteinämien, eine diabetische Stoffwechsellage oder eine Niereninsuffizienz, vorliegen.

30.4.2.1 Spezielle Laboruntersuchungen bei Tumorverdacht

In begründeten Fällen, insbesondere bei Verdacht auf ein Tumorrezidiv bzw. eine maligne Neuerkrankung, kann die Bestimmung der Tumormarker wie CEA, PSA, CA 19–9 oder CA 15–3 indiziert sein.

Beim Lymphoedema praecox bzw. tardum, das möglicherweise genetisch bedingt ist, kommt Differenzialdiagnostisch eine Chlamydieninfektion als Ursache in Betracht, sodass eine Antikörper-Titerbestimmung mit Hinblick auf eine Tetrazyklinbehandlung sinnvoll sein kann (Mårdh et al.1989). Bei zwei eigenen Fällen wurde durch die Gabe von Doxycyclin 200 mg/d über sechs Monate eine komplette Rückbildung erzielt.

30.4.3 Bildgebende Diagnostik

Die Indikation zu bildgebender Diagnostik sollte zurückhaltend und ggf. in Zusammenarbeit mit Kollegen der radiologischen und nuklearmedizinischen Diagnostik gestellt werden.

30.4.3.1 Sonografie

Die Sonografie der abführenden Blutgefäße und der großen Körperhöhlen klärt die Fragen nach venösen Obstruktionen oder Kompressionen durch extravasale Strukturen sowie nach Leber- und Nierenleiden.

Bei Verdacht auf kardial bedingte Stauungen kann die Echokardiografie (Vitien, Myokardiopathien) sinnvoll sein. Große Lymphgefäße können z. T. sonografisch dargestellt werden, z. B. der Ductus thoracicus.

Ödeme führen zwar auch zu sonografischen Veränderungen der Subcutis. Die Frage, ob ein Ödem vorliegt, ist hingegen schon klinisch zu klären.

30.4.3.2 Computertomografie (CT) bzw. Magnetresonanztomografie (MR)

Die CT bzw. MR können die Frage nach extravaskulär bedingten Obstruktionen klären.

Die MR misst direkt den Wassergehalt des Gewebes und kann zum Beispiel zur Differenzierung eines (Lymph-)Ödems von einem „Lipödem" dienen; letzteres weist keinen wesentlich vermehrten Flüssigkeitsgehalt auf (◘ Abb. 30.9).

Bei der Suche nach Abflussstörungen, die durch ein aktives Malignom bedingt sind, kann die CT mit einer Positronenemissionstomografie (PET) unter Verwendung des Tracers ^{18}Fluor-Deoxyglucose (^{18}FDG) kombiniert werden. Bei dieser Patientin

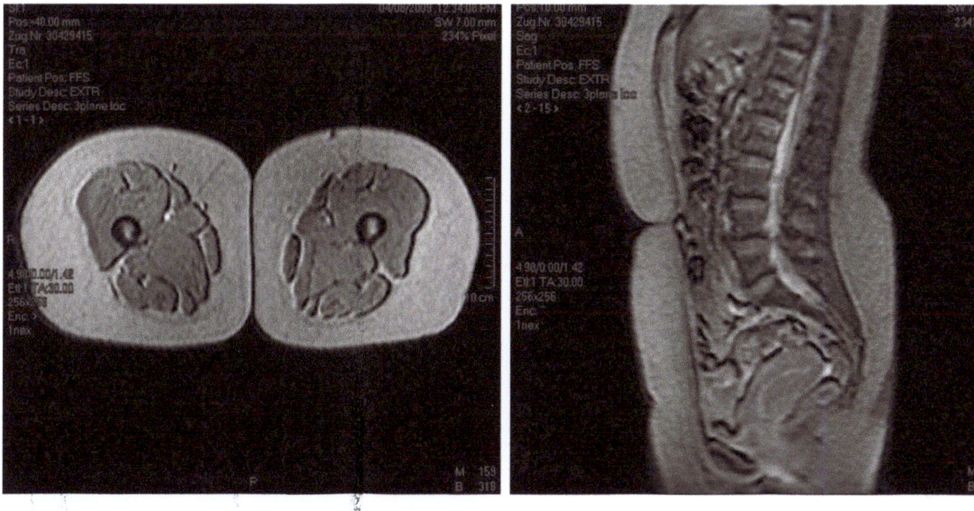

Abb. 30.9 **Magnettomografisches Untersuchungsergebnis zur Patientin** Abb. 30.5. Die flüssigkeitsarmen Fettgewebe erscheinen hell, die flüssigkeitshaltigen Gewebe wie Muskel erscheinen dunkel. (Mit freundlicher Genehmigung Dr. J. Hezel, MVZ Radiologie Kiel)

(Abb. 30.10) mit Armlymphödem, das drei Jahre nach der Primärtherapie aufgetreten war, ist Abstromhindernis im CT nicht, wohl aber im PET/CT erkennbar gewesen. Bei dem hier vorliegenden hormonrezeptor-positiven Primärtumor bildete sich das Armlymphödem unter Tamoxifen zurück.

30.4.3.3 Indirekte Isotopen Funktionslymphangiografie

Die indirekte Isotopen Funktionslymphangiografie „Lymphszintigrafie" soll nur dann eingesetzt werden, wenn sich daraus klinische Konsequenzen ableiten und der Patient davon profitiert.

So kann bei beidseitigen Beinschwellungen geklärt werden, ob, neben den anderen bekannten Ursachen der Schwellung überhaupt eine klinisch relevante Lymphabflußstörung und damit eine Indikation für die KPE vorliegt. Weiterhin macht sie ersichtlich, wo eine Abflussstörung lokalisiert ist. Diese kann dann gezielt umgangen werden durch die MLD. Weiterhin macht sie Lecks im Lymphgefäßsystem sichtbar, über die Lymphe austritt und der Schwerkraft folgend wieder zurückfließt (▶ Kap. 9).

Bei der indirekten Lymphszintigrafie wird eine makromolekulare Substanz, die aufgrund der Molekülgröße lymphpflichtig ist, radioaktiv markiert und an einem anatomisch geeigneten Ort injiziert, bei der Untersuchung der Extremitäten an den Akren, interdigital in den „Schwimmhäuten". Der Abstrom wird nach zeitlichen Intervallen mit einem modifizierten Geiger-Müller-Zählrohr lokalisiert und zweidimensional dargestellt. Die radioaktive Belastung für den Patienten ist gering.

Welchen Vorteil bietet die Indirekte Funktionslymphszintigrafie bezugs der Indikation zur KPE?

Dargestellt werden im Wesentlichen die größeren longitudinalen Lymphbahnen sowie die proximalen Lymphknotenstationen bis zum Eintritt in den Körperstamm. Die Beurteilung des Abstroms im Körperstamm kranial der Leistenbänder oder zentral der Axilla ist ungewiss. Die Untersuchung muss in nuklearmedizinischen Praxen bzw. Institutionen durchgeführt werden, die in dieser Technik erfahren sind; wünschenswert ist eine gemeinsame Beurteilung durch den zu-

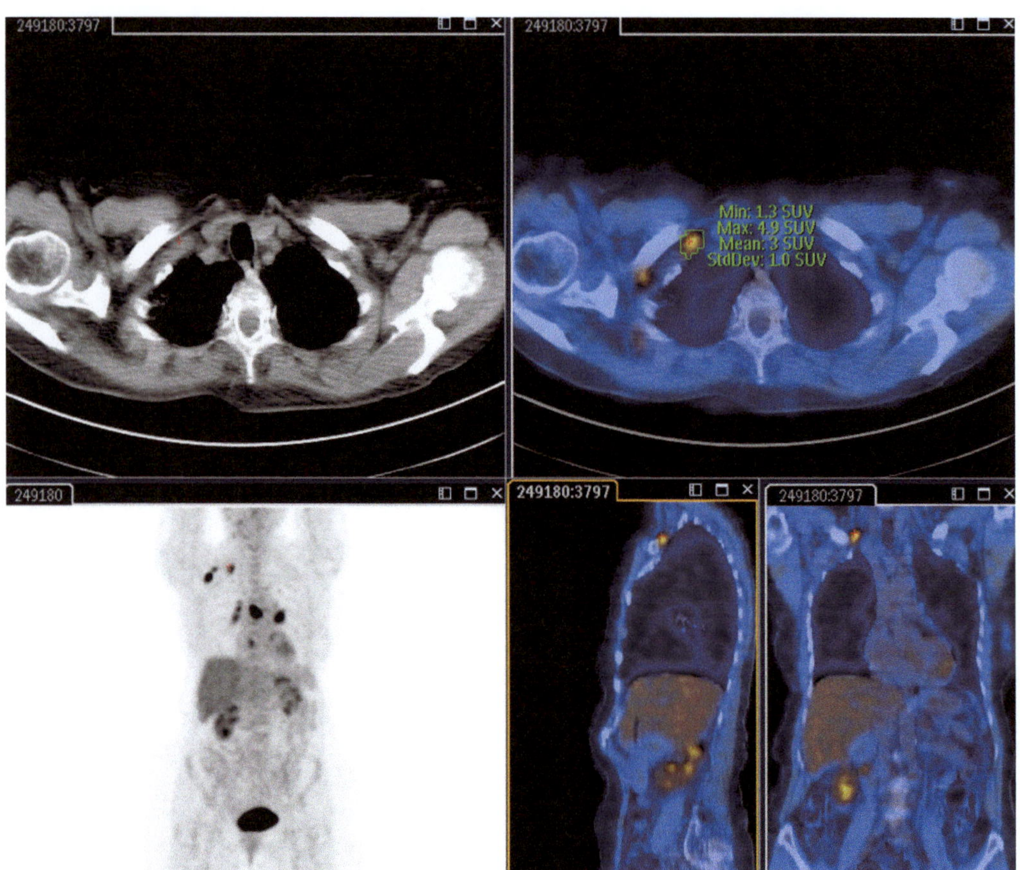

Abb. 30.10 **Retroklavikulärer Lymphknotenbefall rechts.** Im Computertomogramm kaum zu erkennen, deutlich im 18 F-Deoxyglucose-PET, auch in der seitlichen Aufnahme. Im PET finden sich weiterhin zwei befallene retrokardiale Lymphknoten. Daher Verzicht auf eine lokale Therapie. (Mit freundlicher Genehmigung Dr. J. Hezel, MVZ Radiologie Kiel)

30

weisenden Arzt, der die Klinik des Patienten kennt und dem Nuklearmediziner.

Die Wünsche des Lymphologen und versierten Klinikers an die Durchführung der indirekten Isotopen-Funktions-Lymphangiografie „Lymphszintigrafie"

Über die Durchführung gibt es vielfältige Ansicht. Der Autor bevorzugt es, wenn die Messungen, ähnlich wie bei Messungen der Enzymaktivität (Michaelis–Menten) zunächst engmaschig, dann mit zunehmenden Intervallen erfolgt, ab Injektion nach (min): 0–15–30–60–120; in liegendem Zustand. Dann, nach einer Periode des Bewegens (Herumlaufen bei einer Messung an den Beinen) eine weitere Messung nach 135 min p. i. Das Vorgehen zeigte bei einer Kasuistik (Mutter und Tochter mit ca. 55 bzw. 30 Jahren bei Erstmanifestation) keinen Lymphabstrom in Ruhe, wohl aber unter Bewegung.

Dies wies darauf hin, dass die Lymphgefäße anatomisch intakt waren, aber ihre

Funktion (Eigenmotorik) im Erwachsenenalter erlosch.
Die behandlungsbedürftige Lymphabflußstörung war somit (mit Hinblick auf den Kostenträger) dokumentiert, es wurde somit wie beim primären Lymphödem behandelt, da keine proximale Abflussbehinderung vorlag.

Der Patient profitiert davon, wenn die Resultate der Lymphszintigrafie gemeinsam und MLD-Therapeuten durchgesprochen werden.

30.4.4 Erstdokumentation durch den Arzt

Wenn beim Erstkontakt die Diagnose nach Blick auf den Patienten und die Anamneseerhebung eindeutig ist, kann die weitere Eingangsbefundung und deren Dokumentation auf Messungen am Körper beschränkt werden (▶ Kap. 4). Ansonsten müssen die diagnostischen Erwägungen wie oben beschrieben erweitert werden. Für die Erstuntersuchung reicht in den einfach gelagerten Fällen folgende Dokumentation für die klinisch-lymphologischen Entscheidungen aus:

- Messung von Größe, Taillenumfang und Gewicht. Von der Verwendung von Selbstangaben der Patienten wird abgeraten.
- Im Weiteren sind die betreffenden Extremitäten beidseitig millimetergenau zu messen, wobei vier Etagen pro Extremität ausreichend sind (◘ Abb. 30.11):
  1. Größter Umfang am Bizeps
  2. Größter Umfang am proximalen Unterarm
  3. Geringster Umfang in Höhe des Handgelenkes
  4. Handrücken. Am Bein sind die entsprechenden Etagen zu wählen
- Alternativ kann die betroffene Extremität in 4 cm Abständen vermessen wer-

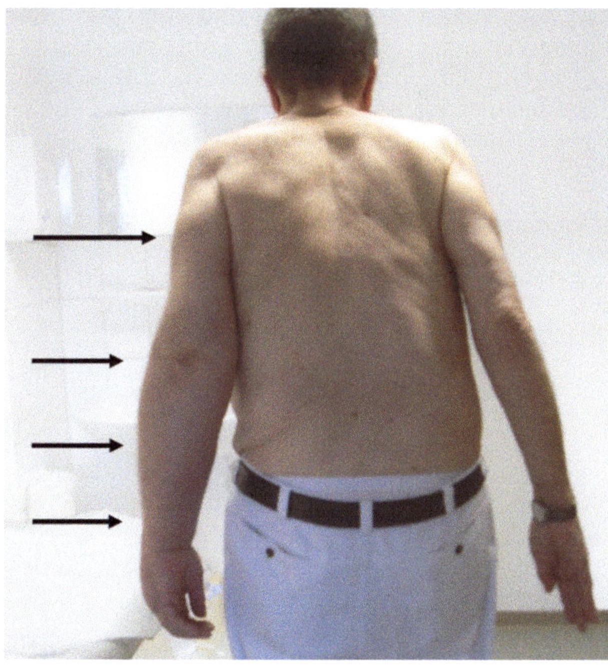

◘ **Abb. 30.11 Linksseitiges Armlymphödem.** Nach Radiatio (1972) der Axilla bei M. Hodgkin.Die Pfeile zeigen die Höhe der Messpunkte

den und das Volumen nach Kuhnke bestimmt werden (-> ▶ Kap. 4).

- Es ist sinnvoll den Taillenumfang und den Hüftumfang in Höhe der Hüftgelenke zu messen, da hierdurch maskuline bzw. feminine Fettverteilung dokumentiert wird.
- Zu erfragen ist, ob die untersuchte Person überwiegend Rechts- oder Linkshänder ist, da der Bizeps am Gebrauchsarm etwa 15 mm mehr Umfang aufweist. Dies ist bei der Beurteilung der Ausprägung des Ödems zu berücksichtigen.
- Eine Fotodokumentation des gesamten Körpers und auffälliger Befunde (z. B. ◘ Abb. 30.12) sollte vorgenommen und archiviert werden.

30.4.4.1 Was ist originäre ärztliche Aufgabe, was kann delegiert werden?

Die Eingangsdokumentation dauert nur wenige Minuten, könnte aber an zuverlässige nichtärztliche Mitarbeiter delegiert werden.

Die Feststellung und Dokumentation von Kontraindikationen bzw. Funktionseinschränkungen ist ärztliche Aufgabe. Lymphologisch bedingte Funktionseinschränkungen können sich bei der Flexion, Extension und Rotation in den Gelenken finden. Weiterhin werden z. B. die Behinderungen durch Polyneuropathien (Taxane, Platinderivate) oder aktinische Strahlenschäden, z. B. Plexusparesen gesehen.

30.4.4.2 Monitoring und Folgeuntersuchungen

Zur Beurteilung des Verlaufes bzw. des Therapieeffektes sind wiederholte Messungen sinnvoll, z. B. viertel- oder halbjährlich, ggf. zur Vorlage beim medizinischen Dienst der Krankenkassen (MDK). Die Angabe dieser Messdaten ist zur lymphologischen Beurteilung sinnvoller als die Angabe eines Ödemgrads. Dieser kann jedoch zur Beschreibung der Qualität des Ödems festgehalten werden.

Die Erhebung der Zwischenanamnese muss neben der allgemeinen Befindlichkeit insbesondere Fragen nach entzündlichen Komplikationen (Erysipel) oder bei onkologischen Patienten nach Symptomen beinhalten, die auf eine erneute Aktivität des anamnestisch bekannten Malignoms schließen lassen.

Die Verlaufsmessungen können sich dann auf die Wägung des Patienten, die Taillenmessung, die Messung an dem betroffenen Extremitätenpaar und ggf. eine

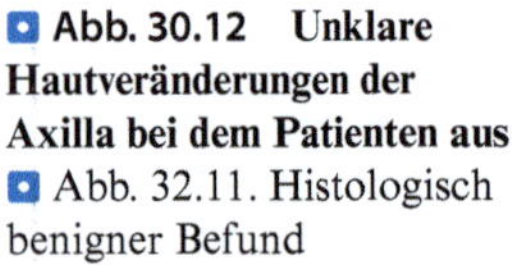
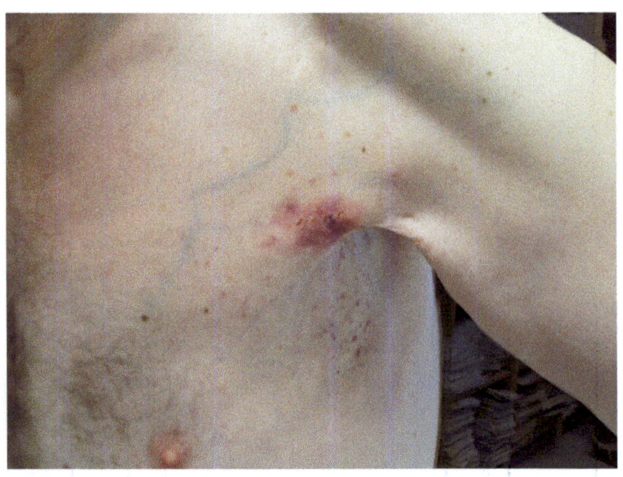

◘ **Abb. 30.12 Unklare Hautveränderungen der Axilla bei dem Patienten aus** ◘ Abb. 32.11. Histologisch benigner Befund

zusätzliche Fotodokumentation beschränken. Die Erhebung der Befunde muss durch eine schriftlich fixierte Bewertung des klinischen Verlaufes komplettiert werden.

30.5 Kontraindikationen der manuellen Lymphdrainage

Die Kontraindikationen beziehen sich auf die Manuelle Lymphdrainage, nicht zwingend auf die Kompressionstherapie und die anderen Anteile der KPE.

Im Wesentlichen wurden die Kontraindikationen im Zeitraum von 1970 bis 1980 vom Allgemeinmediziner Johannes Asdonk unter den damaligen medizinischen Bedingungen formuliert, und seither in späteren Publikationen tradiert. Wie jede medizinische Festlegung bedürfen die Sachverhalte einer kontinuierlichen Überprüfung. Ergänzend ist zu überlegen, wie dem Patienten trotz der erkannten Kontraindikation zu helfen ist. In diesem Sinne wird die Unterscheidung zwischen absoluten und relativen Kontraindikationen in den folgenden Ausführungen vermieden.

Johannes Asdonk (* 25. September 1910 in Kamperbruch; † 29. Juli 2003 in Weggis, Schweiz) war ein deutscher Arzt.
1931 begann er ein Medizinstudium in Münster, das er 1936 mit dem Staatsexamen abschloss. 1945 erfolgte die Niederlassung als praktischer Arzt mit dem Interessensschwerpunkt rheumatischen Erkrankungen und der Chirotherapie.
Bereits 1936 wurde die Grifftechnik „Manuelle Lymphdrainage“ von Emil Vodder veröffentlicht, fand aber noch keinen Eingang in die Schulmedizin.
1963 Asdonk setzte die manuellen Lymphdrainagegriffe als Ergänzung zu seinen chirotherapeutischen Behandlungen ein und erzielte damit eine wesentlich längere Beschwerdefreiheit als mit der Kombination von Chirotherapie und Massage.
1969 gründete er die erste Schule zur Ausbildung von Physiotherapeuten in manueller Lymphdrainage. 1967 wurde die „Gesellschaft für Manuelle Lymphdrainage nach Dr. Vodder“ in Essen gegründet. Aus dieser Gesellschaft entstand 1976 die Deutsche Gesellschaft für Lymphologie unter der Mitwirkung von Kuhnke, Gregl, Földi und Hohlbaum.
1972 gründete Asdonk in Saig die erste lymphologische Fachklinik der Welt, ab 1975 nannte er sie „Feldbergklinik“.
1983 zog die Feldbergklinik nach St. Blasien um.
1984 zog sich Asdonk mit 74 Jahren aus der Klinik zurück.

30.5.1 Dekompensierte Herzinsuffizienz

Die dekompensierte Herzinsuffizienz wird in der AWMF-Leitlinie an erster Stelle benannt (AWMF Reg.Nr. 058–001, 2017).

Es muss jedoch bezweifelt werden, dass die Mobilisierung von Ödemflüssigkeit aus Arm oder Bein überhaupt zu einer Erhöhung des zentralvenösen Druckes führt. „These findings suggest that there is no contraindication to use MLD in patients with heart failure and lower limb edema“. (Leduc et al. 2011).

Um dennoch möglichen Risiken aus dem Weg zu gehen, könnte bei Verdacht auf hochgradige Herzinsuffizienz in den initialen Sitzungen der manuellen Lymphdrainage mit einer schonenden Basisbehandlung am Oberkörper schrittweise begonnen und in den weiteren Behandlungen nach peripher fortgeschritten werden.

Das vorsichtige Vorgehen könnte durch eine vorherige intravenöse Gabe eines rasch wirksamen Diuretikums wie Furosemid mit einer Wartezeit von 2 h flankiert werden.

30.5.2 Tiefe Bein- und Beckenvenenthrombose

Die tiefe Bein- und Beckenvenenthrombose ist im Akutstadium ausnahmslos ein Grund, von unnötigen Manipulationen in der betroffenen Körperregion Abstand zu nehmen. Behandelt wird nunmehr mit Thrombektomien oder Lyse, sodass die Gefahr einer subsequenten Lungenembolie mit zunehmendem zeitlichem Abstand schwindet. Dies gilt auch für den unbehandelten Verlauf.

Als Faustregel gilt, dass der Thrombus drei Wochen nach dem akuten Ereignis organisiert und an der Venenwand fixiert sein dürfte, sodass mit der Behandlung des Lymphödems mittels MLD fortgesetzt werden kann. In Zweifelsfällen kann eine möglicherweise persistierende Gefährdung, z. B. durch flottierende Thromben durch bildgebende Verfahren beurteilt werden, z. B. durch Sonografie oder Kontrastmittel-MR-Angiografie.

Unstrittig ist, dass eine Kompression am Bein nicht gefährdet und somit ununterbrochen fortgeführt werden kann. Nach drei Wochen Intervall sollte die Therapie mit MLD ohne Gefährdung des Patienten fortgeführt werden können.

30.5.3 Dialysepflichtige Niereninsuffizienz

Bei dialysepflichtiger Niereninsuffizienz ohne Restdiurese besteht theoretisch ebenfalls das Risiko einer zentralen Volumenüberlastung; Daten hierzu sind nicht bekannt. Vorsichtshalber sollte der betreuende Nephrologe befragt werden.

Die Manuelle Lymphdrainage könnte bei größeren Ödemvolumina auf die Stunden nach Abschluss der Dialyse terminiert werden, solange das Risiko eines Lungenödems gering ist.

30.5.4 Das Asthma bronchiale

Asthma bronchiale wurde bis in die 80er Jahre als Kontraindikation postuliert, nach Diskussion aber ad acta gelegt.

30.5.5 Der unklare Hautbefund

Unklare Hautbefunde im Behandlungsbereich geben immer Anlass zur Vorsicht und sind bis zur Abklärung als Kontraindikation zu werden.

Vor allem sind Pigmentnaevi zu benennen (Abb. 30.13), auch nicht-melanozytäre pigmentierte Papeln (Abb. 30.14).

Sofern sich ein malignes Melanom dahinter verbirgt, könnte die MLD eine Dissemination der malignen Zellen bewirken mit drastischem Risiko quo ad vitam. Nicht nur bei Verdacht auf ein malignes Melanom, sondern auch bei anderen unklaren

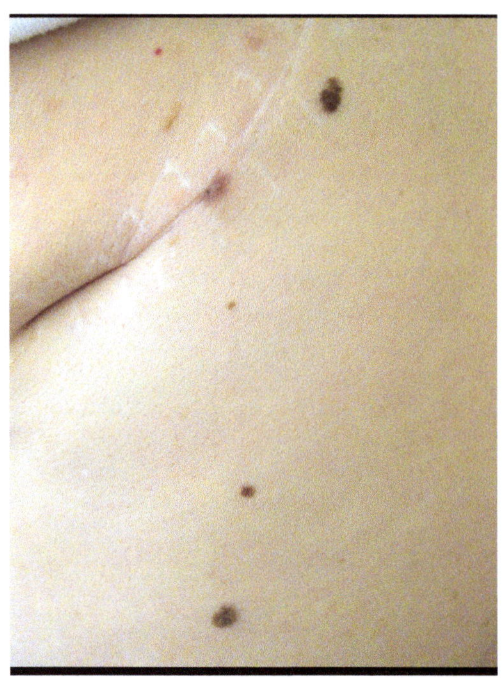

Abb. 30.13 Pigmentnaevi. Vom nicht-Dermatologen bezüglich der Dignität kaum zu beurteilen

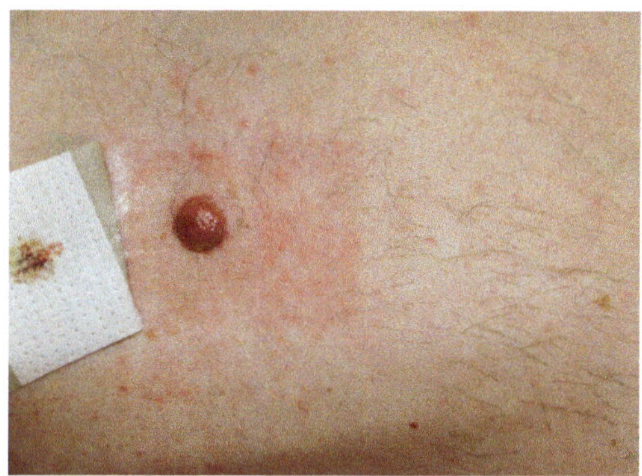

Abb. 30.14 Unklare nässende Papel bei HIV-positivem Patient. Durch Inspektion nicht beurteilbar

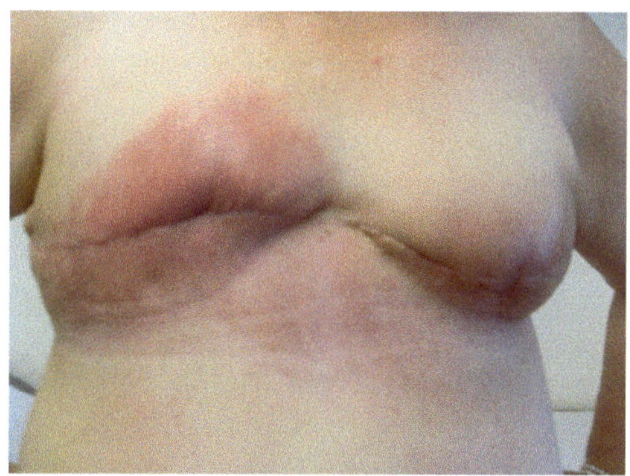

Abb. 30.15 Erysipel der Restmamma rechts bei unbekannter Eintrittspforte. Aufnahmen vor oraler Antibiose

Befunden an der Cutis ist angesichts der schwierigen Differenzialdiagnostik die fachdermatologische Beurteilung unabdingbar.

30.5.6 Das Erysipel

Das Erysipel ist eine typische Komplikation des Lymphödems und im akuten Zustand eine Kontraindikation für die MLD. Klassische Zeichen sind die flächige (Abb. 30.15) oder zentropetale lymphangitische Ausbreitung eines Erythems, häufig vergesellschaftet mit Fieber und Schmerzen (▶ Kap. 25 und 26).

Dem typischen Erysipel liegt eine Infektion mit Streptokokken zugrunde, die durch transdermale Eintrittspforten oder von internen Foci wie Zahnwurzelherden ausgehend in die Region mit gestörtem Lymphabfluß gelangen können. Erfahrungsgemäß verschlechtern Erysipele durch Reizung des Lymphgefäß-Endothels dauerhaft das vorbestehende Lymphödem und bedürfen der unverzüglichen Medikation. Sofern nicht ein Hospitalismus-Keim angenommen werden muss, ist die Therapie mit Phenoxymethylpenicillin (Penicillin V) 1,2 Mega-IE 4 × täglich p.o. für fünf Tage völlig ausreichend. Eine höhere Dosierung ist möglich. Die intravenöse Applikation von Antibiotika hingegen ist zumeist eine Übertherapie. Spätestens acht Stunden nach Behandlungsbeginn sind Fieber, Schmerzen und entzündliche Schwellung rückläufig, hingegen kann das Erythem längere Zeit persistieren (Abb. 30.16). Ist ein rasches Ansprechen auf das Antibiotikum nicht erkennbar, so ist vor dem Wechsel der Medikation die Sicherung von Erreger und Resistenz durch aerobe und anaerobe Blutkultur sinnvoll und ggf. die Hospitalisierung.

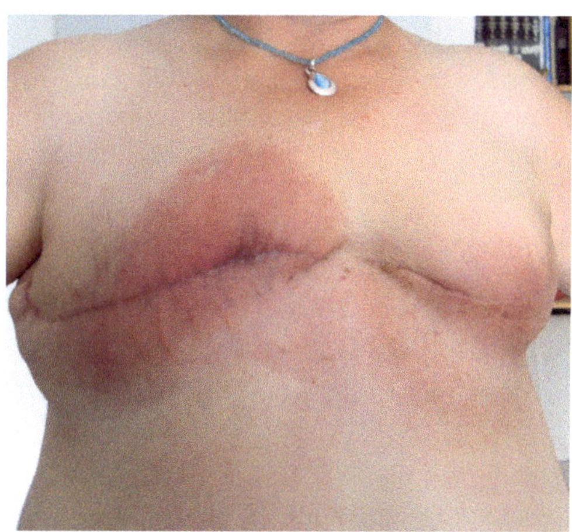

Abb. 30.16 Sieben Tage nach oraler Medikation mit Phenoxymethylpenicillin. Das Erythem ist verblieben ohne sonstige Symptomatik

Zwei Sonderfälle sind zu benennen:

a) Bei Penicillin-Allergie kann Clarithromycin, dass oral im Vergleich zu anderen Substanzen dieser Antibiotikagruppe verlässlicher resorbierbar sein soll in einer Dosis von 2 × 500 mg p.o für den genannten Zeitraum verabreicht werden.
b) Bei Erysipelen an den Beinen kann nicht ausgeschlossen werden, dass beim täglichen Duschen Darmkeime über Eintrittspforten, z. B. zwischen den Zehen, in das subcutane Gewebe gelangt sind. Dann kann anstelle des Penicillins die primäre Gabe von Clarithromycin oder eines Antibiotikums mit gram-negativem Spektrum sinnvoll sein.

Ein Blick auf die Versorgungsrealität zeigt, dass Rezidive des Erysipels zumeist am Wochenende auftreten oder zu anderen Zeiten, an denen der lymphologisch verantwortliche Arzt nicht erreichbar ist, sodass die Patienten letztlich zu lange ohne sachkompetente, definitive Versorgung bleiben. Deshalb ist es sinnvoll, vorbeugend den Patienten eine Notration des Antibiotikums für fünf Tage zur Verfügung zu stellen, sodass sie bei hinreichendem Verdacht auf ein Erysipelrezidiv mit der Behandlung beginnen können. Besonders bei Auslandsurlauben hat sich das Vorgehen bewährt.

In Einzelfällen ist die dauerhafte Antibiotikaprophylaxe durch ein parenteral zu gebendes Depot-Penicillinpräparat erwägen (► Kap. 25 und 26).

30.6 Können Malignome durch MLD disseminieren? Gibt es eine palliative Indikation?

Malignome, die in der zu behandelnden Region gesichert bzw. zu vermuten sind, stehen in Verdacht durch die MLD im Körper verbreitet zu werden mit ungewisser Konsequenz für die voraussichtliche Lebensspanne und Lebensqualität der betroffenen Lymphödempatienten.

KeyNote

Die Entscheidung über eine MLD-Verordnung in der beschriebenen Situation kann nicht im Sinne eines apodiktischen Ja/Nein erfolgen. Die anderen Anteile der KPE sind diesbezüglich nicht suspekt.

Zur innerärztlichen Diskussion seien einige Überlegungen vorangestellt:

- Bei ungewissen Situationen soll die entscheidende Diagnostik forciert werden, um die Risikoabschätzung aufgrund von gesicherten Untersuchungsergebnissen vornehmen zu können.
- Je nach Ausgangsorgan des Tumors besteht ein unterschiedliches Risiko, ob bereits bei Diagnosestellung eine Aussaat von malignen Zellen stattgefunden hat.

So wurden bei Frühstadien des Mammakarzinoms, bereits vor der Resektion des Tumors, durch Biopsie aus dem Knochenmark immunhistologisch in 30 % auffällige Zellen gesehen (Braun et al. 2005), was für eine frühzeitige Disseminierung spricht.

Somit stellt sich die Frage, in welchem Ausmaß und mit welcher Konsequenz die MLD überhaupt für die klinische Manifestation von Fernmetastasen beim Mammakarzinom verantwortlich sein kann.

- Unklarheit bezüglich der Entstehung eines Rezidivs besteht weiterhin, welche Rolle ruhende maligne Zellen spielen, die in der G0-Phase für eine unbestimmte Zeitspanne arretiert sind bzw. die Balance zwischen den malignen Zellen und dem körpereigenen Immunsystem.
- Einer MLD-Behandlung von 3 × 45 min/Woche (i.e. 2,25 h) stehen die insgesamt 168 h einer Woche gegenüber, in

denen suspekte Zellen durch die übliche, nicht zielgerichtete Motorik im Körper verbreitet werden können.

KeyNote

Spielt angesichts dieses Zahlenverhältnisses die MLD als physikalische Therapie wirklich eine bedrohliche Rolle? Unter einer effektiven onkologischen Medikation wie z. B. Tamoxifen oder Zytostatika wäre somit zu postulieren, dass die MLD keine Risikoerhöhung bedeutet.

- Versprengte einzelne Tumorzellen in Blut- oder Lymphgefäßen werden leichter von einer systemischen Medikation erfasst als solche, die aufgrund der beeinträchtigten Diffusionsverhältnisse in einen Tumorverband geschützt sind.

Bei ungewissem Remissionsstatus bzw. aktivem Malignom sollte eine individuelle Entscheidung – auch unter palliativen Gedanken – gemeinsam mit dem Patienten gesucht werden.

Auf der einen Seite steht das Risiko einer erneuten oder nunmehr beschleunigten Aktivität des Malignoms durch die MLD, andererseits die Lebensqualität in der verbliebenen Lebensspanne.

Mit aufgeklärten Patienten, die der Argumentation und der Risikoabwägung folgen können, sollte deren Zustimmung zum möglicherweise erhöhten Behandlungsrisiko schriftlich festgehalten werden. Wenn eine tragfähige Zustimmung nicht erfolgt bzw. dokumentiert werden kann, ist die Verordnung von MLD auch für den Arzt juristisch bedenklich. Die MLD-Therapeuten muss über die jeweilige Entscheidungslage informiert sein, um nicht in seiner physiotherapeutischen berufseigenen Verantwortung in juristische Risiken zu kommen.

Literatur

Braun S, Vogl FD, Naume B, Janni W, Osborne MP, Coombes RC, Schlimok G, Diel IJ, Gerber B, Gebauer G, Pierga JY, Marth C, Oruzio D, Wiedswang G, Solomayer EF, Kundt G, Strobl B, Fehm T, Wong GY, Bliss J, Vincent-Salomon A, Pantel K (2005) A pooled analysis of bone marrow micrometastasis in breast cancer. N Engl J Med 353(8):793–802. ▶ https://doi.org/10.1056/NEJMoa050434

HeilM-RL (2021) „Richtlinie über die Verordnung von Heilmitteln in der vertragsärztlichen Versorgung (HeilM-RL)" 1–2021, ▶ www.g-ba.de/richtlinien/12/

Leduc O, Crasset V, Leleu C, Baptiste N, Koziel A, Delahaie C, Pastouret F, Wilputte F, Leduc A (2011) Impact of manual lymphatic drainage on hemodynamic parameters in patients with heart failure and lower limb edema. Lymphology 44(1):13–20

Mårdh P-A, Paavonen J, Puolakkainen M (1989) Pathology of Chlamydial Infections. In: Chlamydia. Springer US, Boston, MA, S 29–45. ▶ https://doi.org/10.1007/978-1-4613-0719-8_3

S2k Leitlinie: Diagnostik und Therapie der Lymphödeme [AWMF Reg.Nr. 058–001]. (2017) AWMF. ▶ http://www.awmf.org/leitlinien/detail/ll/058-001.html. Accessed May 29, 2017 2017

Technik der Komplexen Physikalischen Entstauungstherapie (KPE)

Helmut Rogge und Eric Breuer

Inhaltsverzeichnis

M. E. Cornely et al. (Hrsg.), *Angewandte Lymphologie*,
https://doi.org/10.1007/978-3-662-61452-5_31

Editor's Tip

Bei der Zusammenarbeit von Arzt, Apotheker und Pharmaindustrie führt die Ausstellung eines Rezeptes zur Abgabe der Substanz durch die Behandlungspartner, die Kontrolle der Wirkung obliegt dem Arzt.
Bei der Verordnung von Heilmittel – hier MLD – und Hilfsmitteln – hier Kompression – verhält es sich ebenso. Der die KPE verordnende Mediziner überlässt die Ausführung dem Therapeuten und dem Sanitätsfachgeschäft. Um die Effekte seiner verordneten Therapie beurteilen zu können muss der Arzt prüfen, ob die Anwendungen lege artis erfolgen und die avisierten Wirkungen eingetreten sind. Diese Therapiekontrolle ist originäre ärztliche Pflicht, sie steuert die weitere Behandlung des Patienten.

Eric Breuer zu: „Ausbildung zum Lymphtherapeut"
Die konservative Therapie der Lymphödeme beinhaltet Therapietechniken die durch speziell ausgebildete Physiotherapeuten ausgeführt wird. Sie ist nicht Bestandteil der regulären Ausbildung oder des Studiums.
Der Titel Lymphdrainage-/Ödem-Therapeut wird nach abgeschlossener Berufsausbildung in einer 4-wöchigen Weiterbildung erworben.
In ihren Grundzügen wurde die Lymphdrainage Ende des 19. Jahrhunderts von Alexander von Winiwarter und Johann von Esmarch erstmals eingesetzt. Emil Vodder hatte aus dieser Idee in den 1930er Jahren eine genaue Technik entwickelt.

31.1 Introduktion zu den einzelnen Komponenten der KPE

Dieser Abschnitt gibt einen Überblick über das praktische Vorgehen bei der Entstauung von Lymphödemen. Einzelne klinische Situationen werden behandelt. Zu den Details der Grifftechnik wird auf die Lehrbücher der anerkannten Lymphdrainageschulen verwiesen. Für interessierte Ärzte besteht die Möglichkeit an einem kompletten Lehrgang in MLD teilzunehmen, der aus zwei Wochen Basiskurs und zwei Wochen Therapiekurs besteht. Ärztlich-abrechnungstechnische Rechte ergeben sich dadurch für den approbierten Kollegen jedoch nicht.

31.2 Wie sollte sich der Erstkontakt zwischen Patienten und MLD-Therapeut gestalten?

Der MLD-Therapeut geht zunächst analog dem zuweisenden Arzt vor. Er befragt und untersucht der Patient, führt die erforderlichen Messungen durch und dokumentiert Anamnese und Befunde. Mögliche Kontraindikationen werden geprüft und ggf. mit dem Zuweiser geklärt. Anschließend wird das Behandlungskonzept festgelegt.

31.2.1 Behandlungskonzept

Bei primären Lymphödemen kann in Richtung der normalerweise vorhandenen Lymphgefäße entstaut werden, bei sekundären Lymphödemen müssen die Barriere mittels der Griffabfolge umgangen und funktionierende Ersatzabflussregionen angesteuert werden.

Wenn zum Beispiel eine Lymphknotenstation in der linken Axilla als Behandlungsfolge oder durch ein Rezidiv blockiert ist, so kann die interstitielle Flüssigkeit vom gestauten linken Arm in die linke Inguinalstation bzw. über den Rücken in die rechte Axillarstation umgeleitet werden.

31.3 Wie wird Manuelle Lymphdrainage durchgeführt aus? Von „Terminus", „Zentrale Entstauung", „Bauchtiefendrainage", „Proximal_distal_proximal" und „Barrieren"

- Bei einem Lymphödem wird die Behandlung grundsätzlich in der Region der Mündung des Ductus thoracicus in den linken Venenwinkel begonnen („Terminus" in Anlehnung an den in Frankreich üblichen Kopfbahnhof, zu dem alle Gleise zusammenlaufen), der medial in der linken Supraklavikulargrube am Zusammenfluss von V. subclavia und V. jugularis interna liegt. Für den rechten Arm und Kopf gilt der rechte Venenwinkel als „Terminus", wo der Ductus lymphaticus dexter einmündet.
- Anschließend werden die Körperpartien zwischen Zielgebiet und Terminus in dessen Richtung entstaut. Damit sind „die Abflüsse freigemacht".
- Es folgt die Entstauung der lymphödematösen Region zunächst von proximal nach distal.
- Wenn dieser Arbeitsgang abgeschlossen ist, wird von distal nach proximal und ggf. unter Umgehung der Barriere zu den Ersatzabflüssen bzw. zum Terminus drainiert.
- Diese Prozedur dauert bei sachgemäßer Durchführung etwa 45 min.

Emil Vodder (* 20. Februar 1896 in Kopenhagen; † 17. Februar 1986 ebenda) war ein dänischer Physiotherapeut. Zusammen mit seiner Ehefrau
Estrid Vodder (* 1898; † 15. Januar 1996) entwickelte er die Manuelle Lymphdrainage. Nach dem Abitur studierte Emil Vodder neben Kunstgeschichte und vergleichenden Sprachstudien auch acht Semester Medizin. 1928 wurde ihm von der Universität Brüssel aufgrund einer kunsthistorischen Dissertation der Titel des Doktors der Philosophie (Dr. phil.) verliehen. Das Medizinstudium konnte er jedoch wegen einer Malariaerkrankung nicht beenden und wandte sich fortan der physikalischen Therapie zu. Schon früh interessierte er sich für das Lymphsystem. 1932 arbeitete Vodder als Masseur an der Côte d'Azur in Frankreich. Er und seine Frau Estrid, die Heilpraktikerin war, sahen und fühlten bei Patienten mit chronisch katarrhalischen Infekten der oberen Luftwege Stauungen in der Subcutis und den zugehörigen Lymphgefäßen. Gegen alle Regeln ärztlicher Lehre der damaligen Zeit konnten sie diese Stauungen mit pumpenden, kreisenden und streichenden Bewegungen abdrainieren. Dieser Erfolg veranlasste Vodder, auch Lymphknoten anderer Körperregionen zu behandeln. Vodder studierte die „Die Anatomie der Lymphgefäße" von Philibert Constant Sappey (1810–1896).Die Vodderschen Lymphdrainagegriffe mit ihrer Reihenfolge und ihrem Druck Richtung Herzen orientieren sich bis heute an diesen Sappeyschen Darstellungen. 1936 stellte Vodder seine Methode erstmals auf der Weltausstellung „Exposition de Beauté" in Paris vor. Seit den 1950er Jahren bildete er zusammen mit seiner Frau Estrid Therapeuten aus, die die Technik weiter-

verbreiteten. Es wurde auch eine Schule in Österreich gegründet, an der Lymphdrainagetherapeuten bis heute ausgebildet werden. In den 1990er Jahren wurde die Manuelle Lymphdrainage, Bandagierung, Ödemgymnastik und Hautpflege als Teil der sog. komplexen physikalischen Entstauungstherapie (KPE) zur Behandlung von Lymphödemen von Arm und Bein eingeführt. In Deutschland fand 1958 ein erster Kurs in manueller Lymphdrainage nach Dr.Vodder statt.1964 erlernte der deutsche Arzt Johannes Asdonk die Handgriffe der manuellen Lymphdrainage bei Vodder in Kopenhagen. Im Jahr 1966 führte Asdonk mit Vodder in Essen erstmals einwöchige Lymphdrainagekurse durch.1967 wurde die „Gesellschaft für Manuelle Lymphdrainage nach Dr. Vodder“ unter anderem von Emil Vodder, Johannes Asdonk und Günther Wittlinger, einem Masseur aus Walchsee/Österreich,gegründet. Aus ihr entstand 1976 die „Deutsche Gesellschaft für Lymphologie“.1969 gründete Asdonk in Essen die erste Schule zur Ausbildung von Physiotherapeuten in manueller Lymphdrainage, in der auch das Ehepaar Vodder als Lehrer eingesetzt wurde. Die Aufnahme der manuellen Lymphdrainage in die Schulmedizin war vor allem ein Verdienst der Ärzte Johannes Asdonk und Michael Földi, beide ehemalige enge Mitarbeiter von Emil Vodder. Günther und Hildegard Wittlinger publizierten auf Anregung von Emil Vodder das erste Lehrbuch der Manuellen Lymphdrainage nach Dr. Vodder 1978. Am 13. November 1984 wurde Emil Vodder die Wilhelm-Rohrbach-Medaille verliehen.

31

Eric Breuer zu: „Manuelle Lymphdrainage“

Der Transport der lymphpflichtigen Flüssigkeit erfolgt primär aktiv durch die Kontraktionen der einzelnen Lymphangione (Lymphherzen). Ergänzend können die Bewegung der Gliedmaßen oder das Zusammenpressen der Lymphgefäße den Lymphfluss erhöhen.

Durch eine Manuelle Lymphdrainage oder eine Intermittierende pneumatische Kompression können die Lymphangione zu einer größeren Kontraktionsfrequenz angeregt. Physiologisch unter unbehandelten Bedingungen sind zehn Mal pro Minute.

Der linke Venenwinkel ist insofern der bedeutsamere, da hier (neben anderen) der Ductus thoracicus einmündet, der die Lymphe aus der gesamten unteren Körperhälfte transportiert; in den rechten Venenwinkel mündet dagegen „nur“ der Ductus lymphaticus dexter, welcher die Lymphe aus dem rechten Arm, der rechten Thoraxseite und der rechten Kopf-Hals-Seite führt.

Dies hat für die physiotherapeutische Behandlung eine enorme Bedeutung:

Die Behandlung wird so ausgeführt, dass erst die Lymphknoten am Hals sowie im Sternalbereich mit manuellem Druck stimuliert werden um den Lymphfluss anzuregen und in Bewegung zu setzen. Zusätzlich sollte bei der Lymphdrainage der unteren Extremitäten auf jeden Fall eine Bauchtiefendrainage zur Anregung der Cisterna chyli durchgeführt werden. Die verschiedenen Drainagegriffe erfolgen erst im Anschluss an die Stimulierung der Lymphknoten. Erst jetzt wird von den zentralen Knoten ausgehend in die Peripherie gearbeitet.

Unachtsame oder nicht in der Ödemtherapie ausgebildete Therapeuten könnten erst in der Peripherie beginnen, was zu einem Lymphstau in den besagten Sammelstellen führt und nicht den gewünschten Drainageeffekt bringt!

31.4 Welche Standard-Grifftechniken der MLD gibt es?

Das Verschieben von interstitieller Flüssigkeit, Prälymphe und Lymphe erfordert eine sehr langsame Durchführung der Griffe.

Die zu verschiebende Flüssigkeit ist eiweißhaltig. Die Transportwege im Gewebe sind die interzellulären Spalten, die eine Weite von weniger als 10 µm haben. Das Interstitium enthält zusätzliche fixierte Makromoleküle wie Kollagen und Proteoglykane, die den Flüssigkeitstransport zusätzlich verlangsamen.

31.4.1 Stehenden Kreise

Die stehenden Kreise werden an Lymphknotenstationen eingesetzt, vor allem an den Extremitätenwurzeln axillär und inguinal, weiterhin suprakavikulär und z. B. submandibulär und an den Halsseiten.

Die therapierende Hand „saugt" sich an die zu behandelnde Haut an, daher ist der Einsatz von Massageölen u. ä. nicht sinnvoll. Diese Grifftechnik hat zwei Anteile:

a) Eine Kompression gefolgt von der Dekompression. Da sich an den zu- und abführenden Lymphangien Klappen befinden, ist vorgegeben, dass sich die Lymphgefäße bei Kompression zum Körperstamm hin entleeren, um sich in der Dekompressionsphase vom zu drainierenden Gebiet her wieder zu füllen.
b) In diese vertikale Bewegung wird eine kreisförmige Bewegung integriert, die in die gewünschte Flußrichtung arbeitet.

31.4.2 Schöpfgriffe

Schöpfgriffe werden an den Extremitäten angesetzt, wobei mit dem gespreizten Zwischenraum zwischen Daumen und Zeigefinger nach proximal gearbeitet wird. Entsprechend wird am Körperstamm mit der Handfläche und den gestreckten Fingern gearbeitet.

31.4.3 Spezialgriffe

Bezüglich der sonstigen und Spezialgriffe wird auf die Schulungsunterlagen der Lehrinstitute verwiesen.

Eric Breuer zu: „Drücke und Griffen der Manuellen Lymphdrainage"

Der Druck der manuellen Lymphdrainage unterscheidet sich von den klassischen Massagetechniken. Während bei einer muskulären Massagetechnik mit starkem Druck der Muskeln gedehnt und gewalkt werden muss, wird bei der Lymphdrainage praktisch nur die Haut über dem darunter liegenden Gewebe „verschoben". Die Hand des Therapeuten „saugt" sich an der Haut fest.

In der gängigen Lehre wird mit kreisförmigen oder spiraligen Griffen, mit einem Druckanstieg und Abfall auf eine drucklose Phase gearbeitet.

Dieser Druckwechsel erzeugt die Pumpwirkung. Die Richtung des Druckanstieges liegt in Lymphabflussrichtung.

im Gegensatz zu klassischer Massage wird in der Regel auf trockener Haut gearbeitet. Nur an behaarten Körperteilen kann ein Tropfen Öl verwendet werden; besser wäre eine vorhergehende Rasur.

- Die Griffe werden monoton und rhythmisch durchgeführt.
- Die Geschwindigkeit der Grifffolge ist durch die Ruhefrequenz des Lymphgefäßes gegeben.
- Die Griffe dürfen weder Hautrötung noch Schmerzen auslösen.

31.5 Auflagedruck

Der Auflagedruck der MLD unterscheidet sich deutlich von der klassischen Massage. Erstere soll auf die interstitiellen Räume zwischen Hautoberfläche und Muskelfaszie einwirken, während die Massage auf den Raum zwischen Muskelfaszie und Periost abzielt. Verglichen mit der klassischen Massage wird bei der MLD normalerweise mit etwa einem Drittel des Auflagedrucks gearbeitet. Eine Hyperämisierung oder gar Schmerzen sollen nicht auftreten.

Abweichend davon muss bei individuellen Patienten, deren Subcutis fibromatös verhärtet ist, mit hohem Druck gearbeitet werden, um überhaupt einen Effekt zu erzielen. Hier spielt die Erfahrung des Therapeuten eine große Rolle, um das richtige Maß zu finden.

31.6 Welche Hautpflege braucht der Patient nach der Manuellen Lymphdrainage?

Nach Abschluss der Behandlung kann eine Pflege mit handelsüblichen Hautcremes bzw. Baby-Pflegemitteln durchgeführt werden. Bei problematischen Hautverhältnissen ist der Rat des dermatologischen Facharztes einzuholen.

31.7 Warum überhaupt und welche Kompression braucht der Patient nach der Manuellen Lymphdrainage?

KeyNote

Der Effekt der Manuellen Lymphdrainage wird durch die Kompression konserviert. Ohne Kompression „verpufft" die Wirkung der MLD nach etwa zwanzig Minuten.

Wenn das klinische Ausmaß eines Lymphödems die Verordnung von manueller Lymphdrainage erfordert gehört regelhaft die Anwendung einer Kompression als Ergänzung dazu (▶ Kap. 34). Zwei separate Versorgungssituationen sind zu betrachten:

31.7.1 Erstbehandlung (Phase 1)

Bei einer Erstbehandlung eines nicht oder schlecht vorbehandelten Lymphödems wird der Umfang der ödematösen Extremität durch die KPE rasch reduziert, sodass eine Bandagierung entsprechend dem jeweiligen Volumen nach Abschluss der einzelnen Behandlung angelegt werden muss (Phase 1). Nach etwa drei Wochen schreitet die Volumenminderung nur langsam fort, bzw. es besteht eine Befundkonstanz.

31.7.2 Erhaltungstherapie (Phase 2)

Dann kann/soll die MLD als Erhaltungstherapie fortgesetzt werden. Die Versorgung mit einem Kompressionsstrumpf ist sinnvoll (Phase 2). Unter optimalen Bedingungen soll dieser für mindestens sechs Monate den Bedürfnissen des Patienten entsprechen.

31.7.3 Wie und womit wird richtig bandagiert: Kurzzug oder Langzug?

Die Bandagierung muss distal einen höheren Druck ausüben als proximal. Um den Druck aufzubauen, werden als mechanische Hauptkomponente Kurzzugbinden als obere Schicht eingesetzt. Bei extremen Lymphödemen kann die Kompression ausnahmsweise durch Langzugbinden maximiert werden, die über der Kurzzug-Bandagierung angebracht werden.

31.7.3.1 Die Schichten am Arm und am Bein. Was muss ich verordnen?

Die Bandagierung wird am Arm wie folgt aufgebaut: Nach der Hautpflege wird ein Gazestrumpf über die Extremität gezogen. Es werden die Finger und Hände bewickelt, ggf. ein Schaumstoffteil als Pelotte („Nierchen") auf dem Handrücken eingearbeitet, wo sich häufig ein Ödemposter findet. Der Arm wird mit einer Watteschicht bewickelt und nun wird mit der komprimierenden Bindenlage bewickelt, distal schmalere und proximal breitere Binden. Analog wird am Bein bandagiert.

Die Bandage wird je nach Verträglichkeit ggf. auch über Nacht belassen.

Das Bandagematerial ist nicht in der Vergütung des Arbeitsschrittes enthalten. Deshalb muss der Arzt, der die MLD verordnet, die Binden, Pelotten etc. zusätzlich rezeptieren, ggf. nach Abstimmung mit dem Therapeuten. Diese können einzeln oder als funktionsentsprechene Sets von den Herstellern von Verbandsmaterialien bezogen werden.

31.7.4 Kompressionsstrumpf

Der Kompressionsstrumpf soll für Lymphödeme flachgestrickt sein, da diese Machart optimal der Kontur der Extremität folgt und weniger als die rundgestrickte Ware dazu neigt, sich nach distal einzurollen, was zu den unerwünschten Einschnürungen führt.

Nach der Verordnung sollte die Messung (◘ Abb. 31.1) und der Kostenvoranschlag durch ein diesbezüglich zertifiziertes Sanitätshaus oder einen freiberuflichen Bandagistenmeister erfolgen.

KeyNote

Cave: Hautmaß ist nicht gleich Strumpfmaß (◘ Abb. 31.2)!

Wenn die Passform stramm sein soll, wird zeitnah nach der letzten Entstauung gemessen, ansonsten vor der nächsten MLD, je nach Compliance der Patienten.

Nach Genehmigung durch den Kostenträger ist eine Lieferzeit von unter fünf Tagen realistisch.

31.7.4.1 Welche Kompressionsklasse ist die richtige? Von Klasse 2 bis Klasse 3, „Strümpfe übereinander" und Anziehhilfen

Bei der Festlegung der Kompressionsklasse wird am Arm die Kompressionsklasse 2 zumeist toleriert, ebenso am Bein, obwohl wegen der hydrostatischen Belastung auch eine Klasse 3 angedacht werden kann. Völlig inakzeptabel ist die Empfehlung, dass bei Lymphödemen grundsätzlich die Klasse 4 zu verordnen sei (Schellong 2009). Sollte ausnahmsweise die Indikation zu einer derart hohen Kompressionsklasse bestehen, können zwei Kompressionsstrümpfe, jeweils der Klasse 2, übereinander getragen werden, um den Effekt der Klasse 4 zu erzielen, da sich die Drücke addieren.

Jeder ärztliche Verordner von Kompressionsware sollte selbst prüfen, welche Belastung es bedeutet, einen Strumpf der Klasse 2 am Unterschenkel zu tragen. Dann wird klar, dass die zusätzliche Verordnung von Anziehhilfen sinnvoll ist. Eine Ware der Klasse 2, die vom Patienten getragen wird, ist sinnvoller als eine der Klasse 3, die mangels Compliance im Schrank liegt.

31.7.4.2 Förderungen der Compliance, auch durch proximale Fixierung, Silberfäden und Farben

Nicht im Fokus der verordnenden Ärzte sind die Details der proximalen Fixierung der Kompressionsware am Körper bzw. der Optimierung der Kompressionsware, z. B. durch eingewebte Silberfäden (zur Wärme-

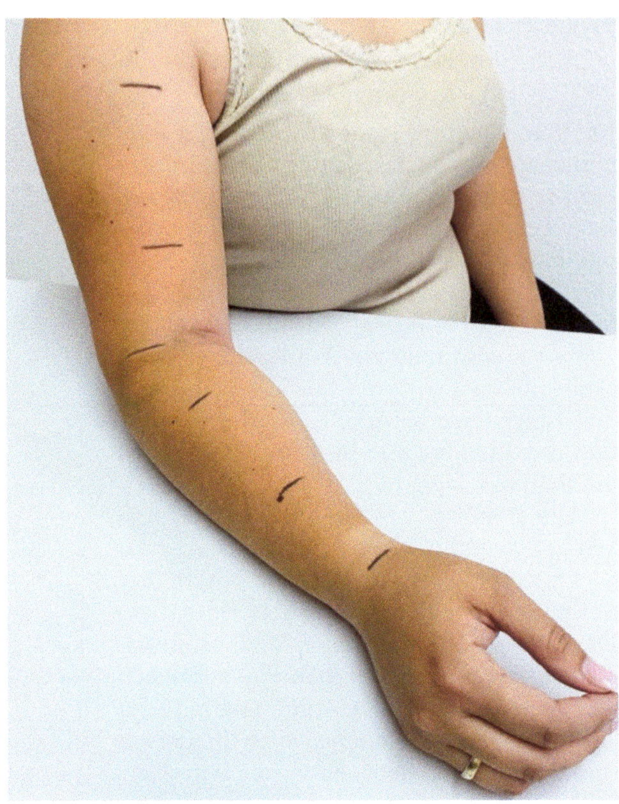

Abb. 31.1 **Messhöhen für die Strumpfvermessung am Arm**

ableitung, zusätzlich bakterizid durch Generation von Sauerstoff-Radikalen an diesem Metall). Der besseren Compliance kann es dienen, wenn die Ware in modischen Farben und nicht lediglich in Hautfarbe geliefert wird. Nach Beratung kann eine Korrektur der Verordnung bezüglich der Compliance des Patienten sinnvoll sein.

KeyNote

Abweichungen von dem „regelhaften“ Vorgehen bezüglich der Kompression sind gelegentlich erforderlich. Die lymphologisch tätigen Ärzte dürfen durchaus auch Komplize und Begleiter der Patienten sein, niemals aber ihr Gegner. So kann an heißen Sommertagen die Kompressionsware schlicht „unerträglich“ werden. Bei gesellschaftlichen Ereignissen mit Tanz ist das Tragen von sichtbarer hautfarbener Kompressionsware nicht zumutbar. Der erhobene Zeigefinger ist in diesen Situationen kontraproduktiv.

31.8 Atemübung und Bewegung: Was hilft zusätzlich bei der Drainage?

31.8.1 Exspiration und Inspiration

Das Zwerchfell dient im Körperstamm als Hilfspumpe für den Rücktransport vom Lymphflüssigkeit bzw. venösem Blut ins System zu dienen.

Die theoretische Überlegung dazu: Bei der Exspiration sinkt der Druck im Abdo-

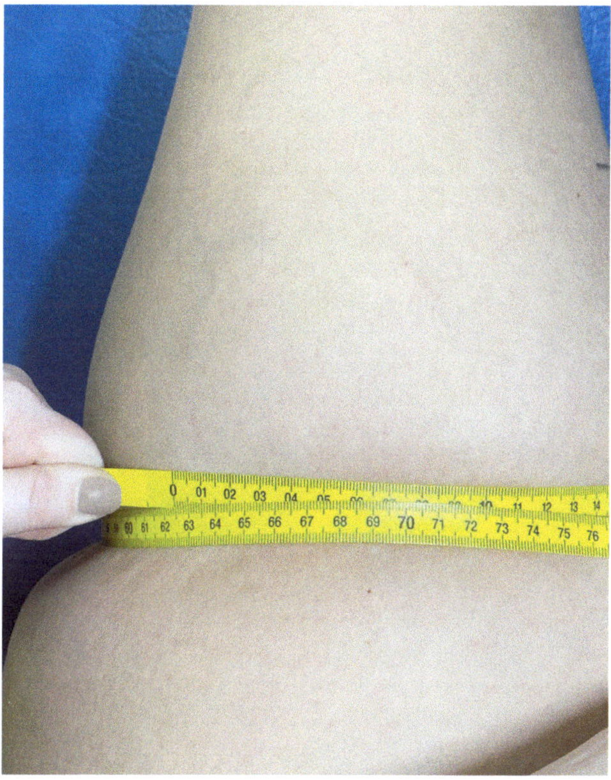

■ Abb. 31.2 Zugmaß für die Strumpfvermessung

men, sodass Lymphe über die inguinale Lymphknotenstation und venöses Blut über die Klappen im Inguinalbereich in den infradiagphragmalen retroperitonealen Bereich strömen kann. Gleichzeitig erhöht sich der Druck im Thorax, sodass die Rückflüsse aus den Armen und dem Hals vorübergehend gebremst werden. Bei der Inspiration verhält sich der jeweilige Rückstrom invers; inguinal gebremst, axillär befördert.

Die Patienten mit Lymphödem werden angeleitet, mehrmals täglich geeignete Atemübungen durchzuführen.

31.8.2 Bewegungsübungen

Die Muskelpumpe befördert den lymphatischen sowie den venösen Rückstrom aus den Extremitäten, wenn die Muskeln aktiv sind. Ohne Bandagierung gilt dies nur für die Gefäße innerhalb der Muskelfaszie, aber schon dieser Effekt ist beim Lymphödem sinnvoll. Bei anliegender Kompression wirken die Bewegungsübungen mit einer besseren Effizienz (Kap. 54) zusätzlich auf die überwiegend betroffene Zone zwischen Muskelfaszie und der Hautoberfläche.

Möglicherweise ist durch diese Mechanismen erklärt, weshalb, gegenüber einer Schonung der Extremität, ein stufenförmig gesteigertes, mäßiggradiges Training bei Lymphödem-Gefährdung vorbeugend der Entwicklung eines manifesten Lymphödems entgegenwirkt (Morris und Wonders 2015; Schmitz et al. 2009).

KeyNote

Der positive psychische Effekt von Atem- und Bewegungsübungen liegt darin, dass die Patienten selbst etwas für ihre Gesundung bzw. Stabilisierung tun kann.

Eric Breuer zu: „Trainingstherapie"

Die medizinische Trainingstherapie oder auch die Krankengymnastik kann helfen den Abtransport der Lymphflüssigkeit zu verbessern. Hier kommt es in erster Linie nicht darauf an den Muskelaufbau in den Fokus zu setzen, sondern dem Kreislauf und Stoffwechsel anzuregen.

Natürlich ist die Muskelvenenpumpe ein wichtiger Faktor für die Durchblutung im ganzen Körper.

Die Übungen zur Stimulation sollten mit einer niedrigen Dosierung aber täglich, wenn möglich mehrmals täglich ausgeführt werden. Gerade in unserem bewegungsarmen Alltag ist es wichtig einen Gegenpol zum vielen Sitzen und Stehen zu schaffen.

Folgende Übungen können empfohlen werden:

- Gymnastik mit einem Stuhl (◘ Abb. 31.3, 31.4, 31.5 und 31.6)
- Fahrradfahren in Rückenlage (◘ Abb. 31.7)
- Hüft-/Kniebeuger-Dehnung (◘ Abb. 31.8)
- Wirbelsäulenrotation (◘ Abb. 31.9)
- Dehnung der hinteren Oberschenkelmuskulatur (◘ Abb. 31.10)
- Beinachse/Koordination (◘ Abb. 31.11)
- Beckenmobilisation (◘ Abb. 31.12)

Übungen dürfen ein Dehn-Gefühl, aber niemals Schmerzen verursachen.

Ist der Patient an sportlicher Belastung interessiert wie z. B. Laufen oder Joggen sollte dies durch einen erfahrenen Physiotherapeuten begleitet werden. In der Praxis zeigt sich häufig, dass wohl dosierte Laufeinheiten abhängig der Ausdauer, Alter, muskulären Stabilität des Patienten sogar einen entstauenden Effekt haben können. Grund-Voraussetzungen ist aber, dass der Patient gemeinsam mit dem Physiotherapeuten auf die individuellen Möglichkeiten eingeht.

Das Alter des Patienten sowie der BMI spielen eine entscheidende Rolle um die Intensität des Trainings bestimmen zu können.

Abhängig des Trainingszustandes des Patienten kann die Dosierung und Frequenz angepasst werden.

Darüber hinaus sollten die koordinativen Fähigkeiten des Patienten (beispielsweise das Beinachsen-Training und Rumpf stabilisierende Maßnahmen) in das Trainingsprogramm integriert werden.

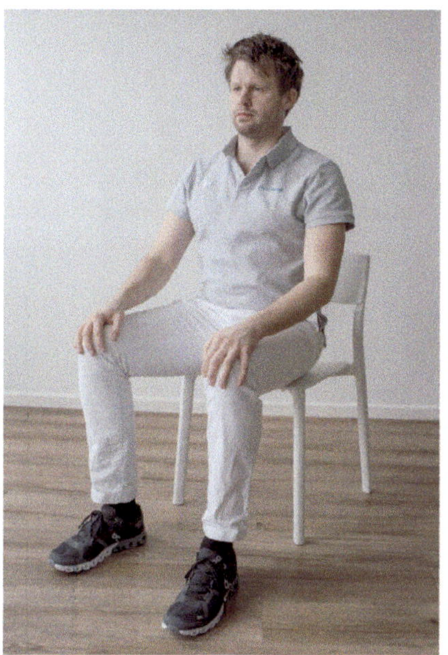
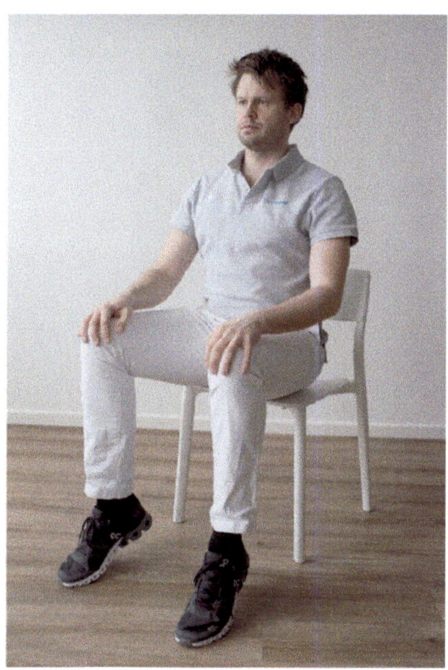

Abb. 31.3 Gymnastik mit einem Stuhl Übung 1. Setzen Sie sich aufrecht und heben die Fersen vom Boden ab. Hoch und runter im Sekundentack 10–15-mal. dann 30 s Pause. Täglich mehrmals Wiederholungen

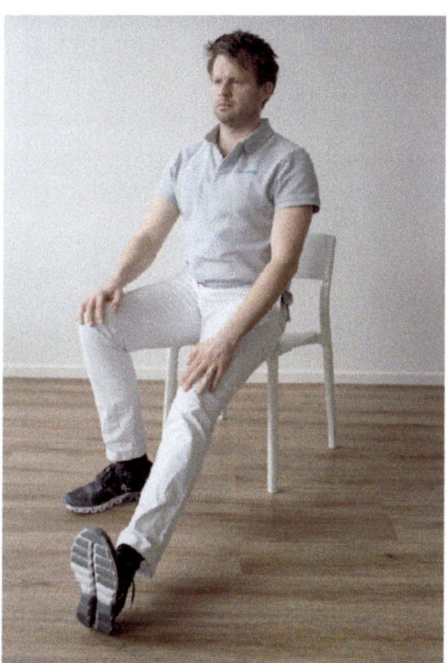
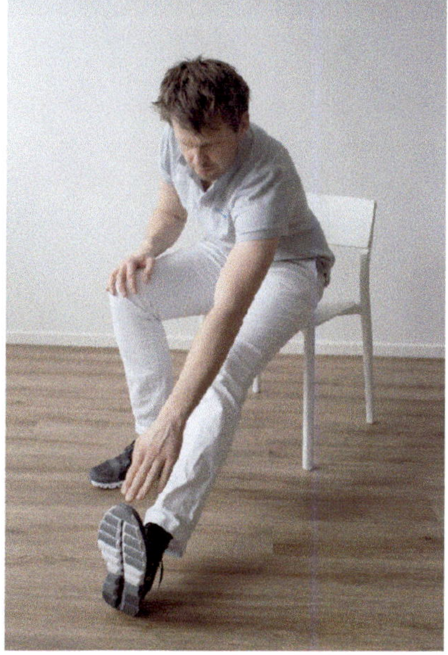

Abb. 31.4 Gymnastik mit einem Stuhl Übung 2. Strecken Sie das zu dehnende Bein von sich weg. Ziehen Sie die Zehen ran. Halten Sie die Position für 30 s Wechsel Sie auf das andere Bein. Übung in gleicher Weise. Dehnung mehrmals am Tag ausführen

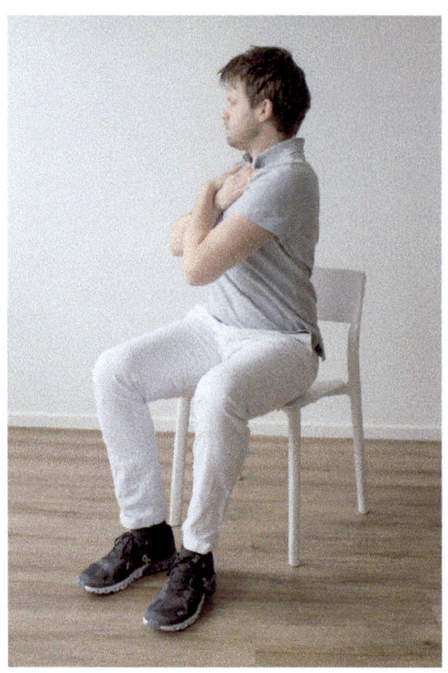
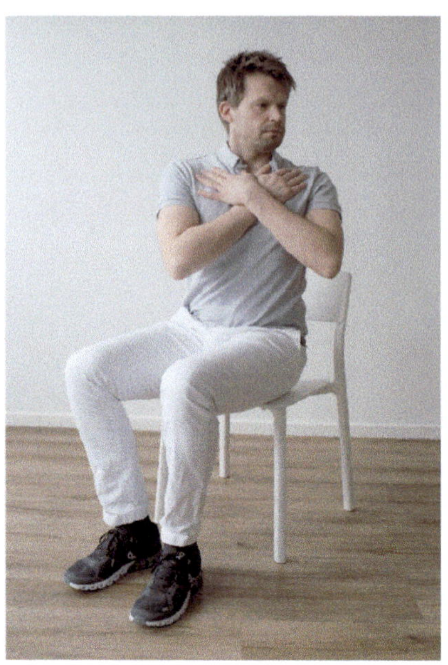

31

Abb. 31.5 **Gymnastik mit einem Stuhl Übung 3.** Sitzen Sie aufrecht und rotieren mit dem Oberkörper nach links und nach rechts, 10 mal 30 s Pause, 3 Durchgänge. Nur soweit drehen wie es gerade noch angenehm ist

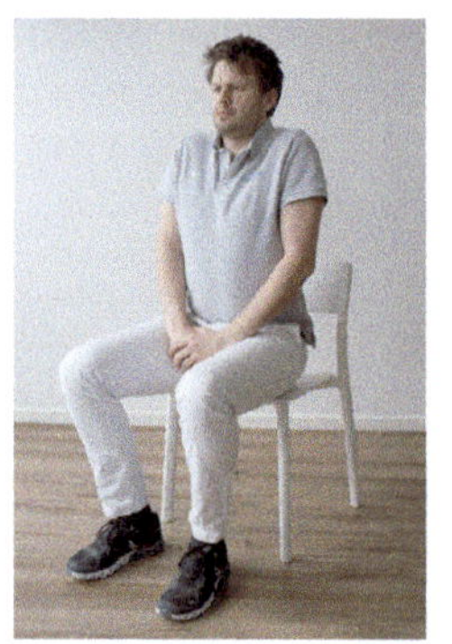
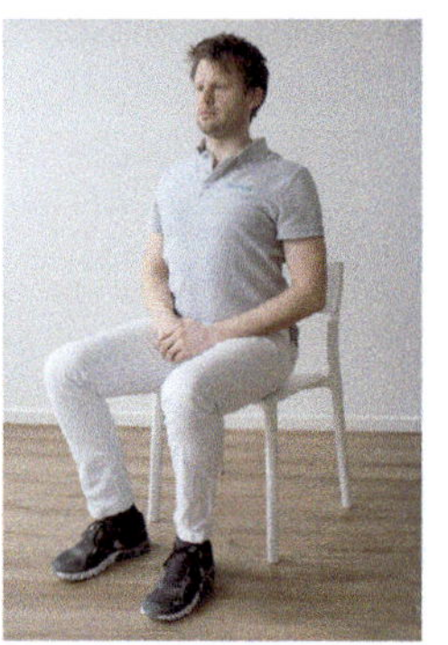
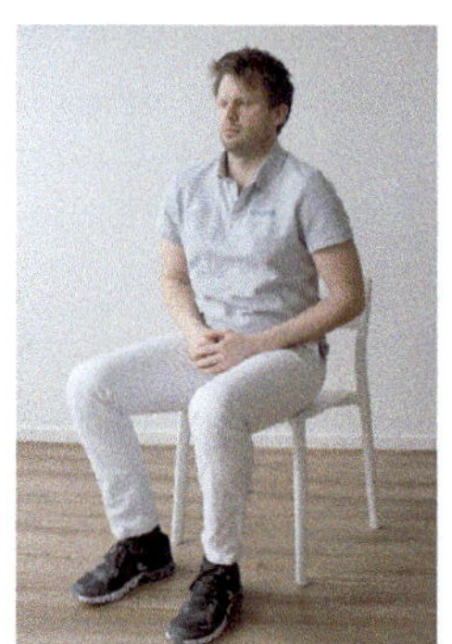
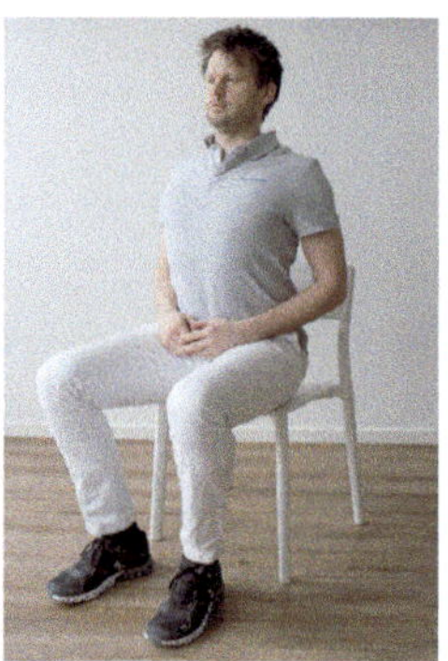

Abb. 31.6 **Gymnastik mit einem Stuhl Übung 4.** Schulterkreisen, 30 s Bewegung, 30 s Pause. das ganzen 3 ×

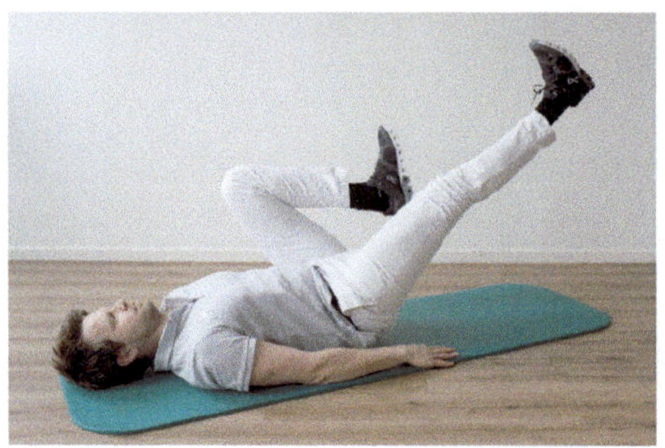
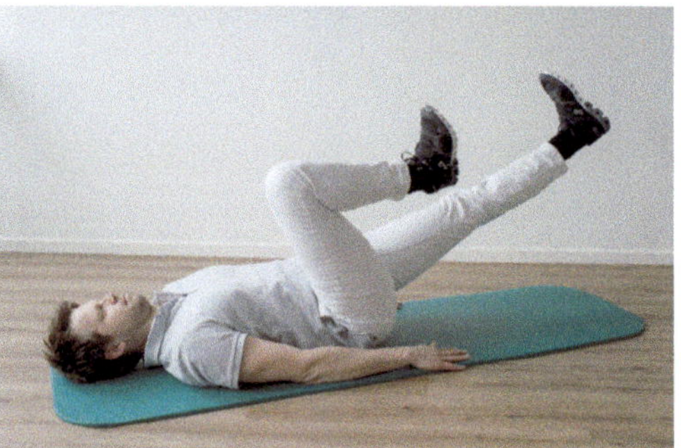

Abb. 31.7 **Fahrradfahren in Rückenlage.** 30 s Bewegung, 30 s Pause. das ganzen 3 ×

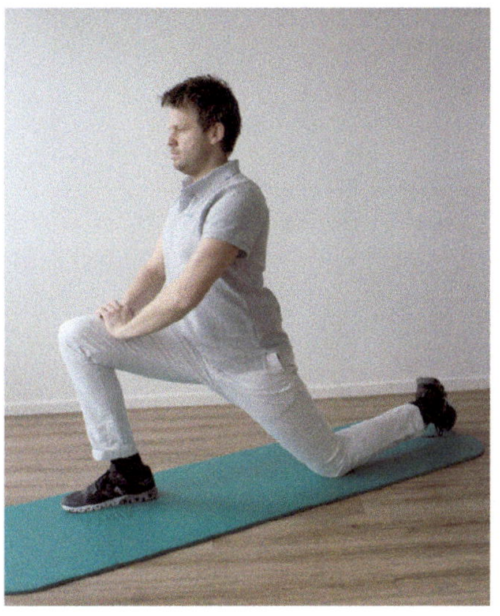
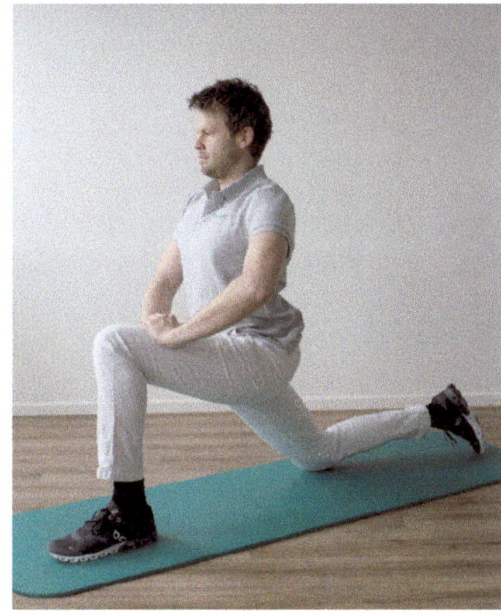

Abb. 31.8 **Hüft-/Kniebeuger-Dehnung.** Wenn schmerzfrei möglich, Knie auf den Boden, (Ausfallschritt möglich), je Seite wechseln 30 s Dehnung

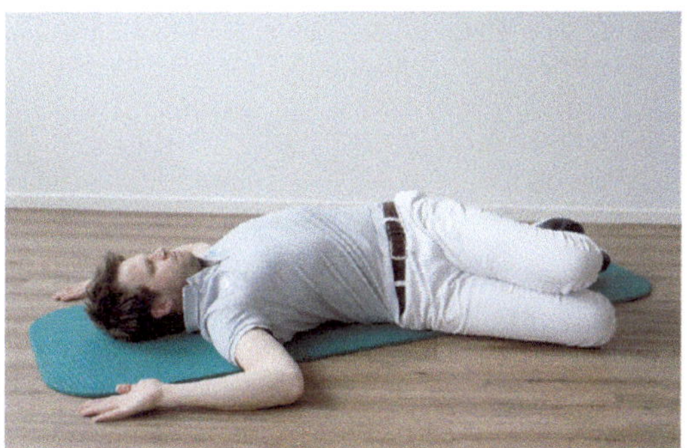
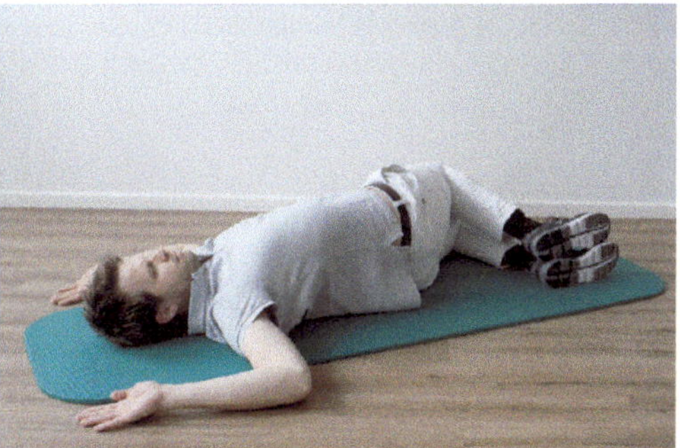

Abb. 31.9 **Wirbelsäulenrotation.** Liegen Sie bequem und ziehen Sie die Knie heran. Knie werden in einer langsamen Bewegung zusammen von links und nach rechts geführt, 3 × 30 s, 30 s Pause, 3 Durchgänge. Nur so weit drehen, wie es gerade noch angenehm ist

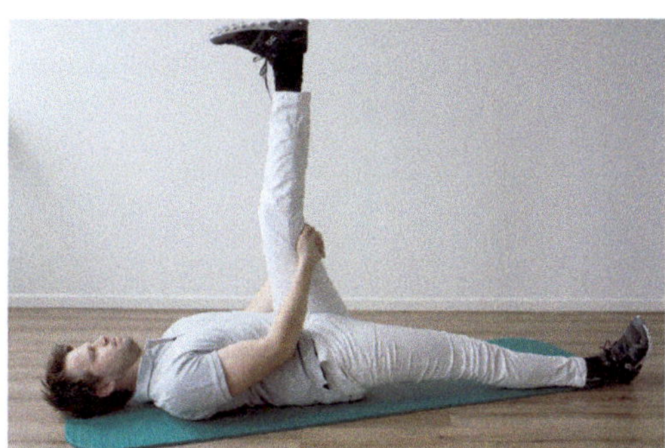

Abb. 31.10 **Dehnung der hinteren Oberschenkelmuskulatur.** Liegen Sie bequem, strecken Sie das Bein in Höhe und ziehen es so weit wie möglich gestreckt an sich heran, jede Seite im Wechsel 3 × 30 s

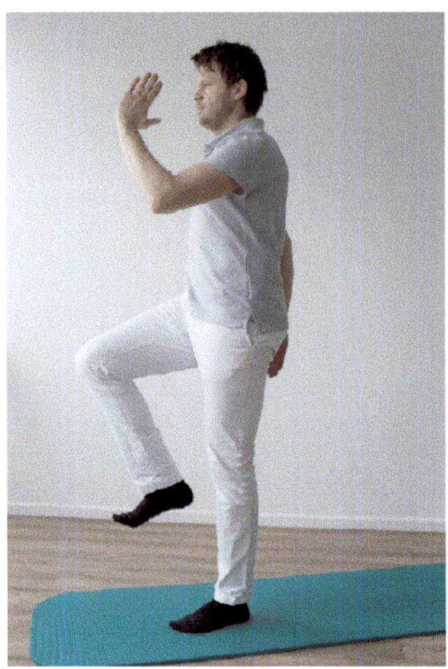

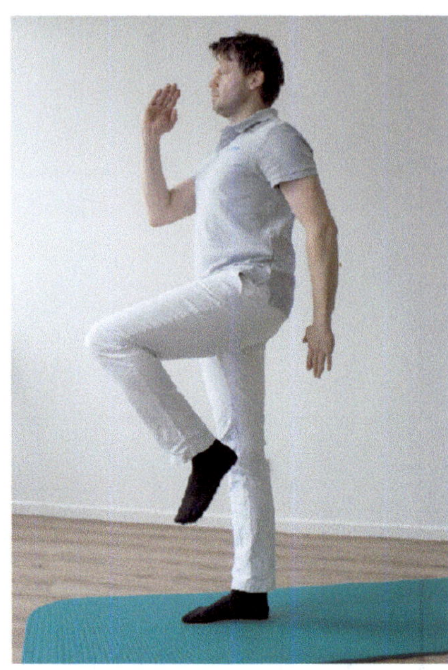

Abb. 31.11 **Beinachse/Koordination.** Schulterbreit stehen, vor dem Spiegel sollen Leiste, Knie und Sprunggelenk eine Linie bilden. Arm und Bein bewegen sich gegenläufig (diagonal). Zählen Sie bis 10, dann Wechsel zur Gegenseite

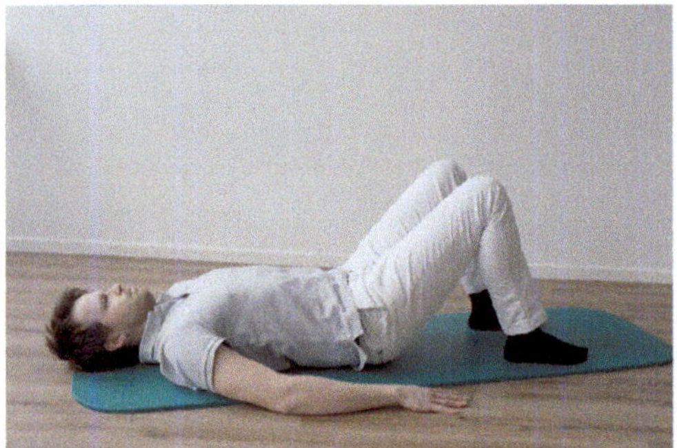

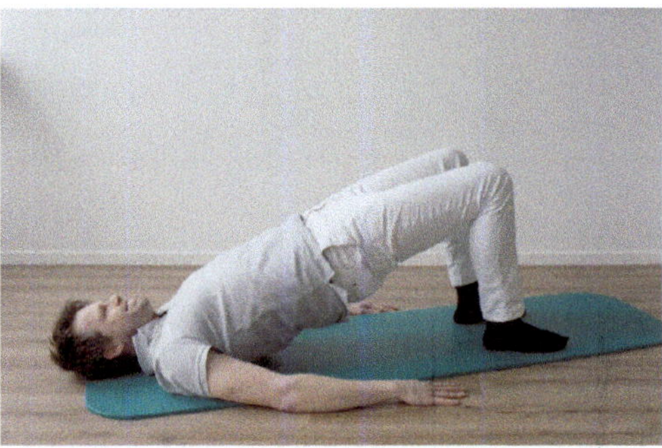

Abb. 31.12 **Beckenmobilisation.** Liegen Sie bequem, ziehen Sie die Knie heran, Becken vom Boden abheben, 3 Sek. halten, 10 × Wiederholungen

31.9 Welchen Stellenwert haben apparative Entstauung und Selbsttherapie?

Zur Verfügung stehen pneumatische Apparate (IPK, AIK), die mittels eines bis zu 12-fach gekammerten Druckmanschettensystems durch Druckaufbau von distal nach proximal eine zentripetale Verschiebung der interstitiellen Flüssigkeit bewirken (IPK, AIK) AWMF: 037/007, 2017).

KeyNote

Die Geräte zur intermittierenden apparativen Kompression können die manuelle Behandlung der Lymphdrainage nicht ersetzen, wohl aber ergänzen.

31.9.1 Primäre Lymphödeme

Bei primären Lymphödemen der Extremitäten ist ein therapeutischer Nutzen zu erwarten, da keine proximale Barriere den Abfluss behindert. Die Indikation zur Kompressionstherapie besteht fort. In welchem Ausmaß die Manuelle Lymphdrainage bei gleichzeitiger apparativer Entstauung reduziert werden kann, muss individuell entschieden werden.

Der Apparat kann nur an der Peripherie arbeiten, eine zentrale Entstauung am Terminus muss von Hand durchgeführt werden. Problemzonen wie Handrückenpolster können nicht maschinell entstaut werden.

31.9.2 Sekundäre Lymphödeme

Bei sekundären Lymphödemen besteht das Problem der proximalen Barriere auf die der Apparat hinzupumpt, ohne Umleitungen berücksichtigen zu können. Dennoch kann die apparative Behandlung als Ergänzung zur KPE effektiv sein. Ein Vorteil ist, dass die Heimgeräte flexibel und unabhängig von den Terminen des ML-Therapeuten an die zeitlichen Bedürfnisse des Patienten angepasst werden können, z. B. in körperlicher Ruhe beim Fernsehen

Eric Breuer zu: „Apparative Therapie"
Der Patient muss vom Therapeuten in dieser Selbstbehandlung angeleitet werden, da er die proximale Stimulation der Lymphknoten und die Bauchtiefendrainage selbstständig ausführt muss.

Um die partikulären und makromolekularen Bestandteile der Lymphe um die Barriere umzuleiten und um die Basisbehandlung durchzuführen, bleibt die Ergänzung von mindestens einer MLD pro Woche sinnvoll. Die Indikation zur Kompressionstherapie besteht fort.

31.9.3 Selbsttherapie

Die Selbsttherapie beginnt beim Anlegen von Kompressionsware ohne fremde Hilfe und bei der Durchführung von Atem- und Bewegungsübungen. Bei Bein- sowie Kopf-Hals-Lymphödemen kann die ergänzende MLD-Selbstbehandlung sinnvoll sein; bei Armlymphödemen wohl nur in begrenztem Maße.

Literatur

Morris C, Wonders KY (2015) Concise review on the safety of exercise on symptoms of lymphedema. World J Clin Oncol 6(4):43–44. ▶ https://doi.org/10.5306/wjco.v6.i4.43

Schellong S (2009) Krankheiten der Gefäße. In: Classen M, Diehl V (Hrsg) Innere Medizin. Elsevier, S 203–239

Schmitz KH, Troxel AB, Cheville A, Grant LL, Bryan CJ, Gross CR, Lytle LA, Ahmed RL (2009) Physical Activity and Lymphedema (the PAL trial): assessing the safety of progressive strength training in breast cancer survivors. Contemp Clin Trials 30(3):233–245. ▶ https://doi.org/10.1016/j.cct.2009.01.001

S1-Leitlinie Intermittierende pneumatische Kompression (IPK, AIK) AWMF: 037/007 2017)

Besondere manuelle Anwendungen

Helmut Rogge

Inhaltsverzeichnis

M. E. Cornely et al. (Hrsg.), *Angewandte Lymphologie*,
https://doi.org/10.1007/978-3-662-61452-5_32

Editor's Tip

Spätestens nach Abschluss der Primärtherapie des Tumors muss geprüft werden, ob ein manifestes Lymphödem erkennbar ist oder ob eine Lymphödemgefährdung besteht (▶ Kap. 19).
In der Praxis setzt sich zunehmend durch, unmittelbar nach der Lymphadenektomie, (in der Regel) zehn Anwendungen von Lymphdrainagen ohne Kompression durchzuführen, um „lymphödemprotektiv" zu behandeln.
Dieser Therapieansatz geht davon aus, dass eine MLD die durch Operation, eventuell sogar durch die Bestrahlung geschädigten (initialen) Lymphgefäße zum Sprossen bringt und damit der Lymphabfluss verbessert wird. MLD ist auch (ohne Kompression) angezeigt, wenn noch kein manifestes Lymphödem vorhanden ist (Lymphödem im Latenz-Stadium [„Stadium 0"]).

32

32.1 Armlymphödem nach Mammakarzinom

32.1.1 Einleitung

Bezüglich des Ödems nach Mammakarzinom können aus der klinischen Erfahrung und der Literatur der letzten Jahre folgende Schlüsse gezogen werden:

- Auch nach Mammakarzinom des Mannes werden Armlymphödeme gesehen.
- Eine Metaanalyse aus 2013 ergab eine Lymphödemrate von 21,4 %, d. h. eine von fünf Patientinnen ist nach der Therapie eines Mammakarzinoms betroffen (DiSipio T et al. 2013). Wenn nur der Sentinalnode entfernt wird sinkt das Risiko auf unter 7 %. Nach eigenen umfachreichen Studien des Autors hingegen lag das beobachtete Risiko bei Patientinnen in der Anschlußheilbehandlung nach Mammakarzinom nach Dissektion der Axilla unter 7 % und nach Entfernung des/der Wächterlymphknoten (n<6) unter 2 %. Selbst wenn bei befallenem Wächterlymphknoten weitere 25 axilläre Lymphknoten reseziert wurden, ist unter den derzeitigen mammachirurgischen Standards des Jahres 2020 die Entwicklung eines manifesten Armlymphödems eher selten. Vermutlich ist nicht die Zahl der entfernten Lymphknoten ausschlaggebend ist, sondern das Durchtrennen von dem/den wesentlichen Lymphgefäßen, die entlang des Gefäß-Nerven-Bündels in der Axilla verlaufen sowie weitere Faktoren der onkologischen Therapie (▶ Kap. 19).
- Bei Beschränkung der konventionell dosierten Nachbestrahlung (1,8 Gy ED, 50,4 Gy GD) auf die Restmamma treten keine Armlymphödeme auf, weder bei zusätzlicher Applikation einer Aufsättigung des ehemaligen Tumorbetts noch bei einer Hypofraktionierung mit Einzelschritten von 2,7 Gy bis 43 Gy (plus Aufsättigung).
- Bei Befall des Wächterlymphknotens soll die Bestrahlung der Lymphabflussewege anstelle der operativen Revision der Axilla bei gleicher onkologischer Sicherheit vergleichsweise weniger Armlymphödeme auslösen (Zhao et al. 2017).
- Bei einem Armlymphödem, das verzögert (z. B. 2 Jahre) nach der Primärbehandlung auftritt, ist entweder ein auslösendes Ereignis bekannt oder es liegt ein Rezidiv zugrunde. Wenn Sonografie oder Computeromografie keine morphologische Alteration erkennen lassen, ist ein PET/CT zum Ausschluß des Rezidivverdachts anzuraten.

KeyNote

Im Verlauf nach der Operation gibt es folgende Gesichtspunkte:
Unmittelbar postoperativ könnten bei R0-Operation abschwellende Lymphdrainagen mit 20 min Behandlungsdauer täglich durchgeführt werden (Torres Lacomba et al. 2010).

32.1.2 Passagere Armschwellung am Körperquadranten und Arm

Gelegentlich besteht für bis zu drei Monaten nach Operation ein leichtgradiges Lymphödem des Körperquadranten und/oder des Armes.

32.1.2.1 MLD 2 × 30 min pro Woche

Die Rückbildung wird möglicherweise durch MLD 2 × 30 min pro Woche befördert, als Druckausübung ist maximal ein leicht komprimierender Gazestrumpf sinnvoll.

Falls das Ödem nach drei Monaten persistiert, muss die Ursache, auch bezüglich eines möglichen Rezidivs an den Lymphabflusswegen geklärt werden. Wenn letzteres ausgeschlossen ist, muss der Nutzen der Fortführung der physikalischen Therapie bedacht werden.

MLD während der adjuvanten Bestrahlung der Restmamma und der Lymphabflusswege wird unterschiedlich bewertet. Manche Strahlentherapeuten befürchten ein erhöhtes Rezidivrisiko, da noch unzureichend bestrahlte maligne Zellen aus diesem Gebiet in vitalem Zustand disseminiert werden könnten. Daten gibt es hierzu nicht. Die Frage muss offenbleiben.

32.1.3 Persistierende Armschwellung

Bei einer persistierenden lymphologisch bedingten Armumfangsdifferenz von mindestens 3,5 cm in Höhe des Bizeps ist eine Indikation zur kontinuierlichen Behandlung durch KPE, insbesondere wenn Spannungsschmerzen oder Funktionseinschränkungen bestehen, z. B. durch behinderten Faustschluss gegeben.

32.1.3.1 Intensivierte MLD: 2 bis 3 MLD-Behandlungen pro Woche

Als angemessene Versorgung werden 2 bis 3 MLD-Behandlungen pro Woche zuzüglich einer Kompression als Dauerbehandlung angesehen.

Auch wenn die Kostenträger, zwecks Begründung der Kosten der Dauertherapie eine probatorische Unterbrechung der Behandlung mit Verlaufskontrolle wünschen, sollte diesem Verlangen wegen nicht reversibler Veränderungen, z. B. wegen des möglichen fibrotischen Umbaus der lymphödematösen Körperpartie widersprochen werden.

32.1.4 Leichtergradige Armlymphödeme

Bis zu der genannten Umfangsdifferenz ist der Benefit der KPE für die betroffenen Patientinnen nicht regelmäßig erkennbar.

KeyNote

Das Vorgehen in Dänemark zeigt kein gesetzmäßiges Fortschreiten von leichtgradigen Armlymphödemen ohne Therapie: Das öffentliche Gesundheitssystem stellt lymphologisch nach Abschluss der Primärtherapie einmalig sechs MLD-Behandlungen und einen Kompressionsstrumpf zur Verfügung. Wenn bei den halbjährlichen onkologische Verlaufskontrollen ein lymphologischer Handlungsbedarf gesehen wird, kann eine Vorstellung beim Physiotherapeuten erfolgen.

Für die deutschen Gegebenheiten hält der Autor bei den leichteren Verlaufsformen das Vorgehen gemäß Heilmittelkatalog für angemessen.

32.1.4.1 Neurologische Komorbiditäten

Gemäß langjährigen Erfahrungen haben MLD und Kompression weder einen positiven noch einen negativen Effekt auf das Fortschreiten neurologischer Ausfälle nach radiogener Schädigung des Armplexus. Therapiebedürftige Armlymphödeme können bei diesem Krankheitsbild ohne Bedenken mit der KPE behandelt werden.

32.1.4.2 Polyneuropathie

Gleiches gilt für die Zytostatika-bedingte Polyneuropathie:

- Für Vinca-Alkaloide und Taxane gilt als gesichert, dass die Stoffe sowohl ihre Haupt- als auch ihre Nebenwirkung durch die Interaktion mit Mikrotubuli ausüben. Da diese durch zellkernnahe Synthese ersetzt werden müssen, nimmt die Regeneration mit ca. 1 mm/d entlang der Axone Monate bis Jahre in Anspruch.
- Für die Platin- beziehungsweise Fluorouracil (5FU)-bedingte Neurotoxizität bestehen bezüglich des Feinmechanismus und der Therapie Ratlosigkeit und Wunschdenken.

Es gibt aber keine Hinweise, dass die KPE oder ihre Bestandteile einen schädigenden Einfluß auf die Platin- oder 5FU-bedingte Neuropathie haben.

32.2 Sekundäres Beinlymphödem unterschiedlicher Ätiologie

Spätestens nach Abschluss der Primärtherapie des Tumors muss geprüft werde, ob ein manifestes Lymphödem erkennbar ist oder ob eine Lymphödemgefährdung besteht.

32.2.1 Introduktion zum Beinlymphödem

Zunächst seien einige zugrundeliegende Krankheitsbilder benannt:

- Einseitige Ödeme werden z. B. nach malignem Melanom des Beines gesehen, wenn Lymphknoten im Sinne einer inguinalen Wächterlymphknoten-Resektion entnommen wurden. Analog zur Lymphknotenentnahme aus der Axilla ist auch inguinal zu vermuten, dass nicht die Entnahme von Lymphknoten, sondern die Läsion von (zuführenden?) Lymphgefäßen verantwortlich ist.
- Auch bei einseitiger Entnahme von inguinalen Wächterlymphknoten bei Genitallymphödemen (z. B. Peniskarzinom, Vulvakarzinom) treten einseitige Beinlymphödeme auf. Diese können durch inguinale Lymphzysten kompliziert sein (◻ Abb. 32.1).

Zwei ungewöhnliche Fälle von sekundärem Beinlymphödem benigner Ätiologie

Im ersten Fall von einseitigem Beinlymphödem infolge einer nichtmalignen Ursache wurde ein Mann wegen Stenose (pAVK) der A. femoralis im Adduktorenkanal in der Weise operiert, dass die V. saphena magna entnommen, umgedreht und als Arterienersatz implantiert wurde. Wegen der blinden Operationstechnik im Addukturenkanal wurde das dortige Lymphgefäß zwischen Kniekehle und inguinalem Lymphknoten funktionslos. Da die Venenentnahme vom Oberschenkel derselben Seite erfolgte, wurde das parallellaufende große Lymphgefäß ebenfalls durchtrennt. Es resultierte ein massives Unterschenkellymphödem.

Im zweiten Fall von einseitigem Lymphödem fand sich lymphszintigrafisch ein normaler inguinaler Ablauf. Jedoch war bei einer zusätzlichen Untersuchung die pararektale Route auf der betreffenden Seite gestört. Die Ursache blieb unklar.

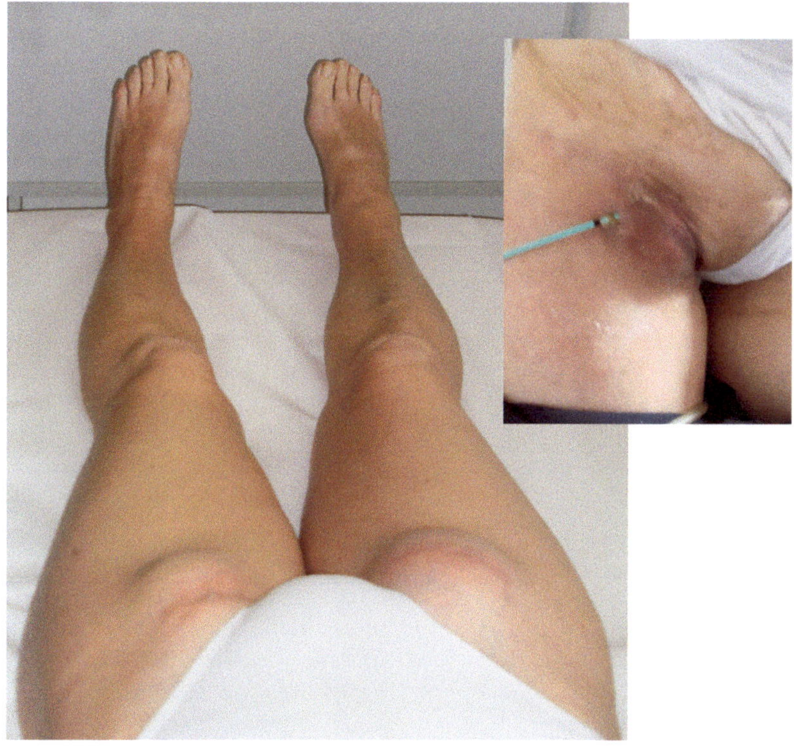

Abb. 32.1 **Inguinale Lymphzysten.** Ohne wesentliche Beinlymphödeme mit und ohne Drainage bei Zustand nach Entnahme von iliakalen Lymphknoten. Gelegentlich spontane Rückbildungen über mehrere Monate

- Beidseitige Beinlymphödeme treten insbesondere bei therapieresistenten Karzinomen der weiblichen Genitalia, der Prostata, des kolorektalen Intestinums und des Analkanals in der palliativen Situation auf. Dabei können auch die Lymphabflusswege im Körperstamm verlegt sein, sodass zu den Axillen und den Supraklavikulargruben als Ersatzabstromgebiete drainiert werden muss.

Zwei Kasuistiken von infektiös bedingten Beinlymphödemen

Ein etwa 60-jähriger Mann litt rezidivierend unter Erysipelen der beider Beine, wobei als Eintrittspforte die nie sanierten Interdigitalmykose evident waren. Aufgrund der mentalen Indolenz entwickelten sich nach jahrelangem Verlauf beidseitige ausgeprägte Beinödeme, die sich nicht mehr rückbildeten. Die Therapie erfolgte durch:

KPE, wobei mangels proximaler Barrieren wie bei einem primären Lymphödem entlang der normalen anatomischen Routen drainiert werden konnte, mit einer antiinfektiösen Medikation und durch eine Schulung in allgemeiner Körperhygiene.

Ein bei Erkrankung etwa 45-jähriger Mann kam aufgrund seiner Tätigkeit in Abwassersystemen, vermutlich aufgrund undichter Stiefel, immer wieder mit Infektionserregern (auch Yersinien; Ratten!) an den Unterschenkeln in Kontakt, sodass wiederholte Erysipele ebenfalls zu einseitig betonten Lymphödemen führten (▣ Abb. 32.2). Eine berufsgenossenschaftliche Anerkennung ist erfolgt.

32.2.2 Besonderheiten bei Beinlymphödemen

Bei beidseitigen Beinödemen sind Mischformen möglich, sodass die Lymphabflussstörung und mögliche nicht-lymphologische Mitursachen definiert und gezielt behandelt werden müssen.

32.2.2.1 Die Gefahr der spontanen Progredienz: Hydrostatischer Druck und interstitielle Makromoleküle

32

Bei Beinlymphödemen lastet im Vergleich zu den Armlymphödemen zusätzlich der hydrostatische Druck entlang der Körperachse, sodass der Druckgradient von Kapillarlumen zu Interstitium deutlich höher ist. Deshalb sind unbehandelte bzw. unzureichend behandelte Beinlymphödeme häufig spontan progredient, was in Einzelfällen zur Immobilisation führte. Durch jahrelange intensive KPE können die Patienten ihre Alltagsfähigkeit wieder zurückgewinnen. Die lange Behandlungsdauer erklärte sich dadurch, dass nicht nur interstitielle Flüssigkeit mobilisiert werden musste, sondern dass interstitielle Makromoleküle wie Kollagen und Proteoglykane durch Verschiebung zugunsten des Abbaus im Rahmen einer Mauserung dieser Moleküle reduziert wurden. Für Kolla-

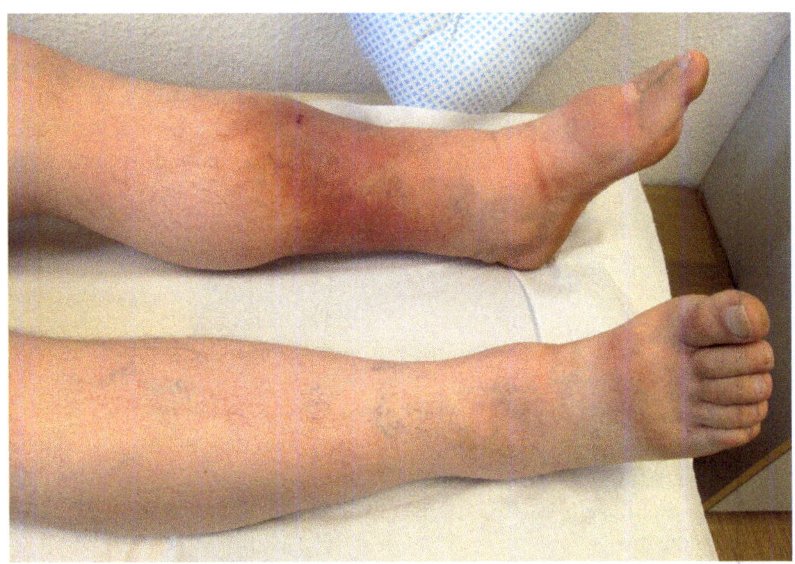

▣ **Abb. 32.2 Beinlymphödem links infolge beruflich akquirierter Infektion.** Das rechte Bein zeigt, dass eine Hypostase bei Adipositas sowie eine Myokardinsuffizienz verstärkend wirken

gen wird eine Halbwertzeit von sechs Monaten angenommen. Angesichts dieser Beobachtungen erscheint eine probatorische Therapiepause beim Armlymphödem denkbar, ist aber beim Beinlymphödem prekär.

32.2.3 Wie werden Beinlymphödem mit KPE behandelt? Intensiv und lang

Wegen der höheren Druckverhältnisse muss zu mindestens bei Lymphödemen des gesamten Beines mit einer höheren Intensität behandelt werden.

Das gilt für

- die Behandlungsdauer (z. B. 60 statt 45 min),
- den Auflagedruck bei der MLD,
- die Kompressionsware.

So kann es erforderlich sein, über einer oberschenkellange Kompressionsware der Klasse 2 eine unterschenkellange ebenfalls der Klasse 2 zu tragen. Bei der Befestigung im Oberschenkel- oder Hüftbereich muss eine abschnürende Behinderung des Lymphabflusses vermieden werden.

Die Bandagierung bzw. Kompressionsbestrumpfung kann die Mobilität begrenzen und das Tragen von Therapieschuhen erforderlich machen.

32.2.4 Gefahr der Interdigitalmykose

Das Beinlymphödem beinhaltet eine Gefährdung bezüglich einer Interdigitalmykose, da aufgrund der Schwellung der Luftzutritt zu den Zwischenzehenräumen eingeschränkt ist. Auf diese ist bei der Körperhygiene besonders zu achten, da ein Pilzbefall als Eintrittspforte für Bakterien dienen kann (▶ Kap. 27).

Vor dem Anlegen der Kompression können kleine Gazeteile zwecks Luftzutritt als Distanzhalter zwischengefügt werden. Eine manifeste Interdigitalmykose muss unverzüglich mit Externa behandelt werden, z. B. 2 × täglich für 14 Tage mit einer Creme, die sowohl ein Kortikoid als auch ein Antimykotikum enthält.

32.2.5 Welche Bedeutung kommt der Höhe der Barriere zu?

Das Risiko von sekundären Beinlymphödemen ist von Höhe der jeweiligen Eingriffe abhängig. Je weiter kranial, desto mehr Umgehungsrouten gibt es im Körperstamm. Somit ist die inguinale Lymphknotenstation am meisten gefährdet, weniger die Lymphknotenstationen an der A. iliaca externa und noch weniger an der A. iliaca communis bzw. A. iliaca interna.

Iatrogene Läsion des Ductus thoracicus

Erstaunlich war das klinische Bild einer Patientin mit iatrogener Läsion des Ductus thoracicus. Im Rahmen der Resektion eines nichtkleinzelligen Lungenkarzinoms wurde dieser akzidentell verletzt und führte zu einem linksseitigen Chylothorax, der durch eine operative Revision nicht zu beherrschen war (▶ Kap. 44). Daraufhin wurde das Lymphgefäß als ultima ratio proximal und distal ligiert. Da die Komplikation in einer Universitätsklinik auftrat, gab es keine Zweifel an der Dokumentation. Entgegen der Erwartungen wies die Patientin keinerlei Zeichen einer Lymphabflußstörung an der unteren Körperhälfte auf, auch keine gastrointestinale Symptomatik. Offensichtlich gibt es zwischen dem infra- und supradiaphragmalen Raum ausreichende vertikale Ersatzwege, z. B. ventral der Kostovertebralgelenke und dorsal (innerhalb) der ventralen Abdominal- und Thoraxwand.

32.3 Was ist bei Genitallymphödemen zu beachten?

32.3.1 Introduktion zum Genitallymphödem

Während bei sonstiger physikalischer Therapie gilt, dass Therapeut gleich Therapeut ist, unabhängig davon, ob weiblich oder männlich, ist bei der Therapie von Genitallymphödemen die gleichgeschlechtliche Behandlung sinnvoll. Die MLD soll vorwiegend in der Umgebung der Geschlechtsorgane und den Abflussgebieten durchgeführt werden, nur bei begründeter Intention am Genitale selbst.

Für die Kompressionstherapie gilt dies nicht. Bei dieser ist zu berücksichtigen, dass die zu komprimierende Region mit der Mikrobiologie des äußeren Genitaltrakts besiedelt und mit Körperausscheidungen kontaminiert ist. Deshalb ist die lokale Anwendung von üblicher Kompressionsware ungünstig, weil die Sterilisierung durch Hitze oder Chemikalien das Material schädigen.

32

KeyNote

Patienten mit Genitallymphödemen sollten unbedingt von gleichgeschlechtlichen Therapeuten behandelt werden!

32.3.2 Weibliches Genitallymphödem

Klinisch findet sich die Schwellung am Mons pubis (Abb. 32.3) oder an der Vulva. Als Ursache können Eingriffe an der inguinalen Lymphknotenstation oder an denen des kleinen Beckens zugrunde liegen, abgesehen von den palliativmedizinischen Situationen. Zu Veränderungen an den kleinen Labien und der Vagina können aus internistischer Sicht keine kompetenten Aussagen gemacht werden. Durch bildgebende Verfahren ist die Lokalisation des Lymphabflusshindernisses kaum zu objektivieren und lässt sich nur aufgrund der vorliegenden Operationsberichte vermuten.

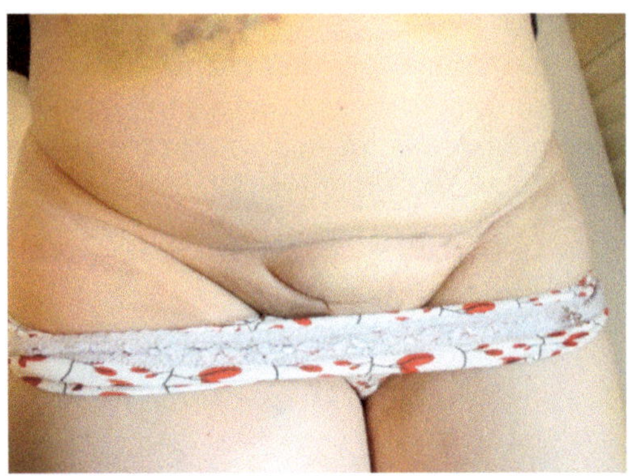

Abb. 32.3 Lymphödem im weiblichen Genitalbereich. Zustand nach Malignom und multimodaler Therapie

32.3.2.1 Besonderheiten bei der KPE des weiblichen Genitallymphödems

Im Behandlungsablauf der MLD sind in erster Linie die Ersatzabflussgebiete axillär und supraklavikulär anzusteuern.

Nur, wenn es Grund für die Annahme gibt, dass die Route inguinal → iliakal → lumbal (d. h. die normale Route innerhalb des Körperstammes) frei ist, macht es Sinn, diesen Abflussweg zu prüfen und ggf. zu bevorzugen. Die erforderliche MLD-Behandlungszeit darf mit 45 min angenommen werden.

Die besondere Kompression

Die Details einer Kompression auf Mons pubis bzw. Vulva sind am besten gemeinsam von Patientin, ML-Therapeutin und Bandagistin abzusprechen. Das Material, das direkt den Schleimhäuten aufliegt, sollte saugfähiges Einmal-Material sein.

Der Druck von kaudal bzw. kaudal-ventral benötigt ein Widerlager sowohl bei der Bandage oder einer Dauer-Kompressionsware. die am besten an den Darmbeinen befestigt wird.

32.3.2.2 Genitallymphödem und Geschlechtsverkehr

Beim Geschlechtsverkehr lassen sich kleine Läsionen an der Vulva nicht vermeiden. Die somatischen und psychischen Effekte eines Erysipels im Genitalbereich bedürfen keiner Erläuterung. Ärztlicherseits ist zu erwägen, ob der jeweiligen Patientin Antibiotika zur Infektionsprophylaxe angeboten werden. Möglicherweise sind postkoital 1,2 Mega-IE Phenoxymethylpenicillin als Einmalgabe trotz aller Bedenken bezüglich Erreger- und Resistenzspektrum ausreichend. Optimal wäre eine Einmalgabe von 3000 mg Fosfomycin als Granulat.

32.3.3 Männliches Genitallymphödem

Das Krankheitsbild wird z. B. beim Peniskarzinom nach (Teil-)Amputationen mit Entfernung von inguinalen Lymphknoten gesehen, nicht selten in palliativen Situationen bei progredientem kolorektalen Karzinom bzw. Prostatakarzinom (◘ Abb. 32.4).

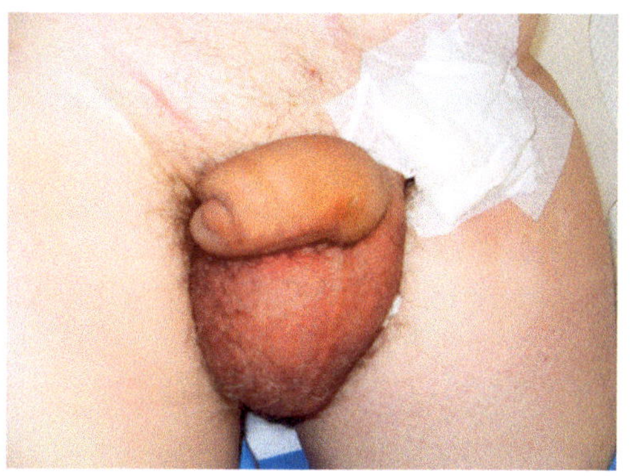

◘ **Abb. 32.4 Lymphödem im männlichen Genitalbereich.** Bei progredientem Kolonkarzinom mit inguinaler Metastasierung und Beinlymphödem. Unter dem Verband eine exulcerierte Metastase. Das geschwollene Präputium erschwert dessen Reposition zur Reinigung

32.3.3.1 Besonderheiten bei der KPE des männlichen Genitallymphödems

Zumeist ist die Route inguinal → iliakal → lumbal verlegt, sodass nach axillar und supraklavikulär drainiert werden muss.

Die besondere Kompression: Die Bandagierung der pars pendulans

An Penis und Hoden ist die Verwendung von üblicher Kompressionsware schon wegen der infektiologisch erforderlichen Reinlichkeit problematisch. Folgende Alternativen haben sich als effektiv erwiesen:

Bandagierung der pars pendulans

Der Penis kann mit Einmal-Mullbinden von 4 cm Breite wie folgt bandagiert werden: Der stehende Patient hält das Glied horizontal am Präputium und zieht die Penishaut faltenfrei. Die Binde wird am proximal zwecks Fixierung 2 × um den Penisschaft gewickelt, dann die Wickelung zwecks Glätten von Hautfalten mit geringem Druck nach distal fortgesetzt. Die Glans penis wird, wie beim Kopfverband im Erste-Hilfe-Kurs, über den „Scheitel" einmal locker und dann fest gewickelt, diese Lagen werden durch eine feste zirkuläre Wickelung fixiert. Anschließend wird der Penisschaft durch eine straffe Wickelung komprimiert. Dieser Vorgang kann angesichts der Länge der Binde zweimal durchgeführt werden, Fixierung durch ein Pflaster.

Der Patient soll diese Bandagetechnik erlernen und die Binde nach Urinieren selbst wieder anlegen. Da es sich um Einmal-Material handelt, ist die beschriebene Vorgehensweise hygienisch.

Handelsübliche Sportsuspensorien können zur Fixierung der Bandagierung herangezogen werden.

Handelsübliche Babysocken können in der Phase 2 zur Kompression verwendet werden.

Reposition des Präputiums
Da der unbehandelte Patient das Präputium nicht oder nur unter erheblichen Schmerzen über die Glans penis zurückziehen kann, erfolgt die lokale Reinigung mit Entfernung des Smegmas nicht, sodass eine Balanitis die unausweichliche Folge ist. Nach der beschriebenen Bandagierung des Penis entschwillt das Glied rasch, sodass die lokale Körperhygiene wieder aufgenommen werden kann.

Ohne diese Vorbehandlung muss die Reposition unter analgetischer Prämedikation erfolgen, z. B. 1000 mg Metamizol i. v. oder p. o. Die Dauer der Reposition soll mit 15 min geplant werden.

Zirkumzision bei penilem Ödem

Eine Zirkumzision sollte angesichts der Lymphabflußstörung vermieden werden.

32.3.4 Scrotalödem

Bei Scrotalödem sind nur die MLD-Behandlung der Abflussgebiete und eine Kompression indiziert. Der Verzicht auf entstauende Maßnahmen ist nicht vertretbar. Auch bei dieser Lokalisation ist zu fordern, dass das Kompressionsmaterial den hygienischen Standards entspricht. Dies kann mit einem Suspensiorium aus Leinen erzielt werden, der über eine Schnürung dem jeweiligen Skrotumvolumen angepasst werden kann. Befestigt werden kann diese Kompressionsware durch einen Hüftgürtel.

32.4 Was ist bei Kopf-Hals-Lymphödemen zu beachten?

Die Ausführungen beschränken sich auf sekundäre, onkologisch bedingte Ödeme in der Remission (◻ Abb. 32.5).

Da Kopf-Hals-Ödeme oberhalb der hydrostatischen Nullebene (etwa Höhe des rechten Vorhofes) liegen, gelten andere physikalische und physiologische Gesetze:

Während kaudal der Nullebene eine Wärmeeinwirkung das Ödem durch Erweiterung der Venen verschlechtert, führen

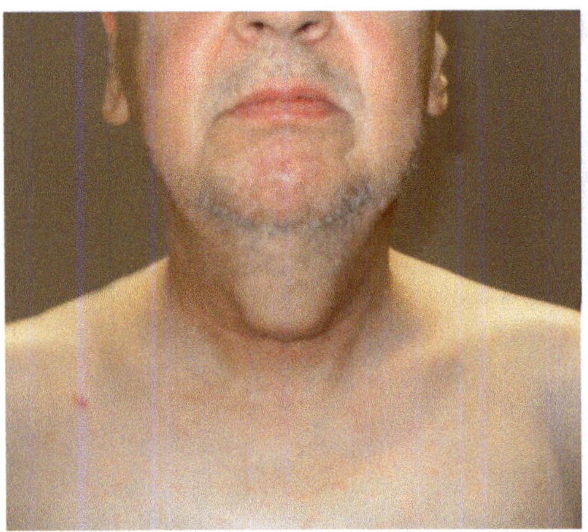

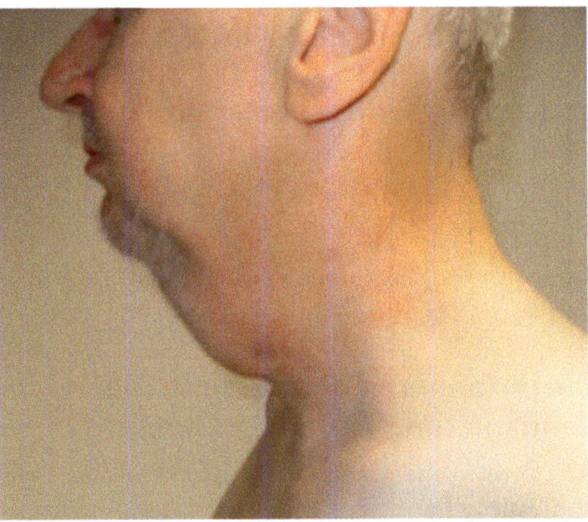

◻ **Abb. 32.5** **Gesichts- und Halslymphödem.** Nach multimodaler Therapie eines Malignoms. Die submandibuläre Region ist von fester Konsistenz wie bei einer Fibrosierung

Sonneneinwirkung und Wärme bei Ödemen an Kopf und Hals eher zu einer Besserung der lymphologischen Situation durch Abschwellung. Bei der Beratung der Patienten muss auf diese Besonderheit hingewiesen werden.

32.4.1 Warum entstehen Lymphödeme nach der Radiatio der Kopf-Hals-Tumoren?

In dieser Körperregion kommen im Wesentlichen Resektionen von Weichteilen bis hinunter zum Kehlkopf oder von Lymphknoten der Halsseiten in Betracht (▶ Kap. 15). Während die Strahlendosis an den Lymphabflusswegen bei Mammakarzinom bei konventionellem Vorgehen selten 50,4 Gy Herddosis überschreitet, werden bei der adjuvanten Radiatio der Kopf-Hals-Tumoren 72 oder mehr Gray appliziert. Die höhere Strahlendosis hat folgende erkennbare Folgen: Es tritt immer ein Lymphödem auf und eine submandibuläre Fibrosierung, sofern diese Region im Strahlenfeld war. Der Fibrosierung kann nach dem Abschluss der Bestrahlung nicht mehr mit intensiver MLD oder Kompression entgegengewirkt werden. Diese Folge der Strahlentherapie muss hingenommen werden. Die Patienten müssen explizit darauf hingewiesen werden, dass dieser vorübergehend progrediente Verlauf weder auf eine Tumoraktivität noch auf eine Inkompetenz der ML-Therapeuten hinweist.

In dieser Phase nach der Strahlentherapie kann eine Behandlungsintensität bis 2 × 45 min pro Werktag sinnvoll sein. Wenn sich die Schwellung stabilisiert hat, sind als Erhaltungstherapie 2 × 45 min pro Woche ausreichend. Ein Auslassversuch ist denkbar.

32.4.2 Wie werden Kopflymphödem mit KPE behandelt?

32.4.2.1 Anatomisch bedingte andere MLD-Technik

Das Ödem muss aus dem Gesichtsbereich häufig über die nuchalen Lymphknotenstraßen, deren Vorhandensein bekannt ist, abgeleitet werden, da die ventralen und lateralen Wege zumeist chirurgisch oder aktinisch beeinträchtigt sind. Dabei darf mindestens für acht Wochen nach Abschluss der Bestrahlung die betroffene Haut nicht mechanisch belastet werden. Als Ersatzabflüsse kommen die axillären Lymphknotenstationen in Betracht, gelegentlich auch die Supraklavikulargruben.

32.4.2.2 Kompression

Kommerziell werden komprimierende Masken für den Kopfbereich angeboten. Sofern bei der Behandlung des Kopf-Hals-Tumors eine stabile Remission erzielt wurde, ist deren Gebrauch nur selten indiziert oder kann auf die Nachtstunden beschränkt werden. Ein Nutzen in der progredienten palliativen Situation ist anzunehmen.

32.4.2.3 Psychische Belange

Schon in weniger problematischen Körperregionen führen persistierende Schwellungen über die veränderte Körperwahrnehmung zu einer Beeinträchtigung der Lebensqualität. Dies gilt in viel höherem Maße für den Kopf-Hals-Bereich, wo jeder Blick in den Spiegel an die Veränderung und das zugrunde liegende Malignom erinnert. Auch erfahren die Patienten wegen der sichtbaren Veränderungen häufig eine Ablehnung durch die Mitmenschen. Die Indikation für eine psychoonkologische psychotherapeutische Begleitung muss in jedem Fall geprüft werden.

32.5 Was ist bei Mischödemen zu beachten?

32.5.1 Introduktion zu Mischödemen

Diagnostisch und therapeutisch problematisch sind eigentlich nur Beinschwellungen, bei denen zusätzlich ein Lymphödem in Betracht kommen:

- Herzinsuffizienz
- Diabetische Mikroangiopathie
- Hormonelle Störungen
- Hypostatisches Unterschenkelödem
- Subjektiv unerwünschte Ausprägung des s. c. Fettgewebes an der unteren Extremität.
- Adipositas

32

32.5.2 Das Vorgehen aus internistischer Sicht

KeyNote

Das lymphostatische Beinlymphödem spricht nicht auf eine Diurese oder sonstige Medikation an.

32.5.2.1 Leichtgradiger Herzinsuffizienz

Bei älteren Patienten mit zu vermutender leichtgradiger Herzinsuffizienz sei an Medikationen wie Digitoxin 70 µg/d p. o. erinnert.

32.5.2.2 Diabetischen Mikroangiopathie

Die Therapie einer diabetischen Mikroangiopathie ist undankbar.

32.5.2.3 Prämenstruellen Ödemen

Bei prämenstruellen Ödemen ist die Indikation zu einer Medikation (z. B. die oben beschriebene Gabe von Diuretika) ungewiss. Bei Schwangerschaftsödemen müssen mögliche embryotoxische Risiken bedacht werden.

32.5.2.4 Hypostatisches Unterschenkelödem

Ein abendliches hypostatische Unterschenkelödem bedarf nicht zwingend einer Medikation. Es könnte aber, wie eine leichtgradige Myokardinsuffizienz sanft mit einer kochsalzreduzierten Diät oder einer oralen Kombination von 50 mg Triamteren mit 25 mg Hydrochlorothiazid, eine halbe oder ganze Tablette täglich, behandelt werden. Stark wirksame Diuretika wie Torasemid oder Furosemid könnten kontraproduktiv sein.

32.5.2.5 Adipositas

Adipositas führt zu einer Zunahme des interstitiellen Raumes kranial der distalen Ödeme und dadurch zu einer Vergrößerung des hypostatisch verschiebbaren Volumens. Deshalb soll bei jeder Form von distalem Ödem das Normalgewicht angestrebt werden. Bekanntlich ist der Zusammenhang zwischen der Balance Kalorienzufuhr/Kalorienverbrauch und dem Körpergewicht schwer zu vermitteln.

Kooperativen Patienten empfehle ich die Zufuhrbegrenzung auf 8400 kcal/Woche. (6 Tage × 1000, 1Tag × 2400 kcal) und die Vermeidung von lustfeindlichen Diäten.

32.6 Was ist bei Adipositas-bedingten Lymphabflußstörungen zu beachten?

Bei extremer Adipositas bilden sich an den Extremitäten Schnürfurchen, die den zentripetalen Lymphabstrom beeinträchtigen. In der Tiefe der Furchen wird die normale Körperhygiene unmöglich mit der Folge von chronischen Hautinfektionen.

Die ◘ Abb. 32.6 bis 32.8 zeigen drei subsequente Stadien.

Eine Restitutio ad integrum ist mit den Kernelementen der KPE nicht zu erzielen.

Weitere Behandlungselemente sind erforderlich, wobei eine ärztliche Koordination sowie die Klärung der Übernahme der Behandlungskosten erforderlich sind. Invasiv

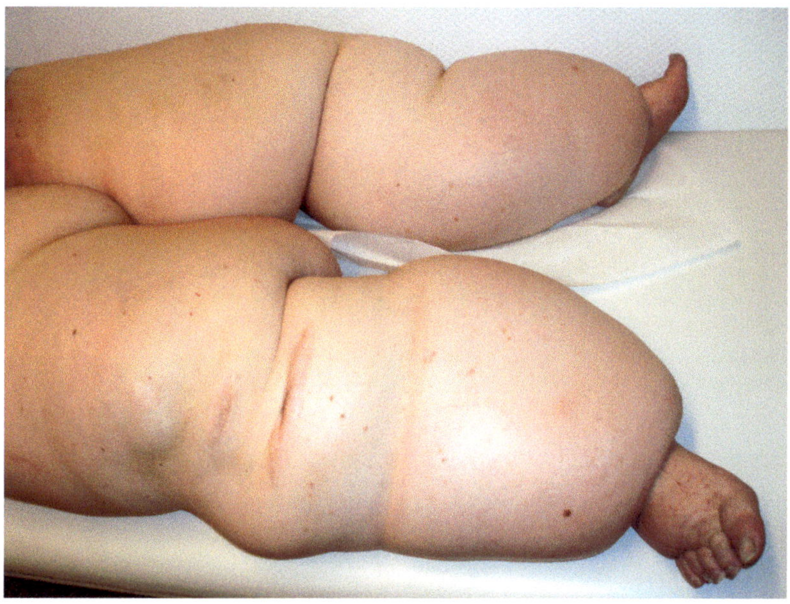

◘ **Abb. 32.6** **Patientin, etwa 35 Jahre alt, ohne wesentliche Begleiterkrankungen.** Adipositas, kaum Ödem. Keine wesentlichen dermatologischen Veränderungen

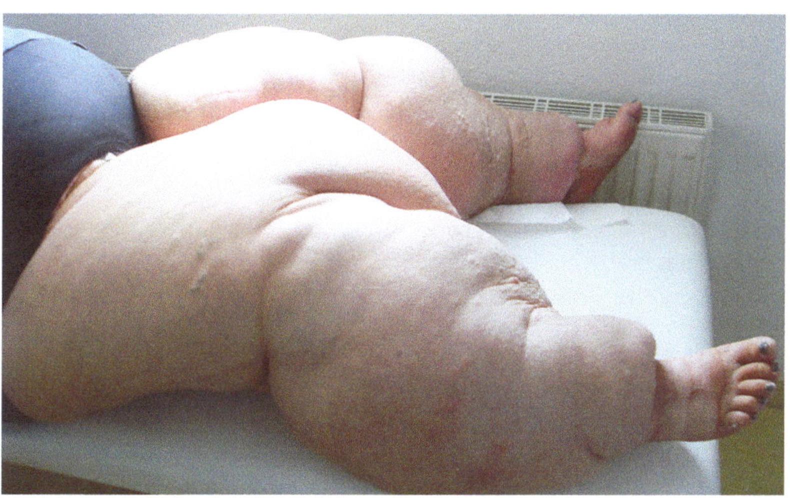

◘ **Abb. 32.7** **Patientin wie** ◘ Abb. 32.6**, nun etwa 60 Jahre alt.** Veränderungen im Wesentlichen durch Adipositas. Ausgeprägte Papeln, z. T. auch nässende Lymphzysten

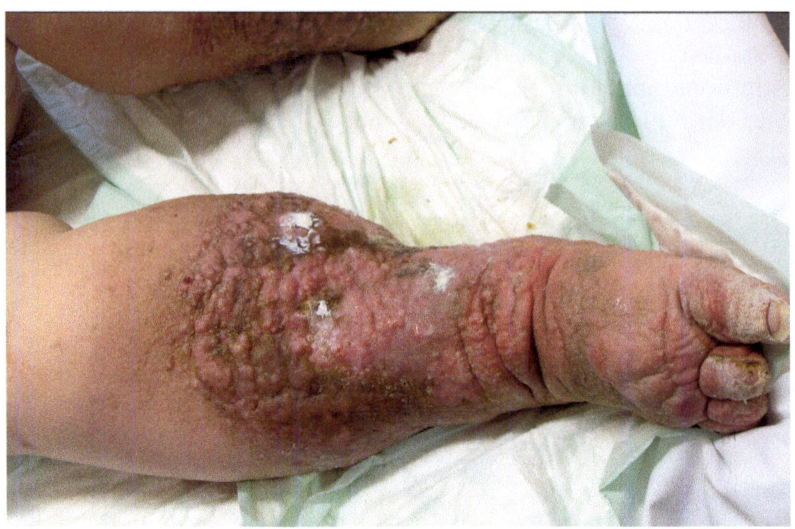

Abb. 32.8 Patientin wie Abb. 32.7 nun weiter jedoch fortgeschritten. Tiefe, kaum zu reinigende Hautfurchen, infizierte Papeln. Extremer Foetor, der die pflegerische Betreuung erschwert

sind eine Liposuktion und eine Adipositaschirurgie erforderlich, z. B. eine künstliche Stenosierung im Magenbereich. Da häufig ein Psychotrauma in der Kindheit zur Essstörung führte, muss eine Psychotherapie erfolgen. Die lokalen Infektionen müssen durch einen Wundmanager betreut werden.

Die Umsetzung der konservativen Therapie ist unter ambulanten Bedingungen schwer.

32.7 Was ist bei „Lipödem" zu beachten?

Das „Lipödem" kann – ohne Überprüfung durch erfahrere ärztliche Lymphologen-aus Sicht des Autors – nicht als gesicherte Indikation für die KPE bezeichnet werden, da weder imprimierbare Ödeme, Abflusshindernisse in den vertikalen großen Lymphangien vorliegen, noch in der MR erkennbare therapiebedürftige interstitielle Flüssigkeitsvermehrungen. Deshalb erfolgt die Erwähnung an dieser Stelle nur am Rande.

Unstrittig liegt bei den Betroffenen, zumeist Frauen, ein Leidensdruck vor, der therapiewürdig ist und respektiert werden muss. Die Patientinnen sind iatrogen traumatisiert, da ihre Kondition als Adipositas durch unkontrollierte Kalorienzufuhr missdeutet wird. Da das betroffene Gewebe jedoch nur spärlich am Stoffwechsel des Gesamtkörpers teilnimmt, führt eine Gewichtsabnahme bei diesen Frauen nur zu einer Reduktion des nicht betroffenen subcutanen Gewebes („immer an der falschen Stelle").

Bei konsiliarisch vorgestellten Frauen liegen unterschiedliche klinische Bilder vor. Das Spektrum reicht von vermehrtem subcutanem Fettgewebe von den Hüften bis zu den Fesseln ohne zusätzliche somatische Symptomatik. Dies könnte eine genetische, nicht-pathologische Variante des vorwiegenden Typus sein. Auf der anderen Seite des Spektrums sind Patientinnen mit Spannungs- und Berührungsschmerzen sowie Fragilität der subcutanen Gefäße.

Nicht selten ist die Altersgruppe zwischen 40 und 50, die psychosoziale Umgebung ist häufig angespannt. (▶ Kap. 21–24, 40).

32.7.1 Hilft eine Manuellen Lymphdrainage, eine Schmerzmedikation, eine Fettentfernung oder eine Psychotherapie?

Die Schmerzen sind selten durch Medikamente wie Metamizol, Diclofenac, Pregabalin oder Amitryptilin zu beeinflussen. Die MLD kann vorübergehende Linderung bringen, der Effekt einer Kompression ist ungewiss.

Bezüglich des therapeutischen Vorgehens kann ein Konsil mit einem Dermatologen nützlich sein, der über Erfahrungen in der Liposuktion verfügt.

Als psychischer Leidensdruck besteht die Differenz zwischen Realbild und Idealbild in der Körperwahrnehmung. Der Leidensdruck kann innerpsychisch und von der Wahrnehmung durch andere Personen unabhängig sein. Eine psychotherapeutische Begleitung, auch mit Hinblick auf begleitende psychosoziale Konfliktsituationen, ist dann sinnvoll.

32.8 Welche Palliativmedizinischen Aspekte der Komplexen Entstauungstherapie sind zu beachten?

Die KPE kann bei progressiven Malignomen gefordert sein, wenn zu mindestens ein stabiler lymphologischer Zustand angestrebt wird. In besonders schweren Fällen wie z. B. bei Verlegung des Lymphabstroms im kleinen Becken mit beidseitigem Beinlymphödem plus Genitallymphödem kann die Verordnung von 2 × 90 min MLD täglich inclusive Bandagierung erforderlich, was wegen der psychischen Belastung des Personals den Einsatz von zwei sich abwechselnden Teams à zwei ML-Therapeuten erfordert.

Bei progredienten Kopf-Hals-Lymphödemen muss an die nachvollziehbare Suizidalität gedacht werden.

Die Integration der KPE oder der MLD ist in der qualifizierten palliativmedizinischen Versorgung selbstverständlich und sei es nur die MLD im Sinne einer Zuwendungsmedizin. Bei speziellen palliativmedizinischen Fragen zur KPE sollten Palliativmediziner konsultiert werden.

32.9 Was ist bei Komplexen Entstauungstherapie von Kindern und Jugendlichen zu beachten?

32.9.1 Bei Säuglingen

Bei Säuglingen mit beidseitigen Extremitätenschwellungen bleibt zunächst ungewiss, inwieweit es sich um „Babyspeck" oder um ein therapiepflichtiges Ödem handelt, solange keine Dellen nachweisbar sind. Untersuchungen mit Strahlenbelastungen oder MRT sollten nur bei dringender Indikation veranlasst werden, zum Beispiel bei Verdacht auf eine maligne Ursache. Eine Periode des Zuwartens ist vertretbar.

Bei einseitigen Extremitätenschwellungen kommen konnatale Lymphabflussstörungen, aber auch nicht-lymphologische Ursachen in Betracht, die pädiatrisch abzuklären sind.

Die Durchführung der KPE in dieser Altersgruppe durch „fremde" ML-Therapeuten ist wegen der psychischen Belastung und der motorischen Unruhe der Kleinkinder problematisch. In diesen Fällen sollte den Eltern die Teilnahme an MLD-Lehrgängen gestattet werden, um die Behandlung in den eigenen Räumen durchführen zu können.

32.9.2 Bei Jugendlichen

Bei Jugendlichen sind der Bewegungsdrang und die ungehinderte soziale Integration zu berücksichtigen (Rogge 1993). Das betrifft z. B. Sport mit möglicher Überlastung oder Verletzungsgefahr. Die Heranwachsenden müssen einerseits die Risiken der Verschlechterung des Lymphödems kennen. Andererseits darf eine zu rigide Beratung nicht zu psychosozialen Spätfolgen führen, z. B. infolge einer Nichtteilnahme an einem Fußballtraining.

Ein weiteres Problem liegt darin, dass Eltern eines Kindes mit einem Lymphödem, wie bei allen Kindern mit chronischen Erkrankungen, überprotektiv sein können und somit die normale Ablösung vom Elternhaus erschweren.

32

32.10 Exkurs: Chronische venöse Insuffizienz

Bei der chronisch-venöser Insuffizienz ist die Kompressionstherapie vorrangig, wobei rundgestrickte Ware meist ausreichend ist (▶ Kap. 13). Bei längerem Bestehen können sowohl eine zusätzliche Lymphabflußstörung als auch Ulcera cruri auftreten. In ersterem Falle kann die kontinuierliche Behandlung mit MLD erforderlich werden, im zweiten eine zusätzliche MLD-Behandlung bis zur Abheilung. Das Ulcus muss täglich mit einer fettbeschichteten Gitterlage, darüber eine sterile Kompresse, abgedeckt werden, bevor der Kompressionsstrumpf angelegt wird. Obwohl die Ulcera cruris regelmäßig mit Keimen besiedelt sind, werden septische Komplikationen trotz MLD nur ausnahmsweise gesehen.

Literatur

DiSipio T, Rye S, Newman B, Hayes S (2013 May) Incidence of unilateral arm lymphoedema after breast cancer: a systematic review and meta-analysis. Lancet Oncol 14(6):500–515. ▶ https://doi.org/10.1016/S1470-2045(13)70076-7. Epub 2013 Mar 27

Rogge H (1993) Psychosoziale Probleme bei Lymphödem-Patienten in der Adoleszenz. Z Lymphol 17(1):12–14

Torres Lacomba M, Yuste Sánchez MJ, Zapico Goñi A, Prieto Merino D, Mayoral del Moral O, Cerezo Téllez E, Minayo Mogollón E (2010 Jan 12) Effectiveness of early physiotherapy to prevent lymphoedema after surgery for breast cancer: randomised, single blinded, clinical trial. BMJ 340: b5396. doi: ▶ https://doi.org/10.1136/bmj. b5396. PMID: 20068255; PMCID: PMC2806631

Zhao M, Liu WG, Zhang L, Jin ZN, Li Z, Liu C, Li DB, Ma Y, Zhang JW, Jin F, Chen B (2017) Can axillary radiotherapy replace axillary dissection for patients with positive sentinel nodes? A systematic review and meta-analysis. Chronic Dis Transl Med 3(1):41–50. ▶ https://doi.org/10.1016/j.cdtm.2017.01.005

Beratung der Patienten, Sport und physikalische Therapie von Begleiterkrankungen

Helmut Rogge und Eric Breuer

Inhaltsverzeichnis

M. E. Cornely et al. (Hrsg.), *Angewandte Lymphologie*,
https://doi.org/10.1007/978-3-662-61452-5_33

Editor's Tip

Die Beratung von Patienten mit Lymphödemen bzw. Lymphabflussstörungen ist umfangreich und wird aus Zeitmangel häufig von den Ärzten auf die ML-Therapeuten verlagert. Letztere können wegen des Zeitaufwandes der MLD neben der physikalischen Therapie informieren.

Eine zusätzliche Information der Betroffenen in schriftlicher Form mittels Handzettel oder Broschüren ist sinnvoll, wenn diese erläutert werden und die Gelegenheit besteht, individuelle Fragen bzw. Verständnisprobleme zu klären. Die Ratschläge solcher Broschüren müssen inhaltlich kontinuierlich überprüft und den aktuellen medizinischen Gegebenheiten angepasst werden.

33.1 Welche grundsätzlichen Überlegungen gibt es für Patienten mit Lymphödem?

- Die Beratung soll die Patienten im Alltag sowie in möglichen Gefahrensituationen sicherer machen.
- Die Beratung soll die Patienten weder ängstlich noch übervorsichtig machen, also nicht die Lebensqualität verschlechtern (Rogge 1993).
- Es gilt für den Patienten: Entängstigen Sie sich!
- Neben der Schulung über Grundprinzipien der Behandlung, der Körperpflege, der Risiken und Warnzeichen sind anschauliche Beispiele didaktisch sinnvoll.
- Keine Schulung oder Beratung kann den Anspruch erfüllen, umfassend zu sein.

33.2 Welche einzelnen Beratungspunkte gilt es zu beachten?

Das Beratungsgespräch sollte diese Aspekte beinhalten:

- Alltagsleben:
- Küche: Stichverletzungen beim Be- und Entladen der Geschirrspülmaschine; Verbrennungen am Herd.
- Garten: Stichverletzungen an Dornen; Überlastung der Arme beim Graben; Sonnenbrand; Insektenstiche.
- Haushalt: Hautreizstoffe, z. B. Toilettenreiniger. Das Reinigen der Toilette kann, wenn möglich, an andere Mitglieder des Haushalts delegiert werden.
- Einkaufen: Tragen schwerer Gegenstände wie Bierkästen oder Katzenstreu.
- Haustiere: Kratzende Katzen; ruckartige Bewegungen an der Hundeleine.
- Beruf: Schwere oder einseitige Tätigkeiten mit der betroffenen Extremität. Exposition gegenüber Hitze, Hautreizstoffen oder Verletzungsgefahr.
- Urlaub: Sonnenbrand; Insektenstiche; „Abenteuer“ mit körperlichen Risiken; Hitzeeinwirkung in der Sauna.
- Sport: Ruckartige Bewegungen bei Tennis und Golf bzw. Führen eines Segelbootes. Sonnenbrand.
- Arztpraxis: Venenpunktionen oder Blutdruckmessungen an der betroffenen Extremität.
- Physiotherapie: Hyperämisierungen durch Wärmeapplikation oder klassische Massagen. Zu warme medizinische Bäder.
- Körperpflege: Vermeidung von Verletzungen beim Nagelschneiden.

33.3 Welche wichtigen differenzierenden Kommentare zur Beratung soll ich als Lymphologe kennen? Alltagstauglichkeit und „Entängstigen Sie sich!"

Die im Vorstehenden benannten Empfehlungen sind sinnvoll und sollten befolgt werden. Im Detail müssen sie aber relativiert werden.

33.3.1 Arztpraxis

KeyNote

Bei Lymphödemgefährdung können Blutentnahmen bzw. RR-Messungen an der gefährdeten Extremität lege artis durchgeführt werden.

Ein Lymphödem wird durch Blutentnahmen nicht ausgelöst, geschweige denn, dass bei manifestem Lymphödem durch RR-Messung ein Lymphödem verschlechtert oder durch die Blutentnahme ein Erysipel verursacht werden.

33.3.2 Medizinische Bäder

Medizinische Bäder sind auch bei 38 °C unbedenklich.

33.3.3 Arbeitsplatz

Trotz erkennbarer Risiken am Arbeitsplatz sehen sich lymphödemgefährdete Frauen nicht selten aus wirtschaftlichen Gründen gezwungen, die Tätigkeit wieder aufzunehmen, besonders in strukturschwachen Regionen.

33.4 Der Rat ist: Entängstigen Sie sich!

Die Patienten sollen nicht mit „Verboten" alleingelassen werden. Besser ist eine „positive" Beratung, wie mit den Einschränkungen umzugehen ist.

- Zur Vermeidung von Sonnenbrand und Überhitzung könnte ein leichtes weißes Hemd bzw. eine Bluse getragen werden. Beim Sonnenbaden kann der betreffende Körperquadrant mit einem weißen Handtuch abgedeckt werden.
- Wenn ein Erysipel schon bekannt ist sollte auch bei Bagatellverletzungen in Küche und Garten zur Vermeidung eines Rezidivs prophylaktisch eine Einmalgabe von Phenoxymethlpenicillin oder Clarithromycin erfolgen. Die externe Applikation von antibiotikahaltigen Salben ist wohl sinnlos, da der Wirkstoff kaum bis zu den Infektionserregern unter die Cutis gelangt.
- Bei Insektenstichen kann die zusätzliche Anwendung von Antihistaminika-haltigen Externa nützlich sein.
- Bei Zeckenbissen soll ein Arzt aufgesucht werden, um die zusätzlichen Risiken bezüglich Borreliose oder Frühsommer-Meningoencephalitis (FSME) zu prüfen.

33.5 Welche Warnzeichen müssen dem Patienten bekannt sein?

Folgende müssen den Patienten bekannt sein.

- Auf eine progrediente Rötung mit oder ohne Allgemeinsymptome sollten die Patienten unter der Annahme eines Erysipels unverzüglich mit der Einnahme des geeigneten Antibiotikums beginnen und bei Verschlechterung einen Arzt aufsuchen.

- Bei Beinlymphödem soll bei nässenden Exanthemen zwischen den Zehen unter dem Verdacht einer Mykose einen Arzt aufgesucht werden.
- Nach onkologischen Erkrankungen sollen Lymphödem-Patienten unverzüglich einen Arzt aufsuchen, wenn Schwellungen oder eine unklare Progredienz des Lymphödems auftreten.

33.6 Wie ist bei Sport und der Physikalischen Therapie von Begleiterkrankungen zu beachten?

Die Lymphödem- bzw. Lymphödem–gefährdete Patienten haben mindestens genauso viele Begleiterkrankungen seitens des Bewegungsapparates wie altersgleiche Normalpersonen. In der Physio-/physikalischen Therapie sind bei Verordnung folgende Gesichtspunkte zu beachten:

33

- Krankengymnastische Übungen im Bewegungsbad sind unbedenklich;
- Im betroffenen Körperquadranten sind hyperämisierende Anwendungen wie Wärmepackungen oder klassische Massagen kontraindiziert und können ersetzt werden durch mittelfrequenten Wechselstrom (MFW), Massagen nach Marnitz (Druck an den Ansatzsehnen, nicht an den Muskelbäuchen) oder Fußreflexzonenmassagen (nicht bei Morbidität an Unterschenkeln oder Füßen);
- Wassertemperaturen über 38 °C sollten bei medizinischen Bädern oder anderen Wasseranwendungen gemieden werden.
- Sport ist grundsätzlich wünschenswert. Anzustreben ist eine bis zu mäßiggradige Belastung, die über Wochen stufenweise gesteigert wird.
- Nordic Walking hat sich unbedenklich und somit als förderlich erwiesen. Dies gilt in gleicher Weise für Schwimmen.
- Grundsätzlich sollen am betroffenen Körperquadranten keine schweren oder einseitigen Bewegungsabläufe erfolgen. So sollten ruckartige Bewegungen vermieden werden und Sequenztraining nur unter Aufsicht erfolgen (Siehe Contributing therapist Eric Breuer zu: Sportbegleitender Trainingstherapie).

Eric Breuer zu: Sportbegleitende Trainingstherapie

Sportbegleitende Trainingstherapien werden verwendet, um Schwellungszustände zu reduzieren, es zeigt sich in der Praxis aber auch, dass orthopädische Probleme durchaus Überschneidungen mit der Lymphologie haben können. Man kann eine zusätzliche Optimierung des Zustands des Patienten durch die Beeinflussung der Versorgung der Extremitäten erreichen.

Eine verschlechterte nervale Ansteuerung kann beispielsweise zu Missempfindungen oder Schmerzen führen. Schmerzen führen zu muskulärer Hypotonie, die wiederum Einfluss auf die Muskelvenenpumpe nimmt. Liegt eine nervale Läsion vor, kann dies eine direkte Fehlsteuerung der Muskulatur zur Folge haben. Sei es der Plexus brachialis für den Arm oder auch der Plexus lumbosacralis für die unteren Extremitäten, letztlich sollte man in der manuellen Behandlung dafür sorgen, dass diese „Versorger" frei und ungestört arbeiten können. Um einen langfristigen Therapieerfolg zu gewährleisten, ist es wichtig, dem Patienten ein Übungsprogramm mitzugeben und ihm die Bedeutung der Versorgung der Extremitäten deutlich zu machen.

Taping

Kinesio-Tape oder Medical-Tape werden in der physiotherapeutischen Behandlung häufig eingesetzt. Diese Tapes sind stark dehnbar, leicht und auf der Haut kaum zu spüren. Sie werden unter leichtem Zug auf die betroffenen Extremitäten aufgebracht und von den nächstgelegenen Lymphknoten aus über die geschwollene Extremität geklebt. Einmal appliziert, wird hierdurch ein Zug auf der Hautoberfläche erzeugt. Die Patienten sind im Alltag durch die Applikation nicht belastet, können damit sogar duschen. In der Regel ist eine neue Fixierung erst nach einer Woche nötig.

Die Tapes werden in der Sportphysiotherapie schon seit langem mit Erfolg eingesetzt, um Hämatome und posttraumatische Schwellungen zu behandeln.

Literatur

Rogge H (1993) Psychosoziale Probleme bei Lymphödem-Patienten in der Adoleszenz. Z Lymphol 17(1):12–14

Kompression

Inhaltsverzeichnis

Lymphologischer Kompressionsverband, flachgestrickte Kompressionsteile und flachgestrickte Strümpfe

Erich Brenner

Inhaltsverzeichnis

M. E. Cornely et al. (Hrsg.), *Angewandte Lymphologie*,
https://doi.org/10.1007/978-3-662-61452-5_34

Editor's Tip

Der lymphologische Kompressionsverband (LKV) ist in der Therapie lymphologischer Erkrankungen ebenso unverzichtbar wie die flachgestrickten Strümpfe.

34.1 Was ist ein lymphologischer Kompressionsverband?

Der LKV hat komprimierende Eigenschaften und bewirkt durch seinen genau definierten Anpressdruck eine mechanische Unterstützung des Widerlagers Haut gegen einen etwaigen Ausdehnungsdruck von innen (Partsch et al. 2001). Der lymphatische Abstrom wird gesteigert und somit die Pumpfunktion beider Systeme verbessert. Die Anwendung des Verbandes erfordert ein spezielles Wissen hinsichtlich Diagnose, Differenzialdiagnose und Kontraindikationen ödematöser Veränderungen. Genaue Kenntnisse und Erfahrungen in der Technik des Anlegens sind unabdingbar. Der LKV muss üblicherweise als Wechselverband täglich neu angelegt werden und wird in der Regel nicht über Nacht getragen. Er kann aber, bei Verwendung geeigneter Materialien, auch als Dauerverband meist über mehrere Tage genutzt werden.

34.1.1 Phase 1 und Phase 2

Ein LKV ist zwischen den Manuellen Lymphdrainagen (MLD) im Rahmen der komplexen physikalischen Entstauungstherapie (KPE) in der Phase 1 (Entstauungsphase) anzulegen. In der Phase 2 der KPE, der Erhaltungstherapie, kann der LKV durch ein fertiges textiles Gestrick (TG), das von der Industrie in verschiedensten Formen wie z. B. Strumpf, Ärmel oder Spezialanfertigungen angeboten wird, ersetzt werden.

Der gewickelte LKV schließt immer die Fuß- und Sprunggelenke (Handgelenk) ein und reicht entweder bis zum Fibulaköpfchen (Radiuskopf) oder bis zum proximalen Oberschenkel (Oberarm). Mit konfektions- und/oder maßgefertigten Kompressionsteilen sind neben der Arm- oder Beinkompression zusätzlich auch für den Thorax-, Bauch- und Beckenbereich Kompressionsbehandlungen möglich.

34.1.2 Welches Material wird verwendet?

Zu unterscheiden ist zwischen den einzelnen Binden und dem Verband.

KeyNote

Das Überwickeln einzelner Binden in mehreren Lagen sowie die Verwendung unterschiedlicher Materialien ändern die elastischen Eigenschaften des gesamten Verbandes.

Mehrere Lagen einzelner elastischer Binden reduzieren die Elastizität, sodass ein unelastischer Verband entsteht. Dies kann auch über die Dehnbarkeit der Binden (Langzug vs. Kurzzug) erreicht werden bzw. über adhäsive und kohäsive Binden. Analog werden bei den textilen Gestricken durch die unterschiedliche Stricktechnik (Rundstrick- vs. Flachstricktechnik) differenzierte physikalische Eigenschaften hinsichtlich Kompression oder Widerlager erzielt. Dieses Verhalten kann durch in-vivo-Messungen des Andruckes nachgewiesen werden.

34.2 Welche Qualitäten soll ein lymphologischer Kompressionsverband haben?

34.2.1 Welche Binden- und Stricktypen gibt es?

Es werden wiederverwendbare elastische Materialien, wie die sog. Idealbinde (eine baumwollelastische Kurzzugbinde nach DIN 61631), die kohäsiv (auf sich selbsthaftend) sein kann, von den nicht-wiederverwendbaren Materialien, wie die adhäsive (klebende) Binde, die kaum dehnbare Zinkleimbinde (Partsch und Partsch 2016) oder die Alginatbinde (Kasseroller und Brenner 2010) unterschieden. Durch die speziellen physikalischen Eigenschaften ergeben sich unterschiedliche Arbeits- und Ruhedrücke. Je nach Anlegetechnik sind unterschiedliche Unterfütterungen notwendig, die sich auch auf den Anpressdruck auswirken.

34.2.2 Bandagensysteme

Vorgefertigte Bandagensysteme (2-lagig, dünne Schaumbinde mit darüber verzahnter dünner Kompressionsbinde) vereinen den Vorteil längerer konstanter Druckverhältnisse und intermittierender Kompression bei Bewegung (Unterstützung der Muskelpumpe). Die ineinandergreifenden Materialien sorgen für eine gute Haftung. Die unelastische Bandage passt sich gut an und reduziert die Gefahr des Verrutschens oder von Einschnürungen. Die innere Komfortlage besteht aus einem medizinischen Polyurethan-Schaumstoff, laminiert auf ein kohäsives Träger-Vlies-Material. Beim Anlegen der Bandage schmiegt sich der Schaumstoff an die Haut, während die Vliesschicht eine Haftfläche für die äußere Kompressionslage bildet.

34.2.3 Flachgestrickte Kompressionsteile, Strümpfe und MAK

Für den LKV werden die gestrickten Kompressionsteile in Flachstricktechnik (variable Maschenzahl) hergestellt; das ermöglicht eine Adaption auch an schwierige anatomische Vorgaben. Flachstrickware besteht mindestens aus je einem verstrickten und einem eingelegten elastischen Faden in jeder zweiten Maschenreihe. Diese Strümpfe können sehr passgenau mit großer Kompressionsstärke hergestellt werden.

Das textile Gestrick muss der gültigen RAL-GZ 387/1 (Partsch und Partsch 2016) bzw. RAL 387/2 (Kasseroller und Brenner 2010) und der Richtlinie 93/42/EWG des Europäischen Rates vom 14.06.1993 über Medizinprodukte entsprechen. Es muss als sog. Zweizugstrumpf ausreichend quer- und längselastisch sein. Bei den textilen Gestricken werden vier Kompressionsklassen nach dem Anpressdruck im Fesselbereich unterschieden.

Analog zu den oben angeführten Bandagierungssystemen sind auch 2-lagige Strumpfsysteme erhältlich.

34.2.3.1 MAK. Sind sie noch eine Second-line-Therapie?

Als Alternative zur herkömmlichen Kompressionstherapie mit Bandagen oder textilen Gestricken, welche durch geschultes Fachpersonal angelegt werden, sind vorgefertigte halboffene Kompressionsteile als Medizinische Adaptive Kompressionssysteme (MAK) einsetzbar, die mittels spezieller Verschlüsse an die jeweilige Extremitätenform adaptierbar sind (Abb. 34.1).

Sie ermöglich gerade in der Phase 1, in der die Extremität an Umfang durch die MLD verschlankt wird, eine jeweils angepasst und nachzustellende Kompressionsweite. Als adaptives Kompressionssystem kann mit einem MAK ein Kompressions-

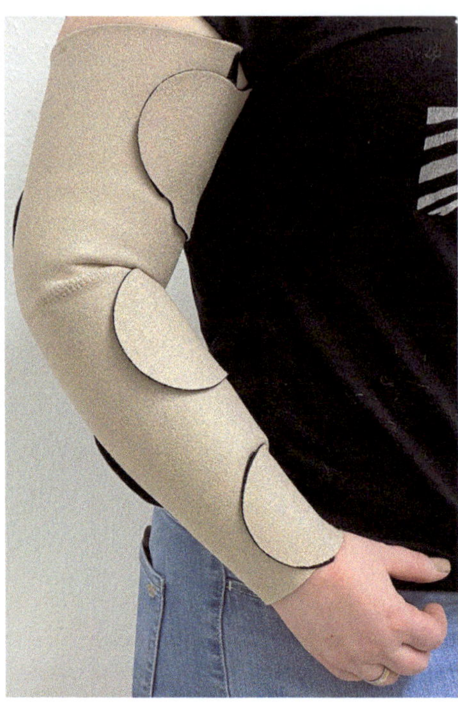

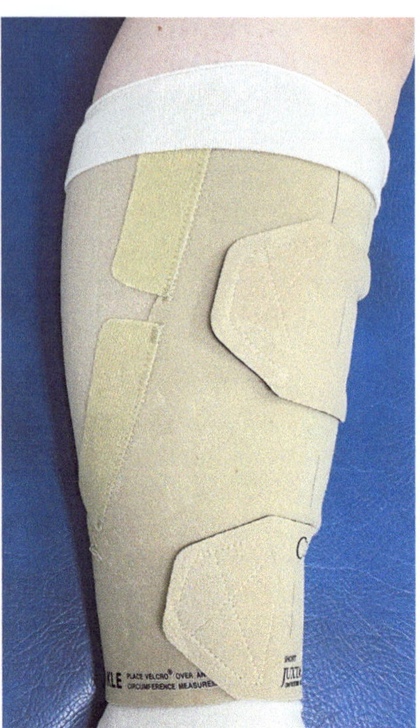

Abb. 34.1 Anlage eines MAK an Arm und Bein

34

druck zwischen 30–60 mmHg hergestellt werden, Es hat die Eigenschaften einer Kurzzugbandage mit einem sehr hohen Arbeitsdruck und einem niedrigen Ruhedruck. Durch Klettverschluss und Griffzonen sind die Segmente leicht anzulegen und können an schwankende Körperumfänge angepasst werden. Diese Hilfsmittel benötigen vor deren Einsatz zumindest eine einmalige Benutzer-Schulung und sind – vorerst – als Second-line-Therapie zu sehen.

34.2.4 Welche Materialien werden für die Kompressionbinden und das Gestrick verwendet?

Die Kompressionsbinden und Gewirke sind vor allem aus Polyamid, Elastan, Baumwolle, Elastoiden oder Viskose in unterschiedlicher Zusammensetzung gefertigt. Zusatzstoffe zur Hautpflege und Antiseptik können eingearbeitet sein.

34.2.4.1 Polyamid (PA, Nylon®, Perlon®)

Polyamid-Faserstoffe sind alterungssicher und resistent gegen zahlreiche Mikroorganismen. Ihre texturierte Dehnbarkeit beträgt bis zu 100 %, der Feuchtigkeitsgehalt beträgt maximal 0,06 %. Als natürliche Polyamidfaser wird vereinzelt auch Seide in textilen Gestricken verwendet.

34.2.4.2 Elastan (EL, Lycra®)

Dieses Material besteht zu 85 % aus Polyurethan (PU). Die hochelastischen Fasern widerstehen nahezu allen verdünnten Säuren und Laugen sowie Ölen und Fetten. Sie sind alterungs-, licht- und bis zu 150 °C temperaturbeständig. Die Feuchtigkeitsaufnahme ist mit 1,5 % sehr gering.

34.2.4.3 Baumwolle (BW)

Bei der BW handelt es sich um ein pflanzliches Naturprodukt. Rohe BW enthält in der Regel 83–85 % reine Zellulose. BW ist kochfest und sterilisierbar; die statische Aufladung ist nur gering. Die Dehnbarkeit beträgt ca. 40 %, der Wassergehalt unter normalen Bedingungen 8 %.

34.2.4.4 Elastoide (ELA, Naturgummi, Naturkautschuk)

Grundstoff ist der Milchsaft (Naturlatex) des Parakautschukbaumes. ELA zeichnen sich durch eine besonders hohe elastische Dehnbarkeit aus. Sie sind allerdings unbeständig gegen Fette und zahlreiche andere Chemikalien. Bei hoher Temperatur (z. B. bei der Sterilisation) werden ELA zerstört. Die Wasseraufnahme ist gering.

34.2.4.5 Viskose (CV, Zellwolle)

Die Zellwolle ist im Unterschied zur nativen Baumwolle eine chemisch regenerierte Zellulosefaser, die als Ersatz für Baumwolle gilt. Viskose hat einen Feuchtigkeitsgehalt von 5–15 %. Wie BW besitzt die CV eine hohe Saugfähigkeit für Wasser (Quellfähigkeit 85–120 %).

34.2.4.6 Mikrofaser

Es ist die allgemeine Bezeichnung für Polyamid- und Polyesterfasern mit einem Feuchtigkeitsgehalt von 0,5–4 % und einer Feinheit von 0,1–1 dtex (1 dtex = 0,1 g/1000 m). Mikrofasern sind somit wesentlich feiner als Naturfasern.

34.2.5 Was sollte der Lymphologe zu Bindenbreiten, Bindenlängen, Strickwarengrößen wissen?

Die Binden werden in der Regel in den Breiten 6, 8, 10, 12 und 20 cm und in den Längen 5, 6, 7 und 10 m angeboten.

Für die Finger- und Zehenbandagierung werden Binden mit 4 cm Breite verwendet.

Die nach Norm produzierten TG werden als Kompressionsstrümpfe für das Bein in 4 Ausführungen angeboten:

- Wadenstrumpf (A-D)
- Halbschenkelstrumpf (A-F)
- Schenkelstrumpf (A-G)
- Strumpfhose (A-T)

Alle haben eine definierte Länge (A bis D–T). Die Industrie sieht für jeden Strumpftyp bis zu drei verschiedene Versionen vor, damit kurze, normale und lange Beine versorgt werden können. Das textile Gestrick „Strumpf" hat eine offene oder eine geschlossene Fußspitze. Der Fußspitzenbereich sollte elastisch sein, damit es nicht zu Einschnürungen kommt. Die bei sämtlichen angebotenen Strümpfen geschlossene Ferse muss elastisch gearbeitet sein.

Textilen Gestricke für den Armbereich stehen als Kompressionsärmel (▣ Abb. 34.2) in den Längen:

- C–G Handgelenk bis Oberarm oder G' (schräger Ansatz),
- B–G (G') mit angestricktem Handteil,
- A–G (G') mit angestricktem Fingerteil

zur Verfügung.

Fixationsmöglichkeiten aus Silikon oder textilen Anfertigungen, wie Schultergurt und/oder Schulterkappe mit BH-Befestigung sind möglich.

Für die Versorgung von Zehen- und/oder Fingerödemen (▣ Abb. 34.3 und ▣ Abb. 34.4) sowie Ödemen im Thorax- und/oder Bauch- und Beckenbereich werden spezielle maßgefertigte Kompressionsteile angeboten.

Über den Gelenken können Zwickel und bei prominent belasteten Stellen Verstärkungen eingearbeitet werden. Das Einarbeiten von Pelotten zur lokalen Druckverstärkung mittels Polster ist möglich.

Das textile Gestrick kann seine Wirkung nur bei einer adäquaten Passform

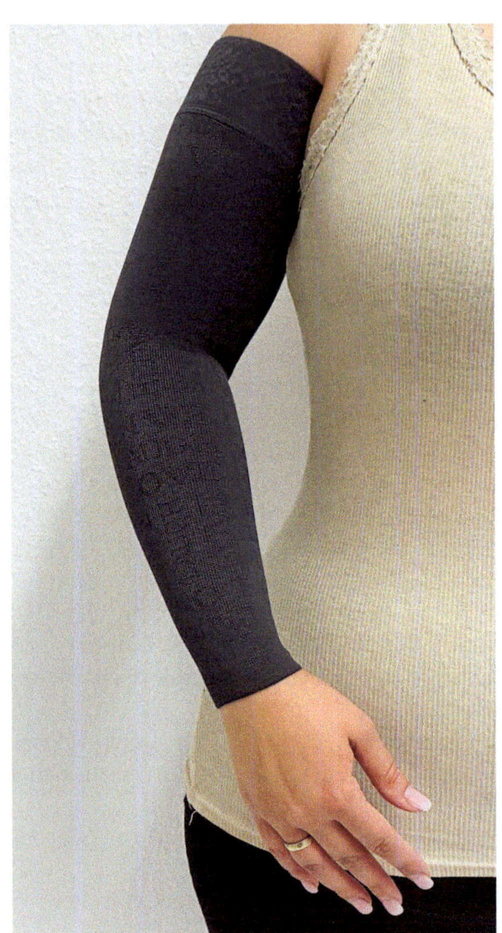

Abb. 34.2 Kompressionsärmel C-G

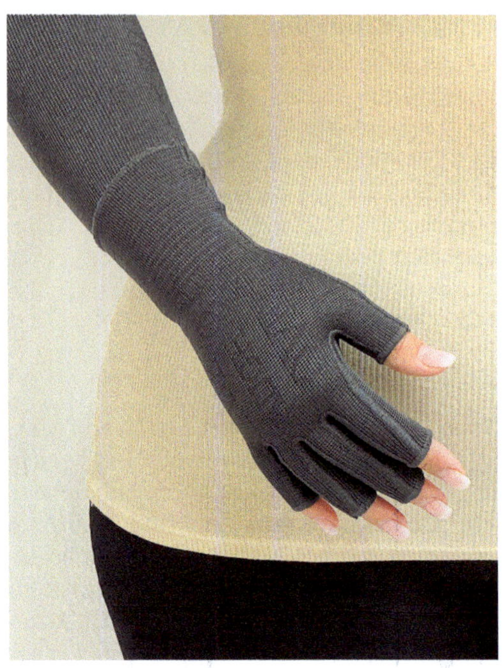

Abb. 34.3 Kompressionsärmel mit zusätzlichem Handstück

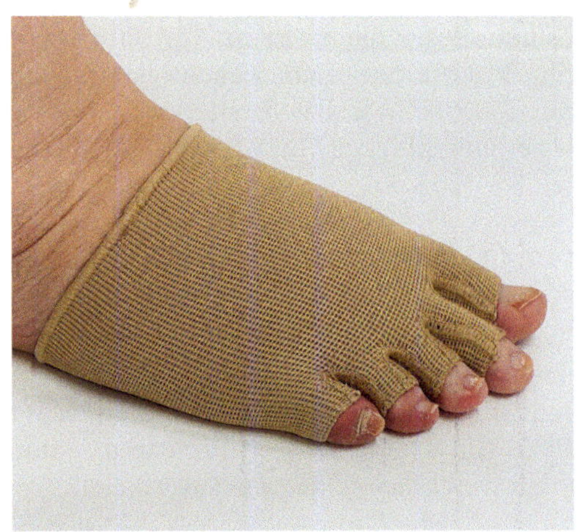

Abb. 34.4 Zehenkappen

entfalten, d. h. die Längen- und Umfangmaße müssen die jeweils besondere Anatomie der betroffenen Extremität berücksichtigen. Da der Strumpf am Bein vom Patienten in aufrechter Körperhaltung getragen wird, ist auch das Anmessen am stehenden Patienten in optimal entstautem Zustand zu empfehlen. Sollen beide Beine versorgt werden, so ist jede Extremität einzeln zu vermessen.

Relevant abweichende Maße erfordern häufig die Versorgung mit einem nach Maß angefertigten Strumpf, der im Liegen angemessen werden soll.

34.2.6 Welche Materialunverträglichkeiten sind bekannt? Auf Allergien, Ekzeme und Hauttrockenheit achten

Eine Allergie als Urtikaria (Soforttyp-Allergie) oder als Kontaktekzem (Spättyp-Allergie) auf Polyamid, Elastan, Baumwolle oder Viskose ist extrem selten, aber möglich. Latex oder Gummiinhaltsstoffe finden sich selten in den Gewirken. Bei in TG eingearbeiteten Zusatzstoffen ist jedenfalls auf die Sensibilisierungsgefahr hinzuweisen.

Das Tragen eines lymphologischen Kompressionsverbands oder eines Strumpfs an Arm oder Bein sollte die hautphysiologischen Bedingungen hinsichtlich des pH-Wertes nicht verändern. Dennoch trocknet die Haut unter der Abdeckung durch die Kompression aus. Deshalb sollte nach dem Ausziehen der TG immer eine konsequente Hautpflege erfolgen.

34.2.7 Wie müssen die Binden und textilen Gestricke gekennzeichnet sein?

Bei den wiederverwendbaren Binden sollten Hersteller, Produktname, Hauptinhaltsstoffe, Wasch- und Pflegesymbole an der Binde selbst dauerhaft gekennzeichnet sein. Angaben zur Dehnbarkeit sowie die Hauptinhaltsstoffe sollten auf der Verpackung angeführt sein. Bei nicht wiederverwendbaren Binden sollten diese Informationen auf der Verpackung verzeichnet sein, eine Kennzeichnung auf der Binde selbst ist nicht notwendig.

Die Strümpfe sind ebenso zu kennzeichnen. Anstelle der Dehnbarkeit ist die Kompressionsklasse anzugeben. Darüber hinaus sind der Strumpftyp und die Größenbezeichnung anzuführen.

Gemäß Medizinproduktegesetz ist das Anbringen eines CE-Zeichens erforderlich. TG werden im Universal Medical Device Nomenclature System (UMDNS) unter der Nr. 13–789 geführt. Eine Herstellung nur gemäß der CE-Kriterien garantiert jedoch nicht die für eine dosisgenaue medizinische Therapie notwendigen Voraussetzungen.

34.2.8 Wie elastisch sollen lymphologische Kompressionsverbände sein?

Die Binden sind vorwiegend längselastisch gefertigt. In einem Konsensuspapier (Partsch et al. 2008) wird empfohlen, unelastische Binden mit einer Dehnbarkeit < 100 % von elastischen Binden mit einer Dehnbarkeit von > 100 % zu unterscheiden. Zu der Gruppe der unelastischen Binden gehören solche mit kurzem Zug (z. B. starrer Zinkleim) und Kurzzugbinden (z. B. Idealbinde).

Alle Binden mit einer Dehnbarkeit > 100 % werden als Langzugbinden bezeichnet.

Einige Binden sind sowohl längs- als auch querelastisch gearbeitet. Die Kenntnis der Querelastizität ist von Interesse, weil mit unterschiedlichen Längs- auch differente Querdehnungen einhergehen. Ein mit zweizugelastischen Binden angelegter LKV „sitzt“ erfahrungsgemäß besser als der mit längselastischen Binden gewickelte.

Die Stümpfe sind zweizugelastisch, wobei diese Elastizität je nach Strickart unterschiedlich ausgeprägt ist.

34.2.9 Haltbarkeit und Pflege, was sollte der Lymphologe wissen aus?

Wegen der Ansammlung von Rückständen ist tägliches Waschen mit Flüssigwaschmitteln in der Waschmaschine zu empfehlen. Weichspüler dürfen nicht zugesetzt werden, für die maschinelle Trocknung gibt es unterschiedliche Herstellerabgaben. Verständliche Wasch- und Pflegeanleitungen sind den Produkten beigelegt. Die funktionell uneingeschränkte Tragedauer eines Strumpfs liegt bei adäquater Pflege bei 6 Monaten. Deshalb akzeptieren die meisten Krankenkassen bei medizinischer Indikation eine neuerliche Verordnung nach einem halben Jahr.

Die wiederverwendbaren Kompressionsbinden sollten mindestens bis zu 15-mal gewaschen (gekocht, dampfsterilisiert, chemisch sterilisiert) werden können, bevor ihre Elastizität spürbar nachzulassen beginnt.

34.2.10 Gibt es Anziehhilfen für textile Gestricke?

Um Personen mit Mobilitätseinschränkungen das Anziehen des TG zu erleichtern, werden von den Anbietern auch sogenannte Anziehhilfen aus unterschiedlicher textiler oder technischer Fertigung angeboten.

34.3 Welche Andruckwerte gibt es und wie sieht der Druckverlauf des lymphologischen Kompressionsverbands aus?

Der Andruck des Verbandes ist von mehreren Faktoren abhängig:
- Bindenvordehnung
- Bindentyp
- Bindenbreite
- Bindenelastizität
- Bindenzugkraftabfall (Relaxation)
- Anzahl der Bindentouren
- Verbandstechnik
- Bindenfeuchtigkeitsaufnahme
- Bindenpflege
- Extremitätenzirkumferenz
- Extremitätenkonfiguration

34.3.1 Druck des Lymphologischer Kompressionsverband

Nach Anlegen eines LKV sollte der Druck von distal nach proximal abnehmen. Aus praktischer Sicht sind folgende Punkte zu berücksichtigen: Andruck, Anzahl der Lagen, Materialkomponenten und elastische Eigenschaften (Partsch et al. 2008). Klare Definitionen wären wünschenswert, da der LKV aus bis zu vier verschiedenen Bindentypen besteht, die in wesentlich mehr als in nur vier Lagen angelegt werden.

34.3.2 Druck der Strumpfklassen

Die TG der Kompressionsklassen 1–4 unterscheiden sich voneinander in der Intensität des Andrucks in Ruhe auf die Extremität. Die im Fesselbereich (B-Maß) geforderten Andrücke sind in ◘ Tab. 34.1 angeführt. Das TG muss eine kontinuierliche Druckabnahme von distal nach proximal aufweisen. Dies gilt selbstverständlich auch für halb-offene Kompressionsteile, deren Druckverlauf durch geeignete

◘ **Tab. 34.1** Andrücke im Fesselbereich nach RAL-GZ 387/1

Kompressionsklasse	Intensität	Druck [mm Hg]	Druck [kPa]
1	Leicht	18–21	2,4–2,8
2	Mittel	23–32	3,1–4,3
3	Kräftig	34–46	4,5–6,1
4	Sehr kräftig	≥49	≥6,5

Kontrollmechanismen (z. B. Markierungen) eine entsprechende Druckabnahme nach proximal sicherstellen müssen.

Das TG hält über viele Stunden den Kompressionsdruck aufrecht. Auch nach ganztägigem Tragen verliert das TG seine elastische Rückstellkraft nicht. In einzelnen Studien war die Compliance des TG besser als jene mit dem Kompressionsverband.

Die Kompressionsklassen sind anhand des Ruhedrucks im Fesselbereich genormt. Für die Wirksamkeit des Kompressionsstrumpfes ist aber nicht nur der Ruhedruck, sondern auch das Material, das sich bezüglich Dehnbarkeit und Elastizität unterscheidet, von großer Bedeutung. Aus diesem Grund gibt es in den verschiedenen Kompressionsklassen Strümpfe aus unterschiedlichen Materialien.

KeyNote

Die Strumpfart und die Stärke des erforderlichen Andrucks, d. h. die Kompressionsklasse, sind abhängig von:

- Diagnose
- Lokalisation der Abflussstörung
- klinischem Befund
- begleitenden Veränderungen, v. a. im Bereich der Haut und der Durchblutung

34.3.3 Diagnose und Kompressionsklasse, was sollte der Lymphologe wissen

Eine starre Zuordnung einer Kompressionsklasse (KKL) zu einer Diagnose ist nicht sinnvoll. Ziel der Kompressionstherapie ist vielmehr die Besserung des klinischen Befundes. Bei einem Lymphödem im Stadium I reicht meist eine KKL 2, während im Stadium III meist höhere Anpressdrucke (KKL 3 oder 4) notwendig sind.

Ist der Patient physisch nicht in der Lage, den Kompressionsstrumpf der hohen KKL 3 und/oder 4 selbständig anzuziehen, ist alternativ das Übereinandertragen von TG niedrigerer Kompressionsklassen zu empfehlen.

Entsprechend dem klinischen Zustand und unter Rücksichtnahme auf die Patientenbedürfnisse und die individuellen Patientenmöglichkeiten können systemisierte Zweizuggestricke, insbesondere bei entstauten Extremitäten eingesetzt werden.

34.4 Welche Verbandstechniken gibt es?

Es gibt eine Vielzahl von individuellen Verbandstechniken mit genauer Angabe des Vorgehens, die auch mit individuellen Namen bezeichnet werden. Dabei wird einerseits differenziert zwischen Verbänden aus einer oder mehreren Lagen und andererseits aus einer oder mehreren Materialkomponenten (Abb. 34.5).

Jede einzelne Komponente wird in der Regel durch Überlappung in mehreren Lagen appliziert. Unabhängig hiervon sollten folgende wesentliche Prinzipien beim Anlegen eines LKV beachtet werden – immer unter dem Blickwinkel, die Wiederfüllung des Ödems zu verhindern. Bei den lymphangiologischen Stauungen muss je nach klinischem Befund auch eine Zehen- bzw. Fingerbandagierung angelegt werden.

- Die Rückstellkraft der Binde ist zu berücksichtigen.
- Die Binden müssen mit „Überlappung" angelegt werden, es dürfen keine „Fenster" im LKV entstehen.
- Infolge der Beingeometrie nimmt der Anpressdruck bei gleichbleibender

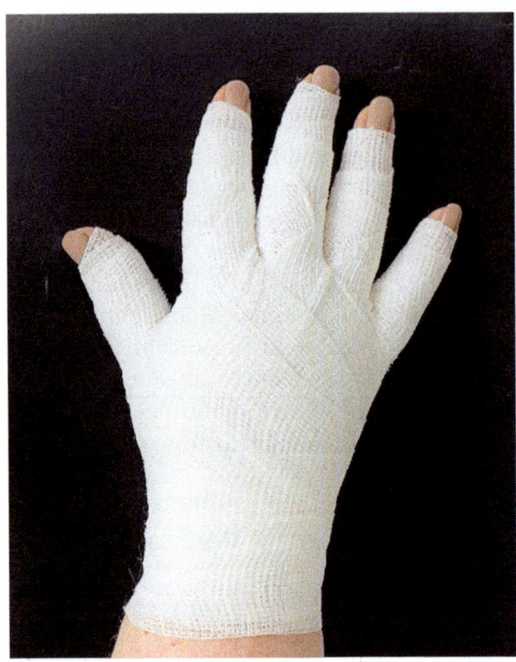
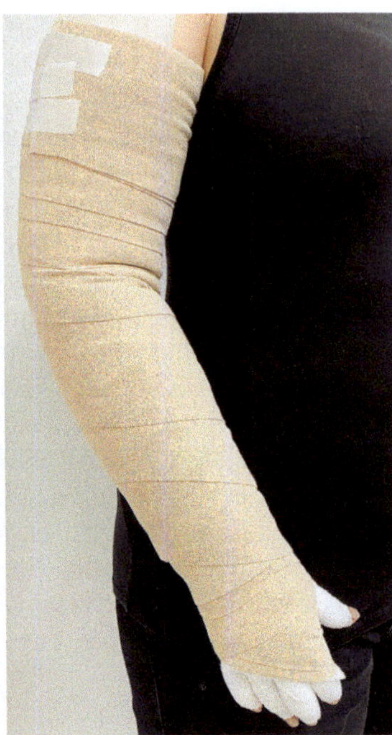

Abb. 34.5 **Mehrlagiger lymphologischer Kompressionsverband.** Hand und Arm

Bindenvordehnung von distal nach proximal ab.

- Der Verband darf weder Druckstellen, Schnürfurchen noch Schmerzen verursachen.
- Das Material des LKV und die Anlegetechnik müssen sich nach den Erfordernissen der jeweiligen Krankheit richten.
- Der Unterschenkelkompressionsverband wird zum Fibulaköpfchen (inklusive), der Oberschenkelkompressionsverband bis zum proximalen Oberschenkel ausgeführt.
- Analog gilt für die obere Extremität die Bandagierung vom Radiusköpfchen bis zum proximalen Oberarm.
- Das Sprunggelenk sollte rechtwinkelig, locker gehalten positioniert werden.
- Das Handgelenk sollte in Neutralposition mit Fingern in Funktionsstellung positioniert sein.

Die Auswirkung der Bindezugtechnik (z. B. Achtertouren, Spiraltouren) auf den Anpressdruck ist umstritten.

34.5 Welche Risiken und Nebenwirkungen sind zu vermeiden?

Unsachgemäßes Bandagieren (zu hohe Anpressdrücke, Strangulation) verursacht Schmerzen und kann Gewebsschäden, sogar Nekrosen (Chan 2001) und Druckschäden an peripheren Nerven, vor allem an Knochenvorsprüngen (CAVE: z. B. Fibulaköpfchen), zur Folge haben (Usmani et al. 2004).

In Analogie dazu stehen zu enge aber auch zu lange angemessene TG und zu hohe Kompressionsklassen.

34.6 Was ist lymphologisch wichtig zu wissen?

Der Lymphologische Kompressionsverband (LKV) unterstützt und verstärkt das Widerlager der Haut gegen die ausdehnende Wirkung des Lymphödems. Der LKV kann als Bandagierung mit Kurzzugbinden (bevorzugt in Phase 1 der KPE) oder flachgestrickten Kompressionsstrümpfen bzw. -ärmeln (bevorzugt in Phase 2 der KPE) ausgeführt werden. Dabei ist auf eine ausreichende Unterfütterung mit Schaumstoffbinden oder Pelotten, vor allem an Stellen mit dünner Subkutis (z.B. Fibulaköpfchen) oder Einsenkungen (z. B. Bisgaard-Kulisse) zu achten. Als Alternative zu Bandagen oder Strümpfern zw. Ärmeln können WARPs als adaptive Kompressionssysteme eingesetzt werden. Textile Gestricke (TG, Kompressionstrumpf oder -ärmel) sind inviduell anzumessen. Der Kompressionsdruck muss von distal nach proximal abnehmen.

Literatur

Chan CL, Meyer FJ, Hay RJ, Burnand KG (2001) Toe ulceration associated with compression bandaging: observational study. BMJ 323(7321):1099. ► https://doi.org/10.1136/bmj.323.7321.1099

Kasseroller RG, Brenner E (2010) A prospective randomised study of alginate-drenched low stretch bandages as an alternative to conventional lymphologic compression bandaging. Support Care Cancer 18(3):343–350. ► https://doi.org/10.1007/s00520-009-0658-7

Kasseroller RG, Brodmann M, Döller W, Forstner K, Koller S, Minar E, Partsch H, Wiederer C, Brenner E (2016) Phlebologische und lymphologische Kompressionsbehandlung: Angiologischer Kompressionsverband Kompressionsgestricke. Z Gefäßmedizin 13(2):13–18

Partsch H, Damstra RJ, Tazelaar DJ, Schuller-Petrovic S, Velders AJ, de Rooij MJ, Sang RR, Quinlan D (2001) Multicentre, randomised controlled trial of four-layer bandaging versus short-stretch bandaging in the treatment of venous leg ulcers. Vasa 30(2):108–113. ► https://doi.org/10.1024/0301-1526.30.2.108

Partsch B, Partsch H (2016) Neue Aspekte der Kompressionstherapie. Wien Med Wochenschr 166(9–10):305–311

Partsch H, Clark M, Mosti G, Steinlechner E, Schuren J, Abel M, Benigni JP, Coleridge-Smith P, Cornu-Thenard A, Flour M, Hutchinson J, Gamble J, Issberner K, Juenger M, Moffatt C, Neumann HA, Rabe E, Uhl JF, Zimmet S (2008) Classification of compression bandages: practical aspects. Dermatol Surg 34(5):600–609. ► https://doi.org/10.1111/j.1524-4725.2007.34116.x

Usmani N, Baxter KF, Sheehan-Dare R (2004) Partially reversible common peroneal nerve palsy secondary to compression with four-layer bandaging in a chronic case of venous leg ulceration. Br J Dermatol 150(6):1224–1225. ► https://doi.org/10.1111/j.1365-2133.2004.06010.x

Wienert V, Gerlach H, Gallenkemper G, Kahle B, Marshall M, Rabe E, Stenger D, Stücker M, Waldermann F, Zabel M (2008) Medizinischer Kompressionsstrumpf (MKS). J Dtsch Dermatol Ges 6(5):410–415. ► https://doi.org/10.1111/j.1610-0387.2007.06410.x

Intensive Behandlungen

Inhaltsverzeichnis

Ambulante Lymphödemtherapie

Christian Ure

Inhaltsverzeichnis

M. E. Cornely et al. (Hrsg.), *Angewandte Lymphologie*,
https://doi.org/10.1007/978-3-662-61452-5_35

Editor's Tip

Die Entscheidung, ob eine ambulante Therapie möglich oder doch eine stationäre Therapie notwendig ist, muss im Einzelfall getroffen werden. Generell gelten als Richtlinie für die Entscheidungsfindung das Lymphödemstadium, die Lokalisation des Lymphödems, Komorbiditäten und Alter des Patienten.

35.1 Konservative Lymphödemtherapie in zwei Phasen

Der Goldstandard in der Lymphödem-Therapie ist die KPE (Komplexe Physikalische Entstauungstherapie).

Sie besteht aus zwei Phasen, wobei in der Phase 1 (Entstauungsphase) die Mobilisierung der vermehrten interstitiellen Flüssigkeit und die Fibroselockerung erreicht werden sollen. In der Phase 2 (Erhaltungsphase) soll der erreichte Therapieerfolg konserviert und nach Möglichkeit optimiert werden (ISL 2013; Lee et al. 2010; Földi 2012).

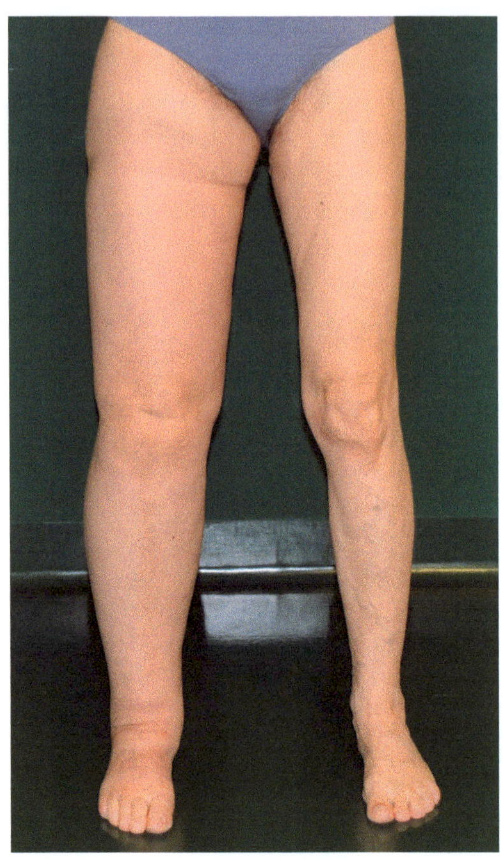

Abb. 35.1 Beinlymphödem rechts Stadium II

35

35.1.1 Wann ist die Komplexe Physikalischen Entstauungstherapie (KPE) unverzichtbar?

Die ambulante Therapie wird sowohl bei milder Ausprägung der Extremitätenlymphödeme zur Vermeidung einer Befundverschlechterung, als auch bei ausgeprägten Lymphödemen nach der stationären Behandlung als zentraler Bestandteil der 2-Phasen-Therapie der KPE eingesetzt.

In der Erhaltungs- und Optimierungsphase im Anschluss an eine erfolgreiche stationäre Entstauung dient diese ambulante Phase 2 zur langfristigen Stabilisierung des Therapieerfolgs. Die einzelnen Komponenten der ambulanten Komplexen Physikalischen Entstauungstherapie werden im Falle einer neuerlichen poststationären Befundzunahme dann befundadaptiert angewendet (Yamamoto et al. 2008; Rebegea et al.2015) (Abb. 35.1).

35.2 Welche Fragen sind vor der ambulanten Lymphödem-Therapie zu klären?

Bevor die Therapie zum Einsatz kommen kann sind vier Aspekte zu klären:

1. Ist die Diagnose gesichert?
2. Sind Komorbiditäten abgeklärt und ggf. behandelt?

3. Gibt es Kontraindikationen für die KPE?
4 Ist die Therapie ambulant möglich oder stationär nötig?

35.2.1 Ist die Diagnose gesichert?

Das Lymphödem ist kein Ödem und daher auch kein Symptom! Es bestehen hier zwei völlig verschiedene Therapieansätze:

- Das „Ödem“ ist Symptom einer zugrunde liegenden Erkrankung (z. B. kardiales Ödem, onkotisches Ödem, Phlebödem etc.), das heißt, eine Ödembehandlung ist nur Symptombehandlung!
- Die erfolgreiche Behandlung der Grunderkrankung beseitigt das Ödem.

35.2.1.1 Das „Lymphödem“ ist eine eigenständige Erkrankung, das heißt: Lymphödembehandlung ist kausale Krankheitsbehandlung!

Das Lymphödem ist ein chronisches, zur Progression neigendes Krankheitsbild und beruht auf einer mechanischen Insuffizienz des Lymphdrainagesystems. Diese kann angeboren (primäres Lymphödem) oder erworben sein (sekundäres Lymphödem).

Die Transportkapazität der Lymphgefäße ist zu niedrig, um die anfallenden lymphpflichtigen Lasten aufzunehmen. Die vermehrte und veränderte Flüssigkeit im Interstitium induziert den Lymphödem typischen fibrosklerotischen Umbauprozess (ISL 2013; Kaiserling 2010; Földi et al. 2005; Stemmer 1979; Weissleder und Schuchhardt 1994).

Um die Diagnose Lymphödem stellen zu können, reicht in den allermeisten Fällen die Basisdiagnostik. Diese besteht aus den drei Säulen: Anamnese – Inspektion – Palpation.

Checklisten erleichtern die Diagnoseerfassung und sollen verhindern, Aspekte der Erkrankung nicht zu berücksichtigen (Ure und Döller 2011; Ortmann und Streicher 2016).

35.2.1.2 Checkliste Basisdiagnostik

Hier nun die stichwortartige systematische Checkliste zur Beantwortung der ersten Frage, ob eine ambulante oder stationäre Therapie einzuleiten ist: Ist die Diagnose „Lymphödem “gesichert?

Die drei Säulen der Basisdiagnostik sind Anamnese – Inspektion – Palpation. Eine ausführliche und detaillierte Darstellung, wie man zu einer lymphologischen Diagnose kommt, findet sich im ▶ Kap. 4.

Anamnese

- ***Allgemeine*** *Anamnese:*
  - Familienanamnese
  - Vorerkrankungen
  - Chirurgische Eingriffe
  - Onkologische Anamnese
  - Abgelaufene entzündliche Prozesse
  - Unfälle
  - Erkrankungen der Venen und Arterien
  - Auslandsaufenthalte
  - Immobilisation aufgrund
  - Orthopädischer oder neurologischer Erkrankungen
  - Vegetative Anamnese
  - Medikamenteneinnahmen
- ***Spezielle*** *Ödemanamnese:*
  - Zeitlicher Verlauf der Ödementstehung:
  - Beginn des Ödems
  - Dauer des reversiblen Stadiums
  - Auslösender Faktor
  - Besteht Progredienz
    - (langsam oder rapid)
  - Seit wann besteht die Progredienz
- Triggerfaktoren: Hitze, Orthostase
- Erstlokalisation des peripheren Ödems (distal oder zentral)
- Generalisiertes oder peripheres Ödem
- Schmerzhafte Schwellung
- Hämatomneigung

- Häufigkeit der Erysipelinfekte
- Traten Lymphorrhoe, Lymphzysten auf?
- Lymphologische Vorbehandlung

Inspektion

- Ein- oder Beidseitigkeit der Schwellung
- Symmetrie oder Asymmetrie der Schwellung (▣ Abb. 35.2)

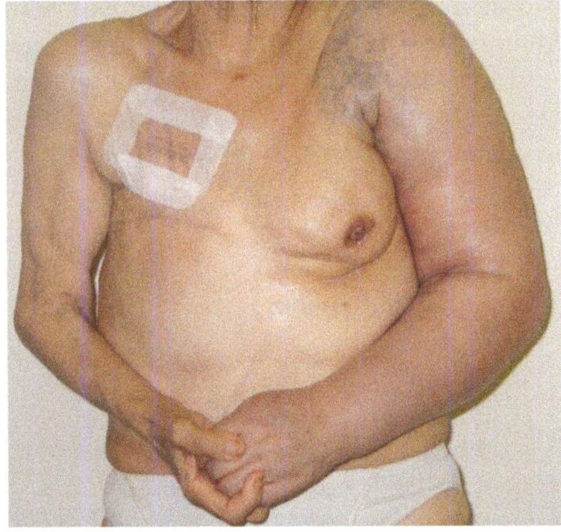

▣ **Abb. 35.2 Asymmetrische Schwellung**. Bei adäquater Ätiologie als malignes Armlymphödem zu bewerten

- Längendifferenz der Extremitäten
- Lokalisation der Schwellung:
  - distal, proximal, generalisiert, symmetrische stammbezogene Schwellung
- Venöse Inspektion:
  - Stammvarikose, Besenreiservarizen, Corona phlebectatica paraplantaris, Herz-Kreislauf-Befund
- Hautbefund:
  - Farbe, trophische Störungen, Ulcerationen, Pigmentierung, Narben, Schnürfurchen
  - warzenartige Papillomatose (Papillomatosis cutis lymphostatica) (▣ Abb. 35.3)
  - Erythem (Erysipel, Pilzbefall, Erythrodermie), Hyperkeratose
  - Ektatische Hautlymphgefäße
  - Lymphzysten
  - Lymphfisteln
  - Pilzbefall
  - Hautfalteneinziehungen (vertiefte Hautfalten)
  - Erhabene Hämatomartige – livide spontan aufgetretene schmerzlose Veränderungen => Verdacht auf Stewart-Treves-Syndrom

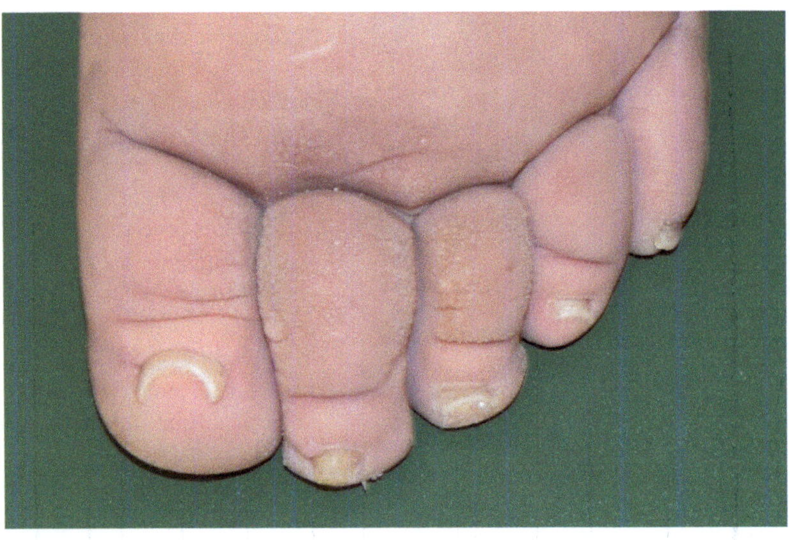

▣ **Abb. 35.3 Papillomatosis cutis lymphostatica**

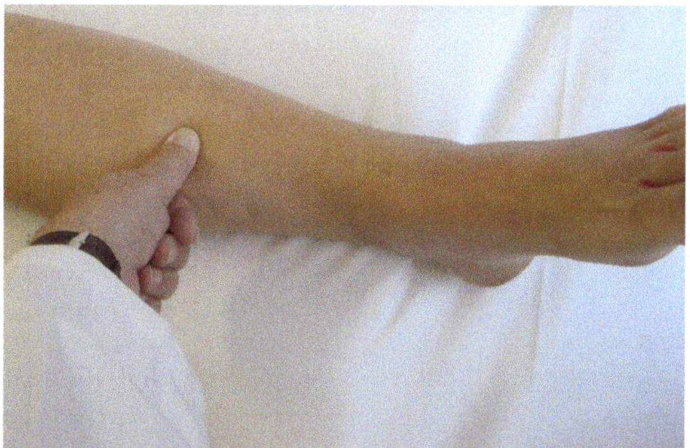

Abb. 35.4 **Dellenbildung (pitting edema)**

Palpation

- Ödemkonsistenz:
  - teigig weich,
  - prall elastisch,
  - derb fibrotisch,
  - hart induriert.
- Dellenbildung: (Abb. 35.4)
  - möglich (pitting edema),
  - nicht möglich,
  - bleibend.
- Hauttemperatur:
  - normal,
  - kühl,
  - erhöht.
- Kaposi-Stemmer-Zeichen:
  - Hautfalte zweiter und dritter Strahl der proximalen Phalanx. Gewebe-Induration (Fibrosierung) (Abb. 35.5)
- Lymphknoten:
  - Vergrößert,

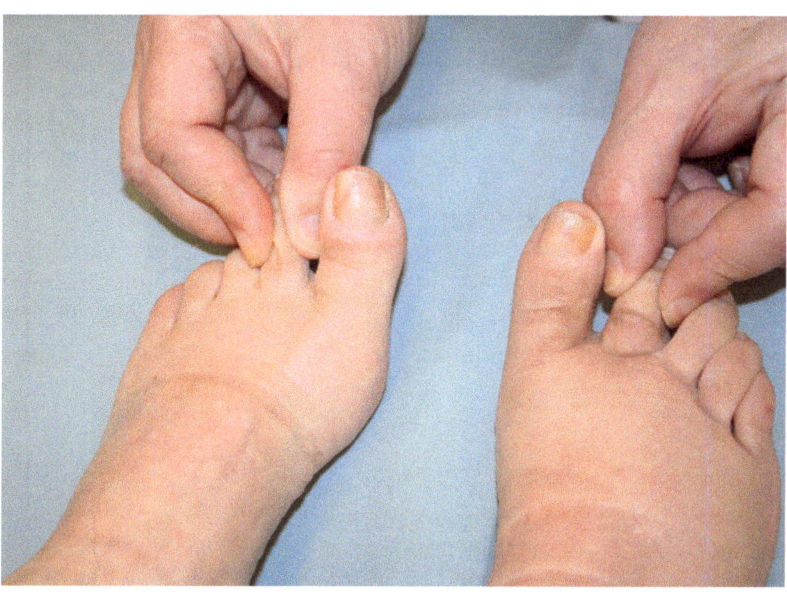

Abb. 35.5 **Kaposi-Stemmer-Zeichen.** Rechts positiv, links negativ. Rechts auch Querfurchen an den Zehengrundgelenken und eine ballonierende Vorfußschwellung. Linker Fuß ist auch diesbezüglich blande

  - weich,
  - prall,
  - derb,
  - verbacken,
  - verschieblich,
  - druckdolent.
- Gefäßstatus:
  - Arteriell palpabel,
  - Venenfüllung,
  - Phlebitiszeichen,
- Orthopädisch-neurologische Untersuchungen:
  - Funktionseinschränkung der Gliedmaßen, neurologische Ausfälle.
- Herz-Kreislauf-Befund

35.2.2 Sind Komorbiditäten abgeklärt und ggf. behandelt?

Im Falle multifaktorieller Ödeme durch gleichzeitig bestehende Komorbiditäten müssen zusätzliche bildgebende Diagnostikverfahren und die kausale Therapie der Komorbiditäten erfolgen. Eine zusätzliche Abklärung und Therapie der Komorbiditäten ist für den Therapieerfolg der KPE unumgänglich (Brenke et al. 2010; Devoogdt et al. 2011; Forster und Sonderegger 2010; Leduc et al. 2011).

35

35.3 Gibt es Kontraindikationen für die KPE?

Für die Lymphödembehandlung durch KPE gibt es unterschiedlich graduierte Kontraindikationen:

- absolut,
- relativ

sowie

- für jedes Körpergebiet geltend (allgemein),
- für eine bestimmte Körperregion geltend (lokal).

35.3.1 Wann liegt welcher Grad einer Kontraindikation vor?

Eine absolute Kontraindikation wäre zum Beispiel eine dekompensierte Herzinsuffizienz, die rezente Venenthrombose, oder eine akute (bakterielle) Entzündung, wie das Erysipel..

Eine relative Kontraindikation ist die aktive Krebserkrankung. Hier hat die onkologische Therapie Vorrang, schließt aber die begleitende KPE nicht aus.

Eine lokale Kontraindikation für die KPE im Halsbereich besteht bei Hyperthyreose, bei CSS (Carotis-Sinus-Syndrom) oder bei bradykarder Herzrhythmusstörung.

Eine lokale Kontraindikation für die KPE an den Extremitäten ist eine akute Venenerkrankung (Thrombose, Phlebitis), das Erysipel oder die höhergradige pAVK (Földi et al. 2009).

35.3.2 Welche Ausnahmen gibt es von diesen Regeln?

Bezüglich Thrombosen gilt, dass je nach Lokalisation und Ausdehnung die Durchführung der KPE im Intervall von 3–6 Monaten möglich ist. Zuvor sollte aber eine Farbduplex-Sonografie Kontrolle durchgeführt werden, die bestätigt, dass das Gefäßgerinnsel wandadhärent eingewachsen ist!

Im Fall einer pAVK ist eine modifizierte KPE bei

- einem arteriellen Verschlussdruck am Knöchel (absoluter Knöchelarteriendruck) von zumindest 50-70 mmHg,
- einem absoluten Zehenarteriendruck 30–50 mmHg,
- einem transcutaner $TcpO_2$ über 50 mmHg möglich.

Zu beachten ist, dass die diabetische AVK aufgrund der Mediasklerose pseudo-normale ABI Werte zeigen kann und wegen der Neuropathie auch asymptomatisch sein kann! Daher ist hier immer eine angiologische Abklärung empfohlen (Lawall et al. 2015; Blaettler und Zimmet 2008; Partsch und Blaettler 2000; AWMF Reg. -Nr. 058-001, 2017)!

35.3.3 Ist die Therapie ambulant möglich oder stationär nötig?

Für die stadiengerechte Therapie ist die korrekte Klassifikation des Lymphödems nötig.

Das bedeutet, erst nach Beurteilung des Lymphödemstadiums soll die Entscheidung über die Einleitung einer ambulanten Therapie oder über die Zuweisung zur stationären Therapie getroffen werden:

- Das Lymphödem im Stadium I und im frühen Stadium II sind unter ambulanten Therapiebedingungen gut behandelbar.
- Für das fortgeschrittene Fibrosierungsstadium II und das deformierende Stadium III sollte die ambulante Therapie erst im Anschluß an eine stationäre intensive Entstauungsphase folgen.

Es werden vier Lymphödemstadien unterschieden:

1. Das Stadium 0 ist das Latenz- oder subklinische Stadium, in dem nur durch bildgebende Verfahren die eingeschränkte Lymphtransportkapazität nachgewiesen werden kann (Lymphszintigrafie). In diesem Stadium sind nur präventive Maßnahmen zur Vermeidung einer Überlastung des Lymphtransportsystems nötig. Dies betrifft zum Beispiel Patienten nach onkologischer Intervention vor dem Auftreten klinischer Symptome des Lymphödems.
2. Das Stadium I ist das spontan reversible Stadium, meist in der Frühphase des Lymphödems. Das Ödem ist noch weich und dellbar, bei Hochlagerung und Schonung noch reversibel. In diesem Stadium lässt sich mit ambulanter Therapie das Lymphödem ins Stadium 0 und damit klinisch völlig „zurückdrängen".
3. Das Stadium II ist das spontan irreversible Stadium mit persistierender Schwellung und zunehmender Verhärtung des Gewebes. Im frühen Stadium II ist eine ambulante Therapie ebenfalls noch sehr effektiv und führt zu deutlicher Volumenreduktion. Mit zunehmender Volumenzunahme und Verhärtung, klinisch erkennbar durch fehlende Dellbarkeit (non pitting edema), ist eine Intensivierung der Therapiemaßnahmen (täglich, mehrstündig) nötig, welche unter ambulanten Bedingungen nicht mehr gewährleistet werden kann.
4. Das Stadium III ist das deformierende Stadium in welchem es zu massiver Vermehrung des alterierten Gewebes kommt mit Ausbildung von Lymphzysten, Papillomatosis lymphostatica und gehäuft rezidivierenden Erysipelen. Auch hier ist, wie beim fortgeschrittenen Stadium II zunächst die intensive stationäre Entstauungsphase 1 der Komplexen-Physikalische-2 Phasen-Entstauungstherapie (KPE) erforderlich. (Koller et al. 2017)

Patienten in den Stadien II und III sollen nach erfolgreicher stationärer Entstauungsphase 1 der KPE sehr wohl die ambulante Therapie als sogenannte Phase 2 der KPE erhalten, da nur dadurch die Stabilisierung und Optimierung des stationär erreichten Therapieerfolges gewährleistet werden kann!

35.4 Was ist „lymphologisch“ wichtig zu wissen?

Die ambulante Therapie wird sowohl bei milder Ausprägung der Extremitätenlymphödeme zur Vermeidung einer Befundverschlechterung, als auch bei ausgeprägten Lymphödemen nach der stationären Behandlung als zentraler Bestandteil der 2-Phasen Therapie der KPE eingesetzt.

Literatur

Brenke R, Freund R, Stössenreuther R (2010) Adjuvante Physikalische Therapie beim Lymphödem sowie bei ausgewählten Begleiterkrankungen am Bewegungsapparat. In: Földi M, Földi E (Hrsg) Lehrbuch der Lymphologie: Für Mediziner, Masseure und Physiotherapeuten, 7. Aufl. Elsevier, Urban & Fischer, München, S 507–509

Blaettler W, Zimmet SE (2008) Compression therapy in venous disease. Phlebology 23:203–205

Devoogdt N, Christiaens M-R, Geraerts I, Truijen S, Smeets A, Leunen K et al. (2011) Effect of manual lymph drainage in addition to guidelines and exercise therapy on arm lymphoedema related to breast cancer: randomised controlled trial. BMJ 343:d5326

Forster R, Sonderegger A (2010) Übungsbeispiele zur entstauenden Gymnastik bei Beinlymphödemen. In: Földi M, Földi E (Hrsg) Lehrbuch der Lymphologie: Für Mediziner, Masseure und Physiotherapeuten, 7. Aufl. Elsevier, Urban & Fischer, München, S 604–608

Földi M, Földi E, Kubik S (Hrsg) (2005) Lehrbuch der Lymphologie für Mediziner, Masseure und Physiotherapeuten, 6. Völlig überarb. Aufl. Elsevier, Urban und Fischer, München

Földi M, Földi E, Kubik S (Hrsg) (2009) Lehrbuch der Lymphologie für Mediziner, Masseure und Physiotherapeuten, 7. Aufl. Urban und Fischer, München, S 587–589

Földi E (2012) The current state of chronic lymphedema therapy. Top Geriatr Rehabil 28(4):240–242

International Society of Lymphology (2013 Mar) The diagnosis and treatment of peripheral lymphedema: 2013 consensus document of the international society of lymphology. Lymphology 46(1):1–11 PMID: 23930436

Kaiserling E (2010) Morphologische Befunde beim Lymphödem. In: Földi M, Földi E (Hrsg) Lehrbuch Lymphologie. Urban und Fischer, München, S 132–133

Koller et al. (2017) S2k-Leitlinie Diagnostik und Therapie der Lymphödeme, AWMF Reg. -Nr. 058-001; AG4 S 36 ff

Lawall et al. (2015) S3-Leitlinie Periphere arterielle Verschlusskrankheit (PAVK), Diagnostik, Therapie und Nachsorge. AWMF Reg. -Nr. 065–003:p509

Leduc O, Crasset V, Leleu C, Baptiste N, Koziel A, Delahaie C, Pastouret F, Wilputte F, Leduc A (2011 Mar) Impact of manual lymphatic drainage on hemodynamic parameters in patients with heart failure and lower limb edema. Lymphology 44(1):13–20 PMID: 21667818

Lee BB, Andrade M, Bergan J, Boccardo F, Campisi C, Damstra R et al. (2010) Diagnose und Behandlung des primären Lymphödems. Vasomed 22(6):302–303

Ortmann H, Verlaufsbogen SE (2016) Lymphologie: (pdf Datei) S2k-Leitlinie Diagnostik und Therapie der Lymphödeme. AWMF Registernummer 058:001

Partsch H, Blaettler W (2000) Compression and walking versus bed rest in the treatment of proximal deep venous thrombosis with low molecular weight heparin. J Vasc Surg 32: 861–869

Rebegea L, Firescu D, Dumitru M, Anghel R (2015) The incidence and risk factors for occurrence of arm lymphedema after treatment of breast cancer. Chirurgia (Bucur) 110(1):33–37

Stemmer R (1979) Das klinische Zeichen zur Früh- und Differenzialdiagnose des Lymphödems. Vasa 5:261–262

Ure C, Döller W (2011) Extremitätenlymphödem – Diagnosesicherung durch einen diagnostischen Algorithmus. Z Gefäßmed 8:5–8

Weissleder H, Schuchhardt CH (1994) Erkrankungen der Lymphgefäßsystems. Kagerer Kommunikation, Bonn, S 31–69

Yamamoto T, Todo Y, Kaneuchi M, Handa Y, Watanabe K, Yamamoto R (2008) Study of edema reduction patterns during the treatment phase of complex decongestive physiotherapy for extremity lymphedema. Lymphology 41(2):80–86

Stationäre Lymphödemtherapie

Christian Ure

Inhaltsverzeichnis

M. E. Cornely et al. (Hrsg.), *Angewandte Lymphologie*,
https://doi.org/10.1007/978-3-662-61452-5_36

Editor's Tip

Die organisatorische Vorbereitung einer stationären Behandlung in einer lymphologischen Fachklinik ist mitunter erheblich. Dennoch sollte diese Möglichkeit der forcierten Therapie in der Phase 1 und repetitiv auch in der Phase 2 dem Patienten nicht verwehrt werden. Bei der Genehmigung durch den Kostenträger ist die Zusammenarbeit von Patienten, Klinik, Arzt und Krankenkasse erforderlich.

36.1 Warum ist eine stationäre Behandlung notwendig?

Das Lymphödem ist eine eigenständige, progrediente Erkrankung aufgrund einer mechanischen Insuffizienz des Lymphdrainagesystems. Mit Fortschreiten der Erkrankung beobachtet man nicht nur eine Volumenzunahme und zunehmende Verhärtung, es kommt auch zu massiver Vermehrung des alterierten Gewebes mit Ausbildung von Lymphzysten, Lymphfisteln, Papillomatosis cutis lymphostatica und gehäuftem Auftreten von Komplikationen wie rezidivierenden Erysipelen.

Hat das Lymphödem einmal dieses Stadium erreicht, kann durch ambulante Therapie nur mehr eine „Schadensbegrenzung" in Form einer Stabilisierung oder Verlangsamung der weiteren Progredienz erreicht werden.

36.2 Welche Indikationen können nicht ambulant durch die Phase 1 geführt werden?

Eine stationäre Therapienotwendigkeit besteht bei Lymphödemen in einem höheren Stadium, da durch ambulante Therapie nur mehr bestenfalls eine Stabilisierung oder Verlangsamung der weiteren Progredienz erreicht werden kann. Hier ist eine Intensivierung der Therapiemaßnahmen nötig, welche unter ambulanten Bedingungen nicht mehr gewährleistet werden kann, da sie täglich und über mehrere Stunden verteilt erfolgen muss.

Hier eine Auswahl von primär stationären Therapieindikationen:

- Stationäre Therapienotwendigkeit ist somit indiziert bei ausgeprägten Lymphödemen der Gliedmaßen im fortgeschrittenen Stadium II und im Stadium III.
- Ebenso ist die stationäre Therapie indiziert bei Lymphödemen bestimmter Körperregionen, bei Mitbeteiligung der Körperhöhlen (z. B. Chylothorax, Chyloperikard), bei Begleiterkrankungen, die eine kontinuierliche Observanz erfordern (z. B. Kardiomyopathie, pAVK) (Koller et al. 2017, Brenke et al. 2010).
- Aber auch bei Kopflymphödemen, Genitallymphödemen, eiweißverlierender Enteropathie, Chylarthros, bei ausgeprägten Lymphzysten/Lymphfisteln, sowie bei behandlungsbedürftigen Begleiterkrankungen bzw. bei Multimorbidität ist eine Therapie unter stationärer Observanz erforderlich.
- Weitere Gründe für die stationäre Behandlungsbedürftigkeit sind maligne Lymphödeme, da hier häufig eine beschwerdebedingte Therapieanpassung und analgetische Begleitmedikation erforderlich ist, oder massiv gehäufte Erysipele und ausgedehnte Ulcera (z. B. bei Phlebolymphödem) (Rebegea et al. 2015; Dupuy et al. 1999; Wen 2011).
- Auch bei Kleinkindern, deren Eltern zur intensiven Schulung mit aufgenommen werden, sollte zumindest initial eine stationäre Behandlung erfolgen, damit die erlernten Therapiemaßnahmen zu Hause konsequent weitergeführt werden können (Schöhl 2010; Schöhl et al. 2013).

- Ein weiterer Grund für eine stationäre Behandlung wäre im Fall von Transportproblemen gegeben (z. B. fehlendes lokales Therapieangebot mit unzumutbarer Distanz bei notwendiger täglicher Behandlung).
- Ein weiterer wesentlicher Grund für die stationäre Rehabilitation ist die verpflichtend im Rahmen des Therapieumfanges anzubietende psychologisch supportive Begleitung, da laut Studiendaten ca. 65 % aller untersuchten Lymphödem-Patienten zum Aufnahmezeitpunkt psychisch belastet sind und einer entsprechenden Begleittherapie bedürfen (Flaggl et al. 2006, 2010; Jager et al. 2006).
- Im Falle eines Lymphödems im fortgeschrittenen Fibrosierungsstadium II und im deformierenden Stadium III sollte die ambulante Therapie daher erst im Anschluß an eine stationäre intensive Entstauungsphase folgen, also nach Erreichen eines optimalen Entstauungserfolges (Abb. 36.1).

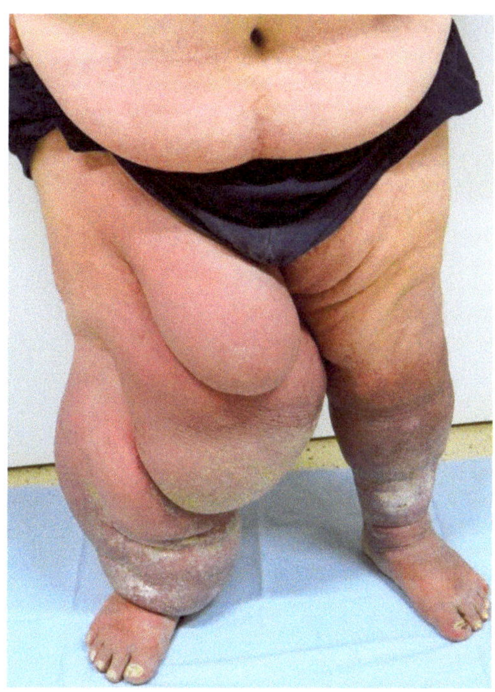

Abb. 36.1 **Lymphödem.** Deformierendes Stadium III

KeyNote

Eine stationäre Therapienotwendigkeit besteht bei:
- Ausgeprägten Lymphödemen der Gliedmaßen im fortgeschrittenen Stadium II und im Stadium III,
- Kopflymphödemen,
- Genitallymphödemen,
- Chylothorax,
- Chyloperikard,
- eiweißverlierender Enteropathie,
- Chylarthros,
- bei Lymphzysten/Lymphfisteln
- sowie bei behandlungsbedürftigen Begleiterkrankungen bzw. bei Multimorbidität.

Weitere Gründe für die stationäre Behandlungsbedürftigkeit sind Lymphödeme im Rahmen von Tumorerkrankungen, da hier häufig eine beschwerdebedingte Therapieanpassung und analgetische Begleitmedikation erforderlich ist.

36.3 Welche Ziele hat die Komplexe Physikalische Entstauungstherapie?

Lymphologische Rehabilitationseinrichtungen bieten neben der Behandlung von Komorbiditäten eine 3-wöchige intensive tägliche „Phase 1“ der Komplexen Physikalischen 2-Phasen-Entstauungstherapie an.

Weitere Ziele sind die

- Prophylaxe von Spätkomplikationen wie
- Hyperkeratosen,
- Papillomatosis cutis lymphostatica,
- des Stewart-Treves-Syndroms (Angiosarkom, eine seltene aber hochmaligne Spätkomplikation auf Basis eines jahrelang unbehandelten Lymphödems). (Exertier et al. 2013; Weiss and Goldblum 2008; Wendt et al. 1988);
- das Vermeiden von Hautinfektionen durch Pilze oder Bakterien (Erysipel).

36.4 Wie lange dauert eine stationäre Behandlung?

In Deutschland sind zwölf lymphologische Rehabilitationseinrichtungen gelistet (Tab. 36.1), in Österreich sind es zwei.

In den meisten Fällen ist nach 3-wöchiger intensiver stationärer Therapie das Ende der stationären Phase 1 und ein maximaler Entstauungszustand erreicht, der nun nach Entlassung des Patienten in der Phase 2 (Konservierungs- und Optimierungsphase) durch

Tab. 36.1 Lymphologische Reha-Kliniken in Deutschland

Seeklinik Zechlin GmbH, Fachklinik für Lymphologie	Obere Braminseestr 16837 Dorf Zechlin
Klinik Reinhardshöhe GmbH, Fachklinik für Medizinische Rehabilitation	Quellenstr. 8–12 34537 Bad Wildungen-Reinhardshausen
Johann-Wilhelm-Ritter-Klinik	Parkstraße 35–37 49214 Bad Rothenfelde
Baumrainklinik „Haus am Schloßpark" Fachklinik für Lymphologie und Ödemerkrankungen	Hochstraße 7 57319 Bad Berleburg
Taunus-Klinik der Deutschen Rentenversicherung Bund Reha u. AHB Fachklinik	Lindenstr. 6 61231 Bad Nauheim
MediClin Kraichgau-Klinik	Fritz-Hagner-Promenade 15 74906 Bad Rappenau
RehaKlinikum Bad Säckingen	Bergseestraße 61 79713 Bad Säckingen
Feldbergklinik Dr. Asdonk	Todtmooser Str. 48 79837 St. Blasien
Földiklinik Fachklinik für Lymphologie	Rößlehofweg 2 79856 Hinterzarten
St.-Georg Vorsorge- u. Rehabilitationskliniken Fachklinik für Innere Medizin	Kurhausplatz 1 79862 Höchenschwand
Lympho-Opt Fachklinik für Lymphologie	Happurger Str. 15 91224 Pommelsbrunn/Hohenstadt
Inselsberg-Klinik Michael Wicker GmbH & Co. OHG Zentrum für Lymphologie und Gefäßmedizin	Fischbacher Str. 36 99891 Tabarz
Lymphologische Reha-Kliniken in Österreich	
Wittlinger Therapiezentrum GmbH	Alleestr. 30 A-6344 Walchsee Kaiserwinkl/Tirol
Lymphklinik Wolfsberg im Landeskrankenhaus Wolfsberg	Paul-Hackhofer-Straße 9 A-9400 Wolfsberg

die erlernten Selbstbehandlungstechniken, durch Anwendung des angepassten maßgefertigten Kompressionsstrumpfes und bei Bedarf durch intermittierend durchgeführte ambulante Therapien stabilisiert und weiter optimiert werden soll (ISL 2013; Földi et al. 2005).

Bei neuerlicher Befundzunahme oder bei Lymphödemen im weit fortgeschrittenen Stadium II oder dem deformierenden Stadium III ist eine wiederholte stationäre Phase-1 Therapie erforderlich.

KeyNote

All diese Maßnahmen führen zu einer Befundbesserung und Befundstabilisierung. Sie sollen die Teilhabe an das gesellschaftliche und berufliche Leben sowie eine deutliche Steigerung der Lebensqualität ermöglichen.

36.5 Wie sollen diese Ziele erreicht werden?

Mithilfe der Komplexen Physikalischen Entstauungstherapie (KPE) erfolgt die Mobilisation und Reduktion von pathologisch vermehrter interstitieller Flüssigkeit und lymphpflichtiger Substanzen, eine Korrektur der Homöostase im Interstitium mit Reduktion stauungsbedingter Inflammation und Reduktion von alteriertem Bindegewebe. (Dayes et al. 2013; Földi et al. 2000)

Die KPE (Komplexe Physikalische 2-Phasen Entstauungstherapie) besteht aus fünf auf einander abgestimmten Komponenten. Diese fünf Säulen sind:

1. Hautsanierung/Hautpflege,
2. Manuelle Lymphdrainage und zusätzliche manuelle Techniken
3. Kompressionsbandagierung mit mehrlagigen Wechselverbänden oder Kompressionsbestrumpfung (eher für Phase 2) (Abb. 36.2 und 36.3)
4. Entstauungsgymnastik, als Bewegungstherapie unter Kompressionsanwendung
5. Schulung/Empowerment des Patienten zur Selbstbehandlung

36.6 Wie kann ich stationäre KPE verordnen? Per Einweisung oder muss ein Fachgutachter entscheiden?

Für die Kostenübernahme der stationären Lymphologischen Rehabilitation gibt es Länder-spezifische Regelungen.

36.6.1 Österreich

In Österreich wird nach Antragstellung durch den Hausarzt mit Diagnose und Reha-Begründung die Bewilligung durch die Pflichtversicherung zeitlich befristet erteilt und der Patient innerhalb der Frist zur stationären Therapie gebeten.

Auf Basis des Vertrages mit dem Hauptverband der Versicherungsträger als Vertreter aller Kassen erfolgt die Bewilligung der stationären Behandlungsdauer für 22 Tage.

36.6.2 Deutschland

Es gibt in Deutschland neben fünf Kliniken für eine akute-stationäre Behandlung auch die Rehabilitationskliniken für lymphologisch Erkrankte. So muss zuerst überlegt sein welche Form der stationären Behandlung angestrebt werden soll:

- Die akutstationäre Behandlung in einem Krankenhaus.
- Die stationäre Behandlung als Reha-Maßnahme in einer lymphologischen Rehabilitationsklinik.

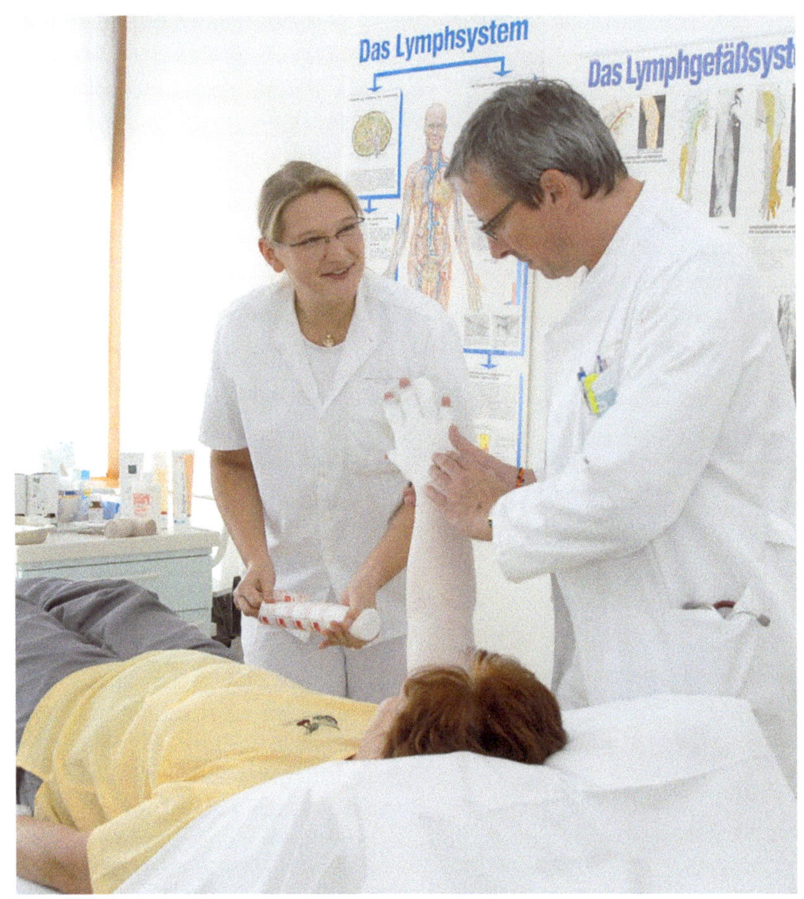

Abb. 36.2 Lymphologische Kompressionsbandagierung (Multilayer)

36

36.6.2.1 Akut stationäre Behandlung

Für die Akutkliniken gilt dieses Procedere:

Die Verantwortung, ob eine stationäre Krankenbehandlung notwendig ist, liegt letztendlich beim aufnehmenden Krankenhaus. Die Kliniken übermitteln dem MDK (Medizinischer Dienst der Krankenkassen) auf elektronischem Weg ihre Abrechnungsdaten. Dieser hat Algorithmen entwickelt, um die erbrachten Leistungen auf Plausibilität und Notwendigkeit zu prüfen. Um Regressierungen zu vermeiden, brauchen die Kliniken deshalb bereits vorab die Hilfe der einweisenden Ärzte. Die föderale Struktur der Bundesrepublik bedingt dabei unterschiedliche Vorgehensweisen. Generell aber gilt:

- Auf der Krankenhauseinweisung (Formular Muster 2) muss stehen: „Die ambulanten Möglichkeiten sind ausgeschöpft"
  - Eine lymphologische Diagnose alleine rechtfertigt noch keine akutstationäre Behandlung.
  - Was erschwert die Durchführung der Manuellen Lymphdrainage?
  - Was erschwert die lymphologische Kompressionsbandagierung?

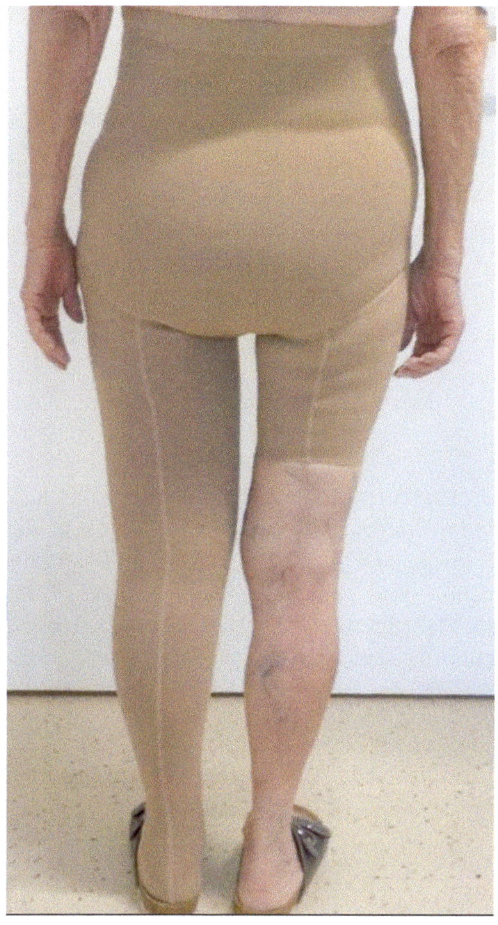

Abb. 36.3 **Lymphologische Flachstrick-Versorgung Einbeinhose KKL III**

  - Welche Begleiterkrankungen lassen bei der KPE schwerwiegende Probleme erwarten?
  - Oder ist die Differenzialdiagnose des Ödems noch durchzuführen? Diese Diagnosen müssen auf dem Einweisungsschein stehen.
- Hilfreich ist es, wenn die Patienten vorab sich die Kostenübernahme der Krankenkasse bestätigen lassen (Rückseite des Formulars Muster 2).
- Wichtig: bei einem Lymphödem im Stadium III ist die Kostenübernahme automatisch gegeben, in allen anderen Stadien wird der MDK eingeschaltet.
- Wichtig ist ein aussagekräftiger Befundbericht, nicht nur eine Diagnosestellung, des einweisenden Arztes an die Klinik.

Manche Kliniken möchten die Patienten vorab im Rahmen einer vorstationären Untersuchung vorgestellt bekommen. Bei Unsicherheit empfiehlt es sich, vorab Kontakt mit den Ärzten der Akutklinik aufzunehmen.

Die Kostenübernahme durch die Krankenkassen erfolgt in der Regel für zwölf Tage.

36.6.2.2 Behandlung in der Rehabilitationsklinik

Mit dem Ausfüllen des Teils A des Formulars 61 bescheinigt der behandelnde Arzt die Notwendigkeit einer stationären Rehamaßnahme und bittet um Feststellung des zuständigen Kostenträgers. Bei Erwerbsfähigen ist dies dann in der Regel die Deutsche Rentenversicherung, bei Rentnern die Krankenkasse. Der behandelnde Arzt wird dann um einen medizinischen Befundbericht gebeten.

Die Bewilligung erfolgt für 21 Tage. Seit 2020 ist es auch wieder möglich, statt einer stationären Reha-Behandlung eine Ambulante Badekur bezuschusst zu bekommen.

36.7 Gibt es landestypische Verordnungsspezialitäten?

Für die ambulante Komplexe Entstauungstherapie werden von den Krankenkassen verschiedene Indikationsgruppen vergütet, wobei es hier teils gravierende Unterschiede zwischen einzelnen EU-Staaten gibt.

36.7.1 Österreich

Für Österreichische Gebietskrankenkassen gibt es derzeit drei Positionen (Pos. 577, Pos. 529 und Pos. 527).

1. Die erste Indikationsgruppe beschreibt die Nachbehandlung nach Operationen und Traumata (z. B. Contusio, Distorsio, Combustio) innerhalb von drei Monaten nach der Operation/Trauma, jedoch nur in Kombination mit Bewegungstherapie. Dreißig Minuten Therapie werden vergütet.
2. Die zweite Indikationsgruppe gilt für sekundäre Lymphödeme nach Karzinomoperationen mit Lymphadenektomie im Kopf oder Stammbereich ohne Extremitätenschwellung (z. B. Dissektion nach Larynxkarzinom), fortgeschrittene Karzinomerkrankung (Palliativbehandlung) und Combustio bei extremer Ausprägung. Diese wird mit der Dauer von 50 min vergütet.
3. Zur dritten Indikationsgruppe zählen primäre Lymphödeme, sekundäre Lymphödeme bei Zustand nach Karzinomoperationen mit Lymphadenektomie, fortgeschrittene Karzinomerkrankungen (Palliativbehandlung) und Combustio bei extremer Ausprägung, jeweils der Extremitäten. Die Vergütung erfolgt für die Behandlungsdauer von 70 min.

36.7.2 Deutschland

Bis zum 31.12.2020 galt in Deutschland nach dem Heilmittelkatalog für physikalische Therapien die Einteilung in

- LY1 – Lymphabflussstörungen mit prognostisch kurzzeitigem Behandlungsbedarf mit Therapieumfang MLD-30/45/60 min, sowie ggf. anschließende Kompressionsbandagierung,
- LY2 – bei Lymphabflussstörungen mit prognostisch länger andauerndem Behandlungsbedarf,
- LY3 – Chronische Lymphabflussstörungen bei bösartigen Erkrankungen.

Diese Regelung ist seit 01.01.2021 historisch, denn nun wird Lymphdrainage mit der „orientierenden Behandlungsmenge" verordnet.

Das bedeutet:

- Für Lymphödeme aller Art und auch für das jetzt explizit benannte Lipödem gilt weiterhin, dass zunächst höchstens 5×6 Behandlungen verordnet werden sollen.

An dieser „orientierenden Behandlungsmenge" für den „Verordnungsfall" soll sich der Arzt bei seinen Verordnungen von Heilmitteln halten, kann aber nach medizinischem Bedarf davon abweichen. Dazu braucht der Verordner Informationen über den Therapieverlauf und ggf. zusätzliche Befunde. Auch bei Verordnungen über die „orientierende Behandlungsmenge" hinaus schreibt die Richtlinie eine weitere ärztliche Untersuchung nach spätestens zwölf Wochen vor.

36.7.3 Wann tritt ein neuer Verordnungsfall beim selben Patienten in Kraft? Was ist neu? Die 6-Monate-Regel

Ob es sich bei der Verordnung noch um den gleichen Verordnungsfall handelt entscheidet jetzt das Datum der Ausstellung der letzten Heilmittelverordnung. Liegt das letzte Verordnungsdatum noch keine sechs Monate zurück handelt es sich den gleichen Verordnungsfall. Ein neuer Verordnungsfall beginnt mit einer neuen orientierenden Behandlungsmenge, wenn mehr als ein halbes Jahr ohne Verordnung vergangen ist.

36.7.4 Diagnosen der Anlage 2

„Langfristiger Heilmittelbedarf im Sinne von § 32 Absatz 1a SGB V liegt vor, wenn sich aus der ärztlichen Begründung die Schwere und Langfristigkeit der funktionellen/strukturellen Schädigungen, der Beeinträchtigungen der Aktivitäten und der nachvollziehbare Therapiebedarf eines Versicherten ergeben".

In der Anlage 2 der Richtlinie sind die Diagnosen aufgeführt, bei denen automatisch von einem zeitlich nicht limitierten Behandlungsbedarf auszugehen ist. Lymphödem jeden Stadiums und Lipohyperplasia dolorosa/„Lipödem" (zeitlich begrenzt bis 2025) gehören zu diesen Diagnosen.

36.7.5 Blankoverordnung

Das Bundesgesundheitsministerium plant eine weiter gravierende Änderung: „Der GKV-SV (Spitzenverband der gesetzlichen Krankenkassen) und die für die Interessen der Heilmittelerbringer maßgeblichen Spitzenverbände erhalten den gesetzlichen Auftrag, im Benehmen mit der Kassenärztlichen Bundesvereinigung (KBV) die Indikationen zu vereinbaren, bei denen eine sogenannte Blankoverordnung von Heilmittelleistungen durch Ärzte erfolgt. Bei dieser Versorgungsform nehmen die Ärzte weiterhin die Indikationsstellung vor, die konkrete Auswahl der Heilmittelleistung sowie die Bestimmung der Behandlungsfrequenz und der Behandlungsdauer erfolgt aber durch den Heilmittelerbringer."

Die Umsetzung soll zum 01.03.2021 erfolgen.

36.8 Welche zusätzliche Therapiemaßnahmen kann ich dem Patienten zukommen lassen?

36.8.1 IPK/AIK

Zum Einsatz kommt optional zusätzlich sowohl ambulant als auch stationär die IPK (intermittierende pneumatische Kompression) oder AIK genannt (apparative intermittierende Kompression) (▪ Abb. 36.4).

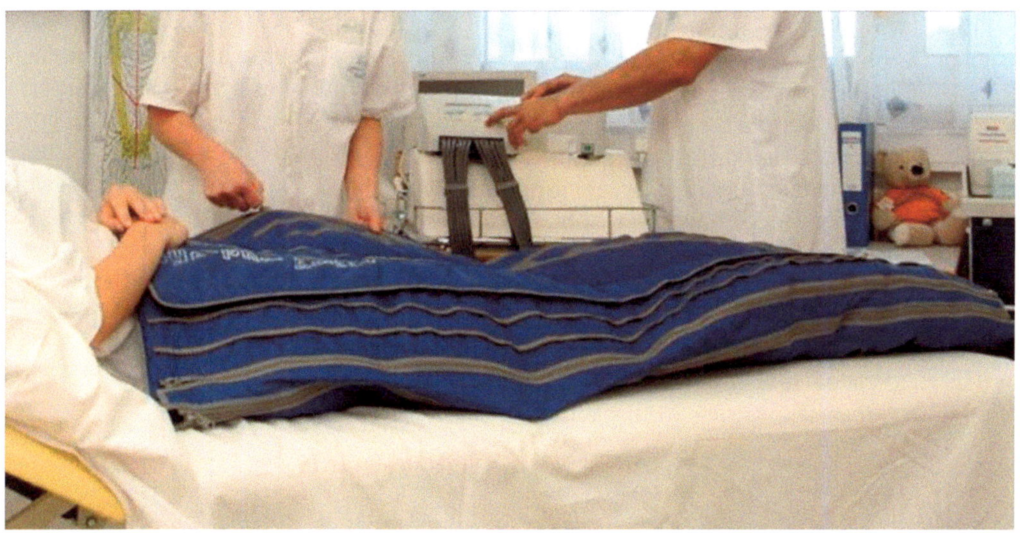

▪ **Abb. 36.4** **IPK** (intermittierende pneumatische Kompression)

Das Funktionsprinzip ist die apparative Anwendung pneumatischer Wechseldrücke, sie wird bei verschiedenen Indikationen eingesetzt, wie zum Beispiel zur Thromboembolie Prophylaxe, in der Entstauungstherapie bei Ödemerkrankungen, zur positiven Beeinflussung der arteriellen und venösen Durchblutung sowie zur schnelleren Ulkusheilung im ambulanten und stationären Bereich. Diese Geräte gibt es als Ein- und Mehrkammersysteme. Dabei wird die Gliedmaße unter Druck gesetzt, beim Mehrkammersystem wird durch ein „melkendes Prinzip" Flüssigkeit in Richtung der Gliedmassenwurzel verdrängt. Die IPK ist gut geeignet als Thromboseprophylaxe und kommt auch bei arteriellen bzw. Misch-Ulcera zum Einsatz.

Sie ist aber ungeeignet als alleinige Entstauungsmaßnahme, sie ersetzt keine MLD, da die Gefahr der Provokation von Genitallymphödemen besteht. (Boris et al. 1998)

Einkammersysteme können nicht empfohlen werden, im Hilfsmittelverzeichnis wird der Nachweis von überlappenden Luftkammern bei Mehrkammer-Manschetten gefordert, um unerwünschte Kompartimentierung, Einschnürungen sowie Pendelflüsse der Lymphe mit unphysiologischer Klappenbelastung zu vermeiden. Bei den Manschetten unterscheidet man je nach Applikationsort Fuß- und Unterschenkelmanschetten, Extremitätenmanschetten (Beine oder Arme), Hosen- und Jackenmanschetten, die mittels doppelwandiger Manschettenausführung Druck auf das darunter liegende Gewebe ausüben. Für die Möglichkeiten des IPK-Gerätes ist vor allem die Leistung des Steuergerätes entscheidend, um eine unterschiedliche Anzahl von Druckstufen und Druckwellen zu erzielen und nicht die Kammeranzahl der angeschlossenen Manschetten, diese sind nur Zubehör (Schwahn-Schreiber et al. 2018).

36.8.2 Welche Kontraindikationen gibt es bei der IPK/AIK?

Folgende Kontraindikationen müssen bei der IPK Anwendung beachtet werden:

- Dekompensierte Herzinsuffizienz
- Thrombose oder Thromboseverdacht, akute Thrombophlebitis
- Akutes Erysipel
- Akute Phlegmone
- Kompartmentsyndrom
- Nicht eingestellte arterielle Hypertonie
- Okkludierende Prozesse im Lymphabstromgebiet mit Stau im Leistenbereich oder Genitalbereich.

36.8.3 Additive Physiotherapie

Besonders bei Begleiterkrankungen des Stütz-und Bewegungsapparates, die das Lymphödem negativ beeinflussen, sind gezielte physiotherapeutische Zusatzmaßnahmen unabdingbar (Brenke et al. 2010).

- Atemtherapie nach Middendorf
- Elektrotherapie
- Gangschule
- Kälte- und Wärmetherapie an den nicht vom Lymphödem betroffenen Körperregionen
- PNF (propriozeptive neuromuskuläre Fazilitation)
- Nordic Walking
- Radfahren – Hometrainer
- Aquatherapie, Schwimmen (besonderes Augenmerk auf Hygienemaßnahmen erforderlich)
- Medizinische Trainingstherapie/ Krafttraining

36.8.3.1 Tiefenoszillation

Die Tiefenoszillation erfolgt in einem Frequenzbereich von 5 bis 250 Hz. Mithilfe eines gepulsten elektrostatischen Feldes, welches sich zwischen dem Applikator oder der Hand des Therapeuten und dem Patienten aufbaut, lässt sich ein ödemreduzierender und schmerzreduzierender Effekt erzielen. (Boisnic und Branchet 2013; Kashilska et al.2015; Teo et al. 2016)

36.8.3.2 Ernährung

Bei dem sehr häufigen Adipositas-assoziierten-Lymphödem ist eine konsequente diätetische Gewichtsreduktion erforderlich, bei therapierefraktärem Verlauf und Komorbidität ist eventuell auch die bariatrische Chirurgie zu überlegen.

Im Falle eines chylösen Refluxes, Chylaskos oder eiweißverlierender Enteropathie wird eine strenge MCT-Diät unter diätologischer Begleitung empfohlen. (ISL 2013; Said et al. 2014; Wu et al. 2016)

Für Lymph-Taping, Thermotherapie, Softlaser oder medikamentöse Therapie liegen derzeit keine belastbaren Daten über einen Wirksamkeitsnachweis vor, sodass diese in den aktuellen Leitlinien nicht empfohlen werden.

KeyNote

Die KPE ist unter Beachtung der Kontraindikationen frei von Risiken und stellt bei sachkundiger Durchführung die nebenwirkungsfreie, kausale Behandlung des Lymphödems dar.

36.9 Was ist „lymphologisch" wichtig zu wissen?

Eine stationäre Therapienotwendigkeit besteht bei Lymphödemen in einem höheren Stadium, da durch ambulante Therapie bestenfalls eine Stabilisierung oder Verlangsamung der weiteren Progredienz erreicht wird. Eine Intensivierung der täglichen und über mehrere Stunden verteilt Therapie ist nötig.

IPK/AIK gibt es als Ein- und Mehrkammersysteme. Sie ist ungeeignet als alleinige Entstauungsmaßnahme, sie ersetzt keine MLD. Einkammersysteme können nicht empfohlen werden.

Die IPK ist auch gut geeignet als Thromboseprophylaxe und bei arteriellen bzw. Misch-Ulcera.

Literatur

Boisnic S, Branchet M-C (2013) Anti-inflammatory and draining effect of the deep oscillation(R) device tested clinically and on a model of human skin maintained in survival condition. Eur J Dermatol 23(1):59–63

Boris M, Weindorf S, Lasinski BB (1998) The risk of genital edema after external pump compression for lower limb lymphedema. Lymphology 31:15–20

Brenke R, Freund R, Stössenreuther R (2010) Adjuvante Physikalische Therapie beim Lymphödem sowie bei ausgewählten Begleiterkrankungen am Bewegungsapparat. In: Földi M, Földi E (Hrsg) Lehrbuch der Lymphologie: Für Mediziner, Masseure und Physiotherapeuten, 7. Aufl. Elsevier, Urban & Fischer, München, S 507–509

Dayes IS, Whelan TJ, Julian JA, Parpia S, Pritchard KI, D'Souza DP et al. (2013) Randomized trial of decongestive lymphatic therapy for the treatment of lymphedema in women with breast cancer. J Clin Oncol 31(30):3758–3763

Dupuy A, Benchikhi H, Roujeau JC, Bernard P, Vaillant L, Chosidow O et al. (1999) Risk factors for erysipelas of the leg (cellulitis): case-control study. BMJ 318(7198):1591–1594

Exertier P, Javerzat S, Wang B, Franco M, Herbert J, Platonova N et al. (2013) Impaired angiogenesis and tumor development by inhibition of the mitotic kinesin Eg5. Oncotarget 4(12):2302–2316

Flaggl F, Döller W, Jäger G, Apich G (2006) Prävalenz komorbider psychischer Störungen bei Lymphödempatienten in der medizinischen Rehabilitation. Prax Klinische Verhaltensmedizin Rehabilitation 7(1):75–82

Flaggl F, Melcher M, Döller W (2010) Auch die Seele braucht Bandagen! Was bringt die klinisch psychologische Mitbehandlung von psychisch belasteten Patienten in der lymphologischen Rehabilitation. Lymphol Forsch Prax 14(2):85–89

Földi E, Sauerwald A, Hennig B (2000) Effect of complex decongestive physiotherapy on gene expression for the inflammatory response in peripheral lymphedema. Lymphology 33(1):19–23

Földi M, Földi E, Kubik S (Hrsg) (2005) Lehrbuch der Lymphologie für Mediziner, Masseure und Physiotherapeuten, 6. völlig überarb. Aufl. Elsevier, Urban und Fischer, München

International Society of Lymphology (2013 Mar) The diagnosis and treatment of peripheral lymphedema: 2013 Consensus Document of the International Society of Lymphology. Lymphology 46(1):1–11 PMID: 23930436

Jager G, Doller W, Roth R (2006) Quality-of-life and body image impairments in patients with lymphedema. Lymphology 39(4):193–200

Kashilska Y, Petkov A, Micheva P, Batashki A, Batashka Z (2015) Improving the quality of life through effects of treatment with low density extremely low frquency electrostatic field with Deep Oscillation® in patients with breast cancer with secondary lymphedema to patients treated with standard lymph equipment. Science & Technologies 5(1):381–387

Rebegea L, Firescu D, Dumitru M, Anghel R (2015) The incidence and risk factors for occurrence of arm lymphedema after treatment of breast cancer. Chirurgia (Bucur) 110(1):33–37

Said A. Al-Busafi, Peter Ghali, et al. Open Access Volume 2014, Article ID 240473 Chylous Ascites: Evaluation and Management. ▸ https://doi.org/10.1155/2014/240473

Schwahn-Schreiber C, Reich-Schupke S, Breu F.X., Rabe, E, Buschmann I, Döller W, Lulay G, Miller M, Valesky E S1-Leitlinie Intermittierende pneumatische Kompression (IPK, AIK), AWMF Registernummer: 037/007 überarbeitet 05.2018

Schöhl J (2010) Das primäre Lymphödem des Kindes: Langzeittherapieverlauf und Lebensqualität. Inaugural-Dissertation. Freiburg

Schöhl J, Rössler J, Földi E (2013) Primary lymphedema Long-term study and quality of life in patients undergoing complex physical decongestive therapy. Lymphol Forsch Prax 17(2):88–93

Weiss SW, Goldblum JR (2008) Malignant Vascular Tumors. In: Enzinger und Weiss Weichteiltumoren, Soft Tissie Tumors, Elsevier (ISBN 9780323610964)

Wen CP, Wai JPM, Tsai MK, Yang YC, Cheng TYD, Lee M-C et al. (2011) Minimum amount of physical activity for reduced mortality and extended life expectancy: a prospective cohort study. Lancet 378(9798):1244–1253

Wendt T, Kietzmann H, Schubert C, Kaiserling E (1988) Progressive lymphangiokeratoma and angiosarcoma (Stewart-Treves syndrome) in congenital lymphedema, Der Hautarzt; Zf. Dermatologie, Venerologie, und Verwandte Gebiete 39(3):155–160

Teo I, Coulborn A, Munnoch DA (2016) Use of HIVAMAT® 200 with manual lymphatic drainage in the management of lower-limb lymph- and lipoedema. J Lymphoedema 11(1):49–53

Pan Wu et al. (2016) The application of nutrition support in conservative treatment of chylous ascites after abdominal surgery. Therapeut And Clinicl Risk Manage 12:607–612

Operative Behandlungen

Inhaltsverzeichnis

Primäre und sekundäre Lymphödeme

Johannes Steinbacher und Chieh-Han John Tzou

Inhaltsverzeichnis

M. E. Cornely et al. (Hrsg.), *Angewandte Lymphologie*,
https://doi.org/10.1007/978-3-662-61452-5_37

Editor's Tip

Die Anwendung der Lymphchirurgie erfordert eine eindeutige klinische Diagnose um erfolgreich sein zu können. Bildgebende Verfahren müssen die präoperative Erfassung verifizieren. Nur so kann der Erfolg der neuen Behandlungskonzepte geprüft werden.

Wir haben in den vorangehenden Kapiteln gesehen, welche differenten Ätiologien Lymphödeme haben können (▶ Kap. 4). Während dies für eine konservative Therapie ohne Bedeutung ist, muss die Genese des Lymphödems bei der Entscheidung zu operativen Verfahren herangezogen werden.

37.1 Operationsindikation und Genese des Lymphödem. Was muss beachtet werden?

37.1.1 Primäre Lymphödeme

Ein primäres Lymphödem ist eine angeborene Fehlbildung des Lymphgefäßsystems, bei der die Entwicklungsstörung bereits während der Embryogenese stattfindet. Im Vergleich zu sekundären Formen kommt das primäre Lymphödem deutlich seltener vor. Bei lediglich 3 % liegt eine genetische Ursache vor, weitere 2 % gelten als syndromal. Weitaus häufiger (95 %) entsteht das primäre Lymphödem idiopathisch, also ohne ermittelbare Ursache (▶ Kap. 4).

Gelegentlich können lymphatische Gefäßanomalien auch mit anderen kongenitalen vaskulären Malformationen einhergehen, die das arterielle, venöse und/ oder kapilläre Gefäßsystem betreffen (▶ Kap. 18).

37.1.2 Sekundäre Lymphödeme

Sekundäre Lymphödeme können ursächlich durch onkologische und nicht-onkologische Erkrankungen bedingt sein. Zunehmend bedeutsam ist der Lebensstil und damit die zunehmende Prävalenz der Adipositas.

37.1.2.1 Onkologische Ursachen

Sekundäre Lymphödeme entstehen als Folge eines das Lymphsystem schädigenden Ereignisses, wobei ihr Auftreten zumeist mit der Behandlung einer onkologischen Erkrankung assoziiert ist („post-treatment"). Als Ursache sind neben der Lymphadenektomie auch Chemotherapie oder Radiatio zu berücksichtigen. Im Falle des Mammakarzinoms liegt die Inzidenzrate nach Sentinel- Lymphknotenbiopsie bei 7 %, nach einer vollständigen Axilladissektion wird die Rate mit 21,4 % angegeben (DiSipio et al. 2013).

Bei anderen Tumorentitäten wie dem Malignem Melanom entwickelt sich ein post-treatment-Lymphödem bei 11,8 bis 30,5 % der Patienten. Für maligne Neoplasien des Urogenitaltraktes wird die Inzidenz mit 12,9 %, für gynäkologische Karzinome zwischen 1,2–70 % angegeben (Biglia N et al. 2017; Bernas M et al. 2018).

37.1.2.2 Welche wesentlichen weiteren Ätiologien gibt es in Industriestaaten?

Neben einer onkologischen oder bakteriellen Ätiologie können auch Traumata, chronisch-venöse Insuffizienz, rheumatische Erkrankungen sowie Adipositas zu einem sekundären Lymphödem führen.

Fettleibigkeit bewirkt bei primären und sekundären Lymphödemen eine signifikante Verschlechterung der Lymphgefäßfunktion (Shaw C et al. 2007; Reich-Schupke 2014;

Faerber 2014). Das Adipositas-assoziierte Lymphödem (▶ Kap. 28) stellt inzwischen den größten Anteil der sekundären Lymphödeme, denn das Übergewicht entwickelt sich in der Bevölkerung epidemisch. Insbesondere bei den über 65-Jährigen hat der Anteil der Personen mit morbider Adipositas (BMI ≥ 40) in der Zeit von 1999 bis 2013 bei den Männern um 300 % und bei den Frauen um 175 % zugenommen (DGE 2017).

37.1.2.3 Welche parasitäre Infektion ist häufig kausal für sekundäre Lymphödeme?

In Entwicklungsländern ist der parasitäre Befall mit Filarien (z. B. Wuchereria bancrofti), die von Stechmücken übertragen werden, ein wesentlicher Faktor für die Entstehung eines sekundären Lymphödems. „Larven des dritten Stadiums (L3) dringen durch den Stich einer infizierten Mücke während der Blutmahlzeit in die menschliche Haut ein und migrieren in lokale Lymphgefäße. Innerhalb eines Zeitraums von etwa 6–9 Monaten entwickeln sich diese Larven in den Lymphgefäßen zu adulten Würmern“ (▶ Kap. 20). Die mit dem Sterben der adulten Würmer einhergehende Inflammation der Lymphbahnen und -knoten kann zum Krankheitsbild der Elephantiasis führen.

37.2 Welche chirurgische Therapie kann ich in Abhängigkeit von der Ätiologie anwenden?

Sowohl beim primären als auch beim sekundären Lymphödem können chirurgische Interventionen zum Einsatz kommen.

37.2.1 Resektion

Gewebsreduzierende Eingriffe wie Exzisionen oder Liposuktion können unabhängig von der Ätiologie rasch und nachhaltig zu einer verbesserten Lebensqualität führen (Lee und Chang 2017; Cornely 2021).

37.2.2 Rekonstruktion

Bei einem lymphchirurgisch rekonstruktiven Verfahren wie den lymphovenösen Anastomosen (LVA) ist die Entscheidungsfindung differenzierter, da Ziel dieser Operation die Wiederherstellung eines physiologischen Flusses ist. Grundlage für ein solches Vorgehen ist eine zumindest rudimentär vorhandene Physiologie.

Da bei primären Lymphödemen die Physiologie aufgrund von Hypoplasien häufig eingeschränkt ist, scheint es widersprüchlich bei dieser Indikation für die Wiederherstellung des Lymphabflusses durch lymphovenöse Anastomosen zu votieren (Lee et al. 2013). In mehreren Studien konnte jedoch der positive Effekt der LVA beim primären Lymphödem belegt werden. Eine mittlere Volumenreduktion von 56,2 ± 22,8 % wurde bei 60 Patientinnen und Patienten in einem Nachbeobachtungszeitraum von 13,3 Monaten erreicht (Demirtas et al. 2010).

In Abhängigkeit vom Onset der Erkrankung profitierten 75 % der Patienten, deren Lymphödem erst nach dem elften Lebensjahr auftrat. Sie hatten postoperativ eine Verbesserung des Extremitätenumfangs, während sich bei jüngeren Patienten nur ein schlechteres Ergebnis erzielen ließ (O’Brien et al. 1990; Hara et al. 2015).

37.2.2.1 Wann erwarte ich von der LVA, wann von der VLNT gute Ergebnisse?

Sowohl bei primären als auch sekundären Lymphödemen ist die Wahl des lymphchirurgischen Eingriffs also von der Präsenz und Funktionalität des Lymphgefäßsystems abhängig.

Lassen sich diagnostisch durch Indirekte Isotopen Funktions-Lymphangiografie (Lymphszintigrafie) oder Indirekte

Indocyaningrün-Lymphangiografie (ICGL) funktionelle Lymphgefäße nachweisen, sind lymphovenöse Anastomosen eine gute Option zur Rekonstruktion des physiologischen Lymphfluss.

Gelingt der Nachweis einer erheblich defizitärer Gefäßsituation kann ein vaskularisierter Lymphknotentransfer (VLNT) in Betracht gezogen werden.

Gewebsreduzierende Eingriffe können primär oder ergänzend zur Rekonstruktion eine Verbesserung des Extremitätenumfangs und damit der Symptome erzielen.

37.3 Was ist „lymphologisch" wichtig zu wissen?

Nach klinischer Diagnose muss zur Planung operativer Therapien eine genaue tiefergehende Bildgebung herangezogen werden. Hierfür werden neben funktionellen nuklearmedizinischen Untersuchungen zunehmend ICGL, die Lymphgefäßsonografie und die Magnet-Resonanz-Lymphangiografie von den Operateuren gefordert.

Literatur

Bernas M, Thiadens SRJ, Smoot B et al. (2018) Lymphedema following cancer therapy: overview and options. Clin Exp Metas 35:547–551

37 Biglia N, Zanfagnin V, Daniele A, Robba E, Bounous VE (2017) Lower body lymphedema in patients with gynecologic cancer. Anti Res 37:4005–4015. ▶ https://doi.org/10.21873/anticanres.11785

Cornely ME (2021) Lymphological liposculpture for secondary lymphedema after breast cancer and gynecological tumors. Longterm results after 15 years (in discussion)

Demirtas Y, Ozturk N, Yapici O, Topalan M (2010) Comparison of primary and secondary lower-extremity lymphedema treated with supermicrosurgical lymphaticovenous anastomosis and lymphaticovenous implantation. J Reconstr Microsurg 26:137–143

DiSipio T, Rye S, Newman B, Hayes S (2013) Incidence of unilateral arm lymphoedema after breast cancer: a systematic review and meta-analysis. Lancet Oncol 14:500–515

Faerber G (2014) Der übergewichtige Patient mit CVI oder Lymphödem: Risikofaktor oder Ursache? Vasomed 26:10–11 (Bonner Venentage)

Hara H, Mihara M, Ohtsu H et al. (2015) Indication of lymphaticovenous anastomosis for lower limb primary lymphedema. Plast Reconstr Surg 136:883-893.7

Lee JH, Chang DW (2017) Surgical treatment of primary lymphedema. Lymphat Res Biol 15:2 20–226

Lee BB, Andrade M, Antignani PL et al. (2013) Diagnosis and treatment of primary lymphedema. Consensus document of the International Union of Phlebology (IUP)-2013. Int Angiol: J Int Union Angiol 32:541–574

O'Brien BM, Mellow CG, Khazanchi RK et al. (1990) Long-term results after microlymphaticovenous anastomoses for the treatment of obstructive lymphedema. Plast Reconstr Surg 85:562–572

Reich-Schupke S (2014) Die besondere Rolle der Adipositas in der Lym O'Brien phologie. Vasomed 5:230–236

Shaw C, Mortimer P, Judd PA (2007) A randomized controlled trial of weight reduction as a treatment for breast cancer- related lymphedema. Cancer 110:1868–1874

So dick war Deutschland noch nie. Ergebnisse des 13. DGE-Ernährungsberichts zur Übergewichtsentwicklung. Presseinformation: Presse, DGE aktuell, Februar 2017

Welche operativen Therapien gibt es? Resezierend und rekonstruktiv

Manuel E. Cornely und Nina Hüttinger

Inhaltsverzeichnis

M. E. Cornely et al. (Hrsg.), *Angewandte Lymphologie*,
https://doi.org/10.1007/978-3-662-61452-5_38

Editor's Tip

Ein Lymphödem kann durch die konservative Therapie in seiner Ausprägung gemildert, aber nicht geheilt werden. Es kann sich jedoch ein signifikanter Behandlungserfolg durch chirurgische Verfahren erzielen lassen. Dennoch ist es sicher noch zu früh, von einem Paradigmenwechsel in der Therapie des Lymphödems zu sprechen.
Es gehört zur lymphologischen Behandlung, die Indikation zu operativer Therapie zu prüfen.

38.1 Warum sind operative Therapien nötig?

Das Lymphödem ist ein chronisches Krankheitsbild. Es ist gekennzeichnet durch eine Passagebehinderung der Lymphe, welche zu Lymphstau, Ödembildung und Inflammation, gefolgt von Volumenvermehrung und Fibrosen, führt. Meist ist das Lymphödem an den Extremitäten lokalisiert, aber auch Regionen wie Kopf, Hals, Stamm oder das Genital können betroffen sein (▶ Kap. 4).

Ätiologisch wird zwischen primären Lymphödemen, welche durch embryologische Entwicklungsstörungen oder genetische Ursachen entstehen, und sekundären Lymphödemen unterschieden. Letztere sind mit Trauma, Infektionen oder häufig mit onkologischen Operationen und Lymphadenektomien assoziiert (Warren et al. 2007).

In den letzten Jahrzehnten wurde eine Zunahme der Inzidenz der an sekundären Lymphödemen erkrankten Personen beobachtet. So sind in den USA etwa 3 Mio. Menschen betroffen (Rockson und Rivera 2008). Weltweit wird die Zahl der Menschen mit chronischem Lymphödem auf mindestens 200 Mio. geschätzt. Die Anzahl der Lymphödeme nach Tumorbehandlung in den industrialisierten Ländern soll allein in Deutschland 4,5 Mio. Patienten betragen. Die Häufigkeit von Filarien-bedingten Infektionen in asiatischen und afrikanischen Ländern wird mit 120 Mio. beziffert.

Das Krankheitsbild Lymphödem stellt einen behandlungswürdigen Symptomenkomplex dar. Es kann durch die konservative Therapie in seiner Ausprägung nur gemildert, aber nicht geheilt werden. In zunehmend mehr Fällen kann sich jedoch ein signifikanter Behandlungserfolg durch chirurgische Verfahren erzielen lassen. Dennoch ist es sicher noch zu früh, von einem Paradigmenwechsel in der Therapie des Lymphödems zu sprechen (◘ Abb. 38.1).

38

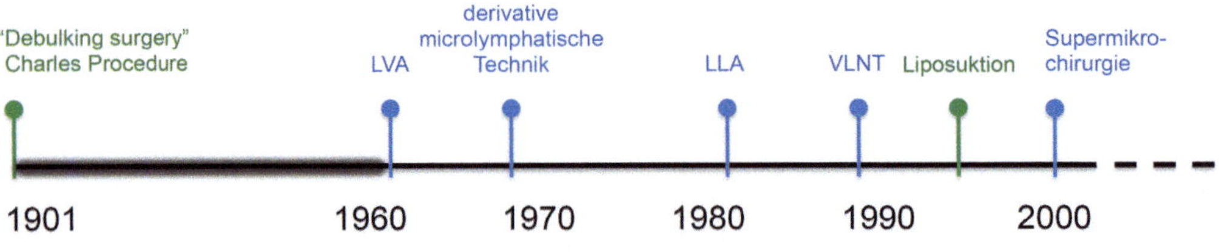

◘ **Abb. 38.1** **Chronologie der Methodenentwicklungen in der Lymphchirurgie**

38.1.1 Welche operativen Möglichkeiten gibt es?

Vier moderne Verfahren sind zu unterscheiden:

- mikrochirugische Verfahren
  - derivativ
  - rekonstruktiv
- vaskularisierter Lymphknotentransfer
- subkutane Resektion „Liposuction"
- chirurgische Resektion

38.2 Wie lange gibt es erste Versuche der chirurgischen Behandlung von Lymphödemen?

38.2.1 „Charles Procedure"

Bei diesem seit 1901 bekannten Verfahren wurde das betroffene Areal lediglich großflächig entfernt, die Operation als „Charles Procedure" bekannt. (Charles 1901; Kondoleon 1912). Das lymphödematöse Gewebe wird semi- oder zirkulär-subkutan bis auf die Faszie exzediert und mit Spalthaut bedeckt.

Diese Operationen werden nur noch selten durchgeführt. Die Indikation sollte sehr eng gestellt werden, da die Morbidität operationsbedingt hoch ist. Postoperativ besteht ein erhöhtes Risiko für Infektion, Erysipel und Verlust der Hauttransplantate bis hin zum Extremitätenverlust (Miller 1980; Hassan und Chang 2020).

38.2.2 Absaugungen. Von Brorson und Cornely

Die Liposuktion, das Absaugen des überschüssigen Fettgewebes an den vom Lymphödem betroffenen Körperstellen, hat Mitte der 1990-Jahre zunehmend an Bedeutung gewonnen. Brorson beschrieb als Erster die „dry technique" in Blutleere für die Gewebeentfernung bei sekundären Armlymphödemen nach Brustkrebs. (Brorson und Svensson 1997, Brorson 2012).

Cornely entwickelte 1997 das lymphgefäßschonende, präparierende Liposuktionsverfahren „Lymphologische Liposculptur" (Cornely 2000, 2003, 2006, 2007, 2010, 2022, 2023, 2023a). Die Bezeichnung betont, dass diese Operation keine kosmetische indizierte Fettabsaugung ist (▶ Kap. 41). Er nutzte die „wet technique" für die Resektion der subkutanen Gewebeveränderungen durch eine suprafaszial-subkutan-subtotale-Aspirations-Vibrations-Exhairese nach lymphgefäßschonender Präparation. Das Verfahren eignet sich am Arm von den Fingern bis zur Schulter nach brustkrebsassoziiertem Lymphödem respektive von den Zehen bis zur Leiste bei Lymphödem der Beine nach Tumorchirurgie.

38.2.3 Mikrochirugische Verfahren zur Ableitung und Rekonstruktion. LVA, VLNT und Supermikrochirurgie. Von Jacobson, Koshima und Chang

Der Grundgedanke der modernen Lymphchirurgie ist, die Lymphgefäße wiederherzustellen oder ein Hindernis des Abstroms im Lymphfluss zu umgehen.

38.2.3.1 Die Lymphvenöse Anastomose (LVA)

Erstbeschrieben wurde die Technik der LVA 1962 durch Jacobson und Suarez. Nach experimentellen Studien wird sie seit den 1970-Jahren angewendet (Jacobson und Suarez 1962; Laine und Howard 1963; Chang et al. 2016). Experimentell wurde schon früh an einem Hundehinterlauf eine Lymphabflussstörung durch Verbindungen zwischen dem venösen und lymphatischen System behoben (O'Brien 1976). Ein Problem dieser Gefäßverbindung ist der Rückfluss von Blut und seine Koagulation innerhalb des lymphatischen Gefäßes (O'Brien et al. 1990).

Die beschleunigte Entwicklung der Lymphchirurgie beginnt in den späten 1960-Jahren durch Einführung des Operationsmikroskops. Damit konnten die kleinkalibrigen lymphführenden Gefäße vergrößert und sichtbar gemacht werden (Van der Hulst et al. 2012).

38.2.3.2 Supermikrochirurgie

Koshima prägte den Begriff „Supermikrochirurgie". Der technische Fortschritt machte es ab 2000 möglich, multiple Verbindungen zwischen Lymphbahnen mit Kaliberstärken von 0,3 bis 0,8 mm und Venen mit Durchmessern von 0,5 mm zu erstellen (Koshima et al. 1996).

38.2.3.3 Die Lymphgefäßtransplantation als freie Transposition von Gefäß (LLT) oder Lymphknotenlappen (VLNT). Von Baumeister und Becker

Die Transplantation von Lymphgefäßen (LLT), die durch die Anwendung der Mikrochirurgie ermöglichte wurde, ist die chirurgische Verbindung zwischen zwei Lymphgefäßen. In den 1980-Jahren begann Baumeister, die Anwendung von Lymphgefäßtransplantaten zu erforschen (Baumeister et al. 1981, Weiss et al. 2003). Erprobt wurde die Überbrückung des Passagehindernis durch ein Lymphgefäß als freies Transplantat.

38

Die Transplantation von vaskularisierten Lymphknoten als freie Lappenplastik (VLNT) zeigte in den 1990-Jahren erstmals Becker. In unterschiedlichen Fallsammlungen konnte sie die Verbesserung von Lymphödemen durch die Verpflanzung von durchbluteten Lymphknoten sowohl bei Lymphödemen der oberen als auch der unteren Extremität nachweisen (Becker et al. 1991, 2006).

38.3 Welche Erwartungen kann ich als Lymphologe für die Zukunft der operativen lymphologischen Therapie haben?

In den letzten Jahren wurden besonders in der Behandlung sekundärer Lymphödeme nach Brustkrebs neue Wege aufgezeigt, die jenseits des klassischen konservativen Verfahrens der komplexen Entstauungstherapie bei diesem Krankheitsbild helfen sollen.

Es stehen flussrekonstruierende Methoden und geweberesezierende Operationsverfahren zur Verfügung.

Bei den resezierenden Verfahren wird das betroffene proteoglykanhaltige Unterhautgewebe im Arm und falls nötig am Handrücken unter sorgfältigster Schonung der Lymphgefäße sowie der anderen wesentlichen Strukturen mittels kleinster Kanülen nahezu narbenlos entfernt (▶ Kap. 40). Der Langzeitverlauf über 15 Jahre bestätigt eine Reduzierung des Volumens, die Verbesserung des Beschwerdebildes und konsekutiv die Reduzierung der weiteren konservativen Behandlung bei 92,30% der onkologischen Patientinnen (Cornely et al. 2022).

Effekte von Kombinationsverfahren, also LVA und Liposuktion, müssen aufmerksam beobachtet werden. Auch der früheste Zeitpunkt für die operative Intervention ist noch nicht wissenschaftlich untersucht. Studien zeigen, dass die frühe LVA die Progredienz des Lymphödems verlangsamt oder aufhält (Steinbacher und Tzou 2019).

KeyNote

Vieles spricht jedoch zukünftig für folgende Planung bei der Behandlung von sekundären Lymphödemen:
1. Konsequente KPE mit dem Versuch der Reduktion.
2. Bei Sistieren oder Verschlechterung folgt die Lymphologische Liposculptur.
3. Bei weiterhin unbefriedigendem Ergebnis folgt zusätzlich die LVA.

38.4 Welche Fragen blieben dennoch offen?

- Warum sind nicht 100 % aller tumorbehandelten Patienten vom Lymphödem betroffen, sondern nur annähernd jeder Dritte?
- Warum wird aus einer ursprünglich liquiden, diskreten Umfangsvermehrung – also dem Ödem – eine offensichtlich solide Masse?
- Obwohl das Krankheitsbild des sekundären Lymphödems seit Jahrzehnten bekannt ist, gibt es keine Untersuchungen zu der Frage, ob auf ein Lymphödem Stadium I zwingend eine Verschlechterung (Progredienz) bis zu einem Stadium III folgt.
- Sind konservative Maßnahmen hinreichend, um eine Progredienz zu stoppen oder sind chirurgische Maßnahmen à la longue sinnvoller? Kann man diese Verschlechterung durch chirurgische Maßnahmen aufhalten?

Die Ätiopathogenese für die Entstehung des sekundären Lymphödems, also der jeweilige Einfluss von onkologischer Operation, medikamentöser Behandlung und Strahlentherapie, bleibt ungewiss. In Anbetracht der aus der Literatur zitierten Inzidenzen ist es wichtig, die therapeutischen konservativen und operativen Möglichkeiten zur Vermeidung von Lymphödemen zu prüfen.

38.4.1 Was kann ich als Lymphologe für meine Patienten erwarten?

Die Anwendung der Komplexen Physikalischen Entstauungstherapie (KPE) mit Lymphdrainage und Kompression ist seit den 60-Jahren des letzten Jahrhunderts typisch. Die Wirkungsweise dieser konservativen Behandlung ist jedoch ebenso wenig untersucht wie der Effekt der Kompressionsbestrumpfung alleine.

Auch die operativen Maßnahmen zur Rekonstruktion des Lymphgefäßsystems durch Gefäßtransplantation (LLT) (▶ Kap. 43) oder Anastomosen zwischen Lymphgefäß und Vene (LVA) (▶ Kap. 41) sind nicht vergleichend mit der seit 1997 durchgeführten Entfernung des Subkutangewebes oder der vaskularisierten Lymphknotentransplantation (VLNT) (▶ Kap. 42) untersucht worden. So wird vermutet, dass es bei der VLNT keinen unmittelbaren Einfluss auf den Lymphfluss per se gibt, da eine mikrochirurgische Verbindung zwischen den Lymphknoten und den Lymphgefäßen nicht hergestellt wird, jedoch fließt die Lymphe nachweislich zum Lappentransplantat. Inwieweit die Transplantationen der Lymphknoten als freie Lappenplastik überhaupt Einfluss auf den Lymphflow haben oder ob nicht schon die Lösung der axillären Narben alleine den gewünschten Effekt erzielt, ist ungewiss (Cheng et al. 2012, 2014, 2015; Kung et al. 2017).

Es gibt nicht nur eine Unschärfe über die Häufigkeit des sekundären Lymphödems nach Brustkrebs, es fehlt auch an vergleichendem wissenschaftlichem Beleg für die Effizienz der angewandten konservativen oder operativen Behandlungsmethoden.

38.5 Welche Methoden können unter pragmatischen Erwägungen empfohlen werden?

Da es keine methodenvergleichenden Untersuchungen für Lymphknotentransplantation, lymphvenöse Anastomose, Lymphgefäßtransplantation und Lymphologische Liposkulptur bei sekundären Lymphödemen gibt, kann ihre Wertigkeit nicht gegeneinander abgewogen und analysiert werden.

Im praktischen Alltag empfiehlt sich aufgrund der technischen Durchführbarkeit zuerst eine Lymphologische Liposkulptur (▶ Kap. 40) der durch sekundäres oder primäres Lymphödem veränderten Extremitäten. Das postoperative Konzept sollte konsequent über zwei Wochen vierundzwanzigstündig getragene Kompression, ggf. zusätzliche Bandagierung, sowie tägliche Lymphdrainage umfassen. Nach zwei Wochen ist die Reduzierung der Maßnahmen auf 50 % für weitere zwei Wochen sinnvoll und erfolgreich. Innerhalb der nächsten sechs bis zehn Monate sollte die Reduzierung der Lymphdrainage und Kompression auf einen Wert von mindestens 20 % unterhalb des Ausgangswertes erreicht sein (Cornely 2022, 2023).

Wenn dies nach sechs Monaten nicht gelungen ist oder das Ergebnis nicht gehalten werden kann, empfiehlt es sich, eine Operation an den Lymphgefäßen respektive Lymphknoten selbst zur weiteren Verbesserung der Rückflussmöglichkeiten zu planen.

38

38.6 Was ist „lymphologisch" wichtig zu wissen?

- Nach Lymphologischer Liposculptur bei Lymphödemen: Innerhalb der postoperativen sechs bis zehn Monate sollte die Reduzierung der Lymphdrainage und Kompression auf einen Wert von mindestens 20 % unterhalb des Ausgangswertes erreicht sein (Cornely 2022, 2023). Die Lymphologische Liposculptur in TLA + H reduziert das Arm-Lymphödem deutlich besser als die KPE allein. 92,30 % der Patientinnen brauchen in der 15-Jahres-Untersuchung keine KPE mehr oder erheblich weniger.
- Nach VLNT: Bei einer postoperativen Nachbeobachtung von 8,7 ± 4,2 Monaten wurde die mittlere Reduktion des Beinumfangs nach vaskularisierter Lymphknotenlappen-Transplantation (VLNT) von 64 ± 11,5 % oberhalb des Knies, 63,7 ± 34,3 % unterhalb des Knies und 67,3 ± 19,2 % oberhalb des Knöchels angegeben (Cheng et al. 2012, 2014).
- Nach LVA: In einer aktuellen Publikation betrug die Zirkumferenzreduktion der Extremitäten nach einer lymphovenösen Anastomosen-Operation (LVA) zwischen 20 % und 43 % (Tzou et al. 2020).

Literatur

Baumeister RG, Scifert J, Wiebecke B et al. (1981) Experimental basis and first application of clinical lymph vessel transplantation of secondary lymphedema. World J Surg 5:401–407

Becker C, Hidden G, Godart S et al. (1991) Free lymphatic transplant. Eur J Lymphol Rel Prob 6:25–77

Becker C, Assouad J, Riquet M et al. (2006) Postmastectomy lymphedema: long-term results following microsurgical lymph node transplantation. Ann Surg 243:313–315

Brorson H (2012) From lymph to fat: Liposuction as a treatment for complete reduction of lymphedema. Int J Lower Extremity Wounds 11(1):10–19. ▶ https://doi.org/10.1177/1534734612438550

Brorson H, Svensson H (1997) Complete reduction of lymphoedema of the arm by liposuction after breast cancer. Scand J Plast Reconstr Surg Hand Surg 31:137–143

Chang DW, Masia J, Garza R 3rd, Skoracki R, Neligan PC (2016) Lymphedema: surgical and medical therapy. Plast Reconstr Surg 138(3 Suppl):209S–218S. ▶ https://doi.org/10.1097/PRS.0000000000002683 (PMID: 27556764)

Cheng M-H, Huang JJ, Nguyen DH, Saint-Cyr M, Zenn MR, Tan BK, Lee CL (2012) A novel approach to the treatment of lower extremity lymphedema by transferring a vascularized submental lymph node flap to the ankle. Gynecol Oncol 126(1):93–98

Cheng MH et al. (2014) The mechanism of vascularized lymph node transfer for lymphedema: natural lymphaticovenous drainage. Plast Reconstr Surg 133(2):192e–198e

Cheng M-H, Chang D, Patel K (2015) Principles and Practice of Lymphedema Surgery, 1. Aufl, ISBN: 9780323298971, S 65

Charles MRH (1901) The surgical treatment of elephantiasis. Indian Med Gaz 36(3):84

Cornely ME (2000) Liposuktion (Liposculpture). In: Weissleder H, Schuchhardt CH (Hrsg) Erkrankungen des Lymphgefäßsystems, 3. Aufl. Viavital, Köln, S 384–397

Cornely ME (2003) Lipödem und Lymphödem. In: Plewig G, Prinz J (Hrsg) Fortschritte der praktischen Dermatologie und Venerologie 2002. Springer, Berlin, S 255–263

Cornely ME (2006) Lipedema and lymphatic edema. In: Shiffman MA, Di Guiseppe A (Hrsg) Liposuction principles and practice. Springer, Berlin, S 547–549

Cornely ME (2007) Lymphologic liposculpture. Hautarzt 58(8):653–654, 656–658

Cornely ME (2010) Dicker durch Fett oder Wasser – Lipohyperplasia dolorosa vs. Lymphödem. Hautarzt 61:873–879

Cornely M, Gensior M. Complications and their management in the surgical treatment of Lipohyperplasia dolorosa. English version. Dermatologie (Heidelb). 2022.

Cornely ME. (2023a) Surgical lymphology. Therapy option for lymphoedema and lipohyperplasia dolorosa. J Dtsch Dermatol Ges. 2023;21(2):147–68.

Cornely M. Lymphological Liposculpture for secondary Lymphoedema after breast cancer and gynaecological tumours. Long-term results after 15 years. Arch Plast Surg 2023;50:288–304.

Hassan K, Chang DW (2020) The Charles procedure as part of the modern armamentarium against lymphedema. Ann Plast Surg 85(6):e37–e43. ▶ https://doi.org/10.1097/SAP.0000000000002263 (PMID: 31985539)

Jacobson JH 2nd, Suarez EL (1962) Microvascular surgery. Dis Chest 41:220–224. ▶ https://doi.org/10.1378/chest.41.2.220 (PMID: 14450733)

Kondoleon E (1912) Die operative Behandlung der elephantiastischen Oedeme. Zbl Chir 39:1022–1025

Koshima I et al. (1996) Ultrastructural observations of lymphatic vessels in lymphedema in human extremities. Plast Reconstr Surg 97(2):397–405 (Discussion 406-7)

Kung TA, Champaneria MC, Maki JH, Neligan PC (2017) Current concepts in the surgical management of lymphedema. Plast Reconstr Surg 139(4):1003e–1013e. ▶ https://doi.org/10.1097/PRS.0000000000003218 (PMID: 28350684)

Laine JB, Howard JM (1963) Experimental Lymphatico-Venous Anastomosis. Surg Forum 14:111–112

Miller TA (1980) Charles procedure for lymphedema: a warning. Am J Surg 139(2):290–292. ▶ https://doi.org/10.1016/0002-9610(80)90276-7 (PMID: 6986805)

O'Brien BM (1976) Replantation and reconstructive microvascular surgery. Part II. Ann R Coll Surg Engl 58(3):171–182

O'Brien BM et al. (1990) Long-term results after microlymphaticovenous anastomoses for the treatment of obstructive lymphedema. Plast Reconstr Surg 85(4):562–572

Rockson SG, Rivera KK (2008) Estimating the population burden of lymphedema. Ann N Y Acad Sci 1131:147–154

Steinbacher J, Tzou CHJ (2019) Chirurgische Aspekte bei der Behandlung des Lymphödems mittels lymphovenöser Anastomosen und vaskularisiertem Lymphknotentransfer. Lymphol Forsch Prax 23(1):41–44

Tzou CJ, Steinbacher J, Czedik-Eysenberg M, Brandstaetter S, Meng S, Schuetz M, Macho L, Obermayer B, Grablowitz V, Ausch C, Cheng MH, Hong JP (2020) Institutionalization of reconstructive lymphedema surgery in Austria-Single center experience. J Surg Oncol 121(1):91–99. ▶ https://doi.org/10.1002/jso.25740 (Epub 2019 Oct 25 PMID: 31650565)

Van der Hulst R et al. (2012) Microsurgical techniques for the treatment of breast cancer—related lymphedema: a systematic review. J Reconstr Microsurg 29(2):99–106

Warren AG et al. (2007) Lymphedema: a comprehensive review. Ann Plast Surg 59(4):464–472

Weiss M, Baumeister RG, Hahn K (2003) Dynamic lymph flow imaging in patients with oedema of the lower limb for evaluation of the functional outcome after autologous lymph vessel transplantation: an 8-year follow-up study. Eur J Nucl Med Mol Imaging 30(2):202–206

Gewebereduzierende Eingriffe bei Lymphödemen. Von „Charles Procedure" bis zur „Lymphologischen Liposculptur"

Manuel E. Cornely und Chieh-Han John Tzou

Inhaltsverzeichnis

M. E. Cornely et al. (Hrsg.), *Angewandte Lymphologie*,
https://doi.org/10.1007/978-3-662-61452-5_39

Editor's Tip

Gewebereduzierende Eingriffe scheinen seit Einführung der Fettabsaugung, die ihre Wurzeln in der kosmetischen Chirurgie hat, flächendeckend durchgeführt zu werden. Wie bei allen operativen Behandlungen muss eine unzweifelhafte Diagnose vor dem Eingriff gestellt werden. Das ist besonders bei Resektionen von Gewebe bei Lymphödem und Lipohyperplasia dolorosa zu fordern.

Die chirurgischen Therapieoptionen können in vier Gruppen unterteilt werden.

- resezierende Verfahren
- ableitende Verfahren
- rekonstruktive Verfahren
- Kombination der verschiedenen Verfahren

Historisch waren die resezierenden Verfahren der erste Versuch, Lymphödeme durch Entfernung von Gewebe chirurgisch zu therapieren. Sie sind eine palliative Option und werden noch heute manchmal bei Genitalödem, Gesichtsödem oder Kastenzehen durchgeführt (◘ Abb. 39.1). Die Heilung eines Lymphödems ist durch diese Resektion nicht möglich.

39.1 Welche lymphologischen Effekte können durch resezierende Operationen erreicht werden?

Das vermehrte Gewebe wird teilweise oder ganz entfernt. Durch die Verminderung der Gewebemasse kann die Imbalance von lymphatischer Last und Transportkapazität verbessert werden, indem die Last vermindert

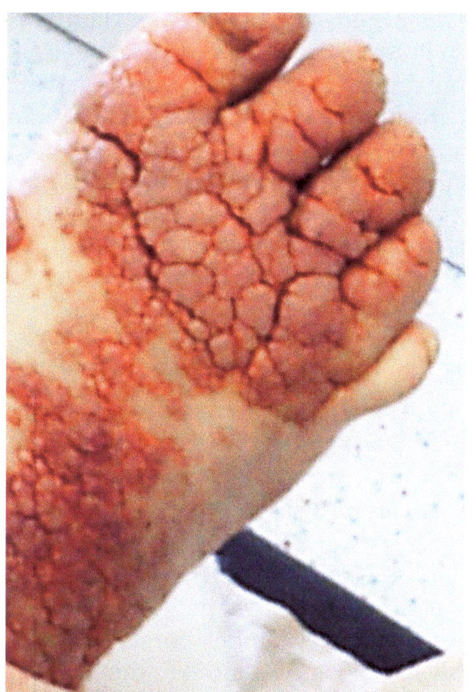

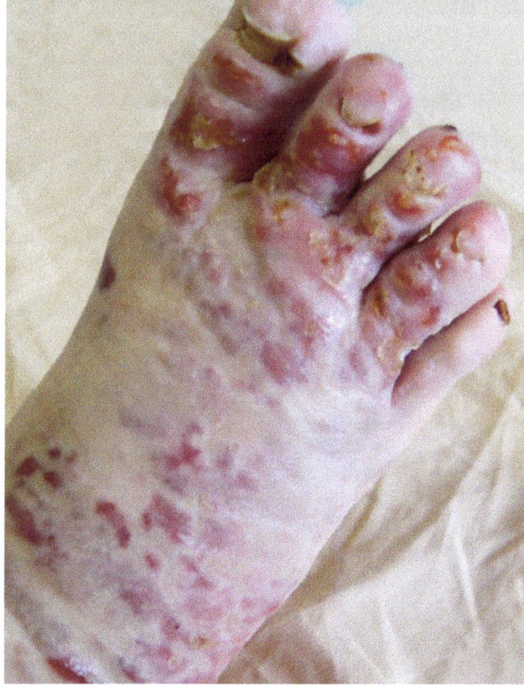

◘ **Abb. 39.1** **„Shaving" der Hyperkeratosen von Kastenzehen bei Lymphödem** (Mit freundlicher Genehmigung aus der Sammlung von Franz Schingale)

wird. Es wird weniger Lymphe produziert, das geschwächte Lymphsystem muss weniger transportieren.

Das Ausmaß der Resektion reicht von der einfachen Exzision des subkutanen Gewebes bis zur vollständigen Entfernung der Haut und des Unterhautfettgewebes einschließlich der darunterliegenden Faszie.

Die erste älteste Resektion wurde beim elephantiastischen Lymphödem beschrieben („Charles Procedure"). Der großflächige Defekt wurde mit Spalthauttransplantaten gedeckt (Charles 1901).

39.2 Welchen Stellenwert hat die „Charles Procedure" und ihre Weiterentwicklung in der Lymphologie?

Die „Charles Procedure" wird wegen der hohen Morbidität nur noch in seltenen Fällen durchgeführt, die richtige Patientenauswahl ist extrem wichtig.

Sir Richard Henry Havelock Charles (*10. März 1858; † 27. Oktober 1934)
Charles' Behandlungsmethode datiert auf 1901. Mitte der 1880er Jahre diente Charles als leitender medizinischer Offizier der Afghan Boundary Commission, die das Land zwischen Britisch-Indien und dem Russischen Reich vermaß. Sein Dienst brachte ihn schließlich nach Kalkutta, wo er Professor für Chirurgie und Anatomie am Bengal Medical College wurde. Hier dokumentierte er erstmals seine Technik der Anwendung von Spalthauttransplantaten auf entnommenem Gewebe zur Behandlung von Lymphödemen. Obwohl Charles die Exzisionschirurgie bei fortgeschrittenem Filarial-Lymphödem beschrieb, bezog sich seine Technik hauptsächlich auf das Skrotum. Er dokumentierte einen Fall eines Lymphödems der unteren Extremitäten, der auf diese Weise behandelt wurde, aber nicht erfolgreich war.

Das Charles-Verfahren am Bein beinhaltet eine totale Exzision des durch das Lymphödem veränderten Gewebes. Es werden die gesamte Haut, das subkutane Gewebe und die tiefe Faszie entfernt. Ausgespart blieben der Fuß und die Region über der Fersensehne. Der faszienlose nackte Muskel wird anschließend mit Hauttransplantaten gedeckt.

39.2.1 Mit welchen Komplikationen und lymphologischen Nebenwirkungen muss der Patient rechnen?

Da es nun keinen subdermalen Plexus mehr für die Drainage gibt und das Hauttransplantat am nackten Muskel haftet, entsteht distal der Exzision normalerweise am Fuß ein Ödem. Schwere sekundäre Hautveränderungen einschließlich Ulcerationen, Papillomatose, Hyperkeratose, Keloidbildung, Hyperpigmentierung und nässende Dermatitis sowie chronische Erysipele treten häufig dann auf, wenn Hauttransplantate statt Spalthaut verwendet werden.

39.2.2 Modifikationen der „Charles Procedure"

Die ursprüngliche Technik der „Charles Procedure" wurde modifiziert, die tiefe Faszie bleibt erhalten. Die Transplantate wurden nun auf die Faszie aufgebracht. Wenn dieses Verfahren für den sorgfältig ausgewählten Patienten korrekt durchgeführt wird, kann es zu einer beständigen Größenreduktion des Transplantats, einer postoperativen Verbesserung der Funktion und einem bedingt zufriedenstellenden Ergebnis kommen, obwohl es ästhetisch unbefriedigend bleibt (Neligan et al. 2016).

Über die Jahrzehnte hinweg wurden mehrere Variationen beschrieben (Kondoleon 1912; Sistrunk 1918; Homans 1940; Thompson 1967), bei denen das Volumen der Extremität im Lymphödem-Stadium III in der Regel deutlich verkleinert wurde. Die (Teil-) Exzision nur einer Ellipse der Haut und des Weichteilgewebes an der Extremität verschloss man mit einem Hautlappen, um übermäßige Hauttransplantationen zu vermeiden. Variationen ergaben sich hinsichtlich des Managements der darunterliegenden Faszie und der Methode, mit der der Abfluss der oberflächlichen Lymphbahnen durch das tiefe Lymphgefäßsystem gefördert werden sollte.

Das Charles-Verfahren und seine zahlreichen Variationen werden heute nur noch selten durchgeführt. Auch wenn diese Operationen geschätzt und weit verbreitet waren, zeigten schon die früheren Fälle schlechte Ergebnisse und erhebliche Komplikationen:

- Infektionen,
- chronische Wundheilungsstörung,
- lange Operationsnarben,
- Gefühlsverlust im OP-Areal,
- Nekrose von Hauttransplantationen,
- Narbenkontraktur und
- Verschlechterung oder Entstehung eines Lymphödems distal des exzidierten Bereichs.

Dennoch kann bei Patienten mit einem Lymphödem im Stadium III und großen, fibrotisch veränderten Gliedmaßen eine Exzisionsoperation bei zu erwartendem lebensbedrohlichem Zustand, z. B. einem Erysipel mit beginnender Sepsis, in Betracht gezogen werden, zumal die konservative Therapie dann oft unwirksam ist. Die offenen Resektionsmethoden gelten jedoch weiterhin als Methoden der letzten Wahl.

KeyNote

Auf der Historie der Resektion „Charles Procedure“ beruht wohl die noch oft vorhandene kritische Einstellung zu operativen Methoden der lymphologischen Therapien insgesamt. Eine derart undifferenzierte Beurteilung der chirurgischen Verfahren missachtet jedoch die Erfolge und den erheblichen therapeutischen Stellenwert sowohl der modernen resezierenden als auch der ableitenden, rekonstruierenden und kombinierten Verfahren, die seit den 90er Jahren des letzten Jahrtausends zur Verfügung stehen.

39.3 Welche Entwicklung nahm die Liposuktion als resezierendes Verfahren in den letzten vierzig Jahren?

Eine moderne Form der Resektion des Fettgewebes ist die Liposuktion. Hierbei wird über mehrere kleinen Inzisionen das Gewebe aus ästhetischem Grund nur reduziert. Bei Lymphödem oder Lipohyperplasia dolorosa (LiDo) wird aus medizinischer Indikation die subkutane Matrix von Fett und Proteoglykanen subtotal entfernt (Cornely 2003, 2007, 2023a).

KeyNote

Die Fettabsaugung ist das moderne Exzisionsverfahren des subkutanen Gewebes mit einer erheblich geringeren Morbidität. Bei Lipohyperplasia dolorosa jeden Stadiums und bei Lymphödemen im Stadium II und III kann die Reduktion des Extremitätenvolumens erfolgreich sein.

39.3.1 Wie entwickelte sich die Fettresektion zur sicheren Operationsmethode der Lymphologie?

Die Fettentfernung wurde ursprünglich als eine offene chirurgische Operation durch Exzision von Fettschürzen und Modellieren von Bauchdeckenplastiken in der bariatrischen, aber auch ästhetischen Therapie durchgeführt.

- Die erste kontinuierliche Dissektion des Fettes wurde mit einer scharfen Kürette durchgeführt (Kesselring und Meyer 1978).
- Die diskontinuierliche Dissektion durch Hohlnadelaspiration war eine entscheidende Verbesserung (Fischer und Fischer 1977).
- Der nächste Schritt war die methodische Weiterentwicklung zur diskontinuierlichen Dissektion mit Hohlnadelaspiration und Flüssigkeitsaufschwemmung des Gewebes (Illouz 1983; Illouz und Pfulg 1986).
- Die Saugkürettage zur Entfernung von überschüssigem Fett wurde zur Körperkonturierung verwendet. (Temourian und Fisher 1981).
- Die Körperformung durch Spritzenliposuktion und Eigenfettunterspritzung wurde möglich (Fournier 1987).

Diese Resektionsmethoden waren dennoch alle mit einem hohen Blutverlust verbunden, die Patienten benötigten häufig Transfusionen.

39

39.3.2 Von der „dry liposuction" zur „wet technique"

All diese ausschließlich ästhetisch und nicht medizinisch indizierten Fettabsaugungen durch Saugkanülen wurden unter Vollnarkose ohne Einbringen von Flüssigkeit durchgeführt und daher „dry liposuction" genannt.

Später wurde eine kleine Menge Flüssigkeit in das Fett eingebracht („wet technique").

39.3.3 Die Sternstunde „finest hour" der Fettentfernung: Die Entwicklung der Tumeszenzlokalanästhesie (TLA)

1986 revolutionierte der Dermatologe Jeffrey A. Klein die Fettabsaugungschirurgie durch die Entwicklung der Tumeszenztechnik. Bei der Tumeszenzlokalanästhesie (TLA) (tumescere, lat.: anschwellen) werden große Mengen der verdünnten Lokalanästhesielösung in das Unterhautfettgewebe eingebracht. Seine innovative Technik der Fettabsaugung war die erste ihrer Art, die es Chirurgen ermöglichte, einen erheblichen chirurgischen Blutverlust zu vermeiden, der ansonsten oft mit Liposuktionen in „dry technique" verbunden ist.

Klein beschrieb die Tumeszenztechnik für die Fettabsaugung erstmals 1986 auf einer wissenschaftlichen Tagung und veröffentlichte sein Ergebnis 1987 im Journal of the American Academy of Cosmetic Surgery. Vor 1986 wurden alle Fettabsaugungsoperationen unter Vollnarkose durchgeführt, waren mit einem erheblichen Blutverlust und einer verlängerten postoperativen Erholungszeit von zwei oder mehr Wochen verbunden.

Mit dem Aufkommen der Tumeszenzliposuktion konnte die Fettabsaugung vollständig in Lokalanästhesie und praktisch ohne Blutverlust durchgeführt werden. Diese „wet technique" gilt als die entscheidende Entwicklung der modernen und gefäßschonenden Fettgewebeentfernung (Klein 1987, 2000).

Jeffrey Alan Klein (*13.08.1944 in Los Angeles, Kalifornien)
Er ist ein Dermatologe, der in San Juan Capistrano, Kalifornien, praktiziert und vom American Board of Dermatology (UC Irvine), dem American Board of Internal Medicine (UCLA) und dem American Board of Cosmetic Surgery zertifiziert ist. Darüber hinaus hat Dr. Klein ein National Institute of Health Research Fellowship in klinischer Pharmakologie absolviert sowie fortgeschrittene Abschlüsse in Mathematik und Biostatistik (UC Berkeley). Er ist Absolvent der University of California, San Francisco, (UCSF) School of Medicine, und klinischer Professor für Dermatologie an der UC Irvine.
Jeffrey Klein ist der Erfinder der Tumeszenz-Lidocain-Anästhesie (TLA), die heute der weltweite Standard für Fettabsaugungen und andere plastisch-chirurgische Eingriffe ist. Er ist der Autor von „Tumescent Anesthesia & Microcannular Liposuction", einem Lehrbuch über Sicherheit und Effektivität der Fettabsaugung.

Weitere Modifikationen der Liposuktion wie die Power-Liposuktion und die Ultraschall-Liposuktion wurden mit unterschiedlichen Ergebnissen eingeführt (Venkataram 2008).

KeyNote

Trotz aller technischen Fortschritte der Liposuktion bleibt die Einführung der Tumeszenz die Sternstunde („finest hour") des weltweiten Standards für die Fettabsaugung.

Die „wet technique" veränderte durch Kombination von Liposuktion und Dermolipektomie (◘ Abb. 39.2) die ästhetische, aber auch die plastische Chirurgie grundlegend (Avelar 1986, 2002, 2016).

Mit der Avelar-Technik wird die Haut nicht mehr wie bei der „Charles Procedure" breit unterminiert und von der Muskelfazie gelöst, sondern erst nach vorhergehender Absaugung des tumeszierten Fettes entfernt.

Diese Methode schont Lymphgefäße und Blutgefäße. Transfusionen und

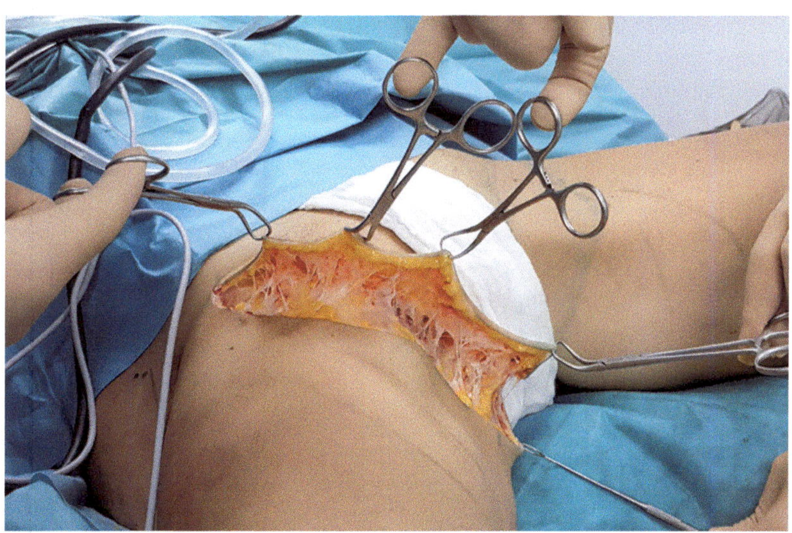

◘ **Abb. 39.2 Trabekuläres, suktioniertes Subkutangewebe, intraoperativ vor der Exzision dieses entfetteten Hautlappens nach Präparation in Avelar-Technik** (Mit freundlicher Genehmigung aus der Sammlung von Matthias Gensior)

Wundheilungsstörungen werden weitgehend vermieden.

Juarez Moraes de Avelar (*23. Juli 1942 in Ituiutaba, Brasilien)
Er wurde am 11. Dezember 1968 in Faculdade de Ciências Médicas da Universidade da Guanabara (UEG), derzeit Universidade do Estado do Rio de Janeiro, promoviert, absolvierte Facharztausbildung und Postgraduiertenstudium in plastischer Chirurgie in Rio de Janeiro und in der Klinik Ivo Pitanguy in den Jahren 1970–1972. 1971 machte er seine erste Präsentation zum Thema „Ohrrekonstruktion nach Menschenbiss". Dies wurde der Ausgangspunkt für sein lebenslanges Engagement zum Thema „Ohrrekonstruktion". Er praktiziert in São Paulo, gründete das Instituto Científico Brasileiro de Cirurgia Plástica e Reparadora und später das Instituto da Orelha „Professor Juarez Avelar". Er war Präsident der der Brasilianischen Gesellschaft für Plastische Chirurgie. 2002 wurde er zum Präsidenten des Vereins der ehemaligen Studenten von Professor Pitanguy (AExPI) von 2003–2006 gewählt.
Prof. Avelar hat mehrere Bücher und Lehrbücher zur plastischen Chirurgie in portugiesischer und englischer Sprache veröffentlicht, darunter „Neue Konzepte für die Bauchstraffung und weitere Anwendungen" und „Brustchirurgie – Ästhetische Ansätze".

39.4 Woraus setzt sich die Rezeptur für eine Tumeszenzlokalanästhesie zusammen, wie wird sie angewendet, welche Vorteile hat sie und was muss ich besonders beachten?

Die Inhaltstoffe der Lösung bewirken:

- eine schonende Dissektion (Hydrodissektion) der Zellen und eine Gewebevordehnung durch die große Menge an Kochsalzlösung,
- eine lokale Narkose durch die lipophilen Anästhetika Lidocain oder Prilocain,
- eine Vasokonstriktion durch Adrenalin,
- eine Pufferung und Diffusionsbeschleunigung durch Bicarbonat und
- eine Antiinflammation durch Triamcinolon.

Bei Verwendung von Lidocain liegt eine sichere Dosis im Bereich von 35 mg/kg KG (Klein 1990).

Originalrezeptur der Tumeszenzlokalanästhesie nach Klein

Lidocain	50,0 mL	(1 % ohne Adrenalin)
Adrenalin	1,0 mL	(1:1.000)
Natriumbicarbonat	12,5 mL	(8,4 %)
Triamcinolonacetonid	1,0 mL	(10 mg)
NaCl 0,9 %	1000,0 mL	

1.064,5 mL entspricht ungefähr 0,0475 %

39

Alternative Rezeptur nach Sattler

Prilocain	50,0 mL	(1 % ohne Adrenalin)
Adrenalin	1,0 mL	(1:1.000)
Natriumbicarbonat	6,0 mL	(8,4 %)
Triamcinolonacetonid	1,0 mL	(10 mg)
NaCl 0,9 %	1.000,0 mL	

1.058,0 mL entspricht etwa 0,0475 %

39.4.1 Wie wird die TLA angewendet?

Mit dieser Dilution wird das subkutane Gewebe über eine Spraykanüle prall infiltriert. Eine Alternative ist die von Sattler beschriebene Einbringung der Lokalanästhesie durch ein Schlauchverteilungssystem mit bis zu 10 scharfen 1er-Kanülen, die ins Fettgewebe eingestochen werden. Die Wirkung der Lokalanästhesie tritt sofort ein und hält in der Lösung bis zu 16 Stunden an. Adrenalin bewirkt eine Vasokonstriktion und vermindert den Abfluss des lipophilen Lokalanästhetikums, welches die Adipozyten strukturell schädigt und lysiert. Es bildet sich eine Emulsion aus Fettzellen und Tumeszenzlösung. Die das Fettgewebe stabilisierenden Bindegewebsstrukturen, aber auch die Venen, Gefäße und Nerven, die das Fettgewebe durchziehen, werden nicht verändert.

Auch bei großen Mengen des Lokalanästhetikums werden nur sehr geringe Serumblutspiegel nachgewiesen (Sommer und Sattler 1998).

Bei der Infiltration der Tumeszenzlokalanästhesie sollten folgende Punkte berücksichtigt werden:

- Eine schmerzfreie Verteilung der Flüssigkeit ohne Spannungsempfindungen wird durch eine langsame Infiltration des Gewebes erreicht.
- Damit das Fettgewebe die Flüssigkeit ausreichend aufnehmen kann, ist eine Einwirkzeit der TLA sinnvoll. Die bei lymphologischen Indikationen empfohlene Penetrationszeit von bis zu 90 min sichert die Aufnahme der Flüssigkeit in die Fettlobuli und Adipozyten selbst.
- Die Gewebevordehnung durch große Flüssigkeitsmengen verhindert zusätzlich unerwünschte Verletzungen des Gewebes und eine Schädigung der Lymphgefäße (Cornely 2003, 2006, 2023; Sandhofer et al. 2020).
- Die Menge der TLA richtet sich nach dem palpatorisch zu überprüfenden straffen Hautturgor post infiltrationem. Präoperativ soll eine regelmäßige Hautglättung bei prall-elastischer Konsistenz erreicht werden.
- Die Liposuktion in Tumeszenzlokalanästhesie, bei der die TLA auf allen Fettgewebeebenen eingebracht wurde, bewirkt postoperativ eine interstitielle Hautreduktionsplastik (Sattler 2003).

39.4.2 Welche Vorteile hat die TLA, was muss ich besonders beachten?

- Relevante Blut- und Flüssigkeitsverluste entfallen bei der Anwendung der Tumeszenzlokalanästhesie (Rapprich et al. 2012). Es entsteht keine Flüssigkeits- und Elektrolytverschiebung.
- Die Lösung und das Entfernen des Fettes sind deutlich erleichtert.
- Der Patient kann während der gesamten Operation wach sein. Eine zusätzliche Sedierung des Patienten ist möglich und kann sinnvoll sein.

- Durch intraoperative Kontrolle des Ergebnisses der Absaugung im Liegen und Stehen kann der Operationssitus besser beurteilt werden.
- Die Liposuktion in Tumeszenz kann vollständig ambulant durchgeführt werden. Die postoperativen Schmerzen sind durch diese Methode der Betäubung verringert.

39.5 Welche Daten gibt es zur Sicherheit der kosmetisch induzierten Fettentfernung in TLA?

Es bestehen Risiken, aber keine ernst zu nehmenden Komplikationen, wenn einige wenige Regeln eingehalten werden:

- Es sollten nicht mehr als 10 l Tumeszenzanästhesielösung eingesetzt werden.
- Es sollten nicht mehr als 5 l Aspirat gewonnen werden.
- Es sollten keine weiteren Eingriffe parallel am selben Tag stattfinden.

1995 wurde die Untersuchung zur „Safety of Tumescent Liposuction in 15.336 Patients" (Hanke et al. 1995) vorgelegt. Von 66 Dermatochirurgen wurden in dieser Studie insgesamt ca. 44.000 Körperareale konturiert.

- Scrotal- und Labialödeme oder Ekchymosen wurden bei 0,38 % der Patienten beschrieben.
- Infektionen (0,33 %)
- dauerhafte Hautirregularitäten (0,26 %)
- persistierende postoperative Ödeme (0,09 %)
- exzessive oder persistierende postoperative Schmerzen (0,05 %)
- unakzeptable Narben (0,01 %)
- Anämien, Hospitalisierungen, Bluttransfusionen, Tod, Embolien, hypovolämische Schocks, Perforationen in Peritoneum oder Thorax, Synkopen, Thrombophlebitiden und toxische Reaktionen traten bei keinem der 15.336 Patienten auf.

Key Note

„Tumescent liposculpture is the safest method of liposuction available", William Hanke.

39.6 Welche lymphologischen Effekte können durch Liposuktionen als resezierende Operation bei Lymphödemen erreicht werden?

39.6.1 Brorson's Methode: die „dry liposuction" beim Lymphödem

Der schwedische plastische Chirurg Håkan Brorson führte als Erster die geweberesezierende Liposuktion bei Armlymphödem nach Mammakarzinom durch (Brorson und Svensson 1997).

Er verwendete die „dry liposuction" und postulierte, dass die Verbesserung der Heilungschancen durch frühzeitige chirurgische Behandlung möglich wird. Jedoch sei eine kontinuierliche, lebenslange Kompressionstherapie nach dem Eingriff weiterhin notwendig, um die chirugisch erzeugte Gewebereduktion aufrechtzuerhalten und die Ödematisierung zu kontrollieren.

„Liposuction can reduce the size of the limb completely down to normal. It only removes the solid element – because the Lymphvessels remain damaged, fluid is still present – but without the fat the remaining fluid is easier to control by compression. So, with this surgery, compression garment will still have to be worn to control the swelling." (Brorson und Svensson 1998).

KeyNote

Eine Fettabsaugung kann die Größe der Gliedmaße vollständig auf ein normales Maß reduzieren.

39.6.1.1 Keine TLA, sondern „dry liposuction" und Operation in Blutleere durch die Löfgren-Manschette

„In den meisten Fällen wurde eine Allgemeinanästhesie verwendet, aber einige Patienten bevorzugten eine Nervenblockade. Weder Lokalanästhetikum noch Epinephrin wurden lokal injiziert, die Hände wurden mit der ‚trockenen Technik' durch zahlreiche, drei Millimeter lange Inzisionen behandelt. Die Schulter, den Arm und die Hand – und sogar die proximalen Phalangen, wenn es indiziert war – wurden behandelt. Normalerweise wurden 20–30 Inzisionen benötigt. Die Kanülen wurden an eine Vakuumpumpe angeschlossen, die einen atmosphärischen Unterdruck von 0,9 bar erzeugte. Eine Kanüle hatte einen Außendurchmesser von drei Millimetern (Länge 15 cm, 3 Öffnungen an der Spitze); eine andere hatte einen Durchmesser von vier Millimetern (Länge 16 cm, 2 Öffnungen an der Spitze)." (Brorson und Svensson 1997).

39.6.1.2 Keine Komplikationen, aber Bluttransfusionen nach „dry liposuction"

„Es gab keine größeren chirurgischen Komplikationen, aber bei acht Patienten, deren Aspiratvolumen 2000 mL überstieg, war eine Bluttransfusion erforderlich. Nach 12 Monaten (n = 24) wurde eine durchschnittliche Reduktion des Ödemvolumens von 106 % festgestellt. Eine solche Normalisierung ist bei Patienten mit einem Ödem, das etwa 2500 mL beträgt, zu erwarten. Obwohl das Ödem in schwereren Fällen nicht vollständig beseitigt werden kann, ist eine deutliche Reduktion sowohl unter funktionellen als auch kosmetischen Aspekten vorteilhaft. Wir kommen zu dem Schluss, dass die Liposuktion sicher und effektiv ist, um Lymphödeme am Arm nach Operationen bei Brustkrebs zu reduzieren. In einem einzeitigen Eingriff kann ödematöses und hypertrophes Fettgewebe mit einem hervorragenden klinischen Ergebnis entfernt werden." (Brorson und Svensson 1997).

39.6.1.3 Welches postoperative Management ist er die Hände wurden mit der forderlich? Controlled Compression Therapy (CCT)

„Es wurde eine standardisierte Technik zur Liposuktion des Armlymphödems in Kombination mit Controlled Compression Therapy (CCT) etabliert. Die Behandlung gefährdet nicht die Hautdurchblutung im Arm, vielmehr wird eine verbesserte Hautmikrozirkulation erreicht. Die Behandlung beeinträchtigt die verbleibende lymphatische Transportkapazität im Arm nicht weiter."

KeyNote

„Die Liposuktion in Kombination mit der CCT reduziert das Armlymphödem deutlich besser als die CCT allein" (Håkan Brorson).

„Die Verwendung von Kompressionskleidung nach der Liposuktion ist notwendig, um das normalisierte Volumen zu erhalten. Die Liposuktion in Kombination mit CCT verbessert die Lebensqualität, insbesondere die Qualitäten, die direkt mit der Volumenreduktion zusammenhängen und deren Beeinträchtigungen bei Alltagsaktivitäten." (Brorson und Svensson 1998).

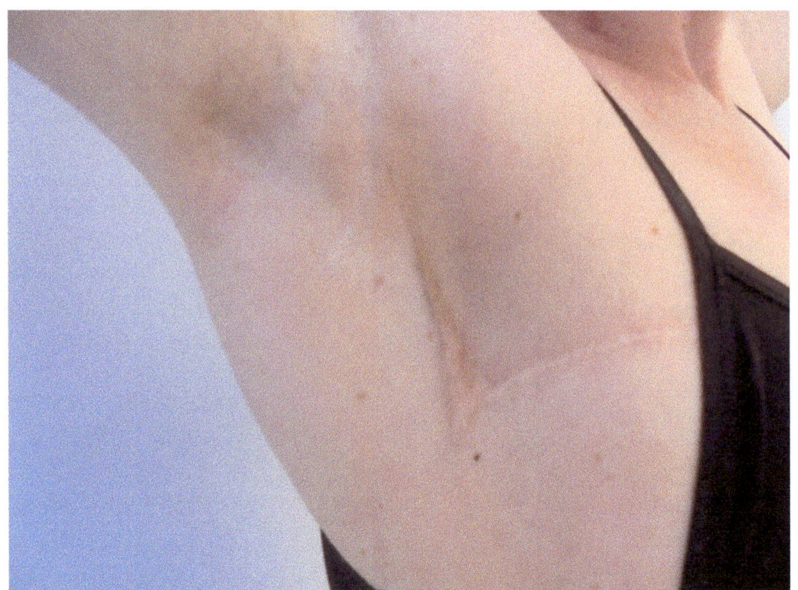

Abb. 39.3 **Regio axillaris.** Nach Lymphadenektomie wegen Mammakarzinom

39.6.2 Cornely's Methode: Die „wet technique" beim Lymphödem

Bei Brustkrebspatientinnen sind die Lymphgefäße des Arms selbst nicht geschädigt. Die Lymphadenektomie, die Radiation und bestimmte Chemotherapeutika stehen im Verdacht, das Lymphödem und die konsekutive Gewebezunahme an Thoraxwand, Stamm, Arm, Hand und Fingern zu verursachen (▶ Kap. 19). Weitere Risikofaktoren wie zum Beispiel die Adipositas wirken ebenfalls lymphödemfördernd.

Anders als von Brorson postuliert sind beim sekundären Lymphödem nach onkologischer Behandlung wegen eines Brustkrebses die Gefäße selbst nicht zerstört. Der Zuwachs soliden Gewebes wird aufgrund eines proximoterminal der Extremität gelegenen operativen Eingriffs am lymphonodalen System (Lymphadenektomie) Störung induziert (Abb. 39.3).

39.6.2.1 Lymphologische Liposculptur nach Prof. Cornely™

Seit 1997 wird das operative Verfahren zur Entfernung subkutanen Fettgewebes bei Lipohyperplasia dolorosa (LiDo), ab 2005 beim Lymphödem in lymphgefäßschonender Weise angewendet (Cornely 2000, 2006a, b, 2022, 2023).

Das Verfahren wird in zwei Schritten durchgeführt:

- Suprafaszial-subkutan-subtotale-Aspirations-Vibrations-Exhairese („Lymphologische Liposculptur“) mit dem MicroAire®-PAL-System in TLA, bei Lymphödemen in TLA + H
- Akzentuierte Manuelle Lymphdrainage (ALMD) als Lymphgefäßtraining

Die sanfte Entfernung des zwischen Haut und Muskulatur liegenden Gewebes, welches bei sekundären Lymphödemen aus Adipozyten, Proteoglykanen (PG) und Bindegewebe besteht, führt zu

- einer Wiederherstellung der Kontur (Silhouette) der betroffenen Extremität,
- der Entfernung der wasserbindenden PG,
- einer deutlichen Verminderung der KPE (Komplexe Physikalische Entstauungstherapie) und
- einer Reduzierung der Belastung durch manuelle Lymphdrainage und Kompression auf weniger als 20 % des präoperativen Ausgangswerts (Cornely 2022, 2023).

Ziel der amputativen Entfernung des Subkutangewebes in TLA + H ist also nicht allein die ästhetische Verbesserung und Anpassung der Seitengleichheit bei weiterhin lebenslang bestehender komplexer Entstauungstherapie oder Bandagierung (Brorson und Svensson 1998), sondern wie bei der Lipohyperplasia dolorosa eine deutliche Verringerung der komplexen Entstauungstherapie (Cornely 2014, 2023).

KeyNote

Proteoglykan in der Matrix bei sekundärem Lymphödem erfordert eine Modifikation der Tumeszenz durch Hyaluronidase „TLA + H“

Seit den 80er Jahren ist die Tumeszenzlokalanästhesie das wichtigste Betäubungsverfahren bei kosmetischen Liposuktionen. Auch bei medizinischen Indikationen zu Fettentfernung durch Aspiration wird diese Methode der lokalen Betäubung als Standard genutzt.

Die Entfernung des subkutanen, durch zusätzliches Proteoglykan ödematisierten Gewebes bei primären und sekundären Lymphödemen ist eine besondere Herausforderung. Hyaluronidase wirkt auf das zentrale Filament der Proteoglykane lytisch und unterstützt so die Präparation der subkutanen Matrix bei Lymphödemen für eine lymphgefäßschonende Lymphologische Liposculptur. Unter Nutzung des Spreading-Effektes der Hyaluronidase wird die subkutane Matrix für die Durchführung der Lymphologischen Liposculptur mit dem Enzym präpariert.

Anwendungsspezifische Rezeptur nach Cornely bei Lymphödem („TLA plus H“)

TLA mit 3000 IE Hyaluronidase („Hylase Dessau“)	**pro 500 mL NaCl**	
Prilocain	30,0 mL	(1 % ohne Adrenalin)
Lidocain	30,0 mL	(2 %)
Adrenalin	3,0 mL	(1:1.000)
Natriumbicarbonat	30,0 mL	(8,4 %)
Triamcinolon	3,0 mL	(40 mg)
NaCl 0,9 %	**3.000,0 mL**	

Bei Suktion von sekundären Lymphödemen ab Stadium II versetzen wir die TLA mit 3000 IE Hyaluronidase („Hylase Dessau“) pro 500 mL (TLA + H).

Es handelt sich bei dieser Anwendung der Hyaluronidase um einen Off-Label-Use.

Wirkung und Verträglichkeit der TLA + H

Im Gegensatz zu subkutanem Fettgewebe lässt sich ein sekundäres Lymphödem aufgrund der fibrotischen Gewebestruktur, der Rigidität und der subkutanen Proteoglykan-Matrix deutlich schwerer resezieren. Seit 2005 mischen wir bei der Lymphologischen Liposculptur sekundärer Lymphödeme der Tumeszenzlokalanästhesie Hyaluronidase bei. (TLA + H). Die akute Toxizität von Hyaluronidase ist gering. Bei den Untersuchungen in der Maus lagen die LD50-Werte für Hyaluronidase nach intravenöser Gabe bei mehr als 10 g (2 × 106 Einheiten) pro kg KG (Farr et al. 1997).

39.6.2.2 Welche Rolle spielt das interstitielle Äquilibrium von Sol und Gel?

Die Zunahme des soliden Gewebes bei Lymphödemen wurde durch eine Neubildung von Fettgewebe – angestoßen durch den verlangsamten Fluss der Lymphe – erklärt (Ryan TJ 1995). Überlegungen zum interstitiellen Äquilibrium von Sol und Gel geben Anlass zu einer neuen Hypothese (▶ Kap. 2). Sie erläutert, warum die Entstehung einer soliden Gewebevermehrung an den lymphologisch geschädigten Körperarealen irreversibel und unidirektional verläuft.

Bei der Entwicklung eines Lymphödems aus Stadium I wandelt sich die liquide subkutane Formveränderung (Lymphödem) in eine solide eines Stadiums 3. Dieser Prozess findet in der extrazellulären Matrix (ECM) des Interstitiums statt. Brenner wies darauf hin, dass das ECM ein komplexes Gefüge aus Strukturproteinen, funktionellen Proteinen sowie Proteoglykanen (PG) bzw. deren Untereinheiten ist. Besonders die Proteoglykane sind im Hinblick auf den Fluss des Wassers im Interstitium von wesentlicher Bedeutung, da sie, bedingt durch ihren Zuckeranteil, große Mengen an Wasser binden können (▶ Kap. 21). Schon die Lymphostase des Stadiums 1, also die Vermehrung der interstitiellen Flüssigkeit, bewirkt eine Vermehrung der interstitiellen PGs, um diese Flüssigkeitsmenge zu organisieren. Umgekehrt kann auch eine initiale Vermehrung der interstitiellen PGs bzw. deren Veränderung zu einer Senkung des interstitiellen Flusses und letztlich zur Volumenvermehrung führen (Brenner 2009). Da die Proteoglykane nicht mehr abgebaut werden können, kommt es zu einer soliden Gewebezunahme und Umfangs- sowie Volumenvermehrung. Ziel der operativen resezierenden Behandlung sekundärer Lymphödeme ist die Entfernung dieser Proteoglykan-Matrix (Cornely 2021, 2022, 2023a).

KeyNote

Bei der medizinischen Indikation der suprafaszial-subkutan-subtotalen-Aspirations-Vibrations-Exhairese von sekundären Lymphödemen in TLA ist der Zusatz von Hyaluronidase (TLA + H) aus chirurgischer und lymphologischer Sicht empfehlenswert und offenbar auch in hohen Dosen ohne Nebenwirkungen. Die durch die Gewebepenetration erleichterte Präparation der subkutanen Matrix ermöglicht eine lymphgefäßschonende Lymphologische Liposculptur.

39.6.3 Wie wird die Operation durchgeführt? Step by step im Case Report bei Sekundärem Lymphödem von Arm und Hand rechts, Stadium III nach Mammakarzinom

Sekundäres Armlymphödem

Anamnese

Die 43-jährige Patientin stellte sich mit einem Ödem des rechten Arms, der Hand und der Finger vor. Sie sei drei Jahre zuvor wegen eines Brustkrebses operiert worden, es seien sechs Lymphknoten aus der rechten Achselhöhle entfernt, zwei davon seien metastatisch gewesen. Die Operation sei brusterhaltend durchgeführt. Es folgten die üblichen Strahlen- und Chemotherapien. Das Lymphödem habe sich zwei Jahre später entwickelt. Sie habe mehrmals Erysipele am Arm bekommen.

Befund

Die normgewichtige Patientin hat eine dellbare, formverändernde Ödematisierung der Hand und des Arms rechts, das Kaposi-Stemmer-Zeichen an den rechten Fingern ist positiv. Die Beweglichkeit des Arms ist nur in der Elevierung oberhalb der Schulter eingeschränkt. Dellbarkeit und Druckschmerzen bestehen bei der Patientin an Arm und Thoraxwand nicht. Es gibt keine klinischen Zeichen einer kutanen Metastasierung. Die Anamnese, die rezidivierenden Erysipele im Bereich der Extremität und das klinische Bild führten zur Klassifikation Stadium III.

Diagnose

Sekundäres Lymphödem von Hand und Arm rechts im Stadium III.

Therapie und Verlauf

Seit Entstehung des Lymphödems ließ die Patientin zweimal in der Woche einstündig manuelle Lymphdrainage durchführen, komprimierte Hand und Arm mit einem entsprechend maßgefertigen Strumpf bzw. einem Handstück. Wir empfahlen ihr die Reduzierung der KPE auf die Hälfte. Beim Kontrolltermin nach zwei Monaten zeigte sich eine unveränderte solide Umfangszunahme des Arms durch das sekundäre Lymphödem. Die Reduktion der komplexen Entstauungstherapie war hingegen gut toleriert worden, eine weitere Reduzierung der KPE konnte empfohlen werden. Die Patientin wurde zu der möglichen Resektion der proteoglykanhaltigen Matrix aufgeklärt, sie wünschte diesen Eingriff. Sie stellte sich zwei Monate später erneut vor und berichtete, dass sie innerhalb kürzester Zeit zwei weitere Episoden des Erysipels hatte und zur Rezidiv-Prophylaxe mit 1,2 Mio. Einheiten Benzylpenicillin-Benzathin i. m. alle vier Wochen über sechs Monate behandelt werde. Darunter sei es nun nicht erneut zu einem Erysipel gekommen.

Nach entsprechender Vorbereitung führten wir die Lymphologische Liposculptur vier Monate nach Erstvorstellung durch.

Die präoperative Perometermessung ergab für den Arm rechts 9407 mL, für den Arm links 4175 mL.

Operationsschritte:

Infiltration:

Die Lymphologische Liposculptur wurde nach üblichem Protokoll vorgenommen, die Tumeszenzlokalanästhesie wurde durch Hyaluronidase modifiziert. Es wurden 3000 I. E. Hyaluronidase pro 500 mL TLA beigemischt. Der Instillation von 1500 mL TLA + H zur prallen Füllung des Gewebes waren also 9000 I. E. Hyaluronidase beigemischt.

Präparation und Operation:

Nach der 90-minütigen Präparationsphase (◘ Abb. 39.4) wurden fünf Inzisionen volar und dorsal am Arm gesetzt. Von dort wurde die Resektion des Subkutangewebes mit einer Fünf-Millimeter-Kanüle am Arm zirkulär, an Hand und Finger bis zu den Mittelgelenken aller Strahlen dorsal durchgeführt. Insgesamt wurden 1800 mL subkutanes Gewebe entfernt.

Die antibiotische Prophylaxe erfolgte durch Ciprofloxacin 500 mg 1-0-1 über vierzehn Tage. Der postoperative Verlauf war unauffällig.

AMLD:
Die Kompression wurde in den ersten 14 Tagen 24-stündig täglich getragen (◘ Abb. 39.5), nach 14 Tagen KPE auf zwölf Stunden (Tag oder Nacht) reduziert. Nach vier Wochen wurde eine weitere Reduktion der postoperativen komplexen Entstauungstherapie erfolgreich eingeleitet.

Zur Bandagierungsbehandlung wurden verwendet:

- Ein Armkompressionsstrumpf (Kompression mit einem fertigen textilen Gestrick [TG] der Druckklasse 2). Über diese als Bolero gefertigte Kompression wurde zusätzlich gewickelt, um Formung des Arms und Unterstützung des Lymphtransports in der operierten Extremität zu gewähren.
- Der Kompressionshandschuh der Druckklasse 2 erhielt dorsal eine Pelotte zur Druckerhöhung.

Die Patientin stellte sich zur weiteren Planung der postoperativen komplexen Entstauungstherapie vor (◘ Abb. 39.6). Sechs Monate nach Operation wurde manuelle Lymphdrainage nur noch einmal pro Woche durchgeführt, die Kompressionsbestrumpfung tageweise schon weggelassen.

Die KPE wurde weiter reduziert und acht Monate nach der OP vollständig eingestellt (◘ Tab. 39.1).

Bei stabilen Verhältnissen an Arm und Hand auch nach nunmehr 30 Monaten benötigt die Patientin weiterhin keinerlei lymphologische Behandlungen. Eine Erysipelprophylaxe wurde nicht mehr angeboten, nach der Operation hat die Patientin keine Infektion des Gewebes mehr bekommen (◘ Abb. 39.7 und 39.8).

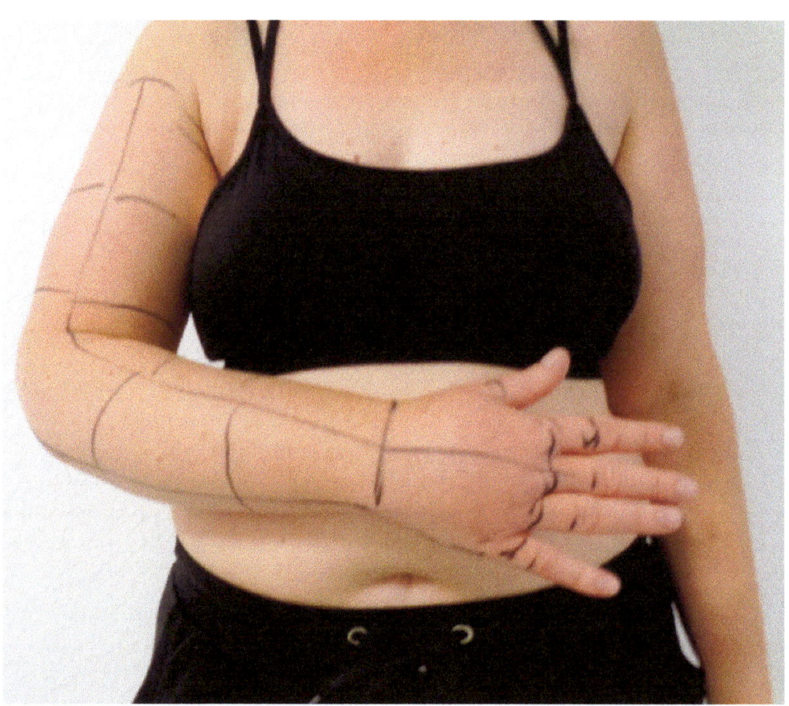

39

◘ **Abb. 39.4 Präparationsphase.** Intraoperativer Moment nach Infiltation der durch Hyaluronidase modifizierten Tumeszenzlokalanästhesie. Prallen Füllung des Gewebes durch die Instillation von 1500 mL TLA + H. Es wurden 3000 I. E. Hyaluronidase pro 500 mL TLA , hier also 9000 I. E. Hyaluronidase beigemischt.

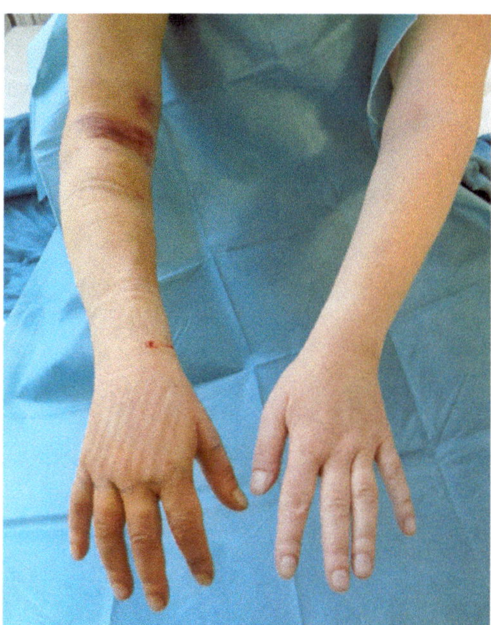

Abb. 39.5 **Erster postoperativen Tag.** Geringe Hämatome und postoperative Schwellungen, Druckspuren der Pelotte am Handrücken

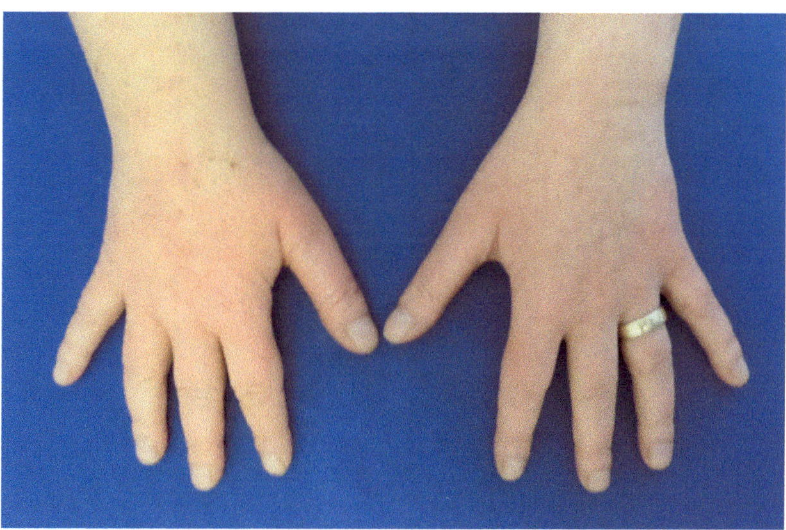

Abb. 39.6 **Rechte Hand nach der Operation**. Nach vier Wochen wurde eine weitere stufenweise Reduktion der postoperativen komplexen Entstauungstherapie eingeleitet.

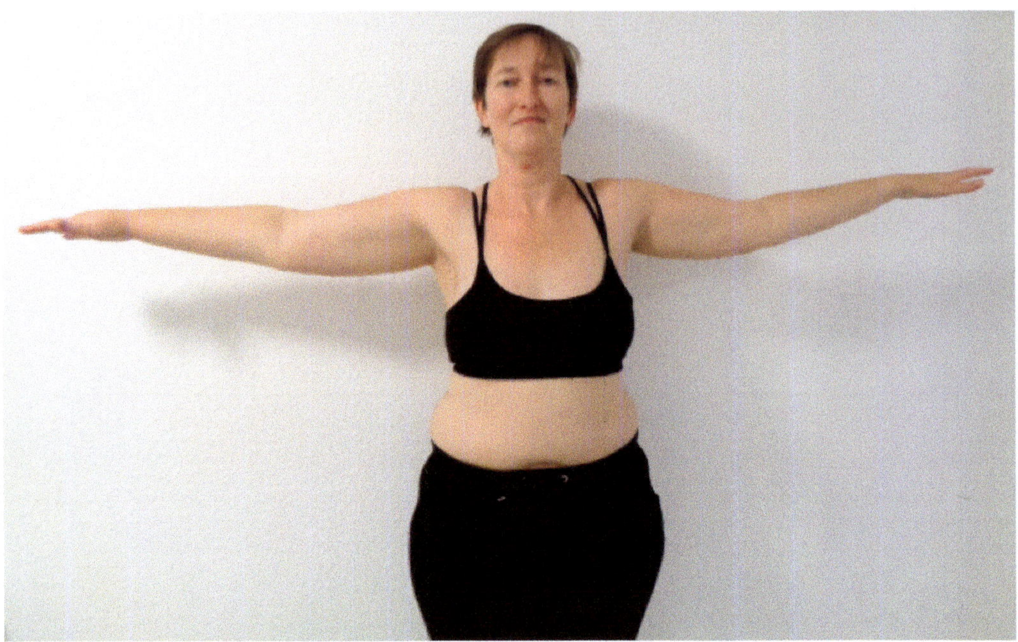

Abb. 39.7 Sekundäres Armlymphödem rechts. Hand und Finger sind betroffen. Präoperativ

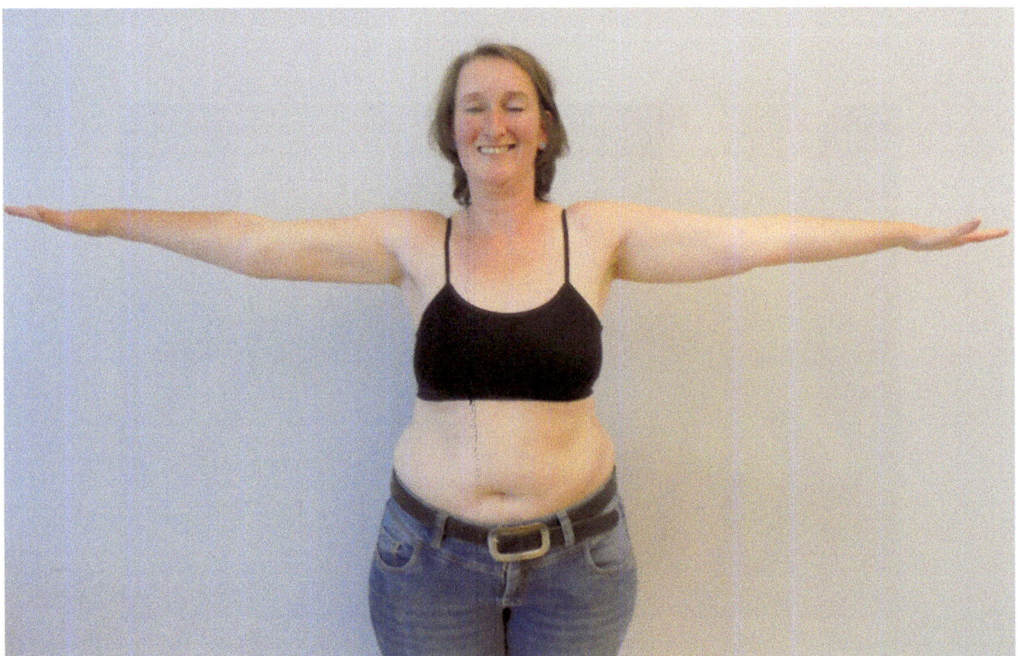

Abb. 39.8 Zustand nach Lymphologischer Liposculptur. 30 Monate nach dem Eingriff ist keine weitere manuelle Lymphdrainage oder Kompression mehr nötig

Tab. 39.1 Perometrie der Arme nach 30 Monaten bei Lymphödem Stadium III

	Rechts	Links
Präoperativ	9407 mL	4175 mL
30 Monate Postoperativ	3325 mL	3142 mL

39.6.4 Welches besondere postoperative Management wird bei der Lymphologischen Liposculptur von Lymphödemen angewendet? Das Lymphgefäßtraining

Die postoperative Versorgung wird nach dem hierfür spezifisch entwickelten Programm – „Akzentuierte Manuelle Lymphdrainage“ (AMLD) zum Training der Lymphgefäße und zur Verbesserung der Transportleistung durchgeführt:

- postoperativ 24-stündige stationäre Überwachung,
- Entlassung am ersten postoperativen Tag nach intermittierender apparativer Kompression,
  - Versorgung mittels einer Kompressionsbestrumpfung plus überliegender Bandagierung von peripher nach zentral,
  - nach Operation der Beine besondere Pelottierung im Bereich der Bisgaard-Kulisse,
  - vierzehntägige Antibiose mit Cefuroxim 500 mg,
  - postoperative Thromboseprophylaxe mit z. B. Enoxaparin 40 mg einmal täglich für drei Tage.

Dann erfolgte die ambulante Übernahme der postoperativen Versorgung durch den Physiotherapeuten der Patientin vor Ort:

- Vierzehntätige physikalische Therapie mit täglicher Lymphdrainage und Kompressionsbestrumpfung der Klasse 2 plus überliegender Bandagierung.

Nach zwei Wochen stufenweise Reduktion der postoperativen KPE:

- dreimal wöchentlich Lymphdrainage,
- täglich 12-stündige Kompression durch Strumpf, Pelotten und ohne zusätzliche Bandagierung (Abb. 39.9).

Key Note

Im Verfahren Lymphologische Liposculptur werden Lymphödeme an Armen einzeitig operiert.
Lymphödeme an Beinen werden zweizeitig (einseitig oder beidseitig, dann symmetrisch) im Abstand von nicht unter vier Wochen operiert.
Nach Abschluss der ersten Sitzung, die aus Operation und AMLD besteht, erfolgt die nächste Operation mit demselben postoperativen Lymphgefäßtrainingsprogramm (Cornely 2007, 2023, 2023a).

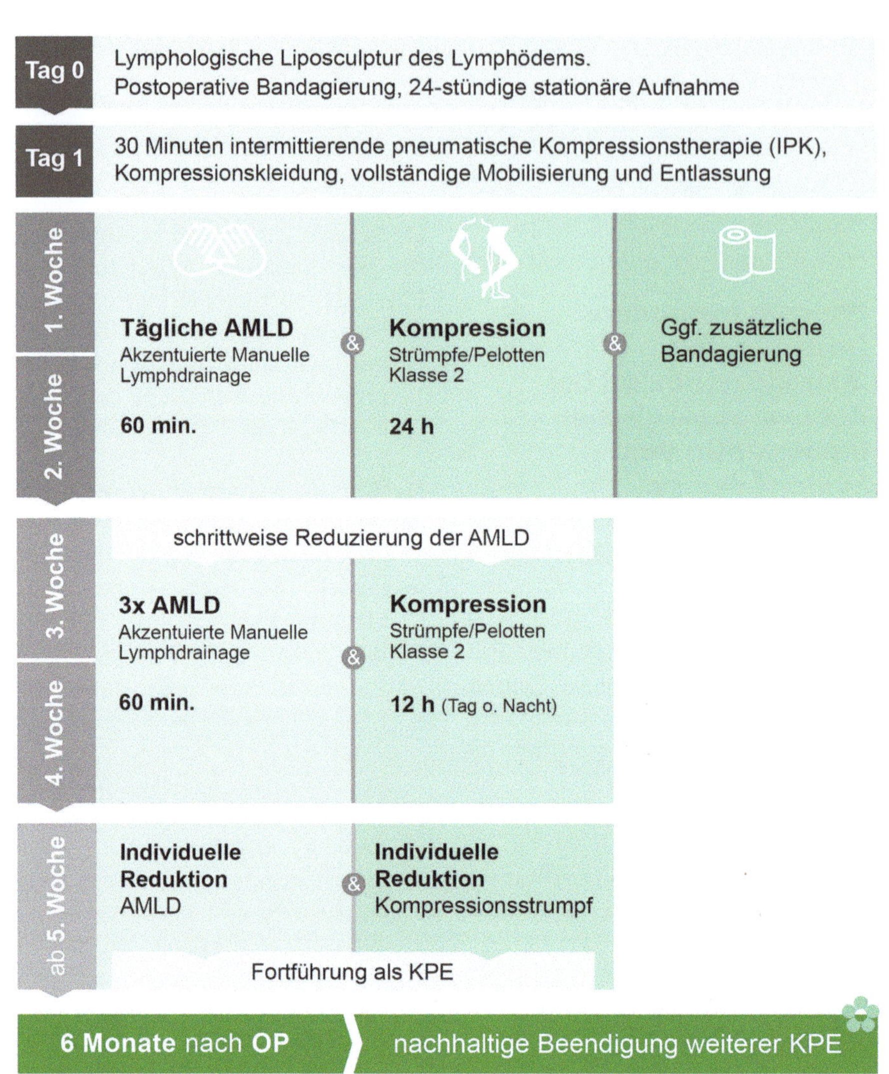

Abb. 39.9 **Das AMLD-Konzept.** Bei der Lymphologischen Liposculptur des Lymphödems

39.6.5 Welche Komplikationen und Nebenwirkungen muss ich erwarten?

39

Als unerwünschte Wirkung der Lymphologischen Liposculptur von Lymphödemen sind neben Infektionen (<1 %) Serome (<1 %) zu erwähnen. Sie werden lege artis steril punktiert und exzentrisch bandagiert. Weitere Komplikationen, vor allem Hämoglobinverlust mit Bluttransfusionenpflichtigkeit sind bei Operationen von Lymphödemen in „wet technique" nicht aufgetreten (Cornely und Gensior 2022).

39.6.5.1 Keine unerwünschten Wirkungen der Hyaluronidase

Die Auflösung und Präparation des schwammartigen, Proteoglykan-durchsetzten subkutanen Gewebes wird durch den Einsatz der Hyaluronidase deutlich verbessert. Die Koapplikation von Hyaluronidase verbessert die Verteilung der TLA im Gewebe und vergrößert die anästhesierte Fläche. Dabei werden weder die Wirkdauer des Lokalanästhetikums noch die Wundheilung beeinträchtigt. Es gab keinerlei Nebenwirkungen der Anwendung von bis nahezu 11.000 I.E. Hyaluronidase pro OP. Weder Rötungen, Schmerzen, Übelkeit oder Erbrechen noch pektanginöse Beschwerden oder Schwindel, Kurzatmigkeit, Ekzeme, Urtikaria, pseudoallergische Reaktionen im Bereich von Gesicht, Lippen, Hals, Ohren, Armen oder Beinen traten auf (Cornely und Hettenhausen 2021).

39.7 Langzeitergebnisse nach 15 Jahren: Lymphologische Liposculptur bei sekundärem Lymphödem nach Brustkrebs und gynäkologischen Tumoren

Es gibt zwei Ziele der Intervention:

1. Die Häufigkeit der komplexen Entstauungstherapie zumindest zu reduzieren, wenn möglich, sie ganz überflüssig zu machen.
2. Eine Umfangsangleichung der betroffenen Extremität zur Gegenseite vorzunehmen, um die Dysbalance zu lindern.

Die Lymphologische Liposculptur bei sekundärem Lymphödem der Arme nach Brustkrebs wird in einer Sitzung durchgeführt, bei sekundärem Lymphödem der Beine nach gynäkologischen Tumoren in zwei Sitzungen. Im Abstand von nicht unter vier Wochen wird zuerst die laterale Seite der Beine, später die mediale Seite behandelt. Wenn beide Beine betroffen sind, werden sie synchron beidseits operiert.

Allen Eingriffen folgt obligat ein spezielles postoperatives Management (AMLD) mit sukzessiver Reduzierung von manueller Lymphdrainage und Kompressionsbekleidung. Diese AMLD ist wesentlich für den nachhaltigen Erfolg der Lymphologischen Liposculptur. Das Verfahren reduziert die Notwendigkeit einer komplexen Entstauungstherapie um 80 % und mehr. Die Seitenangleichung wird angestrebt, um ein der gesunden Extremität ähnliches Volumen und eine ähnlichen Umfang zu erreichen. Im Ergebnis bedeutet dies den dauerhaften Verzicht auf Entstauungstherapie. Das Stigma des Strumpfes am Arm bei Brustkrebspatientinnen ist beseitigt. Die Patientin kann ihre Lebensqualität wieder so erleben, wie sie vor der Erkrankung war.

Die Langzeitergebnisse nach bis zu 15 Jahren wurden bei 65 Patientinnen ausgewertet (Cornely 2022, 2023).

Folgende Krebserkrankungen lagen den sekundären Lymphödemen zugrunde:

- Mammakarzinom (n = 24),
- Zervixkarzinom (n = 19),
- Uteruskarzinom (n = 11),
- Ovarialkarzinom (n = 4),
- Vulvakarzinom (n = 2),
- Urethra Karzinom (n = 1),
- Non-Hodgkin Lymphom (n = 1),
- Melanom (n = 3)

- Bei 38 Patienten (58,46 %) konnte die weitere lebenslange komplexe Entstauungstherapie, also Kompression und Manuelle Lymphdrainage vollständig abgesetzt werden.
- Die signifikante Reduktion der komplexen Entstauungstherapie wurde von weiteren 22 Patienten (33,82 %) in unterschiedlicher Weise berichtet.
- Bei 5 von 65 (7,69 %) Patientinnen hat die Methode nicht den erwünschten Erfolg gehabt.
- Fazit: Das Ziel von weniger als 20 % oder einem besseren Ergebnis nach Lymphologischer Liposkulptur wurde bei 60 von 65 (92,30 %) der Patientinnen erreicht.
- Die Frage nach der Verbesserung der Lebensqualität und des Selbstwertgefühls wurde von 60 der 65 (92,30%) Patientinnen positiv beantwortet (Cornely 2023).

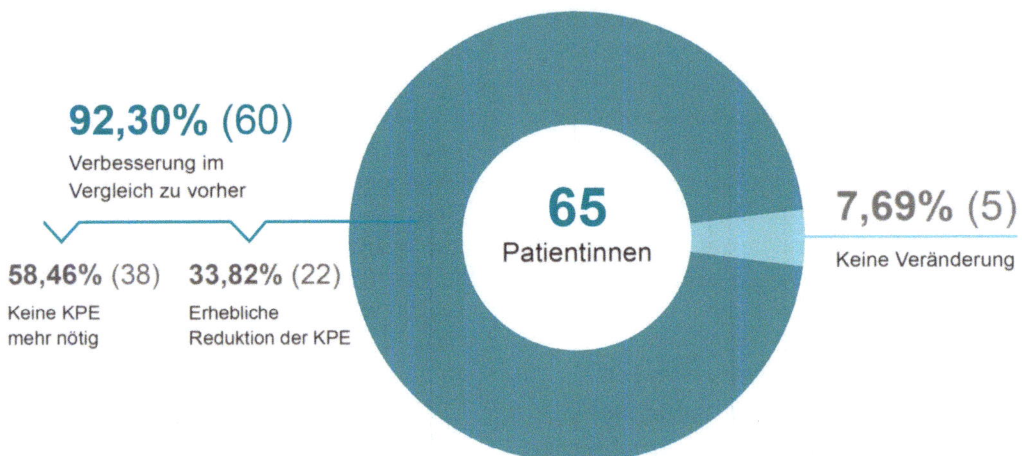

Abb. 39.10 **Konservative Entstauungstherapie**. Nach der Lymphologischen Liposculptur bei sekundären Lymphödem. (aus: Cornely 2023)

KeyNote

Die Lymphologische Liposculptur in TLA + H reduziert das Armlymphödem deutlich besser als die KPE allein. 92,30 % der Patientinnen brauchen in der 15-Jahres-Untersuchung keine oder erheblich weniger KPE mehr.

39.8 Welche Alternativen zur Resektionsoperation durch Absaugung gibt es? Wie gehe ich als Lymphologe heute pragmatisch vor?

39

Wenn nach KPE immer noch ein signifikanter Volumenüberschuss vorhanden ist, kann dieser durch eine Gewebeabsaugung entfernt werden. Konservative Behandlungen und mikrochirurgische Rekonstruktionen können dies alleine nicht leisten. Bei Brorson's Methode ist eine weitere konservative Behandlung lebenslang (24 h am Tag) mit Kompressionskleidung zwingend erforderlich, um den Behandlungseffekt zu erhalten (Schaverien et al. 2018).

Die ursprünglich von Brorson vorgeschlagene Methode der trockenen Absaugung der Arme mit Tourniquet war aus heutiger Sicht anachronistisch, da die „wet technique" durch die Verwendung der Klein'schen Lösung seit 1985 möglich ist.

Verschiedene operative Verfahren zur Behandlung dieser Erkrankung wie zum Beispiel die Lymphgefäßtransplantation (Baumeister), Lymphknotentransplantation (Becker) und die LVA (Tzou) sind beschrieben worden (▶ Kap. 41–43). Leider sind vergleichende Evaluationen und Ergebnisse von Kombinationen dieser Verfahren nicht bekannt geworden.

So ist es noch nicht möglich, präoperativ zu entscheiden, welche Maßnahme die geeignetste ist, um ein sekundäres Lymphödem dieser Ätiologie chirurgisch so zu sanieren, dass die Patientin keine weitere oder nur eine deutlich reduzierte komplexe Entstauungstherapie braucht.

39.8.1 Wie gehe ich aus praktischen Gründen vor?

Die Suprafaszial-subkutan-subtotale-Aspirations-Vibrations-Exhairese („Lymphologische

Liposculptur“) zur Entfernung des Gewebes allein oder ggf. in zweiseitiger Kombination mit der peripheren bypasschirurgischen Operation der lymphvenösen Anastomosen (LVA) scheint die erfolgversprechende Möglichkeit für das Problem des sekundären Armlymphödems und des sekundären Lymphödems an den Beinen zu sein.

39.9 Was ist „lymphologisch“ wichtig zu wissen?

Die frühzeitige Erkennung des Lymphödems bei denjenigen, die ein höheres Risiko haben, sowie die Fortschritte in der Bildgebung werden die Fähigkeit zur genauen Erkennung von lokal funktionierenden Lymphgefäßen verbessern. Die rekonstruktive Lymphchirurgie wird dadurch genauer und der Erfolg vorhersehbarer. Technischer Fortschritt bei den Geräten, die in dieser Chirurgie verwendet werden, ermöglicht es, kleinere Lymphgefäße zu operieren und die Ergebnisse der Lymphödemchirurgie nachhaltig zu verbessern. Die Ausbildung von höheren Stadien der Ödemerkrankung, die dann mit resezierenden Methoden behandelt werden müssen, sollte verlangsamt werden oder sistieren.

Das Konzept der prophylaktischen LVA rückt in den Fokus und wartet auf seine Verifizierung.

Die Indikation zur „Charles Procedure“ sollte nicht mehr gestellt werden. Resezierende Liposuktionen sollten nicht in „dry style“, sondern in „wet technique“ operiert werden.
Bei der medizinischen Indikation der Suprafaszial-subkutanen-subtotalen-Aspirations-Vibrations-Exhairese von sekundärem Lymphödem in TLA ist der Zusatz von Hyaluronidase (TLA+H) aus chirurgischer und lymphologischer Sicht empfehlenswert und auch in hohen Dosen ohne Nebenwirkungen. Die durch die Gewebepenetration erleichterte Präparation der subkutanen Matrix ermöglicht eine lymphgefäßschonende Lymphologische Liposculptur.
Die Resektion durch Liposuktion hat drei Ziele erreicht:

- Die Häufigkeit der komplexen physikalischen Entstauungstherapie zu reduzieren, wenn möglich, sie ganz überflüssig zu machen.
- Eine Umfangszunahme der betroffenen Extremität zu entfernen und der Gegenseite anzupassen, die ästhetische Dysbalance zu lindern.
- Das Stigma des Strumpfes am Arm bei Brustkrebspatientinnen zu beseitigen.

Alle operativen, besonders aber die resezierenden Verfahren sind heute lymphgefäßschonend möglich und sollten den Patienten vorbehaltlos angeboten werden, wenn die beiden Ziele – Umfangsreduktion und Verzicht auf lebenslange KPE – auf anderem Weg nicht zu erreichen sind.

Literatur

Avelar JM (2002) Abdominoplasty without panniculus undermining and resection: analysis and 3-year follow-up of 97 consecutive cases. Aesthet Surg J 22(1):16–25. ► https://doi.org/10.1067/maj.2002.121961 (PMID: 19331948)

Avelar JM (2016) New concepts on Abdominoplasty and further applications. Springer, Cham

Brenner E (2009) Plasma – interstitielle Flüssigkeit – Lymphe. Lymphforsch 13:1

Avelar J, Illouz YG (1986) Lipoaspiracao, 1. Aufl. Sao Paulo, Editoria Hipocrates

Brorson H, Svensson H (1997) Complete reduction of lymphoedema of the arm by liposuction after breast cancer. Scandinavian journal of plastic and reconstructive surgery and hand surgery, 31(2), 137–143. ► https://doi.org/10.3109/02844319709085480

Brorson H, Svensson H (1998) Liposuction combined with controlled compression therapy reduces arm lymphedema more effectively than controlled compression therapy alone. Plast Reconstr Surg 102(4):1058–1068

Charles MRH (1901) The surgical treatment of elephantiasis. Indian Med Gaz 36(3):84

Cornely ME (2000) Liposuktion (Liposculpture). In: Weissleder H, Schuchhardt C (Hrsg) Erkrankungen des Lymphgefässystem. Viavital-Verlag, Köln. 2:384–397

Cornely ME (2003) Lipödem und Lymphödem. In: Plewig G, Prinz J (Hrsg) Fortschritte der praktischen Dermatologie und Venerologie 2002. Springer, Berlin, S 255–263

Cornely ME (2006a) Lipedema and lymphatic edema. In: Shiffman MA, Di Guiseppe A (Hrsg) Liposuction. Principles and practice. Springer, Berlin, S 547–549

Cornely ME (2006b) Lymphologische Liposculptur nach Dr. Cornely. Deutsches Patent- und Markenamt

Cornely ME (2007) Lymphologische Liposkulptur. Hautarzt 58:653–658

Cornely ME (2014) Fatter through lipids or water: Lipohyperplasia dolorosa versus lymphedema. Am J Cosmet Surg 31(3):189–195

Cornely ME, Hettenhausen C (2021) The Addition of Hyaluronidase to Tumescent Local Anesthesia Supports Lymphological Liposculpture of Secondary Lymphedema. Plastic and reconstructive surgery. Global open, 9(12), e3995. ▶ https://doi.org/10.1097/GOX.0000000000003995 7

Cornely M, Gensior M (2023) Complications and their management in the surgical treatment of lipohyperplasia dolorosa. Dermatologie (Heidelb), 74(2):114–20.

Cornely M (2023) Lymphological Liposculpture for secondary Lymphoedema after breast cancer and gynaecological tumours. Long-term results after 15 years. Arch Plast Surg 2023;50:288–304.

Cornely ME (2023a) Surgical lymphology. Therapy option for lymphoedema and lipohyperplasia dolorosa. J Dtsch Dermatol Ges. 2023;21(2):147-68

Cornely M (2023b). Lipohyperplasia dolorosa (LiDo): Renaming, prima vista Diagnose, Koinzidenz, Palpation und Resektion. Aktuelle Dermatologie, 107-119

Farr C, Menzel J, Seeberger J et al. (1997) Klinische Pharmakologie und Anwendungsmöglichkeiten von Hyaluronidase unter Berücksichtigung von Hylase Dessau. Wien Med Wochenschr 147:347–355

Fischer A, Fischer G (1977) Revised techniques for cellulitis fat reduction in riding breeches deformity. Bull Int Acad Cosmet Surg 2:40–41

Fournier P (1987) Body sculpturing through syringe liposuction and autologous fat re-injection. Rolf, Paris

Hanke CW, Bernstein G, Block S (1995) Safety of liposuction in 15.336 patients. National survey results. Dermatol Surg 21:459

Homans J (1940) Lymphedema of the Limbs. JAMA Surg 40(2):232–252

Illouz YG (1983) Body contouring by lipolysis: a 5 year experience with over 3000 cases. Am J Plast Reconstr Surg 72:5

Illouz YG, Pfulg ME (1986) Die selektive Lipektomie oder Lipolyse nach Illouz. Handchirurgie 18:118

Kesselring UK, Meyer R (1978) A suction curette for removal of excessive local deposits of subcutaneous fat. Plast Reconstr Surg 62:305

Klein JA (1987) The tumescent technique for liposuction surgery. Am J Cosm Surg 4:263

Klein JA (1990) Tumescent technique for regional anaesthesia permits lidocaine dose for 35 mg/kg for liposuction. J Dermatol Surg Oncol 16:248

Klein JA (2000) Tumescent technique: tumescent anesthesia & microcannular liposuction. Mosby. ISBN 9780815152057

Kondoleon E (1912) Die operative Behandlung der elephantiastischen Oedeme. Zbl Chir 39:1022–1025

Neligan PC et al. (2016) Lymphedema PART V Current Treatment of Lymphedema. Chapter 31. Excisional Approaches for the Treatment of Lymphedema. ▶ https://doi.org/10.1055/b-0037-143487

Rapprich S, Koller J, Sattler G et al. (2012) Liposuction – a surgical procedure in dermatology. J Dtsch Dermatol Ges 10(2):111–113. ▶ https://doi.org/10.1111/j.1610-0387.2011.07847.x

Ryan TJ (1995) Lymphatics and adipose tissue. Clin Dermatol 13:493–498

Sandhofer M et al. (2020) Prevention of progression of lipedema with liposuction using tumescent local anesthesia: results of an international consensus conference. Dermatol Surg 46(2):220–228. ▶ https://doi.org/10.1097/DSS.0000000000002019 (Official Publication for American Society for Dermatologic Surgery)

Sattler G (Hrsg) (2003) Lehrbuch der Liposuktion. Thieme, Stuttgart, ISBN 3-13-138141-8

Schaverien MV, Munnoch DA, Brorson H (2018) Liposuction treatment of lymphedema. Semin Plast Surg 32(1):42–47. ▶ https://doi.org/10.1055/s-0038-1635116 (Epub 2018 Apr 9. PMID: 29636653; PMCID: PMC5891650)

Sommer B, Sattler G (1998) Tumeszenz Lokal Anästhesie. Springer, Heidelberg

Sistrunk WE (1918) Further experiences with the Kondoleon operation for elephantiasis. JAMA 71(10):800–806

Temourian B, Fisher JB (1981) Suction courettage to remove excess fat of body contouring. Plast Reconstr Surg 68:50

Thompson N (1967) The surgical treatment of chronic lymphoedema of the extremities. Surg Clin North Am 47(2):445–503

Venkataram J (2008) Tumescent liposuction: a review. J Cutan Aesthet Surg 1(2):49–57. ▶ https://doi.org/10.4103/0974-2077.44159 (PMID: 20300344; PMCID: PMC2840906)

Lymphologische Liposculptur

Manuel E. Cornely

Inhaltsverzeichnis

M. E. Cornely et al. (Hrsg.), *Angewandte Lymphologie*,
https://doi.org/10.1007/978-3-662-61452-5_40

Editor's Tip

1997 begann ein neues Kapitel der Therapie in der Lymphologie. Zu den bekannten konservativen Maßnahmen der komplexen physikalischen Entstauungstherapie (KPE) traten suffiziente dermatochirurgische resezierende Verfahren hinzu. Im Fokus standen:

- Die angeborene schmerzhafte Fettverteilungsstörung an allen vier Extremitäten bei Frauen. Sie ist unter dem Begriff „Lipödem" seit den 1940er-Jahren des letzten Jahrhunderts bekannt. Es gibt vermutlich kaum eine klinische Diagnose der Extremitätenschwellung, die häufiger übersehen wird als diese Erkrankung der Arme und der Beine.
- Die sekundären Lymphödeme an Armen und Beinen und die operative Behandlung durch Resektion des subkutanen Gewebes und seiner Proteoglykanmatrix.

Was damals nur ausgewählten Fällen vorbehalten blieb, wird heute zunehmend mehr zum Standard: Prüfen Sie als Lymphologe also bitte auch, ob die operativen Therapiemöglichkeiten des Faches bei Ihren Patientenr in mit LiDo oder sekundären Lymphödemen angewendet werden können!

40.1 Der französische Terminus aus der Ästhetik: „Liposculpture"

40

Die ästhetische Konturierung der Körperoberfläche durch Liposuktion wird besser als Liposculpture bezeichnet, denn die Methode erlaubt, durch eine selektive Entfernung von umschriebenen Adipozytenkonzentrationen (Fournier 1991) die Silhouette zu ändern. Zur Vorbereitung der Fettentfernung wird heute überwiegend die Tumeszenzlokalanästhesie nach Klein verwendet (Klein 1987). Die Entfernung von Adipozyten und deren Stammzellen bei Lipohyperplasia dolorosa (LiDo) führt dazu, dass in den so behandelten Körperregionen eine Zunahme des Umfangs nicht mehr möglich ist. Während durch Diät und Sport das Volumen und damit die Größe hypertropher Adipozyten reduziert werden kann, werden die Zellen selbst durch die minimalinvasive Liposculpture nummerisch reduziert und eliminiert. Die Fettabsaugung ist dennoch keine Methode zur Gewichtsreduktion oder zur Behandlung von Fettleibigkeit: Sie ist eine Möglichkeit, Fettdeformitäten der Körperoberfläche so zu beeinflussen, dass ein proportionales, auch kosmetisch ansprechendes Verteilungsmuster entsteht (Fischer und Fischer 1977). Dieses Verfahren wurde in einem singulären Fall an den Beinen einer 25-jährigen Patientin mit der Erkrankung „Schmerzhaftes Lipödemsyndrom nach Allen und Hines" zur kosmetischen Verbesserung angewendet (Sattler et al. 1997).

40.1.1 Die Grundlagen des Paradigmenwechsels

Das resezierende Verfahren wurde für die Anwendung bei lymphologischer Indikation untersucht und an 140 LiDo-Patientinnen verwendet, um seine Wirksamkeit zu prüfen. (Cornely et al. 1998; Cornely 2004, 2007; Bender et al. 2007).

Die weitere Aufdeckung pathophysiologischer Grundlagen der schmerzhaften lymphologischen Fettgewebeerkrankung (Cornely 2000, 2003; Marsch 2001), methodische

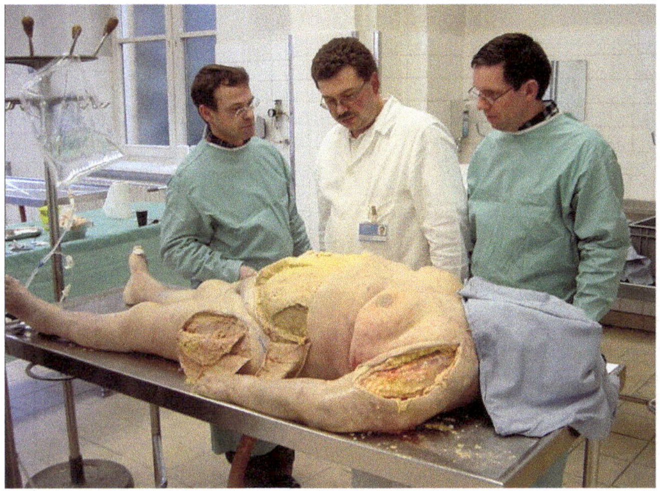

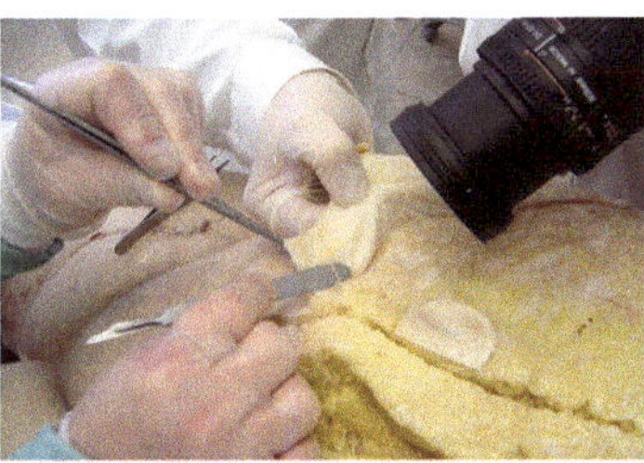

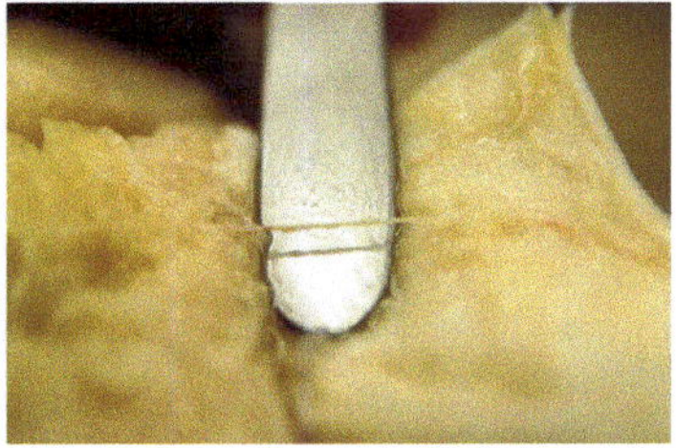

▪ **Abb. 40.1** **Untersuchung am Kadaver.** Links: Exploration und Prüfung der Lymphgefäßprotektion des chirurgischen Parts der „Lymphologischen Liposculptur" an einem Kadaver im Institut für Klinisch-Funktionelle Anatomie in Innsbruck. Von li.: Manuel E. Cornely, Erich Brenner, Antonius Beyer. Oben rechts: Präparation eines Lymphgefäßes nach Aspirations-Vibrations-Exhairese in TLA an der Bauchdecke. Unter rechts: Nahaufnahme desselben Lymphgefäßes

Verbesserungen und – zur Lymphgefäßschonung relevante – Modifikationen des Operationsverfahrens in Tumeszenzlokalanästhesie (TLA) (▪ Abb. 40.1) ermöglichen heute die resezierende Behandlung des subkutanen Gewebes durch Absaugung für folgende drei medizinische Indikationen:

- Lipohyperplasia dolorosa (LiDo) „Lipödem" (▶ Kap. 21),
- primäres Lymphödem,
- sekundäres Lymphödem (▶ Kap. 39).

KeyNote

Die Einführung der Liposuktion markiert einen Paradigmenwechsel in der ansonsten konservativen lymphologischen Therapie. Sie führt zur Verbesserung, teils zur Heilung der Krankheitsbilder durch Resektion des subkutanen Gewebes.

40.2 Warum heißt das Verfahren „Lymphologische Liposculptur" und bei welchen Indikationen kann es eingesetzt werden?

Die deutsche Bezeichnung „Lymphologische Liposculptur" wurde gewählt, um die Methode bei lymphologisch indizierter Anwendung von der ästhetisch indizierten Behandlung („Liposculpture") abzugrenzen.

Diese chirurgische Behandlung, die unter dem Begriff „Lymphologische Liposculptur nach Prof. Cornely™" publiziert wurde (Cornely 2000, 2003, 2006a, b), umfasst neben dem operativen einen obligaten konservativen Teilschritt. Sie kann sowohl bei Lipohyperplasia dolorosa als auch bei sekundären und primären Lymphödemen angewendet werden.

40.2.1 Lipohyperplasia dolorosa

Bei der operativen Behandlung der Lipohyperplasia dolorosa (LiDo) (▶ Kap. 21) wird die subtotale Entfernung des subkutanen Gewebes angestrebt. Durch die Resektion sowohl der vermehrten hyperplastischen als auch der koinzidenten hypertrophen Fettzellen (Al-Ghadban et al. 2019) wird die Imbalance von vermehrter Produktion und überlastetem Abtransport von Lymphe aufgehoben, die Transportkapazität normalisiert, die Stase des proteogykangebunden Fluids downreguliert: Die krankheitstypische Schmerzhaftigkeit (Gensior und Cornely 2019; Cornely 2000) sistiert und klingt ab. Alle Operationen erfolgen unter maximaler Schonung der Lymphgefäße (Bender et al. 2007).

Diese medizinisch indizierte Fettgewebeexhairese dient nicht primär der ästhetischen Formung der Extremitäten und ihre Silhouette, sondern der Eliminierung der Schmerzhaftigkeit durch Rebalancierung der lymphologischen Hochvolumentransportinsuffizienz (Marsch 2001). Der Eingriff in das zelluläre Substrat des Subkutangewebes führt zu einer Veränderung der Glykosaminoglykane (GAGs) in der extrazellulären Matrix (EZM) (Herbst et al. 2015). Die Resektion von Zellen und Proteoglykanen (PG) mit hoher Wasserbindungskapazität (▶ Kap. 2, 21) vermindert sowohl die Menge von in Sol und Gel gebundener Flüssigkeit als auch deren weitere Bindungsmöglichkeiten im Gewebe.

Da es sich um ein resezierendes Verfahren bei einer angeborenen, genetischen und nicht alimentär erzeugten Fettverteilungsstörung handelt, sind die Ergebnisse lebenslang dauerhaft. Bei korrekt durchgeführter Anwendung sind Rezidive nicht aufgetreten (Cornely 2014, Cornely und Gensior 2014).

KeyNote

Es gibt drei Ziele der Intervention bei **Lipohyperplasia dolorosa (LiDo):**

1. Der Verzicht auf die komplexe physikalische Entstauungstherapie (KPE) durch Rebalancierung der Hochvolumentransportinsuffizienz.
2. Das Sistieren und Abklingen der Druckschmerzen.
3. Die Harmonisierung der Volumenverhältnisse von Extremitäten und Körperstamm.

Eine weitere konservative Therapie ist bei 97 % der LiDo-Patientinnen nicht mehr notwendig (Cornely und Gensior 2014).

40.2.2 Lymphödem

Sowohl primäre als auch sekundäre Lymphödeme gehen mit einer soliden Umfangszunahme der betroffenen Extremität einher. Die konservative Therapie ist unzureichend, um diese Entwicklung der Vermehrung des Gewebes zwischen Haut und Muskulatur aufzuhalten, zu reduzieren oder gar zu entfernen: Eine dauerhafte Verringerung der Umfangsveränderung ist durch manuelle Lymphdrainage und Kompression nicht möglich. Solides Gewebe kann durch Operation dauerhaft entfernt werden (▶ Kap. 39). Zu diesem Zweck wird die Lymphologische Liposculptur als Methode der lymphgefäßschonenden Gewebeentfernung bei Lymphödemen seit 2005 angewendet (Cornely 2006, 2022, 2023).

KeyNote

Es gibt drei Ziele der Intervention bei **Lymphödem:**

1. Die Belastung durch manuelle Lymphdrainage und Kompression soll erheblich eingeschränkt werden. Idealerweise wird die KPE nicht mehr benötigt.
2. Auf einen stigmatisierenden Kompressionsstrumpf an Arm oder Bein soll verzichtet werden können.
3. Die Aufhebung der Seitendifferenz durch Angleichung des Volumens der Extremitäten wird angestrebt.

Die Lymphologische Liposculptur in TLA + H reduziert das Arm-Lymphödem deutlich besser als die KPE allein. 92,30 % der Patientinnen benötigen in der 15-Jahres-Untersuchung keine KPE mehr oder erheblich weniger (Cornely 2023).

40.3 Wie wird die Methode angewendet?

Das Verfahren wird in zwei Schritten, der Fettresektion und dem anschließenden Lymphgefäßtraining, durchgeführt:

1. Suprafaszial-subkutane-subtotale-Aspirations-Vibrations-Exhairese („Lymphologische Liposculptur") mit dem Micro-Aire®-PAL-System in Tumeszenzlokalanästhesie (TLA), bei Lymphödemen in TLA + H [Hyaluronidase]
2. Postoperative akzentuierte manuelle Lymphdrainage als Lymphgefäßtraining (AMLD).

40.4 Der erste Schritt: Die dreidimensionale Saugung

Das durch TLA aufgelöste gelartige Fett wird bis auf die kutisnahe Verschiebeschicht abgesaugt. Alle festeren Gewebe wie Gefäße, Nerven, Bindegewebegrundsubstanz und Fasern sollten dabei unbeschädigt bleiben. Die „Lymphologische Liposculptur" induziert eine Straffung der Haut, da die Präparation mit TLA und die dreidimensionale Exhairese wie eine Dehnungsplastik wirken (Sattler 2003). Der postoperative Subkutanraum füllt sich mit Bindegewebe. Da Gewebe aus Fibroblasten schwerer als Fett wiegt, wird sich das Gewicht der Patientin durch die Resektion nicht verändern, es wird äquilibriert.

Die Operation beginnt immer fasziennah – also tief im dreidimensionalen Gewebe – und entfernt zuerst die profunde Fettzellschicht. Danach wird das mittlere Layer des Fettes sukzessive bis zur superfiziellen Schicht direkt unter der Cutis entfernt (◘ Abb. 40.2a). Eine Fettschicht von 0,5 cm sollte unmittelbar unter der Haut verbleiben. Kutisnahe Übersaugungen sollen vermieden werden, da sie zu Einziehungen und Furchenbildungen führen können. Die intraoperative Kontrolle der Hautfaltendicke in loco entscheidet über das Ende der „Lymphologischen Liposculptur" (◘ Abb. 40.2b).

40.4.1 Operationsareale und Zeitmanagement bei Lipohyperplasia dolorosa (LiDo)

40.4.1.1 Beine außen, Arme beidseits, Beine innen. Schnitt-Naht-Zeiten

Üblicherweise wird bei Lipohyperplasia dolorosa zuerst das Areal der Außenseite der beiden Beine von den Leisten bis zu den oberen Sprunggelenken, also die äußeren 50 % der Beine, operiert (◘ Abb. 40.3).

Die Operation der beiden Armen folgt in einer Sitzung nach Abstand von vier Wochen zum ersten Eingriff an den Beinen in gleicher Methode (◘ Abb. 40.4).

Bei der dritten und letzten Operation nach weiteren vier Wochen wird das Fett-

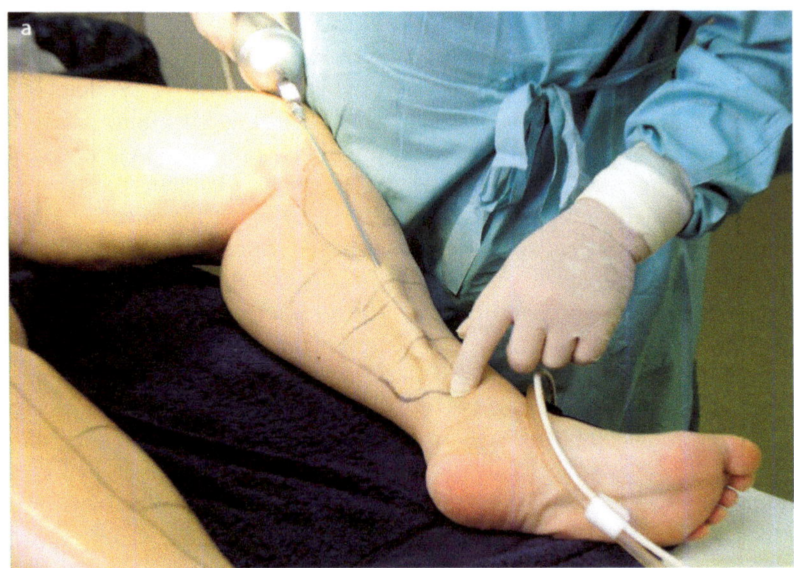

Abb. 40.2a **Die kutane Begrenzung der „Lymphologischen Liposculptur“.** Hier am medialen OSG links. Von diesem Zugang wird die Bisgaard’sche Kulisse besaugt

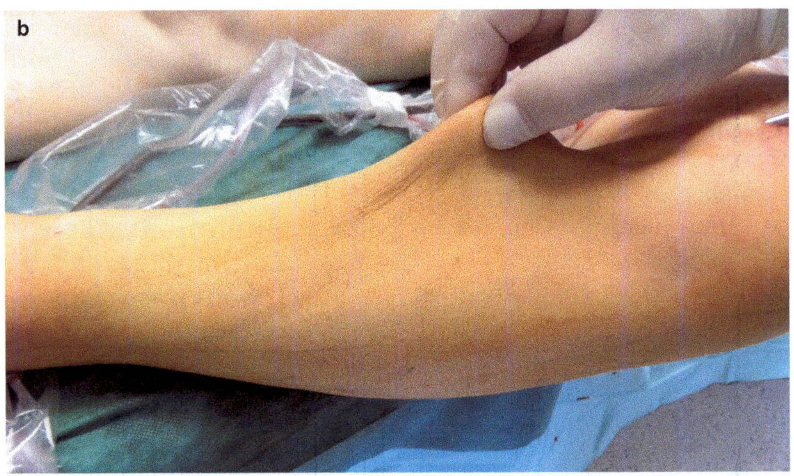

Abb. 40.2b **Intraoperative Prüfung.** Die Hautfaltendicke am medialen Unterschenkel

gewebe an den Innenseiten der Beine vom Schritt bis zum oberen Sprunggelenk entfernt.

Für die zweizeitige Behandlung der Beine sollten pro Sitzung (beidseits außen oder innen) ca. 180 min, für die einzeitige Behandlung der Arme (beidseits in einer Sitzung) ca. 130 min als Schnitt-Naht-Zeit kalkuliert werden. Jeweils neunzig Minuten entfallen hierbei auf die Präparationsphase. Die Inzisionsöffnungen werden nicht zugenäht um eine offene Drainage zu ermöglichen.

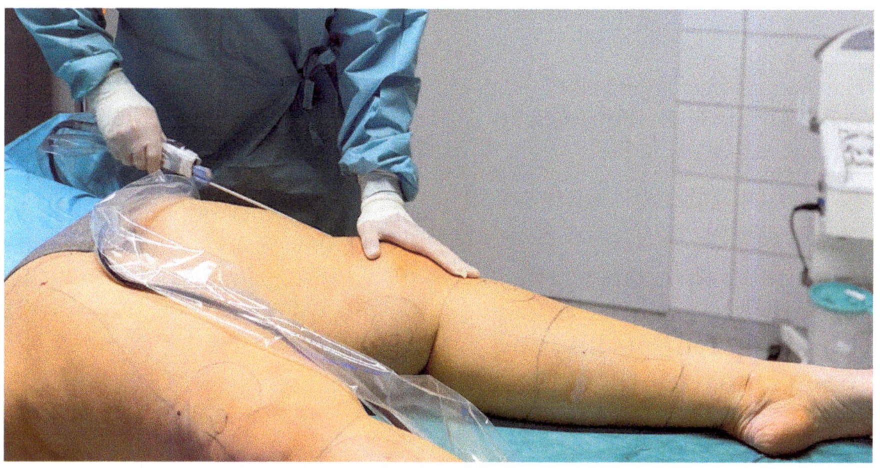

Abb. 40.3 **LiDo Stadium II.** Die Beine intraoperativ

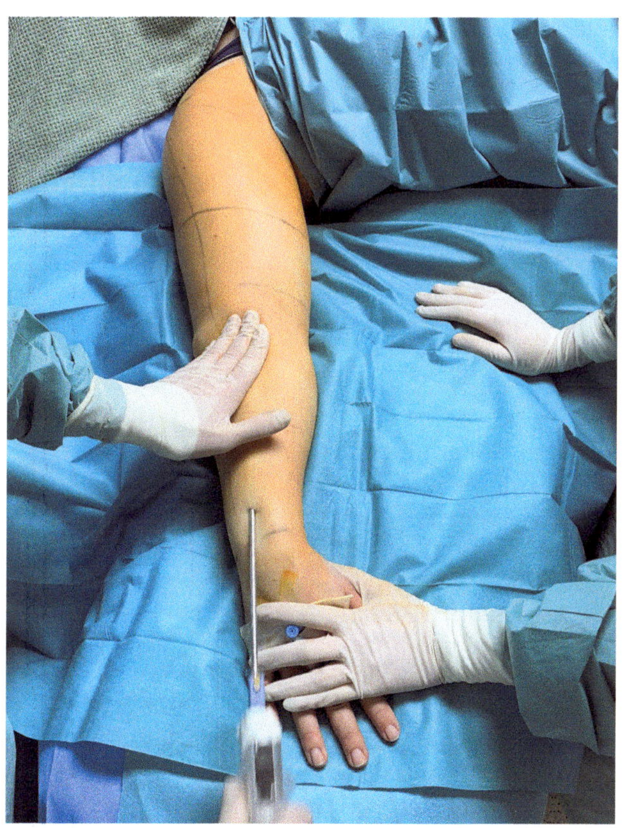

Abb. 40.4 **LiDo Stadium II.** Die Arme intraoperativ

KeyNote

Für Tumeszenz, Präparation und Operation sollten bis zu 180 min Schnitt-Naht-Zeit vorgesehen werden.

40.4.2 Mengenbegrenzungen, Wundflächenberechnung und Hohlzylinderbildung nach Liposculptur

Die abzusaugende Gewebemenge ist auf acht, in wenigen Fällen auf zehn Liter pro Sitzung begrenzt. Auch bei diesen Dimensionen sind durch die „Lymphologische Liposculptur" keine Gefährdungen zu erwarten. Das operative Verfahren findet unter Narkose, ggf. nur unter vertiefter Analgosedierung durch den Anästhesisten, statt. Volumenbilanzierung, Herz-Kreislauf, Atmung und ZNS stehen während und nach dem Eingriff unter fachärztlicher Kontrolle.

KeyNote

Die Verbesserung der Schmerzhaftigkeit bei LiDo hängt von der Vollständigkeit der Exhairese ab.

Die Operationswunden der Eingriffe entsprechen nach den „Rules of Nine" einer zweidimensionalen planen Verletzung des Unterhautfettgewebes von jeweils 18 % der Körperoberfläche (Wallace 1951). Das Aspiratvolumen hilft bei der dreidimensionalen Volumenberechnung des entfernten Gewebes ebenso wie eine Berechnung nach Kuhnke (▶ Kap. 4) nur näherungsweise.

Die im Gewebe gebildeten Kanäle der Saugkanülen führen zu einer multiplen Hohlraumbildung (Hohlzylinder) und damit zu einer dreidimensionalen Wundflächenvergrößerung im Subkutanraum, die erheblich größer als 18 % ist. Diese Fläche kann mit der Neunerregel nicht bestimmt werden. Haut und faszienbedecktes Gewebe bleiben unverändert, es entsteht summarisch ein Hohlzylinder aus multiplen Saugkanälen, also ein Zylinder, aus dem insgesamt ein schmalerer Zylinder gleicher Höhe mittig entfernt wird. Die Berechungsformel des Volumen dieses Hohlzylinders mit dem Außenradius r1, dem Innenradius r2 und der Höhe h ist $V = \pi \cdot h \cdot (r1^2 - r2^2)$, sein gesamter Oberflächeninhalt $A = 2 \cdot \pi \cdot h \cdot (r1 + r2) + 2 \cdot \pi\,(r1^2 - r2^2)$.

KeyNote

Einzeitige flächige Resektionen von mehr als 18 % der Körperfläche sollten aus Sicherheitsgründen und zur Vermeidung unerwünschter postoperativer Nebenwirkungen nicht durchgeführt werden.

40.4.3 Operationsbedingte Nebenwirkungen und deren Behandlung

- Auch wenn der Eingriff ambulant durchgeführt werden kann, ist eine ärztliche Begleitung der ersten 24 h sinnvoll, um möglichen Kreislaufreaktionen entgegenwirken zu können (Cornely und Gensior 2022).
- Unmittelbar nach der Operation werden die Extremitäten für 24 Stunden bandagiert und anschließend, nach dem Konzept der akzentuierten manuellen Lymphdrainage (AMLD), mit einem textilen Gestrick (TG) der Druckklasse 2 komprimiert.
- Während der nächsten zwei bis sieben Tage kommt es zur Ausbildung von Hämatomen, die keiner besonderen Behandlung bedürfen. Die postoperativ angewendete AMLD fördert die Wundheilung und den Abbau von Blutergüssen. Sie wirkt antiödematös und wird von der Patientin als ausgesprochen angenehm empfunden.

- Die dreidimensionale Wunde fördert eine erhebliche Menge an Sekret. Die Inzisionen verschließen sich nach fünf bis sieben Tagen von allein. Bis dahin ist eine spontane offene Drainage, die durch die AMLD unterstützt wird, erwünscht. Aus hygienischen Gründen werden die Einschnitte mit Flüssigkeit absorbierenden Kompressen bedeckt. Da eine offene Drainage gewünscht ist, sollten die Inzisionen nur zum Duschen mit Pflaster versorgt werden.
- Die Patientin sollte sich nach der Operation bewegen, sportliche Aktivität ist nach eigenen Maßgaben möglich. Spätestens nach Sistieren der Flüssigkeitsdrainage kann die Patientin ohne weitere Beschwerden ihrem Alltag nachgehen.

40.4.4 Ist ein postoperatives Medikamententreatment notwendig?

Unerwünschte Wirkungen der „Lymphologischen Liposculptur" sind:
- Wundinfektionen 1,79 %
- Thrombosen 0,07 %

(Gensior und Cornely 2022).

40.4.4.1 Antibiose

Aus klinischer Erfahrung kommt es zu einer Flüssigkeitsretention an den Extremitäten von proximal nach distal. Die Retention ist am häufigsten an den Armen. Solcherlei Sekretstase kann infektionsfördernd sein. Es besteht ein stasekorreliertes Infektionsrisiko.

Der präoperativen single-shot-Antibiose mit 2 Gramm Cephazolin i. v. folgt einen postoperative Gabe von Cefuroxim oral (gewichtsadaptiert 2 × 250 mg Cefuroxim bis 70 kg KG, 2 × 500 mg Cefuroxim über 70 kg KG) über 5 Tage, um dieses Risiko zu minimieren (Gensior und Cornely 2022). Die mehrtägige Antibiose ist nicht als Prophylaxe, sondern als Therapie, angelehnt an eine mehrtägige Antibiose im Rahmen einer Verbrennung, anzusehen.

40.4.4.2 Thromboseprophylaxe

Die operationsbedingte Aktivierung des Gerinnungssystems wird postoperativ antithrombotisch mit z. B. Enoxaparin 40 mg einmal täglich für drei Tage behandelt. Aufgrund der operationsbedingten, ausgedehnten Wundflächen sind Gerinnungsstörungen präoperativ unbedingt auszuschließen. Diese stellen im Regelfall keine Kontraindikation für eine Operation dar, bedürfen aber meistens einer angepassten Thromboseprophylaxe.

40.4.4.3 Schmerzmedikation

Nach TLA ist eine postoperative analgetische Medikation selten nötig. Bei Bedarf kann Arylpropionsäure (Ibuprofen) in einer Tagesdosis von 2,4 g sinnvoll sein. Die zusätzliche antiphlogistische Wirkung fördert die schnellere Rückbildung der operationsbedingten Schwellungen. Die maximale Einzeldosis für Erwachsene kann 800 mg Ibuprofen betragen, wobei mögliche gastrointestinale Beschwerden zu bedenken sind.

KeyNote

Die Ergebnisse der „Lymphologischen Liposculptur" bei Lipohyperplasia dolorosa (LiDo) sind dauerhaft, sie kann durch dieses Verfahren substanziell entfernt (geheilt) werden.
- Eine Umfangsvermehrung bildet sich nicht wieder aus.
- Die Schmerzhaftigkeit dieser Erkrankung ist nach den Operationen nicht mehr vorhanden (Cornely 2004; Cornely und Gensior 2014, Gensior und Cornely 2019).
- Weitere Therapie mit Kompression oder manueller Lymphdrainage kann entfallen.

40.5 Der zweite Schritt: Die obligate postoperative akzentuierte Lymphdrainage (AMLD)

Das Ziel der „Lymphologischen Liposculptur" zur Verbesserung der Lebensqualität der Patientin ist bei Lipohyperplasia dolorosa (LiDo) die Entfernung des Fettes und die Normalisierung der Hochvolumentransportinsuffizenz durch Balancierung von Lymphproduktion und Abtransport.

Die Entfernung des Subkutangewebes bei Lymphödem hingegen dient einer Angleichung zur Gegenseite und der Verbesserung des lymphologischen Flusses durch Reduzierung der Proteoglykane im subkutanen Gewebe (▶ Kap. 21).

Wenn das Fett bei LiDo respektive das durch Einlagerung von Lymphe veränderte Subkutangewebe bei Lymphödem entfernt ist, muss die Transportleistung der Lymphgefäße wieder normalisiert werden. Hierzu wurde ein spezifisches Lymphgefäßtraining entwickelt.

Dieser zweite Verfahrensschritt ist essenzieller Bestandteil der „Lymphologischen Liposculptur" und beginnt unmittelbar nach der operativen Entfernung des subkutanen Gewebes in Form von ambulanter akzentuierter manueller Lymphdrainage (AMLD).

40.5.1 AMLD bei Lipohyperplasia dolorosa

Die AMLD bei LiDo wird unmittelbar postoperativ nach jeder Operation ambulant über vier Wochen durchgeführt:

- Anwendung von zehn manuellen Lymphdrainagen über vier Wochen in absteigender Frequenz pro Woche (4-3-2-1).
- Unmittelbare postoperative Kompression mit einem textilen Gestrick (TG) der Druckklasse 2 für eine Woche über 24 h, dann für weitere 3 Wochen über 12 h, tags oder nachts, wie es der Patientin angenehm ist (◘ Abb. 40.5).

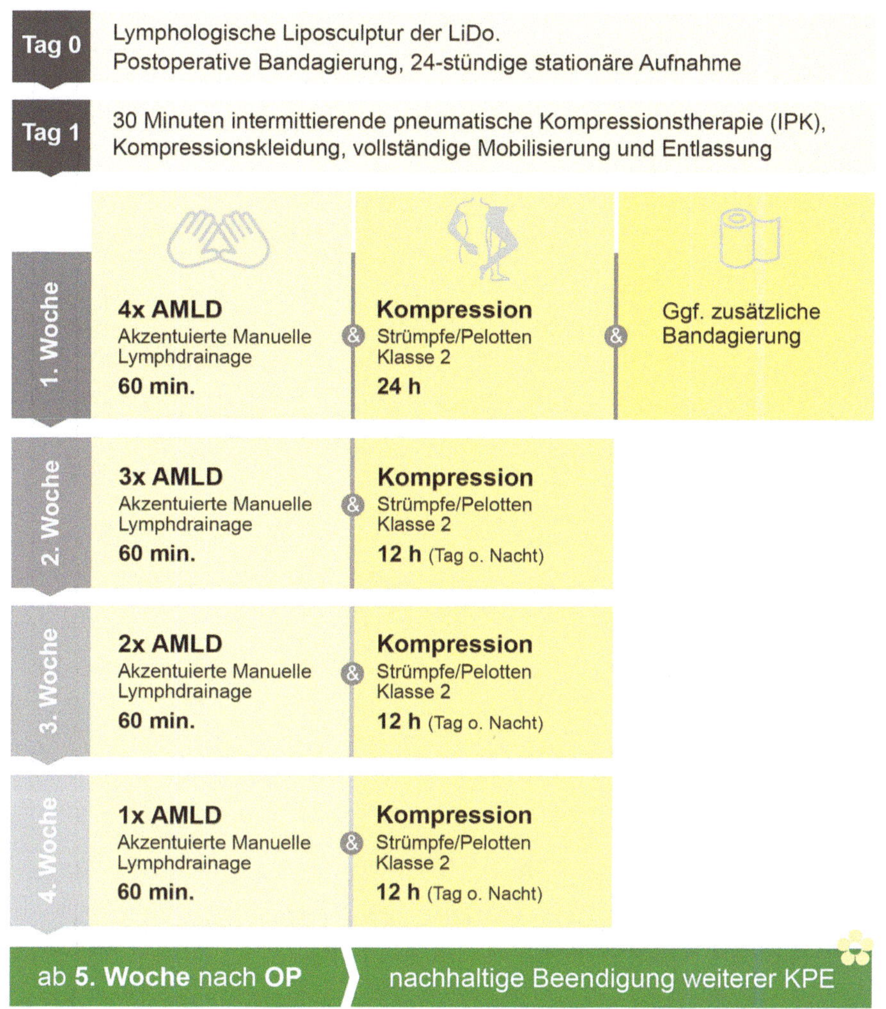

Abb. 40.5 **Das AMLD-Konzept.** Bei der Lymphologischen Liposculptur der Lipohyperplasia dolorosa (LiDo)

40.5.2 AMLD bei Lymphödem

Die AMLD bei Lymphödem wird unmittelbar postoperativ nach jeder Operation ambulant über vier Wochen durchgeführt:

- In den ersten zwei Wochen: Anwendung von täglichen, akzentuierten manuellen Lymphdrainagen sowie ganztägige Kompression, ggf. Bandagierung.
- In Woche 3 und 4: Reduzierung der akzentuierten manuellen Lymphdrainagen auf drei pro Woche sowie ganztägige Kompression, ggf. Bandagierung.
- Ab Wochen 5 soll eine Reduzierung der KPE auf einen Wert unterhalb des Ausgangswertes erreicht sein.
- Von Woche 13 bis 26: weiter sukzessives Absetzen der KPE (Cornely 2023, 2023a) (Abb. 40.6)

Wenn das Ergebnis nach sechs Monaten nicht gehalten werden kann oder noch immer KPE benötigt wird, empfiehlt es sich, eine LVA oder eine VLNT zur Verbesserung der Rückflussmöglichkeiten in Erwägung zu ziehen (► Kap. 41, 42).

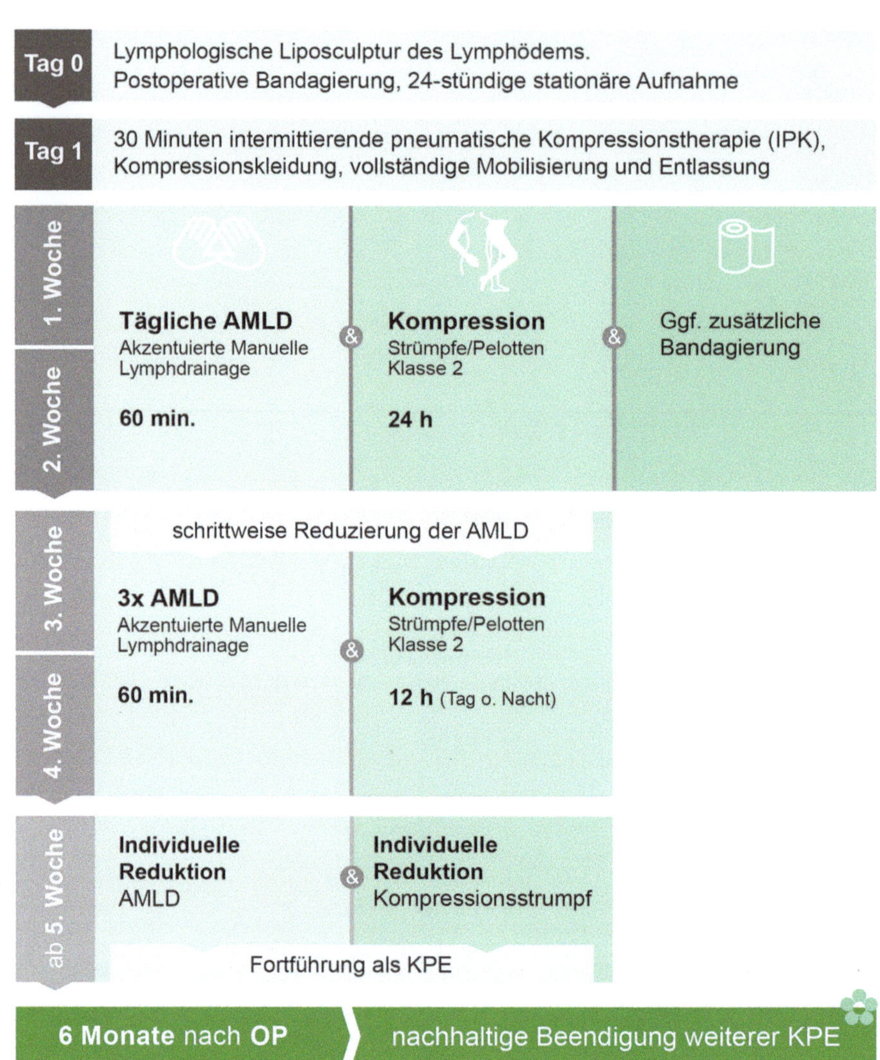

Abb. 40.6 **Das AMLD-Konzept.** Bei der Lymphologischen Liposculptur des Lymphödems

40.6 Lipohyperplasia dolorosa. Wie wird die Operation durchgeführt? Step by step in TLA

40.6.1 Infiltration

Unter einer Narkose, ggf. nur begleitenden Analgosedierung durch den Anästhesisten, werden die zur Operation geplanten Areale mit der Tumeszenzlokalanästhesie zusätzlich betäubt. Diese Infiltration des Gewebes wird bei einem Flow der Pumpe von 300 mL/min mit einer stumpfen Spraykanüle, die einen Durchmesser von 3 mm und mehrere Öffnungen am distalen Drittel hat, durchgeführt (Abb. 40.7).

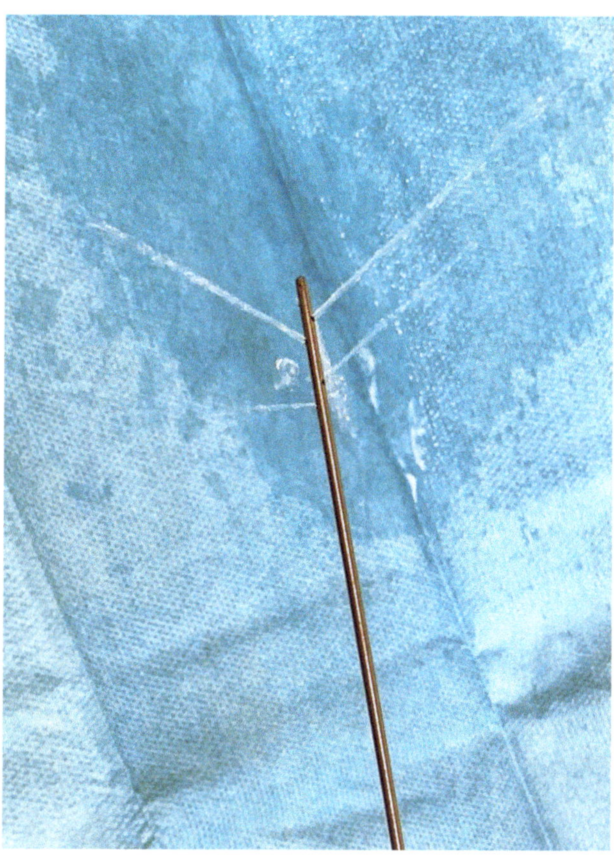

■ **Abb. 40.7 Stumpfe Spraykanüle.** Zur Infiltration

Die modifizierte Klein'sche Lösung besteht aus einem Gemisch von Kochsalzlösung, zwei lokal wirkenden Anästhetika, einer Pufferung zur Vermeidung von Schmerzen und Förderung der Diffusion ins Gewebe sowie antiinflammatorisch wirkendem Triamcinolon.

Anwendungsspezifische Rezeptur nach Cornely

Bei Lipohyperplasia dolorosa

Prilocain	30 mL	(1 % ohne Adrenalin)
Lidocain	30 mL	(2 %)
Adrenalin	3.0 mL	(1:1.000)
Natriumbicarbonat	30 mL	(8,4 %)
Triamcinolon	3.0 mL	(40 mg)
NaCl 0,9 %	**3.000 mL**	

Bei Lymphödem („TLA plus H")

TLA mit 3000 IE Hyaluronidase („Hylase Dessau") pro 500 mL (TLA+H).

Es handelt sich bei der Anwendung der Hyaluronidase in dieser Dosierung um einen Off-Label-Use.

Bei Resektion von Lymphödemgewebe wird der Lösung zusätzlich zur Lyse der Proteoglykane Hyaluronidase beigemischt (► Kap. 39).

40.6.2 Präparation

Auf die Infiltration und die damit verbundene Hydrodissektion durch die Tumeszenzlokalanästhesie, von der nicht mehr als zehn Liter pro Operation unter anästhesiologischer Kontrolle verwendet werden sollten, folgt eine Einwirkzeit zur Präparation des subkutanen Gewebes von mindestens 90 min. Die lipophile Lösung wird in die Adipozyten der subkutanen Matrix aufgenommen und lysiert sie. Die Patientin verbringt diese Zeit im Aufwachraum unter anästhesiologischer Betreuung.

Hydrodissektion und Lipophilie der TLA fördern die Trennung von Fettgewebe, Bindegewebe, Nerven und Gefäßen.

Nach der Präparation des Fettgewebes wird erneut die Prallelastizität der Konsistenz palpiert und das Gewebe gegebenfalls nachinfiltriert. Mit der Extraktionskanüle kann ein Prätunneling der abzusaugenden Areale vorgenommen werden. Diese Auflockerung des in der Regel nun schon verflüssigten Gewebes hilft bei der folgenden „Lymphologischen Liposculptur": Das durch die Lösung aufgeschwemmte Subkutangewebe kann schonend und vollständig entfernt werden.

40.6.3 Operation

Die suprafaszial-subkutane-subtotale-Aspirations-Vibrations-Exhairese selbst wird mit Extraktionskanülen durchgeführt (◘ Abb. 40.8). Das Absauginstrument vibriert als Pendelhub mit 4000 Schwingungen pro Minute, hat einen Außenradius von 3, 4 oder 5 mm, ist an seiner Spitze stumpf geschlossen und im distalen Drittel entweder zirkumferent oder nur einseitig mit stumpfen Lochungen von 1,2 cm versehen. „Mercedes" – oder „Doppel-Mercedes" – Kanülen haben sich für die großvolumige Absaugung in Vibrationstechnik („power-assisted liposuction") als nützlich erwiesen.

Über sechs Inzisionen der Haut wird die Kanüle nun streng longitudinal suprafaszial durch das Gewebe geführt. Um Lymphgefäße zu schonen, werden Crisscross-Manöver auf allen Ebenen des Fettes strikt vermieden.

Die Absaugkanüle muss im Gewebe sanft gleiten, die freie Hand des Operateurs

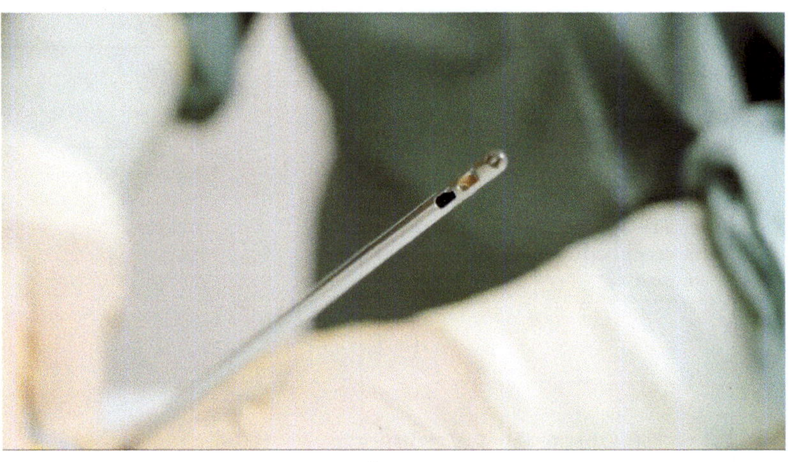

◘ **Abb. 40.8** **Extraktionskanüle**

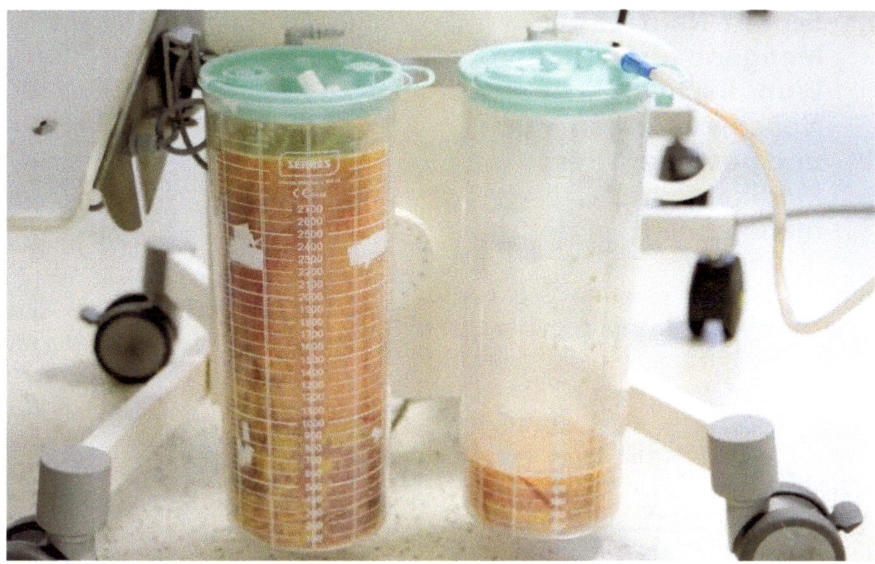

Abb. 40.9 **Aspirat bei Lipohyperplasia dolorosa**

kontrolliert kontinuierlich die Lage der im Gewebe blind bewegten Absaugkanüle. Die Absaugung erfolgt mit negativem Drücken bis 600 mmHg (80 kPa), die Förderleistung von gelbem und unblutigem Aspirat liegt in der Regel bei 150 cm^3 pro Minute. Die Färbung des schonend gewonnen Aspirats sollte orange mit rötlichen Anteilen sein („Campari Orange“) (Cornely 2023a, 2023b) (Abb. 40.9).

40.7 Lymphödem: Wie wird die Operation durchgeführt?

40.7.1 Step by step in TLA + H. Operationsareale, Infiltration, Präparation, Operation und AMLD bei Lymphödem

Die „Lymphologische Liposculptur“ bei sekundärem Lymphödem am Bein wird zweizeitig im Abstand von vier Wochen, am Arm einzeitig (▶ Kap. 39) durchgeführt:

In der ersten Operation wird die äußere Hälfte des Beins, vier Wochen später in der zweiten Operation die innere Hälfte des Beins von Leiste bis Knöchel operiert.

Falls das Kaposi-Stemmer-Zeichen positiv ist, wird die Suktion bis in die Phalangen ausgedehnt. Fußrücken und die Zehen werden ausgespart, wenn keine subkutanen Lymphödemveränderungen vorliegen. Unter begleitender Analgosedierung wird die subkutane Proteoglykan-Matrix über eine Spraykanüle mit der Tumeszenzlokalanästhesie (TLA + H) prall infiltriert. Die modifizierte Tumeszenzlokalanästhesie wirkt zur Präparation für eineinhalb Stunden auf das Gewebe ein. Über sechs kleine Inzisionen wird die Vibrationskanüle streng längsaxial zur Absaugung durch das Gewebe geführt. Die Absaugung unter Analgosedierung erfolgt als „Lymphologische Liposculptur“ in Power-Assisted-Liposuction-Technik (PAL). Die Vibrationskanülen haben einen Außenradius von 4 mm bzw. 5 mm. Nach Beendigung der Operation wird die Extremität bei offener Drainage der Inzisionen gepolstert, pelottiert und bandagiert.

40.7.2 Schnitt-Naht-Zeiten, Mengenbegrenzungen, Wundflächen, Nebenwirkungen und postoperatives Medikamentenmanagement

Für Tumeszenz, Präparation und Operation bei einseitigem Lymphödem am Bein sollten bis zu 140 min, für die beidseitige Behandlung der Beine bis zu 170 min (außen oder innen in je einer Sitzung) vorgesehen werden. Für die Operation eines Lymphödemarms werden 120 min benötigt. Jeweils neunzig Minuten pro Eingriff entfallen allein auf die Präparationsphase.

Die Aspiratmengen bleiben häufig deutlich hinter den Mengen bei LiDo zurück. Die Operationsflächen orientierten sich an den „Rules of Nine". Übliche operationsbedingte Nebenwirkungen werden wie bei LiDo behandelt (Gensior und Cornely 2022). Unerwünschte Wirkungen der „Lymphologischen Liposculptur" von Lymphödem sind:

- Punktionswürdige Serome <1 %
- Wundinfektionen <1 %

(Cornely 2023, 2023b) (Tab. 40.1).

Die perioperative Antibiose mit praeoperativem single-shot von 2 Gramm Cephazolin i. v. und postoperativem, gewichtsadaptiertem Cefuroxim (2 × 250 mg bis 70 kg KG, 2 × 500 mg über 70 kg KG) gehört zum 14-tägigen Medikamentenmanagement der Lymphologischen Liposculptur bei Lymphödemen (Cornely 2014).

Eine antithrombotische Prophylaxe mit z. B. Enoxaparin 40 mg einmal täglich für drei Tage ist wegen der operationsbedingten Aktivierung des Gerinnungssystems sinnvoll.

Tab. 40.1 Nebenwirkungen bei LiDo und Lymphödem nach Lymphologischer Liposculptur

	LiDo		Lymphödem	
	Beine	Arme	Beine	Arme
Infektion	1,79 %	0 %	<1 %	0 %
Erysipel	0,28 %	0 %	0 %	0 %
Serom	0,79 %	0 %	<1 %	0 %
Thrombose	0,07 %	0 %	0 %	0 %
Nekrosen	0,14 %	0 %	0 %	0 %

Sekundäres Lymphödem am linken Bein und inguinal, Stadium II nach Zervixkarzinom

Der Kasus

Eine 58jährige Patientin stellt sich mit Schmerzen und einem Ödem im gesamten linken Bein vor. Sie berichtet, dass sie zehn Monate zuvor wegen eines Zervixkarzinoms operiert worden sei. Bei der Operation seien auch 28 Lymphknoten entfernt worden, in sechs der Knoten konnten Metastasen nachgewiesen werden. Schon vier Wochen nach der Krebsoperation habe sie Schmerzen im linken Bein verspürt, es habe sich ein Ödem entwickelt. Die Wassereinlagerungen hätten sich von der linken Leiste bis in den Unterschenkel ausgebildet. Ein Erysipel habe sie nicht gehabt. Seit einigen Monaten habe sie die Frequenz der komplexen physikalischen Entstauungstherapie (KPE) auf zweimal in der Woche gesteigert. Sie trägt eine flach gestrickte Kompressionsbekleidung der Klasse 2 für das Bein. Dennoch sei die Zunahme des Ödems weiter fortgeschritten, ein Umbau des noch dellbaren Ödems in eine solide Umfangsvermehrung habe begonnen.

Der klinische Befund

Das linke Bein der schlank gewachsenen Frau ist von der Leiste bis zum Knöchel durch das Ödem formverändert. Dennoch ist die Bisgaard'sche Kulisse ungewöhnlicherweise noch nicht verstrichen, das Kaposi-Stemmer-Zeichen ist noch negativ. Eine Dellbarkeit besteht am gesamten Bein, die beginnende „Fibrosierung" des Gewebes durch den Einfluss des Ödems ist tastbar. Das rechte Bein ist vollkommen unauffällig und schlank. Es gibt keinen Hinweis auf kutane Veränderungen im Rahmen der Tumorerkrankung, die Tumornachsorge ist unauffällig gewesen.

Die operative Therapie

„Lymphologische Liposculptur" in TLA + H.

Bei dieser Patientin wurden mit vierwöchigem Abstand zwei Operationen am linken Bein durchgeführt:

- Für die ersten Operation wurden 1800 mL TLA + H mit 10.800 I. E. Hyaluronidase in das subkutane Gewebe der äußeren Hälfte des linken Beins infiltriert. Es wurde nach der Einwirkzeit 1800 mL Aspirat gewonnen.
- In das Fettgewebe der Innenseite des linken Beins wurden für den zweiten Eingriff 1800 mL TLA + H unter Beimischung von 10.800 I. E. Hyaluronidase infiltriert. Nach der Präparationsphase erfolgte die Absaugung von 1300 mL Gewebe über sechs Inzisionen.

Das Ergebnis des postoperativen Lymphgefäßtrainings (AMLD):

Der Heilungsverlauf der Patientin gestaltete sich unter dem Konzept der akzentuierten manuellen Lymphdrainage (AMLD) ohne Komplikation:

- Die KPE wurde in den folgenden drei Monaten von dreimal pro Woche auf einmal pro Woche reduziert. Die Kompression wurde nur noch halbtägig getragen.
- Weitere acht Wochen später wurde die Kompressionsbekleidung nur noch zur Arbeit getragen, am Wochenende erfolgreich weggelassen.
- Wiederum vier Monate später konnte die Patientin die postoperative Behandlung weiter reduzieren: Lymphdrainage einmal alle 14 Tage, die Kompressionsbekleidung halbtags. Keine Kompression an den Wochenenden.
- Weiter Reduktion der KPE

Das Langzeitergebnis

Das Ziel der operativen Behandlung des sekundären Lymphödems ist, die Häufigkeit der KPE auf unter 20 % des Ausgangswertes zu senken und die Seitendifferenz aufzuheben.

Präoperativ behandelte die Patientin das Ödem seit neun Monaten konservativ mit manueller Lymphdrainage 2 × in der Woche (104 MDL/a) und einem ganztägig getragenen Kompressionstrumpf (365 Komp./a). Zweieinhalb Jahre postoperativ wird Lymphdrainage nur noch einmal im Monat (12 MLD/a [entspricht 11,5 % des Ausgangswerts]) durchgeführt, die Kompression nicht mehr benötigt (0 Komp./a).

Die postoperative Perometrie ergab für das Bein rechts 7646 mL, für das Bein links 7705 mL nach 30 Monaten (Tab. 40.2) (Abb. 40.10).

Tab. 40.2 Langzeitergebnis nach Beendigung der AMLD

	präoperativ	postoperativ
manuelle Lymphdrainage	104/anno	12/anno (11,5 % des Ausgangswerts)
Kompression	365 d/anno	0 d/anno

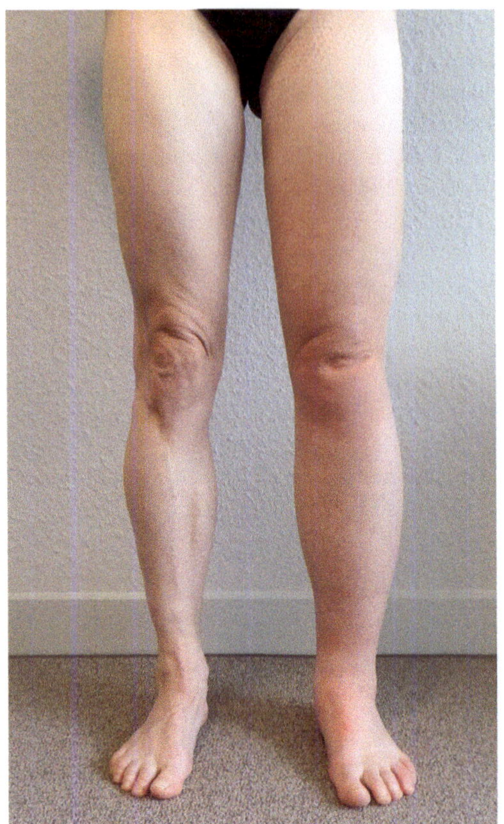
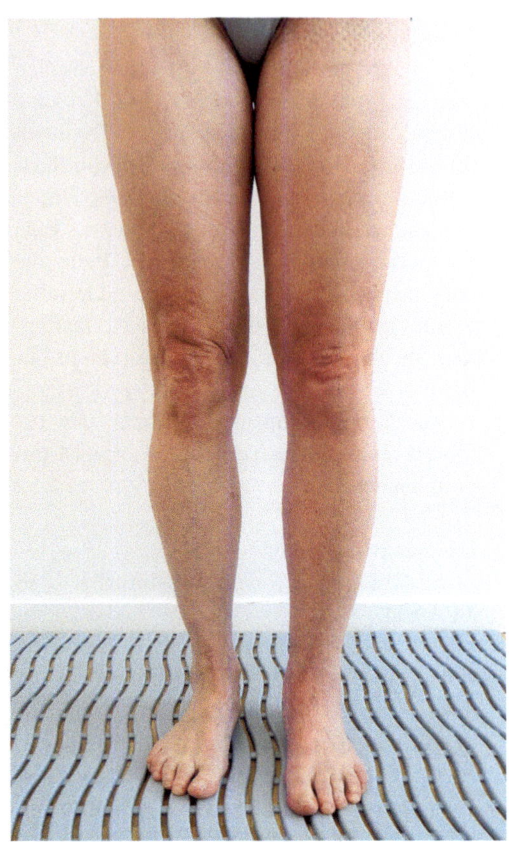

Abb. 40.10 **Sekundäres Lymphödem Stadium II am Bein links nach Zervixkarzinom.** Links: präoperativ. Rechts: Z. n. Sekundärem Lymphödem am linken Bein und inguinal. Hier das postoperative Ergebnis 30 Monate nach Lymphologischer Liposculptur

40.8 Welche Ergebnisse gibt es für die Anwendung der „Lymphologischen Liposculptur"?

40.8.1 Lipohyperplasia dolorosa

40.8.1.1 Eliminieren der Schmerzhaftigkeit

Die Ergebnisse des Operationsverfahrens „Lymphologische Liposculptur" wurde 2004 und 2014 evaluiert, in der letzten Untersuchung wurden 300 Patientinnen mit bis zu fünfzehn Jahren postoperativem Verlauf befragt.

Alle Patientinnen gaben an, keine LiDo-assoziierten Schmerzen mehr zu haben (Cornely 2004; Cornely und Gensior 2014, Gensior und Cornely 2019). 3 % dieser beschwerdefreien Patientinnen machten dennoch gelegentlich noch KPE: 2 % ließen sich mit manueller Lymphdrainage behandeln, weil sie dies als angenehm empfänden. 1 % der Untersuchungspatientinnen wollten nicht auf die Kompressionsbekleidung verzichten, da sie über Jahrzehnte hinweg gewohnt seien, diese Kleidung an den Beinen und/oder Armen zu tragen.

Für das Ziel des Verfahrens, keine KPE oder MLD mehr zu brauchen, konnte so nur eine Erfolgsquote von 97 % errechnet

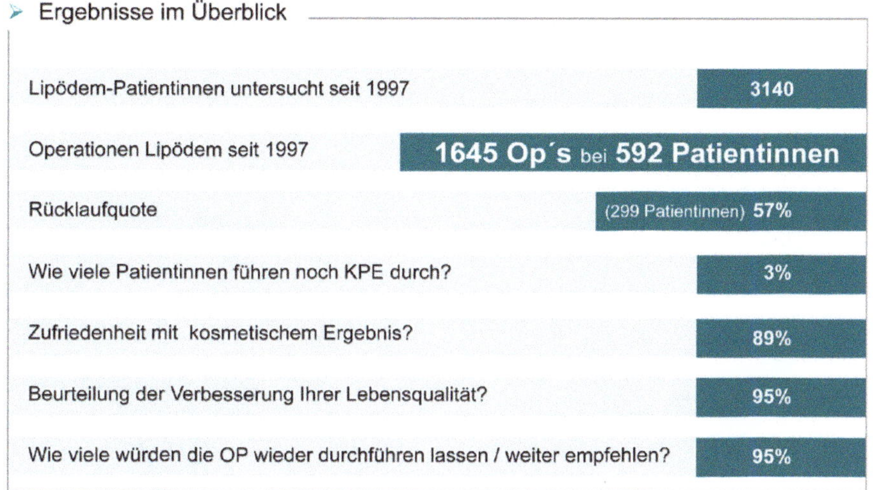

Abb. 40.11 **At a glance.** Kölner Lipödemstudie 2014

werden (Cornely und Gensior 2014; Cornely 2022, 2023) (Abb. 40.11).

Von weiteren Arbeitsgruppen, die operativ „Lipödeme" behandeln, werden ähnliche Erfolge berichtet (Rapprich et al. 2011; Wollina und Heinig 2019; Sandhofer et al. 2020).

40.8.1.2 Lebensqualität und Druckschmerz nach chirurgischer Therapie

Die Verbesserung der Lebensqualität nach operativen Verfahren ist vielfach belegt (Rapprich et al. 2011; Cornely und Gensior 2014; Baumgartner et al. 2016; Wollina und Heinig 2019; Sandhofer et al. 2020). Die Daten der LIPLEG-Studie, die im Jahre 2021 als Erprobungsstudie zur Überprüfung von Operationen und konservativen Maßnahmen in Bezug auf die Änderung der Druckschmerzen bei „Lipödem" gestartet wurde, sind nicht vor September 2026 zu erwarten (Podda et al. 2020).

40.8.1.2.1 Nach der Lymphologischen Liposculptur bei LiDo führen Sport und Diät leichter zur Gewichtsreduktion und Verbesserung der Adipositas

Da das Gewicht des Fettvolumens durch Bindegewebe äquilibriert wird, sieht man nach solchen Operationen eine Umfangsreduktion der Extremitäten, aber keine Gewichtsreduktion der Patientinnen. Dennoch zeigt sich in der Praxis, dass postoperativ eine gewünschte Gewichtsreduktion leichter möglich ist.

So war es auch bei dieser Patientin: Bei einer Größe von 1,68 m und einem Gewicht von 95 kg (BMI 33, Adipositas Grad 1) stellte sich die Patientin mit einer Lipohyperplasia dolorosa im Stadium II der Arme und der Beine bei einer Druckschmerzhaftigkeit von sieben auf der visuellen Analogskala (VAS) vor (Abb. 40.12).

In drei Sitzungen wurden an den Beinen außen 5000 cm^3, an den Armen 2200 cm^3

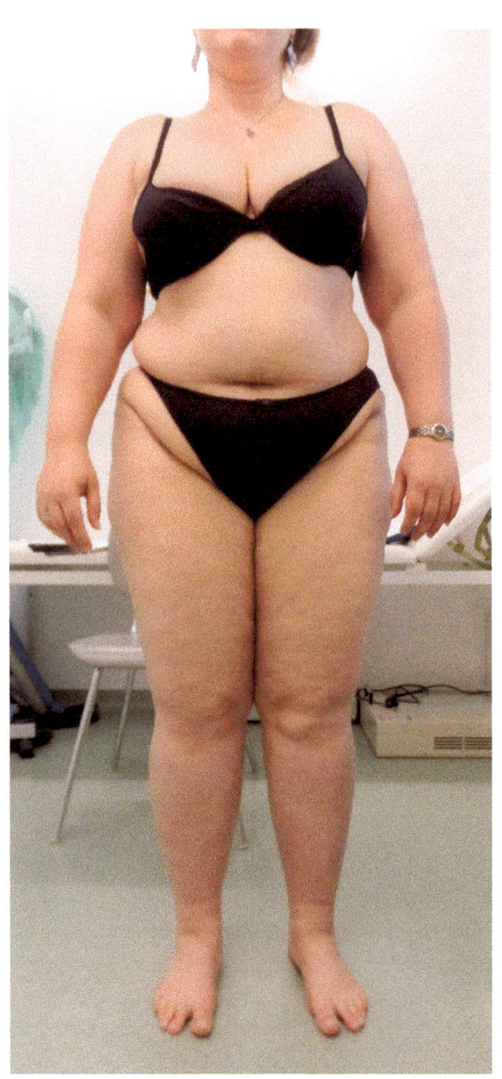

Abb. 40.12 Lipohyperplasia dolorosa präoperativ. An Armen und Beinen gibt die Patientin eine Druckschmerzhaftigkeit von sieben auf der visuellen Analogskala (VAS) an

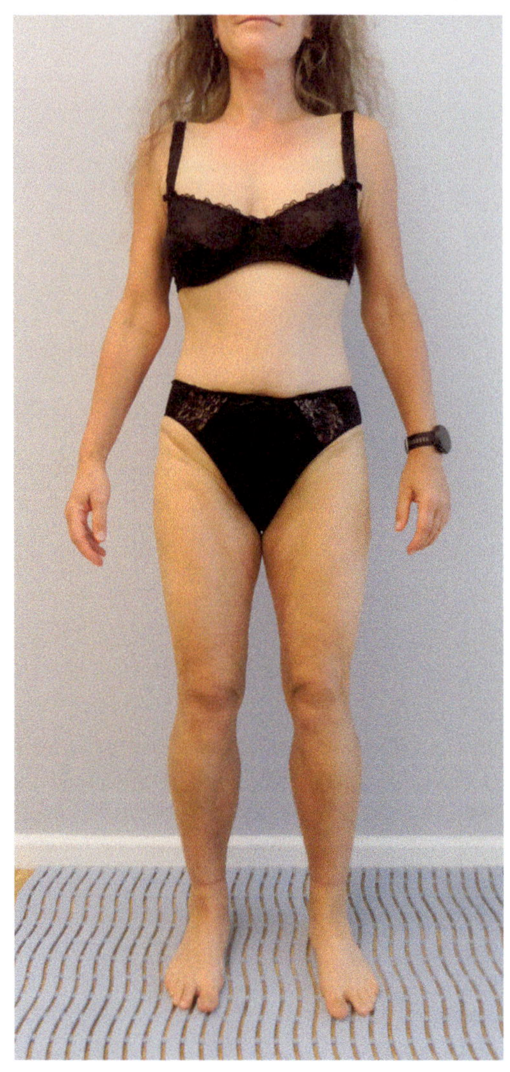

Abb. 40.13 Patientin wie in Abb. 40.12. Nach Lymphologischer Liposculptur der Arme und Beine. Druckschmerz VAS 0. Durch Diät und Sport wurden nach der Opertation 32 kg KG reduziert

40

sowie an den Beinen innen 6500 cm^3 abgesaugt. Die 13.700 mL entfernten Fettgewebes wiegen 12,6 kg (ein Liter Fett wiegt 0,92 kg). Der postoperative, vom Fett entleerte Hohlraum an den Extremitäten füllt sich mit Bindegewebe, das Ausgangsgewicht bleibt stabil.

Durch Diät und Sport nach der Lymphologischen Liposculptur gelang es der Patientin, 32 kg abzunehmen. (Abb. 40.13).

Bei der Wiedervorstellung nach einem Jahr zeigte sich eine völlig beschwerdefreie Patientin – Druckschmerzhaftigkeit VAS 0 – mit einem Gewicht von nunmehr 63 kg (BMI 21.6) (▶ Kap. 21).

40.8.1.3 Lebensqualität nach konservativer Therapie

Es liegen bis heute keine Daten zur Verbesserung der Lebensqualität bei Lipohyperplasia dolorosa (LiDo) nach konservativer Behandlung vor. Auch hierzu wird die LIPLEG -Studie Ergebnisse vorlegen.

40.8.2 Lymphödem

Die beiden Ziele der „Lymphologischen Liposculptur" bei Lymphödem sind:

- Reduzierung der ansonsten lebenslangen KPE,
- Umfangsangleichung der betroffenen Extremität.

In einer Langzeituntersuchung über 15 Jahre wurden bei 65 Patientinnen mit sekundären Lymphödemen nach verschiedenen Tumoren (24 nach Mammakarzinom, 41 nach verschiedenen gynäkologischen Tumoren) die Ergebnisse nach Lymphologischer Liposkulptur ausgewertet (▶ Kap. 39) (Cornely 2023).

38 Patientinnen (58,46 %) konnten die weitere lebenslange komplexe Entstauungstherapie, also Kompression und manuelle Lymphdrainage vollständig absetzten. Die erhebliche Reduktion der komplexen Entstauungstherapie wurde von weiteren 22 (33,82 %) Patientinnen in unterschiedlicher Weise berichtet. Bei 5 von 65 Patientinnen hat die Methode nicht den erwünschten Erfolg gehabt. Die Verbesserung von Lebensqualität und Selbstwertgefühl hat sich bei 60 der 65 Patientinnen positiv entwickelt.

Das Ziel von weniger als 20 % der präoperativen KPE oder einem besseren Ergebnis nach „Lymphologischer Liposculptur" wurde bei 92,30 % der Patientinnen erreicht.

40.9 Was ist „lymphologisch" wichtig zu wissen?

Die „Lymphologische Liposculptur" ist eine suprafaszial-subkutane-subtotale-Aspirations-Vibrations-Exhairese mit dem MicroAire®-PAL-System.
Sie wird bei LiDo in Tumeszenzlokalanästhesie (TLA), bei Lymphödemen in TLA + H (Hyaluronidase) angewendet.

Die Methode der „Lymphologischen Liposculptur" umfasst zwei Schritte:

- Resektion der Subkutangewebes,
- Akzentuierte manuelle Lymphdrainage als Lymphgefäßtraining (AMLD).

Das primäre Ziel dieser lymphchirurgischen Maßnahme ist nicht eine ästhetische Verbesserung der Silhouette der Patientin. Die medizinische Behandlung strebt die Wiederherstellung eines balancierten Verhältnisses von Lymphproduktion und -abtransport und damit die Egalisierung der Hochvolumentransportinsuffizienz an.

Die Operation bei LiDo kann nur durchgeführt werden, wenn es dem Operateur möglich ist, das lipohyperplastische Extremitätenfett voll umfänglich an Armen und Beinen zu entfernen. Wenn eingeschränkt-radikal operiert wird, kann das Ergebnis nicht hinreichend sein.

Bei **Lipohyperplasia dolorosa** führt dieses Verfahren in TLA zur Schmerzlosigkeit, normalisiert den Lymphfluss, ist dauerhaft und ermöglicht auf weitere konservative Therapie mit manueller Lymphdrainage und Kompression zu verzichten.

Beim Lymphödem wird das zwischen Haut und Muskulatur liegende Gewebe, welches aus Fett und Ödem, gebunden an Proteoglykan, in Sol- und Gelform besteht, reseziert.
Die Entfernung dieses wasserbindenden Gewebes führt zu einer Verminderung der Notwendigkeit für komplexe physikalische Entstauungstherapie (KPE), sodass die tägliche Belastung durch manuelle Lymphdrainage und Kompression erheblich eingeschränkt wird. Idealerweise kann ganz auf die KPE verzichtet werden (▶ Kap. 39).

Beim **Lymphödem** bewirkte die „Lymphologische Liposculptur“ in TLA + H in der 15-Jahres-Untersuchung bei 58,46 % der Patientinnen einen vollständigen Verzicht, bei 33,82 % eine erhebliche Reduktion der KPE.

Im praktischen Alltag empfiehlt sich bei Lymphödemen aufgrund der einfacheren technischen Durchführbarkeit vor einer Gefäßrekonstruktion zuerst eine „Lymphologische Liposculptur“ der durch sekundäres oder primäres Lymphödem geschädigten Extremitäten.

Literatur

Al-Ghadban S, Cromer W, Allen M, Ussery C, Badowski M, Harris D, Herbst KL (2019) Dilated Blood and Lymphatic Microvessels, angiogenesis, increased macrophages and adipocyte hypertrophy in lipedema thigh skin and fat tissue. J Obes 8747461:1–10

Baumgartner A, Hueppe M, Schmeller W (2016) Schmeller W Long-term benefit of liposuction in patients with lipoedema: a follow-up study after an average of 4 and 8 years. Br J Dermatol 174(5):1061–1067. ▶ https://doi.org/10.1111/bjd.14289 (Epub 2015 Dec 26 PMID: 26574236)

Bender H, Cornely ME, Pleiß C, Risse JH (2007) Lymphszintigrafie beim Lipödem. Einfluss einer Liposuktion. Vasomed 19:60–62

Cornely ME, Schnabel H, Moser S et al. (1998) Diagnostik und Differenzialdiagnostik des Lipödems. Halle/Saale

Cornely ME (2000) Liposuktion (Liposculpture). Erkrankungen des Lymphgefässystem 2:384–397

Cornely ME (2003) Lipödem und Lymphödem. In: Plewig G, Prinz J (Hrsg) Fortschritte der praktischen Dermatologie und Venerologie 2002. Fischer, Stuttgart, S 255–263

Cornely ME (2004) Liposuktion bei Lipödem (Cellulite) – Follow up bei 140 operierten Patienten nach 7 Jahren. Akt Dermatol 30:10

Cornely ME (2006) Lymphologische Liposculptur nach Dr. Cornely. Deutsches Patent- und Markenamt

Cornely ME (2006) Lipedema and lymphatic edema. In: Shiffman MA, Di Guiseppe A (Hrsg) Liposuction. Principles and practice. Springer, Berlin, S 547–549

Cornely ME (2007) Lymphologische Liposkulptur. Hautarzt 58:653–658. ▶ https://doi.org/10.1007/s00105-007-1367-0

Cornely M (2014) Fatter through lipids or water: Lipohyperplasia dolorosa versus lymphedema. Am J Cosmet Surg 31:189–195

Cornely ME, Gensior M (2014) Update Lipödem 2014: Kölner Lipödemstudie. Lymphol Forsch Prax 18:66–71

Cornely ME (2023) Lymphological Liposculpture for secondary Lymphoedema after breast cancer and gynaecological tumours. Long-term results after 15 years. Arch Plast Surg 2023;50:288–304.

Cornely ME (2023a) Surgical lymphology. Therapy option for lymphoedema and lipohyperplasia dolorosa. J Dtsch Dermatol Ges 21(2):147–68.

Cornely M (2023b) Lipohyperplasia dolorosa (LiDo): Renaming, prima vista Diagnose, Koinzidenz, Palpation und Resektion. Akt Dermatol 107–119.

Cornely M, Gensior M (2023) Complications and their management in the surgical treatment of lipohyperplasia dolorosa. Dermatologie (Heidelb) 74(2):114–20.

Fischer A, Fischer G (1977) Revised techniques for cellulitis fat reduction in riding breeches deformity. Bull int Acad Cosmet Surg 2:40–41

Fournier P (1991) Liposculpture: Syringe technique. Arnette, Paris

Gensior MHL, Cornely ME (2019) Der Lipödemschmerz, seine Folgen auf die Lebensqualität betroffener Patientinnen – Ergebnisse einer Patientenbefragung mittels Schmerzfragebogen [Pain in lipoedema, fat in lipoedema and its consequences: results of a patient survey based on a pain questionnaire]. Handchir Mikrochir Plast Chir 51:249–254. ▶ https://doi.org/10.1055/a-0942-9607 (German; Epub 2019 Aug 14. PMID: 31412388)

Gensior M, Cornely ME (2022) Komplikationen und deren Management bei der chirurgischen Behandlung der Lipohyperplasia dolorosa. Hautarzt 2022 (in Diskusion)

Herbst KL, Mirkovskaya L, Bharhagava A, Chava Y, Te CHT (2015) Lipedema fat and signs and symptoms of illness, increase with advancing stage. Arch Med 7(4–10):1–8

Klein JA (1987) The tumescent technique for liposuction surgery. Am J Cosm Surg 4:263

Marsch WC (2001) Ist das Lipödem ein lymphologisches Krankheitsbild? J Lymphol 1:22–24

Podda M et al. (2020) Multizentrische, kontrollierte, randomisierte, untersucherverblindete klinische Studie zur Wirksamkeit und Sicherheit der operativen Therapie des Lipödems im Vergleich zur alleinigen komplexen physikalischen Entstauungstherapie. (LIPLEG-Studie) Darmstadt

Rapprich S, Dingler A, Podda M (2011) Liposuction is an effective treatment for lipedema-results of a study with 25 patients. J Dtsch Dermatol Ges 9(1):33–40. ▶ https://doi.org/10.1111/j.1610-0387.2010.07504.x (English, German; Epub 2010 Sep 7. PMID: 21166777)

Sandhofer M, Hanke CW, Habbema L, Podda M, Rapprich S, Schmeller W, Herbst K, Anderhuber F, Pilsl U, Sattler G, Sandhofer M, Moosbauer W, Sattler S, Schauer P, Faulhaber J, Maier S, Barsch M, Mindt S (2020) Halk AB Prevention of progression of lipedema with liposuction using tumescent local anesthesia: results of an International consensus conference. Dermatol Surg 46(2):220–228. ▶ https://doi.org/10.1097/DSS.0000000000002019 (PMID: 31356433)

Sattler G (Hrsg) (2003) Lehrbuch der Liposuktion. Thieme, Stuttgart, ISBN 3-13-138141-8

Sattler G, Hasche E, Rapprich S, Mössler K, Hagedorn M (1997) Neue operative Behandlungsmöglichkeiten bei benignen Fettgewebserkrankungen. Zeitschrift für Hautkrankheiten, H+G 8(72):579–582

Wallace A (1951) Treatment of burns. Med Press 225(8):191–194

Wollina U, Heinig B (2019) Treatment of lipedema by low-volume microcannular liposuction in tumescent anesthesia: results in 111 patients. Dermatol Ther 32:e12820. ▶ https://doi.org/10.1111/dth.12820 (Epub 2019 Jan 30. PMID: 30638291)

Lymphovenöse Anastomosen

Chieh-Han John Tzou und Johannes Steinbacher

Inhaltsverzeichnis

M. E. Cornely et al. (Hrsg.), *Angewandte Lymphologie*,
https://doi.org/10.1007/978-3-662-61452-5_41

Editor's Tip

Unter den rekonstruktiven Eingriffen am Lymphgefäß stellt die LVA den Quantensprung der operativen Therapie dar.

41.1 Seit wann begann man Lymphgefäße mit Venen zu shunten?

Der erste Bericht über die Durchführung einer lymphovenösen Anastomose im Hundemodell stammt von aus dem Jahr 1962 (Jacobson 1962). Sieben Jahre später berichtete Sedlacek über die unterstützende chirurgische Therapie von Patienten mit Elephantiasis durch Anlage eines lymphovenösen Shunts zwischen Lymphgefäßen und der V. saphena magna (Sedlacek 1969). Aufgrund des hohen Druckes in der Vene kam es im Zuge dieser ersten Anwendung im Menschen zu keiner suffizienten Drainage, sondern vielmehr zu einem Blutrückfluss in das Lymphgefäß. Dieses Problems nahm sich Yamada erfolgreich an, indem er Seitenäste der V. saphena magna ligierte um somit die Flussrate zu reduzieren (Yamada 1969).

41.1.1 Was ermöglichte die Anlage einer erfolgreichen LVA? Die Supermikrochirurgie

Die technische Weiterentwicklung der Mikrochirurgie ermöglichte die filigrane, hochpräzise Supermikrochirurgie (◘ Abb. 41.1). Die rezent bedeutsamsten Fortschritte der Supermikrochirurgie sind einer japanischen Forschungsgruppe zu verdanken (Koshima et al. 2000). Durch diagnostische Nutzung der Indocyaningrün-Lymphangiografie (▶ Kap. 7) sowie weitere technische Neuerungen wurde es zunehmend besser möglich Gefäßanastomosen in den Dimensionen der Lymphgefäße suffizient zu nähen und somit überzeugende klinische Ergebnisse zu erzielen (Yamamoto et al. 2014).

Bei der Anlage einer lymphovenösen Anastomose (LVA) wird ein Lymphgefäß mit einer Vene verbunden. Es entsteht somit ein Shunt zwischen zwei Gefäßsystemen,

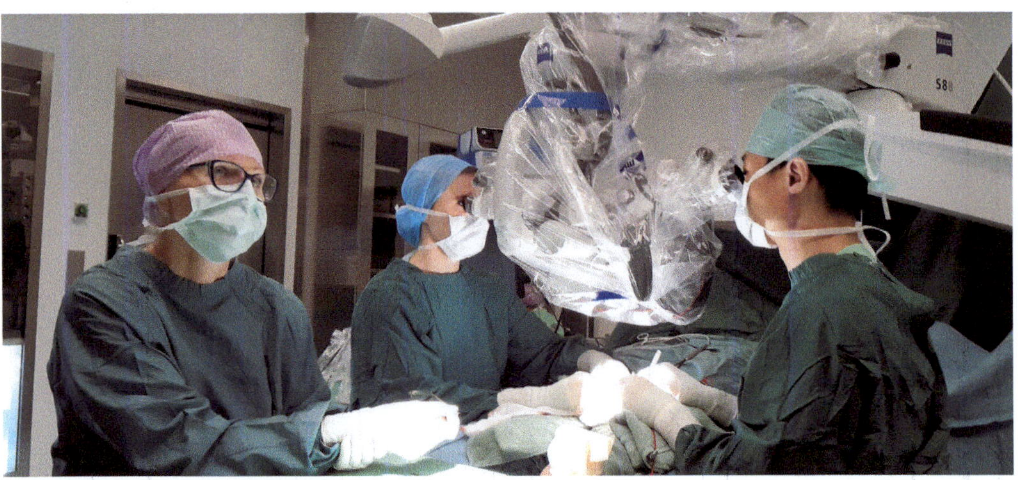

◘ **Abb. 41.1** **Das OP-Team am Tisch**

der physiologischerweise erst im Bereich der Venenwinkel zwischen V. jugularis interna und V. subclavia besteht. Dies ermöglicht den Übertritt von Lymphe bereits in der Peripherie distal einer Blockade (▣ Abb. 41.2).

KeyNote

Die LVA ist ein Bypass, der distal für ein dem Lymphödem zugrunde liegendes Abflusshindernis geschaffen wird und dadurch eine Linderung der Beschwerden erzielt.

41.2 Monitoring der Shunt-Operation. Ist Volumenmessung sinnvoll?

Der Operationserfolg lässt sich nur durch standardisierte Parameter festhalten. Dennoch fehlen im internationalen Diskurs vergleichbare Daten. Zumeist werden Umfangsreduktion, reduzierte Erysipelanfälligkeit oder die Verwendung einer geringeren Kompressionsklasse in der Bestrumpfung für die Beurteilung des Operationserfolges herangezogen.

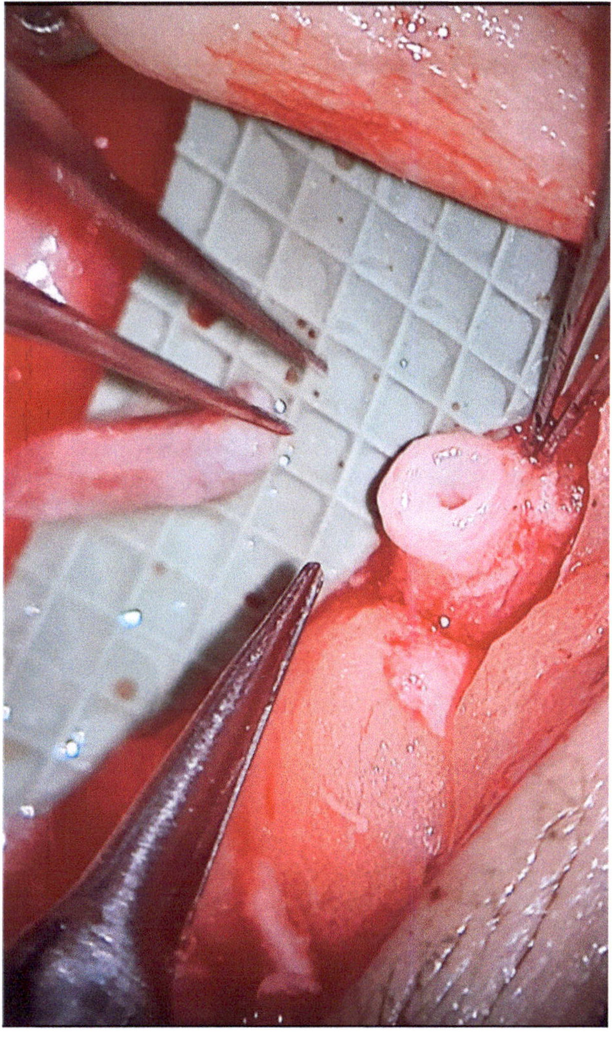

▣ **Abb. 41.2 Vene rechts und Lymphgefäß links.** Auf Millimeterraster, nach Präparation, vorbereitet zur Anastomose

Schwerer objektivierbare Messgrößen wie die Patientenzufriedenheit werden vor allem durch subjektive Parameter wie Schmerzen, Schwere- oder Spannungsgefühle beeinflusst und können durch den Eingriff in 89 % aller Fälle gelindert werden (Chang et al. 2013). All diese Zahlen sind jedoch vor dem Hintergrund der Heterogenität der Messmethoden zwischen den verschiedenen Studien kritisch zu sehen.

41.2.1 Welches Ergebnis kann, welche Komplikationen muss ich erwarten?

Im besten Fall kann durch die Anlage lymphovenöser Anastomosen innerhalb eines Jahres eine Volumenreduktion bis zu 73 % erwartet werden, wobei im Mittel eine Reduktion um 55 % erzielt werden kann. Im schlechtesten Fall zeigen 50 % keinerlei Verbesserungen dieses Parameters. Die besten Ergebnisse können bei erhaltener Pumpfunktion der Lymphgefäße in den Stadien I und II erreicht werden (Cheng et al. 2012; Scaglioni et al. 2017; Steinbacher und Tzou 2019; Tzou et al. 2020).

Da die schonende Präparation im subcutanen Fettgewebe unter dem Mikroskop nach Hautschnitten von drei Zentimeter durchgeführt wird, sind nur wenige Komplikationen zu erwarten:

- Lymphfisteln 4,1 %,
- Infektionen in 3,9 % der Fälle

Unter einer postoperativen Antibiose treten keine Infektionen mehr auf (Basta et al. 2014).

Der positive Effekt dieser minimalinvasiven Operation auf die Symptomatik und auf die Lebensqualität der Patienten mit Lymphödem, gepaart mit ausgesprochen niedrigen Komplikationsraten ohne schwerwiegende Folgen spricht insgesamt für die Durchführung lymphovenöser Anastomosen. Auch in höheren Stadien verbessert die Operation den Rückfluss und liefert zusätzlich diagnostische Informationen zum Zustand der Lymphgefäße als Grundlage für invasivere Operationsmethoden wie den vaskularisierten Lymphknotentransfer (VLNT) (▶ Kap. 42).

41.3 Welche präoperative Diagnostik nötig, welche präoperative Dokumentation ist ratsam?

41.3.1 Anamnese und Dokumentation

Neben einer ausführlichen Anamnese werden zu Dokumentationszwecken Fotos der betroffenen Extremität im Vergleich mit der Gegenseite in Frontal-, Rück- und Seitenansicht angefertigt. Zur Verlaufskontrolle werden Umfangmessungen im Rahmen der ambulanten Nachkontrollen, welche beispielsweise drei, sechs und zwölf Monate postoperativ stattfinden, durchgeführt. Der Operationserfolg wird somit objektiv dokumentiert.

41.3.1.1 Veneninsuffizienz

Erhöhter Druck im venösen System kann den Rückstrom von Blut in das lymphatische System nach der LVA begünstigen bzw. den Abtransport von Lymphflüssigkeit hemmen. Eine relevante venöse Insuffizienz der oberflächlichen Beinvenen sollte vor Anlage lymphovenöser Anastomosen saniert werden.

Da sowohl Lymphgefäße als auch Venen in ihrem Verlauf stark variieren und ohne entsprechende Markierung aufgrund ihrer Größe nicht auffindbar wären hat die präoperative Diagnostik bei der Planung lymphovenöser Anastomosen einen besonderen Stellenwert.

41.3.2 Bildgebende Verfahren

Die notwendigen Informationen liefern:
- Funktionslymphszintigrafie
- Indocyaningrün-Lymphangiografie (ICGL)
- Hochauflösende Sonografie

41.3.2.1 Funktionslymphszintigrafie

Obwohl mit der Funktionslymphszintigrafie (▶ Kap. 9) belegt wird, wo und in welchem Ausmaß ein Abflusshemmnis besteht, hat das Verfahren in der präoperativen Diagnostik nur eine untergeordnete Bedeutung. Aus forensischen Gründen sollte auf die Dokumentation der Funktion des Lymphgefässystem jedoch nicht verzichtete werden.

41.3.2.2 Indocyaningrün-Lymphangiografie (ICGL)

Die Bildgebung der Wahl ist die Indocyaningrün Lymphangiografie (ICGL) Der Farbstoff wird subcutan injiziert, von den initialen Lymphgefäßen aufgenommen und über das Lymphsystem abtransportiert. Nach Anregung durch Nahinfrarotlicht emittiert Indocyaningrün Fluoreszenz, welche mit einer Kamera eingefangen und auf dem Bildschirm visualisiert wird (▶ Kap. 7).

Abhängig vom Zustand des Lymphgefäßsystems kommen verschiedene Muster zur Darstellung. Beim Lymphgesunden zeigt sich ein linearer Verlauf der Lymphgefäße (◘ Abb. 41.3), während es bei einem Abflusshindernis zu einem dermalen Rückstrom, also zu einem Übertritt des ICGL aus den Lymphgefäßen in die Dermis kommt (◘ Abb. 41.4).

Bei einem diffusen Farbaustritt kann in vielen Fällen kein eindeutiger Verlauf der Lymphgefäße dargestellt werden. Eine weiter Limitation der ICG-Lymphangiografie ist die geringe Eindringtiefe des Nahinfrarotlichtes in das Gewebe. Tiefer liegende Lymphgefäße können mit dieser Bildgebung – speziell in höheren Stadien

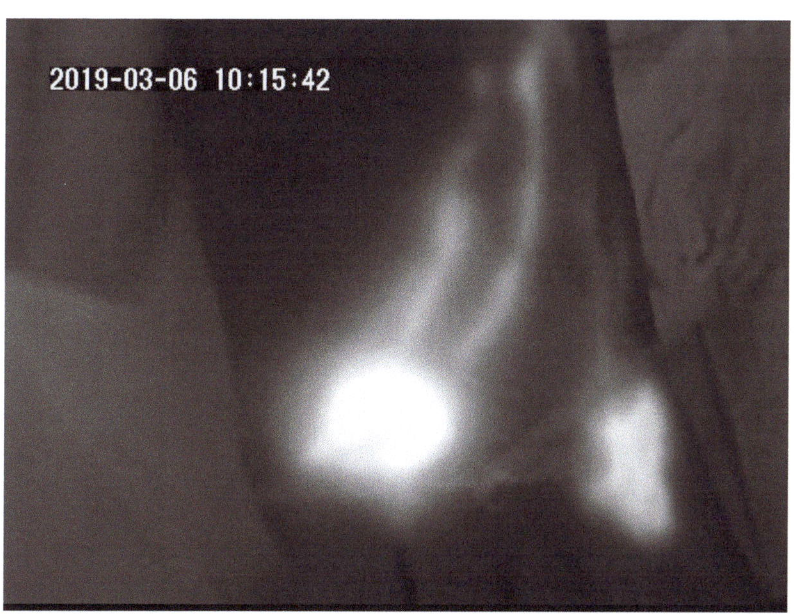

◘ Abb. 41.3 **Darstellung von Lymphgefäßen mittels Indocyaningrün-Lymphangiografie**

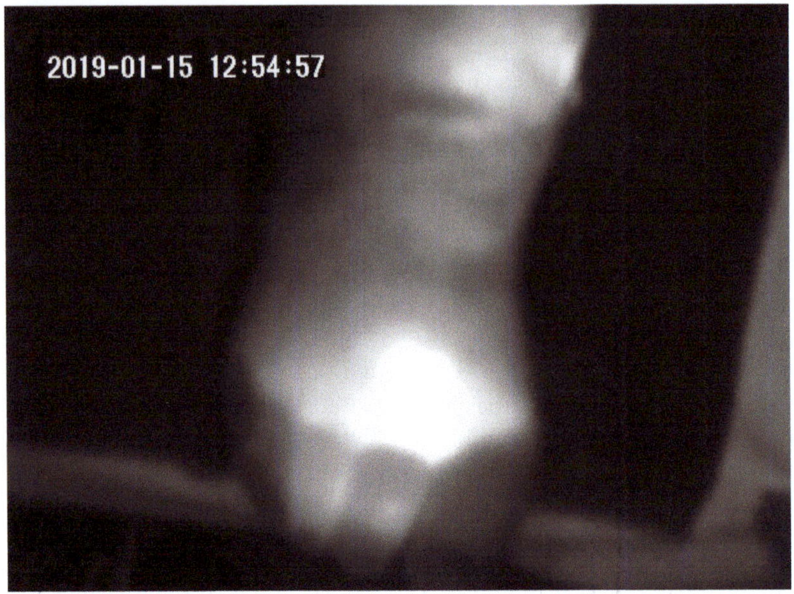

Abb. 41.4 **Splash-Pattern.** Dermaler Rückstrom in der Indocyaningrün-Lymphangiografie bei Lymphödem

des Lymphödems mit starker Volumenzunahme der Subcutis – nicht erfasst werden.

41.3.2.3 Hochauflösende Sonografie

Bei diesen Patienten werden die Lymphgefäße durch hochauflösenden Ultraschall dargestellt und präoperativ markiert sowie nahegelegene Venen werden erfasst.

> **KeyNote**
>
> - Bei eingeschränktem funktionellem Lymphtransport ist die Darstellung der oberflächlichen Lymphgefäße durch eine ICGL gut möglich.
> - Bei massivem dermalem Rückstrom kann auf eine präoperative Markierung der Lymphgefäße durch Ultraschall zurückgegriffen werden.

41.4 Operationsablauf

Die Operation kann je nach Compliance des Patienten in Allgemein- oder Lokalanästhesie durchgeführt werden.

Theoretisch reicht eine lymphvenöse Anastomose. Für einen sicheren Operationserfolg sind aber zumindest drei Shunts ratsam.

- Zunächst wird ICG in das zweite Zwischenzehenfalte subcutan injiziert. Der Verlauf der Lymphgefäße kann nun durch Visualisierung mit der Nahinfrarotkamera mit einem sterilen Stift auf der Haut markiert werden.
- Der Hautschnitt erfolgt mit dem Skalpell, wobei an der oberen Extremität zu beachten ist, dass alle für die LVA relevanten Strukturen sehr oberflächlich verlaufen können.
- Nach Identifikation des Lymphgefäßes wird ein in der Nähe liegende Vene mit

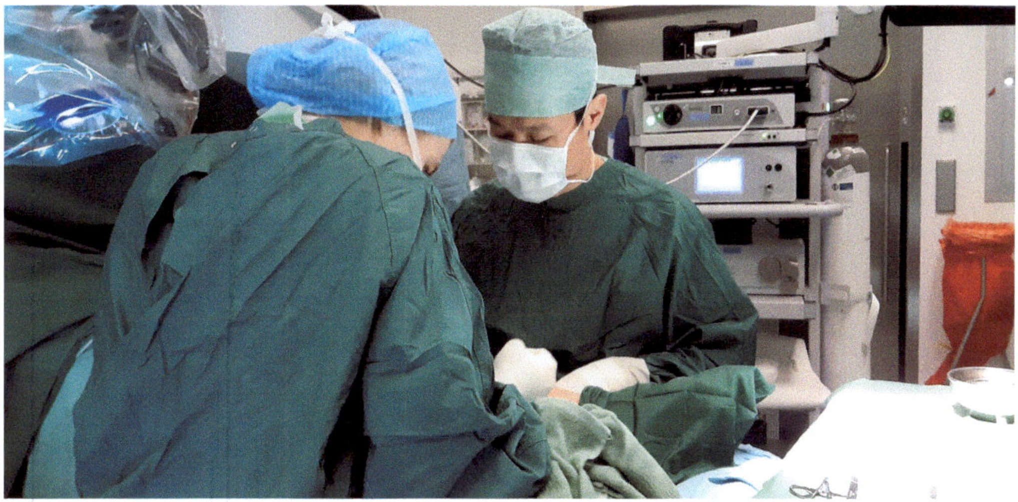

Abb. 41.5 **Operateure bei der Naht**

ähnlichem Durchmesser präpariert und schließlich End-zu-End anastomosiert.

- Das Nahtmaterial ist dünner als das menschliche Haar. Diese feine Arbeit wird deshalb unter dem Mikroskop mit 50-facher Vergrößerung durchgeführt (Abb. 41.5, Abb. 41.7, Abb. 41.8).
- Hierbei werden Lymphgefäße mit einem Durchmesser zwischen 0,2 mm und 1,5 mm an eine Vene derselben Stärke angeschlossen. Die Naht erfolgt mit einem Faden der Stärke 11.0 beziehungsweise 12.0 (Abb. 41.6).

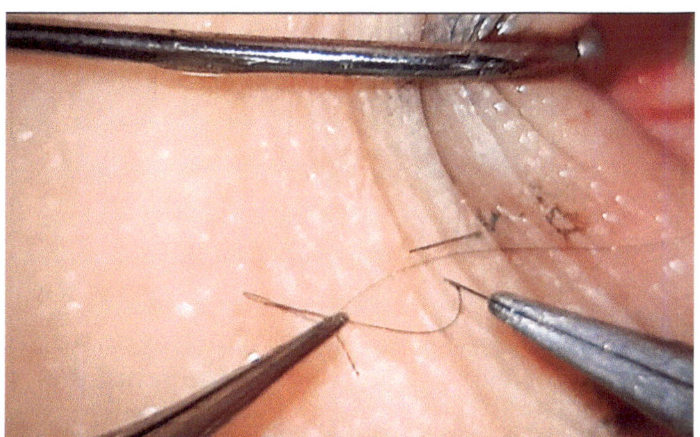

Abb. 41.6 **Größenvergleich von Haar und Faden**

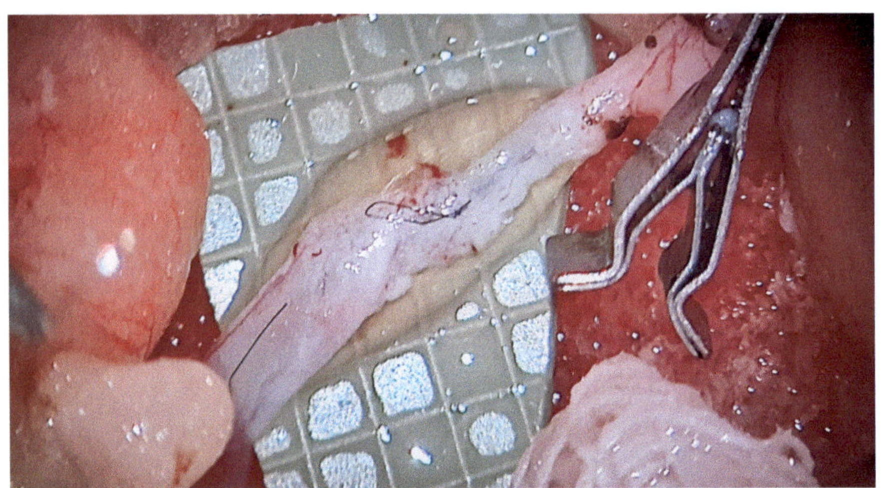

Abb. 41.7 **Intraoperative Lymphorrhoe vor Beendigung der Anastomose**

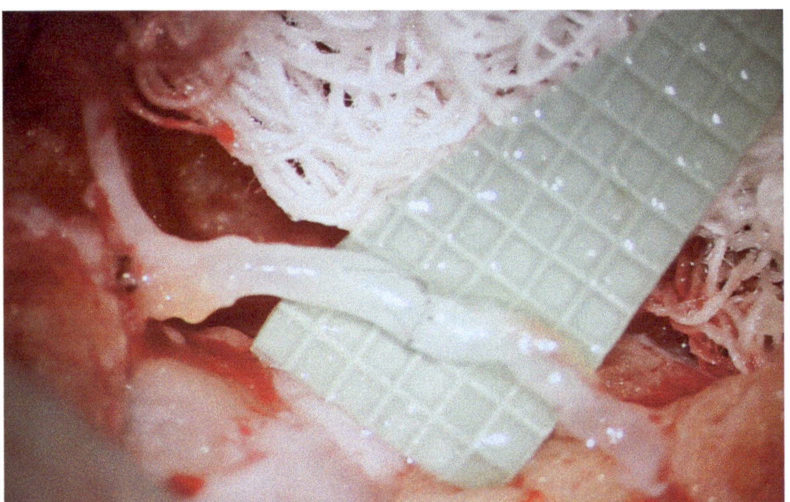

Abb. 41.8 **Eine lymphovenöse Anastomose (LVA) auf einem Millimeterpapier**

- Die Durchgängigkeit der Anastomose kann noch intraoperativ mittels ICG verifiziert werden (Abb. 41.9).
- Nach dem schichtweisen Wundverschluss mit resorbierbarem Nahtmaterial und der Anlage eines sterilen Schutzverbandes wird die betroffene Extremität bandagiert.

41.5 Welches postoperative Management ist zu empfehlen?

Eine prophylaktische Antibiotikagabe für eine Woche ist bei Patienten mit Erysipel-Anamnese angezeigt.

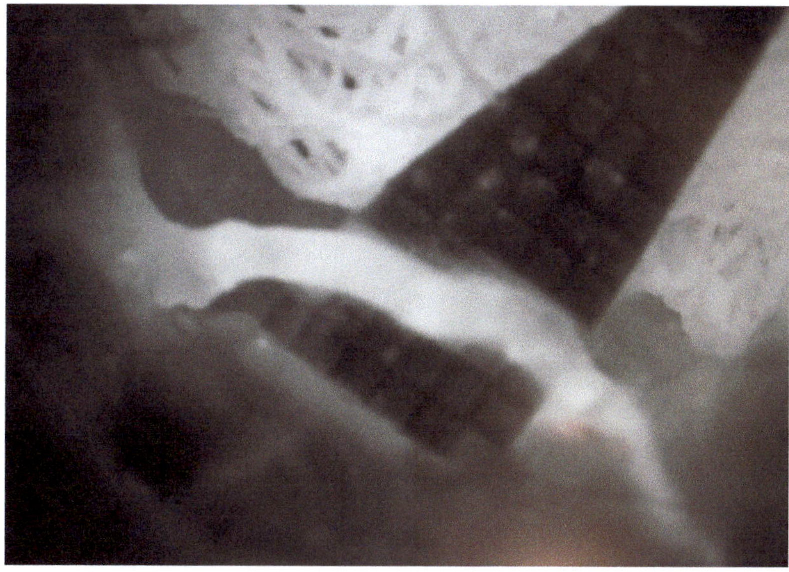

Abb. 41.9 **Der Übertritt von Indocyaningrün.** ICG vom Lymphgefäß in die Vene bestätigt die Durchgängigkeit der lymphovenösen Anastomose

Die Entlassung erfolgt am ersten postoperativen Tag. Nach dem Verbandswechsel wird eine Kompression mit Bandagen oder mit Klettverschlusssystem (MAK-Verband) angelegt. Jegliche Scherkräfte, wie sie beim Anziehen eines konventionellen Kompressionsstrumpfes auftreten können, sollen bis zur gesicherten Wundheilung für 14 Tage zu vermeiden werden um die die Anastomose nicht zu gefährden. Weiter Einschränkungen des Alltags bestehen nicht.

KeyNote

Der Behandlungserfolg kann je nach Schweregrad unmittelbar nach der Operation sichtbar sein oder erst nach bis zu einem halben Jahr evident werden.

41.6 Warum ist die LVA ein lymphologisch sinnvolles Behandlungsverfahren?

- Lymphovenöse Anastomosen sind rekonstruktiv.
- Ein Abflusshindernis distal zu umgehen und somit eine geregelte Drainage der Lymphflüssigkeit über die Venen zu gewährleisten ist das Ziel dieser Operation.
- Der Eingriff ist minimalinvasiv und hat eine niedrige Komplikationsrate.
- Es gibt keinerlei Berichte über eine Verschlechterung der bestehenden Symptomatik durch die Anlage lymphovenöser Anastomosen.
- Zeigt die Operation einen guten Erfolg, kann durch weitere Eingriffe sogar eine zusätzliche Verbesserung des Zustandsbildes erreicht werden.

41.6.1 Gibt es eine „explorative" LVA?

Der Eingriff hat auch eine explorative Bedeutung: Oftmals ist präoperativ nur eine sehr ungenaue Aussage über den tatsächlichen Zustand der Lymphbahnen zu treffen. Die direkte Präparation der Gefäße liefert dem Operateur Informationen über den Sklerosierungsgrad des Lumens, stellvertretend für die Flussrate. Sie ist entscheidend für den Operationserfolg einer lymphovenösen Anastomose. Bei entsprechender Aufklärung des Patienten kann somit bereits intraoperativ die Entscheidung für einen vaskularisierten Lymphknotentransfer getroffen werden.

41.6.2 Die „Oktopus-, Elefant-, und Walrossmethode". Wenn die Gefäße in Zahl und Lumen nicht zusammenpassen!

Variationen der lymphovenösen Anastomose sind die „Oktopus, Elefant-,Walrossmethode", wobei Lymphgefäße mit Durchmesserdiskrepanz auch an einer Vene anastomosiert werden können. Bei der Oktopus-/ Elefant-Methode werden mehrere Lymphgefäße / ein Lymphgefäß mit einer Naht gefasst und in das Lumen einer größeren Vene hineingezogen (Chen et al. 2015), bei der Walrossmethode werden zwei kleinere Lymphgefäße mit einer Vene End zu End anastomosiert (Masoodi et al. 2022). Die Indikation ergibt sich, wenn nach der Präparation mehrere Lymphbahnen direkt nebeneinander gefunden werden, in unmittelbarer Umgebung aber keine ausreichende Anzahl entsprechender Venen verfügbar ist. Bei solchen anatomischen Bedingungen können dennoch durch Bündelung alle Lymphbahnen für eine Drainage genutzt werden. Ähnlich kann trotz ungünstiger Ausgangsbedingungen dennoch ein erfolgreicher Lymphabfluss durch die lymphovenöse Anastomose hergestellt werden: Findet man in der Nähe des Lymphgefäßes nur eine Vene mit deutlich größerem Durchmesser oder hat die Sklerose das Lumen des Lymphgefäßes weitestgehend okkludiert, dann ist eine suffiziente Naht der beiden Gefäßenden nur schwer möglich. Auch dann kann das Lymphgefäß ebenfalls mit einer einfachen Naht gefasst und in die Vene hereingezogen werden um einen Lymphabfluss zu gewährleisten.

41

41.7 Was ist „lymphologisch" wichtig zu wissen?

Die Flußstörungen des Lymphödems zu beheben und eine gute Drainage der Lymphflüssigkeit wieder zu ermöglichen ist das Ziel dieses minimalinvasiven Eingriffs, der auch wegen seine geringen Komplikationsrate den Patienten mit Lymphödem angeboten werden sollte.

Literatur

Basta MN, Gao LL, Wu LC (2014) Operative treatment of peripheral lymphedema: a systematic meta-analysis of the efficacy and safety of lymphovenous microsurgery and tissue transplantation. Plast Reconstr Surg 133:905–913

Chang DW, Suami H, Skoracki RA (2013) Prospective analysis of 100 consecutive lymphovenous bypass cases for treatment of extremity lymphedema. Plast Reconstr Surg 132:1305–1314

Cheng MH et al. (2012) A novel approach to the treatment of lower extremity lymphedema by transferring a vascularized submental lymph node flap to the ankle. Gynecol Oncol 126(1):93–98

Chen WF, Yamamoto T, Fisher M et al. (2015) The „Octopus" lymphaticovenular anastomosis: evolving beyond the standard supermicrosurgical technique. J Reconstr Microsurg 31:450–457

Jacobson JH 2nd, Suarez EL (1962) Microvascular surgery. Dis Chest 41:220–224

Koshima I, Inagawa K, Urushibara K, Moriguchi T (2000) Supermicrosurgical lymphaticovenular anastomosis for the treatment of lymphedema in the upper extremities. J Reconstr Microsurg 16:437–442

Masoodi Z et al. (2022) „Double Barrel" Lymphaticovenous Anastomosis: A Useful Addition to a Supermicrosurgeon's Repertoire. Plastic and Reconstructive Surgery – Global Open 10(4):e4267

Scaglioni MF et al. (2017) Systematic review of lymphovenous anastomosis (LVA) for the treatment of lymphedema. Microsurgery 37(8):947–953

Sedlacek J (1969) Lymphovenous shunt as supplementary treatment of elephantiasis of lower limbs. Acta Chir Plast 11:157–162

Steinbacher J, Tzou CHJ (2019) Chirurgische Aspekte bei der Behandlung des Lymphödems mittels lymphovenöser Anastomosen und vaskularisiertem Lymphknotentransfer. LymphForsch 23(1):41–44

Tzou CHJ et al. (2020) Institutionalization of reconstructive lymphedema surgery in Austria—single center experience. J Surg Oncol 121(1):91–99

Yamada Y (1969) The studies on lymphatic venous anastomosis in lymphedema. Nagoya J Med Sci 32:1–21

Yamamoto T, Narushima M, Yoshimatsu H et al. (2014) Minimally Invasive Lymphatic Supermicrosurgery (MILS): indocyanine green lymphografy-guided simultaneous multisite lymphaticovenular anastomoses via millimeter skin incisions. Ann Plast Surg 72:67–70

Vaskularisierter Lymphknotentransfer

Johannes Steinbacher und Chieh-Han John Tzou

Inhaltsverzeichnis

M. E. Cornely et al. (Hrsg.), *Angewandte Lymphologie*,
https://doi.org/10.1007/978-3-662-61452-5_42

Editor's Tip

Der vaskularisierte Lymphknotentransfer (VLNT) und die lymphovenöse Anastomose sind etablierte Methoden in rekonstruktiven Lymphödemchirurgie. Als möglicher Option der Therapie sollten sie mit dem Patienten immer erwogen werden.

Der vaskularisierte Lymphknotentransfer (VLNT) ist im Vergleich zu lymphovenösen Anastomosen (LVA) ein deutlich aufwendigerer Eingriff. Er ist dann indiziert, wenn die Lymphgefäße stark sklerosiert sind und somit keine für das Funktionsprinzip der lymphovenösen Anastomosen adäquate Pumpfunktion mehr vorliegt. Bei der Operation wird ein Gewebsblock mit Lymphknoten inklusive seiner versorgenden Gefäße und dem umgebenden Fettgewebe aus einer Spenderregion entnommen und an die betroffene Extremität transplantiert.

42.1 Seit wann und wie werden Lymphknotentransplantationen durchgeführt?

Die Wirksamkeit des Eingriffes wurde erstmalig 1982 beschrieben. (Clodius et al. 1982). Die Ergebnisse konnten jedoch nur wegweisend für weitere Untersuchungen sein denn die Fallzahl war mit zwei Patienten gering und nach sechs Monaten kam es bei einer Patientin zum Rezidiv.

Erfolgreiche Langzeitresultate mit dem vaskularisiertem Lymphknotentransfer folgten. Berichtet wurde von 24 Patientinnen denen lymphatisches Gewebe aus der Leiste in die Axilla oder an den Ellenbogen transplantiert wurde. Zehn Patientinnen zeigten eine komplette Normalisierung des Umfanges, bei zwölf Fällen konnte eine Reduktion erzielt werden während zwei Frauen keinen Vorteil aus der Operation zogen. Bei 31 % der Probandinnen konnte in der Lymphszintigrafie eine Aktivität der transplantierten Lymphknoten nachgewiesen werden (Becker 1996; Becker et al. 2006).

Eine Metanalyse evaluierte die postoperativen Ergebnisse des vaskularisierten Lymphknotentransfers:

- 100 % der PatientInnen berichten eine subjektive Verbesserung
- 91 % der Fälle haben eine Volumenreduktion
- 78 % der PatientInnen war der Verzicht auf Kompressionstherapie möglich (Basta et al. 2014)

KeyNote

Heute ist der vaskularisierte Lymphknotentransfer essenziell in der Chirurgie des Lymphödems (Cheng et al. 2012). Eine besondere Operation ist die Modifikation der Lappenplastiken vom Abdomen zur Mamma-Rekonstruktion nach Brustkrebschirurgie. Inguinalen Lymphknoten werden zur gleichzeitigen operativen Behandlung eines Lymphödems nach Mastektomie mit der Lappenplastik in selben Eingriff transplantiert (Saaristo et al. 2016).

42.1.1 Was ist über den Einfluss auf die Lymphdrainage des Gewebes bekannt?

Auch wenn der positive Wirkmechanismus noch Gegenstand intensiver Forschung ist gilt als relativ gesichert, dass die Lymphknoten an ihrem Bestimmungsort als Drainagestation fungieren. Die Lymphflüssigkeit wird durch die afferenten Lymphgefäße der Lymphknoten aufgenommen und in das venöse System eingespeist (Cheng et al.2014; Ito et al.2016). Je mehr Lymphknoten transplantiert werden, desto höher scheint die Drainagewirkung (Gustafsson et al. 2018). Zusätzlich wird suszipiert, dass die transplantieren Lymphknoten Wachstumsfaktoren ausschütten und somit die lokale Lymphangiogenese begünstigen (Tourani et al. 2016).

42.1.2 Warum werden unterschiedliche Empfängerareale genutzt?

Noch ist unklar welche Empfängerstelle an der Extremität am besten geeignet ist. Befürworter einer proximalen anatomischen Platzierung argumentieren, dass durch die operativ induzierte Lymphangiogenese eine neue, physiologische Verbindung zwischen der Extremität und dem Stamm geschaffen werden könne. Anhänger einer distalen Anschlussstelle sehen ihren Vorteil in der gravitationsbedingten Flüssigkeitsakkumulation, die dort besser drainiert werde. Vernarbungen des alten axillären Wundbettes können darüber hinaus der Funktionalität des vaskularisierten Lymphknotentransfers behindern.

Aus ästhetischer Sicht profitieren Patienten von einer anatomischen axillären Platzierung. Eine distal gelegene Lappenplastik wirkt klobig. Oftmals ist nicht ausreichend Gewebe für einen direkten Wundverschluss vorhanden so das auf ein zusätzliches Spalthauttransplantat zurückgegriffen werden muss.

42.2 Welche präoperative Diagnostik und Dokumentation ist für eine erfolgreiche VLNT unverzichtbar?

Für die Vorbereitung von LVA und VLNT sind die Funktionslymphszintigrafie und die Sonografie der Lymphgefäße unverzichtbar.

Während die Funktionslymphszintigrafie vor allem aus forensischen Gründen zur Diagnosesicherung durchgeführt werden sollte, dient der Ultraschall der Quantifizierung der Lymphknoten und gibt Aufschluss über den Durchmesser der Anschlussgefäße (► Kap. 6). Die Körperseite mit der vorteilhafteren lymphologischen Donor-Eignung wird so gefunden. Die Anzahl der transplantierten Lymphknoten hat einen positiven Effekt auf das postoperative Ergebnis.

Die Anamnese wird durch die Fotografie der betroffenen Extremität im Vergleich zur Gegenseite in Frontal-, Rück- und Seitenansicht sowie Umfangmessungen zur Verlaufskontrolle ergänzt.

An den Armen ist die Messung der Umfänge auf Höhe der Fingergrundgelenke, der Handgelenke und der Ellenbogen, an den Beinen an den Zehengrundgelenken, den oberen Sprunggelenken sowie den Kniegelenken üblich. Weitere gängige Messpunkte sind jeweils 10 und/oder 20 cm proximal respektive distal der Ellenbogen oder Kniegelenke. Auch kann das 4 cm-Scheiben-Modell nach Kuhnke zur Umfangs- und Volumenerfassung angewendet werden (► Kap. 4). Der Operationserfolg wird so während der Nachkontrollen objektiv dokumentiert. Solcherlei postoperative Kontrollen sollten nach drei, sechs und zwölf Monate vorgenommen werden.

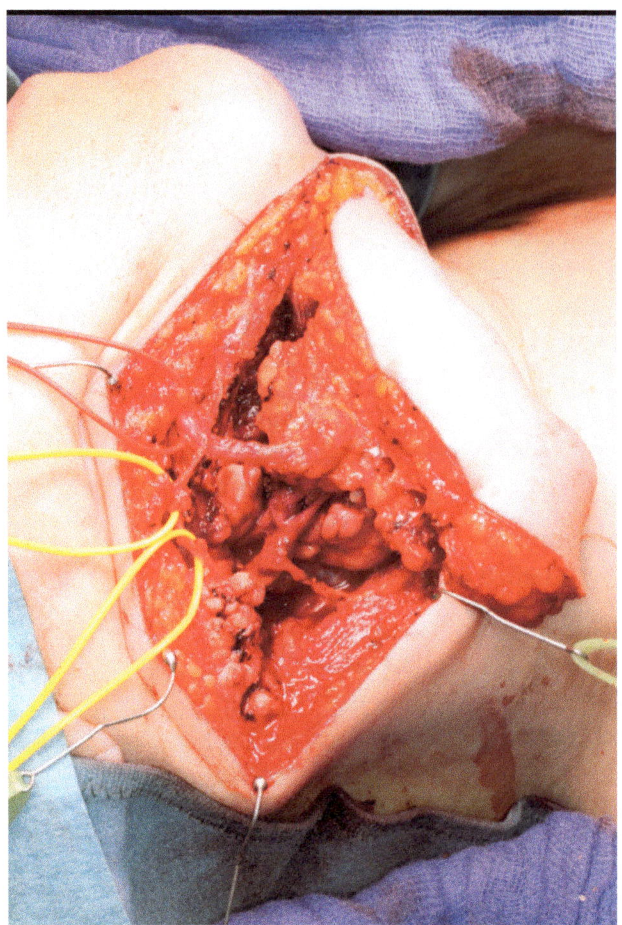

Abb. 42.1 **Präparation der submentalen Lymphknotenlappenplastik.** Spenderstelle und Freilegung der Gefäße

42.3 Wie sieht ein exemplarischer Operationsablauf aus?

Der exakte Operationsablauf ist von der Hebestelle abhängig. Exemplarisch beschreiben werden im Folgenden die einzelnen Operationsschritte einer submentalen Lymphknotenlappensplastik beschrieben.

Nach der Hautinzision der Donorstelle erfolgt die vorsichtige Präparation der Stielgefäße unter Mitnahme der größtmöglichen Anzahl von Lymphknoten und umgebenden Fettgewebes (Abb. 42.1). An der betroffenen Extremität werden an der Empfängerregion die Gefäße präpariert und ggf. Fettgewebe entfernt um Platz für die Lymphknotenlappenplastik zu schaffen. Die mikrovaskuläre Gefäßanastomose wird mit einem monofilen Faden der Stärke 9.0 oder 10.0 durchgeführt. Die Einnaht des transplantierten Gewebes erfolgt spannungsfrei an der betroffenen Extremität (Abb. 42.2). Sollte initial kein spannungsfreier Wundverschluss möglich sein, kann eine vorübergehende Zügelung der Wundränder mit Vessel Loops erfolgen. Al-

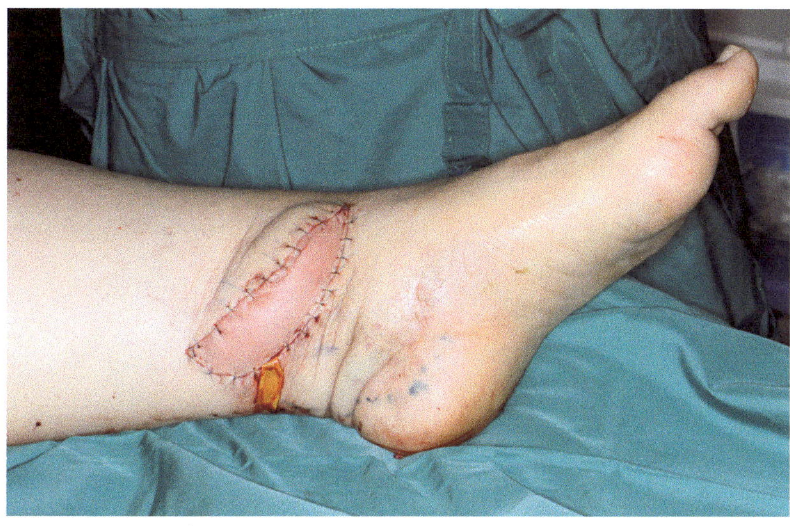

Abb. 42.2 **Eingenähte submentale Lymphknotenlappenplastik.** Nach der Transplantation auf die Innenseite des distalen linken Unterschenkels

ternativ kann auch durch eine Spalthauttransplantation einen primären Wundverschluss erfolgen.

42.3.1 Die lymphvenöse Anastomose in Kombination mit einer vaskularisierten Lymphgefäßlappenplastik. SCIP-Lappenplastik

Der Patient litt unter einem stark ausgeprägten sekundären Lymphödem des Hodens nach Weichteilentzündung in der rechten Leiste. In Ergänzung zur komplexen physikalischen Entstauungstherapie wurde folgende chirurgische Therapie des Lymphödems durchgeführt:

- Resektion von überschüssigem Gewebe,
- Bildung eines Neo/Pseudohodensacks mit Restgewebe,
- Lymphovenöse Anastomosen am rechten Bein.

Die Wiederherstellung des Lymphabflusses aus dem Genitalbereich gelang mit einer gestielten SCIP-Lappenplastik von links (Perforatorlappenplastik der A. circumflexa ilium superficialis) (Yoshimatsu et al. 2020) (Abb. 42.3, Abb. 42.4, Abb. 42.5).

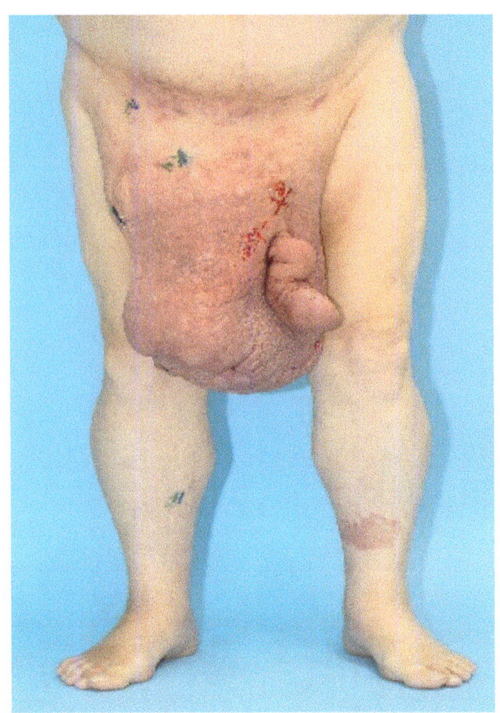

Abb. 42.3 Präoperativ

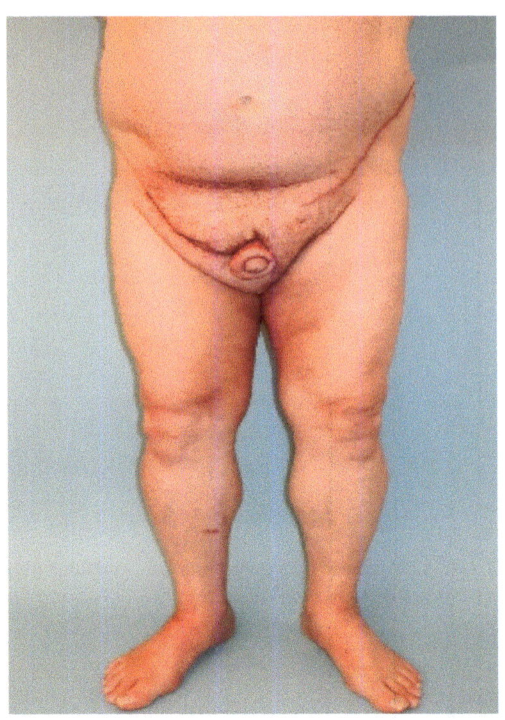

Abb. 42.4 Drei Monate postoperativ

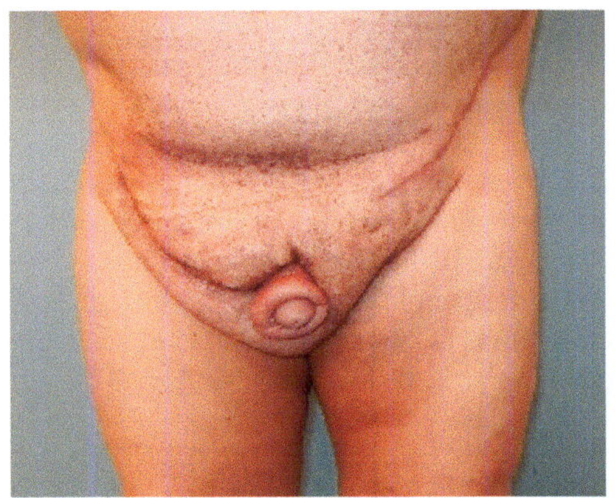

Abb. 42.5 Detail

42.4 Welches postoperative Management ist notwendig: Durchblutung, Kompression Lymphdrainage?

Die freie vaskularisierte Lymphknotenlappenplastik sollte postoperativ warmgehalten werden, die Durchblutung regelmäßig kontrolliert werden. Diese Perfusionskontrolle kann, sofern auf der Lappenplastik eine Hautinsel belassen wurde, klinisch oder mit dem Gefäßdoppler erfolgen.

Nach ungefähr zwei Wochen und gesicherter Wundheilung kann erstmals die Kompression wieder angelegt werden. Ein neuer Strumpf muss angemessen werden, da es in den meisten Fällen schon während dieses ersten Zeitraumes nach der Operation zu einer Umfangsreduktion kommt.

Eine regelmäßige Lymphdrainage nach gesicherter Wundheilung wirkt ödemreduzierend. Die Lymphdrainage wird in Richtung der Lappenplastik durchgeführt:

- Bei einer Lappenplastik am Knöchel ist die Richtung der MLD vom Knie in Richtung der Lappenplastik nach distal.
- MLD am Arm nach Mammakarzinom geht immer von der Hand Richtung Ellenbeuge dann Axilla, also von peripher nach zentral in Richtung der Lymphkotenlappenplastik. Hierdurch wird die anfallende Lymphflüssigkeit bestmöglich einer Drainage durch das Stielgefäß zugeführt.

42.5 Welche unerwünschten Wirkungen sind möglich: Serome, Infekte, Revisionen, iatrogenes Lymphödem?

Der vaskularisierte Lymphknotentransfer ist ein chirurgisch anspruchsvoller Eingriff und erfordert eine aufwendige und sorgsame Nachbehandlung. Die Infektionsrate nach vaskularisiertem Lymphknotentransfer ist in der Literatur mit 7,8 % angegeben (Basta et al. 2014). Somit ist eine prophylaktische Antibiotikatherapie empfehlenswert. Bei 15 % der Eingriffe bildet sich postoperativ ein Serom, während 3 % eine Revision der Lappenplastik benötigen (Basta et al. 2014).

Die häufigsten Entnahmestellen sind submental, supraklavikulär, axillär sowie inguinal. Die Entnahme von axillären oder inguinalen gestielten Lymphknotenlappenplastiken birgt das Risiko des iatrogenen Lymphödems während die Spenderregionen submental und supraklavikulär diesbezüglich als sicher gelten. Dieses Risiko kann schon intraoperativ minimiert werden, wenn mit Technetium und einer Gammasonde jene Lymphknoten ausgespart werden, die ein positives Signal liefern und damit für die Lymphdrainage der Extremität verantwortlich sind. Zusätzlich dazu kann Indocyaningrün subcutan injiziert werden, um jene Lymphknoten zu finden, die im Falle der Axilla die Brust beziehungsweise im Falle der Leiste das Abdomen drainieren und so eine geeignete Lappenplastik zur Entnahme zu planen (Dayan 2015).

Da Frauen mit Brustkrebs ein Risiko für Metastasen der kontralateralen Lymphknoten haben gilt deren Entnahme als bedenklich (Tourani et al. 2016).

42.6 Was ist „lymphologisch" wichtig zu wissen?

Für die Vorbereitung von LVA und VLNT sind die Funktionslymphszintigrafie und die Sonografie der Lymphgefäße unverzichtbar.

Die postoperativen Ergebnisse des vaskularisierten Lymphknotentransfers sind ermutigend:

- 100 % der PatientInnen berichten eine subjektive Verbesserung
- 91 % der Fälle haben eine Volumenreduktion
- 78 % der PatientInnen war der Verzicht auf Kompressionstherapie möglich

Nach VLNT konnten bei 31 % der Probandinnen Aktivität der transplantierten Lymphknoten nachgewiesen werden (Becker et al. 2006).

Literatur

Basta MN, Gao LL, Wu LC (2014) Operative treatment of peripheral lymphedema: a systematic meta-analysis of the efficacy and safety of lymphovenous microsurgery and tissue transplantation. Plast Reconstr Surg 133:905–913

Becker C (1996) Transplantation of lymphnodes; an alternative method for treatment of lymphoedema. Linfologia 8:54

Becker C (2016) Autologous lymph node transfers. J Reconstr Microsurg 32(1):28–33. ▶ https://doi.org/10.1055/s-0035-1563393

Becker C, Assouad J, Riquet M, Hidden G (2006) Postmastectomy lymphedema: long-term results following microsurgical lymph node transplantation. Ann Surg 243(3):313–315. ▶ https://doi.org/10.1097/01.sla.0000201258.10304.16

Dayan JH, Dayan E, Smith ML (2015) Reverse lymphatic mapping: a new technique for maximizing safety in vascularized lymph node transfer. Plast Reconstr Surg 135:277–285

Cheng MH, Huang JJ, Nguyen DH et al. (2012) A novel approach to the treatment of lower extremity lymphedema by transferring a vascularized submental lymph node flap to the ankle. Gynecol Oncol 126:93–98

Cheng MH, Huang JJ, Wu CW et al. (2014) The mechanism of vascularized lymph node transfer for lymphedema: natural lymphaticovenous drainage. Plast Reconstr Surg 133:192e–198e

Clodius L, Smith PJ, Bruna J, Serafin D (1982) The lymphatics of the groin flap. Ann Plast Surg 9:447–458

Gustafsson J, Chu SY, Chan WH, Cheng MH (2018) Correlation between quantity of transferred lymph nodes and outcome in vascularized submental lymph node flap transfer for lower limb lymphedema. Plast Reconstr Surg 142:1056–1063

Ito R, Zelken J, Yang CY et al. (2016) Proposed pathway and mechanism of vascularized lymph node flaps. Gynecol Oncol 141:182–188

Saaristo AM, Niemi TS, Viitanen TP et al. (2012) Microvascular breast reconstruction and lymph node transfer for postmastectomy lymphedema patients. Ann Surg 255:468–473

Tourani SS, Taylor GI, Ashton MW (2016) Vascularized lymph node transfer: a review of the current evidence. Plast Reconstr Surg 137:985–993

Yoshimatsu H et al. (2020) Lymphatic system transfer for lymphedema treatment: transferring the lymph nodes with their lymphatic vessels. Plast Reconstr Surg Glob Open 8(4):e2721

Lymphgefäßtransplantation und lympholymphatische Bypässe

Nina Hüttinger und Chieh-Han John Tzou

Inhaltsverzeichnis

M. E. Cornely et al. (Hrsg.), *Angewandte Lymphologie*,
https://doi.org/10.1007/978-3-662-61452-5_43

Editor's Tip

Beide Operationen verbessern Flussstörungen im Lymphgefäßsystem. Es wird entweder durch freie Transplantation eines Lymphgefäßes als Bypass oder durch eine Anastomose mit einem anderen Lymphgefäß die Überbrückung eines Passagehindernisses hergestellt.

43.1 Warum werden Lymphgefäße transplantiert?

Hinter diesen Eingriffen steht die Idee, Lymphabflusswege wiederherzustellen oder ein Hindernis des Abstroms im Lymphfluss zu umgehen. Vor der Ära der mikrochirurgischen Lymphgefäßchirurgie wurde das betroffene Areal des sekundären Lymphödems lediglich großflächig chirugisch amputiert.

Die Entwicklung der Mikrochirurgie ermöglichte erste Versuche der Transplantation von Lymphgefäßen. In den 1980iger Jahren begannen hierzu die wissenschaftliche Grundlagenforschung von Baumeister und seinen Kollegen, welche die chirurgische Verbindung zwischen zwei Lymphgefäßen durch ein Gefäßinterponat experimentell erforschten. Einige Jahre später konnte diese Methode als mikrochirurgisch rekonstruktive Therapie im klinischen Alltag angewendet werden (Baumeister et al. 1981b; Wallmichrath et al. 2009).

Der Grundgedanke von Baumeisters wissenschaftlicher Forschung ist die Überbrückung des Lymphabstromhindernis durch das gleiche System – ein Lymphgefäß als Bypass.

Durch die Anwendung von spendereigenen Lymphgefäßgefäßen kann eine immunologische Reaktion verhindert werden. Der Rückfluss von Blut und dessen Koagulation im Lymphgefäß, ehemals eine Problematik der seit langem bekannten LVA (▶ Kap. 46) sollte vermieden werden. Baumeisters Forschungsarbeiten wurden von einigen anderen Arbeitsgruppen aufgegriffen. So arbeitete Campisi an einem Model mit einem Veneninterponat im lympholymphatischen Gefäßsystem bei Patienten mit schwerer venöser Insuffizienz (Campisi et al. 1999).

43.2 Welche Indikationen gibt es für Lymphgefäßtransplantationen?

Die freie Transplantation von Lymphgefäßen (LLT) wird entweder zur Überbrückung eines Lymphgefäßverschlusses oder zur Neuanlage eines Lymphgefäßes (LVB) verwendet und zählt somit als Bypass-Chirurgie zu den rekonstruktiven Eingriffen an den Lymphbahnen (Wallmichrath et al. 2012).

KeyNote

Diese Operationen sind bei sekundären Lymphödemen nach Traumen, Infektionen oder Lymphadenektomien aus onkologischem Grund zur Wiederherstellung der Flusskontinuität möglich.

Folgende Indikationen bieten sich an:

- Einseitiges Lymphödem des Beins
- Einseitiges Lymphödem des Arms
- Beidseitige Lymphödeme der Arme
- Scrotale und/oder genitale Lymphödeme
- Lymphatische Fisteln und Lymphozelen

43.2.1 Welche Operationsschritte sind für dieses freie Transplantat nötig? Step by step

Die Operationstechnik ist wegen der Brüchigkeit der Lymphgefäßwand, des kleinen Lymphgefäßkalibers und der nötigen chirurgischen Präzision komplex und aufwendig.

- Präoperativ muss durch eine indirekte Isotopen Funktions-Lymphangiografie ein normaler Lymphabstrom in der Donor site nachgewiesen worden sein.
- Die Erstbeschreiber empfehlen die Hebung von Lymphgefäßen aus der anteromedialen Knieregion und Oberschenkelregion der kontralateralen Seite (Baumeister und Frick 2003). Bis zu 16 Lymphbahnen existieren an dieser Stelle (Kubik 1975). Hiervon können zwei bis drei mit einer Länge von bis zu 30 cm für die freie Transplantation entnommen werden.
- Zur Darstellung der Donor-Lymphgefäße wird Patentblau im Bereich des ersten und zweiten Zwischenzehenraumes intracutan injiziert. Unter passiver Durchbewegung wird das Patentblau abtransportiert, innerhalb von 10 bis 20 min werden die Kollektoren sichtbar.
- Die Präparation der Gefäße beginnt in der Leiste unterhalb des Leistenbandes zwischen A. femoralis und V. saphena magna. Dort werden die gut sichtbaren, weil blau angefärbten Lymphgefäße epifaszial aufgesucht und nach distal verfolgt. Die Gefäße werden an Lymphknoten abgesetzt, die Einmündungen in die Leistenlymphknoten werden distal mit Vicryl™ 6–0-Nähten verschlossen.
- Während das Gefäß selbst distal elektrokaustisch verödet wird, um einen möglichen Lymphaustritt zu vermeiden bleibt ein langer Faden am proximalen Ende, um das nun freie Lymphgefäß sicher bergen zu können.

Diese Technik ermöglicht es zwei oder drei kaliberstarke Lymphkollektoren zu gewinnen. Im Bereich der Hebestelle bleibt ein weiteres kaliberstarkes Lymphgefäß unberührt, um den Lymphfluss nicht zu gefährden (Abb. 43.1).

Das ideale Anschlussgefäß in der vom Lymphödem betroffen Extremität wird

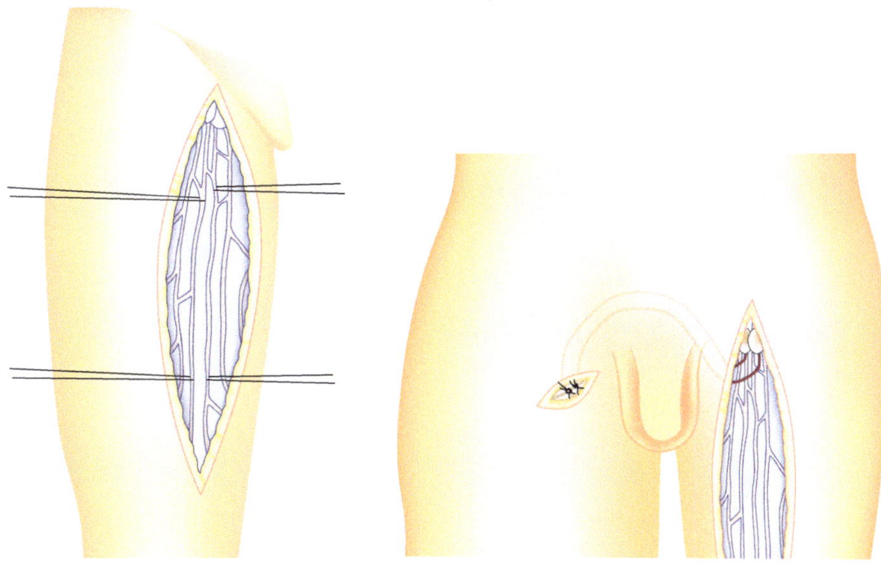

Abb. 43.1 **Hebestelle zur Lymphgefäßtransplantation**. Beim einseitigen Beinlymphödem. (Mit freundlicher Genehmigung aus der Sammlung von Rüdiger Baumeister)

nicht mit Patentblau markiert, da Transport und Durchfluss des Farbstoffs durch die Lymphostase nicht garantiert ist.

- Dieses Lymphgefäß wird unter dem Mikroskop gesucht und befindet sich anatomisch oberhalb der Faszie in der Nähe zu den großen Venen.

Bei einem unilateralen Beinlymphödems wird nun die subcutane Tunnelierung oberhalb der Symphyse bis zur Leistenregion der betroffenen Seite vorgenommen, um dann das freie Gefäßtransplantat durch den vorbereiteten Gang zu ziehen und lympholymphatisch einzunähen (◻ Abb. 43.2).

- Die Anastomose der Lymphgefäße muss spannungsfrei sein, das Lymphgefäß darf während der Naht nicht gedreht werden. Drei bis vier Nähte sind ausreichend für die jeweilige Anastomose.

Ergebnisse experimenteller Studien zeigen eine verbesserte Durchgängigkeit bei der Verwendung resorbierbarer Fäden für die

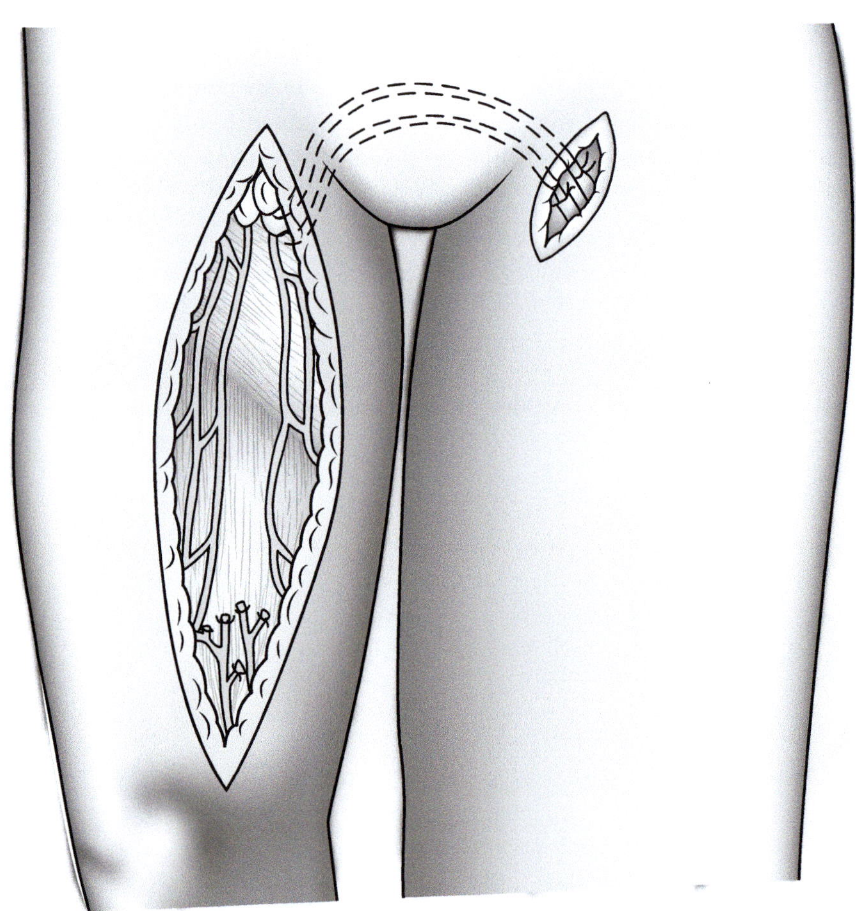

◻ **Abb. 43.2** **Transposition von Lymphbahnen.** Zur Ableitung der Lymphe bei einseitigen Beinlymphödemen mit lympholymphatischen Anastomisierungen am Oberschenkel. (Mit freundlicher Genehmigung aus der Sammlung von Rüdiger Baumeister)

Naht der Gefäße (Baumeister et al. 1980, 1981a, 1982).

Nach der Transposition mit spannungsfreier beidseitiger Anastomose sollte eine Lymphfüllung des Gefäßes sichtbar sein.

- Die Hebestelle wird nach Entnahme der Lymphgefäße mit Redondrainagen versorgt.
- Die operierte Extremität wird postoperativ elastisch bandagiert und abschließend mit einem flachgestrickten Kompressionsstrumpf nach Maß für sechs bis zwölf Monate versorgt (Baumeister und Frick 2003).
- Physikalische Therapie und Manuelle Lymphdrainage werden begonnen.
  - Zusätzlich wir eine präoperative Antibiose und niedermolekulares Heparin verabreicht. (Baumeister et al. 2016).

43.2.2 Welche Nebenwirkungen sind zu erwarten: Erysipele und Serome?

In der Arbeit von Baumeister und Frick traten postoperativ bei zwei Patienten ein Erysipel, bei einem Patienten eine Unterschenkelthrombose und an der Entnahmestelle eine punktionswürdiges Serom auf. (Baumeister und Frick 2003)

43.3 Was ist der Unterschied zwischen freien Lymphgefäßtransplantationen (LLV) und Lympholymphatischem Bypass (LLB)?

Bei einer Lymphgefäßtransplantationen wird durch Transposition eines Lymphgefäßes, welches proximal und distal abgesetzt wird, eine Überbrückung eines Passagehindernis hergestellt. Es entsteht ein Bypass durch ein freies Transplantat.

Eine Umleitung eines gestauten Gefäßes in ein anderes Lymphgefäß lediglich durch Anastomose an ein bestehendes Lymphgefäß ohne Transposition wird lympholymphatischer Bypass genannt.

43.4 Welchen Indikationen gibt es für Lympholymphatische Bypässe (LLB)?

Lympholymphatischen Bypässe eignet sich vorwiegend für die Behandlung des

- einseitigen Lymphödems des Beines,
- Scrotalen und/oder genitalem Lymphödems.

43.4.1 Welche Operationsschritte sind für diese Anastomose nötig? Step by step

Die Präparationstechnik ist dem Verfahren zur Lymphgefäßtransplantationen ähnlich, jedoch wird das gestaute Lymphgefäß nur an seinem distalen Ende abgesetzt. Dieses Ende wird mit einem anderen Lymphgefäß als Umleitung anastomosiert.

- Der Unterschied liegt in dem Maximallängengewinn eines Lymphgefäßes in situ durch Freilegung ohne proximale Absetzung.
- In der anschließenden Tunnelierung zur kontralateralen Seite durch eine subcutane Tasche kann so das Gefäß mitunter bis auf die Gegenseite, also an die vom Lymphödem betroffene Seite verlegt werden.
- Dort erfolgt die Anastomose an das vorbereitete Lymphgefäß, um an der betroffenen Engpassstelle den nötigen Lymphabfluss wiederherzustellen.

Für die Nähten wird bevorzugt resorbierbares Nahtmaterial in einer End-zu-End Technik verwendet.

43.5 Ein Paradigmenwechsel im Behandlungsregime? Welche Ergebnisse gibt es?

KeyNote

Je nach Stadium der Erkrankung wird immer öfter – mit zunehmender weltweiter Akzeptanz – die frühzeitige operative Behandlung des Lymphödems angewandt, um eine Progression zu vermeiden. Das Ziel der operativen Therapien ist die Verminderung der lymphatischen Last, der Mobilisation der Ödemflüssigkeit bzw. der Erhöhung der lymphatischen Transportkapazität und die Reduktion des überschüssigen Gewebes.

Die rekonstruktive Lymphchirurgie steht als mikrochirurgisches Verfahren mit Lymphovenöser Anastomose (LVA), Lymphgefäßtransplantation (LLT), Lympholymphatischem Bypass (LLB) und Lymphknotentransfer (LVNT), an hochspezialisierten Zentren auch kombiniert mit resezierenden Methoden wie Exzision und Liposuktion zur Verfügung (Carl et al. 2017).

Mikrochirurgische Verfahrenstechniken bedürfen jedoch spezieller Expertise und eines speziellen chirurgischen Trainings. Sie werden daher im weltweiten Vergleich seltener als Liposuktion und die großflächige Resektion angewandt. Die lymphologisch indizierte Liposuktion ist nicht mit einer klassischen ästhetischen Fettgewebsverminderung vergleichbar (Cornely 2007; Munnoch et al. 2018). Diese Methode benötigt ebenfalls eine spezielle lymphologische Expertise und besondere Handhabung der chirurgischen Technik.

43.5.1 Welche lymphologischen Langzeitergebnisse darf ich erwarten welche Risken bestehen??

Die Überbrückung lokalisierter Lymphbahnunterbrechungen durch körpereigene Lymphgefäße zeigt stabile Langzeitergebnisse.

Die klinischen Ergebnisse werden in unterschiedlichen Berichten von Baumeister seit 1987 mit deutlichen Umfangsreduktionen beschrieben. Insgesamt wurden die Langzeitergebnisse von 240 Patienten aus einem Zeitraum von 1980 bis 2001 mit autologen Lymphgefäßtransplantationen untersucht. Darunter waren Armlymphödeme, unilateratale Beinödeme und Scrotalödeme (Weiss et al. 2003).

Es zeigt sich eine gleichbleibend Umfangreduktionen bei 127 Armen um 66 % nach zwei, sechs und zehn Jahren. Die Beine zeigten ein Drittel Umfangreduktion auch noch vier Jahre nach der Operation (Baumeister und Frick 2003) (◘ Abb. 43.3).

Durch die unterschiedlichen quantitativen Messverfahren der Lymphödeme im Verlauf der Behandlung und die unterschiedlichen Dokumentationen ist die vergleichende Evaluation der operativen Ergebnisse der diversen angewendeten Techniken hinsichtlich des Therapieerfolges problematisch. Daher ist der wissenschaftliche Vergleich des Therapieerfolges unterschiedlicher mikrochirurgischer Verfahren erschwert.

43.5.1.1 Risiken

LLT und LLB (freie Lymphgefäßtransplantation und Lympholymphatischer Bypass) unterscheiden sich:

- Es entsteht bei der LLB keine Hebedefektmorbidität.

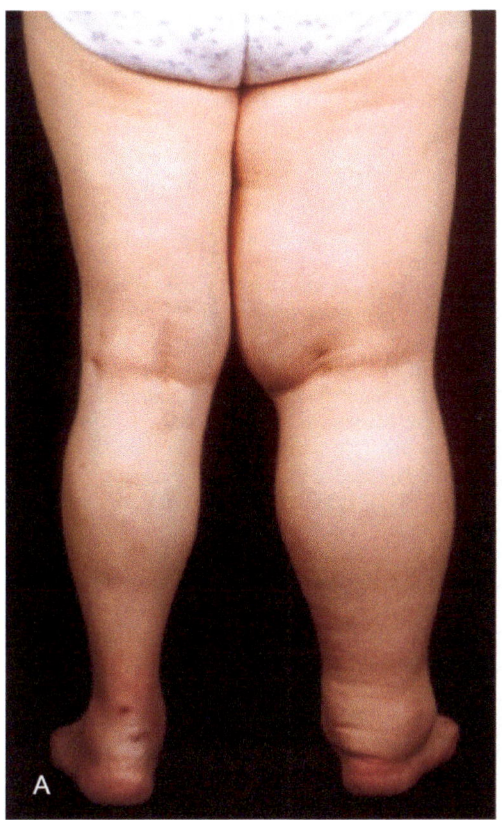

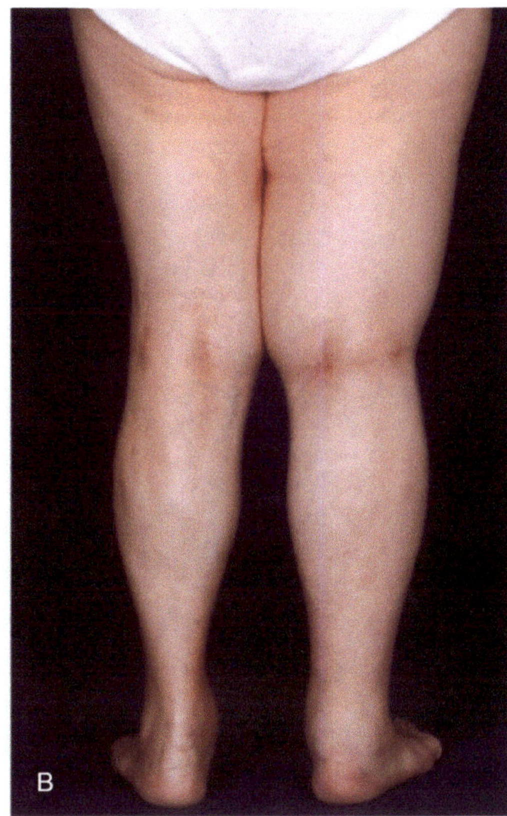

Abb. 43.3 **Eine 70-jährige Patientin.** A. Sekundäres Lymphödem rechtes Bein. B. Zwölf Jahre nach Lymphgefäßtransplantationen. Mit freundlicher Genehmigung aus der Sammlung von Rüdiger Baumeister

- Bei der LLT ist eine Lymphödembildung im Bereich der Hebestelle ist möglich. Die Operation hinterlässt eine der Entnahme der Spenderlymphgefäße geschuldete lange Narbe am Oberschenkel.

Die Auswahl der zur Verfügung stehenden chirurgischen Therapieoptionen sollte sorgfältig bedacht werden.

Weiss und Baumeister widerlegten durch prä- und postoperativen durchgeführten Lymphszintigrafien den Verdacht auf Ausbildung sekundäre Lymphödem an der Donorstelle (Weiss et al. 2015).

43.6 Was ist „lymphologisch" wichtig zu wissen?

Die freien Lymphgefäßtransplantationen und der lympholymphatische Bypass sind eine Therapieoption aus den mikrochirurgischen rekonstruktive Verfahren.

Die Datenlage der Ergebnisse von Baumeister zeigt für beide Methoden stabile Langzeitergebnisse mit einem deutlich messbaren Rückgang des Extremitätenumfangs. Sie sind eine Option bei einseitigem Lymphödem oder bei beidseitigem Lymphödem der oberen Extremität, da dann zwei gesunde untere Extremitäten als Spenderregion zur Verfügung stehen.

Es liegen keine Ergebnisse vor, wie lange eine postoperative Kompressionsbehandlung benötigt wird. Variabel wird dies mit einem Intervall von 6–12 Monaten postoperativ angegeben. Gleiche Variabilität gilt für die postoperative manuelle Lymphdrainage und physikalischen Therapie.

Literatur

Baumeister RG, Frick A (2003) Die Mikrochirurgische Lymphgefäßtransplantation. Handchir Mikrochir Plast Chir 35:202–209

Baumeister RG, Seifert J, Wiebecke B (1980) Transplantation of lymph vessels on rats as well as a first therapeutic application on the experimental lymphedema of the dog. Eur Surg Res Clin Exp Surg 12(Suppl 2):7

Baumeister RG, Jürgen Scifert MD, Wiebecke B, et al. (1981a) Experimental basis and first application of clinical lymph vessel transplantation of secondary lymphedema. World J Surg 5:401–407

Baumeister RG, Seifert J, Wiebecke B (1981b) Homologous and autologous experimental lymph vessel transplantation: initial experience. *Homologous and autologous experimental lymph vessel transplantation: initial experience*. Int J Microsurg 3:19–24

Baumeister RG, Seifert J, Wiebecke B (1982) Untersuchungen zum Verhalten von resorbierbarem und nicht resorbierbarem Nahtmaterial bei der Lymphgefäßnaht. Handchirurgie 14:87–91

Baumeister RG et al. (2016) Microsurgical Lymphatic Vessel Transplantation. J Reconstr Microsurg 32(1):34–41.

Campisi C, Boccardo F (1999) Role of microsurgery in the management of lymphoedema. Int Angiol 18(1):47–51

Carl HM et al. (2017) Systematic review of the surgical treatment of extremity lymphedema. J Reconstr Microsurg 33(6):412–425

Cornely ME (2007) *Lymphologic liposculpture.* Hautarzt 58(8):653–654, 656–658

Kubik S (1975) Zur klinischen Anatomie des Lymphsystem. Verh Anat Ges 69:109

Munnoch D, Schaverien M, Brorson H (2018) Liposuction treatment of lymphedema. Semin Plast Surg 32(01):042–047

Wallmichrath J et al. (2009) Technique and proof of patency of microsurgical lympho-lymphonodular anastomoses: a study in the rat model. Microsurgery 29(4):303–309

Wallmichrath J et al. (2012) Update on special surgical approaches in the therapy for lymphedemas. Handchir Mikrochir Plast Chir 44(6):334–342

Weiss M, Baumeister RG, Hahn K (2003) Dynamic lymph flow imaging in patients with oedema of the lower limb for evaluation of the functional outcome after autologous lymph vessel transplantation: an 8-year follow-up study. Eur J Nucl Med Mol Imaging 30(2):202–206

Weiss MF, Baumeister RG, Zacherl MJ, Frick A, Bartenstein P, Rominger A (2015 Dec) Microsurgical Autologous Lymph Vessel Transplantation: Does Harvesting Lymphatic Vessel Grafts Induce Lymphatic Transport Disturbances in the Donor Limb? Handchir Mikrochir Plast Chir 47(6):359–364. ► https://doi.org/10.1055/s-0035-1565122

Interventionelle Radiologie

Inhaltsverzeichnis

Therapie des Chylothorax

Claus Christian Pieper

Inhaltsverzeichnis

M. E. Cornely et al. (Hrsg.), *Angewandte Lymphologie*,
https://doi.org/10.1007/978-3-662-61452-5_44

Editor's Tip

Ein Chylothorax ist ein seltenes Krankheitsbild mit einer Vielzahl von Ursachen. In den meisten Fällen ist zunächst ein konservativer Therapieversuch indiziert, wobei der Erfolg ganz maßgeblich von der Fördermenge der Leckage abhängt. Die Ductus thoracicus-Embolisation ist heute als Erstmaßnahme dem operativen Vorgehen vorzuziehen, da die Methoden-assoziierte Morbidität und Mortalität geringer ist.

44.1 Welche Entwicklungen der interventionellen Radiologie sind in der Lymphologie hilfreich?

In den vergangenen Jahren wurden eine Vielzahl interventionell-radiologischer Behandlungsmethoden entwickelt, die die Therapie von Lymphleckagen und chylösem Reflux als pathophysiologische Grundlage verschiedenster Krankheitsbilder erlauben:

- Chylothorax,
- Chyloperikard,
- Chylaszites,
- periphere Lymphleckagen inkl. Lymphozelen und
- lokalisierte Ödeme (z. B. genitale Lymphödeme)

Alle diese Methoden basieren auf zwei Grundkonzepten der Lymphgefäßembolisation:

- Intravaskuläre, endolymphatische Embolisation (mittels Embolisationsspiralen und/oder Flüssigembolisat) durch Kanülierung eines Lymphgefäßes (z. B. der Cisterna chyli oder des Ductus thoracicus)
- Interstitielle Flüssigembolisation über einen Lymphknotenzugang.

44.1.1 Wann und wie kann der Eingriff am Lymphgefäß durchgeführt werden?

Abhängig von der klinischen Präsentation des Patienten kann eine Lymphgefäßintervention als Primäreingriff oder sekundär nach initialer, aber klinisch nicht erfolgreicher konventioneller Lymphangiografie geplant werden (▶ Kap. 8).

Insbesondere bei Fällen mit geplanter primärer Lymphgefäßintervention ist die MR-Lymphangiografie zur Interventionsplanung sehr hilfreich (Dori et al. 2016; Pieper und Schild 2018). Sollte zunächst eine konventionelle Lymphangiografie zur Therapie einer Lymphleckage versucht worden sein, ohne dass es danach zu einer Ausheilung der Leckage gekommen ist, kann die sekundäre Lymphintervention anhand einer CT-Lymphangiografie zur Identifikation der Zielregion geplant werden. Für die Mehrzahl der Lymphgefäßinterventionen spielt Lipiodol® als öliges Röntgenkontrastmittel eine zentrale Rolle. Die Interventionen erfolgen in den meisten Zentren unter Durchleuchtungskontrolle, können aber auch CT- oder z. T. sogar MRT-gesteuert werden.

44.2 Welche klinischen Zeichen sollten den Lymphologen an einen Chylothorax denken lassen?

Lymphe ist eine wässrige hellgelbe Flüssigkeit. Fettreiche Lymphe sieht milchig aus und wird in der Anlehnung an Chymus (Speisebrei) als Chylus bezeichnet. Der Chylus hat einen Triglycerid-Gehalt von über 110 mg/dL und transportiert als fettreiche Lymphe in der Regel Chylomikronen.

Ein Chylothorax ist per definitionem eine Ansammlung chylöser Flüssigkeit in der Pleurahöhle bedingt durch eine Leckage aus einem oder mehreren Lymphgefäßen.

Das Auftreten eines Chylothorax ist insgesamt selten. Heutzutage sind die häufigsten Ursachen iatrogen bedingt (insbesondere Ösophagektomie/Herzoperationen). Daneben sind viele weitere, sowohl traumatische als auch nicht-traumatische Ursachen eines Chylothorax bekannt (Tab. 44.1).

44.2.1 Atemnot, Husten, Schmerzen im Thorax sind die ersten klinischen Zeichen für den Erguss. Welche Folgen kann das haben?

Die klinische Erstmanifestation eines chylösen Pleuraergusses unterscheidet sich nicht von der eines „normalen“ Pleuraergusses. Bei einem Pleuraerguss sammelt sich Flüssigkeit zwischen Lunge und Brustkorb an. Erst wenn sich eine größere Menge davon gebildet hat, treten Beschwerden auf. Dazu gehören vor allem Atemnot, Husten und stechende Schmerzen im Bereich des Brustkorbs, die bis in Bauch, Herz und Schultern ausstrahlen können.

Wird Chylus aber über einen längeren Zeitraum in den Thorax drainiert, so kommt es nicht nur zum Flüssigkeitsverlust, sondern ebenfalls zum Verlust von Eiweiß, Fetten, Immunglobulinen und T-Lymphozyten. In der Folge können sich eine Malnutrition und insbesondere eine Infektanfälligkeit entwickeln, die bereits nach wenigen Tagen kontinuierlicher Chylusableitung nachweisbar ist und die erhebliche Morbidität und Mortalität eines Chylothorax erklären (Schild et al. 2013; Talwar und Lee 2008).

44.3 Welche Behandlungsprinzipien gibt es?

Grundprinzipien der Therapie des Chylothorax sind:

- Drainage des Pleuraergusses
- Therapie der zugrunde liegenden Pathologie

Tab. 44.1 Ätiologie des Chylothorax. (Modifiziert nach Alejandre-Lafont et al. 2011 und Zabeck et al. 2011)

Traumatisch		Nichttraumatisch (25 %–50 %)	Idiopathisch (6 %)
Iatrogen/chirurgisch (25 %–50 %)	Nicht-iatrogen		
– Thorakale/zervikale/abdominelle Operationen (v. a. Ösophagusresektionen, Herz(klappen)-Operation, Lungenresektionen, Lymphknotendissektionen) – Verletzung bei Anlage eines ZVK oder eines Schrittmachers	– Perforierende und stumpfe Verletzungen – Einriss durch Druckerhöhung (peripartal, Erbrechen, Husten)	– Abflussbehinderung bzw. Lymphaufstau (z. B. Erkrankungen mit erhöhtem zentralen Venendruck, Thrombose, Lymphome, Tumoren, Sarkoidose, TBC, Behcet, Bilharziose, Filiariasis, Bestrahlung) – Erkrankungen der Lymphwege (z. B. Lymphangioleiomyomatose, Gorham-Stout) – Erhöhte Lymphproduktion (z. B. Leberzirrhose) – Änderungen der Zusammensetzung der Lymphe (z. B. bei chronisch lymphatischer Leukämie) – Syndromal, z. B. Down-Syndrom, Noonan Syndrom, Yellow Nail – Syndrom, Tuberöse Sklerose	Pulmonales Lymphperfusionssyndrom?

44.3.1 Initialer Versuch einer konservativen Therapie

Die konservative Therapie zielt dabei auf eine Reduzierung des Lymphflusses in den leckenden Lymphgefäßen, um eine spontane Abheilung der Leckage zu ermöglichen. Dies kann entweder durch eine proteinreiche, fettarme Diät mit Gabe von mittelkettigen Fettsäuren (MCT-Diät) oder durch total parenterale Ernährung gegebenfalls mit zusätzlicher Gabe von Somatostatin oder Octreotid erreicht werden (Talwar und Lee 2008; Aljazairi et al. 2017). Es ist unklar, über welchen Zeitraum eine konservative Therapie versucht werden sollte, bis auf andere Therapieoptionen gewechselt wird (McGrath et al. 2010; Zabeck et al. 2011; Schirren et al. 2018).

44.3.2 Interventionelle Therapien

Bei Versagen der konservativen Therapie sind chirurgische oder interventionell-radiologische Therapieoptionen zu erwägen (Cope 1998; Schild und Hirner 2001). Allgemein ist in folgenden Fällen eine chirurgische oder interventionell-radiologische Behandlung indiziert:

- Chylusverlust > 1500 mL/d bei Erstdiagnose (bei Kindern > 100 mL/kg KG)
- 5-tägiger Verlust von > 1000 mL
- Länger als zweiwöchig bestehende Lymphfistel (100–200 mL)
- Unverändertes Drainagevolumen über zwei Wochen
- Malnutrition oder Auftreten metabolischer Komplikationen durch chylösen Flüssigkeitsverlust.

Daneben kommen Maßnahmen zur Behandlung der Grunderkrankung in Betracht, z. B. die Einleitung einer onkologischen Behandlung bei Lymphomen.

KeyNote

Da die Erkrankung selten ist sollte bei ausbleibendem Erfolg der konservativen Therapie einer chylösen Leckage rechtzeitig Kontakt zu einem spezialisierten Zentrum zur Evaluation der Möglichkeit einer interventionell-radiologischen Therapie aufgenommen werden, bevor Malnutrition und metabolische Komplikationen die Prognose verschlechtern.

Führen die konservativen Maßnahmen nicht zum Abheilen der Lymphleckage, so war lange Zeit die chirurgische Behandlung die einzige etablierte Behandlungsalternative (Maldonado et al. 2010).

44.3.2.1 Chirurgische Behandlungen

Es existiert eine Vielzahl möglicher chirurgischer Behandlungsansätze des Chylothorax (Schild et al. 2013; Schirren et al. 2018; Reisenauer et al. 2018; Gupta et al. 2004; Tanaka et al. 2005; Tang et al. 2018; Pillay und Singh 2016), von denen heutzutage vor allem die chirurgische Ligatur des Ductus thoracicus und die Pleurodese noch von praktischer Relevanz sind (Glatz et al. 2018; Hsu und Itkin 2016; Mares und Mathur 1998; Alamdari et al. 2018). Ein Grundproblem der Ductus thoracicus Ligatur, die sowohl offen über eine Thorakotomie oder thorakoskopisch erfolgen kann, ist die intraoperative Identifikation des Ductus thoracicus und seine regelmäßig vorkommenden anatomischen Normvarianten.

44.3.2.2 Interventionell-radiologische Behandlungsmethoden

In den späten 1990er Jahren wurden interventionell-radiologische Behandlungsmethoden des Chylothorax als Alternative zur Chirurgie erstbeschrieben (Cope 1998).

Konventionelle Lymphangiografie

Es ist schon lange bekannt, dass ein Chylothorax nach diagnostischer konventioneller Lymphangiografie mit öligem Kontrastmittel in Kombination mit fortgesetzter konservativer Therapie spontan ausheilen kann (Alejandre-Lafont et al. 2011; Gruber-Rouh et al. 2014, Hara H et al. 2018). Es wird davon ausgegangen, dass es primär durch Austritt des öligen Kontrastmittels zu einem passageren Verschluss an der Leckagestelle und sekundär durch eine Inflammationsreaktion zu einem dauerhaften Verschluss der Leckage durch Narbenbildung kommt. Dieser Prozess kann allerdings Wochen dauern. Die Wirksamkeit dieses Vorgehens kann darüber hinaus im Einzelfall nicht vorhergesagt werden.

KeyNote

Die konventionelle Lymphangiografie sollte als einziges therapeutisches Verfahren bei thorakalen chylösen Leckagen nur als Ultima ratio angesehen werden, wenn andere zur Verfügung stehende interventionelle Optionen technisch oder anatomisch nicht machbar sind.

Interventioneller Direktverschluss

Eine gezieltere, schneller wirksame und hinsichtlich des Erfolgs besser einschätzbare Therapiemaßnahme als die Lymphografie ist der primäre, radiologisch-interventionelle Direktverschluss des Ductus thoracicus (Cope 1998; Schild und Hirner 2001; Schild et al. 2015; Itkin et al. 2010; Boffa et al. 2008; Pamarthi et al. 2014).

Hans Heinz Schild (* 1953 in Remagen bei Bonn). Nach seinem Medizinstudium an der Rheinischen-Friedrich-Wilhelms-Universität Bonn folgte die radiologische Ausbildung in der Klinik und Poliklinik für Radiologie der Universität Mainz. Seit 1985 dort als Oberarzt tätig, erhielt er die Venia Legendi für das Fachgebiet Radiologie im selben Jahr und 1986 die Ernennung zum Universitätsprofessor (C2) auf Lebenszeit. 1993 wurde Professor Schild auf die C4-Professur für Radiologie an die Rheinische-Friedrich-Wilhelms-Universität Bonn berufen und leitete als Direktor bis 2018 neben der Radiologischen Klinik auch die Neuroradiologie und die Strahlentherapie. Die klinischen und wissenschaftlichen Schwerpunkte von Prof. Schild liegen neben der Hochfeld-MRT insbesondere auf dem Gebiet der interventionellen Radiologie. Bereits seit 2014 werden unter seiner Leitung der Klinik mittels hochfokussiertem Ultraschall unterschiedliche Tumore gezielt und nicht invasiv behandelt.
Ein besonderes Engagement in der Weiterentwicklung von Diagnostik und Therapieverfahren bei Erkrankungen der Lymphbahnen ist besonders hervorzuheben. Auf diesem Gebiet war er lange einer der wenigen national und international ausgewiesenen Experten. So führte er bereits 2001 die interventionell-radiologischen, endolymphatischen Behandlungen des Chylothorax in Deutschland ein.
Als Direktor der Radiologischen Klinik hat er über viele Jahre mit großer Weitsicht alle innovativen Teilbereiche von Radiologie und Strahlentherapie mit großem Erfolg gefördert. Hier sind insbesondere die Mamma-MRT, die MRT bei Patienten mit Herzschrittmacher sowie die Kardio-MRT und sein frühes Engagement in der interventionellen Onkologie mittels SIRT zu nennen. Mit Einführung der Tomo-Therapie gehörte seine Klinik zudem zu einer der ersten Strahlenkliniken in Deutschland, die diese Methode einer hoch-präzise gesteuerten Bestrahlung in der Krebstherapie anbieten konnte.

Zur Planung solcher primärer Lymphgefäßinterventionen ist eine präinterventionelle Evaluation der Lymphgefäßanatomie und der zugrundeliegenden Pathologie nötig. Die MR-Lymphangiografie ist die weniger invasive Alternative zur konventionellen Lymphangiografie und hat sich als nützlich erwiesen (Pieper und Schild 2018; Pieper 2018) (▫ Abb. 44.1).

KeyNote

Zur Planung der technisch anspruchsvollen Lymphgefäßinterventionen sollte eine präinterventionelle MR-Lymphangiografie erfolgen.

44.3.3 Wie verschließt man eine Ductus thoracicus-Leckage?

Heutzutage ist der lymphangiografisch gesteuerte, endolymphatische Direktverschluss des Ductus thoracicus über einen transabdominellen Zugangsweg (sog. transabdominelle Ductus thoracicus Embolisation) die interventionelle Standardtherapie des Chylothorax in spezialisierten Zentren (Cope 1998; Schild und Hirner 2001; Schild et al. 2015; Itkin et al. 2010; Boffa et al. 2008; Pamarthi et al. 2014).

Die Prozedur besteht aus zwei Schritten.

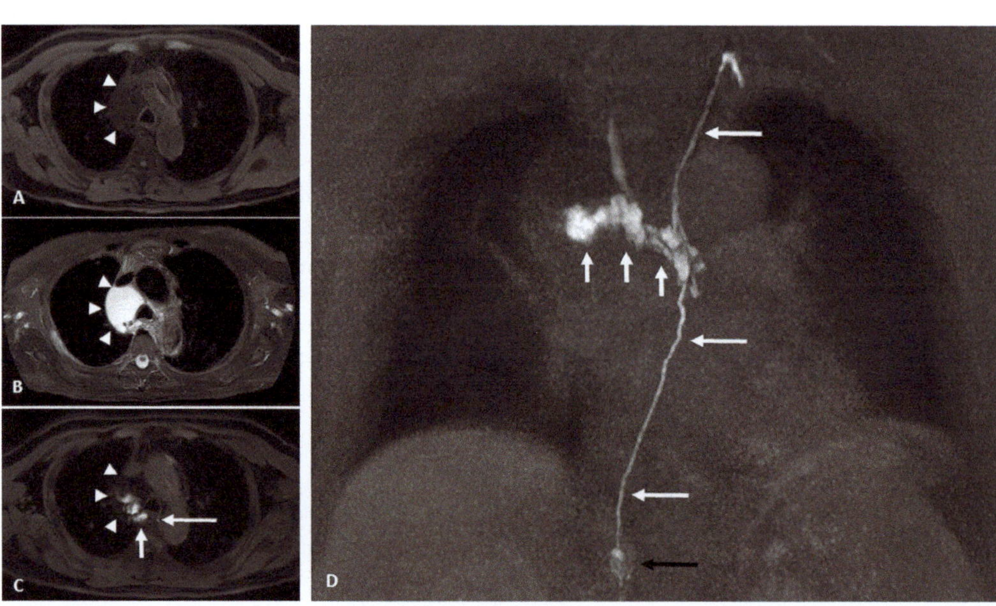

▫ **Abb. 44.1** **MR-Lymphangiografie eines 56-jährigen Patient.** Therapierefraktärer Chylothorax rechts (hier bereits mit Bülaudrainage dauerhaft drainiert) nach Unterlappenresektion aufgrund eines Bronchialkarzinoms. (A, B). Natives, axiales T1-gewichtetes und T2-gewichtetes MRT Bild mit Nachweis einer lokalisierten Flüssigkeitsformation rechts hilär (Pfeilspitzen). Nach transnodaler Kontrastmittelapplikation zeigt die MRL (axiales T1-gewichtete Bild auf gleicher Höhe (C) und koronare Maximum-Intensitätsprojektion [MIP] (D)) vom Ductus thoracicus (lange Pfeile) ausgehende Lymphgefäße mit kräftiger Kontrastmittelextravasation in die rechte Pleurahöhle (kurze Pfeile) als Ursache des Chylothorax. Der Kontrastmittelabstrom von der Cisterna chyli (schwarzer Pfeil) über den Ductus bis zum linken Venenwinkel ist erhalten

44.3.3.1 Konventionelle Röntgenlymphangiografie

Zunächst erfolgt eine konventionelle Röntgenlymphangiografie mit öligem Kontrastmittel entweder über einen transpedalen oder einen transnodalen Zugang (► Kap. 8), bis sich Lymphgefäße im Oberbauch bzw. im Thorax kontrastieren. Hierbei liegt das Augenmerk auf der Identifikation einer zugrunde liegenden Pathologie der Lymphgefäße, insbesondere des Ductus thoracicus und eines möglichen interventionellen Zugangsweges. Liegt eine präinterventionelle MRL vor, die bereits mögliche anatomische Varianten der Lymphgefäße und die Leckagestelle zeigt, kann während der intra-interventionellen, konventionellen Lymphangiografie zügiger mit Schritt 2 begonnen werden, ohne eine Kontrastierung des gesamten thorakalen Lymphgefäßsystems abzuwarten.

44.3.3.2 Embolisation

Im zweiten Schritt der Intervention erfolgt dann die Punktion eines geeigneten Lymphgefäßes im Oberbauch mit einer Feinnadel (z. B. 22G) über einen durchleuchtungsgesteuerten, transabdominellen Zugang (◘ Abb. 44.1). CT- und MRT-gesteuerte Zugänge wurden ebenfalls beschrieben (Schild et al. 2015; Boffa et al. 2008).

Nach erfolgreicher Punktion wird das Lymphgefäß zunächst mit einem Mikrodraht und anschließend über den Draht mit einem Mikrokatheter (Seldingertechnik) intubiert. Dabei wird der Mikrokatheter bildgesteuert in das leckende Lymphgefäß (meistens der Ductus thoracicus) vorgebracht. Über den einliegenden Mikrokatheter kann dann eine Injektion von wasserlöslichem Kontrastmittel zur genaueren Darstellung der Anatomie und der Pathologie des thorakalen Lymphgefäßsystems erfolgen, um etwaige, den Eingriff beeinflussende Varianten zu identifizieren.

Sven-Ivar Seldinger (* 19. April 1921; † 21. Februar 1998 in Mora) war ein schwedischer Radiologe. Er studierte von 1940 bis 1948 Medizin am Karolinska-Institut in Solna bei Stockholm. Nach seinem Abschluss war er von 1949 bis 1966 am Karolinska-Krankenhaus wo er ab 1950 als Radiologe ausgebildet wurde. 1966 wurde er am Karolinska-Institut mit der Schrift Percutaneous transhepatic cholangiography promoviert. Anschließend arbeitete er kurz als Dozent am Ekmanska-Krankenhaus in Göteborg, bevor er Leiter der Abteilung für Radiologie im Krankenhaus seines Heimatortes Mora wurde. Im Jahre 1986 wurde er pensioniert.
Seldinger entwickelte Anfang der 1950er Jahre die nach ihm benannte Seldinger-Technik, eine Methode zur Punktion von Blutgefäßen, die bei zahlreichen medizinischen Prozeduren zur Katheterisierung angewandt wird. Die Technik wurde im Juni 1952 auf dem Treffen der Nordic Association of Medical Radiology in Helsinki vorgestellt und 1953 in Acta Radiologica veröffentlicht. Die Technik löste eine Vielzahl anderer Verfahren ab, die teils aufwendiger oder unsicherer waren. Seldinger nutzte die Methode für die Katheterisierung von Milz und Leber, die Druckmessung in der Portalvene und die Arteriografie der Extremitäten.

Im Anschluss erfolgt der Verschluss des Zielgefäßes mit einer Kombination aus Embolisationsspiralen und einem Flüssigembolisat (Mischung aus öligem Kontrastmittel und n-butyl-Cyanoacylat). Die Injektion des Flüssigembolisats erfolgt unter Durchleuchtungskontrolle, um einerseits sicherzustellen, dass alle zuführenden Lymphgefäße adäquat verschlossen sind und sich andererseits das Flüssigembolisat nicht bis in das venöse System ausdehnt. Dabei lässt sich die Polymerisationszeit des Embolisats an die jeweilige anatomische Situation anpassen (Kuetting et al. 2019) (Abb. 44.2, 44.3).

Sollten keine punktionsfähigen Lymphgefäße im Oberbauch zu identifizieren sein, stehen verschiedene alternative interventionelle Techniken zur Verfügung:

- „Zerkratzen“ und damit Unterbrechung kleiner retroperitonealer Lymphgefäße (Litherland et al. 2008)
- Retrograde Kanülierung des Ductus thoracicus, entweder über eine direkte, retrograde Punktion des zervikalen Anteils des Ductus oder einen transvenösen Zugang über den linken Venenwinkel (Schild et al. 2015; Laumen et al. 2018; Pieper und Schild 2015; Guevara et al. 2016; Kariya et al. 2018)
- Interstitielle, transnodale Embolisation.

44.4 Welche Ergebnisse sind zu erwarten?

Es liegen keine Ergebnisse von randomisierten Studien vor, die die verschiedenen Behandlungsmethoden belastbar vergleichen. Empfehlungen zur optimalen Therapie des Chylothorax sind daher nur sehr eingeschränkt möglich. Der Therapieeffekt der verschiedenen Optionen hängt darüber hinaus von Parametern wie Pathogenese, ana-

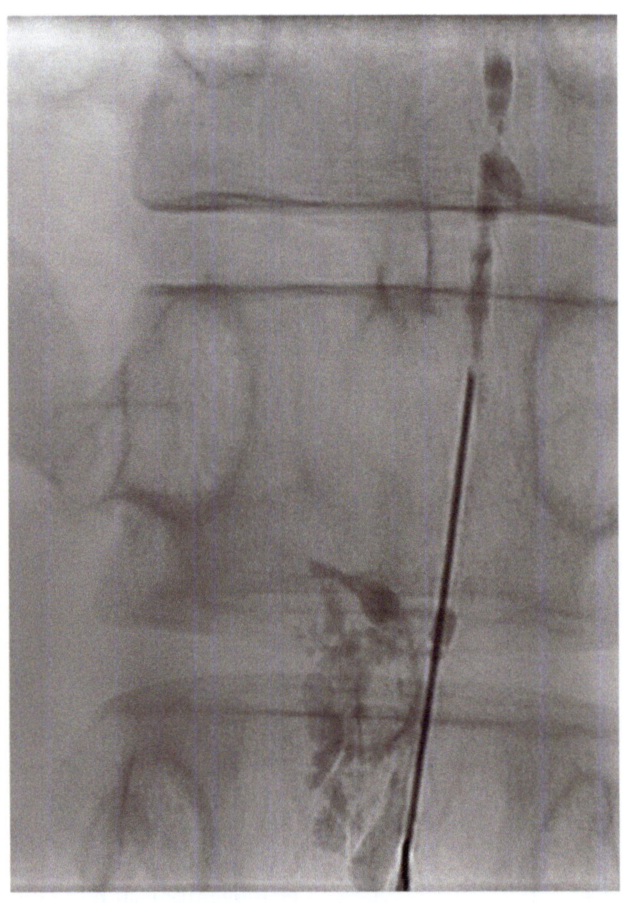

Abb. 44.2 Interventionelle Therapie des Patienten aus Abb. 44.1. Durchleuchtungsgesteuerte, transabdominelle Punktion eines prävertebralen Lymphgefäßes im Oberbauch mittels 20 cm langer 22G Feinnadel

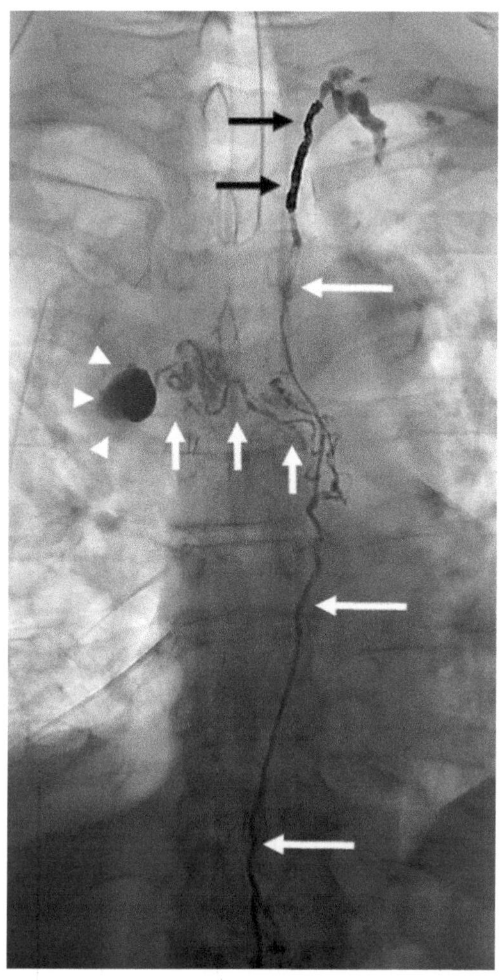

Abb. 44.3 **Interventionelle Therapie des Patienten aus Abb. 44.1.** Abschlussbild mit Darstellung des Ductus thoracicus (lange Pfeile) und der aus der MRL bereits bekannten aberranten und geschlängelten Lymphgefäße in Höhe des Trachealbifurkation (kurze Pfeile) mit Lymphleckage nach rechts thorakal (Pfeilspitzen). Der distale Anteil des Ductus thoracicus ist mit Embolisationsspiralen verschlossen (schwarze Pfeile). Die kaudalen Abschnitte des Ductus und die aberranten Lymphgefäße sind mittels Flüssigembolisat verschlossen worden

tomischen Lokalverhältnissen, Drainagevolumen sowie der lokalen Expertise mit den verschiedenen Optionen ab.

44.4.1 Nach der konservativen Therapie

Die Erfolgsraten der konservativen Therapie allein schwanken erheblich zwischen 16 und 100 %. (Schild et al. 2013; Zabeck et al. 2011; Schirren et al. 2018; Reisenauer et al. 2018; Gupta et al. 2004; Tanaka et al. 2005; Tang et al. 2018; Pillay und Singh 2016; Hsu und Itkin 2016; Mares und Mathur 1998).

Dies erklärt sich durch unterschiedliche Patientenzahlen, Grunderkrankungen und Chylusfördermengen. Die konservative Therapie scheint am effektivsten in Fällen mit niedriger täglicher Fördermenge (<500 mL pro Tag) zu sein, während die Wahrscheinlichkeit eines Behandlungserfolges bei Fördermengen > 1000 mL pro Tag gering ist.

44.4.2 Nach der chirurgischen Therapie

Die nach erfolgloser konservativer Behandlung am häufigsten angewandte chirurgische Ductus-Ligatur erzielt die besten Ergebnisse beim posttraumatischen/iatrogenen Chylothorax, da hier das Leck meist lokalisiert ist und sich bei Unterbrechung des Lymphzuflusses grundsätzlich auch verschließen kann (Glatz et al. 2018). Liegt dagegen z. B. eine Lymphbahn-Arrosion durch einen Tumor vor, sind die lokalen Verhältnisse problematischer und ein Verschluss einer Arrosion wird oft nicht erzielt.

Insgesamt wird die Erfolgsrate der chirurgischen Ductus thoracicus Ligatur mit 77–100 % angegeben (Schirren et al. 2018; Maldonado et al. 2010; Reisenauer et al. 2018; Alamdari et al. 2018; Ramos und Faintuch et al. 1986; Pillay und Singh 2016; Cerfolio et al. 1996).

Dabei benötigen 10 % der Patienten mehrere chirurgische Eingriffe (Schild et al. 2013; Talwar und Lee 2008). Die Erfolgsraten der Pleurodese sind mit 73–100 % vergleichbar, allerdings um den Preis einer möglichen restriktiven Ventilationsstörung (Paul et al. 2009; Akin et al. 2012).

Wichtig ist es zu beachten, dass die Ergebnisse bei Patienten mit einem nicht-traumatischen Chylothorax mit Erfolgsraten der kombinierten konservativen und chirurgischen Therapie von 27 % erheblich schlechter sind (Maldonado et al. 2010). Gründe für eine nicht erfolgreiche operative Behandlung sind u. a. suboptimal oder falsch platzierte Ligaturen und anatomische Varianten, wie z. B. mehrfach Ausbildungen und Verlaufsanomalien des Ductus thoracicus, welche bei der Hälfte der Patienten gefunden werden (Hsu und Itkin M 2016). Aus diesem Grund wird gelegentlich die Ductus-Ligatur in Kombination mit einer Pleurodese durchgeführt bzw. eine Pleurodese angeschlossen.

44.4.3 Morbidität und Mortalität

Da bei post-operativen chylösen Leckagen die Ductus thoracicus-Ligatur oft unmittelbar nach einer großen vorangegangenen OP bei meist schwer kranken Patienten erfolgen muss, wurden Morbiditäts- und Mortalitätsraten bis zu 38,8 % und 25 % berichtet (Schild et al. 2013; Cerfolio et al. 1996). Durch technische Fortschritte und verbessertes perioperatives Management konnten die Raten für Morbidität (14 %) und Mortalität (1 %) in den vergangenen Jahren erheblich verbessert werden.

44.4.4 Nach interventionell-radiologischer, endolymphatischer Behandlung

Die Ergebnisse der interventionell-radiologischen, endolymphatischen Behandlung variieren insbesondere in Abhängigkeit von der eingesetzten Technik und der Grunderkrankung (Schild et al. 2013).

Der therapeutische Effekt der konventionellen Lymphangiografie mit öligem Kontrastmittel allein wird mit einer großen Variationsbreite für thorakale Lymphleckagen zwischen 7 und 80 % berichtet (Schirren et al. 2018; Alejandre et al. 2011; Gruber-Rouh et al. 2014; Hara et al. 2018).

Der Erfolg lässt sich im Einzelfall nicht vorhersagen. Da häufig auch andere konventionelle Maßnahmen gleichzeitig angewendet werden, ist es darüber hinaus im Einzelfall schwierig, den Behandlungserfolg alleinig auf die Lymphangiografie zurückzuführen.

44.4.4.1 Wie erfolgreich kann die Embolisation sein?

Nach transabdomineller Ductus thoracicus – Embolisation hängt der klinische Erfolg natürlich vom technischen Erfolg der Prozedur ab. Der limitierende Faktor ist die erfolgreiche Lymphgefäßpunktion.

Technische Erfolgsraten des transabdominellen Vorgehens in großen retrospektiven Studien variieren zwischen 47 % und 90 % und erreichen in kleineren Serien 100 % (Reisenauer et al. 2018; Schild et al. 2015; Itkin et al. 2010; Boffa et al. 2008; Pamarthi et al. 2014; Pamarthi et al. 2017; Nadolski und Itkin 2013). Aus eigener Erfahrung sind technische Erfolgsraten um 90 % realistisch.

Wenn die Kanülierung eines Lymphgefäßes gelingt, kann mit einem klinischen Erfolg der Prozedur in 70–100 % der Fälle gerechnet werden (Schild et al. 2015; Itkin et al. 2010; Boffa et al. 2008; Pamarthi et al. 2014, 2017; Milsom et al. 1985). Vergleichbar mit der chirurgischen Therapie sind auch die Erfolgsraten der interventionellen Therapie des nicht-traumatischen Chylothorax mit 53 % deutlich schlechter als die des traumatischen Chylothorax, aber immer noch besser als die der chirurgischen Therapie (Nadolski und Itkin 2013). Der Erfolg des „Zerkratzens" der Lymphgefäße durch multiple Punktionen wird mit 55–70 % berichtet, ist nach persönlicher Erfahrung aber weniger überzeugend.

Die berichteten Erfolgsraten der interventionellen Therapie des Chylothorax berücksichtigen noch nicht die Möglichkeiten, die sich durch z. B. retrograde Kanülierungstechniken ergeben, da die Datenlage noch nicht ausreichend ist. Es ist aber zu erwarten, dass durch die zusätzlichen Zugangsoptionen sowohl technischer als auch klinischer Erfolg weiter ansteigen.

44.4.5 Welche Komplikationen muss ich erwarten?

Die Komplikationsrate der interventionell-radiologischen Therapieoptionen des Chylothorax wird mit 0 bis 7 % angegeben (Schild HH et al. 2013, 2015; Itkin et al. 2010; Boffa et al. 2008; Pamarthi et al. 2014; Schild und Pieper 2019). Langzeituntersuchungen zeigten, dass es bei ca. 7 % der Patienten zu Beinschwellungen und bei ca. 8 % zu Durchfällen nach Ductus – Embolisation kommen kann (Laslett et al. 2012). Schwellungen und Durchfälle waren in der Regel gering ausgeprägt und bildeten sich in der Folge häufig subtotal zurück. Diese Komplikationen werden darüber hinaus auch nach operativer Ligatur beobachtet, wurden aber nach operativer Behandlung nicht im Rahmen von Verlaufsstudien erfasst.

Klinisch relevante, schwere Komplikationen sind insgesamt sehr selten; interventions-bedingte Todesfälle bei der percutanen Chylothorax-Behandlung wurden bislang nicht berichtet. Das Spektrum möglicher Komplikationen umfasst u. a. (pulmonale) Embolien durch das Embolisat bzw. das ölige Kontrastmittel, Blutungen im Zugangsweg, Gallenlecks oder Kontrastmittelunverträglichkeiten.

Wichtig ist, die möglichen Komplikationen einer Ductus-Embolisation in jedem Einzelfall gegen die klinische Schwere des Chylothorax abzuwägen.

44.5 Welche anderen klinischen Entitäten können mit neuen interventionellen Therapieansätzen behandelt werden?

Kurze Erwähnung sollen hier noch weitere klinische Probleme, die auf Pathologien des zentralen Lymphsystems zurückgehen finden, für die in den vergangenen Jahren neue interventionelle Therapieansätze etabliert wurden (Pieper et al. 2019):

- Chylaszites
- Chyloperikard
- Sog. pulmonales Lymphperfusionssyndrom (Grundlage des kongenitalen Chylothorax, des idiopatischen Chylothorax sowie der Bronchitis plastica)
- Hepatische Lymphorrhoe
- Enterale Eiweißverlustenteropathie
- Genitales Lymphödem.

44.6 Was ist „lymphologisch" wichtig zu wissen?

Ein Chylothorax ist ein seltenes Krankheitsbild mit einer Vielzahl von Ursachen. In den meisten Fällen ist zunächst ein konservativer Therapieversuch indiziert, wobei der Erfolg ganz maßgeblich von der Fördermenge abhängt. Prinzipiell sind die Indikationen zur interventionellen Therapie die gleichen der chirurgischen Behandlung. Ob man chirurgisch oder interventionell-radiologisch vorgeht, ist bei fehlenden vergleichenden prospektiven Studien aktuell von der lokalen Expertise abhängig.

Die alleinige Lymphografie kann zwar als Therapieversuch im Einzelfall gerechtfertigt sein; die Ergebnisse sind aber nicht gut voraussagbar und es kann mehrere Wochen bis zum Einsetzen eines etwaigen Therapieerfolgs dauern. Daher sind insbesondere in dringlichen Situationen andere Maßnahmen zu bevorzugen. Sowohl bei der operativen Behandlung als auch bei den percutanen Interventionen zum Ductus-Verschluss gibt es Therapieversager. Dabei sind in vielen Fällen chirurgische und interventionelle Therapieoptionen komplementär.

In spezialisierten Zentren mit interventioneller Expertise der Ductus thoracicus-Embolisation ist ein interventionelles Vorgehen heute als Erstmaßnahme dem operativen Vorgehen vorzuziehen, da die Methoden-assoziierte Morbidität und Mortalität geringer ist. Operative Therapieversager sollten in jedem Fall an einem entsprechend ausgewiesenen interventionellem Zentrum vorgestellt werden.

Literatur

Akin H, Olcmen A, Isgorucu O, Denizkiran I, Dincer I (2012) Approach to patients with chylothorax complicating pulmonary resection. Thorac Cardiovasc Surg 60(2):135–139

Alamdari DH, Asadi M, Rahim AN et al. (2018) Efficacy and safety of pleurodesis using platelet-rich plasma and fibrin glue in management of postoperative chylothorax after esophagectomy. World J Surg 42(4):1046–1055

Alejandre-Lafont E, Krompiec C, Rau WS, Krombach GA (2011) Effectiveness of therapeutic lymphography on lymphatic leakage. Acta Radiol 52(3):305–311

Aljazairi AS, Bhuiyan TA, Alwadai AH, Almehizia RA (2017) Octreotide use in post-cardiac surgery chylothorax: a 12-year perspective. Asian Cardiovasc Thorac Ann 25(1):6–12

Boffa DJ, Sands MJ, Rice TW et al. (2008) A critical evaluation of a percutaneous diagnostic and treatment strategy for chylothorax after thoracic surgery. Eur J Cardiothorac Surg 33(3):435–439

Cerfolio RJ, Allen MS, Deschamps C, Trastek VF, Pairolero PC (1996) Postoperative chylothorax. J Thorac Cardiovasc Surg. 112(5):1361–1365; discussion 1365–1366

Cope C (1998) Diagnosis and treatment of postoperative chyle leakage via percutaneous transabdominal catheterization of the cisterna chyli: a preliminary study. J Vasc Interv Radiol 9(5):727–734

Dori Y, Keller MS, Rome JJ et al. (2016) Percutaneous lymphatic embolization of abnormal pulmonary lymphatic flow as treatment of plastic bronchitis in patients with congenital heart disease. Circulation 133(12):1160–1170

Glatz T, Marjanovic G, Hoeppner J (2018) Prevention and surgical therapy of chylothorax. Zentralbl Chir 143(3):278–283

Gruber-Rouh T, Naguib NNN, Lehnert T et al. (2014) Direct lymphangiography as treatment option of lymphatic leakage: indications, outcomes and role in patient's management. Eur J Radiol 83(12):2167–2171

Gupta D, Ross K, Piacentino V et al. (2004) Use of LeVeen pleuroperitoneal shunt for refractory high-volume chylothorax. Ann Thorac Surg 78(1):e9-12

Guevara CJ, Rialon KL, Ramaswamy RS, Kim SK, Darcy MD (2016) US-guided, direct puncture retrograde thoracic duct access, lymphangiography, and embolization: feasibility and efficacy. J Vasc Interv Radiol 27(12):1890–1896

Hara H, Mihara M, Yamamoto M (2018) Therapeutic lymphangiography for traumatic chylothorax. J Vasc Surg Venous Lymphat Disord 6(2):237–240

Hsu MC, Itkin M (2016) Lymphatic anatomy. Tech Vasc Interv Radiol 19(4):247–254

Itkin M, Kucharczuk JC, Kwak A et al. (2010) Nonoperative thoracic duct embolization for traumatic thoracic duct leak: experience in 109 patients. J Thorac Cardiovasc Surg 139:584–58F9

Kariya S, Nakatani M, Ueno Y et al. (2018) Transvenous retrograde thoracic ductography: initial experience with 13 consecutive cases. Cardiovasc Intervent Radiol 41(3):406–414

Kuetting D, Schild HH, Pieper CC (2019) In vitro evaluation of the polymerization properties of n-butyl cyanoacrylate/iodized oil mixtures for lymphatic interventions. J Vasc Interv Radiol 30(1):110–117

Laumen K, Schild HH, Pieper CC (2018) Rofo. 190. 2018/01/22 ed2018:361–363

Laslett D, Trerotola SO, Itkin M (2012) Delayed complications following technically successful thoracic duct embolization. J Vasc Interv Radiol 23(1):76–79

Litherland B, Given M, Lyon S (2008) Percutaneous radiological management of high-output chylothorax with CT-guided needle disruption. J Med Imaging Radiat Oncol 52(2):164–167

Maldonado F, Cartin-Ceba R, Hawkins FJ et al. (2010) Medical and surgical management of chylothorax and associated outcomes. Am J Med Sci 339:314–318

Mares DC, Mathur PN (1998) Medical thoracoscopic talc pleurodesis for chylothorax due to lymphoma: a case series. Chest 114(3):731–735

McGrath EE, Blades Z, Anderson PB (2010) Chylothorax: aetiology, diagnosis and therapeutic options. Respir Med 104(1):1–8

Milsom JW, Kron IL, Rheuban KS, Rodgers BM (1985) Chylothorax: an assessment of current surgical management. J Thorac Cardiovasc Surg 89(2):221–227

Nadolski GJ, Itkin M (2013) Thoracic duct embolization for nontraumatic chylous effusion: experience in 34 patients. Chest 143(1):158–163

Pamarthi V, Stecker MS, Schenker MP et al. (2014) Thoracic duct embolization and disruption for treatment of chylous effusions: experience with 105 patients. J Vasc Interv Radiol Sep;25(9):1398–1404

Pamarthi S, Nakatani M, Yoshida R, Ueno Y, Komemushi A, Tanigawa N (2017) Embolization for thoracic duct collateral leakage in high-output chylothorax after thoracic surgery. Cardiovasc Intervent Radiol 40(1):55–60

Paul S, Altorki NK, Port JL, Stiles BM, Lee PC (2009) Surgical management of chylothorax. Thorac Cardiovasc Surg 57(4):226–228

Pieper CC (2018) Thoracic lymphatic pathologies with chylous leakages – imaging and interventional treatment. Rofo 190(8):674–679

Pieper CC, Schild HH (2015) Direct cervical puncture for retrograde thoracic duct embolization in a postoperative cervical lymphatic fistula. J Vasc Interv Radiol 26(9):1405–1408

Pieper CC, Schild HH (2018) Interstitial transpedal mr-lymphangiography of central lymphatics using a standard mr contrast agent: feasibility and initial results in patients with chylous effusions. Rofo 190(10):938–945

Pieper CC, Hur S, Sommer CM, Nadolski G, Maleux G, Kim J, Itkin M (2019) Back to the future: lipiodol in lymphography – from diagnostics to theranostics. Invest Radiol 54(9):600–615

Pillay TG, Singh B (2016) A review of traumatic chylothorax. Injury 47(3):545–550

Ramos W, Faintuch J (1986) Nutritional management of thoracic duct fistulas. A comparative study of parenteral versus enteral nutrition. JPEN J Parenter Enteral Nutr. 10(5):519–521

Reisenauer JS, Puig CA, Reisenauer CJ et al. (2018) Treatment of Postsurgical Chylothorax. Ann Thorac Surg 105(1):254–262

Schild H, Hirner A (2001) Percutaneous translymphatic thoracic duct embolization for treatment of chylothorax. Rofo 173(7):580–582

Schild HH, Pieper C (2019) Chylothorax: current therapeutic options. Zentralbl Chir. 144(S 01):S24–S30

Schild HH, Strassburg CP, Welz A, Kalff J (2013) Treatment options in patients with chylothorax. Dtsch Arztebl Int 110(48):819–826

Schild HH, Naehle CP, Wilhelm KE, Kuhl CK, Thomas D, Meyer C, Textor J, Strunk H, Willinek WA, Pieper CC (2015 Jul) Lymphatic Interventions for Treatment of Chylothorax. Rofo 187(7):584–588

Schirren M, Sponholz S, Schirren J (2018) [Treatment of chylothorax]. Chirurg.

Talwar A, Lee HJ (2008) A contemporary review of chylothorax. Indian J Chest Dis Allied Sci. Oct-Dec 50(4):343–351

Tanaka E, Matsumoto K, Shindo T, Taguchi Y (2005) Implantation of a pleurovenous shunt for massive chylothorax in a patient with yellow nail syndrome. Thorax 60(3):254–255

Tang H, Bai Y, Shen W, Zhao J (2018) Anastomosis of the thoracic duct and the azygos vein for the treatment of recurrent chylothoraxes. Eur J Cardiothorac Surg 53(5):1093–1094

Zabeck H, Muley T, Dienemann H, Hoffmann H (2011) Management of chylothorax in adults: when is surgery indicated? Thorac Cardiovasc Surg 59(4):243–246

Therapie peripherer Lymphleckagen

Claus Christian Pieper

Inhaltsverzeichnis

M. E. Cornely et al. (Hrsg.), *Angewandte Lymphologie*,
https://doi.org/10.1007/978-3-662-61452-5_45

Editor's Tip

Persistierende periphere Lymphleckagen entstehen häufig nach chirurgischen Eingriffen. Sie sind insgesamt selten, stellen aber potenziell eine schwere Komplikation dar, die notwendige onkologische Therapien verzögern sowie Superinfektionen, dermatologische und auch psychosoziale Probleme nach sich ziehen können.

Verschiedenste chirurgische Eingriffe, Lymphknotenbiopsien und Traumata mit Verletzung von Lymphgefäßen und Lymphknoten können neben dem Auftreten eines sekundären Lymphödems auch zu einer lymphocutane Fistel oder einer Lymphozele mit andauernder Leckage führen.

Die häufigsten Lokalisationen peripherer Lymphleckagen und Lymphozelen sind:

- die Inguinalregion nach Gefäßoperationen, Lymphknotendissektionen z. B. bei Lymphomen oder Metastasen,
- das kleine Becken nach Lymphknotenextirpationen v. a. bei gynäkologischen Tumoren/Prostatakarzinom und
- die Axilla nach Lymphknotenextirpationen bei Mammakarzinom.

Die Therapie peripherer Lymphleckagen ist in der Regel zunächst konservativ durch Immobilisation und Druckverband, kann aber bei persistierender Leckage ein signifikantes klinisches Problem darstellen, das interdisziplinäre, individuelle Therapieansätze erfordert. In neuerer Zeit werden an spezialisierten Zentren immer häufiger lymphangiografisch gesteuerte, interventionell-radiologische Maßnahmen eingesetzt, um therapierefraktäre periphere Lymphlecken minimal-invasiv zu behandeln (Caliendo et al. 2001; Fernandes et al. 2014; Cohan et al. 1988; Tabchouri et al. 2017).

45.1 Was kann die bildgebende Diagnostik zur Behandlung dieses lymphologischen Problems leisten?

Der Einsatz radiologischer bildgebender Verfahren ist bei Lymphleckagen nur dann sinnvoll, wenn diese über einen Zeitraum von Tagen bis Wochen persistieren, ohne auf konservative Therapiemaßnahmen anzusprechen und wenn sich daraus therapeutische Konsequenzen ergeben (Pieper 2018; Gruber-Rouh et al. 2014).

45.1.1 Sonografie, CT, MRT

Konventionelle Bildgebungsmethoden wie Sonografie, CT und MRT können die Lokalisation und Ausdehnung subcutaner Flüssigkeitsverhalte und eventuell vorliegender Ödemkomponenten nachweisen (◘ Abb. 45.1), aber nicht zwischen post-operativen Seromen und echten Lymphozelen unterscheiden. Auch die genaue Lokalisation, der Verlauf und die Anzahl der die Leckage unterhaltenden Lymphgefäße lässt sich mit konventioneller Bildgebung nicht bestimmen.

45.1.2 Lymphszintigrafie

Die Lymphszintigrafie kann den Lymphfluss sowie die Leckage zeigen, hat aber in der Regel eine zu geringe anatomische Auflösung um einzelne Lymphgefäße darzustellen.

45.1.3 Konventionelle transpedale Lymphangiografie

Besteht ein harter Verdacht auf eine Lymphleckage, kann eine konventionelle transpedale Lymphangiografie durchgeführt werden, da diese neben einer hohen

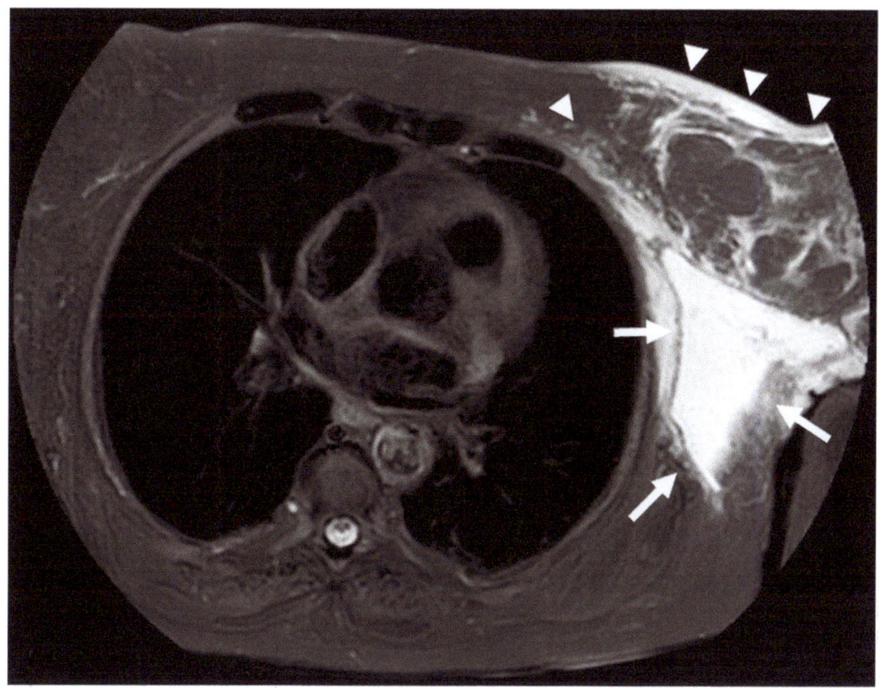

Abb. 45.1 **Flüssigkeitsgewichtetes (T2w) axiales MRT-Bild mit Fettunterdrückung.** Einer 68-jährigen Patientin mit großer therapierefraktärer links axillärer Lymphozele (Pfeile) und Lymphödem des linken Armes und der linken Brust (Pfeilspitzen) nach Lymphknotendissektion bei Mammakarzinom links

diagnostischen Wertigkeit zur Darstellung der Lokalverhältnisse auch einen therapeutischen Effekt haben kann (Gruber-Rouh et al. 2014; Arrivé L et al. 2018). Technischer und zeitlicher Aufwand der transpedalen Lymphangiografie und mögliche Komplikationen (► Kap. 8) müssen gegen den Nutzen im Einzelfall abgewogen werden.

45.1.4 MR-Lymphangiografie

Daneben wird die MR-Lymphangiografie zunehmend zur Planung des optimalen therapeutischen Vorgehens bei Patienten mit Lymphleckagen eingesetzt.

Typischerweise erfolgt zunächst eine stark flüssigkeitsgewichtete Untersuchungssequenz (T2w mit Fettunterdrückung), um Flüssigkeitsverhalte und Lymphödemkomponenten zu identifizieren (Abb. 45.1). Obwohl in kleinen Fallserien stark T2-gewichtete 3D-Sequenzen dazu verwendet wurden einzelne Lymphgefäße darzustellen, hat sich insbesondere bei postoperativen Verhältnissen eine kontrastverstärkte MR-Lymphangiografie als nützlich erwiesen (Pieper und Schild 2018; Lu et al. 2012). Die Kontrastmittelapplikation kann dabei entsprechend der vermuteten Lokalisation der Leckage und der lokalen Expertise entweder transpedal oder transnodal erfolgen.

Danach werden dynamisch hochaufgelöste T1-gewichtete Aufnahmen angefertigt, die das Kontrastmittel hell im Bild darstellen. Die Untersuchung sollte so lange fortgesetzt werden, bis entweder eine Extravasation des Kontrastmittels nachgewiesen wurde oder Lymphgefäß und Lymphknoten oberhalb der vermuteten Leckagestelle kontrastiert sind. Wie bei allen indirekten lymphangiografischen Verfahren kann eine Leckage dem Nachweis entgehen, wenn gleichzeitig eine ausgeprägte Lymphabflussverzögerung mit Lymphödem vorliegt.

Die kontrastverstärkten MRL-Aufnahmen werden dann hinsichtlich Vorliegens einer Leckage, Lokalisation, Anzahl und Verlauf verletzter Lymphgefäße sowie Lokalisation angrenzender Lymphknoten und den Zeichen eines eventuell assoziierten Lymphödems evaluiert (◘ Abb. 45.2a und b).

45.1.4.1 Welche Ergebnisse kann ich mit der MRL erreichen?

Zum Nutzen der MRL bei peripheren Lymphleckagen liegen bisher nur kleine Fallserien vor (Lu et al. 2012). In einer Studie wurden 16 Patienten mit iatrogenen/traumatischen Lymphleckagen beschrieben, bei denen in 15/16 Fällen die Leckagestelle identifiziert werden konnte. Diese 15 Patienten wurden anschließend einer erfolgreichen gezielten chirurgischen Therapie zugeführt. Der eine Patient, bei dem keine Leckage identifiziert werden konnte, wurde unter konservativer Therapie symptomfrei.

45.2 Welche interventionellen Therapieoptionen habe ich bei superfiziellen Leckagen und bei Lymphozelen? Wie effizient sind die Methoden?

Bei oberflächlichen Leckagen wird in der Regel zunächst konservativ, z. B. durch Immobilisation und Druckverband behandelt. Die konservative Therapie führt aber in einer Reihe von Fällen nicht zum gewünschten klinischen Erfolg, sodass weiterführende Therapien erwogen werden müssen. Eine Radiatio der betroffenen Region kann durch sekundäre Obliteration der zuführenden Lymphgefäße zur Ausheilung beitragen, erfordert aber einen längeren Zeitraum bis zum gewünschten Therapieeffekt. Ein Re-Operation, oft mit anschließender Vakuumverbandstherapie oder die Rekonstruktion mittels gefäßgestieltem Lappen müssen ebenfalls erwogen werden (Twine et al. 2013).

45.2.1 Oberflächliche/cutane Lymphleckagen

Interventionell-radiologisch bietet sich die Durchführung einer konventionellen Lymphangiografie an, da diese neben ihrem diagnostischen Wert (Evaluation der anatomischen Lokalverhältnisse für eine evtl. noch notwendige chirurgische Versorgung), in einer Vielzahl von therapierefraktären peripheren Lymphleckagen auch therapeutisch wirksam ist (Alejandre-Lafont et al. 2011) (◘ Abb. 45.2c).

Das injizierte ölige Kontrastmittel (Lipiodol®) führt durch Blockade des verletzten Lymphgefäßes und einer sterilen Inflammation an der Leckagestelle zur Narbenbildung und damit zur spontanen Ausheilung innerhalb weniger Tage bis Wochen (Gruber-Rouh et al. 2014; Matsumoto et al. 2009; Yoshimatsu et al. 2013). Die berichteten Erfolgsraten schwanken dabei zwischen 50 und 100 %.

Der therapeutische Erfolg einer konventionellen Lymphangiografie hängt vom Fistelvolumen ab. Niedrigen Erfolgsraten ergeben sich bei hohen Fördermengen von mehreren hundert Milliliter pro Tag. Abhängig von den individuellen Verhältnissen kann darüber hinaus versucht werden, das verletzte Lymphgefäß oder den zuführenden Lymphknoten selektiv mit Flüssigembolisat zu verschließen (Hur et al. 2016).

45.2.2 Lymphozelen

Insbesondere im Becken entstehen regelmäßig postoperative Lymphozelen nach ausgedehnten Lymphknotendissektionen. Die genaue Prävalenz ist nicht bekannt, da sich

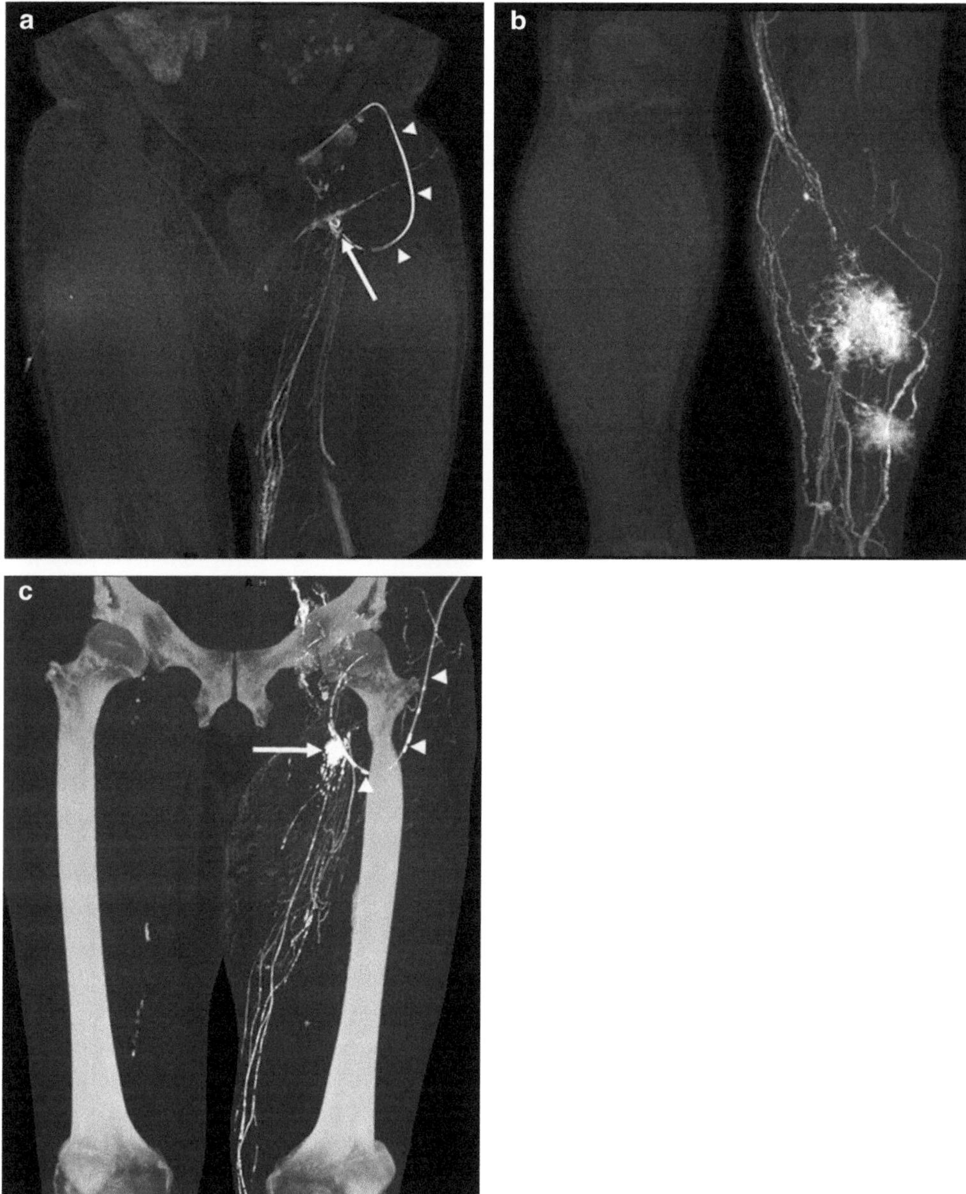

Abb. 45.2a–c MR- und CT-Lymphangiografie eines 57-jährigen Patienten mit therapierefraktärer cutaner Lymphfistel links inguinal nach Lymphknotenextirpation bei CML (Z. n. frustraner konservativer Therapie und Radiatio). **a** Die interstitielle transpedale MRL zeigt eine langstreckige Kontrastierung insbesondere ventromedialer Lymphkollektoren sowie ein Kontrastmittelextravasat aus einem einzelnen Kollektor links inguinal (Pfeil) mit Abfluss des Kontrastmittels über eine einliegende Redon-Drainage (Pfeilspitzen). Das Kontrastmittel aszendiert über erhaltene Lymphgefäße über das Leckageniveau hinaus weiter nach zentral. **b** Darüber hinaus zeigt die MRL zwei Areale am Unterschenkel mit dermalem Reflux als Korrelat für das ebenfalls bestehende, distal betonte Lymphödem. **c** Die CT-Lymphangiografie nach pedaler Kontrastmittelinjektion (konventionelle direkte Lymphangiografie) bestätigt den Befund der MRL mit Leckage (Pfeile) und Kontrastmittelabfluss über die Drainage (Pfeilspitzen). (Nach Kontrastmittelinjektion kam es zum Ausheilen der Leckage innerhalb von 5 Tagen)

viele Lymphozelen spontan zurückbilden oder asymptomatisch bleiben. Insgesamt führen nur etwa 5 % der entdeckten Lymphozelen zu klinisch relevanten Problemen durch Raumforderung oder Superinfektion (Zuckerman und Yeager 1997). Solche Lymphozelen werden üblicherweise percutan drainiert, was in einem Teil der Fälle bereits zur Ausheilung führen kann.

45.2.2.1 Repetitive Sklerosierungstherapie

Persistiert der lymphatische Einfluss über verletzte Lymphgefäße oder Lymphknoten aber weiter, bleibt der Erfolg einer percutanen Drainage jedoch nur transient und es kommt zur Reexpansion der Lymphozele (Caliendo et al. 2001; Kim et al. 1999). In solchen Fällen ist der Versuch einer Sklerosierung durch Injektion von Sklerosierungsmittel über eine eingelegte Drainage eine weit verbreitete Therapieoption mit Erfolgsraten zwischen 79 und 94 % (Caliendo et al. 2001; Cheng et al. 2012; Lucey und Kuligowska 2006).

Die Sklerosierungstherapie muss jedoch in vielen Fällen mehrfach durchgeführt werden und erfordert eine permanente percutane Drainage um ein Verkleben der Wände der Lymphozele zu ermöglichen. Insgesamt ist ein Scheitern der Sklerosierungstherapie bei Lymphozelen mit großem Volumen oder hohem Lymphoutput zu erwarten. Für solche Fälle wurden in den vergangenen Jahren interventionell-radiologische, endolymphatische Therapietechniken als Alternative oder in Kombination zur Sklerosierung entwickelt (Mahrer et al. 2010; Pieper et al. 2019; Shih et al. 2008).

45.2.2.2 Interventionell-radiologische, endolymphatische Therapietechniken

Für eine erfolgreiche interventionelle Therapie ist eine ausführliche lymphangiografische Evaluation der Lokalverhältnisse unbedingt erforderlich, um keine persistierende Lymphleckage zu übersehen. Aus eigener Erfahrung ist daher auch eine präinterventionelle MR-Lymphangiografie hilfreich.

Die interventionelle Behandlungsprozedur von Lymphozelen erfolgt also in zwei Schritten.

45.2.2.1.1 Lymphangiografie

Zunächst erfolgt eine transpedale oder transnodale Röntgenlymphangiografie mit Injektion des öligen Kontrastmittels zur Identifikation der Leckagestelle in die Lymphozele. Dies können einzelne, aber auch multiple Lymphgefäße sowie Schnittflächen nur teilweise entfernter Lymphknoten sein. Typischerweise lassen sich unter Röntgendurchleuchtung Öltropfen beobachten, die in das Lumen der Lymphozele austreten.

Während in anderen Lokalisationen wie Thorax, Abdomen oder bei cutanen Lymphfisteln eine Kontrastmittelinjektion allein bereits zum Ausheilen der Leckage führen kann, ist für Lymphozelen insbesondere im Becken ein ähnlicher Effekt nicht zu beobachten, da das Kontrastmittel vermutlich direkt vom Fistelpunkt frei in die Lymphozele abfließt und nicht lokal verbleibt (Baek et al. 2016).

45.2.2.1.2 Percutane Embolisation des Lymphzuflusses

Aus diesem Grund ist zur erfolgreichen interventionellen Therapie eine endolympatische Embolisation der die Lymphozele unterhaltenden Lymphgefäße oder Lymphknoten erforderlich. Wenn es technisch durchführbar ist, erfolgt die Punktion entweder eines „flussaufwärts" gelegenen Lymphknotens möglichst nah an der Leckagestelle oder des verletzten Lymphgefäßes selbst mittels Feinnadel.

Nachdem lymphangiografisch sichergestellt wurde, dass die Leckagestelle selektiv über die Nadelposition erreicht werden kann, erfolgt der Verschluss üblicherweise durch ein auf n-butyl-Cyanoacrylat-basiertem

Flüssigembolisat (Pieper et al. 2019; Shih et al. 2008). Bisher liegen zum Erfolg der relativ neuen endolymphatischen interventionellen Therapieoptionen von Lymphozelen keine großen Serien vor. Die verfügbaren Berichte sowie die eigene klinische Erfahrung sprechen aber konsistent für das Potenzial dieser Therapieverfahren, insbesondere wenn andere Therapieoptionen wie OP oder Sklerosierung zuvor bereits gescheitert sind.

In der überwiegenden Mehrzahl dieser schwierig zu therapierenden Fällen kommt es zu einer zügigen Abheilung der Leckage. Im Gegensatz zur Sklerosierung ist eine endolymphatische Embolisation auch bei „unreifen“ oder rupturierten Lymphozelen nicht kontraindiziert.

KeyNote

Bei Lymphleckagen und Lymphozelen sollte heutzutage, spätestens nach Versagen einer Sklerosierungstherapie an die Möglichkeit der interventionell-radiologischen, endolymphatischen Therapie gedacht werden, bevor ein chirurgischer Eingriff geplant wird.
Bis zur abschließenden Bewertung der interventionell-radiologischen Therapieoptionen in größeren und insbesondere prospektiven Studien sollten endolymphatische Therapien an spezialisierten Zentren erfolgen.

45.3 Welche Komplikationen sind möglich?

Wie bei allen lymphgefäßverschließenden Verfahren besteht prinzipiell das Risiko der Entwicklung eines posttherapeutischen Lymphödems der betroffenen Extremität, insbesondere wenn sämtliche Lymphkollektoren in die Lymphozele drainieren ohne nachweisbaren erhaltenen Abstrom nach zentral. Aus eigener Erfahrung tritt ein postinterventionelles Lymphödem allerdings nur sehr selten auf (Pieper et al. 2019).

45.4 Was ist „lymphologisch“ wichtig zu wissen?

Moderne Bildgebungsmethoden ermöglichen bei Patienten mit therapierefraktären peripheren Lymphleckagen (cutane Lymphfisteln/Lymphozelen) eine exakte anatomische Evaluation der Lokalverhältnisse mit Identifikation der Leckagestelle sowie Bestimmung von Lokalisation, Anzahl und Verlauf verletzter Lymphgefäße. Interventionell-radiologische Techniken eröffnen darüber hinaus neue minimal-invasive, endolymphatische Therapieoptionen.

Literatur

Alejandre-Lafont E, Krompiec C, Rau WS, Krombach GA (2011) Effectiveness of therapeutic lymphography on lymphatic leakage. Acta Radiol 52(3):305–311

Arrivé L, Derhy S, Dahan B, El Mouhadi S, Monnier-Cholley L, Menu Y, Becker C (2018) Primary lower limb lymphoedema: classification with non-contrast MR lymphography. EurRadiol 28(1):291–300

Baek Y, Won JH, Chang SJ et al. (2016) Lymphatic embolization for the treatment of pelvic lymphoceles: preliminary experience in five patients. J Vasc Interv Radiol 27(8):1170–1176

Caliendo MV, Lee DE, Queiroz R, Waldman DL (2001) Sclerotherapy with use of doxycycline after percutaneous drainage of postoperative lymphoceles. J Vasc Interv Radiol 12(1):73–77

Cheng D, Amin P, Ha TV (2012) Percutaneous sclerotherapy of cystic lesions. Semin Intervent Radiol 29(4):295–300

Cohan RH, Saeed M, Schwab SJ, Perlmutt LM, Dunnick NR (1988) Povidone-iodine sclerosis of pelvic lymphoceles: a prospective study. Urol Radiol 10(4):203–206

Fernandes AS, Costa A, Mota R, Paiva V (2014) Bleomycin sclerotherapy for severe symptomatic and

45

persistent pelvic lymphocele. Case Rep Obstet Gynecol 2014:624803

Gruber-Rouh T, Naguib NNN, Lehnert T, Harth M, Thalhammer A, Beeres M, Tsaur I, Hammersting R, Wichmann JL, Vogl TJ, Jacobi V (2014) Direct lymphangiography as treatment option of lymphatic leakage: indications, outcomes and role in patient's management. Eur J Radiol 83(12):2167–2171

Hur S, Shin JH, Lee IJ et al. (2016) Early experience in the management of postoperative lymphatic leakage using lipiodol lymphangiography and adjunctive glue embolization. J Vasc Interv Radiol 27(8):1177–1186.e1171

Kim JK, Jeong YY, Kim YH, Kim YC, Kang HK, Choi HS (1999) Postoperative pelvic lymphocele: treatment with simple percutaneous catheter drainage. Radiology 212(2):390–394

Lu Q, Bui D, Liu NF, Xu JR, Zhao XH, Zhang XF (2012) Magnetic resonance lymphography at 3T: a promising noninvasive approach to characterise inguinal lymphatic vessel leakage. Eur J VascEndovasc Surg 43(1):106–111

Lucey BC, Kuligowska E (2006) Radiologic management of cysts in the abdomen and pelvis. AJR Am J Roentgenol 186(2):562–573

Mahrer A, Ramchandani P, Trerotola SO, Shlansky-Goldberg RD, Itkin M (2010) Sclerotherapy in the management of postoperative lymphocele. J Vasc Interv Radiol 21(7):1050–1053

Matsumoto T, Yamagami T, Kato T et al. (2009) The effectiveness of lymphangiography as a treatment method for various chyle leakages. Br J Radiol 82(976):286–290

Pieper CC (2018) Thoracic lymphatic pathologies with chylous leakages – imaging and interventional treatment. Rofo 190(8):674–679

Pieper CC, Schild HH (2018) Interstitial transpedal MR-lymphangiography of central lymphatics using a standard MR contrast agent: feasibility and initial results in patients with chylous effusions. Rofo 190(10):938–945. ▶ https://doi.org/10.1055/a-0598-5063

Pieper CC, Hur S, Sommer CM, Nadolski G, Maleux G, Kim J, Itkin M (2019) Back to the future: lipiodol in lymphography – from diagnostics to theranostics. Invest Radiol 54(9):600–615

Shih J, Trerotola SO, Itkin M (2008) The lymphocele PILL: a case report of percutaneous imaging-guided lymphatic ligation for the treatment of postsurgical lymph collections. J Vasc Interv Radiol 19(12):1781–1784

Tabchouri N, Frampas E, Marques F, Blanchard C, Jirka A, Regenet N (2017) Chylous ascites management after pancreatic surgery. World J Surg 41(4):1054–1060

Twine CP, Lane IF, Williams IM (2013) Management of lymphatic fistulas afterarterial reconstruction in the groin. Ann Vasc Surg 27(8):1207–1215

Yoshimatsu R, Yamagami T, Miura H, Matsumoto T (2013) Prediction of therapeutic effectiveness according to CT findings after therapeutic lymphangiography for lymphatic leakage. Jpn J Radiol 31(12):797–802

Zuckerman DA, Yeager TD (1997) Percutaneous ethanol sclerotherapy of postoperative lymphoceles. AJR Am J Roentgenol 169(2):433–437

Sozialmedizin

Inhaltsverzeichnis

Verordnungspraxis

Klaus Schrader

Inhaltsverzeichnis

M. E. Cornely et al. (Hrsg.), *Angewandte Lymphologie*,
https://doi.org/10.1007/978-3-662-61452-5_46

46

Editor's Tip

Angesichts der enormen Zahl von Menschen mit lymphologischen Erkrankungen und den damit verbundenen Kosten für das Gesundheitswesen, ist die hohe Rate an Fehl-, Unter- und Überversorgung nicht hinnehmbar.

Lymphologen sind, obwohl in der Mehrzahl curriculär fortgebildet, keine homogene Gruppe. Die Lymphologie ist als Querschnittsfach keinem speziellen Gebiet der Medizin zugeordnet. Es gibt einige wenige lymphologische Schwerpunkteinrichtungen und vergleichsweise viele Praxen, die „im Nebenerwerb" auch Lymphpatienten betreuen. In den letzten Jahren ist zusätzlich zur konservativen Therapie die Bedeutung der operativen Lymphologie gewachsen.

46.1 Ist eine fachärztliche Spezialisierung wichtig?

Das Verordnungsverhalten hängt nicht nur von der fachlichen Ausrichtung der Praxis ab, es wird maßgeblich von den persönlichen Erfahrungen mit den Kostenträgern und Kassenärztlichen Vereinigungen bestimmt. Auch die logistischen Möglichkeiten vor Ort wie

- engagierte Lymphtherapeuten,
- qualifizierte Sanitätshäuser,
- Nähe zu lymphologischen Rehabilitations- und Akutkliniken,
- Land oder Stadt

beeinflussen die Art und Weise, wie Patienten mit lymphologischen Erkrankungen versorgt werden können.

Die zur Verfügung stehenden Zahlen spiegeln diese individuell unterschiedlichen Gegebenheiten nicht wider. Sie erlauben eher einen groben Überblick, können aber die Motive der Verordnungsgeber, die immer wieder Änderungen der Richtlinien durchführen, ein wenig erhellen.

46.2 Was kosten die Leistungen für Heilmittel und Hilfsmitteln in der Lymphologie?

Verordnungsfähig sind Heilmittel nach dem „Heilmittelkatalog" und Hilfsmittel nach dem GKV-Hilfsmittelverzeichnis.

46.2.1 Heilmittel „Manuelle Lymphdrainage"

Manuelle Lymphdrainage ist ein Heilmittel aus der Liste der möglichen Anwendungen des Katalogs. Deren Verordnungen machen an den Gesamtausgaben der GKV nur einen kleinen Teil aus. 2017 entfielen 6,56 Mrd. EUR, 2018 waren es 7,25 Mrd. EUR auf Heilmittelleistungen, das sind 3,3 % der Gesamtausgaben von 222 Mrd. EUR (Waltersbacher 2018).

Sorgen bereitet den Kostenträgern offenbar die überproportionale Steigerung der Ausgaben insgesamt von 19,2 % Anstieg bei den Gesamtkosten in den letzten 5 Jahren. Noch höher war die in den Gesamtkosten erfasste prozentuale Steigerung bei den Heilmitteln mit 23,8 %. Die Physiotherapie beansprucht dabei den Löwenanteil: 72,0 % der Kosten und 83,7 % der Leistungen entfielen auf Krankengymnastik und Lymphdrainage, Leistungen der Ergo- und Sprachtherapie sowie der Podologie teilen sich den Rest.

Die Autoren des Heilmittelberichts halten fest, dass es bei den Versorgungen große regionale Unterschiede gibt, die sich nicht alleine mit der Bevölkerungsstruktur erklären lassen. Mehr als die Hälfte der Verordnungen von Physiotherapie wird von Ärzten aus dem hausärztlichen Versorgungsbereich vorgenommen. Die auf dem Gebiet der Lymphgefäßerkrankungen aktiven Fachgruppen der Dermatologen, Angiologen, Plastischen Chirurgen sind unter „Sonstige" subsumiert und für zusammen weniger als 7 % der Verordnungen verantwortlich.

21,3 % des Umsatzes in der Physiotherapie entfielen 2018 auf Verordnungen wegen Lymphabflussstörungen. Frauen sind überproportional häufiger betroffen als Männer.

46.2.1.1 Das Statistische Jahrbuch 2018

Das Statistische Jahrbuch differenziert bei aller sonstigen Genauigkeit nicht zwischen Venenleiden und Lymphgefäßerkrankungen. In den Diagnoseklassen I80 – I89 des ICD entfielen 2015 Kosten von 689 Mio. EUR auf Männer, 1,478 Mrd. EUR kostete die Behandlung von Frauen mit diesen Krankheitsbildern (Statistisches Jahrbuch 2018). Das sekundäre Armlymphödem nach Mamma-Ablatio (I97.2) ist nicht separat aufgeführt, sondern möglicherweise im Block der Behandlungskosten für Brustkrebs (C50) inkludiert. In den GBE-Tabellen (Gesundheitsberichterstattung des Bundes) sind die Kosten höher.

Wenn man die Ausgaben für die Behandlung von Venenerkrankungen abzieht, verbleiben 2,167 Mrd. EUR Kosten für Beinvenenthrombosen und ihre Folgen sowie die Erkrankungen aus dem lymphologischen Formenkreis.

46.2.1.2 Welche Anteile hat die MLD an den Verordnungen?

MLD ist die vierthäufigste physiotherapeutische Maßnahme. Therapeuten erhielten alleine für Patienten der AOK 2017 Verordnungen über mehr als eine halbe Million Leistungen. Manuelle Lymphdrainage hatte in den physiotherapeutischen Praxen einen Anteil am Umsatz von 8,9 %. Dabei erstaunt, dass nur in knapp

- 39 % der Fälle die Verordnung wegen eines Lymphödems (ICD10 I89.0 ff.) erfolgte,
- 11 % der Heilmittelrezepte wurden wegen Z. n. Brustkrebs ausgestellt,
- 6 % für wegen mehr oder weniger uncharakteristischen Ödemen,
- 4 % zur Verordnung von MLD bei funktionellen Implantaten (z. B. Hüft- oder Kniegelenksersatz) oder Zuständen nach chirurgischen Eingriffen.

Es bleiben mehr als ein 40 % der Leistungen ohne nachvollziehbare Zuordnung zu einem Ödem.

46.2.2 Das Hilfsmittel „Kompression"

Die Barmer Ersatzkasse gab 2017 etwas mehr als 1 Mrd. EUR für Hilfsmittel aus (Buksch 2018), eine Steigerung von 2,8 % gegenüber 2016.

22,2 % der männlichen und 29,3 % der weiblichen Versicherten erhielten in diesem Zeitraum mindestens ein Hilfsmittel. Bei der Erhebung der pseudonymisierten Daten wurden, wie in den Jahren zuvor, große regionale Unterschiede festgestellt, sowohl was die Kosten pro Versicherten als auch die Zahl der Verordnungen angeht.

Die Produktgruppe 17 (Hilfsmittel zur Kompressionstherapie) verursachte Kosten in Höhe von 185 EUR im Jahr pro Versicherten der Barmer mit mindestens einer entsprechenden Hilfsmittelverordnung bei konstant 1,44 Verordnungen im Jahr. Dies entspricht einer Steigerung von 11,4 % gegenüber dem Vergleichsjahr 2015. Frauen erhielten dabei mehr als doppelt so viele Verordnungen als Männer. Sowohl bei Lymphgefäßerkrankungen (1,1 % vs. 2,4 %) als auch bei Venenerkrankungen sind Frauen doppelt so häufig betroffen wie Männer (Rabe et al. 2003). Es zeigt sich, dass die überwiegende Mehrzahl der Verordnungen auf rundgestrickte Kompressionsstrümpfe fällt. Bei 1,44 Verordnungen pro Jahr kann allerdings davon ausgegangen werden, dass viele Ärzte von der Möglichkeit der Doppelversorgung zu Behandlungsbeginn Gebrauch machen.

46.3 Welche Steigerung der Fallzahlen bestehen?

Lymphödempatienten können sowohl ambulant als auch stationär behandelt und versorgt werden.

46.3.1 Ambulante Versorgung

Nach Erhebungen der KVB 2010 wurden in Bayern 232.612 ambulante Fälle abgerechnet, bei denen mindestens eine der damals für die Lymphgefäßerkrankungen gültigen ICD-Codierungen (I89.0, Q82.0 und I97.2) angegeben wurden. Im Vergleich zu 2006 ist das eine Steigerung um 3,3 %. Die Zahl der behandelten Lymphpatienten stieg im gleichen Zeitraum von 97.342 auf 104.469, ein Plus von 7,3 %. Im Durchschnitt waren diese 2010 2,2x in der Arztpraxis.

46.3.2 Stationäre Versorgung

Die GBE ermittelte, dass sich die Zahl der in Bayern akutstationär behandelten Lymphpatienten von 2000 bis 2010 von 332 auf 882 mehr als verdoppelt hatte. Es gibt mit den Krankenhäusern in Freising und in Selb zwei Kliniken, die Akutbetten für die Lymphologie vorhalten. Das hereditäre Lymphödem (Q82.0 ff.) machte mit vier Fällen 2010 nur einen verschwindend kleinen Bruchteil der Einweisungen aus, 90 % entfielen damals auf primäre und sekundäre Lymphödeme.

46.4 Versorgungsrealität

Beckermann hat für das sekundäre Armlymphödem nach Brustkrebs zunächst den Behandlungsstandard nach evidenzbasierten Kriterien dargestellt (Beckermann 2008), bevor sie diesen mit der tatsächlichen Versorgungssituation in Deutschland verglich. Es handelt sich nur um Versicherte der Ersatzkasse GEK, sodass die Zahlen nicht automatisch auf alle Frauen nach Mamma-Ca hochgerechnet werden dürfen.

Diese GEK-Daten zeigen die Versorgung von Lymphödempatientinnen nach Brustkrebs mit MLD und Kompression im Jahr 2006.

Von 812 Lymphödempatientinnen erhielten

- 70,6 % Manuelle Lymphdrainage.
- Jede Dritte dieser mit MLD versorgten Patientinnen bekam zusätzlich Kompression (mindestens eine Verordnung).
- 24,4 % der Versichertengruppe erhält sowohl MLD als auch Kompression.
- 25,6 % wurden nicht behandelt.
- 3,8 % bekamen ausschließlich Kompression.

Bemerkenswert ist ferner, dass die betroffenen Frauen im Jahr durchschnittlich nur 7,4 Behandlungen erhielten, nur bei 2,8 % wurden mehr als 20 MLD rezeptiert.

Das Statement der Autorin war: „Man muss konstatieren, dass die reale Praxis vielfach weit entfernt ist von jeder Evidenz“. Sie kann über die Hintergründe der Nicht- und Fehlbehandlung nur spekulieren, auch weil damals die Diagnose Lymphödem keine Klassifizierung des Schweregrades und der damit einhergehenden Behandlungsnotwendigkeit erlaubte.

Herpertz und Netopil befragten 300 Patienten der lymphologischen Rehabilitationsklinik Bad Nauheim zur Qualität ihrer bisherigen Therapie (Herpertz und Netopil 2010). Die Erhebung förderte Defizite in der Behandlung der Patienten, die einer physikalischen Therapie bedurften zutage. 72 % waren nach Meinung von Herpertz und Netopil zuvor nicht richtig behandelt worden.

Es ist davon ausgehen, dass diese Daten der Fehl-, Unter- und Überversorgung heute nicht substanziell besser sind. Die nur begrenzt zur Verfügung stehenden Ressourcen planvoll zu nutzen ist Aufgabe der Ärzte, die diese Patientengruppe betreuen. Sowohl für Therapeuten als auch für Fachberater im Sanitätshausbereich sind bessere Ausbildung und fortlaufende Qualifizierungsmaßnahmen erforderlich, damit diese Berufsgruppen mehr Verantwortung im Behandlungsprozess übernehmen können. Nicht zuletzt ist der Verordnungsgeber gefordert, günstigere Rahmenbedingungen zu schaffen.

46.5 Was ist „lymphologisch" wichtig zu wissen?

Die Kosten der Behandlung von Menschen mit Lymph-und Lipödem sind hoch und steigen kontinuierlich. Ein Grund dafür sind Fehl-, Über- und Unterversorgungen.

Literatur

Beckermann M (2008) In: Kemper C et al., GEK Heil- und Hilfsmittelreport, S 49–74

Buksch S et al. (2018) Heil- und Hilfsmittelreport, Schriften zur Gesundheitsanalyse, Bd 13. Barmer, Berlin

GBE. Gesundheitsberichterstattung des Bundes (Hrsg) (2010) Das Informationssystem der Gesundheitsberichterstattung des Bundes. RKI, Berlin

Herpertz U, Netopil B (2010) Studie über die Qualität der ambulanten Versorgung von Ödempatienten in Deutschland 2007. Lymphol Forsch Praxis 14(1):31–34

Rabe E et al. (2003) Bonner Venenstudie der Deutschen Gesellschaft für Phlebologie. Phlebologie 32:1–14

Statistisches Bundesamt, Statistisches Jahrbuch (2018) Kapitel 4.3. Kosten im Gesundheitswesen, S 153. ► https://www.destatis.de/DE/Themen/Querschnitt/Jahrbuch

Waltersbacher A, Heilmittelbericht (2018) Wissenschaftliches Institut der AOK. KomPart-Verlag, Berlin

Heilmittelrichtlinie

Klaus Schrader

Inhaltsverzeichnis

M. E. Cornely et al. (Hrsg.), *Angewandte Lymphologie*,
https://doi.org/10.1007/978-3-662-61452-5_47

Editor's Tip

Die Heilmittelrichtlinie ist häufigen Änderungen unterworfen. Zuletzt wurden 2021 gravierende Neuausrichtungen für die lymphologische Versorgung vorgenommen.

47.1 Was ist ein Erlaubnisvorbehalt?

Im Bereich der ambulanten Medizin stehen Vertragsärzte der gesetzlichen Krankenkassen unter einem Erlaubnisvorbehalt. Alles, was nicht ausdrücklich per Gesetz, durch eine Verordnung oder eine Richtlinie erlaubt ist, dürfen niedergelassene Ärzte nicht erbringen und/oder verordnen. Für die konservative Therapie von Lymph- und Lipödemen sind maßgeblich die vom Gemeinsamen Bundesausschuss Ärzte und Krankenkassen (G-BA) herausgegebenen Heil- und Hilfsmittelrichtlinien in ihrer jeweils gültigen Fassung.

47.1.1 Warum hat ein Wirtschaftlichkeitsgebot primär nichts mit Geld zu tun?

Die Leistungen müssen ausreichend, zweckmäßig und wirtschaftlich sein, sie dürfen das Maß des Notwendigen nicht überschreiten (§ 12(1) SGB V). Darüber wachen die paritätisch mit Ärzten und Vertretern der Krankenkassen besetzten Prüfungsausschüsse unter der Leitung eines neutralen Vorsitzenden.

KeyNote

Für das Verständnis der Denk- und Arbeitsweise dieser Gremien ist es wichtig zu begreifen, dass Wirtschaftlichkeit primär nichts mit Geld zu tun hat, sondern mit der Verordnungsmenge in Kontrast zur eigenen Vergleichsgruppe.

Wirtschaftlich handelt, wer mit seinen Verordnungen nicht mehr als 50 % nach oben vom Durchschnitt seiner Vergleichsgruppe abweicht. Rein fiktiv wird angenommen, dass alle Ärzte eines definierten Kollektivs nahezu gleich handeln. Ob eine verordnete Maßnahme der Physikalischen Therapie hingegen notwendig ist, muss letztlich der verordnende Arzt beweisen. Denn was medizinisch notwendig ist, ist nach der Rechtsprechung des Bundessozialgerichts auch wirtschaftlich.

47.1.2 Wann drohen Regresse?

In der Vergangenheit wurden Ärzte, die sich schwerpunktmäßig mit Erkrankungen der Lymphgefäße beschäftigt haben, durch im Rahmen der Wirtschaftlichkeitsprüfungen ausgesprochene Regresse teils existentiell bedroht. Seit einigen Jahren ist jedoch weitgehend Ruhe in diese Prüfungsroutine eingekehrt. Zumindest in Bayern gibt es wegen der Verordnung von Manueller Lymphdrainage keine Regresse mehr.

Gebannt ist die Regressierung jedoch nicht: Ob die Anforderungen an die Ausstellung einer korrekten Heilmittelverordnung (Muster 13) erfüllt sind oder ob es Verstöße gegen die HeilM-RL gegeben hat, lässt sich mithilfe der EDV sehr schnell feststellen. Deshalb gibt es heute Regresse wegen Verstößen gegen die HeilM-RL.

Das Damoklesschwert eines Heilmittelregresses führt heute noch bei vielen Ärzten zu einer großen Zurückhaltung bei der Verordnung von Manueller Lymphdrainage. Nicht so sehr bei den lymphologischen

Schwerpunktpraxen, deren mehrtausendfache Überschreitung des Fachgruppendurchschnitts inzwischen als Praxisbesonderheit registriert wurde, sondern bei den Hausärzten. Sie fürchten, bei Überschreitungen von 100 oder 200 % die Mehrausgaben nicht mehr rechtfertigen zu können.

KeyNote

Wer Lymphpatienten betreuen will, kommt nicht umhin, die prinzipiellen Mechanismen der HeilM-RL zu kennen. Regresse und Honorarkürzungen können eine Arztpraxis finanziell schwer belasten.

47.2 Wie wird Manuelle Lymphdrainage (MLD) richtig verordnet?

Mit dem 01.01.2021 traten tiefgreifende Änderungen der HeilM-RL in Kraft.

- Bei Lymphabflussstörungen wird nicht mehr unterschieden, ob sie einen kurzfristigen oder längerfristigen Behandlungsbedarf mit sich bringen.
- Lymphödeme im Gefolge bösartiger Erkrankungen (sog. C-Diagnosen) erlauben kein Mehr an Verordnungen.
- Entscheidend ist für das Ausstellen des Heilmittelrezeptes ist weiterhin, dass das Lymphödem die Verordnung von MLD erforderlich macht und nicht die ihm zugrunde liegende Gesundheitsstörung.

Ging der G-BA bislang davon aus, dass nach der Ausschöpfung einer Höchstzahl an Behandlungen in der Regel das Therapieziel erreicht ist, wurde die komplizierte Regelfallsystematik mit der Änderung der HeilM-RL aufgegeben. Verordnungen außerhalb des Regelfalles und der Genehmigungsvorbehalt der Krankenkassen sind entfallen.

KeyNote

Es gibt keine Verordnungen mehr außerhalb des Regelfalles. Damit entfällt gleichzeitig der Genehmigungsvorbehalt der Krankenkassen.

Auch bei der Behandlungsfrequenz verzichtet der Verordnungsgeber auf die bislang teilweise rigiden Vorgaben.

47.2.1 Die „orientierende Behandlungsmenge" und Folgeverordnungen

Für Lymphödeme aller Art und auch für das jetzt explizit benannte Lipödem gilt weiterhin, dass zunächst höchstens 5×6 Behandlungen verordnet werden sollen.

An dieser „orientierende Behandlungsmenge" soll sich der Arzt bei seinen Verordnungen von Heilmitteln orientieren, er kann aber je nach medizinischem Bedarf davon abweichen. Wie bislang auch ist es die Pflicht des verordnenden Arztes die medizinische Notwendigkeit weiterer Verordnungen begründen zu können. Eine genaue Dokumentation ist notwendiger denn je.

Unverändert gilt:

- Folgeverordnungen sind nur zulässig, wenn (§ 7(11),1) sich der behandelnde Vertragsarzt zuvor erneut vom Zustand des Patienten überzeugt hat.

Dazu braucht der Verordner Informationen über den Therapieverlauf und ggf. zusätzliche Befunde. Auch bei Verordnungen über die „orientierende Behandlungsmenge" hinaus schreibt die Richtlinie eine weitere ärztliche Untersuchung nach spätestens zwölf Wochen vor.

47.2.2 Wann tritt ein neuer Verordnungsfall beim selben Patienten in Kraft? Was ist neu? Die 6-Monate-Regel

Ob es sich bei der Verordnung noch um den gleichen Verordnungsfall handelt entscheidet jetzt das Datum der Ausstellung der letzten Heilmittelverordnung. Liegt das letzte Verordnungsdatum noch keine 6 Monate zurück handelt es sich den gleichen Verordnungsfall. Ein neuer Verordnungsfall beginnt mit einer neuen orientierenden Behandlungsmenge, wenn mehr als ein halbes Jahr ohne Verordnung vergangen ist.

KeyNote

Der G-BA hat sich bemüht, die Heilmittelrichtlinien zu entschlacken und die Arbeit für Verordner und Therapeuten zu erleichtern. Die Auswirkungen auf die Wirksamkeit im Alltag der lymphologische Praxis können jedoch noch nicht abschließend beurteilt werden.

47.2.3 Was muss der Patient tun, um eine Langfristgenehmigung zu bekommen? Die Diagnosen der Anlage 2

Damit Patienten, die über einen längeren Zeitraum bei der Behandlung ihrer Krankheiten auf Heilmittel angewiesen sind und ihnen diese nicht aus pekuniären Gründen des Verordners (Regressgefahr) vorenthalten werden, hat der G-BA 2016 einen neuen § 8a in die HeilM-RL eingefügt:

„Langfristiger Heilmittelbedarf im Sinne von § 32 Absatz 1a SGB V liegt vor, wenn sich aus der ärztlichen Begründung die Schwere und Langfristigkeit der funktionellen/strukturellen Schädigungen, der Beeinträchtigungen der Aktivitäten und der nachvollziehbare Therapiebedarf eines Versicherten ergeben“ (HeilM-RL 2021).

In der Anlage 2 der Richtlinie sind Diagnosen aufgeführt, bei denen automatisch von einem zeitlich nicht limitierten Behandlungsbedarf auszugehen ist. Diese Liste ist nicht abschließend! Nach § 8a (3) und (5) obliegt es dann der Krankenkasse, ggf. mit Unterstützung des MDK, festzustellen, ob vergleichbare schwere funktionelle/strukturelle Schädigungen vorliegen.

47.3 Wie wird die Entstauungsphase (Phase 1 der KPE) verordnet?

Die am Anfang der Behandlung eines Lymphödems regelhaft und im Laufe der Zeit immer wieder erforderliche intensive Entödematisierung (Phase 1 der KPE) kann prinzipiell auch ambulant durchgeführt werden. Ein wichtiges Argument bei der Begründung auf dem Verordnungsblatt ist, dass Kostenträger dabei den Mehraufwand für eine stationäre Durchführung einsparen.

Da die Phase 1 im Durchschnitt drei Wochen dauert, war es bis Ende 2020 Usus von Anfang an außerhalb des Regelfalles zu verordnen, also beispielsweise 15 × MLD-60 plus LKV bds. 5x/Woche. Inwieweit mit der neuen HeilM-RL innerhalb der Vorgaben zur „orientierenden Behandlungsmenge“ diese Vorgehensweise weiter akzeptiert wird, muss abgewartet werden.

47.3.1 Die obligate Verordnung der lymphologischen Kompressionsbandagierung in der Phase 1

Der LKV (lymphologische Kompressionsverband) ist fester Bestandteil der Phase 1 der KPE zur Entödematisierung.

Er muss grundsätzlich in der ersten Zeile der verordneten Heilmittel stehen. Die zweite Zeile ist ausschließlich für optionale Therapiemaßnahmen vorgesehen. Es muss ersichtlich sein, dass die Bandagierung zusätzlich zur MLD erfolgen soll, denn nur dann erhalten die Therapeuten ein zusätzliches Honorar für dies Anwendung.

KeyNote

Mit einer lymphologischen Kompressionsbandagierung ist das Führen eines Kraftfahrzeugs nicht gestattet!

In der Phase 2 der KPE haben der Patient ihre Kompressionsstücke. Wer jetzt zu jeder MLD immer den LKV verordnet, handelt unplausibel und kann einen Regress kaum vermeiden.

47.3.2 Kann ich das Verbandsmaterial verordnen?

Das für den LKV benötigte Verbandsmaterial kann mit Ausnahme der Polstermaterialien zulasten der Krankenkasse verordnet werden. Bewährt haben sich sog. Lymphsets, die alle benötigten Binden enthalten. Soweit diese Sets eine PZN-Nummer haben, sind sie grundsätzlich verordnungsfähig. Sie belasten allerdings das Arzneimittelbudget. Kommt eine Kompressionsbandagierung ausnahmsweise einmal nicht infrage, ist ein MAK-System zur adaptiven Kompressionsversorgung gleichwertig.

47.4 Welche Hilfsmittel können zur Kompression verordnet werden?

„In der Phase 2 der KPE sollen die Patienten nach Maß gefertigte, flach gestrickte medizinische Kompressionsstrümpfe tragen“ (AWMF 2017). Das ist eine sehr starke Empfehlung von der nur in begründeten Ausnahmefällen abgewichen werden darf. Auch beim Lipödem ist „in der Mehrzahl der Fälle … aufgrund der Extremitätenform und der Gewebebeschaffenheit eine Maßanfertigung von Flachstrickstrümpfen erforderlich.“ (AWMF 2016)

Die Modalitäten der Verordnung regelt die Hilfsmittelrichtlinie des G-BA. Im aktuellen Hilfsmittelverzeichnis (GKV) bzw. -katalog (Private Krankenversicherung) sind in der Produktgruppe 17 die verordnungsfähigen Hilfsmittel zur Kompression gelistet. Dies beinhaltet die Kompressionsstrümpfe (MKS), die Heimgeräte für die Apparative Intermittierende Kompression (AIK) und neuerdings auch die Materialien für die adaptive Kompressionsversorgung (MAK).

KeyNote

Arbeiten Sie bei der Verordnung von Flachstrickkompression mit dem Sanitätshaus zusammen, lassen Sie sich beraten (Verordnungsbeiblatt).

47.5 Was muss die Verordnung über lymphologische Kompressionsstrümpfe enthalten?

- Diagnose, ggf. mit ICD-10-GM-Code
- Bezeichnung des Hilfsmittels
- Anzahl (1 Paar oder 1 Stück)
- Erforderliche Kompressionsklasse (KKL 1 bis KKL 4)
- Länge (Wadenstrumpf A-D, Halbschenkelstrumpf A-F, Schenkelstrumpf A-G, Kompressionsstrumpfhose A-T)
- Art der Fußspitze (offen oder geschlossen)
- Vermerk „Maßanfertigung“, falls erforderlich

47

- Falls erforderlich Zusatz „flachgestrickt"
- Falls erforderlich zusätzliche Verordnung von Befestigungen (Haftband, Hüftbefestigung, Hautkleber)
- Ggf. weitere Zusätze (Leibteil mit Kompression, Reißverschluss, Pelotten, Hosenschlitz etc.)
- Falls erforderlich Wechselversorgung
- Falls erforderlich An- und Ausziehhilfen

47.6 Wie geht es weiter mit der Verordnung von MLD? Die Blankoverordnung

Immer wieder gibt es Paradigmenwechsel in der Medizin. Das betrifft regelmäßig auch die Heilmittelrichtlinien. Das Bundesgesundheitsministerium plant eine gravierende Änderung: „Der GKV-SV (Spitzenverband der gesetzlichen Krankenkassen) und die für die Interessen der Heilmittelerbringer maßgeblichen Spitzenverbände erhalten den gesetzlichen Auftrag, im Benehmen mit der Kassenärztlichen Bundesvereinigung (KBV) die Indikationen zu vereinbaren, bei denen eine sogenannte Blankoverordnung von Heilmittelleistungen durch Ärzte erfolgt. Bei dieser Versorgungsform nehmen die Ärzte weiterhin die Indikationsstellung vor, die konkrete Auswahl der Heilmittelleistung sowie die Bestimmung der Behandlungsfrequenz und der Behandlungsdauer erfolgt aber durch den Heilmittelerbringer."

Die Umsetzung sollte zum 1.3.2021 erfolgen. (▶ https://www.bundesgesundheitsministerium.de/verbesserungen-heilmittelerbringer.html). Ob lymphangiologische Erkrankungen unter diese Neuregelung fallen, war bei Drucklegung dieses Buches noch nicht bekannt.

Die Blankoverordnung ist auf den ersten Blick durchaus reizvoll.

- Alle Regressgefährdungen würden dabei wohl entfallen.
- Die Therapeuten erführen eine verdiente Aufwertung ihres Berufsbilds und einer Anhebung der Honorare.

47.7 Was ist „lymphologisch" wichtig zu wissen?

In anderen Ländern hat die Akademisierung der therapeutischen Berufe bereits Tradition. Auch in Deutschland ist an verschiedenen staatlichen und privaten Hochschulen ein Studium möglich. Die Deutsche Gesellschaft für Lymphologie vergibt für besonders erfahrene und engagierte Lymphtherapeuten das Qualitätszertifikat „Lymphtherapeutische Schwerpunktpraxis". Wenn Ärzte, Lymphtherapeuten und Fachberater der Sanitätshäuser auf Augenhöhe zusammenarbeiten, wie es jetzt schon in den vielen Lymphnetzwerken geschieht, profitieren in erster Linie die Patienten.

Literatur

AWMF (2017) S2k-Leitlinie Diagnostik und Therapie der Lymphödeme, S 38. Berlin. ▶ www.awmf.org

AWMF (2016) S1-Leitlinie Lipödem, S 11. Berlin. ▶ www.awmf.org

HeilM-RL, „Richtlinie über die Verordnung von Heilmitteln in der vertragsärztlichen Versorgung (HeilM-RL)" 1-2021. ▶ www.g-ba.de/richtlinien/12/

Abrechnungspraxis

Klaus Schrader

Inhaltsverzeichnis

M. E. Cornely et al. (Hrsg.), *Angewandte Lymphologie*,
https://doi.org/10.1007/978-3-662-61452-5_48

Editor's Tip

Aus betriebswirtschaftlicher Sicht ist es unbefriedigend, wenn eine ausführliche Diagnostik und eingehende Erörterung der Befunde mit den Patienten durch ein niedriges Regelleistungsvolumen konterkariert werden.

48.1 Lymphologische Abrechnungsarithmetik, gibt es so etwas überhaupt?

Für einen Vertragsarzt der gesetzlichen Krankenkassen ist das Honorar für die erbrachten Leistungen von einer Vielzahl von Regelungen abhängig, denn der EBM (Einheitliche Bewertungsmaßstab) ist keine Gebührenordnung im eigentlichen Sinne. Die einzelnen Leistungen werden mit ihrem relativen Wert gegenüber den anderen Leistungen gewichtet und sind deshalb nicht in Euro und Cent, sondern mit Punkten bewertet. Was nach der Abrechnung real verdient ist, hängt vom jeweiligen Honorarverteilungsmaßstab (HVM) ab. Jede Kassenärztliche Vereinigung legt fest, wie das gedeckelte Gesamthonorar auf die verschiedenen Fachgruppen aufgeteilt wird und wie dann möglichst gerecht dieser Fachgruppentopf den einzelnen Kollegen zugewiesen wird. Dazu werden Untergruppen gebildet.

48.1.1 Regelleistungsvolumen (RLV)

Wie bei den Wirtschaftlichkeitsprüfungen im Rahmen der Regresse wird davon ausgegangen, dass Ärzte einer Fachgruppe die gleichen Kernleistungen erbringen. Das Regelleistungsvolumen (RLV) bildet also ab, mit welchem Aufwand in der Regel ein Standardpatient durch einen Arzt dieser Fachgruppe in einem Quartal behandelt werden kann. Das erzielbare Honorar in Punkten errechnet sich dabei aus der Multiplikation der Fallzahl mit dem von der KV festgesetztem RLV. Darüberhinausgehende Punktzahlanforderungen werden gekappt.

48.1.2 Qualitätszuschlag (QZV)

Mit dem Qualitätszuschlag (QZV) wird der Subspezialisierung innerhalb einer Fachgruppe Rechnung getragen. Die KV bildet hier verschiedene Töpfe. Pro Fall gibt es ein QZV, wenn mindestens eine der darin jeweils enthaltenen Leistungen erbracht wurde.

Für Lymphologen wichtig sind folgende QZV

- Sonografie 1 (GOP 33081),
- Sonografie 2 (GOP 33076),
- Phlebologie (GOP 30500),
- Physikalische Therapie (GOP 30401).

KeyNote

Das **Gesamthonorar** ist die Summe aus:

- Regelleistungsvolumen
- Qualitätszuschlag (QZV)
- Labor
- Freie Leistungen
- Kostenerstattungen
- Wirtschaftklichkeitsboni
- Zuschlägen.

Dieses Honorar hängt also von der Fachgruppe und dem KV-Gebiet ab, denn gleiche Arbeit wird höchst unterschiedlich entlohnt.

Verlierer in diesem System sind Fachgruppen wie Dermatologen oder Orthopäden. Sie haben ein sehr niedriges RLV, dassie mit hohen Fallzahlen ausgleichen. Gewinner sind Hausärzte, fachärztliche Internisten, besonders die Angiologen. Ihr RLV ist hoch, zudem profitieren sie vom QZV.

In der Praxis ist die Betreuung eines Lymphpatienten zeitaufwändig. Aus betriebswirtschaftlicher Sicht ist es unbefriedigend, wenn eine ausführliche Diagnostik und eingehende Erörterung der Befunde mit den Patienten durch ein niedriges Regelleistungsvolumen konterkariert werden. Nur wenige der mehr als 1.000 curriculär in der Lymphologie fortgebildeten Ärzte (Stand Anfang 2022) bekennen sich daher zu ihrem Schwerpunkt.

KeyNote

Spezielle Abrechnungspositionen für lymphologische Leistungen sind bei der KBV in der Diskussion und sollen im Rahmen einer angekündigten großen EBM-Reform umgesetzt werden.

48.1.3 Was sollte ich in meiner lymphologischen Praxis optimieren, um meine Patienten fehlerfrei und umfassend abrechnen zu können?

In der Praxis sind all diese Überlegungen relevant, weil das RLV lediglich die obligate Basisdiagnostik (Anamnese, Inspektion und Palpation) abdeckt.

Zur Differenzierung multifaktorieller Ödeme und beim Vorliegen relevanter Komorbiditäten müssen zusätzliche Untersuchungen erfolgen (AWMF 2017).

- Standard ist zumindest eine komplette phlebologisch-angiologische Diagnostik mit Ultraschall und Funktionstests.

Die Ödemsonografie und Sonoelastografie erlauben zwar keine Unterscheidung der Ödemursachen, dienen aber zur Detektierung der der Palpation entgangenen Ödeme und der Dokumentation lymphostatischer Haut- und Fettgewebsveränderungen.

Der Berufsverband der Lymphologen (BVL) schlägt vor, dafür die GOP 33081 abzurechnen. Hierunter fallen alle Ultraschalluntersuchungen (B-Mode), die nicht Bestandteil der Untersuchungen nach GOP 33000 bis 33080 sind. Untersucht werden sollte die Komprimierbarkeit des Gewebes und das Vorhandensein echoloser, dreidimensionaler, liquider Strukturen (▶ Kap. 5). Abrechenbar ist die Leistung nach kurzer Mitteilung an die KV für alle Ärzte, die über die Genehmigung zur Erbringung der B-Bild-Sonografie der Gefäße verfügen.

48.2 Wann drohen mir Plausibilitätsprüfungen? Kalkulationszeit und Prüfzeit

Eine Regressgefährdung besteht in der Missachtung der zur Verfügung zustehenden Zeitbudgets von zwölf Stunden pro Tag oder 780 h im Quartal.

Die Leistungen im EBM sind betriebswirtschaftlich kalkuliert (Kalkulationszeit) und fließen in das Tages- oder Quartalsprofil ein (Prüfzeit). Während ein Tagesprofil über 12 h hinaus argumentativ schwer zu begründen sein dürfte, ist eine Überschreitung des Quartalsprofils nur ein Aufgreifkriterium für eine Plausibilitätsprüfung.

Es kommt wesentlich darauf an, plausibel darzulegen, dass die abgerechneten Leistungen auch in der geforderten Qualität erbracht werden konnten.

KeyNote

Bei einer Überschreitung des Quartalsprofils müssen

- Dokumentation/Qualitätssicherung,
- qualifizierende Diagnosen,
- Wirtschaftlichkeit

bei den erbrachten Leistungen stimmen. Dann sollte man auch im Falle einer Prüfung seine Zeitüberschreitung bereits mit der Stellungnahme erfolgreich argumentativ darlegen können.

Tab. 48.1 EBM (FA/FÄ für Allgemeinmedizin, ZB Phlebologie)

	GOP	Kurzlegende	Punkte
	03000ff	Versicherten- oder Grundpauschale	Fachgruppe
	30500	Phlebologischer Basiskomplex nur abrechenbar für Dermatologen, Chirurgen, Internisten und Ärzte mit Zusatzweiterbildung Phlebologie	164
Oder	33061	Dopplersonografie der peripheren Arterien und Venen KV-Genehmigung erforderlich	108
Plus	33076	B-Bild-Sonografie periphere Venen KV-Genehmigung! Neben Duplex erlaubt, z. B. anderes Bein	87
Plus	33081	Ödemsonografie/Sonoelastografie KV-Genehmigung! Voraussetzung Zulassung B-Bild-Sonografie	67
	03230	Ausführliches Gespräch	130
Oder	35100	Differenzialdiagnostik psychosomatische Krankheit KV-Genehmigung erforderlich. z. B. beim Lipödem	152

48.3 Abrechnungsbeispiele für lymphologische Patienten, EBM und GOÄ

Wie könnte eine Abrechnung einer Erstuntersuchung eines Patienten mit Lymphödem oder Lipödem aussehen? Die nachfolgenden Tabellen zeigen Beispiele für EMB und GOÄ (ohne Gewähr).

48.3.1 Abrechnung nach Einheitlichen Bewertungsmaßstab. Letzte Fassung vom 01. April 2020

Der Einheitliche Bewertungsmaßstab (EBM, Tab. 48.1) ist ein Verzeichnis, nach dem nahezu alle vertragsärztlichen ambulanten Leistungen und Leistungen der Psychotherapeuten zulasten der gesetzlichen Krankenversicherung (GKV) abgerechnet werden. Er bestimmt als Honorarordnung den Inhalt der abrechnungsfähigen Leistungen. Es gibt im EBM keine spezifischen lymphologischen Ziffer oder Komplexe.

48.3.2 Abrechnung nach Gebührenordnung für Ärzte. Letzte Neufassung vom 12. November 1982

Die Abkürzung GOÄ steht für die Gebührenordnung für Ärzte (Tab. 48.2). Sie gibt die Mindest- und Höchstsätze vor, die ein Arzt für seine Leistungen von einem

■ Tab. 48.2 GOÄ

	Ziffer	Kurzlegende	Wert in Euro Steigerung 1,0
	6	Gefäßstatus	5,83
	34	Erörterung lebensverändernde Erkrankung	17,49
	410	Ultraschall eines Organsystems Steigern, wenn z. B. Leiste plus Knieregion	11,66
Plus	420	Ultraschall weitere Organe/Organsysteme ebenfalls steigern, wenn andere Seite	4,66
Plus	420 × 2	Ödemsonografie/Sonoelastografie rechts/links je	4,66
Plus	410	Duplex-Zuschlag	23,31
Plus	404	Farbzuschlag/Frequenzspektrumanalyse	14,57
	634	LRR steigern, falls zusätzliche Untersuchung mit Tourniquet	6,99
	643	Knöcheldruckmessung	6,99
	A831	Körperfettwaage Analog Vegetative Funktionsanalyse	4,66
	A3320	Umfangs- und Volumenmessung analog Anpassung von Kunstgliedern	5,54

Privatpatienten verlangen kann und regelt wie er seine Leistungen abzurechnen hat. Es gibt in der GOÄ keine spezifischen lymphologischen Ziffer oder Komplexe.

48.4 Was ist „lymphologisch" wichtig zu wissen?

Die erforderliche Differentialdiagnostik der Ödeme bestimmt die Abrechnungsmöglichkeiten gegenüber den Kostenträgern.

Literatur

S2k-Leitlinie Diagnostik und Therapie der Lymphödeme, AWMF (2017) Reg, S 20

International Statistical Classification of Diseases and Related Health Problems (ICD-10)

Klaus Schrader

Inhaltsverzeichnis

M. E. Cornely et al. (Hrsg.), *Angewandte Lymphologie*,
https://doi.org/10.1007/978-3-662-61452-5_49

49

Editor's Tip

Die Internationale Klassifikation von Krankheiten (International statistical Classification of Diseases and Related health Problems, ICD) ist ein weltweit eingesetztes Kodierwerkzeug für Epidemiologie, Gesundheitsmanagement und klinische Zwecke. Gültig ist derzeit die ICD-10. Die zukünftige ICD-11 wurde nach Veröffentlichung einer ersten Version im Mai 2019 von der WHO verabschiedet und trat am 1.1.2022 in Kraft. Über den konkreten Zeitpunkt einer Einführung der ICD-11 in Deutschland sind derzeit keine Aussagen möglich. Bis dahin gilt in Deutschland weiterhin der ICD in der 10. Revision, German Modification (ICD-10-GM) für die Morbiditätskodierung gültig. Seit dem 1. Januar 2022 ist die ICD-10-GM in der Version 2022 anzuwenden.

49.1 Seit wann gibt es die ICD? Enthält sie lymphologische Codices?

Die systematische Klassifizierung von Krankheiten reicht bis ins 19. Jahrhundert zurück, als erstmals Statistiken zu Todesursachen erstellt wurden. Eine Internationale statistische Klassifikation der Krankheiten und verwandter Gesundheitsprobleme (ICD) wurde zum ersten Mal von der französischen Regierung herausgegeben und später von der Gesundheitsorganisation des Völkerbundes betreut.

Seit der 6. Version 1948 wird die ICD von der Weltgesundheitsorganisation verantwortet. Sie enthält nun auch Krankheiten und Verletzungen, die nicht zum Tode führen.

Regelmäßig wird die ICD überarbeitet, um den Fortschritten in der Medizin Rechnung zu tragen. International gültig ist seit 1. Januar 2022 die ICD-11. Die WHO hat verschiedenste TAGs (Topic Advisory Groups) eingerichtet, die die ICD-11 vorbereiteten. 2019 wurde diese auf der Weltgesundheitsversammlung (WHA) der WHO beschlossen und trat am 1. Januar 2022 in Kraft. Eine erste Version kann auf der Website der WHO oder des DIMDI eingesehen werden.

Keynote

- https://icd.who.int/en.
- https://www.bfarm.de/DE/Kodiersysteme/Klassifikationen/ICD/ICD-11/_node.html.

Einzelne Staaten wie Deutschland und Österreich haben länderspezifische Versionen der ICD geschaffen. In Deutschland wird die ICD-10-GM vom BfArM (Bundesinstitut für Arzneimittel und Medizinprodukte) in Köln verwaltet. In der Schweiz findet ebenfalls der ICD-10-GM Anwendung. In Österreich gilt aktuell der IDC-10 in der Version 2022 des Bundesministeriums für Soziales, Gesundheit, Pflege und Konsumentenschutz (ICD-10 BMSGPK 2022). Da die österreichische Fassung auf die 5. Stelle weitestgehend verzichtet, finden die Neuerungen zur Kodierung des ICD-10-GM keine Entsprechung.

49.1.1 Wie ist die ICD aufgebaut?

ICD-10 ist ein einachsiges und monohierarchisches Klassifikationssystem.

Sie umfasst 22 Krankheitskapitel, 261 Krankheitsgruppen, 2037 dreistellige und 12.161 vierstellige Krankheitsklassen. „Monohierarchisch" bedeutet stark hierarchisch, jede Sektion ist genau einer Kategorie zugeordnet.

So ist jeder Gesundheitsstörung ein Code aus einem Buchstaben und bis zu vier Zahlen zugeordnet, nach der zweiten Zahl steht ein Punkt. Der Buchstabe am Anfang des Codes ordnet die Erkrankung bestimmten Kategorien zu, so zum Beispiel „I" für

ICD-10-Code

Zahlen für die Krankheit

Buchstabe für Kategorie der Erkrankung

Zahlen nach dem Punkt dienen der Präzisierung

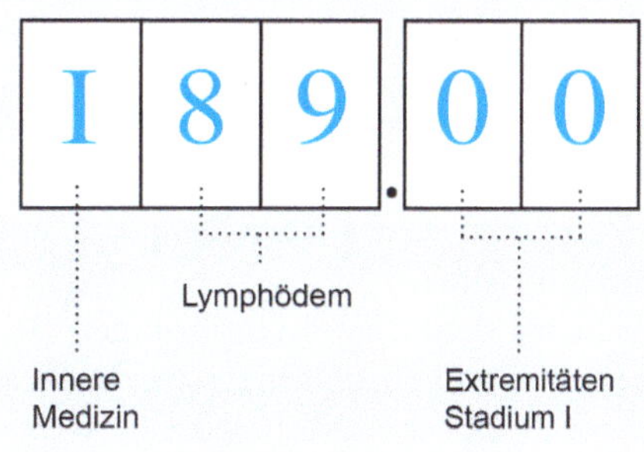

■ **Abb. 49.1** **ICD-Code**

Innere Medizin. Die ersten beiden Zahlen bezeichnen die Krankheit, die Zahlen nach dem Punkt dienen der Präzisierung (■ Abb. 49.1).

Während von Spezialisten eine 5-stellige Codierung der fachspezifischen Diagnosen erwartet wird, dürfen sich Hausärzte als Generalisten auf 3 bis 4-stellige Codes beschränken.

KeyNote

Die ersten drei Stellen beschreiben eine grobe Diagnose, die vierte und fünfte Stelle dienen der Verfeinerung. Die letzte Ziffer codiert zum Beispiel bei einigen Erkrankungen die genaue Lokalisation. Eine Besonderheit in Deutschland ist das sowohl die Lokalisation (R = rechts, L = links, B = beidseits) als auch die Diagnosesicherheit (G = gesichert, A = Ausschluss, Z = Zustand nach, V = Verdacht) angegeben werden müssen.

Bis zur 4. Stelle ist alleine die WHO zuständig. die 5. Stelle unterliegt nationalem Recht. Der ICD-10-Code ist also z. B. in Deutschland maximal 5-stellig.

KeyNote

Nach §§ 295,1(2) und 301 SGB V müssen alle an der vertragsärztlichen Versorgung in Deutschland teilnehmenden Ärzte und Psychotherapeuten und auch die von ihnen geleiteten Einrichtungen rechtsverbindlich den ICD-10-GM (**G**erman **M**odification) zur Verschlüsselung von Diagnosen in der ambulanten und stationären Medizin anwenden.

49.1.2 Warum sind die Codierungen für die Lymphologie wichtig?

Lymphangiologische Erkrankungen waren im ICD lange Zeit sehr wenig vertreten. Sämtliche Lymphödeme wurde entweder mit I89.0 (Lymphödem), Q82.0 (hereditäres Lymphödem) oder I97.2 (Lymphödem nach Mamma-Amputation) codiert. Für das Lipödem gab es überhaupt keine eindeutige Verschlüsselung.

Diese Möglichkeiten wären bei besserer Differenzierung denkbar:

- Der ICD könnte einen einfachen, EDV-kompatiblen Leistungsvergleich unter den Leistungserbringern ermöglichen,

- den Ressourcenverbrauch abhängig von Schwere und Ausmaß eines Lymphödems nachvollziehbar und kalkulierbar machen,
- die Praxisbesonderheiten in der Wirtschaftlichkeitsprüfung dokumentieren.

Eine differenzierte Prüfung war jedoch mit den Vorgaben weder für Diagnose noch Therapie möglich.

Vorstöße deutscher Lymphologen (Baumeister, Schrader, Jungkunz) zur Verbesserung des ICD scheiterten jedoch, weil die Zahl der zur Verfügung stehenden 5. Stellen begrenzt war und/oder die vorgeschlagene Terminologie nicht mehrheitsfähig erschien (Schrader 2011).

49.2 Die ICD-10-GM-Codierungen der Lymphologie

Seit 01.01.2017 stehen den im Gesundheitswesen Tätigen nunmehr eine Vielzahl von lymphologischen ICD-10-Codierungen zur Verfügung. Dabei wurde die grundlegende Systematik des ICD-10 beibehalten, es gibt sowohl 3- bis 4-stellige Diagnoseschlüssel für die Generalisten als auch 5-stellige Codes für die Lymphologen.

Das Fehlen ausreichend vieler fünften Stellen macht sich allerdings in logischen Brüchen bemerkbar. Aber den Ärztinnen und Ärzten steht jetzt eine eindeutige Sprachregelung zur Verfügung. Die Kostenträger hätten die Möglichkeit, lymphologische Erkrankungen in den Morbi-RSA aufzunehmen und damit eine Refinanzierung bei schweren lymphologischen Erkrankungen zu erzielen.

In den nachfolgenden Tabellen sind Diagnosen, die nach der Entscheidung des G-BA automatische eine Langfristverordnung ermöglichen (▶ Kap. 47) mit einem * versehen.

Grau sind die Codes für Nicht-Lymphologen, rot für Spezialisten.

49.2.1 Extremitätenlymphödem (primär/sekundär)

Leider gelang es nicht, zwischen primärem und sekundären Lymphödem zu unterscheiden

Extremitäten-Lymphödem (primär/sekundär)	
I89.0-	Lymphödem, anderenorts nicht klassifiziert
I89.00	Lymphödem der oberen und unteren Extremität(en), Stadium I
I89.01	Lymphödem der oberen und unteren Extremität(en), Stadium II*
I89.02	Lymphödem der oberen und unteren Extremität(en), Stadium III*

49.2.2 Sonstiges primäres/sekundäres Lymphödem

Sonstiges primäres/sekundäres Lymphödem	
I89.03	Lymphödem, sonstige Lokalisation, Stadium I, Kopf, Hals, Thoraxwand, Genitalbereich
I89.04	Lymphödem, sonstige Lokalisation, Stadium II, Kopf, Hals, Thoraxwand, Genitalbereich*
I89.05	Lymphödem, sonstige Lokalisation, Stadium III, Kopf, Hals, Thoraxwand, Genitalbereich*
I89.08	Sonstiges Lymphödem, anderenorts nicht, klassifiziert, Latenzstadium des Lymphödems
I89.09	Lymphödem, nicht näher bezeichnet

KeyNote

Zum ersten Mal kann auch ein Stadium 0 eines Lymphödems mit einem ICD-Code verschlüsselt werden.

I89.08 Lymphödem Stadium 0: Keine Schwellung, pathologisches Lymphszintigramm.

49.2.3 Lymphödem nach Brustkrebs-OP

Diese Codes dürfen nur dann eingesetzt werden, wenn bei der Brustkrebs-OP eine (teilweise) Mastektomie erfolgt ist. Bei brusterhaltender Mammachirurgie I97.81 ff.

Lymphödem nach Brustkrebs-OP	
I97.2-	Lymphödem nach **(partieller)** Mastektomie
I97.20	Lymphödem nach (partieller) Mastektomie (mit Lymphadenektomie), Stadium I
I97.21	Lymphödem nach (partieller) Mastektomie (mit Lymphadenektomie), Stadium II*
I97.22	Lymphödem nach (partieller) Mastektomie (mit Lymphadenektomie), Stadium III*
I97.29	Lymphödem nach (partieller) Mastektomie, nicht näher bezeichnet

49.2.4 Lymphödem nach Krebs-OP

Lymphödem nach Krebs-OP	
I97.-	Kreislaufkomplikationen nach medizinischen Maßnahmen, anderenorts nicht klassifiziert
I97.8-	sonstige Kreislaufkomplikationen nach medizinischen Maßnahmen, anderenorts nicht klassifiziert
I97.80	Lymphödem nach medizinischen Maßnahmen am zervikalen Lymphabflussgebiet, alle Stadien*
I97.81	Lymphödem nach medizinischen Maßnahmen am axillären Lymphabflussgebiet, Stadium I
I97.82	Lymphödem nach medizinischen Maßnahmen am axillären Lymphabflussgebiet, Stadium II*
I97.83	Lymphödem nach medizinischen Maßnahmen am axillären Lymphabflussgebiet, Stadium III*
I97.84	Lymphödem nach medizinischen Maßnahmen am inguinalen Lymphabflussgebiet, Stadium I
I97.85	Lymphödem nach medizinischen Maßnahmen am inguinalen Lymphabflussgebiet, Stadium II*
I97.86	Lymphödem nach medizinischen Maßnahmen am inguinalen Lymphabflussgebiet, Stadium III*

KeyNote

Natürlich ist ein Lymphödem keine Kreislaufkomplikation. Hier sieht man exemplarisch die Probleme, freie ICD-Codes zu finden. Bei brusterhaltender Mammachirurgie also I97.81 ff.

49.2.5 Postoperatives Lymphödem

Das Dilemma: Die Chirurgen wollten die verursachten Lymphödeme möglichst fachgruppenspezifisch differenziert dargestellt haben. Das sorgt dann dafür, dass für ein und dasselbe Lymphödem verschiedene Codierungsmöglichkeiten bestehen. In der Regel ist aber auch die Tumorchirurgie Ursache.

Postoperatives Lymphödem	
I97.87	Lymphödem nach medizinischen Maßnahmen am Urogenitalsystem, alle Stadien (Genitalbereich, Harnblase, Prostata, Adnexe, Uterus)*
I97.88	Lymphödem nach medizinischen Maßnahmen, sonstige Lokalisationen, alle Stadien (Thoraxwand)*
I97.89	Sonstige Kreislaufkomplikationen nach medizinischen Maßnahmen, anderenorts nicht klassifiziert

49.2.6 Hereditäres Lymphödem

49

Entspricht der Systematik der I89.0 ff.

Hereditäres Lymphödem	
Q82.-	Sonstige angeborene Fehlbildungen der Haut
Q82.0	Hereditäres Lymphödem
Q82.00	Hereditäres Lymphödem der oberen u. unteren Extremität(en), Stadium I
Q82.01	Hereditäres Lymphödem der oberen u. unteren Extremität(en), Stadium II*
Q82.02	Hereditäres Lymphödem der oberen u. unteren Extremität(en), Stadium III*
Q82.03	Hereditäres Lymphödem, sonstige Lokalisation, Stadium I, (Kopf, Hals, Thoraxwand, Genitalbereich)
Q82.04	Hereditäres Lymphödem, sonstige Lokalisation, Stadium II, (Kopf, Hals, Thoraxwand, Genitalbereich)*
Q82.05	Hereditäres Lymphödem, sonstige Lokalisation, Stadium III, (Kopf, Hals, Thoraxwand, Genitalbereich)*
Q82.08	Sonstiges hereditäres Lymphödem
Q82.09	Hereditäres Lymphödem, nicht näher bezeichnet

49.2.7 Lipödem

Erstmals gibt es eine eindeutige Codiervorschrift für das Lipödem. Es war enorm schwierig diese ICD-Klassifikation zu erlangen.

Die Platzierung in das Kapitel „E“ (Ernährung, Stoffwechsel) ist unglücklich. Ein anderer Platz stand nicht zur Verfügung. Ein Lipödem ist weder eine Stoffwechselstörung oder eine Lipomatose oder Lipohypertrophie (▶ Kap. 4). Auch ist die Lipohypertrophie (aufpassen beim Codieren)! keine „zonale Adipositas“ (▶ Kap. 21).

Der ICD-11 (WHO) kodiert das Lipödem unter EF02.2.

Lipödem	
E88.-	Sonstige Stoffwechselstörungen
E88.2-	Lipomatose, anderenorts nicht klassifiziert
E65	Lokalisierte schmerzlose Lipohypertrophie
E88.20	Lipödem, Stadium I
E88.21	Lipödem, Stadium II
E88.22	Lipödem, Stadium III
E88.28	Sonstiges oder nicht näher bezeichnetes Lipödem
E88.29	Sonstige Lipomatose, anderenorts nicht klassifiziert

KeyNote

Die Kombination eines Lipödems und eines Adipositas-assoziierten sekundären Lymphödems, bisher fälschlich auch „Lipolymphödem" benannt ist nun differenziert als z. B. E88.20, I89.00 ggf. auch E66.* (je nach BMI: 0 (30 - <35), 1 (35 - <40), 6 (40 - <50), 7 (50 - <60), 8 (60+)) und E68 (Folgen der Überernährung) zu codieren.

49.3 Was ist „lymphologisch" wichtig zu wissen?

Seit 1.1.2017 stehen in Deutschland lymphologische ICD-10-Codierungen zur Verfügung. Die grundlegende Systematik des ICD wurde beibehalten, es gibt sowohl 3- bis 4-stellige Diagnoseschlüssel für die Generalisten als auch 5-stellige Codes für die Lymphologen.

Nach fünf Jahren Erfahrung mit den neuen Codierschlüsseln kann man festhalten:

- Auch lymphologische Fachkliniken setzen sie noch falsch ein;
- Der Heilmittelreport der AOK verwendet auch 2018 weiterhin nur 3-stellige Codes;
- Die Abrechnung der IPK/AIK nach GOP 30401 des EBM ist bei den meisten lymphologischen Erkrankungen und beim Lipödem nicht mehr möglich (Deutsches Ärzteblatt 4/2019);
- Soweit es die lymphologischen Erkrankungen betrifft ist Anlage 2 der Heilmittelrichtlinien fehlerhaft.

- Der ICD-10 gibt die Möglichkeit für einen EDV-kompatiblen Leistungsvergleich unter den Leistungserbringern. Ressourcenverbrauch wird nachvollziehbar und kalkulierbar. Praxisbesonderheiten sind abbildbar.
- Eine eindeutige Sprachregelung wird ermöglicht.
- Eine differenzierte Prüfung ist mit dem ICD-10 für Diagnose und Therapie möglich. Die mehrjährige Anwendung deckt aber die Schwächen auf. Der ICD-11 wird vermutlich eine völlig neue Systematik präsentieren.

Literatur

Deutsches Ärzteblatt 4/2019, Beschluss des Bewertungsausschusses vom 12.12.2018, S. A 173

Schrader K (2011) Vorschlag für eine einheitliche Verschlüsselung lymphvaskulärer Krankheiten, Sprechen wir eine Sprache! LymphForsch 16(2):87 f.

Begutachtung

Klaus Schrader

Inhaltsverzeichnis

M. E. Cornely et al. (Hrsg.), *Angewandte Lymphologie*,
https://doi.org/10.1007/978-3-662-61452-5_50

50

Editor's Tip

Millionen von Bundesbürgern stellen jedes Jahr einen Antrag beim Versorgungsamt, um für ihre durch Gesundheitsstörungen oder Behinderung verursachten Beeinträchtigungen einen Nachteilsausgleich zu erhalten. Lymphologisch tätige Ärzte sind häufig damit konfronziert, anhand eines negativen oder positiven Leistungsbildes die Restleistungsfähigkeit eines Patienten einzuschätzen. Hierzu müssen die Grundzüge der Begutachtungstätigkeit bekannt sein, um die Beurteilung des GdB-Grades zu ermöglichen.

50.1 Warum sind lymphologisches Wissen und Erfahrung für Gutachten wichtig?

„So wie Medikamente und ärztlicher Eingriff der Wiederherstellung der Ordnung in Körper und Seele dienen, ist das ärztliche Gutachten ein Instrument zur Wiederherstellung gestörter rechtlicher und sozialer Ordnung" (Wagner 1983).

Ein Lymph- oder Lipödem kann die Leistungsfähigkeit eines Menschen beeinträchtigen und sogar zu Berufs- oder Erwerbsunfähigkeit führen. In Praxen und Kliniken haben Ärzte deshalb immer wieder mit gutachterlichen Fragestellungen zu tun.

Häufig geht es den Betroffenen dabei um „Prozente" beim „Versorgungsamt". In Bayern gehen zum Beispiel pro Monat etwa 25.000 Anträge beim Zentrum Bayern Familie und Soziales (ZBFS) ein, in denen Menschen mit Behinderung um eine Einstufung ihrer durch gesundheitliche Schäden bedingten Beeinträchtigungen im täglichen Leben ersuchen. Die dem ZBFS zugeordneten sieben Versorgungsämter erlassen im Jahr mehr als 300.000 Bescheide, die in aller Regel nach Aktenlage erstellt werden. Auf ganz Deutschland hochgerechnet wären das gut 2,5 Mio. Bescheide. Nach Einschätzung des Sozialverbands VdK Bayern wird dabei gerade bei der Zuerkennung der Schwerbehinderteneigenschaft zunehmend restriktiv verfahren. Die wenig aussagekräftigen Befundberichte der behandelnden Ärzte sind häufig ein anderer wesentlicher Grund für die für viele Antragstelle enttäuschenden Bescheide. Vielfach führt erst eine Klage im Widerspruchsverfahren beim Sozialgericht zum Erfolg.

Den Betroffenen werden somit nicht selten Leistungen versagt, die ihnen aufgrund ihres Zustandes rechtmäßig zustünden. Es ist deshalb wichtig als Arzt mit den Grundzügen des Begutachtungsverfahrens vertraut zu sein.

50.2 Was bedeutet „Restleistungsvermögen", „halbe und volle Erwerbsminderungsrente", „Rentenanspruch"?

Alle Untersuchungen im Begutachtungsverfahrens führen zur Festlegung eines Rentenanspruchs nach spezifischen Begriffen und Definitionen.

- Das Restleistungsvermögen beschreibt die verbliebene Leistungsfähigkeit zur Festlegung der Erwerbsminderung bei der gesetzlichen Rentenversicherung.
- Eine halbe Erwerbsminderungsrente wegen teilweiser Erwerbsminderung erhält, wer mindestens drei, aber weniger als sechs Stunden pro Tag auf dem allgemeinen Arbeitsmarkt arbeiten kann.
- Eine volle Erwerbsminderungsrente wegen voller Erwerbsminderung steht dem zu, der weniger als drei Stunden pro Tag wegen Krankheit oder Behinderung eine Tätigkeit auf dem allgemeinen Arbeitsmarkt ausüben kann (§ 43 SGB VI). Er

gilt als nicht mehr arbeitsfähig und entspricht so der früheren Erwerbsunfähigkeit.
- Arbeitslose Erwerbsgeminderte erhalten eine volle Erwerbsminderungsrente.
- Die Erwerbsminderung und der damit verbundene Rentenanspruch sind nicht abhängig von Ausbildung oder zuletzt ausgeübtem Beruf. Hierfür gibt es keinen Bestandsschutz.

Für vor dem 02.01.1961 geborene Versicherte gibt es die frühere Berufsunfähigkeitsrente weiterhin. Sie erhalten eine halbe Erwerbsminderungsrente, wenn sie auf dem allgemeinen Arbeitsmarkt zwar vollschichtig arbeiten könnten, in ihrem bisherigen Beruf aber weniger als sechs Stunden am Tag.

50.3 Positiv und Negativ. Wozu bedarf es der Festlegung des Leistungsbildes?

Um das Ausmaß einer Beeinträchtigung der Erwerbsfähigkeit durch Krankheit oder Behinderung und damit das Restleistungsvermögen abzuschätzen, sollte ein individuelles Leistungsbild erstellt werden.

KeyNote

- Positives Leistungsbild:
Oft ist es schwierig zu definieren, was der Versicherte noch zu leisten vermag und für welche Tätigkeiten er demnach geeignet wäre.
- Negatives Leistungsbild:
Definiert werden die Arbeiten und Tätigkeiten, welche nicht mehr ausgeübt werden können ohne die Gesundheit und Erwerbsfähigkeit weiter zu gefährden.

50.3.1 Wie wird das Leistungsvermögen beurteilt?

Das hierzu relevante Sozialmedizinischen Glossar der Deutschen Rentenversicherung führt dazu aus:

Die Beurteilung des Leistungsvermögens im Erwerbsleben erfolgt auf verschiedenen Ebenen. Diese Ebenen und die Beurteilungskriterien sind definiert und operationalisiert (Cellarius et al. 2013).

50.3.1.1 Quantitatives Leistungsvermögen

Hier wird beurteilt, wie viele Stunden der Rehabilitand regelmäßig noch erwerbstätig sein kann.

Es gibt drei Stufen:
- Sechs und mehr Stunden: die Erwerbsfähigkeit ist zeitlich nicht eingeschränkt;
- drei bis unter sechs Stunden: die Erwerbsfähigkeit ist zeitlich eingeschränkt;
- unter drei Stunden: die Erwerbsfähigkeit ist aufgehoben.

50.3.1.2 Qualitatives Leistungsvermögen

Das qualitative Leistungsvermögen wird in Bezug auf den allgemeinen Arbeitsmarkt beurteilt. Es wird unterschieden zwischen dem positiven und dem negativen Leistungsvermögen.

50.3.1.2.1 Positives Leistungsvermögen

50.3.1.2.1.1 Körperliche Arbeitsschwere

Die körperliche Arbeitsschwere wird in vier Stufen gegliedert. Die Stufen beschreiben Kraftaufwand, Dauer und Häufigkeit der Verrichtungen.

- Leichte Arbeit

Tätigkeiten wie Handhaben leichter Werkstücke und Werkzeuge, Tragen von weniger als 10 kg, Bedienen leichtgehender Steuerhebel und Kontroller oder ähnlicher mechanisch wirkender Einrichtungen und lange dauerndes Stehen oder ständiges Umhergehen bei Dauerbelastung. Es können auch bis zu 5 % der Arbeitszeit (oder zweimal pro Stunde) mittelschwere Arbeitsanteile enthalten sein.

- Leichte bis mittelschwere Arbeit

Bei leichter bis mittelschwere Arbeit ist der Anteil mittelschwerer Arbeit auf höchstens 50 % begrenzt.

- Mittelschwere Arbeit

Tätigkeiten wie Handhaben etwa 1 bis 3 kg schwergehender Steuereinrichtungen, unbelastetes Begehen von Treppen und Leitern bei Dauerbelastung, Heben und Tragen mittelschwerer Lasten in der Ebene von 10 bis 15 kg oder Hantierungen, die den gleichen Kraftaufwand erfordern. Auch leichte Arbeiten mit zusätzlicher Ermüdung durch Haltearbeit mäßigen Grades sowie Arbeiten am Schleifstein, mit Bohrwinden und Handbohrmaschinen werden als mittelschwere Arbeit eingestuft. Es können auch bis zu 5 % der Arbeitszeit oder zweimal pro Stunde schwere Arbeitsanteile enthalten sein.

- Schwere Arbeit

Tätigkeiten wie Tragen von bis zu 40 kg schweren Lasten in der Ebene oder Steigen unter mittleren Lasten und Handhaben von Werkzeugen (über 3 kg Gewicht), auch von Kraftwerkzeugen mit starker Rückstoßwirkung, Schaufeln, Graben und Hacken. Auch mittelschwere Arbeiten in angespannter Körperhaltung, zum Beispiel in gebückter, kniender oder liegender Stellung, können als schwere Arbeit eingestuft werden.

50.3.1.2.1.2 Arbeitshaltung

Es wird beurteilt, wie lange der Rehabilitand in jeder der 3 Arbeitshaltungen Stehen, Gehen, Sitzen, tätig sein kann:

- ständig: mehr als 90 % der Arbeitszeit;
- überwiegend: 51–90 % der Arbeitszeit;
- zeitweise: bis zu 10 % der Arbeitszeit.

Damit ein Leistungsvermögen von über 3 h festgestellt werden kann, muss mindestens eine Arbeitshaltung mit überwiegend oder ständig beurteilt werden können.

50.3.1.2.1.3 Arbeitsorganisation

Hier wird angegeben, in welchen Schichtsystemen der Rehabilitand tätig sein kann:

- Tagesschicht,
- Frühschicht/Spätschicht,
- Nachtschicht.

50.3.1.2.2 Negatives Leistungsvermögen

Es wird beurteilt, ob das Leistungsvermögen in folgenden Dimensionen eingeschränkt ist:

- psychomentale Funktionen,
- Sinnesfunktionen,
- bewegungsbezogene Funktionen,
- Funktionen im Hinblick auf die Mobilität, insbesondere Gebrauchsfähigkeit der Hände, häufiges Bücken, Ersteigen von Treppen, Leitern und Gerüsten, Heben, Tragen und Bewegen von Lasten, Gang- und Standsicherheit, Zwangshaltungen.
- kardiopulmonale Belastungsfaktoren,
- sonstige Einschränkungen.

Außerdem wird angegeben, ob es relevante Belastungs- oder Gefährdungsfaktoren gibt. Damit sind gesundheitlich ungünstige Arbeitsbedingungen wie z. B. Lärm, inhalative Belastungen, häufig wechselnde Arbeitszeiten gemeint.

50.3.2 Warum sind nur aktuelle objektive Befunde entscheidend?

Für eine Bescheinigung ist ausschließlich die jetzige Tätigkeit maßgeblich. Deshalb dürfen nur Einschränkungen aufgeführt werden, die aus einer Erkrankung des Versicherten folgen und über die entweder selbst erhobene oder objektive Fremdbefunde vorliegen. Werden subjektive Beschwerden angegeben besteht der Verdacht auf ein Gefälligkeitsattest.

50.3.2.1 Fachspezifische Beurteilung: Medizin und Arbeitsplatz

Die Lymphologie ist ein medizinische Querschnittsfach. Bei der Beurteilung lymphangiologischer Erkrankungen ist es deshalb notwendig, sich strikt auf sein eigenes Fachgebiet zu beschränken. Denn nur da besteht die für eine verwertbare Bescheinigung des Restleistungsvermögens eines Versicherten erforderliche medizinische Kompetenz. Es ist besser, auf diese Limitierung hinzuweisen und ggf. die Zuziehung eines entsprechenden Fachkollegen mit anderer spezifischer Expertise vorzuschlagen.

Gleiches gilt für die notwendigen Kenntnisse der speziellen Arbeitsplatzsituation. Nur aus dieser ergeben sich Folgerungen für ein negatives Leistungsbild. Den behandelnden Ärzten ist aber eine Arbeitsplatzbegehung verwehrt. Deshalb sollte, falls dies notwendig erscheint, die zusätzliche Beurteilung durch einen Arbeitsmediziner angeregt werden.

KeyNote

Die Ausstellung einer Bescheinigung für den Arbeitgeber erfordert ausgesprochene Sorgfalt. Falsche Angaben können neben berufsrechtlichen auch strafrechtliche Konsequenzen nach sich ziehen (§ 278 StGB). Sie schaden dem Arbeitnehmer oft mehr als dass sie ihm in seiner konkreten Situation von Nutzen wären.

50.4 Welche Leistungseinschränkungskriterien könnten bei „Lymphödem" vorliegen?

Die folgende Aufstellung ist eine (nicht abschließende) Übersicht über mögliche Leistungseinschränkungskriterien beim Vorliegen eines Lymphödems. Die Angaben müssen individuell im Einzelfall gewertet werden.

Wenn wir konzedieren, dass ein Lymphödem entsteht, wenn die lymphpflichtige Last größer ist als die Transportkapazität der Lymphgefäße, dann bestehen gesundheitliche Bedenken bzw. kann eine Gefährdung der Gesundheit erwartet werden bei allen Arbeiten und Tätigkeiten, die

- zu einer Erhöhung der lymphpflichtigen Last führen,
- den Lymphfluss reduzieren,
- eine erhöhte Verletzungsgefahr (Erysipelrisiko) mit sich bringen.

Zudem ist z. B. durch das Tragen eines Armkompressionsstrumpfes mit Handschuh die Gebrauchsfähigkeit des Armes eingeschränkt.

Herpertz unterscheidet nach der Lokalisation des Lymphödems (Herpertz 2001).

50.4.1 Armlymphödem

Beim Armlymphödem berichten Patienten häufig, dass bereits leichte Hausarbeit den Arm anschwellen lässt. Eine rasche Ermüdbarkeit, Schweregefühl, Muskelkrämpfe werden angegeben.

50.4.1.1 Fingerfertigkeit

Töpfe fallen aus der Hand, allgemein ist die Fingerfertigkeit vermindert. Personen, die überwiegend mit den Händen arbeiten, haben Beschwerden. Diese Beschwerden können besonders verstärkt sein, wenn das Ödem die Führungshand betrifft oder Tätigkeiten ausübt werden, die Fingerfertigkeit erfordern oder länger andauernd sind. Daher können nur leichte Arbeiten ausgeführt werden, die nicht lange anhalten und zudem regelmäßig durch zusätzliche Pausen unterbrochen werden können.

50.4.1.2 Hitze und Verletzung

Arbeiten mit Hitzebelastung und/oder Verletzungsgefahr (z. B. Bäcker, Köche) sind ungeeignet. Hitze verstärkt die Ödematisierung, Verletzungen können zu einem Erysipel führen.

50.4.1.3 Grad des Ödems, einseits und beidseits

Das Ausmaß des Lymphödems ist bei der Beurteilung zunächst sekundär. Entscheidend ist, wie es auf die körperliche Belastung reagiert.

So können bereits eigentlich leichtgradige Ödeme bei z. B. körperlich mittelschwerer Arbeit dazu führen, dass der gegenwärtige Beruf nicht mehr ausgeübt werden kann. Bei einem schwergradigen Armlymphödem ist die Leistungsfähigkeit aber oft bereits auch durch die begleitenden muskuloskelettalen Beeinträchtigung so stark reduziert, dass eine Erwerbsunfähigkeit schon daraus resultieren kann. Das gilt besonders auch für beidseitige schwergradige Armlymphödeme.

50.4.2 Beinlymphödeme

Für Beinlymphödeme gilt ähnliches.

50.4.2.1 Grad des Ödems, einseits und beidseits

Auch hier ist zunächst das Stadium des Lymphödems nicht aussagekräftig. Es kommt darauf an, wie es auf die vermeintlich schädigenden Einflüsse reagiert.

Schon Mittelschwere Arbeiten sind bei einem Beinlymphödem nicht zumutbar. Analog zum Arm führen schwergradige Beinlymphödem oft zur Erwerbs- oder Berufsunfähigkeit. Bei beidseitigen schwergradigen Beinlymphödemen ist das die Regel.

Hilfreiche Tabellen mit den von den Gerichten geforderten konkreten Gewichtsangaben zur Definition „leichte“, „mittelschwere“, „schwere“ Arbeit gibt es in der arbeitsmedizinischen Literatur (Beckers 2018).

50.4.2.2 Zwangshaltungen, Positionswechsel und Pausen

Gefährdet sind grundsätzlich Personen, die überwiegend im Stehen und/oder Sitzen arbeiten müssen. Schon bei einem leichtgradigen Lymphödem sind die Betroffenen nur für Tätigkeiten geeignet, bei denen ein regelmäßiger Wechsel zwischen Stehen, Sitzen und Gehen möglich ist, ggf. mit zusätzlichen Pausen. Es sollten Zwangshaltungen vermieden werden, was zu Einschränkungen beim Bücken, Knien und Hocken führen kann (z. B. Kindergärtnerinnen).

50.4.3 Genitallymphödem

Bei einem Genitallymphödem kommt es wesentlich auf das Ausmaß an. Anhaltende sitzende Tätigkeiten (Büro, Kfz) können zu verstärkten Ödemen, gar Schmerzen führen und deshalb die Leistungsfähigkeit einschränken. Zwangshaltungen wie Bücken und Hocken können die Beschwerden verstärken.

50.4.4 Kopflymphödemen

Bei Kopflymphödemen wird die Arbeits- und Erwerbsfähigkeit oft schon durch die Grundkrankheit gefährdet. Es kommt wesentlich auf die Ödemausprägung an.

Schon mittelschwere Arbeiten sind nicht mehr zumutbar.

Ein schwergradiges Lymphödem im Gesicht- und Halsbereich ist sehr oft mit massiven Behinderungen wie Sehstörungen durch Lidödeme, Schluck-, Sprachstörungen oder Schmerzen verbunden, sodass daraus Erwerbsunfähigkeit folgen dürfte.

Bei Kopflymphödemen kommt es mehr noch als bei einem Extremitätenlymphödem auf die Arbeitsbereitschaft des Betroffenen an. Die psychische Belastung berücksichtigt werden muss.

50.5 Tabellarische Leistungseinschränkungskriterien und G-Ziffern

Die nachfolgenden Tabellen fassen die Ausführungen von Herpertz am Beispiel der Extremitätenlymphödeme zusammen.

Dabei müssen
- Lymphödemstadium,
- Ausmaß der Veränderungen und
- Lokalisation

berücksichtigt werden.

50.5.1 Extremitätenlymphödem

Nicht geeignet für Arbeiten/Tätigkeiten
- an Hitzearbeitsplätzen (G30*)
- die das dauernde überwiegende Sitzen erfordern und keine Möglichkeit zum eigenständig bestimmbaren Haltungswechsel oder ohne entsprechende ergonomische Arbeitsplatzausstattung vorhalten (G46*)
- die nicht im Wechsel zwischen Sitzen, Stehen und Gehen möglich sind (G46*)
- mit besonderer Unfallgefährdung/Verletzungen (z. B. an unfallgefährdenden, laufenden Maschinen)
- mit Reisen/Aufenthalten mit besonderen klimatischen/gesundheitlichen Belastungen (= Tropenregionen) (G35*)
- mit schwerer körperlicher Belastung (Häufigkeit differenzieren)
- mit überwiegendem [ausschließlich, zeitweisem] Stehen
- mit Taucharbeiten (G31*)
- in Zwangshaltung (G46*) [differenzieren: dauernd hockend, gebückt, kniend, vorgebeugter Körperposition]
- in feuchtem Klima
- mit Offshore-Tauglichkeit
- nach Gesundheitsschutzbergverordnung (Arbeiten/Tätigkeiten unter Tage)
- mit Erfordernis von Flugreisen (keine Flugtauglichkeit – G35*) (ggf. zusätzliche Differenzierung/Angaben, z. B. keine Langstreckenflüge, nicht über 4 Stunden Dauer oder nur mit ausreichender Beinfreiheit)
- mit Fliegertauglichkeit

50.5.2 Einschränkungskriterien für Lymphödeme an Körperteilen

Nicht geeignet für Arbeiten/Tätigkeiten
- die häufiges Treppen- oder Leitersteigen erfordern (G46*)
- die volle Funktionsfähigkeit beider Arme erfordern
- die volle Funktionsfähigkeit beider Beine erfordern
- die volle Funktionsfähigkeit der rechten/linken Hand erfordern
- die volle Funktionsfähigkeit des rechten/linken Armes erfordern
- die volle Funktionsfähigkeit des rechten/linken Beines erfordern
- mit besonderen Belastungen des rechten/linken Armes (z. B. kraftfordernde Armhaltearbeiten) (G46*)

[Häufigkeit differenzieren]
- mit besonderen [ständigen] Belastungen des rechten/linken Beines (G46*) [Häufigkeit differenzieren]

50.5.3 Einschränkungskriterien Haut

Nicht geeignet für Arbeiten/Tätigkeiten
- mit besonderer Anforderung an die Haut
- mit hautreizenden/hautbelastenden Stoffen (G24*)
  (ggf. differenzieren: z. B. mit Kühlmittelemulsionen, Öl, Gummimaterialien, Kunstharzen)
- mit Feucht-/Nassarbeiten
  (ständig, überwiegend – entsprechend differenzieren)
- mit Stoffen, die Hautkrebs hervorrufen können oder zur Krebsbildung neigende Hautveränderungen hervorrufen (G4*)
- mit Tragen von Handschuhen
  (differenzieren: Leder-, Kunststoff-, Latex-, gepuderte Handschuhe, ggf. mit Zeitbegrenzung)
- mit Tragen von Gummistiefeln
- mit allergieauslösenden Substanzen
  (differenzieren: Substanz[en] angeben, z. B. Latex, Chrom, Nickel)

50.5.3.1 Was bedeuten die G-Ziffern?

Die Deutsche Gesetzliche Unfallversicherung DGUV hat Grundsätze für arbeitsmedizinische Untersuchungen herausgegeben. Sie sind seit 1971 fortlaufend überarbeitete allgemein anerkannte Regeln der Arbeitsmedizin und gelten bundesweit. Die G-Ziffern (in der tabellarischen Listung in runden Klammern) stellen Empfehlungen dar und haben keine Rechtsverbindlichkeit. Die Angaben in eckigen Klammern fordern differenzierte Erläuterung.

50.6 Was kann die Versorgungsmedizin-Verordnung leisten und welche Verbesserungen sind notwendig?

Die Versorgungsämter ermitteln Nachteilsausgleiche, die sich zum einen aus dem Grad der Behinderung, zum anderen aus der damit einhergehenden Zuordnung in Gruppen ergeben. Diese Ausgleiche sollen den betroffenen Menschen die Teilhabe am gesellschaftlichen Leben erleichtern.

Dazu zählt z. B. für schwerbehinderte Arbeitnehmer ein erhöhter Kündigungsschutz, Zusatzurlaub, die Freistellung von zusätzlicher Mehrarbeit und in besonderen Fällen auch die begleitende Hilfe am Arbeitsplatz. Hinzu kommen ggf. steuerliche Vorteile, der Schwerbehindertenausweis, die bei stark Gehbehinderten erforderlichen Parkerleichterungen oder Freifahrten mit dem ÖPNV. Auch die Ermäßigungen für Rundfunkbeiträge oder Telefongebühren zählen dazu (■ Abb. 50.1 und 50.2).

50.6.1 Was sind GdS und GdB?

Die Grundsätze der Ermittlung des Grades der Schädigungsfolgen (GdS) und des Grades der Behinderung (GdB) sind in der Versorgungsmedizin-Verordnung mit den Versorgungsmedizinischen Grundsätzen (VersMedV) gesetzlich festgeschrieben (▶ www.gesetze-im-internet.de). Diese vom Bundesministerium für Arbeit und Soziales in Abstimmung mit dem Bundesministerium für Verteidigung erstellte Verordnung wurde zuletzt am 17. Juli 2017 geändert. Sie wird derzeit erneut überarbeitet, um sie an die medizinischen Fortschritte anzupassen. Dies könnte im Einzelfall durchaus Verschlechterungen mit sich bringen. Der Sozialverband VdK hat bereits eine kritische Stellungnahme verfasst (▶ www.vdk.de).

GdB-abhängige Nachteilsausgleiche						
Nachteilsausgleiche, die bei einem niedrigen Grad der Behinderung (GdB) angeführt sind, gelten auch für alle höheren GdB. **Kraftfahrzeughilfe** und **kommunale Fahrdienste** kommen bei Vorliegen weiterer Voraussetzungen für viele Menschen mit (Schwer-)Behinderung in Betracht.						
20	**50**		**60**	**80**	**90**	**100**
Eine Funktionseinschränkung ab einem GdB von 20 gilt als Behinderung. Ab dem Veranlagungszeitraum 2021 gibt es einen Steuerfreibetrag bei GdB 20 ohne weitere Voraussetzungen in Höhe von 384 €.	Schwerbehinderteneigenschaft (§ 2 Abs. 2 SGB IX)	Preisnachlass bei mehreren Festnetz- und Mobilfunkbetreibern	Steuerfreibetrag: 720 € (*1.440 €) (§ 33b EStG)	Steuerfreibetrag: 1.060 € (*2.120 €) (§ 33b EStG)	Steuerfreibetrag: 1.230 € (*2.460 €) (§ 33b EStG)	Steuerfreibetrag: 1.420 € (*2.840 €) (§ 33b EStG)
30/40	Steuerfreibetrag: 570 € (*1.140 €) (§ 33b EStG)	Abzug eines Freibetrags bei der Einkommensermittlung im Rahmen der sozialen Wohnraumförderung bei Pflegebedürftigkeit nach § 14 SGB XI: 2.100 € (§ 24 Wohnraumförderungsgesetz)	Ermäßigter Rundfunkbeitrag von 5,83 € bei GdB allein wegen Sehbehinderung (§ 4 RBeitrStV)	Abzug eines Freibetrags bei der Einkommensermittlung im Rahmen der sozialen Wohnraumförderung (wenn gleichzeitig Pflegebedürftigkeit nach § 14 SGB XI besteht): 4.500 € (§ 24 Wohnraumförderungsgesetz)	Sozialtarif bei der Telekom mit zusätzlichem Merkzeichen Bl oder Gl: Ermäßigung um bis zu 8,72 €. Nur für bestimmte Tarife, nicht bei Flatrates.	Freibetrag beim Wohngeld: 1.800 € (§ 17 Wohngeldgesetz)
Gleichstellung mit schwerbehinderten Menschen möglich (§ 2 Abs. 3 SGB IX)	Bevorzugte Einstellung, Beschäftigung (§§ 164, 205 SGB IX)	Freibetrag beim Wohngeld bei Pflegebedürftigkeit (§ 14 SGB XI) **und** häuslicher oder teilstationärer Pflege/ Kurzzeitpflege: 1.800 € (§ 17 Wohngeldgesetz)	Oranger Parkausweis bei bestimmten Behinderungen bzw. Erkrankungen	Behinderungsbedingte **Privat**fahrten können steuerlich abgesetzt werden: bis zu 3.000 km x 30 ct = 900 € (§ 33 EStG)		Vorzeitige Verfügung über Bausparkassen bzw. Sparbeträge (AGB der Anbieter)
Kündigungsschutz bei Gleichstellung (§§ 168 ff. i.V.m. § 151 Abs. 3 SGB IX)	Kündigungsschutz (§§ 168 ff. SGB IX)	Ermäßigung oder Befreiung bei Kurtaxen (Ortssatzungen)	**70**	Ermäßigter Rundfunkbeitrag von 5,83 €, wenn keine Teilnahme an öffentlichen Veranstaltungen möglich ist (§ 4 RBeitrStV)		Abzug eines Freibetrags bei der Einkommensermittlung im Rahmen der sozialen Wohnraumförderung: 4.500 € (§ 24 Wohnraumförderungsgesetz)
Steuerfreibetrag: GdB 30: 310 € (*620 €) GdB 40: 430 € (*860 €) (§ 33b EstG)	Begleitende Hilfe im Arbeitsleben (§ 185 SGB IX)	Bei **Merkzeichen G** und **aG** wahlweise bei der Steuer absetzbar: Entfernungskostenpauschale 30 ct/km (§ 9 Abs. 1 Nr. 4 EStG) **oder** die **tatsächlichen** Aufwendungen für den Weg zur Arbeit (§ 9 Abs. 2 EStG)	Steuerfreibetrag: 890 € (*1.780 €) (§ 33b EStG)			In vielen Kommunen Hundesteuerermäßigung für ausgebildete Hunde, z.T. auch bei niedrigerem GdB
	Freistellung von Mehrarbeit (§ 207 SGB IX)	Pflegepersonen können einen Pflegepauschbetrag von 924 € absetzen, wenn zusätzlich **Merkzeichen H** beim Pflegebedürftigen vorliegt (§ 33b Abs. 6 EStG)	**Wahlweise** bei der Steuer absetzbar: Entfernungskostenpauschale 30 ct/km (§ 9 Abs. 1 Nr. 4 EStG) **oder** die tatsächlichen Aufwendungen für den Weg zur Arbeit (§ 9 Abs. 2 EStG)			
	Eine Arbeitswoche Zusatzurlaub (§ 208 SGB IX)		Behinderungsbedingte **Privat**fahrten können steuerlich abgesetzt werden, wenn gleichzeitig **Merkzeichen G** eingetragen ist: bis zu 3.000 km x 30 ct = 900 € (§ 33 EStG)			
	Abschlagsfreie Altersrente für schwerbehinderte Menschen 2 Jahre früher möglich. Vorzeitige Altersrente um bis zu 5 Jahre mit Abschlägen (§§ 37, 236a SGB VI) bzw. Pensionierung von Beamten (§ 52 BBG) möglich		Ermäßigte BahnCard			
	Stundenermäßigung bei Lehrern: je nach Bundesland					
	Beitragsermäßigung bei Automobilclubs, z.B. ADAC, AvD (Satzungen der Clubs)					

*Ab dem Veranlagungszeitraum 2021 werden die Steuerfreibeträge verdoppelt. Näheres siehe www.betanet.de > Suchbegriff: „Pauschbetrag bei Behinderung"

Abb. 50.1 Nachteilsausgleiche 2021. Überblick über die möglichen Vergünstigungen (Beta Institut 2021)

Merkzeichenabhängige Nachteilsausgleiche						
Kraftfahrzeughilfe und **kommunale Fahrdienste** kommen bei Vorliegen weiterer Voraussetzungen für viele Menschen mit Behinderung in Betracht.						
aG	**B**	**Bl**	**G**	**Gl**	**H**	**RF**
außergewöhnlich gehbehindert	**Notwendigkeit ständiger Begleitung**	**blind**	**erheblich gehbehindert**	**gehörlos**	**hilflos**	**Ermäßigung des Rundfunkbeitrags**
Kostenlose Beförderung im öffentlichen Nahverkehr nach Erwerb einer Wertmarke (§ 228 ff. SGB IX)	Kostenlose Beförderung der Begleitperson: • im öffentlichen Nah- und Fernverkehr, ausgenommen bei Fahrten in Sonderzügen und Sonderwagen (§ 228 ff. SGB IX) • bei den meisten innerdeutschen Flügen • blinder Menschen im internationalen Eisenbahnverkehr (Special Conditions of International Carriage SCIC)	Kostenlose Beförderung im öffentlichen Nahverkehr (§§ 228 ff. SGB IX)	Kostenlose Beförderung im öffentlichen Nahverkehr nach Erwerb einer Wertmarke (§ 228 ff. SGB IX) **oder** 50 % Kfz-Steuerermäßigung (§ 3a Abs. 2 Satz 1 KraftStG)	Kostenlose Beförderung im öffentlichen Nahverkehr nach Erwerb einer Wertmarke (§ 228 ff. SGB IX) **oder** 50 % Kfz-Steuerermäßigung (§ 3a Abs. 2 Satz 1 KraftStG)	Kostenlose Beförderung im öffentlichen Nahverkehr (§ 228 ff. SGB IX)	Ermäßigung des Rundfunkbeitrags auf 5,83 €/Monat (§ 4 RBeitrStV)
Kraftfahrzeugsteuerbefreiung (§ 3a Abs. 1 KraftStG)	Urlaubskosten der Begleitperson bis 767 € steuerlich absetzbar (§ 33 EStG)	Kraftfahrzeugsteuerbefreiung (§ 3a Abs. 1 KraftStG)	Behinderungsbedingte Privatfahrten bei einem **GdB ab 70** steuerlich absetzbar: bis zu 3.000 km x 30 ct = 900 € (§ 33 EStG)	Telekom-Sozialtarif bei **GdB von mind. 90**: Ermäßigung um bis zu 8,72 €/Monat	Kraftfahrzeugsteuerbefreiung (§ 3a Abs. 1 KraftStG)	Telekom-Sozialtarif: Ermäßigung um 6,94 €/Monat bei bestimmten Tarifen, nicht bei Flatrates
Nachgewiesene Privatfahrten als außergewöhnliche Belastung steuerlich absetzbar: bis zu 15.000 km x 30 ct = 4.500 € (§ 33 EStG)	Oranger Parkausweis bei Vorliegen weiterer Voraussetzungen (§ 46 StVO)	Rundfunkbeitrag • Befreiung für Empfänger von Blindenhilfe • Ermäßigung bei **GdB 60** allein wegen Sehbehinderung (§ 4 RBeitrStV)	Im Regelrentenalter oder bei voller Erwerbsminderung Mehrbedarfserhöhung bei Sozialhilfe und ALG II: 17 % (§ 30 SGB XII)	Rundfunkbeitrag • Befreiung für taubblinde Menschen • Ermäßigung für Gehörlose und hörgeschädigte Menschen, denen das Merkzeichen RF zuerkannt wurde (§ 4 RBeitrStV)	Pauschbetrag als außergew. Belastung bei der Einkommensteuer: 3.700 € (*7.400 €, §33b EStG)	**TBl** **taubblind**
Kostenloser Fahrdienst in vielen Gemeinden und Landkreisen mit unterschiedlichen kommunalen Regelungen	Begleitperson von Kurtaxe befreit (örtliche Verordnungen)	Telekom-Sozialtarif bei **GdB von mind. 90**: bis zu 8,72 € Vergünstigung monatlich	Oranger Parkausweis bei Vorliegen weiterer Voraussetzungen (§ 46 StVO)	In vielen Gemeinden Befreiung von der Hundesteuer für ausgebildete Hunde	In vielen Gemeinden Befreiung von der Hundesteuer (Ortssatzungen über Hundesteuer)	Befreiung vom Rundfunkbeitrag (§ 4 RBeitrStV)
Blauer Parkausweis (§ 46 Abs. 1 StVO)		Pauschbetrag als außergewöhnl. Belastung bei der Einkommensteuererklärung: 3.700 € (*7.400 €) (§ 33b Abs. 3 Satz 3 EStG)	Tatsächliche Kosten für Fahrten zur Arbeit absetzbar (alternativ zur Entfernungskostenpauschale, § 9 Abs. 2 Satz 3 EStG)	Gehörlosengeld in Berlin, Brandenburg, Nordrhein-Westfalen, Sachsen, Sachsen-Anhalt, Thüringen	Pflegepauschbetrag für Pflegende: 924 € (*1.800 €) (§ 33b Abs. 6 EStG)	In folgenden Bundesländern erhalten taubblinde Menschen monatlich • Bayern: 1.302 € • Berlin: 1.189 € • Nordrhein-Westfalen: bis 17: 460,37 € 18-59: 842,43 € ab 60: 550 € • Sachsen: 780 € • Schleswig-Holstein: 400 € • Thüringen: 500 €
Krankenkasse übernimmt Fahrtkosten zu ambulanten Behandlungen (§ 60 SGB V)		Blauer Parkausweis (§ 46 StVO)			Krankenkasse übernimmt Fahrtkosten zu ambulanten Behandlungen (§ 60 SGB V)	
Im Regelrentenalter oder bei voller Erwerbsminderung Mehrbedarfserhöhung bei Sozialhilfe und ALG II: 17 % (§ 30 SGB XII)		Blindenhilfe und in vielen Bundesländern Landesblindengeld			Nachgewiesene Privatfahrten als außergewöhnliche Belastung steuerlich absetzbar: bis zu 15.000 km x 30 ct = 4.500 € (§ 33 EStG)	
Tatsächliche Kosten für Fahrten zur Arbeit absetzbar (alternativ zur Entfernungskostenpauschale, § 9 Abs. 2 Satz 3 EStG)		Hundesteuer-Befreiung möglich				
		Krankenkasse übernimmt Fahrtkosten zu ambulanten Behandlungen (§ 60 SGB V)				
		Nachgewiesene Privatfahrten als außergewöhnliche Belastung steuerlich absetzbar: bis zu 15.000 km x 30 ct = 4.500 € (§ 33 EStG)				

*Ab dem Veranlagungszeitraum 2021 werden die Pauschbeträge verdoppelt. Näheres siehe www.betanet.de > Suchbegriff: „Pauschbetrag bei Behinderung"

Abb. 50.2 Merkzeichenabhängige Nachteilsausgleiche 2021 (Beta Institut 2021)

50.6.1.1 Wie unterscheiden sich der Grad der Behinderung, der Grad der Schädigungsfolgen und die Minderung der Erwerbsfähigkeit?

GdB, GdS und MdE sind ein Maß für die körperlichen, geistigen, seelischen und sozialen Auswirkungen einer Funktionsbeeinträchtigung aufgrund eines Gesundheitsschadens. Dies bezieht sich auf alle Lebensbereiche, nicht nur auf Einschränkungen im Erwerbsleben. Die VersMedV liefert in der Anlage zum §2 einen Orientierungsrahmen, die Berechnung des GdB bleibt aber immer vom individuellen Einzelfall abhängig.

GdB (Grad der Behinderung), GdS (Grad der Schädigungsfolgen) und MdE (Minderung der Erwerbsfähigkeit) unterscheiden sich dadurch, dass GdS und MdE sich nur auf die Folgen einer Schädigung beziehen, also Ursache und Wirkung fokussieren.

- Der GdB bezieht sich **unabhängig von der Ursache** auf alle Gesundheitsstörungen und betrachtet eine Schädigung teleologisch. Dabei wird der GdB in 10er-Graden bis maximal 100 angegeben, während GdS und MdE in Prozentsätzen angezeigt werden.
- Der GdS wird vor allem im sozialen Entschädigungsrecht verwendet, wesentlich v. a. bei der Kriegsopferversorgung mit dem rechtlichen Rahmen Bundesversorgungsgesetz (BVG).
- Der MdE ist bei der Unfallversicherung (SGB VII) maßgeblich und z. B. für den Bezug einer Verletztenrente notwendig.

50.6.2 Welcher prozentuale Grad der Schädigungsfolgen (GdS)wird für das Extremitätenlymphödem angenommen?

In der Anlage zur Versorgungsmedizinischen Grundsätzen (VersMedV) finden sich die Angaben zum Lymphödem im Kapitel B 9.2 Gefäßkrankheiten,:

Die versorgungsmedizinischen Grundsätze sind alleine nicht hinreichend, um die lymphologischen Krankheitsbilder der Extremitäten vollständig zu erfassen. Wie aus der Anlage zum §2 ersichtlich, wird im Wesentlichen nach dem Ausmaß der durch das Lymphödem verursachten Funktionsstörungen unterschieden (Tab. 50.1).

- Eine Beidseitigkeit ist nicht berücksichtigt.
- Die Umfangsunterschiede zur gesunden Seite sind nur zusammen mit diesen zu bewerten.
- Berücksichtigt werden nur Extremitätenlymphödeme.

Tab. 50.1 GdS für das Extremitätenlymphödem nach VersMedV, Anlage zum §2

Lymphödem		GdS
Eine Gliedmaße	Ohne wesentliche Funktionsbehinderung, Erfordernis einer Kompressionsbandage	0–10 %
	Mit stärkerer Umfangsvermehrung (mehr als 3 cm) je nach Funktionseinschränkung	20–40 %
	Mit erheblicher Gebrauchsunfähigkeit der betroffenen Gliedmaße, je nach Ausmaß	50–70 %
	Bei Gebrauchsunfähigkeit der ganzen Gliedmaße	80 %
	Entstellungen bei sehr ausgeprägten Formen sind ggf. zusätzlich zu berücksichtigen	

- Weder Lymphödeme anderer Lokalisation noch Lipödeme werden in der Anlage berücksichtigt.
- Kompressionsbandage und der lymphologische Kompressionsstrumpf werden synonym verwendet.

Eine Hilfe zur besseren Orientierung des GdS muss diese Einwände umsetzen und gradieren.

50.6.3 Welcher prozentuale Grad der Schädigungsfolgen (GdS) wird bei einem manifesten Lymphödem der Extremitäten mit Einschränkungen der Arbeits- und Erwerbsfähigkeit angenommen?

Herpertz empfiehlt eine solche spezifische Gradierung und unterscheidet bei Extremitätenlymphödemen zunächst nach dem Volumenunterschied (Herpertz 2001).

50.6.3.1 Die Grenze des 50 %-Volumenunterschied zwischen den Extremitäten

Er stuft dabei

- als leichtgradige Ödeme diejenigen ein, die bis 50 % Ödemvolumen gegenüber der gesunden Extremität aufweisen, und
- als schwergradige Ödeme, die über 50 % Ödemvolumen gegenüber der gesunden Seite aufweisen.

Die Möglichkeit für eine standardisierte, reproduzierbare Messung der Umfänge und Volumina der Extremitäten muss vorhanden sein (► Kap. 4). Bei beidseitigem Lymphödem kann der Ödemgrad gegenüber einer fiktiven Normalperson nur geschätzt werden.

Weiterhin wird bei der Festlegung des GdS berücksichtigt, ob der Führungsarm betroffen ist.

Für das Extremitätenlymphödem können folgende GdS vorgeschlagen werden (Tab. 50.2):

Tab. 50.2 GdS für das Extremitätenlymphödem nach Schrader

Lymphödem		GdS
Eine Extremität	Leichtgradig ödematisiert (Arm oder Bein)	10 %
	Wenn am Führungsarm	20 %
	Schwergradig ödematisiert (Arm oder Bein) mit geringer Leistungseinschränkung	30 %
	Wenn am Führungsarm	40 %
Eine Extremität	Schwergradig ödematisiert mit erheblicher Leistungseinschränkung	40–70 %
	Wenn am Führungsarm	60–80 %
Zwei Extremitäten	Leichtgradig ödematisiert (Arm oder Bein)	20 %
	Schwergradig ödematisiert (Arm oder Bein) mit geringer Leistungseinschränkung	40–60 %
	Schwergradig ödematisiert mit erheblicher Leistungseinschränkung	80–100 %

Dieser Einteilung berücksichtigt, dass ein manifestes Lymphödem immer mit Einschränkungen der Arbeits- und Erwerbsfähigkeit einhergeht, sodass den Betroffenen ein Nachteilsausgleich zusteht.

Anders als in den Grundsätzen der Anlage zum §2 muss die Funktionsfähigkeit der Gliedmaße noch nicht eingeschränkt sein.

50.7 Gibt es solcherlei Orientierungshilfen zum GdS auch für die Lipohyperplasia dolorosa „Lipödem"?

Weder Beckers noch Herpertz geben eine Orientierungshilfe zum GdS bei Lipohyperplasia dolorosa „Lipödem". Eingeschränkt wird die Arbeits- und Erwerbsfähigkeit der betroffenen Frauen sicherlich durch

- die muskuloskelettalen Beschwerden infolge der genetischen Fettgewebsverteilungsstörung,
- den erheblichen Druck- und Berührungsschmerz,
- die gelegentlich ausgeprägten orthostatischen Ödeme an den Beinen,
- die gelegentlich erhebliche psychische Belastung.

Diese Einschränkungen sind abhängig vom Ausmaß der Beschwerden, vom Ausmaß der Verdickung der Beine und Arme und mit Einschränkung auch vom Stadium der Erkrankung. Im Prinzip gelten damit auch beim Lipödem die Gradierungen des Restleitungsvermögens und der Einschränkungskriterien, wie sie für das Extremitätenlymphödem aufgeführt sind.

Diese ◻ Tab. 50.3 gibt Anhaltspunkte für die Beurteilung der Lipohyperplasia dolorosa an Armen und Beinen.

Die symmetrische Volumenvermehrung kann analog zum beidseitigen Extremitätenlymphödem nur geschätzt werden:

- „leichtgradig verdickt" ist eine Volumenzunahme von weniger als 50 %
- „schwergradig" eine solche von mehr als 50 %.

Unberücksichtigt bleibt eine Differenzierung der betroffenen Regionen (Oberschenkel- oder Ganzbeintyp etc.). Es fehlt eine Definition der „geringen Leistungseinschränkung".

So steht begutachtenden Ärzte ein großer Beurteilungsspielraum zur Verfügung.

KeyNote

Bei einem ausgeprägten Stadium III einer Lipohyperplasia dolorosa mit großlappigen Hautveränderungen oder bei stark schmerzhaftem Lipödem gleichen die arbeitsmedizinischen Einschränkungen und die Zuerkennung eines GdS denen bei schwergradigem Lymphödem.

◻ **Tab. 50.3** GdS für Lipohyperplasia dolorosa „Lipödem" nach Schrader

Lipödem		GdS
Zwei Extremitäten	Leichtgradig verdickt	10 %
	Schwergradig verdickt mit geringer Leistungseinschränkung	20–50 %
Vier Extremitäten	Leichtgradig verdickt	10–20 %
	Schwergradig verdickt mit geringer Leistungseinschränkung	60–80 %

Die Grundsätze für die Festlegung des GdS in der VersMedV beinhalten zwei weitere wichtige Besonderheiten, die in der anstehenden Neufassung noch mehr Gewicht erhalten sollen.

- Die „üblichen seelischen Begleiterscheinungen“ sind in der GdS-Tabelle bereits berücksichtigt (Tab. 50.2).
- Außergewöhnliche seelische Begleiterscheinungen, die einen höheren GdS rechtfertigen würden, sind anzunehmen, wenn „anhaltende psychoreaktive Störungen in einer solchen Ausprägung vorliegen, dass eine spezielle ärztliche Behandlung dieser Störungen – z. B. eine Psychotherapie – erforderlich ist“.
- Gleiches gilt für die Berücksichtigung von Schmerzen (Tab. 50.2). Die „üblicherweise vorhandenen Schmerzen“ sind bereits in der GdS-Tabelle berücksichtigt. Nur bei Nachweis einer darüberhinausgehenden behandlungsbedürftigen Schmerzhaftigkeit könnten höhere Werte für den GdS infrage kommen.

50.8 Wie wird eine Verschlimmerung einer vorstehenden anderen Gesundheitsstörung bewertet?

Von Ärzten wird ein Urteil darüber erwartet, wie sich ein schädigendes Ereignis auf eine bereits vorhandene Gesundheitsstörung auswirkt (Abb. 50.3).

Der Gewichtung und Bewertung bedarf folgender Systematik:

- Ein Lymphödem ist eine chronische zur Progredienz neigende Erkrankung (a).
- Ein auftretendes Erysipel heilt nach einer zeitweisen Verschlechterung des Ödems ohne Folgen ab (b).
- Es kann aber dazu führen, dass das Lymphödem in ein schlechteres Stadium überführt wird, z. B. durch Entstehung einer Dermatosklerose (c).
- Entstehung einer elephantiastischen Deformierung mit cutanen Lymphzysten und rezidivierenden Erysipelen (d)

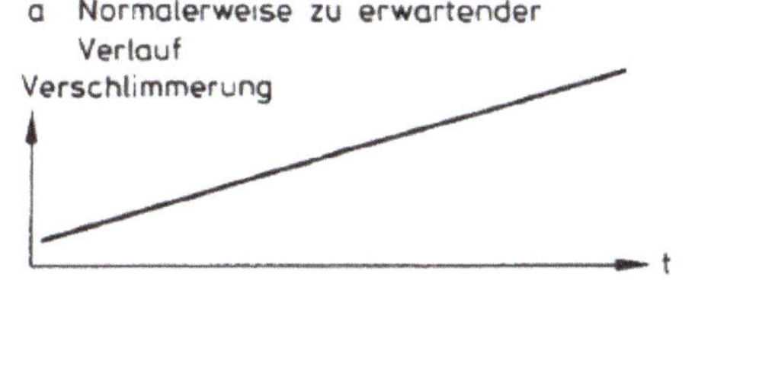

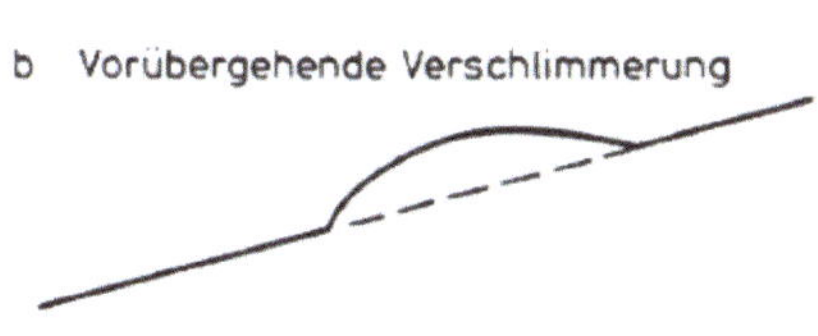

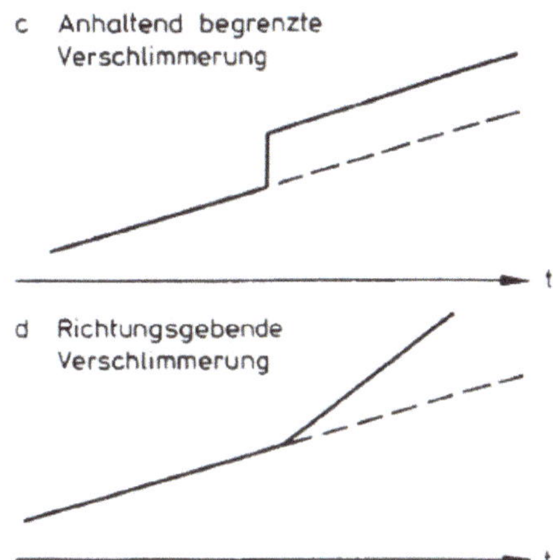

Ein Lymphödem ist eine chronische, zur Progredienz neigende Erkrankung (a). Ein auftretendes Erysipel heilt nach einer zeitweisen Verschlechterung des Ödems ohne Folgen ab (b). Es kann aber dazu führen, dass das Lymphödem in ein höheres Stadium überführt wird, z.B. durch Entstehung einer Dermatosklerose (c). Entstehung einer elephantiastischen Deformierung mit kutanen Lymphzysten und rezidivierenden Erysipelen (d).
Analog zu Marshall, Begutachtung von Venenerkrankungen, Marshall M, Breu FX, Handbuch der Angiologie, 14. Erg.-Lfg. 6/06, VI-2, S.3

Abb. 50.3 Arten der Verschlimmerung

50.9 Grundlegende Gedanken zu Gutachten für (Sozial-) Gerichte

Jede Bürgerin und jeder Bürger hat das Recht gegen einen Verwaltungsakt gerichtlich vorzugehen. Um etwaige Rechtsansprüche prüfen zu lassen, sind für die Gerichte ärztliche Gutachten eine wichtige, unverzichtbare Entscheidungshilfe. Dabei mitzuwirken ist für damit beauftragten Ärzte eine staatsbürgerliche Pflicht. Sie erhalten für ein Gutachten auch kein Honorar, sondern eine Entschädigung nach dem JVEG.

KeyNote

Dem Auftraggeber des Gutachtens, der in der Regel ein medizinischer Laie ist, müssen Befund- und Verlaufstatsachen mitgeteilt und beurteilen werden, sodass er sich daraus ein eigenes Bild machen kann. Ausführlich und für Interessierte m. E. empfehlenswert zu lesen sind die für die korrekte Erstellung eines medizinischen Gutachtens bedeutsamen Kriterien im Handbuch der Angiologie von Marshall und Breu dargestellt (Ludolph 2005).

50.10 Was ist „lymphologisch“ wichtig zu wissen?

Die wenig aussagekräftigen Befundberichte des behandelnden Arztes sind häufig ein wesentlicher Grund für die aus Sicht des Antragstellers enttäuschenden Bescheide. Den Betroffenen werden somit nicht selten Leistungen versagt, die ihnen aufgrund ihres Zustandes rechtmäßig zustünden Vielfach führt erst eine Klage im Widerspruchsverfahren beim Sozialgericht zum Erfolg.

Es ist deshalb wichtig als Arzt mit den Grundzügen des Begutachtungsverfahrens vertraut zu sein.

Ein Lymph- oder Lipödem kann die Leistungsfähigkeit eines Menschen beeinträchtigen und sogar zu Berufs- oder Erwerbsunfähigkeit führen. In Praxen und Kliniken haben Ärzte deshalb immer wieder mit gutachterlichen Fragestellungen zu tun.

Die Lymphologie ist ein medizinische Querschnittsfach. Bei der Beurteilung lymphangiologischer Erkrankungen ist es deshalb notwendig, sich strikt auf sein eigenes Fachgebiet zu beschränken und weiter gutachterliche Stellungnahmen von Fachkollegen anzufordern.
Dies gilt besonders bei Lipohyperplasia dolorosa „Lipödem“ sowohl für die Beurteilung einer assoziierten Adipositas als auch für die Beurteilung des Arbeitsplatzes durch die Arbeitsmediziner.

- GdS für das Extremitätenlymphödem nach Schrader
- GdS für Lipohyperplasia dolorosa „Lipödem“ nach Schrader

Literatur

Beckers H (2018) Arbeitsmedizinische Einschränkungen bei bestimmten Erkrankungen, 10. überarbeitete Aufl, Verlag Arzt + Information, Köln

Beta Institut (2021). ▶ www.betainstitut.de

Cellarius J, Cibisehem W, Deitmaring H, Frevel M-L, Gamer A, Gehrke J, Havenstein D, Hillmann T, Müller R, Ostholt-Corsten M, Schubert E, Thurns S (2013) Sozialmedizinisches Glossar der Deutschen Rentenversicherung DRV-Schriften, Bd 81, 2. Aufl, korrigierter Nachdruck

Herpertz U (2001) Schwerbehinderung durch Ödeme, Sozialmedizinische Beurteilung von Ödemkrankheiten. LymphForsch 5(1):33–34

- https://www.gesetze-im-internet.de/versmedv/index.html#BJNR241200008BJNE000300000
- https://www.vdk.de/deutschland/pages/themen/teilhabe/75892/neue_kriterien_fuer_die_festlegung_des_gdb

Ludolph E (2005) Allgemeine Fragen der Begutachtung. In: Marshall M, Breu F-X (Hrsg) Handbuch der Angiologie, 15. Erg.Lfg., 12/06, VI-4, S 1–32. ecomed, Landsberg

Wagner HJ (1983) Die forensische Bedeutung ärztlicher Befunde und Gutachten bei Verletzten. Deutsches Ärzteblatt 47:45–47

Appendices

Inhaltsverzeichnis

Aus der Sicht einer Patientin: Übungen im Schwimmbad, Ernährung im Alltag

Peter Mortimer und Gemma Levine

Inhaltsverzeichnis

M. E. Cornely et al. (Hrsg.), *Angewandte Lymphologie*,
https://doi.org/10.1007/978-3-662-61452-5_51

51

Editor's Tip

Ein wichtiger Bestandteil der Therapie ist, die Beweglichkeit und Gelenkigkeit der durch das Ödem veränderten Extremitäten zu erhalten. Besonders bei Armlymphödemen gibt es eine häufige Einschränkung der Schulter-Mobilität.
Die weltweit bekannte englische Fotografin Gemma Levine ist selbst Lymphödempatientin nach Brustkrebs und auf ihre körperliche Mobilität angewiesen. Sie hat Übungen, die im Pool/Schwimmbad ausgeführt werden können, selbst entwickelt und publiziert.
Auch die Hinweise der Patientin zur Ernährung sind alltagstauglich und deshalb hier zitiert.

51.1 Lassen Sie uns über Lymphödeme sprechen!

Der Auftrieb im Wasser kann bei Bewegungsübungen besonders hilfreich sein. Er bietet bei Dehnen und Bewegen Unterstützung, ist sowohl komfortabel und Widerstand zugleich und ermöglicht Beweglichkeit als auch Kraft zu erlangen und zu erhalten.

Die folgenden Übungen wurden von Gemma Levine entwickelt, um ihr beim eigenen Lymphödem im Arm zu helfen. Sie wurden von einer schwedischen Technik namens „Mensedick" inspiriert und von Jon Bowskiil, einem Spezialisten für Heilgymnastik auf ihre Tauglichkeit geprüft. Sie sind gute Beispiele dafür, wie Bewegung im Wasser zur Verbesserung des Lymphkreislaufs eingesetzt werden kann. Die Poolübungen führen zur Verbesserung von

- Beweglichkeit,
- kardiovaskulärer Gesundheit,
- Kreislauf,
- Entspannung,
- Energie,
- allgemeiner Gesundheit und Wohlbefinden.

„Wie bei jeder Form von neuer Bewegung ist es wichtig, zuerst grünes Licht von Ihrem Arzt zu bekommen. Beginnen Sie die Übungen langsam und vorsichtig. Hören Sie auf, wenn Sie irgendwelche ungünstigen Symptome, Schmerzen oder Beschwerden haben.

Denken Sie daran: Lassen Sie Ihre geschwollene Extremität daran teilhaben, welche Übung sie mag und welche nicht!" (Mortimer und Levine 2017).

51.2 Lymphoedema Exercises Created for Water

By Gemma Levine. FRSA, London

- Schwimmen Sie 20 min lang in Ihrem bevorzugten Stil. Achten Sie beim Brustschwimmen darauf, dass Sie Ihren Nacken nicht belasten. Beginnen Sie danach mit der ersten Übung und setzten Sie sich für tiefen, entspannende Atemübungen auf die Stufen des Pools. ◘ Abb. 51.1

- Gehen Sie zum Beckenrand oder zu einer Stange am Beckenrand. Der Wasserstand muss oberhalb der Taille sein (Abb. 51.2, 51.3, 51.4, 51.5, 51.6 und 51.7).

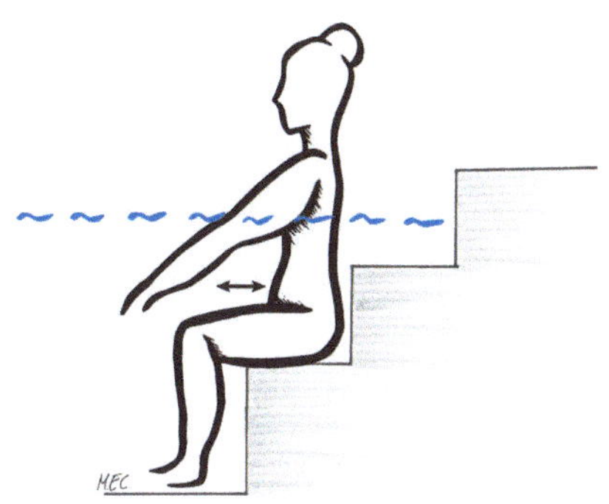

Abb. 51.1 Tief atmen. Sitzen, gerader Rücken, Beine auseinander. Hände auf den gebeugten Knien. Atmen Sie langsam ein, halten und bis 5 zählen. Langsam ausatmen. 10-mal wiederholen

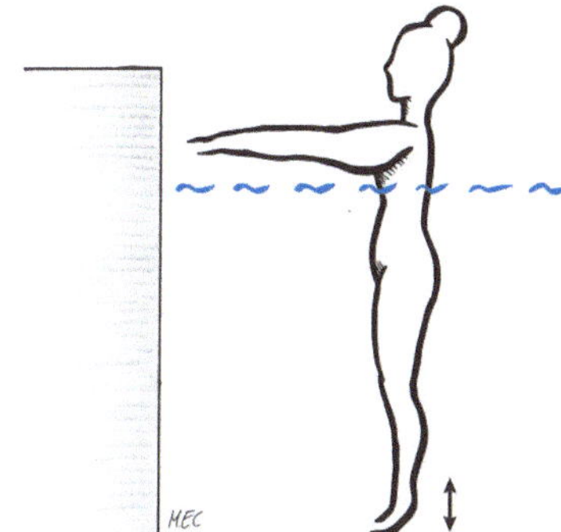

Abb. 51.2 Halten Sie sich mit beiden Händen fest, heben Sie die Füße auf die Zehenballen und senken Sie sie dann langsam nach unten, ohne den Poolboden fest zu berühren. 24-mal wiederholen. Trainiert Fuß- und Wadenmuskulatur

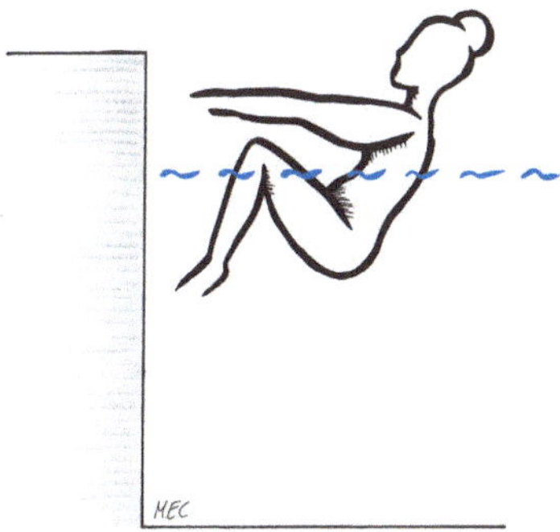

Abb. 51.3 Mit beiden Händen festhalten, Knie 20-mal zur Brust und nach unten ziehen, dabei die Wirbelsäule strecken

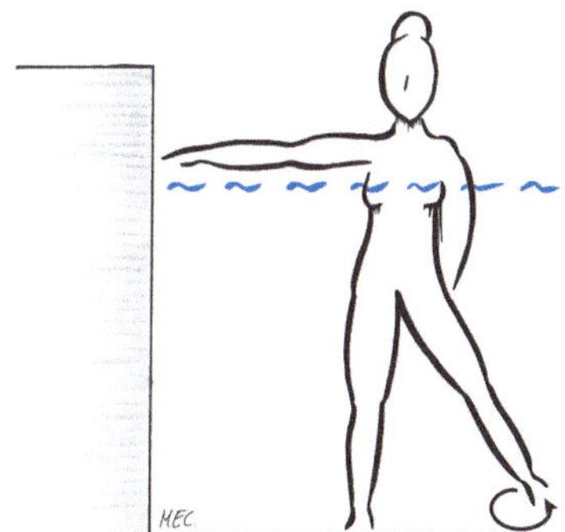

Abb. 51.4 Mit der rechten Hand an der Stange festhalten. Drehen Sie das linke Bein 5-Mal um die eigene Beinachse und dann wieder in die entgegengesetzte Richtung. Mit dem rechten Bein wiederholen. Trainiert die Hüftgelenke

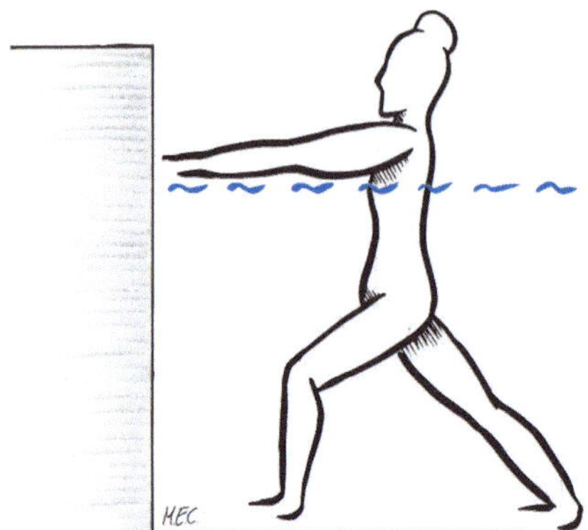

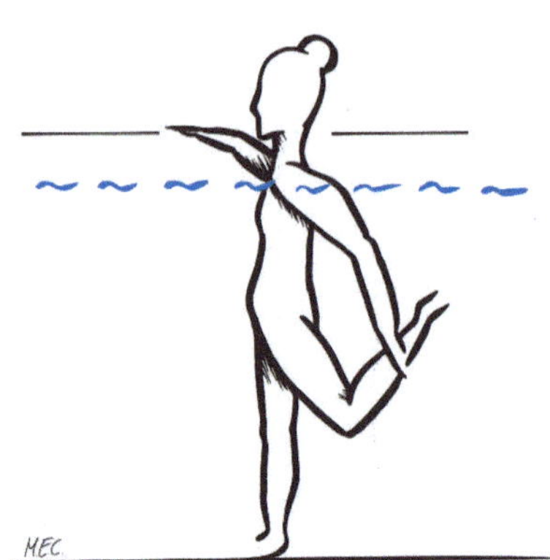

Abb. 51.5 Halten Sie sich mit beiden Händen an der Stange fest, ein Knie leicht gebeugt nahe der Stange und das andere Bein gestreckt dahinter mit der Fußspitze (nicht der Ferse) auf dem Boden des Beckens. Dehnen Sie die Wadenmuskeln und zählen bis 12. Dann mit dem anderen Bein wiederholen

Abb. 51.6 Halten Sie sich an der Stange fest, fassen Sie den rechten Knöchel, ziehen Sie ihn hoch und fest nach hinten, wobei Sie die Ferse zum Gesäß ziehen. Halten Sie und zählen bis 10. Wiederholen Sie die Übung mit dem linken Bein. Dehnt die Oberschenkel

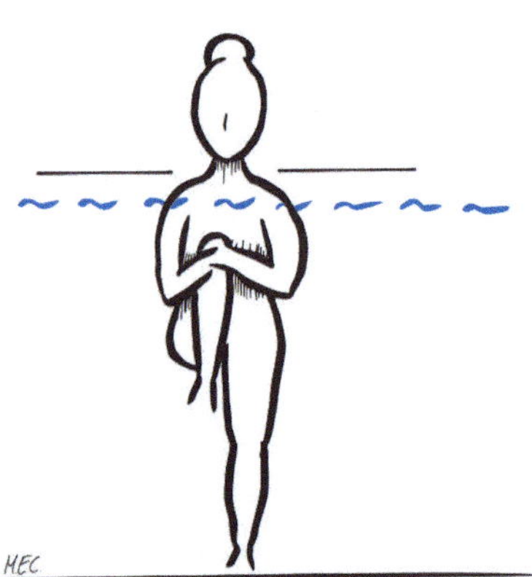

Abb. 51.7 Heben Sie das rechte Knie so weit wie möglich zur Brust, um den hinteren Oberschenkel zu strecken. Halten Sie die Position für 12 Sek. Wiederholen Sie den Vorgang mit dem linken Bein

- Stellen Sie sich für die nächste Übung in eine Ecke des Pool und legen Sie beide ausgestreckte Armen auf die rechte und linke Kante der Ecke (▫ Abb. 51.8, 51.9, 51.10, 51.11 und 51.12).

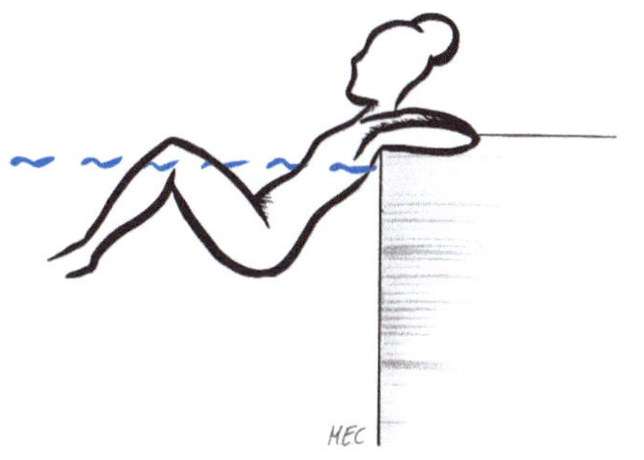

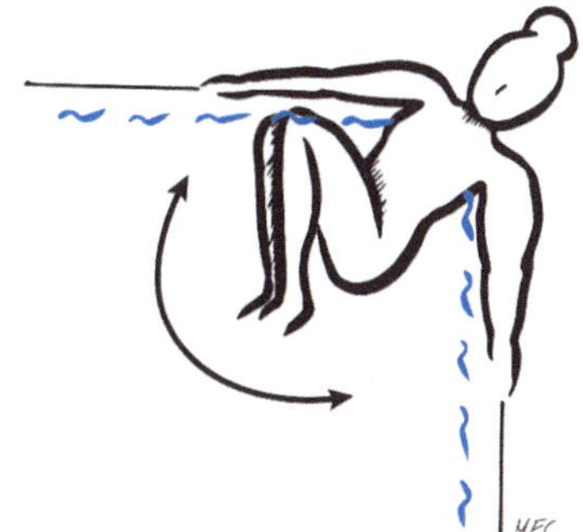

▫ Abb. 51.8 Heben Sie Ihr Becken und den Rücken bis zur Oberkante der Wasseroberfläche. Legen Sie beide Knie zusammen und schwingen Sie 20-mal von links nach rechts. Stärkt die Oberschenkelmuskulatur

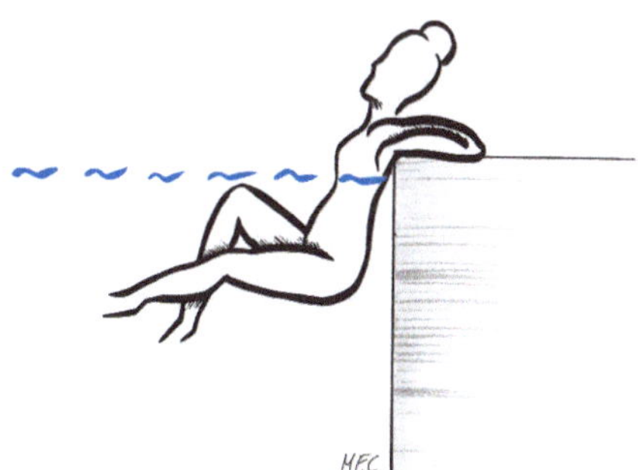

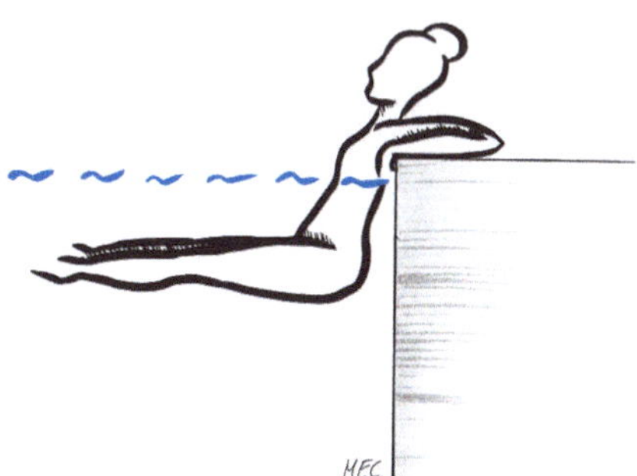

▫ Abb. 51.9 Beine bis zur Brust ziehen, dann ein Bein zehnmal nach vorne und hinten kicken und dann mit dem anderen Bein wiederholen, 10-mal. Zum Schluss mit beiden Beine zusammen 10-mal kicken. Kicken Sie mit so viel Kraft wie möglich. Fördert die Durchblutung der unteren Gliedmaßen und stärkt die Muskeln um die Kniegelenke

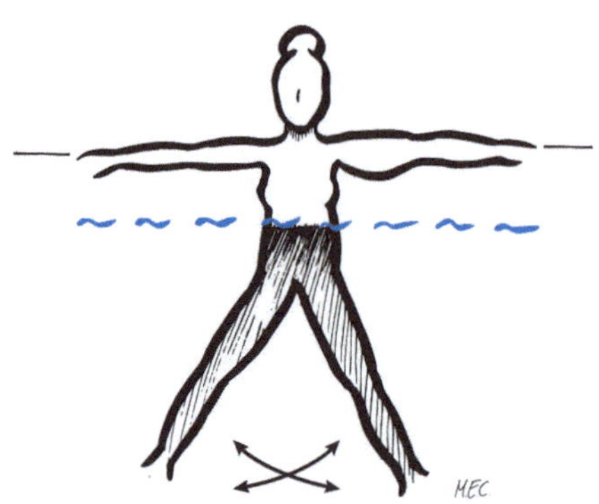

Abb. 51.10 Ziehen Sie beide Beine hoch und führen Sie eine Scherenbewegung aus, wobei die Beine übereinandergeschlagen werden, 20-mal. Nach Beendigung kräftig mit den Beinen abstoßen und auf den Poolboden absenken. Trainiert die Innenseite der Oberschenkel

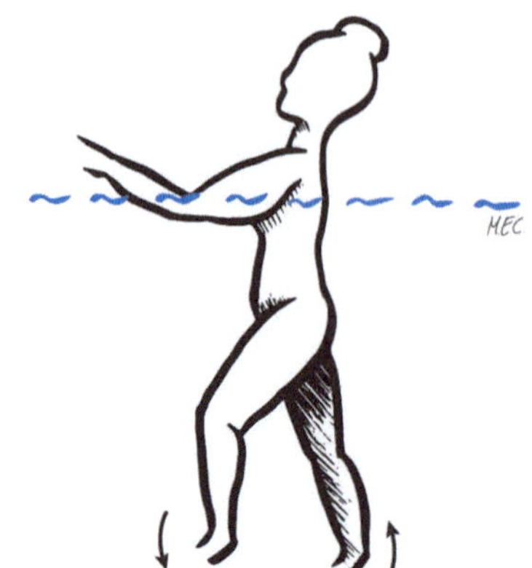

Abb. 51.11 Gehen Sie ins tiefe Ende des Pools und treten Sie 200-mal ins Wasser (100-mal für jedes Bein). Ellbogen und Handgelenken bleiben über dem Wasser, die Hände locker geballt. Dies ist eine schwierige Übung und gelingt nur mit Geduld und Zeit. Vielleicht schaffen Sie anfangs nur 5 oder 10 Bewegungen. Kräftigt die Bauchmuskeln

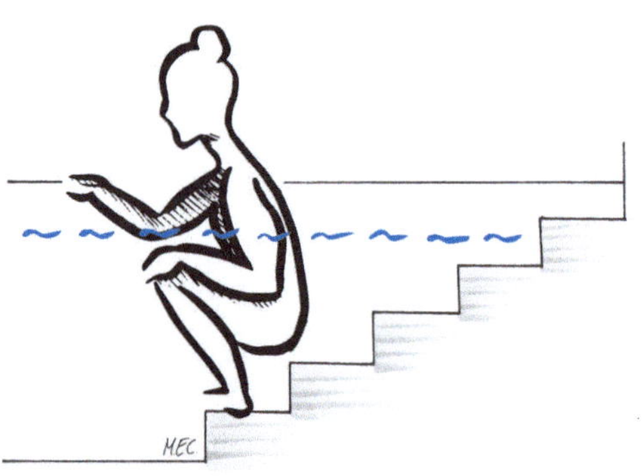

Abb. 51.12 Wenn es Stufen im Pool gibt: Halten Sie sich an einem Geländer oder an der Seite fest und stellen Sie Ihre Füße auf eine Stufe in Hüfthöhe. Schieben Sie sich mit gebeugten Knien 20-mal nach vorne und hinten. Kräftigt Wirbelsäule und Kniegelenke

- Stehen Sie mit Wasser über Hüfthöhe (Abb. 51.13, 51.14, 51.15 und 51.16).

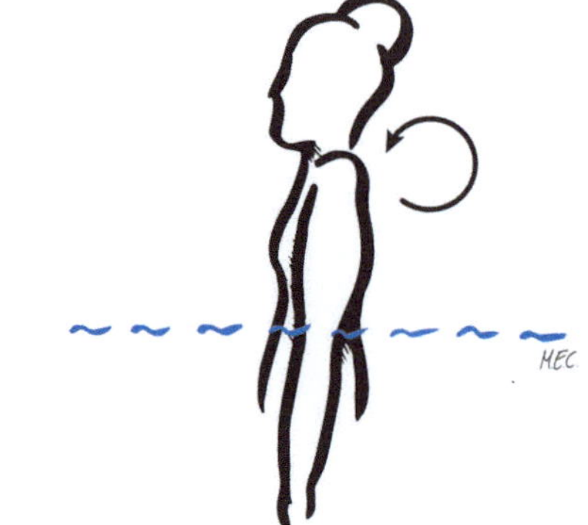

Abb. 51.13 Drehen Sie eine Schulter 5-mal nach vorne, dann 5-mal nach hinten. Wiederholen Sie dies mit der anderen Schulter. Kräftigt die Schultermuskulatur

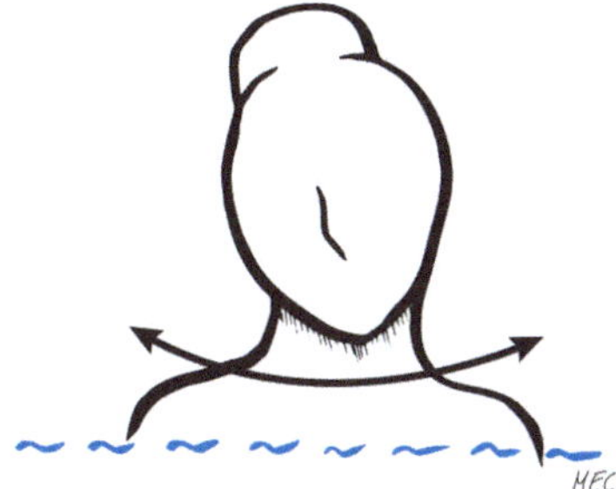

Abb. 51.14 Drehen Sie den Kopf nach rechts, dann nach links, 5-mal. Mobilisiert den Nacken

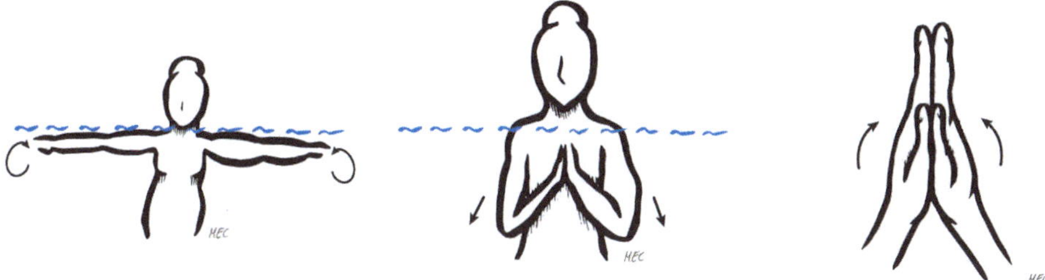

Abb. 51.15 Mit beiden Armen gleichzeitig. Die Fäuste anspannen. Drehen Sie die Arme 8-mal nach außen und dann nach innen. Drehen Sie beide Handgelenke jeweils 5 mal nach links und rechts. Dann halten Sie die Hände wie zum Gebet, drücken sanft nach unten, erst nach links, dann nach rechts, 8-mal. Dann das Gleiche mit den Daumen, drücken Sie den oberen inneren weichen Teil des Daumens fest gegeneinander, 8-mal. Beenden Sie die Übung und schütteln Sie die Handgelenke kräftig

- Stellen Sie sich so ins Wasser, dass Ihre Schultern untergetaucht sind (Abb. 51.17 und 51.18).

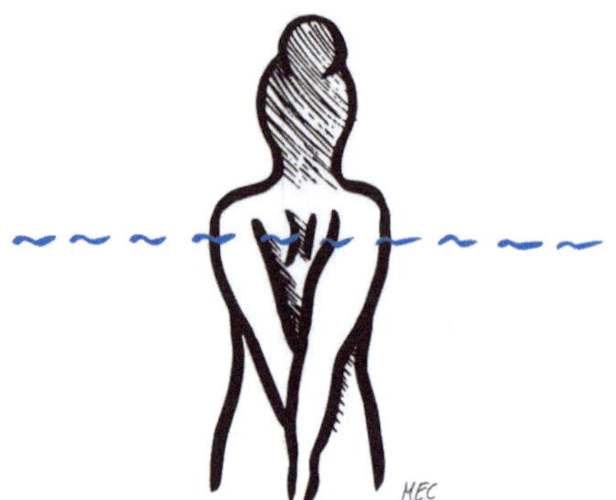

Abb. 51.16 Beenden Sie diesen Teil der Poolübungen, indem Sie die Hände hinter dem Rücken zusammenführen und ziehen Sie die Schulterblätter zusammen, die Ellbogen berühren sich fast. Loslassen und 10-mal wiederholen. Trainiert die Brustmuskeln

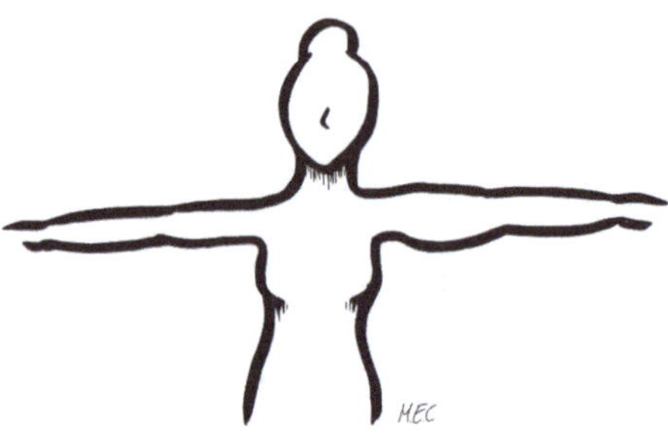

Abb. 51.17 Schwingen Sie die Arme vorwärts und rückwärts und benutzen Sie dabei Ihre Hände als Paddel

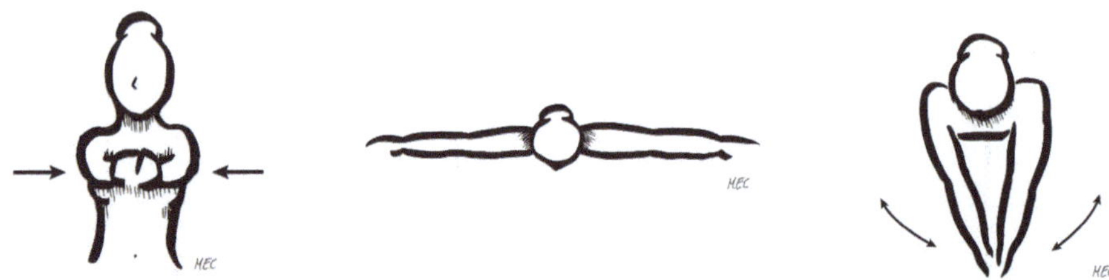

Abb. 51.18 Während Sie die Arme schwingen, spannen Sie den Bauch an und versuchen Sie, den Rumpf nicht hin und her schwingen zu lassen. Wiederholen Sie die Übung 20-mal

- Stellen Sie sich so ins Wasser, dass Ihre Schultern untergetaucht sind (Abb. 51.19 und 51.20).

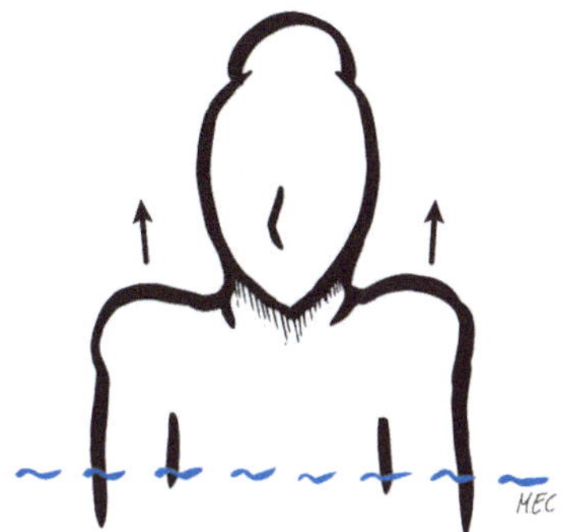

Abb. 51.19 Heben Sie die Schultern nach oben und nach vorne

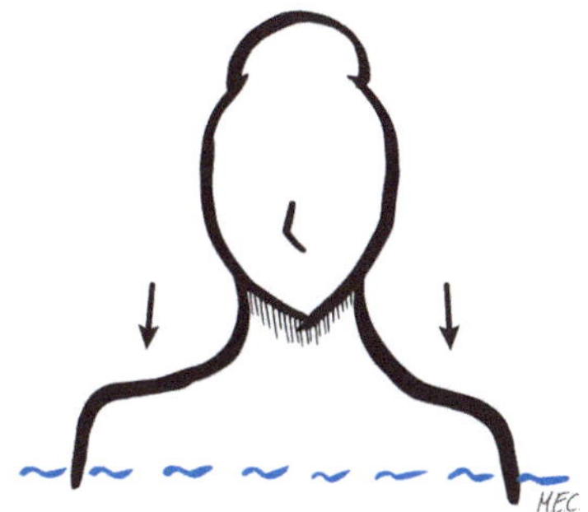

Abb. 51.20 Wenn Ihre Schultern den oberen Rand des „Achselzuckens" erreichen, rollen Sie sie zurück und drücken die Schulterblätter zusammen, bevor Sie zum Anfang zurückkehren und wiederholen. Wiederholen Sie die Übung 10-mal

- Stellen Sie sich so ins Wasser, dass Ihre Schultern untergetaucht sind und halten Sie einen Schwimmkörper vor sich mit den Handflächen nach vorne (Abb. 51.21, 51.22 und 51.23).

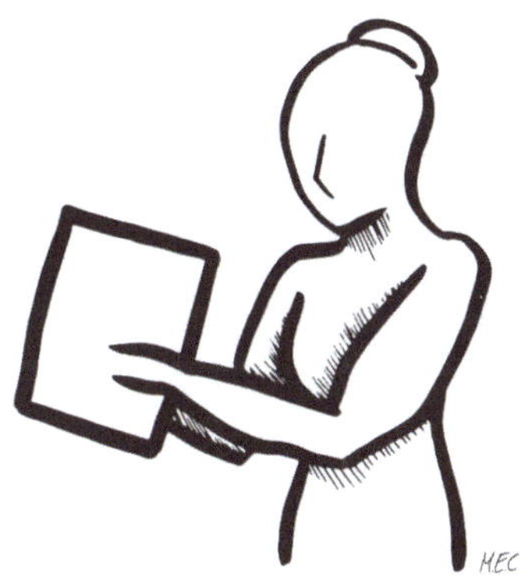

Abb. 51.21 Spannen Sie den Bauch an und versuchen Sie, das Wasser mit dem Schwimmkörper zur rechten Seite wegzufegen. Halten Sie dabei den Brustkorb hoch und konzentrieren Sie sich auf die Rotation, die von Ihrem Rumpf ausgeht, während Sie sich bewegen

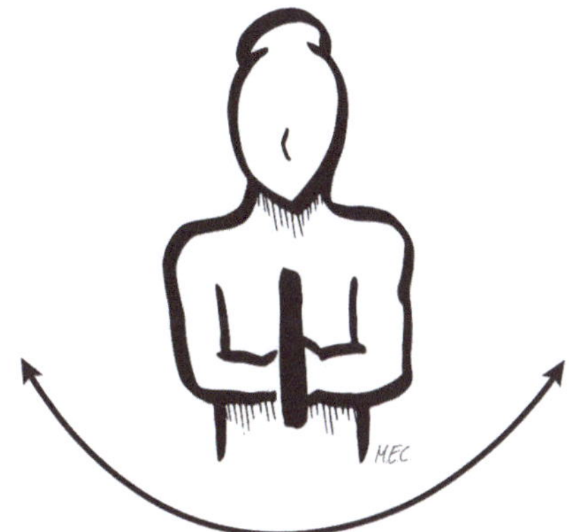

Abb. 51.22 Schwenken Sie den Schwimmkörper zurück zur Mitte. Es sollte gleich viel Kraft aufgewendet werden, um den Schwimmkörper von der Mitte weg zu bewegen wie zurück zum Start

- Tauchen Sie so tief ein, dass das Wasser bis zu Ihrem Brustbein reicht. (▪ Abb.51.24 und 51.25).

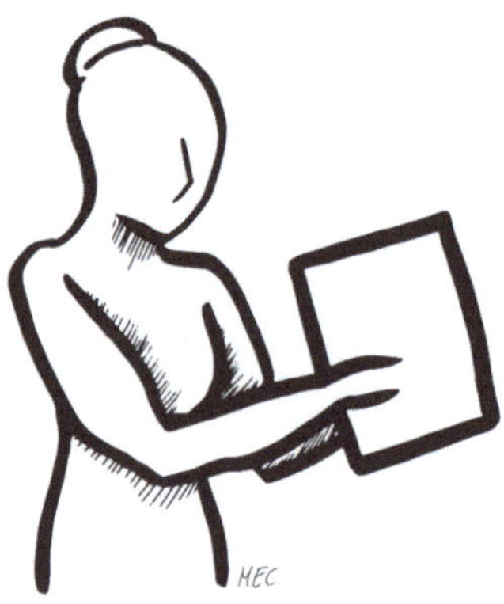

▪ **Abb. 51.23** Wiederholen Sie den Vorgang, wobei Sie diesmal das Wasser zu Ihrer linken Seite wegfegen und dann wieder in die Mitte zurückbringen. Wiederholen Sie dies 10-mal

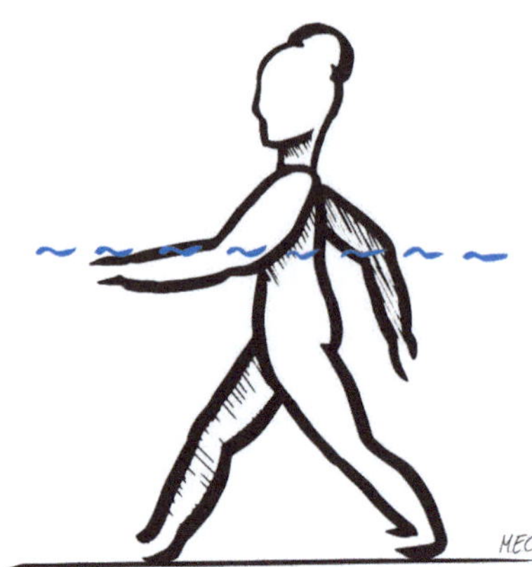

▪ **Abb. 51.24** Schreiten Sie zielstrebig vorwärts. Während Sie Ihre Beine bewegen, bewegen Sie gleichzeitig Ihre Handflächen durch das Wasser und strecken dabei den gegenüberliegenden Arm zu dem Bein aus, das Sie gerade benutzen

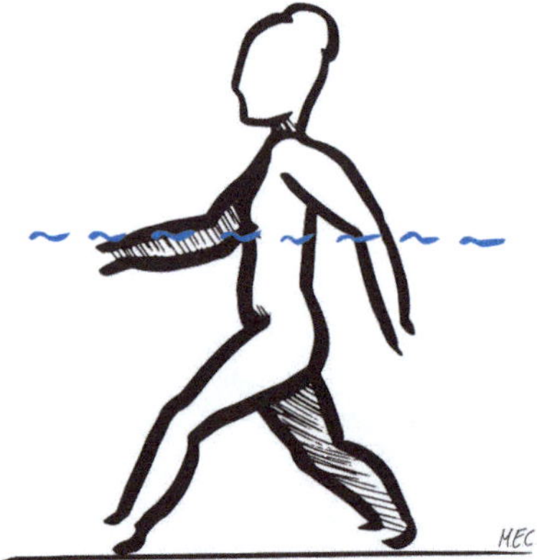

▪ **Abb. 51.25** Spannen Sie den Bauch an und bewahren Sie während der gesamten Übung eine aufrechte Haltung. Wiederholen Sie dies für 100 Schritte

- Kehren Sie schließlich zu den Stufen zurück (▪ Abb. 51.26, 51.27, 51.28 und 51.29).

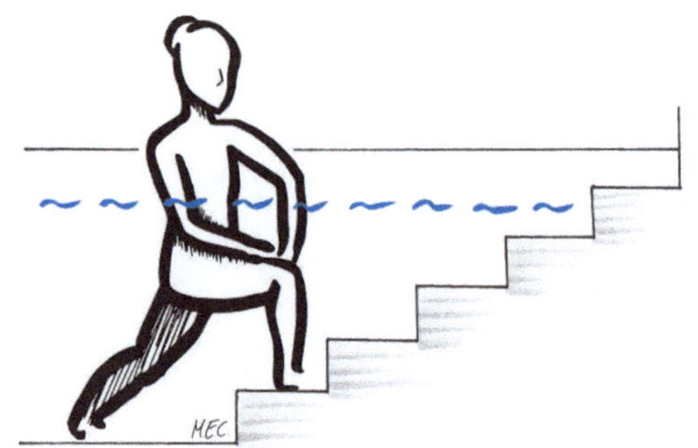

▪ **Abb. 51.26** Heben Sie ein Bein auf eine Stufe, die höher als die Taille ist, und drücken Sie sich mit gestrecktem Bein am Knie ab. Wiederholen Sie diese Bewegung 8-mal, dann das andere Bein. Kräftigt Rücken, Wade und Knie

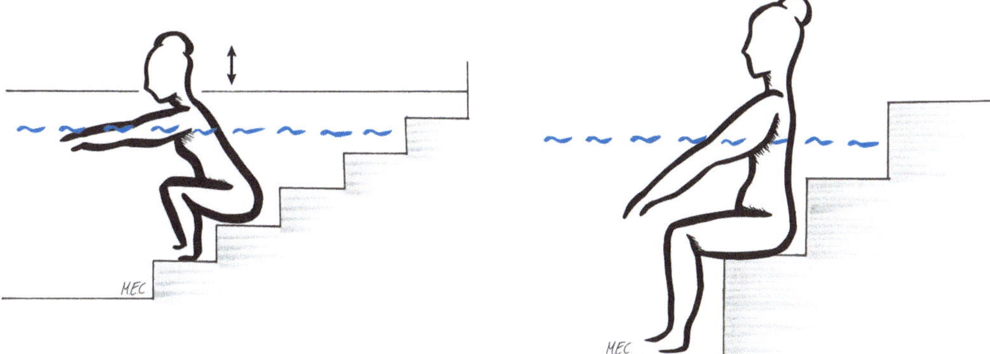

Abb. 51.27 Auf Stufe 1 gehen Sie mit gebeugten Knien in die Hocke und heben sich in einer wippenden Bewegung auf und ab, Wiederholen Sie diese Bewegung 30-mal. Kräftigen Sie Oberschenkel, Innenschenkel und Knie

Abb. 51.28 Setzen Sie sich auf die Stufe, spannen Sie die Gesäßmuskeln fest an und lassen Sie dann 10-mal los

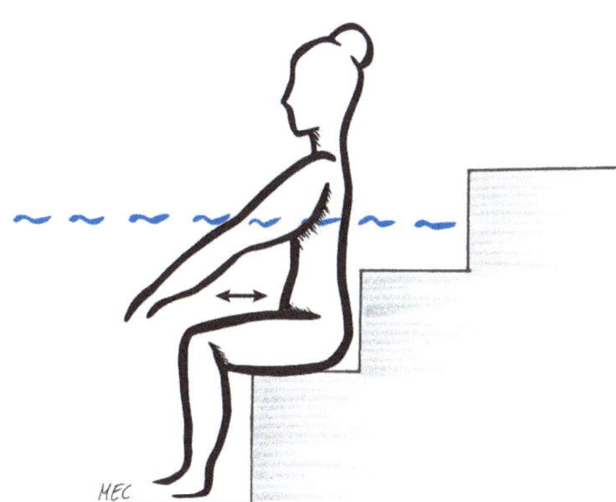

Abb. 51.29 Wiederholen Sie die tiefen Atemübungen aus Übung 1 zu Beginn des Kurses. Dies ermöglicht Ihnen sich vor dem Verlassen des Pools entspannen

Natürlich ist nicht jeder Fall gleich und einige Patienten brauchen ein auf ihre eigenen Bedürfnisse zugeschnittenes Programm. Es ist wichtig, dass Sie langsam beginnen und sich im Laufe der Wochen, wenn Sie stärker werden, allmählich steigern.

- Always, one extra for luck!

51.3 Nutrition

There is no clear evidence that lymphoedema sufferers need different guidelines on nutrition to anyone else. But it is more important that they do adopt a healthy approach to their diet because, alongside exercise, it is key to losing the excess weight that can exacerbate their condition. Dietician Rani Nagarajah looks at some aspects of nutrition that can help make a difference:

- **Enjoy a balanced diet:** the Eatwell Plate which is promoted on the NHS website is a good basis for a diet plan. It recommends a balance between protein, carbohydrates and fat, and promotes fresh, natural products like vegetables, fruit, nuts, seeds and beans, rather than processed ones. It also recommends eating a wide range of foods.
- **Reduce your salt intake:** the modern diet tends to contain higher levels of salt than our bodies need, and can have a number of health consequences, and too much salt can exacerbate fuid retention.
- **Manage your carbohydrates:** if you give yourself a sudden carbohydrate hit – e.g. take away foods, pastries, pizzas, cakes, biscuits, sweets – then your body needs to send a quick rush of insulin to deal with it. We know the diabetic dangers associated with this but one of the main actions of insulin is to expand blood vessels leading to the likelihood of increased swelling.
- **Maintain a good supply of fluids:** it is a huge temptation to reduce water consumption when you are already feeling a fuid overload, but your body needs water to keep things like salt flushed out through our kidneys. When you drink a glass of water, it does not go to your ankles.
- **Restrict your alcohol intake:** There are four negative aspects to alcohol intake:
  - it is very, very calorific;
  - it makes you hungry;
  - it disinhibits you so you have less control over what you eat; and
  - alcohol makes blood vessels expand – hence the pink cheeks – and so become more leaky therefore making it more likely that ankles and hands will swell.
- **Eat more spicy food:** there is some evidence to show that spices, including chilli, can increase your metabolic rate. However, it is unlikely that eating spicy food will lead to large amounts of weight loss. Other factors, particularly your total calorie intake and activity levels, are more important.
- **Caffeine can help:** it can fractionally stimulate your metabolism and help you exercise more effectively – a double espresso can increase resting energy expenditure by up to 10 % for three hours.
- **Eat little and more often:** this may help you feel less hungry, meaning you are less likely to gorge or overeat later in the day. Try a healthy snack such as a portion of fruit in between your meals.

These are just a few suggestions; after all there are whole books on how to lose weight and no simple solution. What works for one person may not work for another. The important thing is to combine a nutritious diet with exercise.

Literatur

Mortimer PS, Levine G (2017) Let's talk lymphoedema. The essential guide to everything you need to know. Elliott and Thompson, London

Was man zur Ernährung bei Lymphödem oder Lipohyperplasia dolorosa wissen sollte

Gabriele Faerber

Inhaltsverzeichnis

M. E. Cornely et al. (Hrsg.), *Angewandte Lymphologie*,
https://doi.org/10.1007/978-3-662-61452-5_52

Editor's Tip

Nachdem in den vorlaufenden Kapiteln der Abschnitte VII und IX ausführlich zu Adipositas und LiDo, Ernährung und Lymphologie informiert wurde, folgen nun am Ende des Vademecum Lymphologicum die praktischen Hinweise für den Alltag.

Das meiste, was in diesem Kapitel empfohlen wird, gilt nicht nur für Patientinnen und Patienten mit Lymphödem oder Lipohyperplasia dolorosa, sondern für alle, die gesund essen und gesund werden oder bleiben wollen.

52.1 Real food – essen Sie echte Lebensmittel! Was wir brauchen und was wir nicht brauchen

Lebensmittel sind Nahrungsmittel, die wir zum Leben brauchen! Das gilt für vieles, was heute täglich gegessen wird, nicht mehr.

Was wir sicher nicht brauchen, sind alle möglichen Zusatz-, Konservierungs-, Farb- oder Süßstoffe, sowie andere chemische Substanzen, die unser Körper, bzw. unser Darm nicht kennt, weil sie erst in den letzten Jahrzehnten entwickelt wurden. Daraus folgt, dass man keine Fertiggerichte essen sollte, weder tiefgekühlte, noch solche in Tüten oder Dosen, zumindest sollte man genau auf die Zutatenliste schauen. Alles, was mehr als fünf Zutaten enthält, ist verdächtig, vor allem, wenn diese mit E-Ziffern gekennzeichnet sind.

Sehr häufig enthalten Fertiggerichte größere Mengen versteckter Zucker, deklariert werden diese dann z. B. als Saccharose, Dextrose oder Glukose-Fruktose-Sirup. Fast Food-Produkte sind extrem entzündungsfördernd, da sie in der Regel Fleisch aus industrieller Massenzucht und entzündungsfördernde, mehrfach erhitzte Öle verwenden.

Industrielle Backwaren enthalten neben Zucker krebserregende Acrylamide und teilweise gehärtete Transfette, die die Blutgefäße schädigen und Arteriosklerose verursachen können. Das gleiche gilt für Chips, Kräcker und sogar Müsliriegel.

52.2 Essenziell versus nicht-essenziell

Ein essenzieller Stoff ist eine chemische Verbindung, die für einen Organismus lebensnotwendig ist und die er nicht selbst aus anderen Nährstoffen synthetisieren kann.

Essenziell, also von außen zuzuführen, sind bestimmte Aminosäuren, also Eiweißbausteine und Fettsäuren, enthalten in Ölen, pflanzlichen und tierischen Fetten.

Essenzielle Kohlenhydrate gibt es nicht. Wohl aber brauchen wir Ballaststoffe, am besten aus Gemüse, deshalb ist eine pflanzenbasierte Ernährung mit genug Eiweiß und guten Fetten uneingeschränkt zu empfehlen.

KeyNote

Als Faustregel kann gelten: **Zwei Hände voll Gemüse, eine Handportion Eiweiß. Öl oder Fett nach Bedarf.**

52.3 „Ölwechsel in der Küche"

Sinnvoll ist ein „Ölwechsel in der Küche".

- Weg mit den entzündungsfördernden raffinierten Omega-6 reichen Pflanzenölen, denn Omega-6-Fettsäuren sind zwar essenziell, aber wir bekommen in der Regel mehr als genug davon, so dass wir sie nicht noch extra zuführen müssen. Außerdem werden diese Öle bei der Raffination hoch erhitzt und enthalten deshalb weitere schädliche Chemikalien.

Also weg mit Sonnenblumen-, Weizenkeim-, Maiskeim- und Distelöl.

- Her mit kaltgepresstem Olivenöl, Lein- oder Hanföl, Rapsöl (falls nicht belastet, also lieber Bioqualität), auch Butter und Fleisch aus Weidehaltung und Bio-Eier enthalten Omega-3-Fettsäuren, ebenso Walnüsse und Haselnüsse oder Mandeln.

Dabei ist wichtig zu wissen, dass pflanzliche Omega-3-Fettsäuren, z. B. im Leinöl, nicht ausreichend in die lebensnotwendigen marinen Omega-3-Fettsäuren umgewandelt werden können. Eine gute Quelle für Omega-3-Fettsäuren sind deshalb fette Seefische, Heringe, Makrelen und Lachs aus Wildfang sowie Thunfisch, der aber wegen der hohen Schwermetallbelastung nur selten verzehrt werden sollte. Anzustreben ist ein Omega-3/Omega-6-Verhältnis von 1:5, was ohne Nahrungsergänzungsmittel in Form von (gereinigtem!) Fisch- oder Algenöl kaum zu erreichen ist.

- Kokosöl enthält zwar zu 90 % gesättigte Fettsäuren, kann aber das gesunde HDL-Cholesterin erhöhen und enthält außerdem mittelkettige Fettsäuren (medium chain triglycerides, MCT). Diese gelangen aus dem Darm direkt zur Leber, belasten somit nicht das Lymphsystem und werden dort in Ketone umgewandelt, die sättigende und entzündungshemmende Wirkungen haben. Es spricht deshalb nichts dagegen, Kokosfett hin und wieder in den Speiseplan aufzunehmen.
- Palmöl wird vor allem in der Lebensmittel- und Kosmetikindustrie verwendet und ist vor allem ökologisch sehr problematisch, weil für den ungeheuren Bedarf Regenwälder gerodet und Lebensräume zerstört werden. Aus gesundheitlichen Gründen ist nur natives, kalt gepresstes Palmöl in kleinen Mengen unbedenklich, raffiniertes Palmfett, wie es in vielen verarbeiteten oder frittierten Nahrungsmitteln verwendet wird, birgt hingegen, wie allerdings auch alle anderen raffinierten Öle, potenziell krebserregende Risiken.

Im Gegensatz zu den schädlichen, künstlich gehärteten industriellen Transfetten sind die natürlichen Transfette in Milchprodukten, zu empfehlen, weil sie sich positiv auf die Gefäßgesundheit auswirken.

52.4 Wie viel Eiweiß ist gesund?

Die untere Grenze für den Proteinbedarf liegt bei 0,8 g/kg Normalgewicht, empfohlen werden 1–1,2 g. Besonders bei Diabetes, bei Leberverfettung, aber auch bei Lymphödem und im höheren Alter ist eine gute Eiweißversorgung wichtig.

Gute Eiweißlieferanten sind Fisch, Fleisch und Milchprodukte aus Weidehaltung, Bioeier sowie pflanzliche Proteine z. B. aus Hülsenfrüchten, die allerdings nicht ganz so gut verwertbar sind wie tierische.

52.5 Was ist also für die Ernährung sinnvoll zu empfehlen?

Vermeiden Sie Zucker, Fruktose, verarbeitete Kohlenhydrate, Transfette, Omega-6-reiche Öle, Konservierungsstoffe und Zusatzstoffe, verarbeitete Fleischprodukte, Fleisch aus Intensivmast, Weizen, artifizielle Süßungsmittel!

Setzten Sie auf Ihren Speiseplan:

- Gesunde Fette wie Omega-3-Fettsäuren (Kaltwasserfische), Olivenöl, Nüsse und Samen
- Fleisch bevorzugt von Weidetieren und vollfette Milchprodukte
- Zur Ballaststoffanreicherung viel frisches Gemüse und mäßig Obst (vorzugsweise Beeren)

52.6 Wann und wie oft soll man essen?

Essen Sie nur, wenn Sie Hunger haben! Das gilt auch für das traditionelle Frühstück. Intervallfasten hat viele gesundheitliche Vorteile und hilft, das Gewicht zu halten oder sogar abzunehmen, weil es Blutzucker und Insulin normalisiert bzw. senkt. Am einfachsten ist es, die nächtliche Fastenphase auf 14 bis 16 Stunden auszudehnen und tagsüber 2–3 Mahlzeiten zu essen.

52.7 Was ist besonders wichtig bei Lymphödem und LiDo?

Übergewicht und Adipositas verschlechtern sowohl alle Formen des Lymphödems als auch die LiDo. Normalgewicht zu erreichen oder zu halten ist deshalb enorm wichtig.

Lymphödempatienten brauchen eine eiweißreiche Ernährung, da Eiweißmangel die Ödemneigung verstärkt. Patienten mit einer lymphostatischen Enteropathie brauchen eine besonders proteinreiche (ca. 100–120 g) und fettarme Ernährung. Hier hat sich die Ceres®-Diät mit MCT-Fetten bewährt. Da diese Blähungen, Bauchschmerzen und Durchfälle verursachen können, müssen sie langsam gesteigert werden, beginnend mit 10 g pro Tag bis maximal 50–100 g. Essenzielle Fettsäuren und fettlösliche Vitamine müssen zusätzlich gegeben werden.

Eine Kost mit vielen leicht verdaulichen Kohlenhydraten wirkt ödem- und entzündungsfördernd. Patienten mit Lymphödem und LiDo sollten deshalb Kohlenhydrate bevorzugt aus viel stärkearmem Gemüse und zuckerarmem Obst, z. B. Beeren, zu sich nehmen.

KeyNote

Bei LiDo, aber auch bei Lymphödem in Kombination mit Übergewicht oder Adipositas lohnt sich ein Versuch mit der ketogenen, proteinoptimierten Ernährung. Sie kann die Beschwerden bei LiDo reduzieren, ermöglicht eine zügige Gewichtsreduktion ohne Hunger und wirkt auch beim Lymphödem ödemreduzierend.

52.8 Was ist „lymphologisch" wichtig zu wissen?

Essen Sie nur, wenn Sie Hunger haben! Faustregel: Zwei Hände voll Gemüse, eine Handportion Eiweiß. Öl oder Fett nach Bedarf.

Vermeidung von:

- Zucker, Fruktose, verarbeiteten Kohlenhydraten, Transfetten,
- Omega-6-reichen Ölen
- Konservierungsstoffen und Zusatzstoffen, verarbeiteten Fleischprodukten
- Fleisch aus Intensivmast
- Weizen, artifiziellen Süßungsmitteln

Gesunde Fette erhöhen:

- Omega-3-Fettsäuren (Kaltwasserfische)
- Olivenöl, Nüsse und Samen
- Fleisch und Milchprodukte (vollfett) bevorzugt von Weidetieren
- Ballaststoffreiche Ernährung: viel frisches Gemüse, mäßig Obst (vorzugsweise Beeren)

Wahre Perspektiven in der Lymphologie – statt Besserwisserei

Manuel E. Cornely

Inhaltsverzeichnis

M. E. Cornely et al. (Hrsg.), *Angewandte Lymphologie*,
https://doi.org/10.1007/978-3-662-61452-5_53

Editor's Tip

„Alle Zellen im Inneren eines Menschen schwimmen in einer sie umgebenden Flüssigkeit.“ Dies sind die ersten Zeilen dieses Buchs zur angewandten Lymphologie, des „Vademecum Lymphologicum“, welches Sie durch die faszinierende Wissenschaft und den mitunter schwierigen Alltag der Lymphologie begleitet soll.

Wir sind am Ende des Buchs angekommen und auch Sie werden sich die Fragen stellen: Wie geht es weiter? Welche Entwicklung wird die wissenschaftliche Lymphologie in der Zukunft nehmen und wie wird sich dadurch die angewandte Lymphologie verändern? Nun, hierzu gibt es zwei Aspekte zu unterscheiden: Wissenschaftliche Perspektiven und Besserwisserei.

Inspiriert durch die deutschen Kultur- und Literaturwissenschaftlerin an der Universität Wien, Prof. Eva Horn und Ihren Podcast „Über alternative Fakten, Wissenschaftsskepsis und Verschwörungsdenken“ entstand der erste Teil dieses abschließenden Buchkapitels (Horn 2021).

Die „Besserwisserei“ ist der Zustand, welcher der Demokratisierung der Wissenschaft durch das Internet geschuldet ist. In der Lymphologie ist die Debatte um das „Lipödem“ hierfür ein exemplarisches und gutes Beispiel.

Der zweite Teil des Kapitels ist den wahren Perspektiven der Terra incognita „Lymphologie“ gewidmet. Welche künftigen Optionen in der Lymphologie darf ich erwarten?

53

53.1 Was passiert, wenn Wissenschaft auf Besserwissertum trifft? Die „Forschung“ durch das Internet

Kaum eine lymphologische Erkrankung hat in den letzten 25 Jahren so viel Aufmerksamkeit und Aufregung erfahren, wie das schon seit den 1940-er Jahren bekannte Krankheitsbild „Lipödem“. Woran liegt diese neue große Leidenschaft, hatte sich doch bis in die 1990-er Jahre die Forschung nicht um diese Fettverteilungsstörung gekümmert?

Mangelte es bei dieser Erkrankung am Interesse der Mediziner oder an der Perspektivlosigkeit der bis dato ausschließlich konservativ behandelten Patientinnen? Ja, beides kann man behaupten, denn erst der Paradigmenwechsel in der Therapie weg von der konservativen hin zur operativen Behandlung, die es seit 1997 gibt, führte zu einem ersten Denkanstoß, der die Annäherung an die lange unter dem misnomer „Lipödem“ bekannte, unerforschte Erkrankung beschleunigte, der via soziale Medien jedoch weit über die Wissenschaft hinausging und so bis ins Bundesgesundheitsministerium wirkte. Es geschah etwas bislang Unvorstellbares: Der Bundesminister für Gesundheit und die Patientenvertreterin setzten den Gemeinsamen Bundesausschuss (G-BA), das höchste Gremium der Selbstverwaltung im Gesundheitswesen Deutschlands, unter Zugzwang. Es wurde nicht nur eine bundesweite Studie beauftragt, die Fragen zur Behandlung dieser Erkrankung – die besser Lipohyperplasia dolorosa (LiDo) genannt werden sollte – untersucht, um eine höhere als die aktuell vorhandene Evidenz zu gewinnen, sondern es können auch Patientinnen des Stadiums III ohne die wissenschaftliche Überprüfung durch die Studie abzuwarten, zulasten der Krankenkasse seit 2019 operiert werden.

Diese öffentliche Awareness hat jedoch auch eine andere Seite, denn die Fluidität der Wissenschaft, dieses „check and balance“ von Ergebnissen, führt – wenn sie in die breite Öffentlichkeit entlassen wird – zu folgendem Effekt: YouTube und Co. ist es zu verdanken, dass sich fast jeder mit oder ohne Fachkompetenz als Forscher oder Experte fühlen kann. Der Wissensstand wird aus Facebook, YouTube, Twitter oder anderen wissenschaftsfernen Foren gewonnen. Diese „Demokratisierung“ von Wissenschaft, in der jeder mitmachen kann, ist jedoch nur eine andere Spielart der Besserwisserei „Just google it“: Wer mag, kann sich seine eigene Wahrheit zusammenrecherchieren. Die Suchalgorithmen unterstützen dies durch Beförderung der eigenen Präferenzen (◘ Abb. 53.1). Informationen, die unsere Einstellung bestätigen, verarbeiten wir leichter als die, die unseren Einstellungen entgegensprechen. Man findet also, was man für sich sucht, die Suche wird bestätigt, die Ergebnisse sind aufregend: Google und Co. ermöglichen ein Forscherleben wie aus dem Bilderbuch.

53.1.1 Wissenschaftsskepsis in der Lymphologie

Auch wenn der Impuls einer privaten Recherche verständlich und sympathisch ist, er ersetzt nicht die gründliche Überprüfung der Fakten und ihrer Interpretation. Der wissenschaftliche Weg ist vielen Betroffenen aber suspekt, entwickelt er sich doch nicht saltatorisch, sondern inkrementell, schrittweise aufeinander aufbauend. Es folgt eine Kakophonie von Hypothesen und Verdächtigungen, die das zunehmende Zerbröseln einer geteilten Wirklichkeit beschreibt: Parallel zur wissenschaftlich fundierten Diskussion nutzen Erkrankte oder Angehörige die sozialen Medien und verkünden dort ihre persönlichen Meinungen in üblicherweise geschlossenen, selten in offenen Foren. Solcherlei Debatte stört den fachlichen Diskurs erheblich, weil die Meinungen nicht von wissenschaftlicher Erkenntnis, sondern von den jeweils eigenen Interessen gelenkt sind und als Grundlage für alternativen Fakten und Wissenschaftsskepsis dienen (Horn 2021).

Die Fachsimpelei ohne grundsätzliches Wissen führt beim „Lipödem“ häufig zu medienwirksamen Einsprüchen gegen Expertenmeinungen und wird von einer kleinen, aber lautstarken Minderheit propagiert, die die wissenschaftlichen Erkenntnisse über die Erkrankung gerne in Frage stellt. Diese Besserwisserei fühlt sich in der „Bubble“ wohl: Jeder findet einen geschlossenen digitalen Raum, in dem die gerne auch falsche Meinung bestätigt wird und alle anderen Fakten gruppendynamisch ausgeblendet werden. So werden neue Realitäten geschaffen.

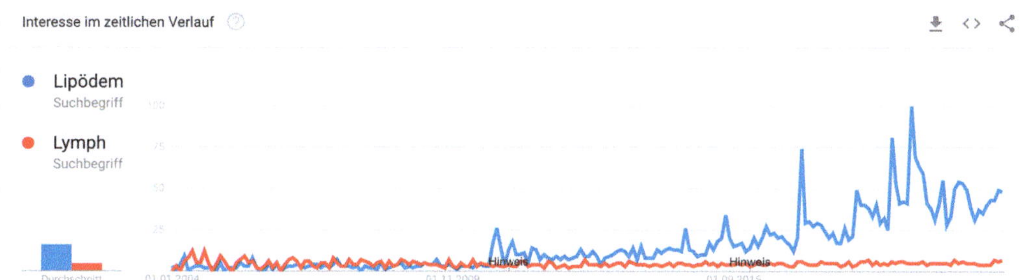

◘ **Abb. 53.1 Google-Trends für Lipödem und Lymphödem.** Die Werte geben das Suchinteresse relativ zum höchsten Punkt im Diagramm für die ausgewählte Region im festgelegten Zeitraum an. Der Wert 100 steht für die höchste Beliebtheit dieses Suchbegriffs. Der Wert 50 bedeutet, dass der Begriff halb so beliebt ist und der Wert 0 bedeutet, dass für diesen Begriff nicht genügend Daten vorlagen

In dieser Politisierung von Wissen löst sich mit den Mechanismen der Wissenssicherung auch die Faktizität selbst gleich mit auf. Es verschwimmt die wichtige Differenzierung zwischen Experten und Laien, zwischen Fachdiskussion und medialem Gezeter, zwischen Fakten und Alternativen. Die Erosion von Faktizität bewirkt eine stärkere Spaltung der Patientenschaft (Horn 2021). Es schleichen sich zunehmend Lifestyleelemente in den fachlichen Diskurs ein. Solcherlei Besserwisserei ist oft getrieben von Halbwissen und alternativen Fakten, die zu persönlichen Gunsten geschaffen, ausgelegt und interpretiert werden. Beispielhaft seien „Das Lipödem am Gesäß", „Das Lipödem im Gesicht", „Das Lipödem am Hals" oder „Das Lipödem ist eine Form der Adipositas" zitiert. Von Patienten gewollt und propagiert finden diese Entitäten ohne wissenschaftlichen Beleg Einzug in das medizinische Angebot. Sogar in einer europäischen Konsensdarstellung wird ohne einen fachlichen Beleg, also nicht evidenz-, sondern eminenzbasiert, behauptet, dass ein Lipödem eine Adipositas sei: „Adipositas wird somit als mit Abstand häufigste Begleiterkrankung – und wesentlicher Trigger – des Lipödems akzeptiert."

53.1.2 Alternative Fakten in der Lymphologie

Adipositas als Trigger des Lipödems? Adipositas ist nicht die Grunderkrankung der Lipohyperplasia dolorosa. Die beiden Erkrankungen sind häufig koinzident, jedoch nicht komorbid (Begleiterkrankung). Das gilt vice versa, ganz zu schweigen davon, dass zirka die Hälfte aller LiDo-Patientinnen (immer in Stadium I, häufig Stadium II) normal-, ja teils untergewichtig sind. Aus dermatologisch-lymphologischer Sicht gibt es keine Zweifel, dass die Lipohyperplasia dolorosa (LiDo) keine besondere Form einer Adipositas ist.

Auf den ersten Blick könnte man denken, das sei eine wissenschaftlich geführte Debatte unter Ärzten. Das wäre nicht ungewöhnlich in der Wissenschaft, da sie von Kontroverse und gegenseitiger Kritik lebt. Der übliche Lauf einer wissenschaftlichen Auseinandersetzung ist z. B. bei Publikationen die Kritik durch Fachkollegen, die Prüfung der Ergebnisse und die darauffolgende Debatte, die bestenfalls gelegentlich, aber nie saltatorisch auch zu neuen Erkenntnissen führt. Dies ist Qualitätssicherung in der Wissenschaft, die allerdings von den Disputanten in den sozialen Medien gerne und bewusst vermieden wird.

Deren populistische Darstellung außerhalb des wissenschaftlichen Plenums dient der Öffentlichkeit und nicht der fachlichen Auseinandersetzung. Eine so entstandene Debatte ist keine wissenschaftliche Diskussion, da fachspezifische, erforschte Belege und Überprüfungsverfahren lässig umgangen werden. Alternative Fakten sind aber eben keine Fakten, sie sind Unwahrheiten. Sie können nicht als zusätzliche Fakten und alternative Informationen gewertet werden, sondern sind subjektive Interpretationen. Die Besserwisserei erhebt allerdings erst gar keinen Wahrheitsanspruch (Horn 2021).

KeyNote

Fakten sind definiert als wahr, unabhängig von einer subjektiven Perspektive. Alternative Fakten sind all das nicht, sondern Meinungen, Irrtümer, Sichtweisen, Interpretationen oder auch Lügen.

All dies dient nicht dem Erkenntnisgewinn, sondern der Verwirrung, gestiftet von Meinungsbildnern ohne Fachausbildung, denen es nicht um die Weiterführung der Forschung geht, sondern um die Entfachung von Debatten, die es ohne das Aufwerfen alternativer Fakten gar nicht gegeben hätte. Hier werden Nebelkerzen gezündet, aber keine wissenschaftlichen Methoden diskutiert oder Erkenntnisse gewonnen, welche die lymphologische Wissenschaft weiterentwickelt und verbessert.

53.2 Die wahren Perspektiven in der Terra incognita. Welche künftigen Optionen in der Lymphologie darf ich erwarten?

Alles andere als Besserwisserei sind nun die Perspektiven unserer Autoren und weiterer lymphologischer Spezialisten. Ich habe sie gebeten, in die „Glaskugel" zu schauen und mit kurzen Textvignetten den von ihnen vermuteten Ausblick in Forschung und Entwicklung der Lymphologie der nächsten 10 bis 15 Jahre zu wagen. Sie sollten sich von ihren Wünschen, ihrem Wissen und ihren Vermutungen leiten lassen. Ganz nach dem Motto: „Was glauben Sie, wie der Weg der wissenschaftlichen Lymphologie in den nächsten Jahren sein wird?"

Wenn auch nur ein Teil der Einschätzungen der Lympholog*innen zutrifft, so steht der bislang vielfach zu Recht als Terra incognita zu bezeichnenden Lymphologie ein wirklicher Aufbruch in neue Welten bevor, ganz im Zeichen der medizinischen Wissenschaft zur Verbesserung der Lebensqualität aller Erkrankten: „Was ist ‚lymphologisch' wichtig zu wissen?"

Hier nun die Perspektiven und Einschätzungen der Expert*innen:

53.3 Was ist „lymphologisch" wichtig zu wissen?

Die Bildgebung wird die zunehmende Individualisierung der Therapie unterstützen

Die rasanten Fortschritte der Lymphgefäßbildgebung im vergangenen Jahrzehnt werden sich in den kommenden Jahren weiter beschleunigen und zum Verständnis zugrunde liegender pathophysiologischer Zusammenhänge zwischen Lymphgefäßsystem, (genetischen) Auslösern und klinischer Symptomatologie beitragen. Das Spektrum bildgestützter, minimal invasiver Therapieoptionen von Lymphgefäßerkrankungen wird weiter anwachsen, einzelne Prozeduren weiter verfeinert werden und damit eine zunehmend individualisierte Therapie von Patienten mit Lymphgefäßerkrankungen ermöglichen. Schließlich werden wir im kommenden Jahrzehnt eine weitere Verbreitung und damit bessere Verfügbarkeit dieser spezialisierten Diagnostik- und Therapietechniken erleben.

Claus Christian Pieper

Erforschung der Gefäßschnittstellen ab der Endstrombahn

Wünschenswert mit Konsequenz für die klinische Praxis ist die Erforschung der Schnittpunkte oder des Ineinandergreifens von venösem und lymphatischem System, beginnend auf der Ebene der Endstrombahn.

Christoph Ploenes

Bildgebung, dreidimensionale Histologie, Gentherapie und rekonstruktive Therapie der Zukunft

- Die bildgebende Diagnostik ist in der Lage, auch tiefere Lymphgefäße in vivo und dynamisch zu erfassen, zumindest soweit sie auf der Fascia investiens liegen.
- Vermittels der Lichtblattmikroskopie sind die Vorstellungen der dreidimensionalen Struktur des Lymphgefäßes weitgehend aufgeklärt.

- Es gibt neben operativ-rekonstruktiven Methoden auch Gentherapien zur (Wieder-) Herstellung zerstörter oder generell fehlender Lymphgefäße.

Erich Brenner

Schrittweise besseres Verständnis des komplexen lymphatischen Systems

„Wenn du ein Schiff bauen willst, so fange nicht damit an, Holz zu sammeln, Planken zu schneiden und die Arbeit einzuteilen, sondern erwecke in den Menschen die Sehnsucht nach dem weiten endlosen Meer.“ – Antoine de Saint-Exupéry 1900.

Dieses Buch „Angewandte Lymphologie Grundlagen – Alltag – Perspektiven“ wird vielen Menschen offene Fragen in der Lymphologie beantworten und sie für das faszinierende Fach begeistern.

Wir werden Schritt für Schritt das komplexe lymphatische System besser verstehen, um in der Zukunft unsere Patienten effizienter behandeln zu können.

„Life is much more than imagine can be.“

Chieh-Han John Tzou

Die Erforschung und Nutzung von Wachstumsfaktoren der Lymphangiogenese

Den wissenschaftlichen Schwerpunkt der Lymphologie als Gesamtheit vieler Disziplinen sehe ich in der Erforschung und dem Einsatz von Wachstumsfaktoren der Lymphangiogenese, ohne dass diese einen negativen Einfluss auf vorangegangene Tumorerkrankungen haben können. Gelingt hier ein Durchbruch, wird sich die Lymphologie grundlegend verändern. Als Mikrochirurg sehe ich den Erfolg der operativen Therapie des Lymphödems sehr stark an Innovationen im Bereich der bildgebenden Verfahren geknüpft. Gelingt es, Lymphbahnen durchgehend zu visualisieren, können die bestehenden technischen Möglichkeiten der Mikrochirurgie vollumfänglich greifen.

Johannes Steinbacher

Die Bedeutung der Lymphologie in der gesamten Medizin

Das Lymphsystem ist das Gemeinsame von Zellen, Interzellularraum, Binde-Stützgewebe, neuronalen Netzen und gesamtem Herz-Kreislauf-System. Es resultiert aus dem aktiven Stoffwechsel aller dieser Kompartimente.

Deshalb ist die Lymphologie auch die Klammer, die die gesamte Medizin vereint.

Hans-Peter Berlien

Erweiterung und Verbesserung der therapeutischen Verfahren: medikamentös und chirurgisch

Es ist großartig, wie viel Bedeutung und Aufmerksamkeit die Lymphe und das Lymphödem in der Forschung erlangt haben. Daher bin ich überzeugt, dass die Therapiemöglichkeiten noch bei Weitem nicht ausgeschöpft sind.

In der Lymphchirurgie wird von neuen Geräten, wie zum Beispiel Roboter mikroskopen, viel erwartet, gleichzeitig sind auch die medikamentösen Therapieansätze vielversprechend.

Manon Czedik-Eysenberg

Der Stellenwert der Lymphe im Körper wird immer besser verstanden werden

„Die Lymphe, das ist das Allerfeinste, Intimste und Zarteste in dem ganzen

Körperbetrieb. Man spricht immer vom Blut und seinen Mysterien und nennt es einen besonderen Saft. Aber die Lymphe ist ja erst der Saft des Saftes, die Essenz, Blutmilch, eine ganze deliziöse Tropfbarkeit…“.

Thomas Mann (Der Zauberberg, 1924)

Moderne und innovative Patientenversorgung als personalisierte Medizin

Die Lymphologie steht vor einer großen Herausforderung und zugleich wunderbaren Chance. Mit dem Einzug neuartiger Verfahren in Forschung und Diagnostik werden wir in den kommenden Jahren eine Vielzahl neuer Erkenntnisse sammeln können, die in der Folge eine moderne und innovative Patientenversorgung ermöglichen werden. Dies wird der Lymphologie erlauben, den ersten Schritt Richtung personalisierter Medizin zu gehen und dadurch für unsere Patienten neue Therapieansätze zu bieten.

René Hägerling

So, there is hope, and exciting times lie ahead as science advances ever closer to the breakthroughs necessary to conquer lymphoedema

Conclusion: Hope

Readers will perhaps not be cheered by some of the themes of this book („Let's Talk Lymphoedema“): the delayed diagnoses, the problems encountered by victims of lymphoedema, the somewhat outdated treatments and the distressing stories of patients in underdeveloped countries suffering from grotesque swelling.

The truth is that medical conditions grab headlines only if they are fatal or if there have been significant new advances in medical or surgical management. Lymphoedema is a chronic long-term condition. It has been known for centuries, long before diseases such as diabetes were discovered, yet not one drug has been developed to treat the condition. There is no simple diagnostic test to confirm its presence and new microsurgical techniques are only just becoming available. If lymphoedema is to claim the spotlight and capture the interest of clinicians, what is needed is a breakthrough test or a novel form of treatment.

This is where our hope lies. In recent years, research scientists have started to discover a whole new world of information regarding the lymph system and its role in various diseases, not least lymphoedema. The great breakthrough has been in the field of genetics, establishing which genes are responsible for the growth and function of the lymph system. Some of the genes that cause lymphoedema have also been identified and so can be used to increase our understanding of how they cause the condition. Further investigation of these genes should, in time, enable new treatments to be developed, perhaps even ones that could reverse the condition, rather than just managing the symptoms.

This has already been achieved in animals. For example: proteins responsible for growing lymph vessels have been successfully given to animals with lymphoedema and have shown an improvement both in the number and quality of the lymph vessels and in the swelling. Drugs have also worked in reducing inflammation in animals, based on the idea that an imbalance of immune cells in the body can contribute to inflammation, leading to lymphoedema. This approach has already led to breakthroughs in treating a number of conditions, such as rheumatoid arthritis and multiple sclerosis.

Much work remains to be done to bring these approaches to the clinical arena, but drug trials in humans with lymphoedema have now started. So there is hope and exciting times lie ahead as science advances ever closer to the breakthroughs necessary to conquer lymphoedema.

Einige der Themen dieses Buches („Let's Talk Lymphoedema") werden die Leser vielleicht nicht gerade erheitern: die verzögerten Diagnosen, die Probleme, mit denen die Opfer von Lymphödemen konfrontiert sind, die etwas veralteten Behandlungen und die erschütternden Geschichten von Patienten, die in unterentwickelten Ländern an grotesken Schwellungen leiden.

Die Wahrheit ist, dass medizinische Erkrankungen nur dann Schlagzeilen machen, wenn sie tödlich sind oder wenn es bedeutende neue Fortschritte in der medizinischen oder chirurgischen Behandlung gibt. Das Lymphödem ist eine chronische Langzeiterkrankung. Es ist seit Jahrhunderten bekannt, lange bevor Krankheiten wie Diabetes entdeckt wurden, und doch wurde kein einziges Medikament zur Behandlung der Erkrankung entwickelt, es gibt keinen einfachen diagnostischen Test, um das Vorhandensein des Lymphödems festzustellen. Neue mikrochirurgische Techniken werden gerade erst verfügbar. Wenn das Lymphödem ins Rampenlicht gerückt und das Interesse der Kliniker geweckt soll, braucht es einen bahnbrechenden Test oder eine neue Form der Behandlung.

53

Darin liegt unsere Hoffnung. In den letzten Jahren hat die Forschung begonnen, eine ganz neue Welt von Informationen über das Lymphsystem und seine Rolle bei verschiedenen Krankheiten, nicht zuletzt beim Lymphödem, zu entdecken. Der große Durchbruch wurde auf dem Gebiet der Genetik erzielt, indem festgestellt wurde, welche Gene für das Wachstum und die Funktion des Lymphsystems verantwortlich sind. Einige der Gene, die Lymphödeme verursachen, wurden ebenfalls identifiziert und können so dazu genutzt werden, unser Verständnis für die Entstehung der Erkrankung zu verbessern. Die weitere Erforschung dieser Gene sollte es mit der Zeit ermöglichen, neue Behandlungen zu entwickeln, vielleicht sogar solche, die das Leiden rückgängig machen können, anstatt nur die Symptome zu lindern.

Bei Tieren wurde dies bereits erreicht. So wurden beispielsweise Proteine, die für das Wachstum der Lymphgefäße verantwortlich sind, erfolgreich an Tiere mit Lymphödemen verabreicht, was zu einer Verbesserung der Anzahl und Qualität der Lymphgefäße und der Schwellung führte. Medikamente haben auch die Entzündung bei Tieren reduziert, basierend auf der Idee, dass ein Ungleichgewicht der Immunzellen im Körper zur Entzündung beitragen kann, was zu einem Lymphödem führt. Dieser Ansatz hat bereits zu Durchbrüchen bei der Behandlung einer Reihe von Erkrankungen geführt, wie z. B. rheumatoide Arthritis und Multiple Sklerose.

Es bleibt noch viel zu tun, um diese Ansätze in die klinische Anwendung zu bringen, aber Medikamentenstudien an Menschen mit Lymphödemen haben jetzt begonnen. Es gibt also Hoffnung, und es liegen aufregende Zeiten vor uns, da die Wissenschaft den Durchbrüchen, die zur Besiegung des Lymphödems notwendig sind, immer näherkommt.

Peter Mortimer & Gemma Levine (2017)

Mehr Erkenntnis in der operativen, keine neue Erkenntnis in der physikalischen Therapie

Forschung braucht Geld. Und es braucht Forscher, neugierige und wissbegierige Ärztinnen und Ärzte, die für die Lymphologie brennen. Meine Befürchtung: Nur auf den lukrativen Geschäftsfeldern der operativen Lymphologie wird es neue, hilfreiche Erkenntnisse geben. Für die KPE werden wir auch in 10 Jahren keine evidenzbasierte wissenschaftliche Basis haben. Und was ein Lipödem wirklich ist, ist auch in zehn Jahren noch nicht geklärt.

Klaus Schrader

Individualisierte Medizin auch in der Lymphologie

Wie in anderen Bereichen der Medizin auch, wird sich nach meiner Erwartung auch in der wissenschaftlichen Lymphologie der Trend einer individualisierten Medizin durchsetzen. Dies bedeutet eine bedarfsadaptierte Therapie in allen Bereichen der komplexen physikalischen Entstauungstherapie. Zu denken ist z. B. an eine sensorgesteuerte Hautpflege mit Hinweisen an den Patienten, wann welches Externum verwendet werden sollte, und eine präziser gesteuerte Kompressionstherapie in Abhängigkeit vom Ödemzustand. Zu denken ist auch an eine rational gesteuerte Auswahl der Kompressionsstrümpfe in Bezug auf Länge, Stiffness, Kompressionsklasse sowie an ambulant und mobil einsetzbare Systeme zur intermittierenden pneumatischen Kompression. Die Definition der genauen Indikationen und Modalitäten der operativen Therapie des Lymphödems wird ein Schwerpunkt der wissenschaftlichen Lymphologie der nächsten Jahre sein.

Markus Stücker

Smarte Kompressionstechnologien, etablierte operative Therapien, Gentherapie bei primärem Lymphödem

Ich sehe für die Zukunft der Lymphologie drei Bereiche, die einem starken Wandel unterliegen werden.

- Das Selbstmanagement der Patienten wird eine noch größere Bedeutung erlangen, da durch die modernen Informationskanäle und smarte Kompressionstechnologien online sowohl Schulung und individuelle Therapiekontrolle als auch Therapieadaptierung möglich werden.
- Das derzeit rasch wachsende Spezialgebiet der „Super-Micro-Surgery“ wird eine etablierte Therapiemethode zur operativen Linderung und eventuellen Heilung des Lymphödems in bestimmten Indikationen.
- Der laufende Erkenntnisgewinn auf dem Gebiet der Genetik wird uns völlig neue therapeutische Möglichkeiten der Gentherapie, vor allem bei primären Lymphödemen, eröffnen.

Christian Ure

Die weitere Erforschung der Genetik und Lymphangiogenese

Schwerpunkte der lymphologischen Forschung in den nächsten 10 Jahren:

- Die rasant fortschreitenden Kenntnisse der genetischen Zusammenhänge der Lymphangiogenese zur Einordnung der primären Lymphödemtypen, aber auch zur präoperativen Diagnostik auf genetisch bedingte, latente Einschränkungen der reparativen Lymphangiogenese nach Operation oder Trauma werden einen wesentlichen Forschungsschwerpunkt darstellen.

- Die zunehmende Erkenntnis der immunologischen Zusammenhänge der chronischen Entzündungsvorgänge bei chronischen Lymphödemen (Zytokinausschüttung, Angiogenesefaktoren und ihre Steuerung) könnten in immunmodulatorischen, therapeutischen Konsequenzen münden.

Christian Schuchhardt

Zukünftige wissenschaftliche Aspekte in der Entwicklung einer modernen Lymphologie aus Sicht eines Nuklearmediziners

Von der konventionellen Lymphologie kommend erscheinen mir folgende Aspekte richtungweisend:

53

- Die Fort- und Neuentwicklung diagnostischer Methoden (MRT, PET/CT), um präklinische Probleme funktionell besser und früher zu erfassen und zu charakterisieren.
- Die Entwicklung neuartiger Tracer, um auf molekularer Ebene Veränderungen von normalen vs. pathologischen Varianzen des Lymphsystems sichtbar zu machen.
- Die Weiterentwicklung von operativen und ggf. medikamentösen Methoden zur Wiederherstellung eines normalen Lymphabstroms.
- Die Bearbeitung genetischer und molekularer Aspekte: Physiologie/Pathologie der Entwicklung des Lymphgefäßsystems, Alterungsmechanismen, Reaktionsmechanismen auf Verletzungen, Neubildungs- und Regenerationspotenziale.
- Die Identifikation von organ- und/oder tumorspezifischen Charakteristika des Lymphgefäßsystems, die ein spezifisches, medikamentöses Targetting ermöglichen könnten.

Hans Bender

Fachübergreifende Diagnostik und Behandlung der Patienten

Die Lymphologie braucht ein interdisziplinäres Zusammenspiel von verschiedenen medizinischen Fachrichtungen, aber auch Klinikern und Forschern. Es sind nicht nur viele Patienten durch eine deletäre Versorgung betroffen, auch das Themengebiet ist weder diagnostisch noch therapeutisch ausgeschöpft. Das Spezialgebiet Lymphologie ist umfangreich und fordert Expertise seitens des behandelnden Arztes. Es wäre wünschenswert, eine neue ärztliche Zusatzbezeichnung zu erwägen oder die Lymphologie in die Weiterbildung zu implementieren.

Katharina Schürings

Die Rolle von perilymphatischem Fettgewebe, Fettgewebehypertrophie und Inflammation

Bei Lymphstase kommt es im Verlauf nicht nur zur Fibrosierung, sondern aufgrund von massiver Fettgewebehypertrophie zur extremen Volumenzunahme der betroffenen Extremität.

Das perilymphatische Fettgewebe, essenziell für die lymphatische wie auch immunologische Funktion des Lymphsystems, signalisiert nach Lymphadenektomie und/oder Unterbrechung von Lymphgefäßen einen gesteigerten Energiebedarf für die notwendige Immunantwort. Die chronische Inflammation verursacht eine Überstimulation der Fettgewebsproliferation, um ausreichend Energie zur Verfügung stellen zu können. In der Folge kommt es zu weiteren pathophysiologischen Veränderungen, die die Drainagefunktion und damit die Lymphstase weiter verschlechtern. Die Freisetzung von induzierbarer Stickstoffmonoxidsynthase (iNOS) aus Makrophagen verursacht eine Dilatation der Lymphgefäße. Durch die Aktivierung von CD4+-Zellen und eine TH2-dominierte Entzündungsreaktion sowie verschiedene proinflammatorische Zytokine verschlechtert sich die Lymphfunktion weiter: Es kommt zu einer vermehrten Durchlässigkeit der initialen Lymphgefäße, der Präkollektoren und Kollektoren sowie zur Reduktion von Kontraktionsintensität und Kontraktionsfrequenz der Lymphangione. Daraus resultiert eine weitere Verschlechterung der Pumpfunktion. Die Inflammation ist verantwortlich für die weitere lymphödemassoziierte, lokale Fettgewebehypertrophie, die zunehmende Fibrose des umliegenden Gewebes, die Entstehung dysfunktionaler Kollateralen sowie die Sklerose der Lymphgefäße. Es hat sich ein Circulus vitiosus entwickelt.

Gabriele Faerber

The knowledge of genes and their function enables new ways of drug therapy in lymphology

The discovery of genes causing lymphoedema has revolutionised the way we think about primary lymphoedema. Finding a causal gene not only brings understanding of the mechanisms for each type of primary lymphoedema but can inform more generally on the biological functions of that gene in health. As lymphatic science progresses, so the involvement of lymphatic function in disease pathophysiology will be realised and become more important. Diseases such as Crohn's disease may even be seen as a lymphatic disease. Knowing genes and their function permit new avenues for drug therapy. The development of effective drug therapy will generate much greater interest in the lymphatic system and its diseases.

Die Entdeckung von Genen, die Lymphödeme verursachen, hat die Art und Weise revolutioniert, wie wir über primäre Lymphödeme denken. Die Entdeckung eines ursächlichen Gens bringt nicht nur ein Verständnis der Mechanismen für jede Art von primärem Lymphödem, sondern kann auch allgemeinere Informationen über die biologischen Funktionen dieses Gens bei Menschen in gesundem Zustand liefern. Je weiter die Lymphforschung voranschreitet, desto mehr wird die Beteiligung der Lymphfunktion an der Pathophysiologie von Krankheiten erkannt und an Bedeutung gewinnen. Krankheiten wie Morbus Crohn können sogar als eine lymphatische Krankheit angesehen werden. Die Kenntnis von Genen und ihrer Funktion ermöglicht neue Wege der medikamentösen Therapie. Die Entwicklung einer effektiven medikamentösen Therapie wird das Interesse am lymphatischen System und seinen Erkrankungen deutlich erhöhen.

Peter Mortimer

Nicht invasive Diagnostik am lymphangionodalen System durch Entwicklung von Lymphknotenmetastasenmarkern, LiDo-Diagnostik, Neufassung des Phänomens „Ödem", Erforschung der Wirkung von Lymphe auf die zelluläre Matrix („Alle Zellen schwimmen")

- In der onkologischen Lymphologie ist eine Bildgebung wünschenswert, die Metastasen in Lymphknoten zweifelsfrei findet, sodass invasive Diagnostik wie Sentinel-Adenektomie und komplette Clearings vollständig vermieden werden.
- Die zweifelsfreie objektive Diagnose von Lipohyperplasia dolorosa durch histologische, rheologische und senso-

rische Untersuchungsverfahren sollte zu einem einfachen, in der Praxis ambulant verwendbaren „Test auf LiDo“ führen.
- Eine fachübergreifende Neufassung des Begriffs „Ödem“ unter Berücksichtigung der Funktion der Proteoglykane erwarte ich in den nächsten Jahren.
- Die Klärung der Frage: Warum wird aus einem liquiden Stadium (I) ein solides Stadium (III) beim Lymphödem und wie kann man dies prophylaktisch behandeln resp. aufhalten?
- Die Erforschung der Wirkung der Lymphe selbst auf das Fettgewebe und seiner Hyperplasie wird aufgedeckt werden und zu medikamentösen Vermeidungsstrategien dieser Adipohyperplasie und -hypertrophie führen.

Manuel Cornely

Der Einfluss molekularer Diagnostik auf konservative und operative Therapien wird im Vordergrund stehen

Die molekulare Diagnostik schreitet unaufhaltsam voran, auch auf Einzelzellebene und natürlich auch beim Lymphgefäßsystem. Dies sind vor allem Proteomanalysen, RNA- und DNA-Sequenzierungen. Damit ergeben sich neue Möglichkeiten der Diagnostik, aber auch neue Targets für medikamentöse Therapien.

Ziele könnten sein:

- Die Steigerung der Kontraktilität der Kollektoren
- Die Regeneration von Lymphgefäßen
- Die routinemäßige genetische Analyse primärer Lymphödeme zur Absicherung der besten chirurgischen oder diätetischen Maßnahme
- Die Verbesserung der medikamentösen Therapie lymphatischer und gemischter Malformationen
- Die Implantation *in vitro* aus adulten Stammzellen gezüchteter oder artifizieller Lymphgefäße mit Pumpsystemen

Jörg Wilting

Die Erforschung der Reaktion des Gewebes auf das Lymphödem

Die Therapie von Lymphödemen besteht aktuell aus konservativen und operativen Behandlungsformen, deren Ziel es ist, die Flüssigkeitsmenge im Gewebe größtmöglich zu reduzieren, um die lokalen Reaktionen zu vermeiden. Fibrose, Papillomatose und Zysten haben entscheidenden Einfluss auf den weiteren Krankheitsverlauf und die Lebensqualität der Patienten. Damit rückt die Reaktion des Gewebes auf das Lymphödem in das Zentrum der aktuellen Forschung in der Lymphologie.

Einige Reaktionswege konnten überwiegend durch operativ induzierte Lymphödeme bei Mäusen dargestellt werden. Beginnend mit der Aktivierung dendritischer Zellen im Gewebe mit Lymphödem wird die Differenzierung von nativen T-Helferzellen unter anderem in die Gegenspieler Th1 und Th2 induziert. Dabei wirken die Cytokine IL-4 und IL-13 der Reaktionskaskade von Th2-Zellen eher fibrosierend und von Th1 fibrosehemmend. Lymphgefäßwände sezernieren bei Ödem IL-1 und IL-6 und damit proinflammatorische Cytokine mit Einfluß auf die Adipokinese. Aus Mastzellen werden Leukotrien B4 (LTB4), IL-1, IL-6 und freie Radikale freigesetzt. LTB4 hemmt den Notch-Signalweg, der wichtig ist für die Entwicklung und Unterhaltung des Lymphgefäßsystems. Damit ist nur ein

kleiner Ausschnitt des komplexen Geschehens im Gewebe mit Lymphödem genannt.
Die Erkenntnisse der inflammatorischen Reaktionen im Gewebe sind wichtige Grundlagen für neue Therapieansätze. So werden Ketoprofen und Hydroxytyrosol als Inhibitoren von LTB 4, Antagonisten von IL-4 und IL-13 und Tacrolimus mit seiner Wirkung auf Makrophagen diskutiert und können vielleicht in naher Zukunft ein weiterer Bestandteil der Therapie von Lymphödemen werden.

Anya Miller

Verbesserungen der Therapie bei Angiodysplasien und DLA. Improvement der MLD durch ICG-Untersuchungen

- Durch die Bestimmung des PIK-3CA-Mutationsstatus können Angiodysplasien rechtzeitig erkannt und in Zukunft behandelt werden, sodass extreme Bilder seltener werden könnten. Lymphzysten können mit OK-432 sklerosiert werden.
- In der Therapie einer DLA (Lymphangio-Dermato-Adenitis – früher Erysipel) ist die bisherige Kontraindikation Kompressionsbandagierung als zusätzliche Behandlung aufgenommen worden, sodass die inflammatorischen Leukine reduziert und die antiinflammatorischen erhöht werden. Ich gehe davon aus, dass diese Erkenntnis auch in den Unterricht der Physiotherapeuten aufgenommen werden wird.
- In der Therapie ist die ICG-Fluoreszenzlymphografie zur verbesserten Behandlung der Lymphödeme in den Vordergrund gerückt. Um die MLD besser durchführen zu können, sollte häufiger bei Patienten, bei denen der Behandlungserfolg ausbleibt, die ICG-Untersuchung durchgeführt werden. Dabei werden die Behandlungswege auf der Haut aufgezeichnet, ein Foto erstellt und dieses für den Behandler als Grundlage mitgegeben.

Franz-Josef Schingale

Literatur

Horn E. Über alternative Fakten und Wissenschaftsskepsis. DLF; 2021. Podcast: 07.02.2021. Available from: ▶ https://www.deutschlandfunk.de/corona-krise-ueber-alternative-fakten-wissenschaftsskepsis-100.html

Mortimer PS, Levine G (2017) Let's talk lymphoedema. The essential guide to everything you need to know. Elliott and Thompson, London

Serviceteil

M. E. Cornely et al. (Hrsg.), *Angewandte Lymphologie*,
https://doi.org/10.1007/978-3-662-61452-5

Stichwortverzeichnis

B

C

D

E

F

G

H

I

J

K

M

N

O

P

Q

R

S

T

U

V

W

X

Y

Z

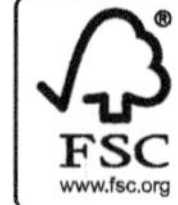

MIX
Papier aus verantwortungsvollen Quellen
Paper from responsible sources
FSC® C105338

If you have any concerns about our products,
you can contact us on
ProductSafety@springernature.com

In case Publisher is established outside the EU,
the EU authorized representative is:
Springer Nature Customer Service Center GmbH
Europaplatz 3, 69115 Heidelberg, Germany

Printed by Libri Plureos GmbH
in Hamburg, Germany